ELSEVIER'S
DICTIONARY OF PHARMACEUTICAL SCIENCE AND TECHNIQUES

VOLUME 1:

PHARMACEUTICAL TECHNOLOGY

ELSEVIER'S DICTIONARY OF PHARMACEUTICAL SCIENCE AND TECHNIQUES

IN FIVE LANGUAGES
English - French - Italian - Spanish - German

VOLUME 1:

PHARMACEUTICAL TECHNOLOGY

COMPILED AND ARRANGED ON AN ENGLISH ALPHABETICAL BASIS BY
DR. A. SLIOSBERG (M.D., Paris)

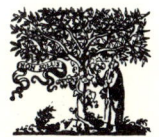

ELSEVIER SCIENTIFIC PUBLISHING COMPANY
AMSTERDAM – OXFORD – NEW YORK
1968

ELSEVIER SCIENTIFIC PUBLISHING COMPANY
335 JAN VAN GALENSTRAAT
P.O. BOX 211, 1000 AE AMSTERDAM, THE NETHERLANDS

DISTRIBUTORS FOR THE UNITED STATES AND CANADA:

ELSEVIER/NORTH-HOLLAND INC.
52, VANDERBILT AVENUE
NEW YORK, N.Y. 10017

FIRST EDITION 1968
SECOND IMPRESSION 1974
THIRD IMPRESSION 1980

ISBN 0-444-40544-5

LIBRARY OF CONGRESS CATALOG CARD NUMBER 67-25752

© ELSEVIER SCIENTIFIC PUBLISHING COMPANY, 1968
ALL RIGHTS RESERVED. NO PART OF THIS PUBLICATION MAY BE
REPRODUCED, STORED IN A RETRIEVAL SYSTEM OR TRANSMITTED
IN ANY FORM OR BY ANY MEANS, ELECTRONIC, MECHANICAL
PHOTOCOPYING, RECORDING OR OTHERWISE, WITHOUT THE PRIOR
WRITTEN PERMISSION OF THE PUBLISHER,
ELSEVIER SCIENTIFIC PUBLISHING COMPANY, P.O. BOX 330,
1000 AH AMSTERDAM, THE NETHERLANDS

PRINTED IN THE NETHERLANDS

INTRODUCTION

At a time when economic and cultural frontiers are disappearing in the face of mankind's need to work together to build a new world, every means that will give research workers and technicians the chance to achieve better mutual understanding and put the experience of the one at the disposal of the other, deserves to be brought to their attention.

The mass of scientific and technical documentation increases daily. There is no field of human activity that cannot profit from specialized publications, but at the same time they must be understood. It is necessary therefore to overcome the language barrier, a barrier that is even grater in the case of new disciplines, where corresponding terms in different languages are not always easy to find.

Until to-day no specialized dictionary was available for the field of pharmaceutical technology. Dr. Sliosberg, author of a medical dictionary in five languages and with more than forty years' experience as a scientific and technical translator, has undertaken to bridge this gap with the work I have the honour to introduce. Here you will find for the first time and in the five most important languages of the world, the equivalents of the most current terms in this field.

Pharmaceutical technology draws upon a multiplicity of disciplines which contribute to the direction of its research and the development of the applications of this research. Using their methods, it shares, partly at least, their terminology. This explains why Dr. Sliosberg has included about 10,000 terms from science (chemistry, general physics, mathematics, biology, etc.), technology, economics and commerce. He has been helped in this choice by his great experience with the pharmaceutical industry. Having himself faced for many years the daily difficulties encountered by the translator when confronted with a specialized text in a foreign language, he has learned to resolve these problems very well.

For this reason the Dictionary of Pharmaceutical Science and Techniques is an indispensable working tool for technicians, research workers, analysts, pharmaceutical specialists, pharmacologists, and technical translators who need to consult foreign publications.

It is with great pleasure that I herewith recommend my colleagues to acquaint themselves with this volume, which will undoubtedly be of much use to them in their work.

M. LACHAUX
Vice-Président de la Société de Technique Pharmaceutique
Membre de l'Academie de Pharmacie (Paris).

PREFACE

In this first volume of the Dictionary of Pharmaceutical Science and Techniques I have collected terms used in pharmaceutical technology both in its applications in pharmacy proper and in the pharmaceutical industry.

The diversity of methods used in the manufacture and testing of drugs and the great variety of fields from which these methods originate have induced me to include also some general terms relating to physics, engineering and technology. Commercial terminology has also been added where it has direct bearing on the subject.

It is evident that this work cannot hope to be exhaustive. The user of this dictionary will certainly find that it has gaps and he will also be faced with entries that at first sight may seem to be of no use to him. Long experience with the pharmaceutical literature, however, has taught me the need to be aware of the variety and multiplicity of terms and their meanings.

I hope that, even in this incomplete form, my dictionary may be a useful tool for pharmacists, chemists and technologists working in the pharmaceutical industry and also for technical translators who so far have had no dictionary of this kind at their disposal and, therefore, have great difficulty in finding appropriate equivalents for an increasing number of technical terms.

A. SLIOSBERG

CONTENTS

Abbreviations X

Bibliography XII

Basic table 1

Indexes:

    1. French 483

    2. Italian 533

    3. Spanish 581

    4. German 629

ABBREVIATIONS

	Abbreviations	*Abréviations*
acoust.	acoustics	acoustique
adj.	adjective	adjectif
adm.	administration	administration
app.	apparatus	appareillage
arch.	architecture	architecture
bact.	bacteriology	bactériologie
bot.	botany	botanique
build.	see arch.	
chem.	chemistry	chimie
com.	commerce	commerce
cryst.	crystallography	cristallographie
dist.	distillation	distillation
elec.	electricity	électricité
embr.	embryology	embryologie
f	feminine	féminin
fig.	figurative	au figuré
geom.	geometry	géométrie
hom.	homeopathy	homéopathie
hydr.	hydraulics	hydraulique
jur.	legal term	jurisprudence
lab.	laboratory	laboratoire
lit.	literature	littérature
m	masculine	masculin
mach.	machine	machine
math.	mathematics	mathématique
min.	mineralogy	minéralogie
n	neuter	neutre
obs.	obsolete	désuet
opt.	optics	optique
ph. dyn.	pharmacodynamics	pharmacodynamie
phys.	physics	physique
physiol.	physiology	physiologie
plast.	plastics	plastiques
R.	registered mark	marque déposée
rheol.	rheology	rhéologie
s.	substantive	substantif
stat.	statistics	statistique
tech.	technology	technologie
tex.	textiles	textiles
typ.	typography	typographie
v.	verb	verbe
zool.	zoology	zoologie

Abbreviazioni	Abreviaturas	Abkürzungen
acustica	acústica	Akustik
aggettivo	adjetivo	Adjektivum
amministrazione	administración	Administration
apparecchi	aparejos	Apparatur
architettura	arquitectura	Architektur
batteriologia	bacteriologia	Bakteriologie
botanica	botanica	Botanik
chimica	quimica	Chemie
commercio	comercio	Handelswesen
cristallografia	cristalografia	Krystallographie
distillazione	destilación	Destillation
elettricità	electricidad	Elektrizität
embriologia	embriologia	Embryologie
femminile	feminino	weiblich
figurativo	figurato	bildlich
geometria	geometría	Geometrie
omeopatia	homeopatía	Homeopathie
idraulica	hidraulica	Hydraulik
giurisprudenza	jurisprudencia	Jurisprudenz
laboratorio	laboratorio	Laborwesen
litteratura	literatura	Literatur
maschile	masculino	männlich
macchina	maquina	Maschinen
matematica	matemática	Mathematik
mineralogia	mineralogia	Mineralogie
neutro	neutro	sächlich
disusato	anticuado	verältert
ottica	optica	Optik
farmacodinamica	farmacodinamia	Pharmakodynamik
fisica	física	Physik
fisiologia	fisiologia	Physiologie
plastiche	plasticos	Kunststoffe
marca deposita	marqua registrada	Fabrikmarke Schutzmarke
reologia	reologia	Rheologie
sostantivo	substantivo	Substantivum
statistica	estadística	Statistik
tecnologia	tecnologia	Technologie
tessile	textil	Textil
tipografia	tipográfia	Typographie
verbo	verbo	Verbum; Zeitwort
zoologia	zoologia	Zoologie

BIBLIOGRAPHY

AUAIS, S.J., *Manual práctico del Farmaceutico*, Mexico, 1946.
CASADIO, S., *Tecnologia Farmaceutica*, Milano-Varese, 1960.
DEL POZO y IRIANTO, A., *Enciclopedia Farmaceutica*, vol. I-III, Barcelona, 1963.
DENOEL, Albert, *Cours de Pharmacie Galénique*, vol. I-V, Liège, 1965.
DENTI, Renzo, *Dizionario Tecnico, Italiano-Inglese, Inglese-Italiano*, Milano, 1965.
DENTI, Renzo, *Dizionario Tecnico, Francese-Italiano, Italiano-Francese*, Milano, 1965.
Diccionario para Ingenieros y Técnicos, Francés-Español, Barcelona, 1963.
DORVAULT, F.L.M., *La Nouvelle Officine*, Paris, 1955.
ERNST, Richard, *Wörterbuch der Industriellen Technik*, vol. I-VI, Wiesbaden, 1964-65.
ERNST, Richard und Ingeborg ERNST-VON MORGENSTERN, *Wörterbuch der Chemie, Deutsch-Englisch, Englisch-Deutsch*, 2 vols, Wiesbaden, 1964.
GATTO, Simon, *Dizionario Tecnico Scientifico Illustrato, Italiano-Inglese, Inglese-Italiano*, Milano, 1960.
GSTIRNER, F., *Grundstoffe und Verfahren der Arzneibereitung*, Stuttgart, 1960.
GUINLE, R.L., *A Modern Spanish-English Technical and Engineering Dictionary*, London, 1959.
Hagers Handbuch der Pharmazeutischen Praxis, Berlin, (1938) 1958.
HUNNIUS, Curt, *Pharmazeutisches Wörterbuch*, Berlin, 1966.
KETTRIDGE, J.O., *French-English and English-French Dictionary of Technical Terms and Phrases*, 2 vols, London, 1963.
LANGFORD, Reginald A. and R.W. AEBERHARD, *Lanford's Technical and Commercial Dictionary, German-English-French*, Zürich, 1963.
MALGORN, Guy, *Lexique technique anglais-français*, Paris, 1965.
MAROLLI, G., *Dizionario Tecnico, Inglese-Italiano, Italiano-Inglese*, Firenze, 1963.
MEYER, A. und S. ORLANDO, *Technisches Wörterbuch, Italienisch-Deutsch, Deutsch-Italienisch*, 2 vols, Wiesbaden, 1964.
MINK, H. *Technisches Fachwörterbuch, Deutsch-Spanisch, Spanisch-Deutsch*, 2 vols, Madrid, 1955-58.
PATTERSON, Austin M., *A German-English Dictionary for Chemists*, London, 1950.
REMINGTON, Jos. P., *The Practice of Pharmacy*, 13th ed., Easton, Pa, 1965.
SANDELL, Erik, *Grundriss der galenischen Pharmazie*. Deutsche Bearbeitung von Fritz Neuwald, Frankfurt am Main, 1962.
SCHOPPER, Karl, *Das Fachwort im Maschinenbau*, Band I: Werkzeugmaschinen, Stuttgart, 1955.
WITTFOHT, A.M., *Plastics Lexicon, Processing and Machinery*, in six languages, Amsterdam, 1963.

BASIC TABLE

A

1 **a.a:**, ana, of each
f a.a., de chaque
i a parti eguali di ciascuna sostanza
e de dada cosa la misma cantidad
d aa, ana, gleichteilig (adj), gleichviel, zu gleichen Teilen

2 **ABANDON**, to
f abandonner (v), renoncer (v)
i abbandonare (v)
e abandonar (v)
d aufgeben (v), verlassen (v)

ABATEMENT (com), see 348

3 **ABBE-REFRACTOMETER**
f réfractomètre *m* d'Abbe
i rifrattometro *m* d'Abbe
e refractometro *m* de Abbe
d Abbé-Refraktometer *m*

4 **ABDUCTION**
f abduction *f*
i abduzione *f*
e abducción *f*
d Abduktion *f*

5 **ABERRATION**
f aberration *f*
i aberrazione *f*
e aberración *f*
d Aberration *f*, Abirrung *f*, Abweichung *f*

6 **ABIETIC ACID**, colophonic acid, resinic acid, sylvic acid
f acide *m* abiétique, acide *m* colophanique, acide *m* résinique
i acido *m* abietinico, acido *m* colofanico, acido *m* resinico
e ácido *m* abietínico, ácido *m* colofánico, ácido *m* resínico
d Abietinsäure *f*, Harzsäure *f*, Kolophoniumsäure *f*, Resinolsäure *f*

7 **ABIETIC ANHYDRID**, colophony, rosin (2°), yellow resin
f brai *m* de résine, colophane *f*
i colofonia *f*, pece *f* greca
e colofónia *f*, pez *f* griega
d Geigenharz *n*, Kolophonium *n*, Nadelholzharz *n*, Terpentinharz *n*

8 **ABIETIN**, coniferin, laricin
f abiétine *f*, coniféroside *m*, laricine *f*
i abietina *f*, laricina *f*
e abietina *f*, laricina *f*
d Abietin *n*, Laricin *n*

9 **ABILITY**
f aptitude *f*, faculté *f*, propriété *f*
i attitudine *f*, capacità *f*, facoltà *f*
e aptitud *f*, capacidad *f*, habilidad *f*
d Fähigkeit *f*

10 **ABLE** (adj)
f apte (adj), capable (adj)
i abile (adj), atto (adj), capace (adj)
e apto (adj), capaz (adj), hábil (adj)
d fähig (Adj)

11 **ABLUTION**, washing out
f ablution *f*, enlèvement *m* par lavage
i lavaggio *m*, abluzione *f*
e lavado *m*, ablución *f*
d Abspülung *f*, Abwaschung *f*, Auswaschen *n*

12 **ABNORMAL** (adj), irregular (adj)
f anormal (adj), irrégulier (adj)
i irregolare (adj)
e anormal (adj), irregular (adj)
d regelwidrig (adj), ungewöhnlich (adj)

13 **ABNORMALITY**, anomaly
f anomalie *f*
i anomalia *f*
e anomalía *f*, irregularidad *f*
d Anomalie *f*

14 **ABOLISHMENT**, suppression
f abolition *f*, suppression *f*
i soppressione *f*
e abolición *f*, supresión *f*
d Abschaffung *f*, Aufhebung *f*

15 **ABORTIFACIENT** (adj)
f abortif (adj)
i abortivo (adj)
e abortivo (adj)
d abtreibend (adj)

16 **ABOUT**
f environ
i circa, press'a poco
e alrededor de, cerca de
d ungefähr, zirka

17 **ABRADANT**, abrasive, grinding material
f abrasif *m*

i abrasivo *m*
e abrasivo *m*, lijante *m*,
material *m* para esmerilar, raedor *m*
d Schleifmaterial *n*, Schleifmittel *n*

18 ABRASION, rubbing off
f usure par friction *f*
i abrasione *f*, consumo per attrito *m*
e abrasión *f*, desgaste por abrasión *m*, desgaste por fricción *m*, desgaste por frote *m*
d Abrieb *m*, Abnutzung *f* durch Schmirgeln, Abnutzung *f* durch Abtrieb

ABRASIVE, see 17

19 ABRASIVE ACTION
f frottement *m*
i confricazione *f*, fregamento *m*, fregata *f*
e fricción *f*, frotación *f*, roce *m*
d Scheuerwirkung *f*

20 ABRASIVE BAND, abrasive belt
f ruban *m* abrasif
i cinghia *f* abrasiva
e faja *f* de lijar
d Schleifband *n*

ABRASIVE BELT, see 20

21 ABRASIVE DISC, abrasive wheel
f meule *f* à user, meule *f* en émeri
i mola *f* smeriglio
e muela *f* de esmerilar, muele *f* de lijar
d Schleifscheibe *f*, Schmirgelscheibe *f*

22 ABRASIVE MACHINE
f machine *f* à l'émeri
i macchina *f* abrasiva, smerigliatrice *f*
e máquina *f* de esmerilar
d Schmirgelmaschine *f*

23 ABRASIVE PAPER, emery paper, grinding paper
f papier *m* à polir, papier-émeri *m*
i carta *f* abrasiva
e papel *m* abrasivo, papel *m* de esmeril, papel *m* de vidrio
d Schleifpapier *n*, Schmirgelpapier *n*

ABRASIVE WHEEL, see 21

24 ABRIDGEMENT
f diminution *f*
i diminuzione *m*, accorciatamento *m*
e acortamiento *m*
d Abkürzung *f*, Beschränkung *f*

25 ABRUPT (adj), steep (adj)
f abrupt (adj), brusque (adj), brutal (adj)
i erto (adj), ripido (adj)
e abrupto (adj), escarpado (adj)
d jäh (adj), schroff (adj), steil (adj)

abs.feb., see 27

26 ABSENCE OF REACTION
f non-réaction *f*
i assenza *f* di reazione, non-reazione *f*
e falta *f* de reacción
d Reaktionslosigkeit *f*

27 ABSENTE FEBRE, abs.feb.
f en l'absence de fièvre
i in apiressia
e en ausencia de fiebre
d absente febre

28 ABSCISSE
f abscisse *f*
i ascissa *f*
e abscisa *f*
d Abszisse *f*

29 ABSOLUTE (adj)
f absolu (adj)
i assoluto (adj)
e absoluto (adj)
d absolut (adj)

30 "ABSOLUTE" (PERFUM)
f "absolu" *m* des concrètes, parfum *m* absolu
i assoluto *m* di concreti, profumo *m* assoluto
e absoluto *m* de perfume
d Parfümabsolut *n*

31 ABSOLUTE ALCOHOL, pure alcohol
f alcool *m* absolu
i alcool *m* assoluto
e alcohol *m* absoluto
d absoluter Alkohol *m*, wasserfreier Alkohol *m*

32 ABSOLUTE ELECTROMETER
f électromètre *m* absolu
i elettròmetro *m* assoluto
e electrómetro *m* absoluto
d absoluter Elektrometer *m*, Spannungswaage *f*

33 ABSOLUTE POTENTIAL
f potentiel *m* absolu
i potenziale *m* assoluto
e potencial *m* absoluto
d Lösungspotential *n*

34 ABSOLUTE VACUUM
f vide *m* absolu

i vuoto *m* assoluto
e vacío *m* perfecto
d absolute Luftleere *f*, absolutes Vakuum *n*

35 ABSOLUTE VALUE
f valeur *f* absolue
i valore *m* assoluto
e valor *m* absoluto
d Absolutwert *m*

36 ABSOLUTE ZERO
f zéro *m* absolu
i zero *m* assoluto
e cero *m* absoluto
d absoluter Nullpunkt *m*

37 ABSORB, to
f absorber (v)
i assorbilità
e absorber (v)
d absorbieren (v), aufsaugen (v)

38 ABSORBABILITY
f absorbabilité *f*, faculté *f* d'absorber, faculté *f* d'être absorbé
i assorbibilità *f*
e absorbabilidad *f*
d Absorbierbarkeit *f*

39 ABSORBANCE INDEX, absorptivity, specific extinction
f absorptivité *f*, coefficient *m* d'absorption
i coefficiente *m* d'assorbimento
e coeficiente *m* de absorción
d Absorptionskoeffizient *m*

40 ABSORBENT, absorber
f absorbant *m*, absorbeur *m*
i assorbente *m*, assorbitore *m*
e absorbedor *m*, absorbente *m*
d Absorbentum *n*, Absorptionsmittel *n*, aufsaugende Substanz *f*

41 ABSORBENT COTTON-WOOL, cotton-wool, Gossypium depuratum
f coton *m* hydrophile
i cotone *m* idrofilo, cotone *m* assorbente
e algodón *m* hidrófilo
d hydrophile Baumwolle *f*, Verbandwatte *f*

ABSORBER, see 40

42 ABSORBING COLUMN
f colonne *f* d'absorption
i colonna *f* d'assorbimento
e columna *f* de absorción
d Absorptionskolonne *f*

43 ABSORBING POWER, absorption capacity
f pouvoir *m* absorbant, puissance *f* d'absorption
i capacità *f* d'assorbimento, potere *m* assorbente
e capacidad *f* absorbente, poder *m* de absorción, potencia *f* de absorción
d Absorptionsfähigkeit *f*, Absorptionsvermögen *n*

44 ABSORPTION
f absorption *f*
i assorbimento *m*, assorzione *f*
e absorción *f*
d Absorption *f*

45 ABSORPTION BAND
f bande *f* d'absorption
i banda *f* d'assorbimento
e cinta *f* de absorción
d Absorptionsband *n*

46 ABSORPTION BULB, receiver (lab.dist.)
f ballon *m* de réception, flacon *m* récepteur, récepteur *m*
i ricettore *m*
e alagardera *f*, receptor *m*
d Retortenvorlage *f*, Vorlage *f* (dist)

ABSORPTION CAPACITY, see 43

47 ABSORPTION CELL
f cuvette *f* d'absorption
i vasca *f* d'assorbimento
e cubeta *f* de absorción
d Absorptionsküvette *f*

48 ABSORPTION COEFFICIENT
f coëfficient *m* d'absorption
i coefficiente *m* d'assorbimento
e coeficiente *m* de absorción
d Absorptionskoeffizient *m*

49 ABSORPTION CURVE, extinction curve
f courbe *f* d'extinction
i curva *f* d'assorbimento
e curva *f* de absorción
d Extinktionskurve *f*

50 ABSORPTION LINE
f raie *f* d'absorption
i riga *f* d'assorbimento (phys)
e línea *f* de absorción
d Absorptionslinie *f*

51 ABSORPTION LOSS
f perte *f* par absorption
i perdita *f* per assorbimento
e pérdida *f* por absorción
d Absorbtionsverlust *m*

52 ABSORPTION OF LIGHT
f absorption *f* de la lumière
i assorbimento *m* di luce
e absorción *f* de luz
d Lichtabsorption *f*

53 ABSORPTION OINTMENT BASE
f base *f* absorbante (crêmes)
i eccipiente *m* assorbante
e base *f* absorbible (por pomadas)
d Absorptionsbase *f* für Salben

54 ABSORPTION PATTERN
f mode *m* d'absorption
i modo *m* d' assorbimento
e modo *m* de absorción
d Absorptionsmodus *m*

55 ABSORPTION SPECTRUM
f spectre *m* d'absorption
i spettro *m* d' assorbimento
e espectro *m* de absorción
d Absorptionsspektrum *n*

56 ABSORPTION TOWER
f tour d'absorption
i torre *f* d'assorbimento
e torre *f* de absorción
d Absorptionsturm *m*

57 ABSORPTION TUBE
f tube *m* d'absorption
i tubo *m* d' assorbimento
e tubo *m* de absorción
d Absorptionsrohr *n*, Gasfalle *f*

ABSORPTIVITY, see 39

58 ABSTRACT
f analyse *f* (bibl), extrait *m* (bibl), résumé *m*
i analisi *f* (bibl)
e abstracto *m* (bibl)
d Kurzbericht *m*, Referat *n*

59 ABSTRACTION, separation
f séparation *f* (chem)
i separazione *f* (chem)
e separación *f* (chem)
d Absondern *n*, Absonderung *f*, Trennung *f* (chem)

60 ABUNDANCE
f abondance *f*
i abbondanza *f*
e abundancia *f*
d Überfluss *m*, Menge *f*

61 ABUNDANT (adj)
f abondant (adj), copieux (adj)
i abbondante (adj), copioso (adj)
e abundante (adj), copioso (adj)
d reichlich (adj)

62 ABUSE OF CONFIDENCE
f abus *m* de confiance
i abuso *m* di fiducia
e abuso *m* de confianza
d Vertrauensbruch *m*, Vertrauensmissbrauc

63 ABUTMENT, counterfort
f aboutement *m* 1°, arc-boutant *m*, butée *f*, contrefort *m*
i appoggio *m*
e botarel *m*, botarete *m*, cestribo *m*, contrefuerte *m*
d Bogenpfeiler *m*, Strebepfeiler *m*

64 a.c., antecibum, before meals
f avant le repas
i primo del pasto
e antes de la comida
d vor dem Essen

65 ACACIA GUM, arabic gum
f gomme *f* arabique
i gomma *f* d'acacia
e goma *f* arabica
d Akaziengummi *n*, arabisches Gummi *n*, Gummi *n* acaciae, Gummi *n* arabicum

66 ACCELERATED
f accéléré (adj)
i accelerato (adj)
e acelerado (adj)
d beschleunigt (adj)

67 ACCELERATED AGEING TEST, accelerated storage test
f test *m* de vieillissement accéléré
i prova *f* d'invecchiamento accelerato, studio *m* accelerato dell'immagazzinaggio
e ensayo *m* acelerado de almacenamiento, prueba *f* de envejecimiento acelerado
d Schnellalterungsversuch *m*, Schnell-lagerungsversuch *m*

68 ACCELERATED FILTRATION, rapid filtration
f filtration *f* accélérée
i filtrazione *f* accelerata
e filtración *f* acelerada
d Schnellfilterung *f*

69 ACCELERATED MOTION
f mouvement *m* accéléré
i moto *m* accelerato
e movimiento *m* acelerado
d beschleunigte Bewegung *f*

ACCELERATED STORAGE TEST, see 67

70 ACCELERATING ABILITY, accelerating power
f aptitude f à l'accélération, force f accélératrice
i forza f acceleratrice
e potencia f aceleradora
d Beschleunigungsvermögen n

71 ACCELERATING GRID
f grille f accélératrice
i griglia f acceleratrice
e rejilla f aceleradora
d Beschleunigungsgitter n

ACCELERATING POWER, see 70

72 ACCELERATION, hastening
f accélération f
i accelerazione f
e aceleración f
d Akzelleration f, Beschleunigung f

73 ACCELERATOR
f accélérateur m
i acceleratore m
e acelerador m
d Beschleuniger m

74 ACCEPTANCE (adm)
f acceptation f d'une convention (adm)
i accettazione f (adm)
e aceptación f (adm), acepción f
d Annahme f (adm), Aufnahme f (adm)

75 ACCEPTANCE SAMPLING
f prise f d'échantillons pour tests d'acceptation
i campionatura f d'accettazione
e selección f de probetas para aceptación
d Stichprobenkontrolle f

76 ACCEPTANCE TEST
f essai m de réception
i collaudo m d'accettazione
e ensayo m de recepción
d Abnahmeversuch m

77 ACCEPTANCE TOLERANCE
f tolérance f de réception
i tolleranza f d'accettazione
e tolerancia f de aceptación
d Abnahmetoleranz f

78 ACCEPTOR
f accepteur m
i accettore m, accoglitore m (di protoni), ricettore m
e aceptador m
d Akzeptor m

79 ACCESS
f accès m
i accesso m
e acceso m
d Zutritt m

80 ACCESSIBILITY
f accessibilité f
i accessibilità f
e accesibilidad f
d Zugänglichkeit f

81 ACCESSION
f accession f
i accessione f
e accesión f
d Beitritt m, Hinzukommen n

82 ACCESSORIES
f accessoires (mpl)
i accessori (mpl)
e accesorios (mpl)
d Ausrüstungsteile (mpl), Zubehörteile (mpl)

83 ACCESSORY AGENT, accessory substance
f adjuvant m
i coadiuvante m
e adyuvante m, auxiliar m
d Hilfsstoff m

ACCESSORY SUBSTANCE, see 83

84 ACCIDENT INSURANCE
f assurance f contre les accidents
i assicurazione f contro gli infortuni
e seguro m contra accidentes
d Unfallversicherung f

85 ACCIDENTAL (adj)
f accidentel (adj)
i accidentalmente (adj), casuale (adj)
e casual (adj)
d zufällig (adj)

86 ACCIDENTAL ERROR
f erreur f accidentelle
i errore m accidentale
e error m accidental
d zufälliger Fehler m

87 ACCIDENTAL LOSS
f perte f accidentelle
i perdita f accidentale, perdita f casuale.
e pérdida f casual
d zufälliger Verlust m

88 ACCIDENTAL POINT, vanishing point
f point *m* de fuite, point *m* de concours
i punto *m* di fuga
e punto *m* de mira, punto *m* de alineación, punto *m* de alineamento
d Fluchtpunkt *m*

89 ACCLIMATION, acclimatisation
f acclimatation *f*, accountumance *f*
i acclimatazione *f*, acclimazione *f*
e aclimatación *f*, acostumbramiento *m*, habituación
d Akklimatisation *f*, Angewöhnung *f*, Anpassung *f*

ACCLIMATISATION, see 89

90 ACCOMMODATION
f accommodation *f*, adaptation *f*, aménagement *m* d'un laboratoire
i accomodamento *m*, ordinamento *m* (d'un laboratorio)
e acomodación *f*, acomodamiento *m*, disposición *f*
d Akkommodation *f*, Einrichtung *f*

91 ACCOMPANIMENT
f accompagnement *f*
i accompagnamento *f*
e acompañamiento *m*
d Begleiterscheinung *f*

92 ACCOMPLISHMENT
f accomplissement *m*, exécution *f*, réalisation *f*, résultat *m*
i adempimento *m*, compimento *m*, esecuzione *f*, realizzazione *f*
e cumplimiento *m*, realización *f*
d Ausführung *f*, Durchführung *f*, Erfüllung *f*

93 ACCORD, agreement, convention
f accord *m*, agrément *m*, approbation *f*, arrangement *m*, convention *f*
i accordo *m*, convenzione *f*
e acuerdo *m*, aprobación *f*, consentimiento *m*, convenio *m*
d Einklang *m*, Übereinkommen *n*, Vereinbarung *f*, Vertrag *m*, Zustimmung *f*

94 ACCORDANCE, accordancy
f accord *m*
i accordo *f*
e acuerdo *m*, concordancia *f*
d Übereinstimmung *f*

ACCORDANCY, see 94

95 ACCORDING TO PATTERN
f selon modèle
i secondo modello
e sobre modelo, sobre muestras
d nach Muster

ACCOUNTABILITY, see 96

96 ACCOUNTANCY, accountability
f comptabilité *f*
i contabilità *f*, ragioneria *f*
e contabilidad *f*
d Buchführung *f*, Rechnungswesen *n*

97 ACCRETION 1°
f dépôt *m*
i incrostazione *f*
e depósito *m*
d Ansatz *m*, Kruste *f*

98 ACCRETION 2°
f accroissement *m*
i accrescimento *f*
e crecimiento *f*
d Anwachsen *n*

99 ACCUMULATION
f accumulation *f*
i accumulo *m*
e acumulación *f*
d Anhäufung *f*, Ansammlung *f*

100 ACCURACY, precision
f exactitude *f*, justesse *f*, précision *f*
i correzione *f*, esattezza *f*, giustezza *f*, precisione *f*
e exactitud *f*, justedad *f*, precisión *f*
d Exaktheit *f*, Genauigkeit *f*, Pünktlichkeit, Präzision *f*, Richtigkeit *f*

101 ACCURACY TEST
f épreuve *f* de précision
i prova *f* di precisione
e prueba *f* de precisión
d Genauigkeitsprüfung *f*

102 ACCURATE
f précis (adj)
i accurato (adj)
e exacto (adj)
d genau (adj)

103 ACERB (taste), harsh (taste)
f aigre (adj) (goût)
i acre (adj), agro (adj)
e acre (adj) (gusto), agrio (adj)(gusto)
d herb (adj)(Geschmack)

104 ACETALDEHYDE
f acétalaldéhyde m, aldéhyde m éthylique, éthanal m
i acetaldeide m
e acetal-aldehide m
d Essigaldehyd n

105 ACETATE LACQUER
f laque f d'acétate
i vernice f all'acetato
e barniz m al acetato, laca f al acetato
d Azetatlack m

106 ACETIC ACID
f acide m acétique
i acido m acetico
e ácido m acético
d Essigsäure f

107 ACETIC ETHER
f éther m acétique
i etere m acetico, acetato m d'etile
e éter m acético, acetato m de etilo
d Äthylazetat n, Essigäther m, Essigsäureäthylester m

108 ACETOACETIC ACID
f acide m acétoacétique
i acido m acetoacetico
e ácido m acetacético
d Acetessigsäure f, Azetessigsäure f

109 ACHIEVEMENT
f accomplissement m, réalisation f
i compimento m
e ejecución f, realización f
d Vollziehung f, Vollendung f

ACHROMATIC LENS, see 110

110 ACHROMATIC OBJECTIVE, achromatic lens
f objectif m achromatique
i lente m acromatico, obiettivo m acromatico
e lente m acromático
d Achromat n

111 ACICULAR (adj)
f aciculaire (adj)
i aghiforme (adj), aguzzo (adj)
e acicular (adj)
d nadelförmig (adj)

112 ACID(S)
f acide m
i acido m
e ácido m
d Säure f

113 ACID ANHYDRIDE, acidic oxide
f anhydride m d'acide, oxyde m acide
i anidride m acido, ossido m acido
e anhidrido m de ácido, óxido m ácido
d Säurenanhydrid n

114 ACID CARBOY
f bonbonne f d'acide, tourie f pour acides
i damigiana f d'acidi
e damajuana f para ácido
d Säureballon m

115 ACID EGG, blow case
f "monte-jus" m
i montaliquidi m
e elevador m de presión, "montajugos" m
d Druckbirne f, Druckfass f

116 ACID FASTNESS
f acidorésistance f
i acido-resistenza f, resistenza agli acidi f
e ácido-resistencia f
d Säurefestigkeit f

117 ACID FUCHSIN, acid magenta, acid roseine, acid rubin, fuchsin S
f fuchsine f acide, magenta m acide, rubine S f
i fuchsina f acida
e fucsina f ácida
d Säurefuchsin n, Fuchsinsäure f

118 ACID HYDROLYSIS, acidolyse
f hydrolyse f acide
i idrolisi f acida
e hidrólisis f ácida
d Säurehydrolyse f

ACID MAGENTA, see 117

119 ACID PUMP
f pompe f à acide
i pompa f per acidi
e bomba f por ácido
d Säurepumpe f

120 ACID RADICAL, acyl group, negative group
f acyle m, radical m d'acide
i acile m
e ácilo m, radical m de ácido
d Acylgruppe f, Säureradikal n, Säurerest m

121 ACID REACTION
f réaction f acide
i reazione f acida

e reacción *f* ácida
d saure Reaktion *f*

ACID ROSEINE, see 117

ACID RUBIN, see 117

122 ACID SLUDGE
f boue *f* d'acide
i fango *m* acido
e fango *m* de ácido, barro *m* de ácido
d Säureschlamm *m*

123 ACID STRENGTH, acid value
f indice *m* d'acidité
i numero *m* d'acidità
e índice *m* de ácido
d Säuregrad *m*, Säurezahl *f*

ACID VALUE, see 123

124 ACID YELLOW, fast yellow
f jaune *m* solide
i giallo *m* solido
e amarillo *m* A
d Echtgelb *n*, BL-Gelb I *n*, Säuregelb *n*

125 ACID-BASE EQUILIBRIUM
f équilibre *m* acide-base
i equilibrio *m* acido-base
e equilibrio *m* ácido-base
d Säure-Basengleichgewicht *n*

ACIDIC OXIDE, see 113

126 ACIDIFIABLE BASE
f base *f* acidifiable
i base *f* acidificabile
e base *f* acidificable
d säurefähige Base *f*

ACIDIFICATION, see 127

127 ACIDIFYING, acidification
f acidification *f*
i acidificazione *f*
e acidificación *f*
d Ansäuerung *f*, Sauermachen *n*, Säuern *n*, Säuerung *f*

128 ACIDIMETRY
f acidimétrie *f*, dosage *m* de l'acidité
i acidimetria *f*
e determinación *f* de la acidez
d Azidimetrie *f*, Säurebestimmung *f*, Säuregehaltsbestimmung *f*

129 ACIDITY
f acidité *f*
i acidità *f*

e acidez *f*
d Azidität *f*, Säuregehalt *m*

ACIDOLYSE, see 118

130 ACID-PROOF CEMENT
f mastic *m* résistant aux acides
i cemento *m* resistente all'acido, cemento *m* antiacido
e cemento *m* resistente a los ácidos
d säuerfester Kitt *m*, Säurekitt *m*

131 ACID-PROOF VARNISH
f laque *f* antiacide
i vernice *f* resistente agli acidi
e laca *f* resistente a los acidos
d säurebeständiger Lack *m*, säurefester Lack *m*

132 ACIDULATION
f acidulation *f*
i acidulazione *f*
e acidulación *f*
d Ansäuern *n*

133 ACINTOL C, liquid rosin, tall oil
f résine *f* liquide suédoise, tallöl *m*
i tallöl *m*
e tallöl *m*
d Tallöl *n*

134 ACKNOWLEDGE, to
f reconnaître (v)
i riconoscere (v)
e reconocer (v)
d bestätigen (v), anerkemen (v)

135 ACKNOWLEDGMENT OF DELIVERY
f avis *m* de réception
i ricevuta *f*
e aviso *m* de recibo
d Empfangsanzeige *f*, Rückschein *m*

136 ACKNOWLEDGMENT OF RECEIPT
f accusé *m* de réception
i dichiarazione *m* d'aver ricevuto
e acuse *m* de recibo
d Empfangsbestätigung *f*

137 ACOUSTIC FEEDBACK
f régénération *f* acoustique, rétroaction *f* acoustique
i ritorno *m* acustico, reazione *f* acustica
e regeneración *f* acústica, retroacción *f* acústica
d akustische Rückkopplung *f*

138 ACOUSTIC SIGNAL, sound signal
f signal *m* acoustique, signal *m* sonore
i segnale *m* acustico

e señal *m* acústico
d Schallsignal *n*

139 ACQUISITION
f acquisition *f*
i acquisizione *f*, acquisto *m*
e adquisición *f*
d Erwerbung *f*

140 ACRIDINE COLOR, acridine dye
f colorant *m* d'acridine
i colorante *m* acridinico
e colorante *m* de acridina
d Akridinfarbstoff *m*

ACRIDINE DYE, see 140

141 ACRYLIC GLASS, plexiglass R
f verre *m* acrylique, plexiglass R *m*
i vetro *m* acrilico
e vidrio *m* acrílico
d Akrylglas *n*, Plexiglas R *n*

142 ACRYLIC RESIN,
methyl methacrylate resin
f résine *f* acrylique
i resina *f* acrilica
e resina *f* acrílica
d Akrylharz *n*

143 ACTINIC SCREEN
f écran *m* actinique, écran *m* luminescent
i schermo *m* luminescente
e pantalla *f*, pantalla *f* actínica, pantalla *f* luminiscente
d Leuchtschirm *m*

144 ACTINOMETER
f actinomètre *m*
i attinometro *m*
e actinómetro *m*
d Aktinometer *m*, Strahlenmesser *m*

145 ACTION, effect
f action *f*, effet *m*
i azione *f*, effetto *m*
e acción *f*, efecto *m*
d Einwirkung *f*, Wirkung *f*

146 ACTION CYCLE, operation cycle, working cycle
f cycle *m* opérationnel
i ciclo *m* operativo
e ciclo *m* de trabajo
d Arbeitsperiode *f*

147 ACTIVATED (adj)
f activé (adj)
i attivato (adj)
e activado (adj)
d aktiviert (adj)

148 ACTIVATION
f activation *f*
i attivazione *f*
e activación *f*
d Aktivierung *f*

149 ACTIVATION ENERGY, energy of activation
f énergie *f* d'activation
i energia d'attivazione *f*
e energía de activación *f*
d Aktivationsenergie *f*, Aktivierungsenergie *f*

150 ACTIVATION HEAT
f chaleur *f* d'activation
i calore *m* d'attivazione
e calor *m* de activación
d Aktivierungshitze *f*

151 ACTIVE (adj)
f actif (adj)
i attivo (adj)
e activo (adj)
d aktiv (adj), rege (adj), tätig (adj)

152 ACTIVE CATCH, carrier, driver, driver catch, driver dog
f broche d'entraînement, dent *f* d'entraînement, taquet *m* d'entraînement
i dente *m* trasportatore, dente *m* di trascinamento, menabrida *m*
e clavija *f* de arrastre, garra *f* de arrastre, perno *m* de arrastre, uña *f* de arrastre
d Ansatz *m*, Mitnehmer *m*, Mitnehmerbolzen *m*, Mitnehmerstift *m*, Mitnehmerzahn *m*

153 ACTIVE EARTH, bleaching clay, bleaching earth, fuller's earth
f terre *f* décolorante, terre *f* de Fuller
i terra *f* da sbianca
e tierra *f* descolorante, tierra *f* de fuller
d Bleicherde *f*, Fullererde *f*

154 ACTIVE MASS, molar concentration, molarity
f concentration *f* molaire, molarité *f*
i concentrazione *f* molare, molarità *f*
e molaridad *f*
d Grammolekül *n*, Molarität *f*, Molkonzentration *f*

ACTIVE OXYGEN, see 4982

155 ACTIVE SUBSTANCE
f produit actif m
i prodotto attivo m
e producto activo m
d Wirkstoff m

156 ACTIVITY
f activité f
i attività f
e actividad f
d Aktivität f, Tätigkeit f, Wirksamkeit f

157 ACTIVITY SPECTRUM,
spectrum of activity
f spectre m d'activité
i spettro m d'attività
e espectro m de actividad
d Wirkungsspektrum n

158 ACTUAL SIZE
f cote f effective
i misura f effettiva, misura f vera
e medida f efectiva, medida f real
d Effektivmass n, Istmass n

159 ACTUAL TITER
f titre m trouvé
i titolo m riscontrato
e título m encontrado
d gefundener Titer m

160 ACTUAL VALUE
f valeur f réelle
i valore m effettivo, valore m vero
e valor m efectivo
d Effektivwert m, Istwert m

161 ACTUAL WORKING TIME
f temps m de travail effectif
i tempo m di lavoro effettivo
e duración f efectiva de trabajo
d tatsächliche Betriebsdauer f

162 ACTUATING LEVER
f levier m de commande
i leva f di comando, barra f di comando,
asta f di comando
e palanca f de mando
d Knüppel m, Steuerknüppel m

163 ACTUATION
f actionnement m, commande f,
entraînement m
i attivazione f, comando m
e accionamiento m, mando m
d Antrieb m

164 ACTUATOR
f poussoir m de commande
i erogatore m
e pulsador m
d Sprühkopf m

165 ACUITY
f acuité f
i acuità f, acutezza f
e agudeza f
d Akuität f, Schärfe f

166 ACUTE ANGLE, sharp edge
f arête vive f
i acutangolo m
e arista viva f
d scharfe Kante f

167 ACUTE TREATMENT,
emergency treatment
f traitement d'urgence m
i trattamento urgente m
e tratamiento urgente m
d Sofortbehandlung f

168 ACYCLIC, aliphatic
f acyclique (adj), aliphatique (adj)
i aciclico (adj), alifatico (adj)
e acíclico (adj), alifático (adj)
d aliphatisch (adj), azyklisch (adj)

ACYL GROUP, see 120

169 Ad., addatur, add.
f ajouter
i aggiungi
e añadase, además de
d füge zu

170 ad lib., ad libidum, at pleasure
f à volonté
i a piacere, a volontà
e a voluntad
d nach Belieben

AD LIBIDUM, see 170

171 ADAPT, to, adjust, to, fit, to
f adapter (v), ajuster (v)
i adattare (v), accomodare (v),
agguistare (v)
e acomodar (v), adaptar (v), ajustar (v)
d anpassen (v), justieren (v)

172 ADAPTATION, adaption
f adapation f, ajustement m,
accoutumance f
i adattamento m
e adaptación f
d Anpassung f, Bearbeitung f

173 ADAPTER, adaptor 2º, eking piece
f adapteur m, allonge f, rallonge f,
tube m d'adaption

i aggiunta f, allunga f, pezzo m di prolungamento, raccordo m
e adaptador m, añadido m, empalme m, enchufe m, pieza f de prolongación
d Ansatz m, Ansatzstück n, Verlängerungsstück n, Vorsatzgerät n, Vorstoss m

174 ADAPTER PLATE
f plaque f de montage
i piastra f di base
e placa f de fijación
d Werkzeugaufspannplatte f

175 ADAPTER RING, retainer ring
f bague f d'agrafage, bague f de douille
i anello m di ritenzione
e anillo m adaptador
d Haltering m, Passring m

ADAPTION (s), see 172

176 ADAPTOR 1º, connection plug, plug box, tap (elect), wall-plug, wall-socket
f branchement m électrique, prise f de courant
i presa f (elect)
e conexión f eléctrica, enchufe m
d Steckdose f (elet)

ADAPTOR 2º, see 173

ADD, see 169

177 ADD-A PLANT TECHNIQUE, unit process technique
f système m construction par blocs, système m des unités de montage
i sistema m di costruzione per blocchi
e sistema f de caja de construcciones, sistema f de unidades de montaje
d Baukastensystem n (Fabrikbauten)

ADDATUR, see 169

178 ADDICTIN PRODUCING DRUG
f stupéfiant m
i stupefiante m
e estupefactivo m
d Betäubungsmittel n, Narkotikum n, Rauschmittel n

179 ADDING DEVICE
f totalisateur m
i totalizzatore m
e mecanismo m de sumar
d Addierwerk n

180 ADDING MACHINE
f machine f à additionner
i addizionatrice f, macchina f addizionatrice
e máquina f sumadora, máquina f de sumar
d Addiermaschine f

181 ADDITION
f somme f, addition f
i addizione f, somma f, aggiunta f
e adición f, soma f
d Hinzufügung f, Summe f, Zugabe f

182 ADDITIONAL COOLER, after cooler
f condenseur m complémentaire, réfrigérateur m complémentaire
i postrefrigeratore m
e condensor m complementario, refrigerador m complementario
d Nachkühler m

183 ADDITIONAL COST, extra expenses
f frais m pl additionnels
i maggiori m pl costi, sovraccosto m, spese f pl maggiori
e coste m aumentado, gastos m pl adicionales
d Mehrkosten pl

184 ADDITIONAL DOSIS
f dose additionnelle f
i dose addizionale f, dose supplementare f
e dosis suplementaria f
d Zusatzdosis f

185 ADDITIONAL PIPE, ajutage
f tuyau m additionnel
i tubo m addizionale
e caño m adicional, caño m de empalme, tubo m adicional
d Ansatzrohr n

186 ADEPS, hog's lard, lard, leaf lard, prepared lard
f axonge f, graisse f de porc, lard m, saindoux m de panne
i grasso m di maiale, grasso m suino, lardo m, sugna f
e lardo m, manteca f de cerdo
d Adeps suillus, Axongia porcina, Schweinefett n, Schweineschmalz n, Schweineschmier n

187 ADEPS LANAE ANHYDRICUS, anhydrous lanolin, refined wool fat, wool fat
f graisse f de suint purifiée, lanoléine f, lanoline f anhydre
i lanolina f anidra
e grasa f de lana, grasa f de lana refinada, lanolina f anhidra, suarda (lana) f

d Adeps lanae anhydricus,
   Schafwollfett n, Wollfett n

188 ADEPS LANAE HYDRATUS,
   adeps lanae hydrosus, hydrous wool fat,
   lanolin, lanolinum hydratum
f graisse de suint hydratée f,
   lanoléine hydratée f, lanoline hydratée f
i lanolina idrata f
e grasa de lana hidratada f,
   lanolina hidrata f
d Adeps lanae cum aqua, Lanolin n,
   wasserhaltiges Wollfett n

ADEPS LANAE HYDROSUS, see 188

189 ADEPS OVILLUS, mutton suet,
   suet (prepared)
f suif m de mouton purifié
i sego m di montone
e grasa f de carnero, sebo m de carnero
d Schafstalg m, Sebum m ovillum, Talg m

190 ADHERENCE, adhesion
f adhérence f
i aderenza f
e adhesión f, adherencia f
d Adhäsion f, Haftkraft f, Haftung f,
   Kleben n

ADHESION, see 190

191 ADHESION (mech), adhesive force,
   adhesive power, gripping force
f adhérence f (mec), force f d adhérence,
   pouvoir adhérent m
i aderenza f, forza f d'adesione,
   potere m adesivo
e adherencia f (mec), fuerza f adhesiva,
   poder m adherente, potencia f adherente
d Adhäsionskraft f, Haftvermögen n

192 ADHESIVE, tacky
f adhérent (adj), collant (adj)
i adesivo (adj), gommato (adj)
e adhesivo (adj), pegajoso (adj)
d klebend (adj), klebrig (adj)

193 ADHESIVE FILM
f adhésif m en feuille, feuille f adhésive
i pellicola f adesiva
e película f adhesiva
d Klebfolie f

ADHESIVE FORCE, see 191

194 ADHESIVE PLASTER,
   sticking plaster
f emplâtre m adhésif, sparadrap m
i cerotto m adesivo, empiastro m adesivo,
   sparadrappo m, taffetà m

e emplasto m adhesivo, esparadrapo m,
   tafetán m inglés, tela f adhesiva
d Emplastrum n adhaesivum, englisches
   Pflaster n, Heftpflaster n, Klebepflaster r

ADHESIVE POWER, see 191

195 ADHESIVE STRESS, cohesive stress
f tension f d'adhérence
i tensione f d'adesione
e tensión f de adherencia
d Haftspannung f

196 ADHESIVENESS, stickability
f adhésivité f
i adesività f
e adhesividad f
d Klebfähigkeit f, Haftfähigkeit f

ADIABATIC CURVE, see 2142

197 ADIPIC ACID, hexanedioic acid
f acide m adipique
i acido m adipico
e ácido m adípico
d Adipinsäure f, Butancarbonsäure f,
   Hexandisäure f

198 ADIPOCERE (biol)
f adipocire f
i adipocera f
e adipocira f
d Fettwachs n

199 ADIPOSE TISSUE
f tissu adipeux m, tissu graisseux m
i tessuto m adiposo
e tejido m adiposo
d Fettgewebe n, Unterhautzellgewebe n

200 ADJACENT (adj)
f adjacent (adj), contigu (adj)
i adiacente (adj), contiguo (adj)
e adyacente (adj), colindante (adj)
d angrenzend (adj), anliegend (adj)

201 ADJOURNMENT
f ajournement m
i aggiornamento m
e aplazamiento m
d Vertagung f

202 ADJUNCT (adj)
f auxiliaire (adj), additif (adj),
   additionnel (adj)
i aggiuntivo (adj)
e adjunto (adj)
d zusätzlich (adj)

203 ADJUNCT (s)
f additif m, adjonction f, complément m
i aggiunta f, complemento m
e adición f, aditamento m, adjunto m
d Additiv n, Beigabe f, Zusatz m

ADJUST, to, see 171

204 ADJUSTABLE (adj)
f ajustable (adj), réglable (adj)
i registrabile (adj), reglabile (adj)
e ajustable (adj)
d einstellbar (adj), justierbar (adj)

205 ADJUSTABLE GAGE
adjustable gauge
f jauge f ajustable
i calibro m registrabile
e calibre m ajustable
d einstellbare Lehre f

ADJUSTABLE GAUGE, see 205

206 ADJUSTED SOLUTION,
solution adjusted
f solution f ajustée
i soluzione f aggiustata
e solución f ajustada
d angepasste Lösung f

207 ADJUSTING DEVICE
f dispositif m de réglage
i dispositivo m de regolaggio
e dispositivo m regulador
d Regelgerät n, Regelvorrichtung f
Stellvorrichtung f

208 ADJUSTING NUT, check-nut 2°
f écrou m de réglage
i dado m regolatore
e tuerca f de ajuste
d Stellmutter f

209 ADJUSTING SCREW,
regulating screw
f vis f de butée, vis f de rappel,
vis f de réglage
i vite f di regolaggio,
vite f di regolazione
e tornillo m de ajuste
d Justierschraube f, Stellschraube f

210 ADJUSTMENT, regulation
f mise au point f, ajustage m
i aggiustamento m, messa a punto f,
regolazione f
e ajuste m, regulación f, enfoque m
d Einstellung f, Justierung f, Regelung f

211 ADJUVANT
f adjuvant m
i adiuvante m
e adyuvante m
d Hilfsmittel n

212 ADMINISTRATION (OF A DRUG)
f administration f d'un médicament
i somministrazione f
e administración f
d Darreichung f, Gabe f eines Medikamentes, Verabreichung f

213 ADMINISTRATION EXPENSES,
cost of management
f frais (mpl) d'administration
i costi (mpl) d'amministrazione
e gastos (mpl) de administración
d Verwaltungsunkosten (pl)

214 ADMISSION, admittance 1°
f admission f
i ammissione f
e admisión f
d Annahme f, Zulassung f

215 ADMISSION VALVE, inlet valve
f soupape f d'admission
i valvola f d'ammissione, valvola f
d'aspirazione
e válvula f de admisión
d Einlassventil n

216 ADMISSION VALVE CONE
f cône m de soupape d'admission
i cono m d'entrata
e cono m de admisión, cono m de válvula
de admisión
d Einlasskegel m, Einlassventilkegel m

ADMITTANCE 1°, see 214

217 ADMITTANCE 2°, (electr)
f admittance f, conductance f apparente
i ammettenza f (elet)
e admitancia f, conductancia f aparente
d Scheinleitwert m

218 ADMITTED (adj)
f admis
i ammesso
e admitido, permitido
d zugelassen

219 ADMIXTURE
f admixtion f
i aggiunta f a un miscuglio
e admixtión f
d Beimischung f, Beimengung f

220 ADOPTION
f adoption *f*
i adozione *f*
e adopción *f*
d Annahme *f*

221 ADSORBATE
f adsorbat *m*, produit *m* adsorbé
i adsorbato *m*
e adsorbato *m*, substancia *f* adsorbida
d Adsorbat *n*

222 ADSORBENT, adsorption agent
f adsorbant *m*, matière *f* d'adsorption
i adsorbente *m*
e adsorbente *m*
d Adsorptionsmittel *n*

223 ADSORPTION
f adsorption *f*
i adsorbimento *m*
e adsorción *f*
d Adsorption *f*

ADSORPTION AGENT, see 222

224 ADSORPTION CHROMATOGRAPHY
f chromatographie *f* d'adsorption
i cromatografia *f* di assorbimento
e cromatografía *f* de adsorción
d Adsorptionschromatographie *f*

225 ADSTRINGENT, antidiarrheic agent
f antidiarrhéique *m*, astringent *m*
i antidiarroico *m*
e antidiarréico *m*
d Antidiarrhöikum *n*, stopfendes Mittel *n*

226 ADULTERANT
f adultérant *m*
i adulterante *m*
e adulterante *m*
d Fälschungsmittel *n*

ADULTERATED SPIRIT, see 2314

227 ADULTERATION
f adultération *f*, falsification *f*
i adulterazione *f*, sofisticazione *f*
e adulteración *f*
d Fälschung *f*, Pantschen *n*, Verfälschung *f*

228 ADVANCE (mech)
f avance *f*, avancement *m*
i anticipo *m* (mech), avanzamento *m* (mech)
e anticipo *m* (mech), avance *m*
d Vorschub *m*, Vorwärtsbewegung *f*

229 ADVANCED (adj)
f avancé (adj), approfondi (adj)
i avanzato (adj)
e avanzado (adj)
d fortgeschritten (adj), vorgeschoben (adj)

230 ADVANTAGE
f avantage *m*
i vantaggio *m*
e ventaja *f*
d Vorteil *m*

231 ADVANTAGEOUS (adj)
f avantageux (adj)
i vantaggioso (adj)
e ventajoso (adj)
d vorteilhaft (adj)

232 ADVENTITIOUS
f accidentel (adj), adventice (adj)
i avventizio (adj)
e adventicio (adj)
d hinzukommend (adj), zufällig (adj), zusätzlich (adj)

233 ADVERSE BALANCE, deficit
f bilan *m* déficitaire, bilan *m* passif, déficit *m*
i ammanco *m*, passivo *m*
e déficit *m*
d Unterbilanz *f*

234 ADVERTISEMENT, insertion
f annonce *f* publicitaire, insertion *f*, réclame *f*
i annuncio *m*, avviso *m*, inserzione *f*
e aviso *m*, anuncio *m*, inserción *f*
d Anzeige *f*, Inserat *n*, Reklame *f*

235 ADVERTISING, publicity
f publicité *f*
i pubblicità *f*
e publicidad *f*
d Werbung *f*

236 ADVERTISING ANGLE
f axe *m* de la publicité
i asse *m* della propaganda
e eje *m* de publicidad
d Werbegesichtswinkel *m*

237 ADVERTISING BUDGET
f budget *m* publicitaire
i spese (*f pl*) pubblicitarie, stanziamento *m* pubblicitario
e presupuesto *m* publicitario
d Reklamebudget *n*, Werbebudget *n*, Werbespesen *n*

238 ADVERTISING CAMPAIGN
f campagne *f* de publicité
i campagna *f* pubblicitaria
e campaña *f* propagandística, campaña *f* publicitaria
d Werbefeldzug *m*

239 ADVERTISING CHARGES
f frais (mpl) de publicité
i spese (fpl) di pubblicità
e gastos (mpl) de publicidad
d Werbespesen (fpl)

240 ADVERTISING DEPARTMENT
f service *m* de publicité
i reparto *m* di pubblicità
e departamento *m* de publicidad
d Werbeabteilung *f*

241 ADVERTISING DESIGN, advertising drawing
f dessin *m* publicitaire
i disegno *m* pubblicitario
e dibujo *m* publicitario
d Werbezeichnung *f*

ADVERTISING DRAWING, see 241

242 ADVERTISING PROGRAM
f plan *m* de propagande
i programma *m* pubblicitario
e programa *m* publicitario
d Werbeplan *m*

243 AERATED WATER
f eau *f* gazeuse
i acqua *f* gassata
e agua *f* gaseosa
d kohlensäurehaltiges Wasser *n*

244 AEROSOL
f aérosol *m*
i aerosol *m*
e aerosol *m*
d Aerosol *n*

245 AEROSOL BOMB, aerosol container
f bombe *f* à aérosol, conditionnement *m* à aérosol, récipient *m* à aérosol
i bomba *f* d'aerosol
e bomba *f* de aerosol
d Aerosolpackung *f*

AEROSOL CONTAINER, see 245

246 AEROSOL PACK, pressure pack, pressurized pack
f conditionnement *m* pour aérosol, conditionnement *m* pressurisé
i confezione *f* ad aerosol, confezione *f* a pressione
e envase *m* aerosol, envase *m* a presión
d Aerosolpackung *f*, Druckpackung *f*, Druckzerstäuberpackung *f*

247 AERUGO, copper acetate, basic copper sub-acetate, verdigris
f acétate *m* basique de cuivre, aerugo *m*, sous-acétate *m* de cuivre, verdet *m* gris, vert-de-gris *m*
i acetato *m* basico di rame, aerugo *m* cristal, verderame *m*, verdetto *m*
e acetato *m* básico de cobre, cardete *m*, verdete *m*
d Aerugo *n*, Cuprum *n* subaceticum, essigsaures Kupfer *n* (basisch), Grünspan *m*

248 AFFIDAVIT
f déposition *f* sous serment
i affidavit *f*, dichiarazione *f* giurata, testimonianza *f* (sotto giuramento)
e affidavit *f*
d Affidavit *n*, eidliche Bestätigung *f*

249 AFFINITY
f affinité *f*
i affinità *f*
e afinidad *f*
d Affinität *f*, Verwandtschaft *f*

250 AFRICAN SAFFRON, American saffron, bastard saffron, carthamus, dyer's saffron, safflower, thistle saffron
f carthame *m*, safran *m* bâtard
i cartamo *m*
e alazor *m*, azafranillo *m*, cartamo *m*
d Carthamus *m* tinctorius, Färbedistel *f*, Saflor *m*, wilder Safran *m*

251 AFTER CARE
f post-cure *f*
i cura *f* postuma, trattamento *m* consecutivo
e tratamiento *m* ulterior
d Nachbehandlung *f*

AFTER COOLER, see 182

252 AFTER HOURS
f heures (fpl) supplémentaires
i ore (fpl) di lavoro straordinario
e horas *f* suplementarias
d Überstunden (fpl)

253 AFTER TASTE, off-taste
f arrière-goût *m*
i sapore *m* residuo
e gustillo *m*, resabio *m*
d Nachgeschmack *m*

254 AFTER-EFFECT
f action f tardive, effet m résiduel,
  post-effet m
i azione f mediata, azione f tardiva
e efecto m secundario, efecto m tardio
d Nachwirkung f, Spätwirkung f

255 AFTER-FLOW
f persistance f de l'écoulement
i persistenza f del flusso
e persistencia f del flujo
d Nachstrom m

256 AFTERGLOW, phosphorescence
f luminescence résiduelle f,
  phosphorescence f
i bagliore m residuo, fosforescenza f
e fosforescencia f, luminescencia f
d Nachglühen n, Nachleuchten n,
  Phosphoreszenz f

257 AFTER-RUNNING, tailings
f queues (fpl) (de distillation),
  résidus (mpl)
i residui (mpl), scarti (mpl)
e residuos (mpl), restos (mpl)
d Abgang m, Haldenabfall m, Nachlauf m

258 A/G RATION
f quotient m protéinique
i quoziente m proteinico
e cociente m proteinico
d Albumin-Globulin-Quotient m

259 AGAR, Bengal isinglass, gelose
f agar-agar m, gélose f
i agar-agar f
e agar-agar m
d Agar-agar n, Agartang n,
  japanischer Fischleim m

260 AGAR CUP-PLATE METHOD
f culture f sur plaques
i coltura f sur piastre
e cultivo m en placas
d Kulturplattenmethode f, Plattenkultur-
  methode f

261 AGAR SLANT, agar slope (bact.),
  sloped agar (bact.)
f gélose f inclinée
i agar m inclinato
e gelosa f inclinada
d Schiefagar m

AGAR SLOPE (bact), see 261

262 AGAR STREAK METHOD
f culture f en stries (sur gélose)
i coltura f striata

e cultivo m en estrias
d Strichkulturmethode f

263 AGATE
f agate f
i agata f
e ágata f
d Achat m

264 AGATE MORTAR
f mortier m en agate
i mortaio m d'agata
e mortero m de ágata
d Achatmörser m

265 AGE-HARDENING
f durcissement m par âge
i induramento m da invecchiamento
e endurecimiento m por envejecimiento
d Alterungshärtung f

266 AGEING, aging
f vieillissement m
i invecchiamento m
e envejecimiento m
d Altern n, Veraltern n

267 AGEING TEST
f essai m de vieillissement
i prova f d'invecchiamento
e ensayo m de envejecimiento
d Alterungsprüfung f

268 AGENCY
f agence f, représentation f
i agenzia f
e agencia f
d Agentur f, Stellvertretung f,
  Vertretung f

269 AGENT (chem)
f agent m (chem)
i agente m (chem)
e agente m (chem)
d Mittel n (chem)

270 AGGLOMERATED (adj)
f aggloméré (adj)
i agglomerato (adj)
e aglomerado (adj)
d agglomeriert (adj)

271 AGGLOMERATED CORK
f liège m aggloméré
i agglomerato m di sughero
e aglomerado m de corcho, corcho m
  aglomerado
d gepresster Kork m

272 AGGLOMERATION
f agglomération *f*
i agglomerazione *f*
e aglomeración *f*
d Anhäufung *f*, Zusammenballung *f*

273 AGGLUTINATION
f agglutination *f*
i agglutinazione *f*
e aglutinación *f*
d Agglutination *f*, Verklebung *f*,
   Zusammenballen *n*

274 AGGREGATION
f agrégation *f*
i aggregazione *f*
e agregación *f*
d Anhäufung *f*, Klumpung *f*

AGING, see 266

275 AGITATE (v)
f agiter (v)
i agitare (v)
e agitar (v)
d rühren (v), schütteln (v)

276 AGITATION
f agitation *f*
i agitazione *f*
e agitación *f*
d Agitation *f*, Schütteln *n*

277 AGITATOR, stirrer, stirring device
f agitateur *m*
i agitatore *m*
e agitador *m*
d Rührapparat *m*, Rührer *m*, Rührwerk *n*

AGREEMENT, see 93

278 AGREEMENT OF SERVICE
f contrat *m* de travail
i contratto *m* di lavoro
e contrato *m* de trabajo
d Arbeitsvertrag *m*

AGUA FLUVIALIS, see 558

279 AIM
f but *m*, objectif *m* (=but)
i oggetto *m*, scopo *m*
e fin *m*, objetivo *m*, objeto *m*
d Absicht *f*, Ziel *n*, Zweck *m*

280 AIR
f air *m*
i aria *f*
e aire *m*
d Luft *f*

281 AIR BLAST
f jet *m* d'air
i getto *m* d'aria
e chorro *m* de aire
d Luftstrahl *m*

282 AIR BLOWER
f soufflerie *f* d'air
i soffiatore *m* d'aria
e soplador *m* de aire
d Luftgebläse *n*

283 AIR CIRCULATING CHAMBER
f chambre *f* à circulation d'air
i camera *f* a circolazione d'aria
e cámara *m* de aire circulante
d Umluftschrank *m*

284 AIR COMPRESSOR
f compresseur *m* d'air
i compressore *m* d'aria
e compresor *m* de aire
d Luftverdichter *m*, Kompressor *m*

285 AIR CONDITIONING, comfort cooling
f climatisation *f*, conditionnement *m* d'air
i condizionamento *m* d'aria,
   acclimatazione *f*
e acondicionamiento *m* de aire
d Klimatisierung *f*

286 AIR CONDITIONING DEVICE,
   air conditioning plant
f climatiseur *m*, installation *f* de
   climatisation
i impianto *m* di condizionamento d'aria
e instalación *f* de acondicionamiento
   del aire
d Klimaanlage *f*

AIR CONDITIONING PLANT, see 286

287 AIR COOLED
f refroidi (adj) à l'air, refroidi par l'air
i raffreddato (adj) ad aria
e refrigerado (adj) por aire
d luftgekühlt (adj)

288 AIR COOLING
f refroidissement *m* par l'air
i raffreddamanto *m* ad aria
e refrigeración *f* por aire
d Luftkühlung *f*

289 AIR CURRENT, air draught
f courant *m* d'air
i corrente *m* d'aria
e corriente *f* de aire
d Luftstrom *m*, Luftströmung *f*, Luftzug *m*,
   Wetterzug *m*

290 AIR DAMPER
  f amortisseur *m* à air
  i ammortizzatore *m* pneumatico,
     moderatore *m* pneumatico
  e amortiguador *m* por aire
  d Luftdämpfer *m*

291 AIR DAMPING 1°, pneumatic
    cushioning
  f amortissement *m* par l'air (balances),
     amortissement *m* pneumatique
  i ammortizzazione *f* ad aria
  e amortiguación *f* por aire,
     amortiguación *f* neumática
  d Luftdämpfung *f*, Luftfederung *f*

292 AIR DAMPING 2°, air wetting
  f humidification *f* de l'air
  i umettazione *f* d'aria
  e humectación *f* de aire
  d Luftanfeuchtung *f*, Luftbefeuchtung *f*

293 AIR DISPLACEMENT
  f déplacement *m* d'air
  i spostamento *m* d'aria
  e desplazamiento *m* de aire
  d Luftverdrängung *f*

AIR DRAUGHT, see 289

294 AIR DRYING
  f séchage *m* à l'air
  i essiccamento *m* all'aria,
     essiccazione *m* all'aria
  e secado *m* por aire, secamiento *m* por
     aire
  d Lufttrocknung *f*

295 AIR ESCAPE
  f purge *f* d'air
  i scarico *m* d'aria
     scaricatore *m* d'aria, valvola *f* di
     scarico d'aria
  e escape *m* de aire, evacuación *f* de aire,
     salida *f* de aire
  d Luftauslass *m*, Luftaustritt *m*

296 AIR EXHAUST
  f échappement *m* de l'air
  i scarico *m* dell'aria
  e escape *m* de aire, evacuación *f* de aire
  d Luftabzug *m*

297 AIR FILTER
  f filtre *m* à air
  i filtro *m* per l'aria
  e filtro *m* de aire
  d Luftfilter *m*

298 AIR FREE, airless
  f désaéré (adj), privé (adj) d'air
  i privato (adj) d'aria, senz'aria
  e privado (adj) de aire, sin aire
  d luftlos (adj), entlüftet (adj)

299 AIR HEATING
  f chauffage *m* à l'air
  i riscaldamento *m* ad aria
  e calefacción *f* por aire, calentamiento *m*
     por aire
  d Luftheizung *f*

300 AIR HUMIDITY, air moisture
  f humidité *f* de l'air
  i umidità *f* atmosferica
  e humedad *f* del aire
  d Luftfeuchtigkeit *f*, atmosphärische
     Feuchtigkeit *f*

301 AIR LEVEL, spirit level
  f niveau *m* à bulle d'air
  i livella *f* a bolla d'aria
  e nivel *m* de burbuja (de aire)
  d Libelle *f*, Wasserwaage *f*

302 AIR LOCK, entrance lock
  f sas *m* à air
  i chiusa *f* d'aria
  e exclusa *f* de aire
  d Luftschleuse *f*

AIR MOISTURE, see 300

303 AIR POCKET
  f bulle *f* d'air
  i bolla *f* d'aria
  e burbuja *f* de aire
  d Luftblase *f*

304 AIR POLLUTION, atmospheric
    pollution
  f pollution *f* de l'air, pollution *f*
     atmosphérique
  i inquinamento *m* atmosferico
  e ensuciamiento *m* atmosférico,
     polución *f* de la atmósfera
  d Luftverunreinigung *f*,
     Luftverschmutzung *f*

305 AIR PREHEATER
  f réchauffeur *m* d'air
  i prériscaldatore *m* dell'aria
  e calentador *m* previo de aire
     precalentador *m* de aire,
  d Luftvorwärmer *m*

AIR PRESSURE, see 655

AIR-PROOF, see 311

306 AIR PUMP, glass filter pump, water jet pump
f pompe *f* à vide à jet d'eau, trompe *f* à eau
i pompa *f* a getto d'acqua
e bomba *f* de chorro de agua, tromba *f* de agua
d Wasserstrahlpumpe *f*

307 AIR SEPARATOR
f séparateur *m* à vent, cribleur *m* à air
i separatore *m* ad aria
e aventadora *f*, cernidor *m* por aire
d Windsichter *m*, Windsortierer *m*

308 AIR SHAFT
f puits *m* d'aération
i pozzo *m* d'aerazione
e poso *m* de aire, poso *m* de ventilación
d Luftschacht *m*

309 AIR SIFTING
f vannage *m*, criblage *m* à l'air
i vagliatura *f*, (il) ventilare *m*
e aecho *m*
d Schwingen *n* des Getreides, Durchsieben *n*

310 AIR SUSPENSION COATING
f enrobage *m* des comprimés en suspension dans un courant d'air
i rivestimento *m* da suspensione in aria
e revestimiento *m* por suspensión en aire
d Luftsuspensionstechnik *f*, Wirbelbett-Technik *f* (der Dragierung)

311 AIR TIGHT (adj), air proof (adj)
f hermétique (adj), imperméable à l'air (adj), étanche (adj) à l'air
i ermetico (adj), stagno (adj) all'aria
e hermético (adj), impermeable (adj) al aire
d luftdicht (adj), hermetisch (adj)

AIR WETTING, see 292

312 AIR-BATH
f bain *m* d'air
i bagno *m* d'aria
e baño *m* de aire
d Luftbad *n*

313 AIR-CIRCULATION
f air *m* de circulation
i aria *f* di circolazione
e aire *f* de circulación
d Umluft *f*

314 AIR-CLEANER, airfilter, air-purifier, air-strainer
f filtre *m* à air
i filtro *m* d'aria
e aerofiltro *m*, filtro *m* de aire
d Luftfilter *m*, Luftreiniger *m*

315 AIR-DRIED
f desséché (adj) à l'air
i essiccato (adj) all'aria
e secado (adj) al aire
d luftgetrocknet (adj)

316 AIR-FREIGHT
f fret *m* aérien
i nolo *m* aereo
e flete *m* aérea
d Luftfracht *f*

AIRFILTER, see 314

317 AIRING PLANT
f installation *f* d'aération
i installazione *f* d'aerazione, installazione *f* di ventilazione
e instalación *f* de ventilación
d Belüftungsanlage *f*

AIRLESS, see 298

AIR-PROOF (adj), see 311

318 AIR-PROOF VARNISH
f vernis *m* résistant à l'air
i vernice *f* resistente all'aria
e barniz *m* resistente al aire
d luftbeständiger Lack *m*

319 AIR-PURIFICATION
f épuration *f* de l'air
i purificazione *f* dell'aria
e purificación *f* de aire
d Luftreinigung *f*

AIR-PURIFIER, see 314

320 AIR-STIRRING
f agitation *f* à l'air
i agitazione *f* all'aria
e agitación *f* al aérea
d Luftrühren *n*

AIR-STRAINER, see 314

AIR-THROTTLE, see 321

321 AIR-VALVE, air-throttle
f clapet *m* à air, reniflard *m*
i valvola *f* per uscita dell'aria
e válvula *f* de aire
d Luftklappe *f*, Lüftungsklappe *f*, Luftventil *n*

322 ALBUMIN, protein
- f albumine *f*, protéine *f*
- i albumina *f*, proteina *f*
- e albúmina *f*, proteína *f*
- d Albumin *n*, Eiweisskörper *m*, Protein *n*

323 ALBURN, sapwood, tender-bark
- f aubier *m*, faux bois *m*
- i alburno *m*, libro *m* (bot)
- e albura *f*, sámago *m*
- d Splint *m*, Splintholz *n*

324 ALCANNIN, alkannin, anchusin
- f alcanine *f*, alkannine *f*, anchusine *f*, orcanettine *f*
- i alcannina *f*, ancusina *f*, rosso *m* d'alcanna
- e alcana *f*
- d Alkannarot *n*, Alkannin *n*

325 ALCOHOL THERMOMETER
- f thermomètre *m* à alcool
- i termometro *m* ad alcool
- e termómetro *m* de alcohol
- d Weingeistthermometer *m*

326 ALCOHOLATE
- f alcoolat *m*
- i alcoolato *m*
- e alcoholado *m*
- d Alkoholauszug *m*

327 ALCOHOLATURA, fresh plant tincture
- f alcoolature *f*
- i alcoolaturo *m*, tintura *f* di piante fresche
- e alcoholatura *f*, tintura *f* de plantas frescas
- d Alkoholatur *f*, Auszug *m* aus frischen Pflanzen, Tinctura ex herba recente

328 ALCOHOLOMETER
- f alcoolmètre *m*
- i alcoolometro *m*
- e alcoholómetro *m*
- d Alkoholometer *n*

329 ALGOSCOPY, cryoscopy
- f cryoscopie *f*
- i crioscopia *f*
- e crioscopia *f*
- d Kryoskopie *f*

330 ALIGNMENT, centering
- f centrage *m*, mise *f* à l'alignement
- i centratura *f*
- e centrado *m*
- d Zentrierung *f*

331 ALIMENT, victual
- f aliment *m*, victuailles (fpl), vivres (mpl)
- i alimento *m*, viveri (mpl)
- e alimento *m*, vitualla *f*, víveres (mpl)
- d Lebensmittel *n*, Nahrungsmittel *n*

332 ALIMENTARY TRACT
- f tractus *m* digestif, tube *m* digestif
- i canale *m* alimentare, tratto *m* alimentare
- e tubo *m* digestivo
- d Magen-Darm-Kanal *m*

ALIPHATIC, see 168

333 ALIPHATIC SERIES
- f série *f* aliphatique, série *f* grasse
- i serie *f* alifatica
- e serie *f* alifática, serie *f* grasa
- d Fettreihe *f*

334 ALIQUOT
- f fraction *f* aliquote, portion *f* aliquote
- i parte *f* aliquota
- e parte *f* alicuota
- d Aliquot *m*

335 ALKALI RELEASE
- f libération *f* de base
- i liberazione *f* di basi
- e liberación *f* de álcali
- d Alkaliabgabe *f*

336 ALKALI RESISTANCE
- f alcali-résistance *f*
- i alcali resistenzia *f*
- e alcali resistencia *f*
- d Alkalibeständigkeit *f*, Alkalifestigkeit *f*

337 ALKALINE
- f alcalin (adj), basique (adj)
- i alcalino (adj), basico (adj)
- e alcalino (adj), básico (adj)
- d alkalisch (adj), basisch (adj), laugenartig (adj)

338 ALKALINE EARTH
- f alcalino-terreux *m*
- i alcalino-terroso *m*
- e alcalino-térreo *m*
- d Erdalkali *n*

339 ALKALINE REACTION
- f réaction *f* alcaline
- i reazione *f* alcalina
- e reacción *f* alcalina
- d alkalische Reaktion *f*

ALKANNIN, see 324

340 ALKYD RESINS
f plastiques (fpl) alkydes
i resine (fpl) alchidiche
e resinas (fpl) alquídicas
d Alkydharze (mpl)

341 ALLEN SCREW, socket screw
f vis à six pans creux *f*
i vite *f* ad esagono incassato,
   vite *f* a testa esagonale cava
e tornillo *m* con cabeza hundida hexagonal
d Innensechskanntschraube *f*

342 ALLOCINNAMIC ACID
f acide *m* allocinnamique, acide *m* de Liebermann
i acido *m* allocinnamico
e ácido *m* alocinámico
d Allozimtsäure *f*

343 ALLONGE, extension piece
f allonge *f*, rallonge *f*
i giunto *m* di prolungamento
e añadidura *f*, pieza *f* adicional, pieza *f* añadida
d Ansatzstück *m*, Verlängerungsstück *m*, Zusatz *m*

344 ALLOPHANE, silicious aluminium
f allophane *m*, silicate *m* d'aluminium hydraté
i silicato *m* d'alluminio idratato
e silicato *m* de aluminio hidratado
d Allophan *n*, kieselartiges Alaunerdehydrat *n*

345 ALLOPHANIC ACID, ureocarbonic acid
f acide *m* allophanique, acide *m* carbamylcarbamique, acide *m* uréidoformique
i acido *m* allofanico
e ácido *m* alofánico, ácido *m* ureocarbónico
d Allophansäure *f*, Harnstoffkohlensäure *f*, Ureocarbaminsäure *f*

346 ALLOW TO STAND, to
f laisser (v) reposer
i lasciare (v) riposare
e dejar (v) descansar
d absetzen (v) lassen, abstehen (v) lassen, stehen (v) lassen

347 ALLOWANCE (gen) 1º, permissible variation, tolerance
f tolérance *f*, variation *f* permise
i tolleranza *f*, variazione *f* permessa
e tolerancia *f*, variación *f* permitida
d Spielraum *m*, Toleranz *f*, zulässige Massabweichung *f*

348 ALLOWANCE 2º, abatement (com), discount
f abattement *m*, escompte *m*, rabais *m*
i abbuono *m*, bonifico *m*, riduzione *f* di preso, sconto *m*
e descuento *m*, rebaja *f*
d Abzug *m*, Rabatt *m*

349 ALLOY
f alliage *m*
i lega *f*
e aleación *f*, liga *f*, mezcla *f* de metales
d Legierung *f*, Mischmetall *n*

350 ALLOY STEEL, refined steel
f acier *m* raffiné
i acciaio *m* legato
e acero *m* afinado, acero *m* fino
d Edelstahl *m*

351 ALL-ROUND MACHINE, versatile machine
f machine *f* universelle
i macchina *f* per tutti i lavori
e máquina *f* universal
d allgemein brauchbare Maschine *f*, Universalmaschine *f*

352 ALTERATION, change, modification
f altération *f*, changement *m*, modification *f*
i alterazione *f*, cambiamento *f*, modificazione *f*, mutamento *m*
e alteración *f*, modificación *f*, mudanza *f*
d Abänderung *f*, Änderung *f*, Modifikation *f*, Verabänderung *f*, Veränderung *f*

ALTERATION OF ANGLE, see 454

353 ALTERATIVE
f altérant *m*
i alterativo *m*
e alterativo *m*
d Alterans *m*, Umstimmungsmittel *n*

354 ALTERNANCE (el)
f alternance *f*
i alternanza *f*
e alternación *f*, turno *m*
d Abwechslung *f*, Wechsel *m*

355 ALTERNATING
f alternatif (adj), variable (adj)
i alternata (adj), variabile (adj)
e alternante (adj), variable (adj)
d wechselnd (adj)

356 ALTERNATIVE, overture
- f alternative *f*
- i alternativa *f*
- e alternativa *f*
- d Alternative *f*, Wahlvorschlag *m*

357 ALTERNATIVE CURRENT
- f courant *m* alternatif
- i corrente *f* alternata
- e corriente *f* alterna
- d Wechselstrom *m*

358 ALUM, alumen, potassium alum, stypteria (obs)
- f alun *m* officinal, alun *m* ordinaire, alun *m* de potasse, potassalumite *m*
- i allume *m*, allume *m* crudo, allume *m* di potassa, allume *m* di rocca, solfato *m* di alluminio e di potassio
- e alumbre *m*, alumbre *m* potásico, jeve *m*
- d Alaun *m*, Kalialaun *m*, Kaliumalaun *m*

ALUMEN, see 358

359 ALUMINA, AL_2O_3
- f alumine *f*
- i allumina *f*
- e alúmina *f*
- d Tonerde *f*

360 ALUMINIUM
- f aluminium *m*
- i alluminio *m*
- e aluminio *m*
- d Aluminium *n*

361 ALUMINIUM ACETATE, BASIC, aluminium subacetate
- f acétate *m* d'aluminium
- i acetato *m* d'alluminio
- e acetato *m* de aluminio
- d Aluminium *n* aceticum, Aluminiumazetat *n*, essigsaure Tonerde *f*

362 ALUMINIUM ACETOTARTRATE
- f aceto-tartrate *m* d'aluminium
- i acetotartrato *m* d'alluminio
- e acetotartrato *m* de aluminio
- d Aluminium *n* acetico-tartaricum, Aluminiumazetotartrat *n*, essigweinsaure Tonerde *f*

363 ALUMINIUM BORATE
- f borate *m* d aluminium
- i borato *m* d'aluminio
- e borato *m* de aluminio
- d Aluminium *m* boricum, Aluminiumborat *n*

364 ALUMINIUM BROMIDE
- f bromure *m* d'aluminium
- i bromuro *m* d'alluminio
- e bromuro *m* de aluminio
- d Aluminium *n* bromatum, Bromaluminium

365 ALUMINIUM CARBONATE, BASIC
- f carbonate *m* basique d'aluminium
- i carbonato *f* basico d'alluminio
- e carbonato *m* básico de aluminio
- d Aluminiumkarbonat *n*

366 ALUMINIUM CHLORIDE
- f chlorure *m* d'aluminium
- i cloruro *f* d'alluminio
- e cloruro *m* de aluminio
- d Aluminium *n* chloratum, Aluminiumchlorid *n*, Chloraluminium *n*

367 ALUMINIUM CITRATE
- f citrate *m* d'aluminium
- i citrato *m* d'alluminio
- e citrato *m* de aluminio
- d Aluminium *n* citricum, Aluminiumzitrat *n*

368 ALUMINIUM FOIL
- f feuille *f* d'aluminium
- i foglio *m* d'alluminio
- e hoja *f* de aluminio, hojuela *f* de aluminio
- d Aluminiumfolie *f*

369 ALUMINIUM GLYCINATE, BASIC, dihydroxyaluminium amino-acetate
- f glycinate *m* d'aluminium
- i alluminio *m* aminoacetato basico, glicinato *m* d'alluminio
- e dihidroxiaminoacetato *m* de aluminio
- d Aluminiumglycinat *n*

370 ALUMINIUM HYDROXIDE
- f hydroxyde *m* d'aluminium
- i idrossido *m* d'alluminio
- e hidróxido *m* de aluminio
- d Alumina *f* hydrata, Aluminium *n* hydroxydatum, Tonerdehydrat *n*

371 ALUMINIUM HYDROXYDE GEL, colloidal aluminium hydroxide
- f gel *m* d'hydroxyde d'aluminium
- i argilla *f* pura, ossido *m* idrato d'alluminio
- e gel *m* de hidróxido de aluminio, hidrato *m* de aluminio coloidal
- d Aluminium *n* hydroxydatum, Gelatum *n* aluminihydroxidi

372 ALUMINIUM NITRATE
- f nitrate *m* d'aluminium
- i nitrato *m* d'alluminio

e nitrato *m* de aluminio
d Aluminium *n* nitricum, Aluminium-
  nitrat *n*, salpetersaure Tonerde *f*

373 ALUMINIUM OXIDE
f oxyde *m* d'aluminium
i ossido *m* d'alluminio
e óxido *m* de aluminio
d Aluminium *n* oxydatum, Aluminium-
  oxyd *n*, Tonerde *f*

374 ALUMINIUM PHOSPHATE
f phosphate *m* d'alluminium
i fosfato *m* d'alluminio
e fosfato *m* de aluminio
d Aluminium *n* phosphoricum,
  Aluminiumphosphat *n*

375 ALUMINIUM SILICATE
f silicate *m* d'aluminium
i argilla *f* bianca, silicato *m* d'alluminio
e silicato *m* de aluminio
d Aluminiumsilikat *n*

376 ALUMINIUM STEARATE
f stéarate *m* d'aluminium
i stearato *m* d'alluminio
e estearato *m* de aluminio
d Aluminiumstearat *n*

ALUMINIUM SUBACETATE, see 361

377 ALUMINIUM SULFATE, cake alum,
  pearl alum, pickle alum
f sulfate *m* d'aluminium
i sulfato d'alluminio
e sulfato *m* de aluminio
d Aluminium *n* sulfuricum, Aluminium-
  sulfat *n*, schwefelsaure Tonerde *f*

378 ALUNDUM
f aloxite *f*, alundon *m*, alundum *m*
i alundum *m*
e alundum *m*
d feuerfeste Tonerde *f*, Schmirgel-
  material *n*

379 AMARANTH, FD & C Red 2
f amaranthe *m*, bordeaux *m* (colorant)
i amaranto *m*
e amaranto *m*, rojo A-3 *m*, rojo naftol S *m*
d Naphtholrot *n*, L-Rot 3 *n*

380 AMBER
f ambre *m*
i ambra *m*
e ámbar *m*
d Ambra *f*; Bernstein *m*

381 AMBER PETROLEUM, paraffin jelly,
  petrolatum, petroleum jelly, saxoline,
  vaseline, vasoliment, yellow petrolatum,
  yellow soft paraffin
f vaseline *f* jaune
i vaselina gialla *f*
e jalea de petróleo *f*, parafina blanda *f*,
  petrolato *m*, petroleina *f*
d gelbes Vaseline *f*, Vaseline *f*

382 AMBERGLASS
f verre *m* jaune
i vetro *m* giallo-ambra
e vidrio *m* amaril
d gelbes Glas *n*

383 AMBIENT TEMPERATURE
f température *f* ambiente
i temperatura *f* ambiente
e temperatura *f* ambiente
d Raumtemperatur *f*, Umgebungs-
  temperatur *f*

384 AMENDMENT
f amendement *m*
i emendamento *m*
e enmienda *f*
d Abänderung *f*, Berichtigung *f*

385 AMERICAN EXTRACT, fluid extract,
  liquid extract
f extrait *m* américain, extrait fluide *m*,
  extrait *m* liquide
i estratto *m* fluido
e extracto *m* flúido, extracto *m* líquido
d Extractum *n* fluidum, Fluidextrakt *m*,
  flüssiger Auszug *m*

AMERICAN SAFFRON, see 250

386 AMINO ACID
f acide *m* aminé
i aminoacido *m*
e ácido *m* amínico
d Aminosäure *f*

387 AMINOACETIC ACID, glycine,
  glycocoll
f acide *m* aminoacétique, glycine *f*
  glycocolle *m*
i acido *m* amminoacetico, glicina *f*,
  glicolla *f*
e ácido *m* aminoacético, glicina *f*
  glicocina *f*, glicocola *f*, glicolamina *f*
d Aminoessigsäure *f*, Glycocoll *n*,
  Glykokoll *n*, Glyzin *n*, Leimsüss *n*,
  Leimzucker *m*

388 AMINOBUTYRIC ACID
f acide *m* aminobutyrique

i acido m amminobutirico
e ácido m aminobutírico
d Aminobuttersäure f

389 2-AMINOETHANESULFONIC ACID, taurine
f acide m amino-éthylsulfonique, acide m amino-iséthionique, taurine f
i acido m amminoetilsolfonico, taurina f
e ácido m aminoetansulfónico, taurina f
d Aminoaethansulfonsäure f, Taurin n

390 AMMETER, amperemeter
f ammètre m, ampéremètre m
i amperometro m
e amperímetro m, electrómetro m
d Amperemeter n, Strommesser m

391 AMMONIA
f ammoniac m
i alcali m volatile, ammoniaca f
e amoniaco m
d Ammoniak n, Ammoniakgas n, Salmiakgeist m

AMMONIA CRYSTAL, see 400

392 AMMONIUM ACETATE
f acétate m d'ammonium
i acetato m d'ammonio
e acetato m de amonio
d Ammonium n aceticum, Ammoniumazetat n, essigsaures Ammonium n

393 AMMONIUM ACID PYROBORATE, ammonium borate
f borate m d'ammonium
i borato m d'ammonio
e borato m de amonio
d Ammonium n boricum, Ammoniumborat n

394 AMMONIUM ALUM
f alun m d'ammonium
i allume m d'ammonio
e alumbre m amónico
d Alumen m ammoniatum, Ammoniakalaun m, Ammoniumalaun m

395 AMMONIUM AMINOFORMIATE, ammonium carbamate
f aminoformiate m d'ammonium, carbamate m d'ammonium
i carbamato m d'ammonio
e carbamato m de amonio
d Ammoniumcarbamat n, Ammoncarbamat n

396 AMMONIUM BENZOATE
f benzoate m d'ammonium

i benzoato m d'ammonio
e benzoato m de amonio
d Ammonium n benzoicum, Ammoniumbenzoat n, benzoesaures Ammonium n

397 AMMONIUM BICARBONATE
f bicarbonate m d'ammonium
i bicarbonato m d'ammonio
e bicarbonato m de amonio
d Ammonium n bicarbonicum, Ammoniumbikarbonat n, doppeltsaures Ammonium n

398 AMMONIUM BIPHOSPHATE
f biphosphate m d'ammonium
i bifosfato m d'ammonio
e bifosfato m de amonio
d Ammonium n biphosphoricum, Ammoniumbiphosphat n

AMMONIUM BORATE, see 393

399 AMMONIUM BROMIDE
f bromure m d'ammonium
i bromuro m d'ammonio
e bromuro m de amonio
d Ammoniumbromid n, Bromammonium n

AMMONIUM CARBAMATE, see 395

400 AMMONIUM CARBONATE, ammonia crystal, ammonium sesquicarbonate, sal volatile
f sel m anglais, sel m volatile, sesquicarbonate m d'ammonium
i carbonato m d'ammonio, sale m volatile
e carbonato m amónico, sal m volátil
d Ammonium n carbonicum, Ammonium n sesquicarbonicum

401 AMMONIUM CHLORIDE, ammonium muriate, sal-ammoniac
f chlorure m d'ammonium, sel m d'ammoniac
i cloruro m d'ammonio, sale m ammonico
e sal f amonica, cloruro m amónico
d Ammonium n chloratum, Ammonium n muriaticum, Ammoniumchlorid n, Chlorammon n, Chlorammonium n, Salmiak m, Salmiaksalz n

402 AMMONIUM CHLOROSTANNATE, pink salt
f chlorostannate m d'ammonium
i clorostannato m d'ammonio
e clorostannato amónico
d Pinksalz n, Zinnammoniumchlorid n, Zinnchlorammonium n, Zinnsalmiak n

403 AMMONIUM CYANATE
f cyanate *m* d'ammonium
i cianato *m* d'ammonio
e cianato *m* de amonio
d Ammoniumzyanat *n*

404 AMMONIUM DICHROMATE
f bichromate *m* d'ammonium
i bicromato *m* d'ammonio
e bicromato *m* de amonio
d Ammonium *n* bichromicum, Ammoniumpyrochromat *n*

405 AMMONIUM HYPOPHOSPHITE
f hypophosphite *m* d'ammonium
i ipofosfito *m* d'ammonio
e hipofosfito *m* de amonio
d Ammonium *n* hypophosphoricum, Ammoniumhypophosphit *n*

406 AMMONIUM IODIDE
f iodure *m* d'ammonium
i ioduro *m* d'ammonio
e yoduro *m* de amonio
d Ammonium *n* jodatum, Ammoniumjodid *n*, Jodammonium *n*

407 AMMONIUM MOLYBDATE
f molybdate *m* de ammonium
i molibdato *m* d'ammonio
e molibdato *m* amónico
d Ammonium *n* molybdaenicum, Ammoniummolybdat *n*

AMMONIUM MURIATE, see 401

408 AMMONIUM OXALATE
f oxalate *m* d'ammonium
i ossalato *m* d'ammonio
e oxalato *m* de amonio
d Ammonium *n* oxalicum, Ammoniumoxalat *n*

409 AMMONIUM PERSULFATE
f persulfate *m* d'ammonium
i persolfato *m* d'ammonio
e persulfato *m* de amonio
d Ammonium *n* persulfuricum, Ammoniumpersulfat *n*, überschwefelsaures Ammonium *n*

AMMONIUM SESQUICARBONATE, see 400

410 AMMONIUM STEARATE
f stéarate *m* d'ammonium
i stearato *m* d'ammonio
e estearato *m* de amonio
d Ammonium *n* stearinicum, Ammoniumstearat *n*

411 AMMONIUM SULFITE
f sulfite *m* d'ammonium
i solfito *m* d'ammonio
e sulfito *m* amónico
d Ammonium *n* sulfurosum, Ammoniumsulfit *n*

412 AMMONIUM SULFOCYANATE, ammonium thiocyanate
f rhodanate *m* d'ammonium
i rodanato *m* d'ammonio
e ródanato *m* de amonio
d Ammonium *n* rhodanatum, Ammoniumrhodanat *n*, Rhodanammonium *n*

413 AMMONIUM SULFONATE
f sulfonate *m* d'ammonium
i solfonato *m* d'ammonio
e sulfonato *m* de amonio
d Ammoniumsulfonat *n*

414 AMMONIUM TARTRATE
f tartrate *m* d'ammonium
i tartrato *m* d'ammonio
e tartrato *m* de amonio
d Ammonium *m* tartaricum, Ammoniumtartrat *n*

AMMONIUM THIOCYANATE, see 412

415 AMMONIUM TUNGSTATE
f tungstate *m* d'ammonium
i wolframiato *m* d'ammonio
e volframiato *m* amónico
d Ammonium *n* wolframicum, Ammoniumwolframat *n*

416 AMORPHOUS (adj), shapeless
f amorphe (adj)
i amorfo (adj)
e amorfo (adj)
d amorph (adj), formlos (adj)

417 AMORTIZATION
f amortissement *m*
i ammortamento *m*
e amortización *f*
d Amortisation *f*, Tilgung *f*

418 AMOUNT, quantity
f montant *m*, quantité *f*, quantum *m*
i quantità *f*, ammontare *m*
e cuantidad *f*, importe *m*
d Bestand *m*, Betrag *m*, Menge *f*, Quantität *f*, Quantum *n*

419 AMPERAGE, intensity of current
f ampérage *m*, intensité *f* du courant
i amperaggio *m*, intensità *f* di corrente
e amperaje *m*, intensidad *f* de corriente

d Amperezahl *f*, Stromintensität *f*,
Stromstärke *f*

AMPEREMETER, see 390

420 AMPHIBOLE, anthophyllit,
hornblende
f amphibole *f*, hornblende *f*
i amfibolo *m*, orneblenda *f*
e anfibol *m*, anfibolita *f*, hornablenda *f*, hornblenda *f*
d Amphibol *m*, Anthophyllit *m*, Hornblende *f*

421 AMPHOTERIC ION, hybrid ion
f ion *m* amphotère
i ione *m* anfotero
e ion *m* anfótero
d Zwitterion *m*

422 AMPLIFICATION
f amplification *f*
i amplificazione *f*
e amplificación *f*
d Amplifikation *f*, Verstärkung *f*

423 AMPLIFIER
f amplificateur *m*
i amplificatore *m*
e amplificador *m*
d Verstärker *m*

424 AMPLITUDE, extent
f amplitude *f*, étendue *f*
i ampiezza *f*, estensione *f*
e amplitud *f*, extensión *f*
d Amplitude *f*, Ausschlagweite *f*,
Umfang *m*

425 AMPOULE, ampul
f ampoule *f*
i ampolla *f*
e ampolla *f*
d Ampulle *f*

AMPUL, see 425

426 AMPUL FOR ORAL USE, oral ampul
f ampoule *f* buvable
i flaconcino *m* per uso orale
e ampolla *m* bebible
d Trinkampulle *f*

427 AMYLACEOUS (adj), starky (adj)
f amylacé (adj)
i amidaceo (adj)
e amiláceo (adj)
d stärkehaltig (adj), stärkmehlartig (adj)

428 AMYLACEOUS CAPSULE, cachet,
konseal

f cachet *m*
i "cachet" *m*, capsula amilacea *f*,
cialdino *m*
e cápsula amilacea *f*, oblea *f*, sello *m*
d Capsula *f* amylacea, Oblate *f*,
Stärkemehlkapsel *f*

429 AMYLACETIC ESTER,"banana oil",
isoamyl acetate, "pear oil"
f acétate *m* d'isoamyle, essence *f* de
banane
i estere *m* amilacetico
e éster *m* isoamilacético
d Essigsäureamylester *m*, Isoamylazetat *n*

430 AMYLOGEN, soluble starch
f amidon *m* soluble
i amilogeno *m*, amido *m* solubile
e almidón *m* soluble, fécula *f* soluble
d Amylogen, Amylum solubile,
lösliche Stärke *f*

ANA, see 1

431 ANAESTHESIC(S)
f anesthésique *m*
i anestetico *m*
e anestésico *m*
d Anästhetikum *n*

432 ANALEPTIC
f analeptique *m*
i analettico *m*
e analéptico *m*
d Analeptikum *n*

433 ANALGESIC
f analgésique *m*, antalgique *m*
i analgesico *m*, antalgico *m*
e analgésico *m*
d Analgeticum *n*, schmerzlinderndes
Mittel *n*

434 ANALGESIC POWER
f pouvoir *m* analgésique
i potere *m* antalgico
e poder *m* antialgico
d analgetische Wirkung *f*

435 ANALYSER (gen), analyzer
f analyseur *m*
i analizzatore *m*
e analizador *m*
d Analysator *m*

436 ANALYSIS
f analyse *f*, essai *m*
i analisi *f*
e análisis *m*
d Analyse *f*, Prüfung *f*,Untersuchung *f*,
Zerlegung *f*

437 ANALYTICAL REAGENT, A.R.
f réactif *m* (pour analyses)
i reagente *m* per analisi
e reactivo *m* por análisis
d p.a. Präparat *n*, pro-analisi Reagens *n*

ANALYZER, see 435

ANCESTRY, see 625

438 ANCHOR ESCAPEMENT
f échappement *m* à ancre
i scappamento *m* ad ancora
e escape *m* de áncora
d Ankergang *m*, Ankerhemmung *f*

ANCHUSIN, see 324

439 ANEMOSTAT
f prise *f* d'air statique
i presa *f* d'aria statica
e toma *f* de aire
d Luftanschluss *m*

440 ANGLE
f angle *m*
i angolo *m*
e ángulo *m*
d Winkel *m*

441 ANGLE HEAD, oblique head
f tête *f* oblique (de boudineuse)
i testa *f* obliqua
e cabezal *m* oblicuo (de extrusión)
d Schrägspritzkopf *m*

442 ANGLE OF DECLINATION
f angle *m* de déclinaison
i angolo *m* di declinazione
e ángulo de declinación
d Deklinationswinkel *m*

443 ANGLE OF DEVIATION,
angle of divergence
f angle de déviation
i angolo *m* di deviazione
e ángulo *m* de desviación
d Ablenkungswinkel *m*

ANGLE OF DIVERGENCE, see 443

ANGLE OF EMERGENCE, see 444

444 ANGLE OF EMERSION,
angle of emergence
f angle *m* d'émergence
i angolo *m* d'emergenza
e ángulo *m* de emergencia,
ángulo *m* de salida
d Austrittswinkel *m*

445 ANGLE OF ENTRANCE,
angle of incidence
f angle *m* d'incidence
i angolo *m* d'incidenza
e ángulo *m* de incidencia
d Anstellwinkel *m*, Einfallswinkel *m*,
Inzidenzwinkel *m*

446 ANGLE OF FRICTION
f angle *m* de frottement
i angolo *m* d'attrito
e ángulo *m* de fricción,
ángulo *m* de rozamiento
d Reibungswinkel *m*

447 ANGLE OF GRADIENT
f angle *m* de déclivité
i angolo *m* di pendenza
e ángulo *m* de declive
d Gefällswinkel *m*, Neigungswinkel *m*

ANGLE OF INCIDENCE, see 445

448 ANGLE OF INCLINATION
f angle *m* d'inclinaison
i angolo *m* d'inclinazione
e ángulo *m* de inclinación
d Inklinationswinkel *m*

449 ANGLE OF REFLEXION
f angle *m* de réflexion
i angolo *m* massimo di declivio
e ángulo *m* de reflexión
d Abstrahlungswinkel *m*, Ausfallswinkel *m*,
Reflektionswinkel *m*

450 ANGLE OF REPOSE 1°,
natural angle of incline, natural angle
of slope
f angle *m* de pente, angle *m* natural de
repos, inclinaison *f* du talus, pente *f*
du talus
i angolo *m* massimo di declivio
e ángulo *m* de inclinación de talud *m*,
ángulo *m* de talud, escuadra *f* de talud
d Böschungswinkel *m*, Schüttwinkel *m*

451 ANGLE OF REPOSE 2°,
angle of slip
f angle *m* de glissement
i angolo *m* di scorrimento
e ángulo *m* de resbalamiento
d Gleitwinkel *m*

ANGLE OF SLIP, see 451

452 ANGLE OF CROSSING
f angle *m* de croisement
i angolo *m* d'incrocio
e ángulo *m* de cruzamiento
d Kreuzungswinkel *m*, Kreuzwinkel *m*

453 ANGULAR (adj)
- f angulaire (adj)
- i angolare (adj)
- e angular (adj)
- d winklich (adj)

454 ANGULAR SLIP, alteration of angle
- f déformation f angulaire, glissement m
- i deformazione f angolare, slittamento m
- e deformación f angular, deslizamiento m, desplazamiento m, variación f angular
- d Rutschung f, Schiebung f, Winkeländerung f, Winkelveränderung f

455 ANHYDRIDE
- f anhydride m
- i anidride f
- e anhidrido m
- d Anhydrid n

456 ANHYDROUS (adj), waterless (adj)
- f anhydre (adj)
- i anidro (adj)
- e anhidro (adj)
- d wasserfrei (adj), wasserlos (adj)

457 ANHYDROUS ACID
- f acide m anhydre
- i acido m anidro
- e ácido m anhidro
- d wasserfreie Säure f

ANHYDROUS LANOLIN, see 187

458 ANHYDROUS LIME, burnt lime, caustic lime, quick lime, unslaked lime
- f chaux f caustique, chaux f vive, oxyde m de calcium
- i calce f caustica, calce f viva, ossido m di calcio
- e cal f cáustica, cal f viva, óxido m de calcio
- d Ätzkalk m, Calcaria f usta, Calciumoxyd n, gebrannter Kalk m, ungelöschter Kalk m

459 ANILIN RESIN
- f résine f d'aniline
- i resina f anilinica
- e resina f de anilina
- d Anilinharz n

ANIMAL BLACK, see 461

460 ANIMAL CAGE
- f cage à animaux f
- i gabbia f per animali di laboratorio
- e jaula f por animales de laboratorio
- d Tierkäfig m

461 ANIMAL CHARCOAL, animal black, bone black, bone charcoal
- f charbon m animal, noire m animal
- i carbone m animale, carbone m d'ossa
- nero m animale, nero m d'ossa
- e carbón m animal, negro m animal
- d animalische Kohle f, tierische Kohle f, Tierkohle f, Tierschwarz n

462 ANIMAL FAT
- f graisse f animale
- i grasso m animale
- e grasa f animal
- d tierisches Fett n

463 ANIMAL FEEDINGSTAFF, fodder, forage, provender
- f fourrage m
- i foraggio m
- e forraje m
- d Viehfutter n

464 ANIMAL HOLDER
- f appareil m de contention pour animaux de laboratoire
- i contenitore m per animali
- e contenidor m por animalos
- d Tierbehälter m

465 ANIMAL OIL
- f huile f animale
- i olio m animale
- e aceite m animal
- d Knochenöl n, tierisches Öl n

466 ANIME, soft copal
- f "animé" m
- i copaive m "animé"
- e copal m blando
- d Animeharz n, Weichkopal m

467 ANIME RESIN, courbaril, copal, cowrie, gum-anime, gum copal, kaurie, resin copal
- f copal m, gomme f copale, résine f courbarile
- i copale m, resina f di copaive
- e goma f copal, resina f curbaril
- d Animegummi m, Flussharz m, Kopal m, Kopalharz n

468 ANION
- f anion m
- i anione m
- e anión m
- d Anion n, Säureanteil m

469 ANIONIC
- f composé anionique m
- i composto anionico m

e compuesto aniónico *m*
d anionaktive Verbindung *f*

470 ANNEALING, softening of steel
f recuit *m*, recuite *f*
i ricottura *f*
e recocido *m*, templado *m*
d Enthärten *n*, Glühen *n* des Stahls

471 ANNEALING BOX
f caisse *f* à recuire, pot *m* de cémentation
i cassa *f* di cementazione, cassetta *f* di ricottura
e caja *f* de recocer
d Glühkasten *m*

472 ANNEALING POINT
f point *m* de détrempe
i punto *m* di ricottura
e punta *f* de templado
d Glühpunkt

473 ANNEALING TWIN
f macle *f* de recristallisation
i cristallo *m* gemello di ricristallizzazione
e macla *f* de recristalización
d Rekristallisationszwilling *m*

474 ANNULMENT
f annulation *f*, résiliation *f*
i annullamento *m*
e anulación *f*, casación *f*
d Annullierung *f*, Kraftloserklärung *f*, Nichtigkeitserklärung *f*

475 ANNULUS
f anneau *m* de cercle, couronne *f* (geom)
i toro *m*
e anillo *m* de círculo
d Kreisring *m*

476 ANODE
f anode *f*, plaque *f* anode
i anodo *m*
e ánodo *m*
d Anode *f*

ANOMALY, see 13

477 ANORECTIC AGENT
f anorexigène *m*
i anoressigeno *m*
e anoréxico *m*
d Anorecticum *n*, Appetitzügler *m*

478 ANSWER
f réponse *f*
i riposta *f*
e contestación *f*, respuesta *f*
d Antwort

479 ANSWER OF A PROBLEM
f solution *f* d'un problème
i soluzione *f* d'un problema
e solución *f*
d Lösung *f* eines Problems

480 ANTACID
f antiacide *m*
i antiacido *m*
e antiácido *m*
d säurewidriger Stoff *m*

481 ANTAGONISM, counteraction
f antagonisme *m*
i antagonismo *m*
e antagonismo *m*
d Antagonismus *m*, Gegenwirkung *f*

ANTECIBUM, see 64

482 ANTHELMINTIC
f vermifuge *m*
i antielmentico *m*
e vermifugo *m*
d Anthelminhicum *n*, Wurmmittel *n*

483 ANTHION, potassium persulfate
f persulfate *m* de potassium
i persolfato *m* di potassio
e persulfato *m* potásico
d Kalium *n* persulfuricum, überschwefelsaures Kalium

ANTHOPHYLLIT, see 420

484 ANTHRAQUINONE BLUE
f bleu *m* anthraquinonique, bleu solanthrène RS *m*
i blu *m* antrachinonico, blu *m* d'indantrene
e azul A-I *m* azul *m* de indantreno
d Anthrachinonblau *n*, Indanthrenblau RS *n*, L-Blau I *n*

485 ANTIADHESIVE
f agent *m* anti-adhésif
i antiadesivo *m*
e antiadhesivo *m*
d Antiadhäsionsmittel *n*

486 ANTI-ANXIETY AGENT
f anxiolytique *m*
i anssiolitico *m*
e anxiolítico *m*
d angstlösendes Mittel *n*

487 ANTIBODY
f anticorps *m*
i anticorpo *m*
e anticuerpo *m*, antisubstancia *f*
d Antikörper *m*, Schutzstoff *m*

488 ANTICER, defroster, de-icer
f anti-givre m, dégivrant m, dégivreur m
i antighiaccio m, sbrinatore m
e anticongelante m, descongelador m, deshelador m
d Defroster m, Enteisungsanlage f, Entfroster m, Vereisungsgegenmittel n

489 ANTICIPATED VALUE, expected value
f valeur f attendue, valeur f prévue
i valore m anticipato
e valor m previsto
d Erwartungswert m

490 ANTICLOCKWISE ROTATION
f rotation f à gauche
i rotazione f alla sinistra
e giración f a la izquierda
d Linksdrehung f, Linkslauf m

491 ANTICOAGULATING SYSTEM
f système m anticoagulant, inhibiteurs (mpl) de la coagulation
i inibitori (mpl) della coagulazione
e inhibidores (mpl) de la coagulación
d gerinnungshemmendes System n

492 ANTI-CORROSIVE (adj)
f anticorrosive (adj)
i anticorrosivo (adj)
e anticorrosivo (adj)
d korrosionsverhütend (adj)

493 ANTI-CORROSIVE AGENT
f anti-rouille m
i anticorrosivo m, antiruggine m, sostanza f antiruggine
e antioxidante m
d Korrosionsschutzmittel n, Rostschutzmittel n

ANTIDIARRHEIC AGENT, see 225

494 ANTIDOTE
f antidote m, contrepoison m
i antidoto m
e antidoto m
d Antidotum n, Gegengift n

495 ANTIDROMIC STIMULATION
f stimulation f antidromique
i stimolazione f antidromica
e estimulación f antidrómica
d gegenläufige Anregung f

496 ANTIENZYME, inhibitory enzyme
f anti-ferment m
i antienzima m
e antienzima f
d Gegenferment n

497 ANTIFOAMING AGENT, defoamer, foam breaker, foam inhibitor, foam suppressor, scummer, skimmer
f agent anti-mousse m, antimoussant m, antimousse m
i antischiuma m
e producto antiespumante m, rompeespumas m
d Antischaummittel n, Entschäumer m, Schaumhemmungsmittel n

498 ANTIFRICTION AGENT
f agent m "antifriction"
i agente m "antifrizione"
e agente m "antifricción"
d Reibungsminderer m

499 ANTIFRICTION BEARING, ball bearing
f roulement m à billes, roulement m à galets
i cuscinetto m a rulli, cuscinetto m a sfere
e cojinete m a bolillas, cojinete m antifricción, rodamiento m antifricción, rodamiento m de bolas
d Kugellager n, Wälzlager n

500 ANTIFUNGAL (adj), antifungoid (adj), antimycotic (adj), fungicide (adj)
f antifungique (adj), antimycotique (adj)
i antimicotico (adj), fongicida (adj)
e antimicótico (adj), fungicida (adj)
d pilzhemmend (adj), pilztötend (adj)

501 ANTIFUNGAL EFFECT, fungicide effect
f effet m fongicide
i effetto m fongicido
e efecto m fungicido
d pilztötende Wirkung f

ANTIFUNGOID (adj), see 500

502 ANTIGOITRIGENIC
f antigoitreux m
i antigozzigeno m
e antibociogeno m
d kropfverhütend (adj)

503 ANTIHISTAMINE
f antihistaminique m
i antistaminico m
e antihistamínico m
d Antihistamin n

504 ANTIINCRUSTOR, antiscaling compound
f anti-incrustant m, antitartre m
i antiincrostante m
e anti-incrustante m, desincrustante m
d Kesselsteinverhütungsmittel n

505 ANTILIMING
- f anticalcaire *m*, décalcificateur *m*
- i decalcificante *m*
- e desencalante *m*, descalcificante *m*
- d Entkalkungsmittel *n*

506 ANTIMALARIAL
- f antimalarique *m*, antipaludéen *m*
- i antimalarico *m*
- e antimalárico *m*
- d Malariamittel *n*

507 ANTIMETABOLITE
- f antimétabolite *m*
- i antimetabolito *m*
- e antimetabolíto *m*
- d Antimetabolit *n*

508 ANTIMONIC ACID
- f acide *m* antimonique
- i acido *m* antimonico
- e ácido *m* antimónico
- d Antimonsäure *f*

509 ANTIMONY TRICHLORIDE, butter of antimony
- f beurre *m* d'antimoine, huile *f* d'antimoine, trichlorure *m* d'antimoine
- i tricloruro *m* d'antimonio
- e manteca *f* de antimonio, tricloruro *m* de antimonio
- d Antimontrichlorid *n*, Antimoniumchlorür *n*, Butyrum *n* antimonii, Spiessglanzbutter *f*, Stibium *n* chloratum

ANTIMYCOTIC (adj), see 500

510 ANTIOXIDANT EFFICIENCY
- f activité *f* antioxydante
- i attivita *f* antiossidante
- e actividad *f* antioxidante
- d oxydationsverhindernde Wirkung *f*

ANTIOXIDIZER, see 511

511 ANTI-OXIDIZING AGENT, antioxidizer
- f antioxydant *m*
- i antiossidante *m*
- e antioxidante *m*
- d Antioxydationsmittel *n*

512 ANTIPERSPIRANT
- f antiperspirant *m*
- i antiperspirante *m*
- e antiperspirante *m*
- d Antiperspirans *m*, Schweissmittel *n*

513 ANTIPYRETIC, antithermic, febrifuge
- f antipyrétique *m*, antithermique *m*, fébrifuge *m*
- i antipiretico *m*
- e antipirético *m*
- d Antipyretikum *n*, Antithermikum *n*, Fiebermittel *n*

ANTISCALING COMPOUND, see 504

514 ANTISEPTIC(S)
- f antiseptique *m*
- i antisettico *m*
- e antiséptico *m*
- d Antiseptikum *n*

515 ANTISETTLING AGENT, suspending agent
- f agent *m* de suspension
- i agente *m* di sospensione, antisedimentante *m*
- e agente *m* de suspensión
- d Suspensionsmittel *n*

516 ANTISKIMMING AGENT
- f anti-émulsionnant *m*
- i antiemulsionante *m*
- e anti-emulsionante *m*
- d Antiemulgierungsmittel *n*

517 ANTISPASMODIC, spasmolytic
- f antispasmodique *m*, spasmolytique *m*
- i antispasmodico *m*, spasmolitico *m*
- e antiespasmódico *m*, espasmolítico *m*
- d Antispasmodikum *n*, Krampfmittel *n*, Spasmolytikum *n*

518 ANTISPLASH DEVICE, splash guard
- f dispositif *m* anti-éclaboussures, dispositif *m* anti-giclage
- i antispruzzo *m*, paraspruzzi *m*
- e guardabarros *m*
- d Spritzbrett *n*

519 ANTISTATIC AGENT
- f agent *m* antistatique
- i antistatico *m*
- e antiestático *m*
- d Antistatikum *n*

ANTITHERMIC, see 513

520 ANTITHIXOTROPY, negative thixotropy
- f antithixotropie *f*
- i antitissotropia *f*
- e antitixotropia *f*
- d Antithixotropie *f*

521 ANTITOXIN UNIT
f unité f antitoxine
i unità f antitossina
e unidad f antitoxina
d A.E., Antitoxineinheit f,
   I.E., Immunitätseinheit f

522 ANTITUSSIVE, bechic, cough remedy
f anti-tussif m, béchique m,
   tussiplégique m
i antitosse m, bechico m
e bequico m, remedio m contra la tos
d Bechikum n, Hustenmittel n

523 ANVIL
f enclume f
i incudine
e yunque m
d Amboss m

524 APERIENT, purgative
f purgatif m
i purgante m
e purgante m
d Abführmittel n

525 APERTURE, opening
f embouchure f, orifice m, ouverture f,
   trou m
i apertura f, foro m, sbocco m, vano m
e abertura f, boca f, boquete m,
   desembocadura f, orificio m
d Loch n, Mündung f, Öffnung f

526 APEX
f sommet m
i apice m, vertice m
e vértice m
d Scheitel m, Spitze f

527 APOTHECARY, pharmacist
f pharmacien m, apothicaire m
i farmaco m, farmacista m
e boticario m, farmacéutico m
d Apotheker m

528 APOTHECARY'S SHOP,
   retail pharmacy
f pharmacie f de détail
i farmacia f al dettaglio
e botica f, farmacia f
d Apotheke f

529 APPARATUS
f appareil m
i apparecchio m
e aparato m
d Apparat m, Gerät n

530 APPARENT DENSITY,
   apparent weight, pilled density,
   pilled weight
f densité f apparente, densité f de masse,
   masse f volumique
i densità f apparente, densità f di massa
e densidad f aparente, densidad f de masa
   peso m a granel, peso m en montón
d Füllkonstante f, Massendichte f,
   scheinbare Dichte f, Schüttdichte f,
   Stopfdichte f

531 APPARENT RESISTANCE, impedance
f impédance f, résistance f apparente
i impedenza f, resistenza f apparente,
   resistenza f virtuale
e impedancia f
d Impedanz f, resultierender Widerstand m
   scheinbarer Widerstand m

532 APPARENT SOLUBILITY
f solubilité f apparente
i solubilità f apparente
e solubilidad f aparente
d Scheinlöslichkeit f

APPARENT WEIGHT, see 530

533 APPEARANCE
f aspect m, apparence f
i aspetto m, apparenza f
e apariencia f, aspecto m
d Aussehen n

534 APPENDIX, enclosure
f appendice m
i appendice
e anexo m, apéndice m
d Anlage 1º f, Beilage f, Zusatz m

535 APPLIANCE
f accessoire m, appareil m, engin m,
   équipement m
i apparecchiatura f, attrezzatura f,
   dispositivo m
e accesorio m, aparato m, medio m
d Apparatur f, Vorrichtung f

536 APPLICABILITY
f applicabilité f, possibilité
   d'application f
i applicabilità f
e aplicabilidad f
d Anwendbarkeit f

537 APPLICATION 1º, use
f application f, emploi m, usage m
i impiego m, uso m
e aplicación f, empleo m, uso m
d Anwendung f, Gebrauch m, Verwendung

538 APPLICATION 2°, demand, query, request
f demande *f*
i domanda *f*, richiesta *f*
e demanda *f*, petición *f*, solicitud *f*
d Antrag *m*, Gesuch *m*

539 APPLICATION FOR A PATENT, patent application
f demande *f* de brevet
i domanda *f* di brevetto
e petición *f* de patente, solicitud de patente *f*
d Auslegeschrift *f*, Patentanmeldung *f*, Patentgesuch *n*

540 APPLICATOR ROLL
f cylindre *m* enducteur
i rullo *m* inchiostratore
e rodillo *m* de aplicación
d Auftragwalze *f*

541 APPRAISAL, estimation
f estimation *f*
i estimazione *f*, stima *f*
e estimación *f*
d Berechnung *f*, Bestimmung *f*, Schätzung *f*

542 APPRAISED VALUE
f valeur *f* d'estimation
i valore *f* di stimazione
e valor *m* estimativo
d Schätzungswert *m*

543 APPRAISEMENT
f estimation *f*, évaluation *f*, expertise *f*
i stima *f*, stimazione *f*
e estimación *f*, evaluación *f*, valoración *f*
d Abschätzung *f*, Schätzung *f*

544 APPRECIATION, evaluation
f appréciation *f*, évaluation *f*
i apprezzamento *m*, valutazione *f*
e apreciación *f*, evaluación *f*
d Abschätzung *f*, Wertbestimmung *f*, Wertschätzung *f*

545 APPROACH
f abord *m*, approche *f*, conception *f* d'un problème, voie *f* d'accès
i abbordo *m*, accesso *m*, avvicinamento *m*, concetto *m*
e abordajo *m*, acceso *m*, acercamiento *m*, concepto *m*
d Annäherung *f*, Auffassung *f*, Herannahen *n*, Möglichkeit *f*, Stellungnahme *f*

546 APPROACH CHANNEL, approaching passage
f canal *m* d'amenée
i canale *m* d'accesso
e canal *m* de acceso
d Zugangskanal *m*

APPROACHING PASSAGE. see 546

547 APPROVAL
f approbation *f*
i approvazione *f*
e aprobación *f*
d Billigung *f*

548 APPROXIMATION
f approximation *f*
i approssimazione *f*
e aproximación *f*
d Annäherung *f*, Näherung *f*

549 APPROXIMATIVE VALUE
f valeur *f* approximative
i valore *m* approssimativo
e valor *m* aproximado
d Näherungswert *m*, Richtwert *m*

550 APRON
f tablier
i grembiale *m*
e delantal *m*
d Schürze *f*

551 APYROGENICITY
f apyrogénité *f*
i apirogenità *f*
e apirogenidad *f*
d Pyrogenfreiheit *f*

552 aq. astr., aqua astricta, ice water
f eau glacée *f*
i acqua *f* gelata, acqua ghiacciata *f*
e agua helada *f*
d Eiswasser *n*

553 aq. bull., aqua bulliens, boiling water
f eau *f* bouillante
i acqua *f* bollente
e agua *f* hirviente
d kochendes Wasser *n*

554 aq. cal., aqua calida, aq. fervens, aqua fervens, hot water
f eau *f* chaude
i acqua *f* calda
e agua *f* caliente
d heisses Wasser *n*

555 aq. calcis, chalk water
f eau *f* de chaux

i acqua *f* di calcio
e agua *f* de cal
d Kalkwasser *n*

556 aq. comm., aqua communis, common water
f eau *f* ordinaire, eau *f* commune
i acqua *f* commune
e agua *f* común
d einfaches Wasser *n*, gewöhnliches Wasser

557 aq. dest., aqua destillata, destilled water
f eau *f* distillée
i acqua *f* distillata
e agua *f* destilada
d destilliertes Wasser *n*

aq. fervens, see 554

558 aq. fluv., agua fluvialis, river water
f eau *f* de rivière
i acqua *f* di fiume
e agua *f* de río
d Flusswasser *n*

559 aq. font., aqua fontis, aq. put., aqua putei, fountain water, spring water, well water
f eau *f* de fontaine, eau *f* de puits
i acqua *f* di fonte, acqua *f* di pozzo
e agua *f* de fuente
d Brunnenwasser *n*

560 aq. mar., aqua marina, sea water
f eau *f* de mer
i acqua *f* di mare
e agua *f* de mar
d Meerwasser *n*

561 aq. menth. pip., aqua menthae pipentae, peppermint water
f eau *f* de menthe
i acqua *f* di menta
e agua *f* de menta
d Pfefferminzwasser *n*

562 aq. niv., aqua nivialis, snow water
f eau *f* de neige
i acqua *f* di neve
e agua *f* de nieve
d Schneewasser *n*

563 aq. pluv., aqua pluvialis, rain water
f eau *f* de pluie
i acqua *f* di pioggia
e agua *f* de lluvia
d Regenwasser *n*

564 aq. pur., aqua pura, pure water
f eau *f* pure
i acqua *f* pura
e agua *f* pura
d reines Wasser *n*, Reinwasser *n*

aq. put., see 559

aq. simp., see 1787

565 aq. tep., aqua tepida, tepid water
f eau *f* tiede
i acqua *f* tepida
e agua *f* tibia
d lauwarmes Wasser *n*

AQUA ASTRICTA, see 552

AQUA BULLIENS, see 553

AQUA CALIDA, see 554

AQUA COMMUNIS, see 556

AQUA DESTILLATA, see 557

AQUA FERVENS, see 554

AQUA FONTIS, see 559

AQUA MARINA, see 560

AQUA MENTHAE PIPENTAE, see 561

AQUA NIVIALIS, see 562

AQUA PLUVIALIS, see 563

566 AQUA POTABILIS, drinkable water
f eau *f* potable
i acqua *f* potabile
e agua *f* potable
d Trinkwasser *n*

AQUA PURA, see 564

AQUA PUTEI, see 559

567 AQUA REGALIS, aqua regia, nitrohydrochloric acid
f eau *f* régale
i acqua *f* regale
e ácido *m* nitrohidroclórico, agua *f* regia
d Aqua regis, Königswasser *n*, Salpetersalzsäure *f*

AQUA REGIA, see 567

AQUA SIMPLEX, see 1787

AQUA TEPIDA, see 565

568 AQUEOUS (adj), watery (adj)
f aqueux (adj)
i acquoso (adj)
e acuoso (adj)
d wässerig (adj)

569 AQUEOUS SOLUTION
f solution f aqueuse
i soluzione f acquosa
e solución f acuosa, solución f acuea
d Aquat m, Wasserlösung f

A.R., see 437

ARABIC GUM, see 65

570 ARABINOSE, pectin sugar
f arabinose m, pectinose m
i arabinosio m, zucchero m di pectina
e arabinosa f, azúcar m de pectina
d Arabinose f, Pektinzucker m

571 ARACHIS OIL, earth-nut oil, ground-nut oil, peanut oil
f huile f d'arachide, huile f de cacahuètes
i olio m d'arachide
e aceite m de cacahuete, aceite m de mani
d Erdnüssöl n, Oleum m arachidis

572 ARC
f arc m
i arco m
e arco m
d Bogen m

573 ARC SHAPED (adj), arched (adj), crooked (adj), fornicate (adj), vaulted (adj)
f arqué (adj), bombé (adj), cintré (adj), voûté (adj)
i ad arco (adj), arcuato (adj)
e abovedado (adj), combado (adj)
d bogenförmig (adj), gewölbt (adj)

ARCHED (adj), see 573

574 ARCHIMEDEAN SCREW, conveyor spiral, conveyor worm, screw conveyor, screw feed, worm conveyor
f vis f d'Archimède, vis f sans fin
i coclea f di trasporto, convogliatore m a coclea, vite f di trasporto
e tornillo m de Arquimedes, tornillo m sinfin, tornillo m transportador
d Archimedische Spirale f, Förderschnecke f, Schneckenförderer m, Schraubenförderer m

575 ARC-WELDING
f soudure f à l'arc
i saldatura f all'arco
e arcosoldadura f
d Bogenschweissen n, Lichtbogenschweissung f

576 AREA
f aire f, surface f, zone f
i area f, superficie f
e area f, superficie f,
d Bereich m, Flächeninhalt m

577 AREA OF ADHESION, area of cohesion
f surface f d'adhérence
i superficie f d'adesione
e superficie f adherente
d Haftfläche f

AREA OF COHESION, see 577

578 AREOMETER, densimeter, hydrometer, hydrostatic level
f aréomètre m, densimètre m, hydromètre m
i areometro m, densimetro m, idrometro m
e areómetro m, graduador m, hidrómetro m, pesalicores m
d Aräometer n, Dichtemesser m, Senkwaage f, Gradierwaage f

579 ARGENTIC BROMIDE, bromyrite, silver bromide
f bromure m d'argent, bromyrite f
i bromirite f, bromuro m d'argento
e bromuro m argéntico, bromuro m de plata
d Bromirit n, Bromsilber n, Silberbromid n

580 ARGENTITE, silver glance
f argent m sulfuré, argentite f
i argentite f, solfuro m d'argento
e brillo m de plata, sulfuro m de plata
d Argentit m, Glanzerz n, Schwefelsilber m, Silberglanz m

581 ARGOL, crude cream of tartar, wine lees
f argol m, crême f de tartre brute
i argolo m, bitartrato m di potassio greggio
e crémor m de tártaro, crémor m de tartrato, tartrato acido de potasio
d Argal n, roher Weinstein m

582 ARM
f bras m, rayon m

i braccio *m*, razza *m* (di ruota)
e brazo *m*, rayo *m*
d Arm *m*, Ausleger *m*, Auslegerarm *m*, Speiche *f*

583 ARM (OF COUPLE OF FORCES), arm of lever, crank of a lever, lever arm, lift arm of a lever
f branche *f* de levier, bras *m* de levier
i braccio *m* di leva
e brazo *m* de palanca, vara *f* de palanca
d Hebelarm *m*

ARM OF A BALANCE, see 832

ARM OF LEVER, see 583

584 ARMATURE, armor, keeper
f induit *m* (elect), rotor *m*
i armatura *f* (elect), ancora *f* (elect), indotto *m*, rotore *m*
e armadura *f* (elect), inducido *m*, rotór *m*
d Anker *m* (elect), Armatur *f* (elect), Läufer *m*, Rotor *m*

585 ARMATURE (DYNAMO)
f induit *m* de dynamo
i indotto *m* (el)
e inducido *m* (el)
d Anker *m* (el)

586 ARMATURE (OF A MAGNET)
f armature d'un aimant *f*
i ancora di elettromagnete *f*, ancora del magnete (el) *f*
e armadura de imán *f*
d Magnetanker *m*, Magnetzünderanker *m*

587 ARMENIAN BOL, bolus armena, bolus rubra, reddle
f bol *m* d'Arménie, bol *m* oriental
i argilla *f* rubra, bolarmeno *m*, bolo *m* orientale
e arcilla *f* roja, bol *m* arménico, bol *m* rojo
d Argilla *f*, rubra, Bolus *m* Armenia, Rötel *n*

ARMOR, see 584

588 AROMATIC (adj)
f aromatique (adj)
i aromatico (adj)
e aromático (adj)
d aromatisch (adj), gewürzhaft (adj), würzig (adj)

589 AROMATIC ACID
f acide *m* aromatique
i acido *m* aromatico
e ácido *m* aromático
d aromatische Säure *f*

590 AROMATIC VINEGAR
f vinaigre *m* aromatique
i aceto *m* aromatico
e vinagrillo *m*, vinagre *m* aromático
d Gewürzessig *m*

591 AROMATIC WATER (BY DISTILLA-TION), medicated water (by distillation)
f eau *f* aromatique distillée, hydrolat *m*
i acqua *f* distillata aromatica, idrolato *m*
e agua *f* aromática por destilación, hidrolado *m*, hidrolato *m*
d Aqua *f* destillata aromatica, aromatisches destilliertes Wasser *n*, Hydrolatum *n*

592 AROMATIC WATER (BY SOLUTION)
f eau *f* aromatique (par dissolution), pseudohydrolat *m*
i acqua *f* aromatica (per dissoluzione)
e agua aromática (por disolución), seudohidrolado *m*, seudohidrolato *m*
d Aqua *f* medicata, arzneiliches Wasser *n*

593 AROUSAL REACTION
f réaction *f* d'éveil
i reazione *f* di risveglio
e reacción *f* de despertar
d Weckeffekt *m*

594 ARRANGEMENT, disposition, lay-out
f arrangement *m*, disposition *f* (d'un local)
i acconciamento *m*, disposizione *f*, ordinamento *m*
e arreglo *m*, disposición *f*
d Anlage 2° *f*, Anordnung *f*

595 ARREST POINT
f point *m* d'interruption
i punto *m* d'arresto
e punto *m* de interrupción
d Haltpunkt *m*, Umwandlungspunkt *m*

596 ARRIVAL
f arrivée *f*
i venuta *f*
e llegada *f*
d Ankunft *f*

597 ARROW ROOT
f arrow-root *m*
i arrowroot *m* (della Giamaica)
e arrowroot *m*, fécula *f* de maranta
d Amylum *n* Marantae, Arrowroot *n*, Maranta-Arrowroot *n*, Pfeilwurz *f*, Pfeilwurzmehl *n*

598 ARROWROOT STARCH,
  maranta starch
f amidon *m* d'arrow-root
i amido *m* d'arrow-root
e fécula *f* de arrowroot, fécula *f* de maranta
d Amylum Marantae, Arrowrootstärke *f* (westindische), Marantastärke *f*, Pfeilwurzelmehl *n*

599 ARSENIATE, arseniate
f arséniate *m*
i arseniato *m*
e arseniato *m*
d arseniksaures Salz *n*

ARSENIATE, see 599

600 ARSENIC
f arsenic *m*
i arsenico *m*
e arsénico *f*
d Arsen *n*

601 ARSENIOUS ACID
f acide *m* arsénieux
i acido *m* arsenioso
e ácido *m* arsenioso
d arsenige Säure *f*, Arsenigsäure *f*

602 ART
f art *m*
i arte *m*
e arte *m*
d Kunst *f*

603 ART PAPER, enamel paper, tracing paper
f papier *m* couché, papier *m* chromo, papier *m* glacé
i carta *f* lucida, carta *f* patinata, carta *f* rosata
e papel *m* charolado, papel *m* couché, papel *m* de lustre, papel *m* satinado
d Glacépapier *n*, Glanzpapier *n*, Kunstdruckpapier *n*

604 ARTICULATED (adj)
f articulé (adj)
i articolato (adj)
e articulado (adj), plegadizo (adj)
d gegliedert (adj), gelenkig (adj)

605 ARTICULATED HEAD
f tête *f* articulée
i capo *m* articolare
e cabeza *f* articulada
d Gelenkkopf *m*

606 ARTICULATION
f articulation
i articolazione *f*, snodo *m*
e articulación *f*, coyuntura *f*
d Gelenkverbindung *f*, Gelenk *n*

607 ARTIFACT
f artefact *m*
i artefatto *m*
e artefacto *m*
d Artefakt *n*

608 ARTIFICIAL (adj)
f artificiel (adj)
i artificiale (adj)
e artificial (adj)
d künstlich (adj)

609 ARTIFICIAL LEATHER
f cuir *m* artificiel, simili-cuir *m*
i cuoio *m* artificiale
e cuero *m* artificial
d Kunstleder *n*

610 ARTIFICIAL RESIN
f résine *f* artificielle
i resina *f* artificiale, resina *f* sintetica
e resina *f* sintética
d Kunstharz *n*, Kunststoff *m*

611 ARTIFICIAL RESPIRATION
f respiration *f* artificielle
i respirazione *f* artificiale
e respiración *f* artificial
d Beatmung *f*, künstliche Atmung *f*

612 ARTIFICIAL SILK, rayon
f soie *f* artificielle, rayonne *f*
i seta *f* artificiale, rayon *m*
e seda *f* artificial, seda *f* viscosa, rayón *m*
d Kunstseide *f*, Rayon *m*, Reyon *n*

613 ARTIFICIAL WOOL
f laine *f* artificielle, fibranne *f*
i lana *f* sintetica
e lana *f* artificial, lana *f* regenerada
d Kunstwolle *f*, Zellwolle *f*

614 ARYLBUTYRIC ACID
f acide *m* arylbutyrique
i acido *m* arilbutirico
e ácido *m* arilbutírico
d Arylbuttersäure *f*

615 ASBESTOS
f amiante *f*, asbeste *m*, soie de montagne *f*
i amianto *m*
e amianto *m*, asbesto *m*

d Alumen pulmosum *n*, Amiant *m*,
   Asbest *m*, Bergflachs *m*, Federalaun *m*,
   Federweiss *n*, Steinflachs *m*

616 ASBESTOS BOARD
f carton *m* d'amiante
i cartone *m* d'amianto
e cartón *m* de amianto
d Asbestpappe *f*

617 ASBESTOS CEMENT SHEET,
   asbestos lumber sheet
f plaque *f* de fibrociment
i lastra *f* di fibrocemento
e hoja *f* de fibrocemento
d Asbestzementplatte *f*

ASBESTOS COVERED WIRE, see 618

618 ASBESTOS GAUZE, asbestos
   covered wire
f fil *m* revêtu d'amiante
i garza *f* d'amianto, reticella *f*
   d'amianto
e alambre *m* revestido de amianto
d Asbestdrahtnetz *n*

619 ASBESTOS GLOVE
f gant *m* d'amiante
i guanto *m* d'amianto
e guanto *m* de amianto, guanto *m* de
   asbestos
d Asbesthandschuh *m*

ASBESTOS LUMBER SHEET, see 617

620 ASBESTOS PAPER
f papier d'amiante
i carta *f* d'amianto
e papel *m* amianto
d Asbestpapier *n*

621 ASCENDING CHROMATOGRAPHY
f chromatographie *f* ascendante
i cromatografia *f* ascendente
e cromatografía *f* ascendente
d aufsteigende Chromatographie *f*

622 ASCENDING CURVE
f courbe *f* ascendante
i curva *f* ascendente
e curva *f* ascendente
d Aufwärtskurve *f*

623 ASCENDING FUSION POINT
f point *m* de fusion d'ascension
i punto *m* di fusione ascendente
e puncto *m* de fusión ascendente
d Steig-Schmelzpunkt *m*

624 ASCENDING GRADIENT,
   ascending slope
f contre-pente *f*, pente *f* ascendante
i gradiente *m* ascendente
e gradiente *m* de elevación
d Steigung *f*

625 ASCENDING LINE, ancestry
f ascendance *f*
i gentilizio *m*
e ascendencia *f*
d Aszendenz *f*

626 ASCENDING MOTION, upward motion
f mouvement *m* ascendant
i movimento *m* ascendente
e movimiento *m* ascendente
d Aufwärtsbewegung *f*

627 ASCENDING PIPE, lift tube, riser
f tuyau *m* ascendant, tuyau *m* élévateur,
   tuyau *m* de refoulement
i tubo *m* montante
e caño *m* de descarga, tubo *m* ascensional,
   tubo *m* elevador
d Aufsteigrohr *n*, Steigrohr *n*

ASCENDING SLOPE, see 624

628 ASH
f cendre *f*
i cenere *f*
e ceniza *f*
d Asche *f*

629 ASH BIN, ash pan, ash pit
f cendrier *m*
i ceneraio *m*
e cenicero *m*, hoyo para cenizas *m*
d Aschengrube *f*, Entschlackungsgrube *f*,
   Löschgrube *f*, Reinigungsgrube *f*

630 ASH CONTENT
f teneur *f* en cendres
i contenuto *m* in ceneri
e contenido *m* en cenizas
d Aschengehalt *m*

631 ASH EJECTOR
f ejecteur des cendres *m*
i eiettore di ceneri *m*
e evacuador de cenizas *m*
d Aschejektor *m*

ASH PAN, see 629

ASH PIT, see 629

632 ASPECT, look
f aspect *m*

i aspetto *m*
e aspecto *m*
d Aussehen *n*

633 ASPERITY
f aspérité *f*
i asperezza *f*, asperità *f*
e aspereza *f*
d Rauhigkeit *f*, Rauhigkeitsspitze *f*

634 ASPERSION, sprinkling
f arrosage *m*, aspersion *f*
i aspersione *f*, irrorazione *f*
e aspersión *f*, riego *m*
d Aufsprühen *n*, Bespritzen *n*

635 ASPIRATOR, gas exhauster
f aspirateur *m*
i aspiratore *m*
e aspirador *m*, "exhauster" *m*, extractor *m* de aire
d Exhauster *m*, Entlüfter *m*, Sauger *m*, Sauggebläse *n*

636 ASPIRATOR PUMP
f pompe *f* aspiratrice
i pompa *f* aspirante
e bomba *f* aspirante
d Saugpumpe *f*

637 ASSAY
f essai *m*, essayage *m*
i assaggio *m*, prova *f*
e ensayo *m*, prueba *m*
d Probe *f*, Prüfung *f*

638 ASSAY BALANCE, assay scale
f balance *f* d'essai, trébuchet *m*
i bilancia *f* d'aggiustaggio
   bilancia *f* d'assaggio
e pesillo *m*
d Justierwaage *f*, Probierwaage *f*

639 ASSAY CRUCIBLE, test crucible
f coupelle *f*, creuset *m* d'essai
i crogiolo *m* di collaudo,
   crogiolo *m* di saggio
e crisol *m* de ensayo
d Probiertiegel *m*, Tute *f*

ASSAY SCALE, see 638

640 ASSEMBLAGE, assembling, assembly, mounting
f assemblage *m*, montage *m*, mise *f* en place
i assemblaggio *m*, montaggio *m*
e acoplamiento *m*, montaje *m*
d Einbau *m*, Montage *f*, Montierung *f*, Zusammenbau *m*

ASSEMBLING, see 640

ASSEMBLY, see 640

641 ASSISTED RESPIRATION
f respiration *f* assistée
i respirazione *f* assistita
e respiración *f* asistida
d Atembeihilfe *f*

642 ASSOCIATE
f associé *m*, compagnon *m*, sociétaire *m*
i associato *m*, consocio *m*
e asociado *m*, interesado *m*, socio *m*
d Teilhaber *m*

643 ASSOCIATION
f association *f*
i associazione *f*
e asociación *f*, unión *f*
d Assoziation *f*, Verein *m*

644 ASSORTING SIEVE
f crible *m* de triage
i vaglio *m* separatore
e criba *f* clasificadora, harnero *m* de selección
d Sortiersieb *n*

645 ASSORTMENT
f assortiment *m*
i assortimento *m*
e surtido *m*, surtimiento *m*
d Auswahl *f*, Sortiment *n*

646 ASSUMPTION, supposition
f postulat *m*, supposition *f*
i postulato *m*, supposizione *f*
e postulado *m*, suposición *f*
d Annahme *f*, Postulat *n*, Vermutung *f*, Voraussetzung *f*

647 ASTRINGENT (adj)
f astringent (adj)
i astringente (adj)
e astringente (adj)
d astringent (adj)

648 ASYMMETRIC (adj)
f asymétrique (adj)
i asimmetrico (adj)
e asimétrico (adj)
d asymmetrisch (adj), unsymmetrisch (adj)

649 AT BEDTIME, before bedtime, hora decubitus, hora somni, h.d., h.s.
f au coucher
i a letto, nel coricarsi, prima di coricarsi
e al acostarse, antes de acostarse
d beim Schlafengehen

650 AT FULL SPEED
f à toute vitesse
i a tutta forza
e a toda velocidad
d in voller Fahrt

651 AT OWNER'S RISK
f aux risques du destinaire
i a rischio del destinatario
e al riesgo del destinatario
d "auf eigene Gefahr"

AT PLEASURE, see 170

652 ATMOSPHERE, external air
f air *m* extérieur, atmosphère *f*
i aria *m* esterno, atmosfera *f*
e aire *m* exterior, atmosfera *f*
d Atmosphäre *f*, Aussenluft *f*

653 ATMOSPHERE ABOVE ATMOSPHERIC PRESSURE
f surpression *f* atmosphérique
i superpressione *f* atmosferica
e sobrepresión *f* atmosférica
d Atmosphärenüberdruck *m*, atü

654 ATMOSPHERIC MOISTURE
f humidité *f* atmosphérique
i umidità *f* atmosferica
e humedad *f* del aire
d Luftfeuchtigkeit *f*, atmosphärische Feuchtigkeit *f*

ATMOSPHERIC POLLUTION, see 304

655 ATMOSPHERIC PRESSURE
   air pressure
f pression *f* atmosphérique
i pressione *f* atmosferica
e presión *f* atmosférica
d atmosphärischer Druck *m*, Luftdruck *m*

656 ATOMIC ENERGY, fission energy, nuclear energy, nuclear power
f énergie *f* atomique, énergie *f* nucléaire
i energia *f* atomica, energia *f* nucleare
e energía *f* atómica, energía *f* nuclear
d Atomenergie *f*, Kernenergie *f*, Kernkraft *f*, Kernspaltungsenergie *f*

657 ATOMIC HEAT, molecular heat
f chaleur *f* atomique, chaleur *f* moléculaire
i calore *m* atomico
e calor *m* atómico
d Atomwärme *f*

658 ATOMIC STRUCTURE
f structure *f* atomique
i struttura *f* atomica
e estructura *f* atómica
d Atombau *m*

659 ATOMIC WEIGHT
f poids *m* atomique
i peso *m* atomico
e peso *m* atómico
d Atomgewicht *n*

660 ATOMISATOR, atomizer, spray apparatus, spray diffuser, sprayer
f "atomiseur" *m*, nébuliseur *m*, pulvérisateur *m*
i atomizzatore *m*, nebulizzatore *m*, polverizzatore *m*, spruzzatore *m*
e pulverizador *m*
d Sprühkopf *m*, Zerstäuber *m*

661 ATOMIZATION, spraying
f atomisation *f*, pulvérisation *f*, application *f* au pistolet
i atomizzazione *f*, polverizzazione *f*, spruzzare *m*
e pulverización *f*, pulverizar *m*
d Aufspritzen *n*, Zerstäubung *f*

ATOMIZER see 660

662 ATTACHMENT
f attache *f*, dispositif *m* accessoire, dispositif *m* additionnel, fixation *f*
i aggiunta *f* (mec), attaccamento *m*, dispositivo *m* accessorio, fissazione *f*, parte *f* annessa, strumento *m* di corredo
e aparato *m* adicional, apparato *m* suplementario, atadura *f*, fijación *f*, ligadura *f*, ligazón *f*, unión *f*
d Anfügung *f*, Befestigung *f*, Beiwerk *n*, Verbindung *f*, Zusatzeinrichtung *f*, Zusatzgerät *n*

663 ATTACHMENT PART
f partie *f* adaptable
i pezzo *m* adattabile
e parte *f* adaptable
d Aufsetzteil *m*

664 ATTAINMENT
f arrivée *f* à ses fins, obtention *f*, réalisation *f*
i acquisto *m*, ottenimento *m*
e obtención *f*
d Erlangung *f*, Erreichung *f*

665 ATTAR OF ROSES, rose oil
f essence *f* de rose
i essenza *f* di rose

e   aceite *m* esencial de rosa,
    esencia *f* de rosa
d   Oleum *n* rosae, Rosenessenz *f*,
    Rosenöl *n*

666 ATTENDANCE BUTTON
     control button
f   bouton *m* de réglage
i   bottone *m* di controllo, pulsante *m* di
     comando
e   botón *m* de mando, botón *m* de maniobra,
     pulsador *m* de maniobra
d   Bedienungsknopf *m*

667 ATTENDANCE CREW, service
     personnel, service staff
f   personnel *m* de service
i   personale *m* di servizio
e   personal *m* de servicio
d   Bedienungsmannschaft *f*,
     Bedienungspersonal *n*

668 ATTENDANCE RECORDER,
     time clock
f   horloge *f* de contrôle, horloge *f* de
     pointage
i   orologio *m* di controllo
e   reloj *m* de control
d   Kontrolluhr *f*, Stechuhr *f*

669 ATTENDANT, operator
f   opérateur *m*
i   operaio *m*
e   operador *m*
d   Bedienungsmann *m*

670 ATTENTION (psych)
f   attention *f*
i   attenzione *f*
e   atención *f*
d   Aufmerksamkeit *f*

ATTENUATION (hom), see 2449

671 ATTESTATION
f   attestation *f*
i   attestato *m*, attestazione *m*,
     testimonianza *m*
e   atestación *f*, testimonio *m*
d   Beglaubigung *f*, Bescheinigung *f*,
     Bestätigung *f*

672 ATTRACTANT (chemical)
f   appât *m* chimique
i   esca *f* chimica
e   cebo *m* químico
d   chemisches Lockmittel *n*

673 ATTRACTIVE FORCE
f   force d'attraction *f*

i   forza attrattiva *f*
e   fuerza atractiva *f*
d   Anziehungskraft *f*

674 ATTRITION 1°, confrication,
     friction, rubbing
f   friction *f*, frottement *m*
i   attrito *m*, frizione *f*, sfregamento *m*
e   fricción *f*, friega *f*, frotamiento *m*,
     rozamiento *m*
d   Aneinanderreiben *n*, Reibung *f*

675 ATTRITION 2°
f   usure *f* par frottement
i   logoramento *m* per abrasione,
     perdita *f* per attrito
e   desgaste *m* por fricción, desgaste *m*
     por frote, desgaste *m* por roce
d   Abnutzung *f* durch Reibung, Abrieb *m*,
     Reibungsverlust *m*

676 ATTRITION MILL
f   broyeur *m* à frottement, broyeur *m* à
     meules
i   molazza *f*
e   molino *m* de fricción
d   Reibemühle *f*

677 AUDIT
f   contrôle administratif, vérification *f*
     (des livres)
i   controllo *m* amministrativo,
     verifica *f* contabile
e   ajuste *m* de cuentas, control *m*
     administrativo, examen *m* de cuentas
d   Bücherrevision *f*, offizielle Kontrolle *f*,
     Rechnungsprüfung *f*

678 AUGER, screw feeder, wimble
f   foret *m*, tarière *f*
i   trivella *f*
e   barrena *f*, taladro *m*
d   Bohrer *m*, Schlangenbohrer *m*

679 AUTHORISATION
f   autorisation *f*
i   autorizzazione *f*
e   autorización *f*
d   Erlaubnis *n*

680 AUTHORITIES
f   autorités (fpl), autorités (fpl)
     officielles, service *m* officiel
i   autorità (fpl), autorità (fpl) ufficiali
e   autoridad *f* oficial, autoridades (fpl)
d   Amtsstelle *f*, Behörden (fpl),
     Obrigkeit *f*

681 AUTOCHROME PRINTING
f   impression *f* en photochromie

i autocromia *f*, stampa *f* autocroma
e impresión *f* autocrómica
d Autochromdruck *m*

682 AUTOCLAVE
f autoclave *m*
i autoclave *m*
e autoclave *m*
d Autoklav *m*, Dampfdruckapparat *m*

683 AUTOFEED, automatic feed
f avance *f* automatique
i avanzamento *m* automatico
e avance *m* automático
d automatischer Vorschub *m*

684 AUTOGENOUS SOLDERING, autogenous welding
f soudure *f* autogène
i saldatura *f* autogena
e soldadura *f* autógena
d autogene Lötung *f*, autogenes Schweissen *n*, Autogenschweissung *f*, Selbstlötung *f*, Wassergasschweissung *f*

AUTOGENOUS WELDING, see 684

685 AUTOLUBRICATION, self-lubrication
f auto-graissage *m*
i autolubrificazione *f*,
e autolubricación *f*
d Selbstschmierung *f*

686 AUTOLYSIS, selfdigestion
f autolyse *f*
i autolisi *f*
e autolisis *f*
d Autodigestion *f*, Autolyse *f*, Selbstverdauung *f*

687 AUTOMATIC (adj), self-acting (adj)
f automatique (adj)
i automatico (adj)
e automático (adj)
d automatisch (adj), selbsttätig (adj)

688 AUTOMATIC BREAKER, automatic switch
f interrupteur *m* automatique
i interruttore *m* automatico
e interruptor *m* automático
d automatischer Schalter *m*

689 AUTOMATIC CONTROL
f réglage *m* automatique
i regolazione *f* automatica
e regulación *f* automática
d automatische Regelung *f*

690 AUTOMATIC EJECTION
f éjection *f* automatique
i espulsione *f* automatica
e expulsión *f* automática
d automatischer Ausstoss *m*

691 AUTOMATIC EXPANSION VALVE
f détendeur *m* automatique, soupape *f* d'arrêt automatique
i valvola *f* automatica d'espansione, valvola *f* automatica di ritegno
e válvula *f* automática de expansión, válvula *f* automática de retención
d Absperrventil *n* (automatisches), automatisches Expansionsventil *n*

AUTOMATIC FEED, see 683

692 AUTOMATIC FEEDING, automatic load
f alimentation *f* automatique, dispositif *m* de charge automatique
i alimentazione *f* automatica, caricamento *m* automatico
e alimentación *f* automática, carga *f* automática
d automatische Zuführung *f* automatische Zuleitung *f* selbsttätige Zuleitung *f*

693 AUTOMATIC LOCKING, automatic stop, automatic stoppage, self-catching, self-stopping
f arrêt *m* automatique, blocage *m* automatique
i arresto *m* automatico, bloccaggio *m* automatico
e autoretención *f*, parada *f* automática, retención *f* automática
d Selbstabstellung *f*, Selbstausschaltung *f*, Selbsthemmung *f*, Selbstsperrung *f*

AUTOMATIC LOAD, see 692

AUTOMATIC STOP, see 693

AUTOMATIC STOPPAGE, see 693

AUTOMATIC SWITCH, see 688

AUTOMATIC ZERO ADJUSTMENT, see 694

694 AUTOMATIC ZERO SETTING, automatic zero adjustment
f dispositif *m* à zéro automatique
i azzeramento *m* automatico
e graduación *f* automática a cero
d automatische Nulleinstellung *f*

695 AUXILIARY ATTACHMENT
f dispositif *m* auxiliaire
i dispositivo *m* accessorio
e dispositivo *m* suplementario
d Zusatzeinrichtung *f*, zusätzliche Vorrichtung *f*

696 AVAILABILITY
f disponibilité *f*
i disponibilità *j*
e disponibilidad *f*
d Verfügbarkeit *f*, Verwendbarkeit *f*

697 AVAILABLE 1º (adj), disposable (adj)
f disponible (adj), utilisable (adj)
i disponibile (adj), utilizzabile (adj)
e disponible (adj), utilizable (adj)
d brauchbar (adj), verfügbar (adj)

698 AVAILABLE (adj), 2º, valid (adj)
f valable (adj)
i valevole (adj), valido (adj)
e válido (adj)
d gültig (adj)

699 AVAILABLE (adj) 3º, deliverable (adj)
f livrable (adj)
i consegnabile (adj)
e entregable (adj)
d lieferbar (adj)

700 AVERAGE (math)
f moyenne *f*
i media *f*
e promedio *m*, término medio *m*
d Durchschnitt *n*, Mittelwert *n*

701 AVERAGE DOSE, customary dose, usual dose
f dose *f* moyenne, dose *f* usuelle
i dose *f* media
e dosis *f* media
d Mitteldosis *f*, Dosis media *f*

702 AVERAGE PRICE
f prix *m* moyen
i prezzo *m* medio
e precio *m* medio
d Durchschnittspreis *m*

703 AVERAGE TEMPERATURE
f température *f* moyenne
i temperatura *f* media
e temperatura *f* media
d Mitteltemperatur *f*

704 AVERSIVE STIMULUS
f stimulus *m* aversif
i stimolo *m* avversivo
e estímulo *m* aversivo
d Abneigungsstimulus *n*

705 AVIDITY
f avidité *f*
i avidità *f*
e avidez *f*
d Begierde *f*, Reaktionsfähigkeit *f* (chem)

706 AVOIDANCE BEHAVIOR
f comportement *m* d'esquive
i comportamento *m* di salvaguardia
e comportamiento *m* de efugio
d Vermeidung *f*

707 AWN
f barbe *f*
i barba *f*
e arista *f*, barba *f*
d Granne *f*

708 AXIAL HEAD, straight head
f tête *f* droite (extrusion)
i testa *f* assiale
e cabezal *m* de extrusión recto
d Längsspritzkopf *m*

709 AXIAL SECTION
f section *f* axiale
i sezione *f* assiale
e sección *f* axial
d Achsenschnitt *m*

710 AXIS
f axe *m*
i asse *m*
e eje *m*
d Achse *f*

711 AXIS OF ROTATION
f axe *m* de rotation
i asse *m* girevole, asse *m* di rotazione
e eje *m* de rotación
d Drehachse *f*, Rotationsachse *f*

712 AXLE, foot-stalk, rod, shaft, spindle, stalk, stem, trunc
f arbre *m*, axe *m*, broche *f*, tige *f*
i albero *m*, asta *f*, stelo *m*
e árbol *m*, eje *m*, tallo *m*, tronco *m*
d Achse *f*, Spindel *f*, Stengel *m*, Stiel *m*, Welle *f*

713 AZEOTROPIC POINT
f point *m* azéotropique
i punto *m* azeotropico
e punto *m* azeotrópico
d Azeotroppunkt *m*

714 AZO DYE
f colorant *m* azoïque
i azocolorante *m*, colorante *f* azotato
e colorante *m* azóico
d Azofarbstoff *m*

715 AZOLITMIN, lacmus,
    litmus
f   tournesol *m* (réactif)
i   laccamuffa *f*, tornasole *m*
e   lacmus, tornasol *m*
d   Lackmus *n*

716 AZORUBIN, jam red
f   azofuchsine *f*, azorubine *f*, carmoisine *f*
i   azorubina *f*
e   azorubina *f*, rojo A-I *m*
d   Azorubin *n*, Carmosin *n*, Chromotrop *n*

717 AZOTATE, nitrate
f   azotate *m*, nitrate *m*
i   nitrato *m*
e   nitrato *m*
d   Nitrat *n*, salpetersaures Salz *n*

718 AZOTIC ACID, nitric acid
f   acide *m* azotique, acide *m* nitrique
i   acido *m* azotico, acido *m* nitrico, acqua *f* forte
e   ácido *m* nítrico, agua *f* fuerte
d   Acidum *n* nitricum, Salpetergeist *m* (obs), Salpetersäure *f*

B

719 BACK CLOTH, runner cloth, undercloth
f bande *f* en souple, feuille *f* en souple
i nastro *m* d'accompagnamento
e correa *f* acompañante
d Mitläuferband *n*, Mitläuferfolie *f*

720 BACK FACE
f face *f* postérieure
i faccia *f* posteriore
e lado *m* posterior
d hintere Fläche *f*

721 BACK FLOW, reflux
f reflux *m*
i riflusso *m*
e reflujo *m*
d Rückfluss *m*, Rücklauf *m*

722 BACK KICK, back stroke, recoil, return shock
f choc *m* en retour, recul *m*
i contraccolpo *m*, rimbalzo *m*, rinculo *m*
e rebote *m*, retraso *m*, retroceso *m*
d Rückfall *m*, Rückschlag *m*, Rückstoss *m*

723 BACK PLATE
f bride *f* latérale, flasque *f*
i basetta *f* da parete
e brida *f* lateral
d Wandscheibe *f*

724 BACK PRESSURE, counter pressure, dynamic pressure
f contre-pression *f*
i contropressione *f*, controspinta *f*
e contrapresión *f*
d Gegendruck *m*, Rückstau *m*, Staudruck *m*

725 BACK PRESSURE VALVE, check valve, expanding valve, return valve, stop valve
f clapet *m* de retour, soupape *f* de retenue
i valvola *f* d'arresto, valvola *f* intercettante, valvola *f* di ritegno
e chapaleta *f* de retención, válvula *f* de cierre, válvula *f* de retención
d Absperrventil *n*, Rückschlagklappe *f*, Rückschlagventil *n*

726 BACK REACTION
f contre-réaction *f*
i controreazione *f*
e contrareacción *f*
d Rückreaktion *f*

BACK STROKE, see 722

727 BACKED FABRIC
f tissu *m* doublé
i tessuto *m* accopiato
e tejido *m* forrado con plástico
d kaschiertes Gewebe (Kaschierung unter dem Gewebe)

728 BACKGROUND
f arrière-plan *m*
i fondo *m*, sfondo *m*
e fondo *m*
d Hintergrund *m*

729 BACKING PLATE
f contreplaque *f*, plaque *f* intercalée
i piastra *f* intermedia
e placa *f* intermedia
d Zwischenplatte *f*

730 BACKING RUN, sealing run
f soudure *f* de reprise, surjet *m*
i sopraggitto *m*, saldatura *f* a rovescio
e costura *f* redoblada, soldadura *f* redoblada
d Kappnaht *f*, Umschlagsaum *n*

731 BACKING VARNISH
f vernis *m* de four
i vernice *f* a fuoco
e barniz *m* al fuego
d Einbrennlack *m*

732 BACTERIOSTATIC ACTION
f action *f* bactériostatique
i azione *f* batteriostatica
e acción bacteriostática *f*
d bakteriostatische Wirkung *f*

733 BAFFLE, flight 2°
f chicane *f*, déflecteur *m*, écran *m*, vanne *f*
i deflettore *m*, schermo *m*
e pantalla *f* de choque, placa *f* deflectora
d Ablenkplatte *f*, Deflektor *m*, Prallplatte *f*, Schallschirm *m*, Schallwand *f*, Schikane *f*, Umlenkblech *n*

734 BAFFLE PLATE
f disque *m* réducteur de pression
i disco *f* di pressione, flangia *f* tarata
e disco *m* reductor de presión
d Stauscheibe *f*

735 BAG 1°, bg
f sac *m*

i sacco *m*
e saco *m*
d Sack *m*

736 BAG 2°, pouch
f poche *f*, sachet *m*
i bustina *f*, sacchetto *m*, tasca *f*
e bolsa *f*, saco *m*, sobre *m*
d Beutel *m*, Säckchen *n*, Tasche *f*

737 BAG FORMING MACHINE
f machine *f* à fabriquer les sachets, sacheteuse *f* (machine)
i sacchettatrice *f*
e máquina *f* de fabricar saquitos
d Flachbeutelmaschine *f*

738 BAG MOLDING, rubber bag molding
f moulage *m* au sac (de caoutchouc)
i pressatura *f* con sacco (di gomma)
e moldeo *m* con saco elástico
d Gummisackverfahren *n*

739 BAG SEALER
f machine *f* à sceller en sachets
i saldatrice *f* per sacchetti
e máquina *f* para cerrar bolsas
d Beutelschliessmaschine *f*

BAG-FILLING MACHINE, see 740

740 BAGGING MACHINE, bag-filling machine
f ensacheuse *f*
i insaccatrice *f*, insacchettatrice *f*
e ensacadora *f*
d Beutelpackmaschine *f*, Einsackmaschine *f*

741 BAKELITE
f bakélite *f*
i bachelite *f*
e bakelita *f*
d Bakelit *n*

742 BAKER'S SUGAR, dextrose, glucose, grape sugar
f dextrose *m*, glucose *m*, sucre *m* de raisin
i destrosio *m*, glucosio *m*, zucchero *m* di grappa, zucchero *m* d'uva
e azúcar *m* de uvas, dextrosa *f*, glucosa *f*
d Dextrose *f*, Glukose *f*, Saccharum *n* amylaceum, Traubenzucker *m*

743 BAKER-PERKINS kneader mixer, Sigma-type kneader mixer
f malaxeur *m* à pales Sigma
i mescolatrice *f* a operatori paralleli
e amasadora *f* con paletas Sigma
d Sigma-Kneter *m*

744 BAKING POWDER, seleratus
f levure *f* minérale
i lievito *m* minerale
e polvo *m* para tortas
d Backpulver

745 BAKING PRESS, block press
f presse *f* à blocs
i pressa *f* per blocchi
e prensa *f* de bloques
d Kochpresse *f*

746 BALANCE
f balance *f*
i bilancia *f*
e balanza *f*
d Waage *f*

747 BALANCE BLADE, knife-edge (of a balance)
f couteau *m* de balance
i coltello *m*
e cuchillo *m* de balanza
d Waageschneide *f*

748 BALANCING, equilibration
f compensation *f*, équilibration *f*
i bilanciamento *f*, equilibratura *f*
e compensación *f*, equilibración *f*
d Ausgleich *m*

749 BALL
f balle *f*, boulette *f*, galet *m*
i balla *f*
e bala *f*
d Ball *m*

750 BALL (OF THREAD), clew, clue
f pelote *f*, peloton *m*
i gomitolo *m*
e ovillo *m* (de hilo)
d Knäuel *m*

751 BALL-AND-SOCKET JOINT, ball joint
f articulation *f* à route, joint *m* sphérique
i giunto *m* sferico, perno *m* sferico
e union *f* esférica
d Kugelgelenk *n*

BALL BEARING, see 499

752 BALL CRUSHER, ball mill, barrel mill, cannon ball mill, pebble crusher, pebble mill
f broyeur *m* à boulets, broyeur *m* à galets
i molino *m* a palle, molino *m* a rulli mulino *m* a ciottoli, mulino *m* a palle, mulino *m* a sassi

e molino *m* de bolas, triturador *m* de bolas, trituradora *f* de bolas
d Kugelmühle *f*

BALL JOINT, see 751

BALL MILL, see 752

753 BALL NUT
f écrou *m* sphérique
i dado *m* sferico
e tuerca *f* esférica
d Kugelmutter

754 BALL RACE
f bague *f* à billes, chemin *m* de roulement, gorge *f* de roulement
i anello *m* delle sfere
e anillo *m* de cojinete a bolillas, anillo *m* de rodamiento de bolas
d Kugellagerring *m*, Kugelring *m*, Laufring *m*

755 BALL THRUST TEST OF HARDNESS, Brinell test
f billage *m*, essai *m* à bille
i prova *f* di Brinell
e prueba *f* de Brinell
d Brinellprobe *f*, Kugeldruckprobe *f*

756 BALLAST, ballast material, ballasting material
f ballast *m*, charge *f* inerte, lest *m*
i balast *m*, materiale *m* da "ballast", zavorra *m*
e balasto *m*, carga *f* inútil, lastre *m*
d Ballast *m*, Ballaststoff *m*, Schotter *m*

BALLAST MATERIAL, see 756

BALLASTING MATERIAL, see 756

757 BALLING PROPERTY
f aptitude *f* à l'agglomération
i attitudine *f* d'agglomerarci
e aptitud *f* a la aglomeración
d Ballungsfähigkeit *f*

758 BALLOON
f ballon *m*
i pallone *m*
e matraz *m*
d Ballon *m*, Glaskolben *m*, Vorlage *f*

759 BALL-POLISHING BARREL, ball-polishing drum
f tambour *m* de polissage pour billes
i tamburo *m* pulitore a sfere
e tambor *m* de bolas
d Kugelpoliertrommel *f*

BALL-POLISHING DRUM, see 759

760 BALL-VALVE, globe valve
f clapet *m* à billes, soupape *f* à billes, soupape *f* à boulets, valve *f* à billes
i valvola *f* a sfera
e válvula *f* de bola, válvula *f* esférica, válvula *f* globa
d Kugelventil *n*

761 BALM, balsam
f baume *m*
i balsamo *m*
e bálsamo *m*
d Balsam *m*, Balsamicum *n*

762 BALNEUM ARENAE, sand bath
f bain *m* de sable
i bagno *m* di sabbia
e baño *m* de arena
d Sandbad *n*

763 BALNEUM VAPORIS, steam bath
f bain *m* de vapeur
i bagno *m* di vapore
e baño *m* de vapor
d Dampfbad *n*

BALSAM, see 761

764 BALSAM CANADA, Canada turpentine
f baume *m* de Canada
i balsamo *m* di Canada
e bálsamo *m* del Canadá
d Kanadabalsam *m*

765 BALSAM GURJUN, East Indian Copaiba, wood oil
f baume *m* de diptérocarpe, baume *m* de Gurjun
i balsamo *m* di Guriun
e bálsamo *m* de Gurjun
d Balsamum Gurjunae, Gardjanbalsam *m*, Gurjunbalsam *m*

BALSAM KATEL, see 766

BALSAM MECCA, see 766

766 BALSAM OF GILEAD, balsam Mecca, balsam Katel, Duhnul-balsam
f baume *m* de la Mecque
i balsamo *m* della Mecca, balsamo *m* di Gilead
e bálsamo *m* de Gilead
d Gileadbalsam *m*, Mekkabalsam *m*

767 BALSAM PERU, black balsam, China oil, Indian balsam, Peruvian balsam
f baume *m* du Pérou
i balsamo *m* del Peru

768 BAL-

e bálsamo *m* del Peru
d Perubalsam *m*

768 BALSAM TOLU, opobalsam, resin Tolu, Thomas balsam
f baume *m* de Tolu
i balsamo *m* di Tolu
e bálsamo *m* de Tolú
d Tolubalsam *m*

BANANA OIL, see 429

769 BANANA STARCH
f amidon *m* de banane
i amido *m* di banana
e fécula *m* de plátano
d Amylum *n* Musae, Bananenstärke *f*

770 BANANA WAX, pisang wax
f cire *f* de pisang
i cera *m* di banana
e cera *f* de pisang
d Bananenwachs *n*, Pisangwachs *n*

771 BANBURY MIXER, internal mixer with floating weight
f mélangeur *m* à caoutchouc, mélangeur *m* interne à piston (Banbury)
i mescolatore *m* tipo Banbury
e amassador *m* para caucho, mezclador *m* interno con piston
d Banbury-Mischer *m*, Gummi-Kneter *m*, Innenmischer *m* mit Stempel, Stempelmischer *m*

772 BAND (tex) 1°
f ruban *m*
i benda *f*
e cinta *f*, venda *f*
d Band *n*

773 BAND 2°, hoop, loop
f anse *f*, boucle *f*
i cappio *m*, occhiello *m*, spira *f* di filo
e asa *f*, lazo *m*, ojal *m*
d Ohr *n*, Öse *f*

774 BAND BRAKE
f frein *m* à ruban
i freno *m* a corda, freno *m* a nastro
e freno *m* de cinta
d Bandbremse *f*

775 BAND CONVEYOR, belt conveyor
f convoyeur *m* à bandes, convoyeur *m* à courroie, tapis *m* roulant, transporteur *m* à courroie
i convogliatore *m* a nastro, trasportatore *m* a nastro
e transportador *m* de cinta, transportador *m* de correa

d Bandförderer *m*, Förderband *n*, Gurtförderer *m*, Transportband *n*

776 BAND IRON
f feuillard *m*
i ferro *m* a nastro
e fleje *m* de hierro, fleje *m* de acero
d Bandeisen *n*, Bandstahl *m*

777 BAND-CHAIN, ladder-chain
f chaîne *f* à la Vaucanson, chaîne *f* à ruban d'acier
i catena *f* articolata, catena *f* Galle
e cadena *f* articulada
d Bandkette *f*, Gelenkkette *f*

778 BAR, stick
f barre *f*, bâton *m*
i asta *f*, barra *f*, bastone *m*, verga *f*
e barra *f*, palo *m*, vara *f*
d Schiene *f*, Stab *m*, Stange *f*

779 BARK, cortex, rind
f écorce *f*
i buccia *f*, crosta *f*, scorza *f*, corteccia *f*
e costra *f*, corteza *f*
d Rinde *f*, Borke *f*

780 BARLEY STARCH
f amidon *m* d'orge
i amido *m* d'orzo
e almidón *m* de cebado, fécula *f* de cebado
d Amylum *n* Hordei, Gerstenstärke *f*

781 BARREL, cask, ck, tun
f baril *m*, barrique *f*, fût *m*, tonneau *m*
i barile *m*, botte *f*, fusto *m*
e barril *m*, tonel *m*
d Fass *n*, Tonne *f*

BARREL MILL, see 752

782 BARREL PLUG
f cylindre *m* vérificateur, cylindre *m* à calibrer
i cilindro *m* scanalato, cilindro *m* calibrato
e cilindro *m* acanalado, cilindro *m* calibrado
d Kaliberzylinder *m*, Kaliberwalze *f*

783 BARREL POLISHING, drum polishing
f polissage *m* au tonneau
i pulitura *f* a buratto
e pulido *m* en tambor
d Trommeln *n* zum Polieren

784 BARRIER
f barrière *f*
i barriera *f*
e barrera *f*
d Schranke *f*

785 BARRIER LAYER
f couche *f* de barrage, couche *f* imperméable
i strato *m* di sbarramento
e capa *f* de parada, estrato *m* impermeable
d Randschicht *f*, Sperrschicht *f*

786 BARTONITE V-Z-F, Cyamopsis gum, guar flour, guar gum, gum cyamopsis, Jaguar, Regonol
f résine *f* de guar
i gomma *f* guar
e goma *f* guar
d Guarharz *n*

787 BASE 1º (geom)
f base *f* (geom)
i base *f* (geom)
e base *f* (geom)
d Basisfläche *f*, Grundfläche *f*

788 BASE 2º, pedestal, socket
f base *f*, socle *m*
i base *f*, zoccolo *m*
e base *f*, zócalo *m*
d Basis *f*, Grundgestell *n*, Sockel *m*, Untergestell *n*

789 BASE 3º (chem)
f base *f* (chem), substance *f* alcaline
i sostanza *f* basica, base *f*
e base *f* (chem), substancia *f* básica
d alkalische Substanz *f*, Base *f* (chem)

790 BASE 4º, basic material
f base *f*, produit *m* de base, substance *f* fondamentale
i materiale *m* basico, sostanza *f* fondamentale
e principo *m* elemental, substancia *f* fundamental
d Grundstoff *m*, Grundsubstanz *f*

791 BASIC DATA
f données (fpl) fondamentales
i dati (mpl) basici, dati (mpl) fondamentali
e datos (mpl) básicos, datos (mpl) fundamentales
d grundlegende Angaben (fpl)

792 BASIC FUCHSIN, basic magenta, magenta, pararosanilin (chloride or acetate)
f fuchsine *f* basique, indusine *f*, magenta *f*, roséine *f*, rubine *f*
i fuchsina *f* basica
e fucsina *f* básica
d Diamantfuchsin *n*, Fuchsin *n* (basisch)

BASIC MAGENTA, see 792

BASIC MATERIAL, see 790

793 BASIC PROCESS
f procédé *m* basique
i processo *m* basico
e procedimiento *m* básico
d basisches Verfahren *n*

794 BASIC REACTION
f réaction *f* basique
i reazione *f* di base
e reacción *f* básica
d basische Reaktion *f*

795 BASIC SALT
f sel *m* basique
i sale *m* basico
e sal *m* básica
d basisches Salz *n*

796 BASIC SIZE, specified size
f cote *f* nominale, format *m* de base
i formato *m* normale
e formato *m* normal, tamaño *m* normal
d Nennmass *n*, Normalformat *n*

797 BASIC TOLERANCE
f tolérance *f* fondamentale
i tolleranza *f* fondamentale
e tolerancia *f* fundamental
d Grundtoleranz *f*

798 BASIC VALUE, calculated value, estimated value, nominal value, rated value
f valeur *f* estimée, valeur *f* nominale, valeur *f* prévue, valeur *f* théorique
i valore *m* nominale, valore *m* teorico
e valor *m* estimado, valor *m* presumido valor *m* teórico
d Nennwert *m*, Nominalwert *m*, Sollwert *m*

799 BASICITY
f basicité *f*
i basicità *f*
e basicidad
d basische Eigenschaft *f*, Basizität *f*

800 BASIN, bowl
f bassin *m*, bol *m*, coupe *f*, cuvette *f*, écuelle *f*, godet *m*
i bacino *m*, cappa *f*, scodella *f*
e concha *f*, cubeta *f*, cuenca *f* de la cuchara
d Löffelschale *f*, Napf *m*, Schale *f*, Schüssel *f*

801 BASKET, hamper
f panier *m*
i cesta *f*, gabbia *f*, paniere *m*
e cesta *f*, cesto *m*
d Korb *m*

802 BASKET-RACK APPARATUS
(for tablet disintegration)
f appareil *m* à corbeille (essai de délitement des comprimés)
i cesta-rastrelliera *m*
e aparato *m* a cesta de control de desintegración
d Korb-Zerfalltester *m*

BASTARD SAFFRON, see 250

803 BASTARD SUGAR, raw sugar
f vergeoise *f*
i zucchero *m* bastardo
e azúcar *m* bastardo
d Bastern *m*, Basterzucker *m*

804 BAT'S WING, fish-tail blower
f bec *m* à fente (brûleur)
i beccuccio *m* a farfalla
e mechero *m* de ranuras
d Fischschwanzbrenner *m*, Schlitzbrenner *m*, Schnittbrenner *m*

805 BATATA STARCH
f fécule *f* de batate
i fecola *f* di batata
e fécula *f* de batata
d Amylum *n* Batatae, Arrow-rootstärke *f* (brasilianische)

806 BATCH
f fournée *f*, lot *m*
i fornata *f*, lotto *m*, partita *f*
e hornada *f*, lote *m*, porción *f*
d Charge *f*, Fertigungsreihe *f*, Los *n*, Menge (abgegrenzte) *f*, Quantum *n*, Satz *m*, Schub *m*

807 BATCH OPERATION, intermittent operation
f opération *f* discontinue, opération *f* lot par lot
i operazione *f* a piccole quantità
e operación *f* intermitente, operación *f* en lotes
d absatzweise Operation *f*, schubweise Arbeit *f*

808 BATCH PRODUCTION, serial production, series fabrication
f fabrication *f* en série, production *f* à l'échelle industrielle, production *f* par lots

i produzione *f* a lotti, produzione *f* in serie
e fabricación *f* en serie, producción *f* en grupo
d chargeweise Produktion *f*, Grossproduktion *f*, Gruppenproduktion *f*, Reihenherstellung *f*, Serienfabrikation *f*, Serienherstellung *f*

809 BATCHER, proportioner
f doseur *m*, doseuse *f*
i dispositivo dosatore *m*, dosatore *m*
e dosificador *m*
d Dosiermaschine *f*, Dosierungsaggregat *n*, Dosiervorrichtung Einstellknopf *m*, Regulierknopf *m*, Sprühknopf *m* (bei Zerstäuberflaschen)

810 BATH
f bain *m*
i bagno *m*
e baño *m*
d Bad *n*

811 BATH SOLUTION
f liquide *m* du bain
i liquido *m* di bagno, bagno *m* galvanico
e líquido *m* de baño
d Badflüssigkeit *f*

812 BATHOCHROME (adj)
f bathochrome (adj)
i batocromo (adj)
e batocrómo (adj)
d farbvertiefend (adj)

813 BATISTE (COTTON)
f batiste *f* de coton, mousseline *f* de coton
i batista *f* di cotone
e batista *f* de algodón
d Batistmusselin *m*, Baumwollbatist *m*

814 BATISTE (LINEN)
f batiste *f* de lin
i batista *f* di lino
e batista *f* de lino
d Batistleinwand *f*, Leinenbatist *m*

815 BATTERY
f batterie *f*, pile *f*
i batteria *f*, pila *f*
e batería *f*
d Batterie *f*

816 BATTERY-COIL IGNITION, coil ignition
f allumage *f* par accumulateur
i accensione *f* a batteria
e encendido *m* por pilas
d Batteriezündung *f*

817 BAUMÉ, Be
f Baumé (degrés)
i grado di Baumé
e grado de Baumé
d Baumé-Grad

818 BAYONET CAP
f culot *m* à baïonnette
i attacco *m* a baionetta, zoccolo *m* a baionetta
e casquillo *m* de bayoneta
d Bajonettsockel *m*

819 BAYONET CATCH, bayonet clutch, bayonet fixing, bayonet joint
f fermeture à baïonnette *f*, joint *m* en baïonnette, verrouillage *m* à baïonnette
i giunto *m* a baionetta
e cierre *m* de bayoneta
d Bajonettverschluss *m*, Renkverschluss *m*

BAYONET CLUTCH, see 819

BAYONET FIXING, see 819

BAYONET JOINT, see 819

BAYONET LAMPHOLDER, see 820

820 BAYONET SOCKET, bayonet lampholder
f douille *f* à baïonnette
i armatura *f* a baionetta
e portalámpara *m* de bayoneta
d Bajonettfassung *f*

B.B.B., see 964

Be, see 817

821 BEAD 1°, rib
f bourrelet *m*, ourlet *m*
i orlo *m*
e burlete *m*, orla *f*
d Raupe *f*, Schnurleiste *f*, Sicke *f*, Sieke *f*, Umschlag *m*

822 BEAD 2°
f bague *f*, talon *m*
i anello *m* interno di protezione, bordo *m* rivoltato (mec), tallone *m* di copertone
e borde *m* reforzado
d verstärkter Rand *m*, Wulst *m*

823 BEAD 3°
f perle *f* de verre
i perla *f*
e abolorio *m*, perla *f*
d Glasperle *f*

824 BEAD SEALING (ampules), tip sealing (ampules)
f scellage *m* par fusion
i saldatura *f* per fusione
e cierre *m* por fusión
d Abschmelzverfahren *n* (Ampullen)

825 BEADING, bending, edge-forming, flangeing
f roulage *m* des bords, sertissage *m*
i bordatura *f*, piegatura *f*
e apestañado *m*, rebordeado *m*
d Bördeln *n*

826 BEADING PRESS
f presse *f* à emboutir
i bordatrice *f*, pressa *f* per bordare
e prensa *f* de rebordear, prensa *f* rebordeadora
d Bördelpresse *f*

827 BEADLET, pearl
f perle *f*
i perla *f*
e bolita *f*, sferetta *f*
d Kügelchen *n*, Perle *f*

828 BEAKER, beaker glass
f bécher *m* (récipient), gobelet *m*, godet *m*, vase *m* à filtration chaude
i becher *m*, bicchiere *m*
e caliz *f*, copa *f*, probeta con pico *f*, vaso *m* de laboratorio
d Becherglas *n*

BEAKER GLASS, see 828

829 BEAM
f faisceau *m* lumineux, rayon *m* lumineux
i fascio *m* di raggi, raggio *m* luminoso
e rayo *m* de luz
d Lichtstrahl *m*, Lichtstrahlbündel *m*

830 BEAM (build)
f bille *f* de bois, poutre *f*, poutrelle *f*
i bordone *m*, dossale *m*, trave *f*
e tirante *m*, viga *f*
d Balken *m*, Träger *m*

831 BEAM ARREST (balance)
f relève-plateau (balance)
i dispositivo d'arresto (bilancia)
e dispositivo fijador (de los brazos de la balanza)
d Arretiervorrichtung *f* (Waage)

832 BEAM OF A BALANCE, arm of a balance
f fléau *m* (d'une balance)
i bilanciere *m*, braccio *m* della bilancia

e astil *m*, astil *m* de balanza, brazo *m*,
   palanca *f*
d Waagebalken *m*

833 BEAN STARCH
f amidon *m* de haricot
i amido *m* di fagiolo
e fécula *f* de habichuelas
d Amylum *n* Phaseoli, Bohnenstärke *f*

834 BEARER (build)
f appui *m*, support *m*
i appoggio *m*, puntello *m*, supporto *m*,
   travicello *m* di sostegno
e apoyo *m*, soporte *m*
d Stütze *f*, Unterzug *m*

835 BEARING 1º
f repérage *m*
i localizzazione *f*
e arrumbamiento *m*
d Ortung *f*, Peilung *f*

836 BEARING 2º
f palier *m*, support *m*, appui *m*
i ciera *m*, cuscinetto *m*, contegno *m*,
   puntello *m*
e apoyo *m*, cojinete *f*, sostén *m*
d Lager *n* (Maschinenteil), Stütze *f*

837 BEARING SEAL
f joint *m* de palier
i guarnizione *f* di cuscinetto
e junta *f* de cojinete
d Lagerdichtung *f*

838 BEAT
f battement *m*
i battimento *m*
e pulsación *f*
d Schlag *m*

839 BEAT FREQUENCY
f fréquence *f* de battement
i frequenza *f* del battimento
e frecuencia *f* de pulsación
d Schlagfrequenz *f*

840 BEATEN GOLD
f or *m* en feuilles
i oro *m* battuto
e oro *m* foliado, oro *m* en hojas, pan *m*
   de oro
d Blattgold *n*

841 BEATEN SILVER
f argent *m* en feuilles
i argento *m* battuto
e pan *m* de plata, plata *f* en hojas
d Blattsilber *n*

842 BEATEN TIN
f feuille *f* d'étain
i stagnola *f*
e estaño *m* en hojas, papel *m* de estaño,
   plancha *f* de estaño
d Blattzinn *n*

843 BEATER
f batte *f*, batteur *m*
i battipalo *m*, battitore *m*, mazzeranga *f*
e batidor *m*, batidora *f*
d Schläger *m*, Schlagmaschine *f*

844 BEATING MACHINE
f machine *f* à fouetter, machine *f* à
   mélanger
i agitatore *m* meccanico, battitore *m*
e batidora *f*, máquina agitadora *f*,
   máquina *f* batidora, máquina *f*
   removedora
d Rührmaschine *f*, Schlagmaschine *f*

BECHIC, see 522

845 BED
f bâti *m*, fondation *f*, lit *m*, logement *m*
i banco *m*, letto *m*, platea *f*
e bancada *f*, lecho *m*
d Bett *n*, Lagerung *f*

846 BEEF TALLOW, sebum bovinum,
   sebum taurinum
f suif *m* de boeuf
i sego *m* di bue, sevo *m* di bue
e sebo *m* de buey, sebo *m* vacuno
d Rindertalg *m*

847 BEEHIVE SHELF
f ruche *f*
i alveare *m*
e colmena *f*
d Bienenkorb *m*

BEESWAX, see 1420

848 BEET SUGAR, beet-root sugar
f sucre *m* de betterave
i zucchero *m* di barbabietola
e azúcar *m* de remolacha
d Rübenzucker *m*

849 BEETLE, beetling mill
f moulin *m* à pilons
i molino *m* a pilloni
e molino *m* de percusión
d Schlagemühle *f*

BEETLING MILL, see 849

BEET-ROOT SUGAR, see 848

BEFORE BEDTIME, see 649

BEFORE MEALS, see 64

850 BEHAVIO(U)R
f comportement *m*
i comportamento *m*
e comportamiento *m*, conducta *f*
d Benehmen *n*, Verhalten *n*

851 BELL
f cloche *f*, sonnerie *f*, sonnette *f*, timbre *m*
i campana *f*, campanello *m*, soneria *f*
e campana *f*, timbre *m* de llamada
d Glocke *f*

852 BELL GLASS (lab), bell jar (cover)
f cloche *f* de verre, globe *m* de protection
i campana *f* di protezione, campana *f* di vetro, globo *m* di protezione
e campana *f* de cristal, campana *f* de protección
d Glasglocke *f*, Schutzglocke *f*

BELL JAR (COVER), see 852

853 BELL METAL
f bronze *m* de cloches, métal *m* de cloches
i metallo *m* per campane
e bronce *m* de campanas
d Glockengut *n*, Glockenmetall *n*

854 BELLOWS *pl*
f soufflerie *f*, soufflet (de forge) *m*
i soffietto *m*
e fuelle *m*
d Blasebalg *m*

855 BELT, strap
f courroie *m*
i cinghia *f*
e correa *f*
d Riemen *m*

BELT CONVEYOR, see 775

856 BELT DRIVING, flexible gearing
f commande *f* par courroie
i trasmissione *f* a cinghia
e accionamiento *m* por correa
d Riemenantrieb *m*

857 BELT GUARD
f garde-courroie *m*
i guardia-cinghia *m*
e guarda-correas *m*
d Riemenschutz *m*

858 BENCH
f banc *m*, établi *m*
i banchina *f*
e banco *m*
d Werktisch *m*

859 BENCH (OF A LABORATORY)
f paillasse *f* (d'un laboratoire), table *f* de laboratoire
i banco *m* (di laboratorio), tavola *f* di laboratorio
e banco *m* (de laboratorio), mesa *f* de laboratorio
d Laboratoriumtisch *m*

860 BEND 1°
f cintrage *m*, coude *m*
i curva *f*, gomito *m*
e codo *m*, recodo *m*
d Biegung *f*, Krümmung *f*

860a BEND 2°, bow
f arc *m*, courbure *f*
i arco *m*, curvatura *f*
e arco *m*, curvatura *f*
d Bogen *m*

BENDING, see 825

861 BENDING AND CREASING, bending and folding
f cintrage *m* et pliage *m*
i curvatura-piegatura *f*
e curvado *m* y doblado *m*
d Biegen und Abkanten *n*

BENDING AND FOLDING, see 861

862 BENDING AND FORMING PRESS
f presse *f* à cintrer et former
i pressa *f* per piegare e formare
e prensa *f* para doblar y perfilar
d Biege- und Formpresse *f*

863 BENDING LIMIT
f limite *f* de flexion
i limite *m* di flessione
e límite *m* de flexión
d Biegegrenze *f*

864 BENDING MACHINE
f cintreuse *f*, machine *f* à cintrer, machine *f* à plier, rouleuse *f*
i curvatrice *f*, incurvatrice *f*, macchina *f* per piegare, piegatrice *f*
e curvadora *f*, dobladora *f*, máquina *f* para curvar, máquina *f* para doblar
d Biegemaschine *f*

865 BENDING MOMENT, bending torque
f moment *m* de flexion
i momento *m* flettente
e momento *m* de flexión
d Biegungsmoment *n*

866 BENDING PRESS
f presse *f* à cintrer, presse *f* à courber
i pressa *f* per piegare
e prensa *f* curvadora, prensa *f* dobladora
d Biegepresse *f*

867 BENDING RADIUS, radius of curvature
f rayon *m* de courbure
i raggio *m* di curvatura
e radio *m* de curvatura
d Wölbungsradius *m*

BENDING STRAIN, see 869

868 BENDING STRENGTH, flexional strength, folding resistance, transverse strength
f résilience *f* (met), résistance *f* à la flexion, résistance *f* au pliage
i resistenza *f* alla flessione
e resistencia *f* a la flexión
d Beugungsfestigkeit *f*, Biegebruchfestigkeit *f*, Biegefestigkeit *f*, Knickfestigkeit *f*

869 BENDING STRESS, bending strain
f charge *f* de flexion, effort *m* de flexion, tension *f* de flexion, travail *m* à la flexion
i carico *m* di flessione, sollecitazione *m* alla flessione
e esfuerzo *m* por flexión
d Biegebeanspruchung *f*, Biegespannung *f*

870 BENDING TEST, flexural test
f épreuve *f* de flexion, essai *m* de ployage
i prova *f* di flessione
e prueba *f* de flexión
d Biegeprobe *f*, Biegeversuch *m*

BENDING TORQUE, see 865

871 BENEFIT
f profit *m*
i profitto *m*, lucro *m*
e lucro *m*
d Nutzen *m*

BENGAL ISINGLASS, see 259

872 BENNE OIL, gingilli oil, sesam oil, teel oil, til oil
f huile *f* de sésame
i olio *m* di sesamo
e aceite *m* de sesamo
d Gergelimöl *n*, Gingelylöl *n*, Oleum *n* sesami, Sesamöl *n*

873 BENT, curved
f courbé (adj), fléchi (adj)
i curvato (adj), piegato (adj)
e encorvado (adj), plegado (adj)
d durchgebogen (adj), gebogen (adj)

874 BENT LEVER, knee lever
f levier *m* brisé, levier *m* coudé
i leva *f* a ginocchio, leva *f* a gomito
e palanca *f* acodada
d Kniehebel *m*, Winkelhebel *m*

875 BENTONITE, colloidal clay, mineral soap, soap clay, tailorite, wilkinite
f askanite *f*, bentonite *f*, montmorillonite *f*, saponite *f*
i bentonita *f*, silicato idrato di alluminio *m*
e bentonita *f*
d Bentonit *m*

876 1-2 BENZENDIOL, catechol, dihydroxybenzene, pyrocatechin, pyrocatechol
f catéchol *m* 1^0, pyrocatéchine *f*, pyrocatéchol *m*
i catecolo *m*, pirocatechina *f*
e pirocatequina *f*
d Brenzcatechin *n*, o-Dioxybenzol *n*, Pyrocatechin *n*, Pyrocatechol *n*

BENZENE HEXACARBOXYLIC ACID, see 4545

877 BERGMEHL, diatomeceous earth, fossil dust, infusorial earth, kieselguhr
f kieselguhr *m*, terre *f* d'infusoires
i farina *f* fossile, terra *f* di diatomee, terra *f* fossile, terra *f* da infusori
e harina *f* fósil, quiselgur *m*, tierra *f* de diatomeas, tierra *f* de infusorios
d Bergmehl *n*, Diatomeenablagerung *f*, Infusorienerde *f*, Kieselgur *f*, Terra *f* silicea

878 BERKEFELD CANDLE
f bougie *f* de Berkefeld
i filtro *m* di Berkefeld
e filtro *m* de Berkefeld
d Berkefeldfilter *m*

879 BETANINE
f bétanine *f*, rouge *m* de betterave
i betanina *f*, rosso *m* di barbabietola
e betanina *f*
d Beetenrot *n*, Betanin *n*, L-Rot 10 *n*

880 BEVEL (mec), chamfer, impulse plane, slope (mec)
f biais *m*, biseau *m*, chamfrein *m*, incliné *m*, surface *f* oblique
i bisello *m*, superficie *f* inclinata
e bisel *m*, sesgadura *f*, sesgo *m*
d Hebungsfläche *f*, Schiefe *f*, Schräge *f*

881 BEVEL GEAR
f engrenage conique *m*
i ingranaggio *m* conico
e engranaje *m* cónico
d Kegelrad *n*, Kegelgetriebe *n*, Kegeltrieb *m*

882 BEVEL-EDGE
f facette *f* à biseau
i facetta *f* smussata
e faceta *f* biselada
d Spitzrand-Facette *f*

883 BEVEL (GEAR) WHEEL
f roue *f* conique, roue *f* d'angle
i ruota *f* conica, ruota *f* d'àngolo
e rueda *f* cónica, engranaje *m* cónico
d Kegelrad *n*, konisches Rad *n*, Winkelrad *n*

884 BEVERAGE
f boisson *f*, breuvage *m*
i bevanda *f*, beverraggio *m*
e bebida *f*
d Getränk *n*

bg, see 735

885 BIAS (stat), systematic error
f biais *m*, erreur *f* systématique
i errore *m* sistematico
e error *m* sistemático
d Bias *m* (stat)

886 BIBASIC (chim)
f bibasique (adj)
i bibasico (adj)
e bibásico (adj)
d zweibasig (adj), zweibasisch (adj)

887 b.i.d., bis in die, twice a day
f deux fois par jour
i due volte al dì
e dos veces por día
d zweimal am Tage

888 BIDIMENSIONAL (adj), two-dimensional (adj)
f bi-dimensionnel (adj)
i bidimensionale (adj)
e bidimensional (adj)
d zweidimensional (adj)

889 BI-DIMENSIONAL CHROMATOGRAPHY
f chromatographie *f* bi-dimensionnelle
i cromatografia *f* bidimensionale
e cromatografia *f* bidimensional
d Zweidimensional-Chromatographie *f*

890 BIEBRICH SCARLET RED, oil red IV, scarlet red
f écarlate *m*, écarlate *m* de Biebrich
i scarlatto *m*
e escarlata *f*
d Scharlachrot *n*, L-Rot 6 *n*

891 BILATERAL (adj)
f bilatéral (adj)
i bilaterale (adj)
e bilateral (adj)
d zweiseitig (adj)

892 BILIARY ACID
f acide *m* biliaire
i acido *m* biliare
e ácido *m* biliar
d Gallensäure *f*

893 BILL (INVOICE)
f addition *f*, facture *f*, note *f*
i fattura *f*
e factura *f*, nota *f*
d Faktur *f*, Rechnung *f*

894 BILL OF DELIVERY
f bon *m* de livraison, bulletin *m* de livraison
i buono *m* di consegna
e nota *f* de entrega
d Lieferschein *m*

895 BILL OF LADING b/l
f bordereau *m* d'expédition, bulletin *m* de chargement, connaissement *m*, police *f* de chargement
i polizza *f* di carico, lettera *f* di carico
e conocimiento *m* de cargamento, conocimiento *m* de embarque
d Frachtschein *m*, Frachtbrief *m*, Konnossement *n*, Ladebrief *m*, Seefrachtbrief *m*

896 BILLET (met)
f billette *f*
i billetta *f*, lingotto *m*
e llatón *m*, tocho *m*
d Knüppel *m*

897 BIMETAL
f bimétal *m*
i bimetallo *m*
e bimetal *m*
d Bimetall *n*

898 BIMETALLIC (adj)
f bimétallique (adj)
i bimetallico (adj)
e bimetálico (adj), de dos metales
d doppelmetallisch (adj)

899 BIN, holder 2°
f récipient m
i recipiente m
e recipiente m
d Behälter m

900 BINARY ACID
f acide m binaire
i acido m binario
e ácido m binario
d Binärsäure f

901 BINARY CIRCUIT
f circuit m binaire
i circuito m binario
e circuito m binario
d Binärstrom m

902 BINARY SALT
f sel m binaire
i sale m binario
e sal m binario
d binäres Salz n

903 BINDING, linkage, linking
f liaison f (chem)
i benda f (chem), legame m (chem)
e enlace m (chem)
d Bindung f (chem), Verbindung f (chem), Verkettung f (chem)

904 BINDING AGENT, ligand
f liant m, fixateur m
i legante m
e aglutinante m, fijador m
d Bindemittel n, Ligand m

905 BINDING FORCE, cementing force
f pouvoir m agglutinant
i forza f agglutinante, potere m agglutinante
e poder m aglutinante
d Bindungsvermögen n

906 BIOASSAY
f essai m biologique
i saggio m biologico
e bioensayo m
d biologische Bestimmungsmethode f, biologische Prüfung f

907 BIREFRACTIVE PRISM
f prisme m biréfringent
i prisma m birifrangente
e prisma m birrefringente
d doppelbrechendes Prisma n

BIS IN DIE, see 887

908 BIS-AZO DYE, diazo-dye
f colorant m diazo
i colorante m diazoico
e colorante m diazóico
d Diazofarbstoff m

909 BISMARCK BROWN, canelle brown, cinnamon brown, English brown, gold brown, Manchester brown
f brun m de Bismarck, brun m de Manchester, vésuvine f
i marrone m Bismarck
e pardo m Bismarck
d Bismarckbraun n

910 BISTRE 1°
f bistre m au manganèse, tête f de Maure
i bistro m manganico
e bistre m mangánico
d Bister m, Manganbraun n

911 BISTRE 2°, blacking, diluted soot, Germantown black, smoke black
f bistre m ordinaire, suie f, brun m de lampe
i bistro m, fulligine m
e bistre m, hollín m
d Kienruss m, Russbraun n, Russschwarz n

912 BITTER
f amer (adj) (goût)
i amaro (adj)
e amargo (adj)
d bitter (adj)

913 BITTER PRINCIPLE
f principe m amer
i principio m amaro
e principio m amargo
d Bitterstoff m, Extraktivstoff m

914 BITTERN, firsting, leach brin, mother lye
f eau-mère f
i acqua f madre salina
e agua f madre de sal, lejía f madre
d Bitterlauge f, Mutterlauge f, Muttersole f, Salzmutterlauge f

915 BITUMOUS COAL
f charbon m bitumineux
i ghiaietto m, giavazzo m
e carbón m bituminoso
d Harzkohle f

916 BIVALENT (adj), divalent (adj)
f bivalent (adj)
i bivalente (adj)
e bivalente (adj)
d zweiwertig (adj)

917 BIXINE, orelline
f bixine f
i bissina f
e bixina f
d Arnotta n, Bixin n, L-Orange 4 n, Nor-Bixin n

b/l, see 895

918 BLACK (adj)
f noir (adj)
i nero (adj)
e negro (adj)
d schwarz (adj)

BLACK BALSAM, see 767

BLACK LEAD, see 3565

BLACKING, see 911

919 BLACKPLATE
f tôle f noire
i lamierino m nero
e plancha f negra
d Feinstblech n, Schwarzblech n

920 BLADE 1º (cutter)
f lame (de couteau) m, pale f, palette f
i pala (dell'elica) f, lama f
e brazo m amasador, hoja f, lámina cortante f, paleta f
d Blatt n, Klinge f, Knetkörper m

921 BLADE 2º (screw)
f aile f, branche f, pelle f
i pala f
e pala f
d Schaufel f, Schippe f

922 BLADE 3º, paddle, vane, wing
f aile f, palette f
i aletta f, pala f di ruota (idraulica)
e álabe m de rueda, paleta f de rueda
d Radschaufel f, Schaufel f (eines Rührers)

923 BLADE WHEEL, paddle-wheel, scoop-wheel
f roue f à palettes
i ruota f a pale, girante m di turbina
e rueda f de álabes, rueda f de paletas
d Schaufelrad n

BLANCHING, see 938

924 BLANK
f ébauche f estampée, flan m, pièce f brute
i grezzo m, semilavorato m
e pieza f bruta, preforma f
d Rohling m, Zuschnitt m

925 BLANK EXPERIMENT, blank test
f essai m à blanc
i prova f in bianco
e ensayo m en vacío, prueba f en vacío, testigo m en blanco
d Blindversuch m, Leerversuch m, Nullversuch m

BLANK TEST, see 925

926 BLANK TITRATION
f titrage m à blanc
i titolazione f a vuoto, titrazione f a vuoto
e titulación f en blanco
d Blindtitration f, Leertitration f

927 BLANKET COATING, rubber blanket spreading
f enduction f à la racle sur tablier
i spalmatura f a nastro
e recubrimiento m por cuchilla sobre cinta
d Gummituchverfahren n

928 BLANKHOLDER, pressure pad
f patin m de pression, porte-flan m, serre-flan m
i listello m d'apoggio, premilamiera f, pressalamiera f
e sujetador m
d Niederhalter m

929 BLANKING, die cutting
f estampage m
i stampaggio m
e estampado m
d Aushauen n, Ausstanzen n (Rohlinge)

930 BLANKING DIE, blanking tool, punching tool
f emporte-pièce m
i fustella f sagomata
e herramienta f perfilada, sacabocado m
d Fassonwerkzeug n (zum Stanzen), Schnittmatrize f

BLANKING TOOL, see 930

931 BLAST
f soufflerie f
i soffieria f
e máquina f soplante, soplo m
d Gebläse n

932 BLAST BURNER, blow-torch burner,
blow-pipe, soldering lamp
f brûleur *m* à soufflerie, chalumeau *m*,
 lampe *f* à souder
i cannello *m*, lampada *f* per saldare
e lámpara *f* soplete, lámpara *f* para
 soldar, soplete *m*
d Gebläse *f* (Brenner), Lötlampe *f*,
 Lötrohr *m*

933 BLAST FURNACE
f haut fourneau *m*
i altoforno *m*
e alto horno *m*
d Hochofen *m*

934 BLAST PIPE
f conduite *f* de vent, porte-vent *m*
i tubo *m* d'aria
e tubo *m* de aire
d Blasrohr *n*

935 BLEACHED BEES WAX, bleached
wax, cera alba, white bees wax, white
wax
f cire *f* blanche
i cera *f* alba, cera *f* bianca
e cera *f* de abejas blanqueada, cera *f*
 blanca
d Cera *f* alba, weisses Bienenwachs *n*

936 BLEACHED OIL
f huile *f* blanchie
i olio *m* candeggiato
e aceite *m* blanqueado
d gebleichtes Öl *n*

BLEACHED WAX, see 935

937 BLEACHERY
f blancherie *f*
i impianto *m* di candeggio
e blanquería *f* taller de blanqueo
d Bleichanstalt *f*

938 BLEACHING, blanching
f blanchiment *m*
i candeggio *m*, imbiancamento *m*,
 imbianchimento *m*, sbianca *f*,
 sbianchimento *m*
e blanqueado *m*, blanqueo *m*,
 descoloramiento *m*
d Bleichen *n*, Bleicherei *f*, Bleich-
 verfahren *n*

939 BLEACHING AGENT, decolo(u)ring
agent, discolo(u)ring agent
f décolorant *m*
i agente *m* scolorante, imbiancatore *m*
e agente *m* decolorante, decolorante *m*
d Bleichmittel *n*, Entfärbungsmittel *n*

BLEACHING CLAY, see 153

BLEACHING EARTH, see 153

940 BLEB
f bulle *f*, vésicule *f*
i vesicola *f*
e vejiga *f*, vesícula
d Bläschen *n*

941 BLED ANIMAL
f animal *m* saigné
i animale *m* salassato
e animal *m* sangrado
d entblutetes Tier *n*

942 BLEEDER ORIFICE, vapor phase tap
f orifice *m* d'aération, prise *f* de phase
 vapeur
i orifizio *m* di spurgo
e orificio *m* de purga
d Ablassöffnung *f*, Ausflussöffnung *f*,
 Zwei-Phasen-Öffnung *f*

943 BLEMISH, glass defect
f défaut *m* du verre
i difetto *m* di vetro
e defecto *m* de vidrio
d Glasfehler *m*

944 BLEND, to, mingle, to, mix, to
f incorporer (v), mélanger (v),
 mêler (v)
i impastare (v), mescolare (v),
 mischiare (v)
e mezclar (v)
d vermengen (v), vermischen (v)

945 BLEND, mixture, mist., mistura
f mélange *m*, mixture *f*
i miscela *f*, miscuglio *m*, mistura *f*
e mezcla *f*, mixtura *f*
d Gemisch *n*, Mischung *f*, Mixtur *f*

946 BLENDING, mingling, mixing
f mélange (action) *m*, mixtion *f*
i mescolamento *m*, mescolatura *f*,
 mischiamento *m*
e mezcladura *f*, mezclamiento *m*
d Mengen *n*, Mischen *n*

947 BLENDOR, mixer
f malaxeur *m*, mélangeur *m*
i mescolatore *m*, mescolatrice *f*
e mezclador *m*, mezcladora *f*
d Mischapparat *m*, Mischer *m*

BLINDING (OF A SCREEN), see 948

948 BLINDING (OF A SIEVE),
   blinding (of a screen)
f encrassement *m* d'un tamis,
   engorgement *m* d'un crible
i ingorgamento *m* d'un setaccio
e atascamiento *m* de una criba
d Verstopfung *f* eines Siebes

949 BLISTER, mustard plaster, sinapisme
f sinapisme *m*
i cataplasma *m* senapato, senapismo *m*
e sinapismo *m*
d Senfpflaster *m*, Sinapismus *m*

950 BLISTER (met)
f soufflures (fpl)
i soffiatura *f* (di metalli)
e sopladuras (fpl)
d Blase *f* (im Metall)

951 BLISTERED (adj), blown (adj), (met)
f lacuneux (adj), caverneux (adj)
i lacunoso (adj), sovralimentato (adj)
e cavernoso (adj), vejioso (adj)
d blasig (adj), lückig (adj)

952 BLOCK
f ébauche *f*
i bozza *f*
e esbozo *m*, bosquejo *m*
d Rohwerk *n*

953 BLOCK (typ)
f cliché *m*
i "cliché" *m*, clisce *m*
e clisé *m*
d Klischee *n*

954 BLOCK POLYMERIZATION,
   bulk polymerization
f polymérisation *f* en masse
i polimerizzazione *f* di massa
e polimerización *f* en masa
d Blockpolymerisation *f*

BLOCK PRESS, see 745

955 BLOCKING
f blocage *m*
i blocco *m*, bloccaggio *m*
e bloqueo *m*
d Blockierung *f*

956 BLOCKING DEVICE
f dispositif *m* d'arrêt
i dispositivo *m* d'arresto
e dispositivo *m* de parada
d Sperrvorrichtung *f*

957 BLOCKING MACHINE, stamper, 1°
   stamping machine, stamping press
f estampeuse *f*, presse *f* frappeuse,
   presse *f* à marquer
i pressa *f* per stampigliare,
   stampatrice *f*
e estampadora *f*, prensa *f* de estampar,
   troqueladora *f*
d Prägepresse *f*, Stempelmaschine *f*

958 BLOOD BANK
f banque *f* de sang
i banca *f* di sangue, emoteca *f*
e banco *m* de sangre
d Blutbank *f*

959 BLOOD CORPUSCLES
f globules (mpl) sanguins
i corpuscoli (mpl) sanguigni,
   globuli (mpl) sanguigni
e corpúsculos (mpl) de la sangre,
   glóbulos (mpl) sanguineos
d Blutkörperchen (npl)

960 BLOOD LEVEL
f taux sanguin *m*
i concentrazione ematica *f*, tasso
   ematico *m*
e nivel sanguineo *m*
d Blutkonzentration *f*, Blutspiegel *m*

961 BLOOD STREAM
f circulation *f* sanguine, courant *m*
   sanguin
i circolazione *f* sanguina, sistema *m*
   circolatorio
e circulación *f* sanguínea
d Blutkreislauf *m*

962 BLOOD TRANSPORT
f transport *m* par voie sanguine
i trasporto *m* per via sanguigna
e transporte *m* por vía sanguínea
d Bluttransport *m*

963 BLOOD WITHDRAWAL
f prise de sang *f*
i prelevamento di sangue *m*
   sottrazione di sangue *f*
e extracción de sangre *f*
d Blutentnahme *f*

964 BLOOD-BRAIN BARRIER, B.B.B.
f barrière *f* hématoencéphalique,
   barrière *f* méningée
i barriera *f* cerebrospinaleematica,
   barriera *f* ematoencefalica
e barrera *f* hematoencefálica,
   barrera *f* hematomiélica
d Bluthirnschranke *f*, Blutliquorschranke *f*

BLOOD-PURIFYING, see 2343

965 BLOSSOM, flower
f fleur *f*
i fiore *m*
e flor *f*
d Blume *f*, Blüte *f*

966 BLOTTING
f épongeage *m*, essorage *m*
i sciorinamento *m*
e oreo *m*, secamiento *m*
d Abtrocknung *f*, Abwischung *f*

967 BLOTTING PAPER
f papier-buvard *m*
i carta *f* asciugante, carta *f* assorbente, carta *f* sugante
e papel *m* secante
d Fliesspapier *n*, Löschpapier *n*

BLOW CASE, see 116

968 BLOW FORMING
f formage *m*, soufflage *f* (de feuilles)
i soffiatura *f*
e conformado *m* por soplado, moldeo *m* por soplado
d Blasverformung *f* (von Folien)

969 BLOW MOLDING
f soufflage *m* de corps creux
i soffiatura *f* di corpi cavi
e moldeo *m* por soplado
d Blasverfahren *n*

970 BLOW NOZZLE
f buse *f* de soufflage
i filiera *f* per soffiatura
e boquilla *f* de soplado, tobera *f* de soplado
d Blasdüse *f*

971 BLOW VALVE
f reniflard *m*
i valvola *f* scarico aria
e válvula *f* roncadora, válvula *f* de ventosa
d Schnarchventil *m*, Schnarrventil *n*

972 BLOWER, fan, ventilator
f ventilateur *m*
i ventilatore *m*
e ventilador *m*
d Entlüfter *m*, Ventilator *m*

BLOWN (met), see 951

973 BLOWN FILM, tubular film
f feuille *f* soufflée
i pellicola *f* soffiata
e lámina *f* soplada
d Blasfolie *f*, Schlauchfolie *f*

974 BLOWN GLASS
f verre *m* soufflé
i vetro *m* soffiato
e vidrio *m* soplado
d geblasenes Glas *n*

975 BLOW-OFF VALVE
f soupape *f* de vidange
i valvola *f* di scarico
e válvula *f* de escape, válvula *f* de purga
d Ablassventil *n*

BLOW-PIPE, see 932

BLOW-TORCH BURNER, see 932

976 BLUBBER OIL, whale oil
f huile *f* de baleine
i olio *m* di balena
e aceite *m* de ballena
d Tranöl *n*, Walöl *n*, Waltran *m*

977 BLUE (adj)
f bleu (adj)
i azzurro (adj), blu (adj), turchino (adj)
e azul (adj)
d blau (adj)

978 BLUE COPPERAS, blue stone, blue vitriol, copper sulfate, Cupri sulfas, SO_4Cu
f sulfate *m* de cuivre
i pietra *f* caustica, solfato di rame *m*
e piedra *f* cáustica, sulfato cuprico *m*, sulfato de cobre *m*
d Ätzstein *m*, Kupfersulfat *n*, schwefelsaures Kupfer *n*, blaues Vitriol *n*

BLUE STONE, see 978

BLUE VITRIOL, see 978

979 BLUNT, to, dull, to
f émousser (v), écorner (v)
i scornare (v), smussare (v)
e desmochar (v), desportillar (v), escuadrar (v)
d abkanten (v), abstumpfen (v)

980 BLURRED (adj), indistinct (adj)
f confus (adj), indistinct (adj)
i confuso (adj), indistinto (adj)
e confuso (adj), indistinto (adj)
d unscharf (adj), verschwommen (adj)

981 BOARD 1°, committee
f collège *m*, comité *m* (bureau)
i comitato, consiglio *m*, giunta *f*
e comité *f*, junta *f*
d Ausschuss *m*, Kollegium *n*, Komitee *n*, Rat *m*

982 BOARD 2°
f planche *f*
i tavola *f*
e plancha *f*, tabla *f*
d Brett *n*

983 BOARD 3°, cardboard, carton, ctn, pasteboard
f carton *m*
i cartone *m*
e cartón *m*
d Karton *m*, Pappe *f*, Pappkarte *f*

984 BOARD OF DIRECTORS
f conseil *m* d'administration
i consiglio *m* d'amministrazione
e junta *f* directiva
d Aufsichtsrat *m*, Verwaltungsrat *m*

985 BOB, counterweight
f contrepoids *m*
i contrappeso *m*
e contrapeso *m*
d Fallgewicht *n*, Gegengewicht *n*

986 BODY
f corps *m*
i corpo *m* (mec)
e cuerpo *m*
d Körper *m*, Rumpf *m*

987 BODY (text)
f partie *f* centrale, corps *m* d'un tissu
i "corpo" (di tessuto) *m*, pezza *f* centrale
e pieza *f* central
d Mittelstück *n*, Schluss *m* (text)

988 BOIL, to
f (faire) bouillir (v)
i bollire (v), fare bollire (v)
e bullir (v), hervir (v)
d (auf)kochen (v)

989 BOILABLE (adj)
f susceptible (adj) d'être bouilli
i bollibile (adj), cucinabile (adj)
e hervible (adj)
d kochbar (adj)

990 BOILER, cooker, kettle
f cuve *f*, chaudière *f*
i caldaia *f*, bollitore *m*
e caldera *f*, olla *f*
d Kessel *m*, Kocher *m*, Siedekessel *m*

991 BOILER EQUIPMENT, boiler plant
f batterie *f* de chaudières
i impianto *m* della caldaia
e instalación *f* de calderas
d Kesselanlage *f*

BOILER PLANT, see 991

992 BOILER SCALE, fur
f calcin *m*, tartre *m* (chaudière)
i incrostazione *f* (di caldaia)
e calcina *f*, incrustación *f*, residuo *m* calcáreo
d Kesselstein *m*, Kesselsteinbildung *f*

993 BOILER TUBE
f tube *m* bouilleur
i tubo *m* della caldaia
e tubo *m* hervidor, tubo *m* de humo
d Heizrohr *n*, Siederohr *n*

994 BOILING CHIP, boiling stone
f pierre *f* facilitant l'ébullition
i pietra *f* per bollitura
e piedricilla *f* de ebullición
d Siedestein *m*

995 BOILING FERMENTATION
f fermentation *f* tumultueuse
i fermentazione *f* effervescente
e fermentación *f* efervescente
d kochende Gärung *f*, stürmische Gärung *f*

996 BOILING LIMIT, boiling range
f limite *f* d'ébullition
i limite *m* di ebollizione
e límite *m* de ebullición
d Siedegrenze *f*

997 BOILING POINT, b.p.
f point *m* d'ébullition
i punto *m* d'ebollizione
e punto *m* de ebullición
d Kochpunkt *m*, Kp, Siedepunkt *m*

BOILING RANGE, see 996

BOILING STONE, see 994

BOILING WATER, see 553

998 BOLOMETER
f bolomètre *m*, thermomètre *m* à résistance
i bolometro *m*
e bolómetro *m*
d Bolometer *n*, Strahlenmesser *m*

999 BOLSTER, chase, frame, framing
f armature *f*, bâti *m*, cadre *m*

1000 BOL-

i armatura f, incastellatura f, montatura f, quadro m, telaio m
e armadura f, bastidor m, chasis m, cuadro m
d Chassis n, Fassung f, Gestell n. Rahmen m

1000 BOLT
f boulon m, cheville f, corps m, verrou m
i bullone m, catenaccio m, chiavarda f
e bulón m, espiga f, tornillo m
d Bolzen m, Schraube f mit Mutter

1001 BOLTER
f bluteau m, blutoir m
i buratto m, frullone m, staccio m
e cedazo m, harnero m
d Beutelvorrichtung f, Rundsichter m, Siebzeug n

1002 BOLTING, boulting, sifting
f criblage m, blutage m, tamisage m
i burattazione f, stacciatura f, vagliatura f
e cernido m, tamización f
d Ausbeuteln n, Sieben n

1003 BOLTING (met)
f chevillage m
i fittura f, imperniatura f
e enclavijado m
d Verbolzung f, Verstiftung f

1004 BOLTING CLOTH
f toile f à tamis, étamine f (tissu)
i buratto m (stoffa)
e gasa f de cerner, tela f de cedazo
d Beutelgaze f, Müllergaze f, Siebtuch n

1005 BOLUS
f bol m
i bolo m
e bolo m
d Arzneikugel f, Bolus m

1006 BOLUS ALBA, kaolin, white bole
f bol m blanc, kaolin m
i caolino m
e arcilla f blanca, bol m blanco, caolín m
d Argilla f alba, Bolus f alba, Kaolin n, weisser Ton m

BOLUS ARMENA, see 587

BOLUS RUBRA, see 587

1007 BOND STRENGTH, bonding strength
f résistance f interfaciale
i resistenza f allo scollaggio
e resistencia f a la desestratificación,
  resistencia f a la deslaminación,
  resistencia f a la exfoliación
d Bindefestigkeit f, Spaltfestigkeit f

BONDING STRENGTH, see 1007

BONE BLACK, see 461

BONE CHARCOAL, see 461

1008 BONUS, extra dividend
f bonus m, dividende m exceptionnel, prime m, superdividende m
i dividendo m eccezionale, gratifica f, premio m
e prima f
d Bonus m, Gratifikation f, Prämie f (Gratifikation), Superdividende f

1009 BOOKLET, brochure
f brochure f
i opuscolo m
e fascículo m, folleto m, opusculo m
d Broschüre f

1010 BOOST, to
f élever (v), renforcer (v), suralimenter (v), survolter (v)
i elevare (v), rinforzare (v), sovralimentare (v)
e amplificar (v), aumentar (v) el voltaje, extender (v), reforzar (v), sobrecargar (v)
d auftreiben (v), unterstützen (v), verbreiten (v), verstärken (v)

1011 BOOSTER (elec)
f surpresseur m, survolteur m
i sopraelevatore m di voltaggio, survoltore m
e elevador m de tensión, elevador m de voltaje
d Spannungserhöher m

1012 BOOST-PRESSURE
f pression f de suralimentation
i pressione f di superalimentazione
e presión f de superalimentación
d Ladedruck m, Zufuhrdruck m

1013 BORDER
f bord m, bordure m, lisière f
i bordo m, contorno m, limite m, margine m, orla f
e borde m, limite m, margen m, orlo m
d Borte f, Grenze f, Rand m

1014 BORE, bore hole
f alésage m, âme f d'un canon, creux m
i alesaggio m, anima f
e agugero m de taladro, alisamiento m, alma f, taladro m

d Bohrloch *n*, Bohrung *f*, Seele *f*

BORE HOLE, see 1014

1015 BORER, chucker
f foret *m*, mandrin *m*, mèche *f*
i mandrino *m*, tornio *m*
e mandril *m*
d Bohrer *m*, Drehfutter *n*

1016 BORING, drilling
f perçage *m*, percement *m*
i alesaggio *m*, alesatura *f*, perforazione *f*
e alisado *m*, perforado *m*, taladrado *m*
d Bohrarbeit *f*, Bohren *n*

1017 BORING MACHINE
f foreuse *f*, perceuse *f*, perforatrice *f*
i alesatrice *f*, barenatrice *f*
e agujereadora *f*, perforadora *f*, taladradora *f*
d Bohrmaschine *f*

1018 BOSS ROLLER, fluted cylinder
f cylindre *m* cannelé
i cilindro *m* scanalato
e cilindro *m* de estirage acanalado, cilindro *m* inferior
d Riffelzylinder *m*, Riffelwalze *f*, Streckzylinder *m*

1019 BOTH EYES, O_2
f les deux yeux
i ambe occhi
e ambos ojos
d beide Augen

BOTTLE, see 3218

1020 BOTTLE (met), box (met), casting box
f châssis *m* de moulage
i cassaforma *f*, forma *f* a fondere
e caja *f* de moldeo
d Formkasten *m*

1021 BOTTLE BLOWER
f souffleur *m* de bouteilles
i soffitore *m* di bottiglie
e soplador *m* de botellas
d Flaschenbläser *m*

BOTTLE FILLER, see 1022

1022 BOTTLE FILLING MACHINE, bottle filler
f remplisseuse *f* de bouteilles
i imbottigliatrice *f*
e llenadora *f* de botellas
d Flaschenfüllmaschine *f*

1023 BOTTLE GLASS
f verre à bouteille *m*
i vetro da bottiglia *m*
e vidrio para botellas *m*
d Flaschenglas *n*, grünes Glas *n*, Tonerdekalk-Alkaliglas *n*

1024 BOTTLE HOLDER
f porte-bouteilles *m*
i porta bottiglie *m*
e porta-botellas *m*
d Flaschenbehälter *m*

1025 BOTTLE TILTER
f basculeur *m* de bouteilles, culbuteur *m* de bouteilles
i ribaltatore *m* di bottiglie
e basculador *m* de botellas
d Flaschenumkipper *m*

1026 BOTTLE-BRUSH
f goupillon *m* (pour bouteilles)
i spazzoletta *f*, spruzzolo *m*
e escobilla *f*, hisopo *m*, limpiabotellas *m*
d Gläserbürste *f*

1027 BOTTLENECK 1°
f col *m* de bouteille
i collo *m* di bottiglia, strozzatura *f* di bottiglia
e cuello *m* de botella
d Flaschenhals *m*

1028 BOTTLENECK 2°
f goulot *m* d'étranglement
i gola *f*
e angostura *f*, desfiladero *m*, paso *m*
d Engpass *m*

1029 BOTTLING
f flaconnage *m*, mise *f* en bouteille
i inflaconamento *m*
e embotellado *m*
d Abziehen *n* auf Flaschen, Flaschenfüllen *n*

1030 BOTTLING LINE, filling line
f chaîne *f* de remplissage
i linea *f* di riempimento
e línea *f* de envasado, línea *f* de llenado
d Abfüllstrasse *f*

1031 BOTTLING MACHINE
f flaconneuse *f* (machine), soutireuse *f* à bouteilles
i imbottigliatrice *f*, infialatrice *f*
e llenadora *f* de botellas, máquina *f* para llenar botellas
d Flaschenfüllmaschine *f*

1032 BOTTLING PLANT
f installation *f* de mise en bouteilles
i impianto *m* di messa in bottiglie
e instalación *f* de ellenadora de botellas
d Flaschenfüllanlage *f*

1033 BOTTOM
f fond *m*
i fondo *m*
e fondo *m*
d Boden *m*

1034 BOTTOM BACKING PLATE
f plaquette *f* d'appui
i piano *m* di taglio inferiore
e chapa *f* inferior de soporte, contraplaca *f* inferior
d Stanzunterlage *f*

1035 BOTTOM CLAMP PLATE, rear shoe (1°)
f plaque *f* inférieure (moule)
i piastra *f* di base mobile
e placa *f* trasera de sujeción del molde
d hinterer Aufspannkörper *m*

1036 BOTTOM DIAMETER
f diamètre *m* du noyau (d'une vis)
i diametro *m* del nucleo
e diámetro *m* del nucleo (tornillo)
d Kerndurchmesser *m*

1037 BOTTOM FORCE
f moitié *f* inférieure du moule
i semistampo *m* inferiore
e semimolde *m* inferior
d unteres Formteil *n*

1038 BOTTOM GEAR, low gear
f petit développement *m*, première vitesse *f* (auto)
i prima velocità *f*
e prima velocidad *f* (auto)
d erster Gang *m*, kleine Entwicklung *f*

1039 BOTTOM RAM PRESS, up-stroke press
f presse *f* ascendante, presse *f* à piston ascendant
i pressa *f* ascendente
e prensa *f* de plato inferior móvil
d Unterdruckpresse *f*, Unterkolbenpresse *f*

1040 "BOUGIE", medicated pencil
f "bougie" *f*, crayon *m* médicamenteux
i candeletta *f*, cereolo *m*, lapis *m*, matita *f*, stick *m*
e bujeá *f* medicinal, candelilla *f* medicamentosa, lápiz *m* medicamentoso

d Arzneistäbchen, Bacillus (pharm), Bougie *f*, Cereolus *m*, Stylus *m*

BOULTING, see 1002

1041 BOUNDARY LAYER
f couche limite *f*
i strato *m* limite
e capa *f* divisoria, capa *f* límite
d Grenzschicht *f*

1042 BOUNDARY LINE
f ligne *f* frontière
i linea *f* limite, linea *f* di confine
e línea *f* divisoria
d Grenzlinie *f*

1043 BOUNDING UP
f banderolage *m*, fardelage *m*
i affastellamento *m*, fasciatura *f*
e fajamiento *m*
d Bündeln *n*

1044 BOVINE (adj)
f bovin (adj)
i bovino (adj)
e vacuno (adj)
d Kuh...., Rind...., bovin (adj)

1045 BOW, to
f cintrer (v), courber (v)
i centinare (v), incurvare (v)
e cimbrear (v), encorvar (v)
d biegen (v), krümmen (v)

BOW, see 860[a]

BOWL, see 800

1046 BOWL CALENDER, roll calender
f calandre *f* à cylindres
i calandra *f* a cilindri
e calandria *f* de cilindros
d Walzenkalander *m*

1047 BOX, bx, case 1°
f boite *f*, caisse *f*, caissette *f*
i cassa *f*, scatola *f*
e caja *f*
d Büchse *f*, Kasten *m*, Kiste *f* Schachtel *f*

BOX (met), see 1020

1048 BOX OF WEIGHTS, set of weights
f jeu *m* de poids, série *f* de poids
i pesiera *f*, serie *f* di pesi
e juego *m* de pesas
d Gewichtssatz *m*, Gewichtssteine *m pl*

b.p., see 997

1049 BRACKISH WATER, brine, salt water
f eau f salée, saumure f
i acqua f salmastra, salamoia f
e aqua f salida, salmuera f
d Salzwasser n, Sole f, Solwasser n

1050 BRAKE
f frein m
i freno m
e freno m
d Bremse f

1051 BRAKE BLOCK, brake cheek, brake shoe
f mâchoire f de frein, patin m de frein, sabot m de frein
i ceppo m d'arresto, pattino m (di un freno), scarpa f d'arresto, zoccolo m di un freno
e mordaza f de freno, zapata f de freno
d Bremsbacke f, Bremsschuh m

BRAKE CHEEK, see 1051

BRAKE SHOE, see 1051

1052 BRANCH
f branchement m de tuyauteries, dérivation f
i derivazione f, diramazione f
e derivación f, pieza f de injerto
d Abzweigung f

1053 BRANCH CIRCUIT
f circuit m dérivé
i circuito m di derivazione
e circuito m derivado
d Abzweigung f (Strom), Zweigkreis m, Zweigstromkreis m

1054 BRANCH CURRENT
f courant m de branchement, courant m de dérivation
i corrente f di derivazione
e corriente f derivada
d Zweigstrom m

BRANCH PIPE, see 1056

1055 BRANCHED CHAIN
f chaîne f ramifiée
i catena f ramificata
e cadena f ramificada
d verzweigte Kette

1056 BRANCHING (elec), branch pipe
f bifurcation f (elec), branchement m

i diramazione f (elec), biforcazione f d'un tubo, tubo m di raccordo
e bifurcación f
d Abzweigung f (elec), Verzweigung f

1057 BRAND, brand name, registered name, trade mark
f marque f de fabrique, marque f déposée, nom m déposé
i marca f di fabbrica, marchio m di fabbrica, marchio m depositato, nome m depositato
e marca f comercial, marca f de fábrica marca f registrada
d Fabrikmarke f, Handelsmarke f, Markenname m, Schutzmarke f, Warenzeichen n

BRAND NAME, see 1057

1058 BRAND NEW (adj)
f battant neuf (adj), flambant neuf (adj)
i nuovo di fabbrica (adj)
e nuevo de fábrica (adj)
d. fabrikneu (adj), nagelneu (adj)

1059 BRANDY
f eau-de-vie f
i acquavite f
e aguardiente f
d Branntwein m, Schnaps m, Weinbrand m

1060 BRASS
f cuivre jaune m, laiton m
i ottone m
e latón m
d Gelbguss m, Messing n

1061 BRAZIL NUT OIL, castanha oil
f huile f de noix du Brésil
i olio m di noce del Brasile
e aceite m de castañas de Maranao
d brasilianisches Nussöl n

1062 BREACH OF CONTRACT, infringement of contract
f violation f de contrat
i violazione f di contratto
e violación f de contrato
d Vertragsbruch m

1063 BREAK
f point m de rupture
i frattura f (punto di), rottura f (punto di)
e punto m de fractura, sitio m de rotura
d Bruchstelle f

1064 BREAK SCORE, rupture notch
f rainure f de secage
i costola f per rottura (compresse)

e línea f para fragmentación
  (comprimidos)
d Bruchkerbe f, Teilkerbe f

1065 BREAKABLE (adj)
f cassant (adj), fragile (adj)
i fragile (adj)
e frágil (adj), quebradizo (adj)
d zerbrechlich (adj)

1066 BREAKDOWN 1º, disintegration
f démolition f, désintegration f
i demolizione f, disintegrazione f
e descomposición f, desdobliamiento m, desintegración f
d Abbau m

1067 BREAKDOWN 2º
f dérangement m, panne f
i avaria f, crollo m, disturbo m nel funzionamento, guasta f, mancanza f di corrente, panna f
e avería f, derrumbamiento m, perturbación f
d Betriebsstörung f, Durchschlagbruch m, Panne f, Überschlagbruch m, Zusammenbruch m

1068 BREAKDOWN TEST
f épreuve f de percement
i prova f di perforazione
e ensayo m de percusión
d Durchschlagsprobe f

1069 BREAKER, crusher
f broyeur m, concasseur m
i frantoio m, frantumatore m, macinatore m, rompitore m, schiacciatoio m
e machacadora f, triturador m
d Brecher m, Vorbrecher m, Zerkleinerungsmaschine f

1070 BREAKER (elec), circuit-breaker 2º, interrupter, switch
f commutateur m, disjoncteur m, interrupteur (elec) m
i commutatore m, interruttore m (elec)
e disyuntor m, interruptor m
d Schalter m, Unterbrecher (elec) m

1071 BREAKER FEEDER
f alimentateur concasseur m
i alimentatore frantolo m
e alimentador quebrantador m
d Speiser m mit Brecher

1072 BREAKER PLATE, strainer
f crible m, grille f, plaque f perforée
i disco m forato
e criba f, placa f perforada
d Lochscheibe f, Stauscheibe f

1073 BREAKING LOAD
f charge f de rupture
i carico m di rottura
e carga f de rotura, carga f de ruptura
d Bruchlast f

1074 BREAKING POINT
f limite f de rupture
i limite m di rottura
e límite f de resistencia a la rotura
d Festigkeitsgrenze f

1075 BREAKING STRENGTH, bursting strength, rupture strength
f résistance à la rupture, résistance à la flexion axiale par compression
i carico m di rottura, resistenza alla rottura
e resistencia f a la rotura, resistencia f a la ruptura
d Bruchfestigkeit f

1076 BREAKING STRESS
f tension f de rupture
i sforzo m di rottura
e esfuerzo m de ruptura
d Bruchbeanspruchung f, Bruchspannung f

1077 BREAKING TEST
f essai m de rupture
i prova f di rottura
e prueba f de rotura
d Bruchprobe, Bruchversuch m

1078 BREAKING-DOWN POINT
f point m de rupture
i punto m di rottura
e punto m de rotura
d Bruchfestigkeitsgrenze f

1079 BREAKING-DOWN TEMPERATURE
f température f de décomposition, température f de dégradation, température f de peptonisation
i temperatura f di degradazione
e temperatura f de descomposición, temperatura f de peptonización
d Abbautemperatur f

1080 BREATHING, gassing
f dégazage m, respiration f du moule
i sfiato m, sgasatura f
e desgaseado m, escape m de aire
d Entlüftung f (einer Pressform)

1081 BREEDING TIME, incubation time
f période f d'incubation, temps m d'incubation

i periodo *m* d'incubazione
e tiempo *m* de incubación
d Brutzeit *f*, Entwicklungszeit *f*

1082 BRICK
f brique *f*
i laterizio *m*, mattone *m*
e ladrillo *m*
d Backstein *m*, Ziegelstein *m*

1083 BRIDGE
f pont *m*
i ponte *m*
e puente *m*
d Brücke *f*

1084 BRIDGE CONNECTION (el)
f couplage *m* en pont, montage *m* en pont
i collegamento *m* a ponte
e conexión *f* en puente
d Brückenschaltung *f*

1085 BRIGHT (adj), brilliant (adj), polished (adj)
f brillant (adj), luisant (adj)
i brillante (adj), lucido (adj)
e brillante (adj), luciente (adj)
d glänzend (adj)

1086 BRIGHTENER 1°
f agent de blanchiment *m*,
i sbiancante *m*
e blanqueádor *m*
d Weissner *m*

1087 BRIGHTENER 2°
f éclaircissant *m*, éclaircisseur *m*
i chiarificatore *m*
e aclarador *m*
d Aufheller *m*

1088 BRIGHTNESS, brilliance, brilliancy, glaze
f brillant *m*, lustre *m*
i brillanza *f*, lustro *m*, splendore *m*
e brillantez *f*, brillo *m*, lustre *m*
d Glanz *m*, Hochglanz *m*

BRILLIANCE, see 1088

BRILLIANCY, see 1088

BRILLIANT (adj), see 1085

1089 BRILLIANT BLACK
f noir *m* brillant
i nero *m* brillante
e negro *m* brillante
d Brillantschwarz *n*, L-Schwarz *n*

1090 BRILLIANT POLISH, high-lustre polish
f poli *m* extrafin
i lucidatura *f* speculare
e pulido *m* fino, pulimento *m* a alto brillo
d Feinschleifen *n*, Hochglanz *m*, Hochglanzpolitur *f*

1091 BRILLIANT VARNISH
f vernis *m* brillant
i vernice *f* brillante
e barniz *m* brillante, laca *f* brillante
d Glanzfirnis, Glanzlack *m*

1092 BRIM, rim
f bordure *f*, couronne *f*, jante (d'une roue) *f*, pourtour *m*, rebord *m*
i cerchio *m* interno d'una ruota, corona *f*, labbro *m*, montatura *f* (di occhiali), orlo *m*
e borde *m*, canto *m*, llanta *f*, margen *m*
d Bord *m*, Felge *f*, Kranz *m*, Radkranz *m*

1093 BRIMFULL, up to the brim
f à ras des bords
i pieno fino all'orlo
e hasta arriba
d randvoll

BRINE, see 1049

BRINELL TEST, see 755

1094 BRITTLE (adj)
f cassant (adj), fragile (adj), friable (adj)
i fragile (adj), friabile (adj)
e frágil (adj), friable (adj), quebradizo (adj)
d bröcklig (adj), brüchig (adj), mürbe (adj) schröde (adj)

1095 BRITTLENESS, fragility
f fragilité *f*, friabilité *f*
i fragilità *f*, friabilità *f*
e fragilidad *f*, friabilidad *f*
d Brüchigkeit *f*, Mürbigkeit *f*, Sprödigkeit *f*, Zerbrechlichkeit *f*

1096 BROADCAST
f émission *f*
i emissione *f*, radio diffusione *f*
e emisión *f* (radio)
d Sendung *f* (Radio)

1097 BROADCAST ADVERTISING, radio advertising
f publicité *f* par T.S.F., publicité *f* radiodiffusée
i pubblicità *f* per radio
e publicidad *f* por radio
d Radiowerbesendung *f*

1098 BROADENING
f élargissement m
i allargamento m
e alargamiento m, ensanchamiento m
d Erweiterung f

BROCHURE, see 1009

1099 BROKEN DOSE, divided dose, fractional dose
f dose f fractionnée
i dose f epicratica, dose f rifratta
e dosis f fraccionada, dosis f refracta
d Dosis f refracta, Teildosis f Teilgabe f

1100 BROMIC ACID
f acide m bromique
i acido m bromico
e ácido m brómico
d Bromsäure f

1101 BROMINATION
f bromuration f
i bromurazione f
e bromuración f
d Bromieren n

1102 BROMINE WATER
f eau f bromée
i acqua f bromata
e agua f de bromo
d Aqua f bromata, Bromwasser n

1103 BROMISOBUTYRIC ACID
f acide m bromoisobutyrique
i acido m bromoisobutirico
e ácido m bromoisobutírico
d Bromisobuttersäure f

1104 BROMOACETIC ACID
f acide m bromoacétique
i acido m bromoacetico
e ácido m bromacético
d Bromessigsäure f

1105 BROMOSTANNIC ACID
f acide m bromostannique
i acido m bromostannico
e ácido m bromostánnico
d Zinnbromwasserstoffsäure f

BROMYRITE, see 579

1106 BROTH
f bouillon m
i brodo m
e caldo m
d Fleischbrühe f

1107 BROWN (adj)
f brun (adj), marron (adj)
i bruno (adj), marrone (adj)
e moreno (adj), pardo (adj)
d braun (adj)

1108 BROWN DISCOLORATION, browning
f brunissement m
i abbrunamento m, brunitura f
e bruñido m, ennegrecimiento n
d Bräunung f, Braunverfärbung f

1109 BROWNIAN MOTION, brownian movement
f mouvement brownien m
i moto browniano m
e movimiento browniano m
d Braunsche Wärmebewegung f

BROWNIAN MOVEMENT, see 1109

1110 BROWNING 1°, burnt sugar coloring, caramel
f brun m de caramel, caramel m
i bruno caramello m, caramello m, zucchero m cotto
e caramelo m
d Karamel n, Saccharum tostum n, Zuckerkouleur n

BROWNING 2°, see 1108

1111 BROWNISH
f brunâtre (adj)
i brunastro (adj)
e pardusco (adj)
d bräunlich (adj), braunstichig (adj)

1112 BRUISING, comminution, contusion, size reduction
f comminution f, concassage m, concassation f, fragmentation f, morcellement m
i communizione f, concassazione f, frantumazione f, sminuzzamento m
e contusión f, comminución f, desmenuzamiento m
d Quetschen n, Zerkleinerung f, Zersplitterung f, Zerstückelung f

1113 BRUISING MILL, stamper 2°
f concasseur m
i frantumatore m
e machacadora f
d Quetschmühle f, Schotmühle f, Stampfer m, Stösser m

1114 BRUSH
f brosse f
i spazzola f

e cepillo *m*
d Bürste *f*

1115 BRUSH COATING, brush spreading
f enduction *f* à la brosse
i spalmatura *f* a spazzola
e recubrimiento *m* por cepillo
d Streichen *n* mit Bürste

1116 BRUSH SPREADER
f machine *f* à enduire à la brosse
i spalmatrice *f* a spazzola
e engomadora *f* por cepillo
d Bürstenstreichmaschine *f*

BRUSH SPREADING, see 1115

1117 BUBBLE
f bulle *f*
i bolla *f*
e burbuja *f*
d Blase *f*, Bläschen *n*

1118 BUBBLE CAP PLATE (dist), bubble tray
f plateau *m* à barbotage
i piatto *m* a campane (dist), piatto *m* a gorgogliamento
e placa *f* de burbujas
d Glockenboden *m*

1119 BUBBLE FERMENTATION
f fermentation *f* bulleuse
i fermentazione *f* da bolle
e fermentación *f* de burbujas
d Blasengärung *f*

BUBBLE TRAY, see 1118

1120 BUBBLE-POINT LINE
f courbe *f* des points d'ébullition
i curva *f* dei punti d'ebullizione
e curva *f* de los puntos de ebulición
d Siedelinie *f*

1121 BUBBLER
f barbotteur *m*
i gorgogliatore *m*
e estropajo *m*, mulón *f* (Amer)
d Waschflasche *f*, Wasserstrahlrührwerk *n*

1122 BUBBLING
f barbotage *m*
i bollimento *m*, gorgogliamento *m*, sobollimento *m*
e barboteo *m*, burbujeo *m*
d Aufwallen *n*, Sprudeln *n*

1123 BUBULUM OIL, cattle foot oil, neat's foot oil
f graisse *f* de pieds de boeuf
i olio *m* di piede di bue
e aceite *m* de pezuñas
d Klauenfett *n*, Klauenöl *n*, Oleum *n* tauri pedum

1124 BUCHNER FUNNEL, filtering funnel, suction filter, suction funnel, vacuum filter
f entonnoir *m* à plaque filtrante, entonnoir *m* de Büchner, entonnoir-filtre *m*, filtre *m* à succion
i filtro *m* a vuoto, imbuto *m* a filtro, imbuto *m* di Büchner
e embudo *m* de Büchner, embudo *m* de filtrar, embudo *m* de succión, filtro *m* de succión
d Büchnerfilter *m*, Büchnertrichter *m*, Filtriertrichter *m*, Nutsche *f*, Nutschefilter *m*, Saugfilter *m*

1125 BUCKET
f godet *m*, seau *m*
i secchia *f*, secchio *m*
e balde *m*, cubeta *f*
d Eimer *m*, Kübel *m*, Trog *m*, Wassereimer *m*

1126 BUCKET CHAIN, bucket elevator, chain and buckets, noria, paternoster, scoop chain
f chaîne *f* à augets, chaîne *f* à godets, élévateur *m* à augets, noria *f*
i catena *f* a noria, catena *f* di tazza, elevatore *m* a tazze, noria *f*
e cadena *f* de cangilones, elevador *m* de cadena, noria *f*, rosario *m* de cangilones
d Becherkettenförderer *m*, Becherwerk *n*, Eimerkette *f*, Paternosterwerk *n*

BUCKET ELEVATOR, see 1126

1127 BUCKLE 1°, clasp
f boucle *f*
i buccola *f*, fibbia *f*
e hebilla *f*
d Gürtelschnalle *f*, Schnalle *f*

1128 BUCKLE 2°
f gondolement *m*
i avvallamento *m* (difetto di lamiere), ingobbatura *f*
e alabeo *m*, combadura *f*, pandeo *m*
d Einknicken *n*, Einknickung *f*

1129 BUCKLING
f flambage *m*, flambement *m*

i avvallamento *m*
e flambeo *m*
d Knickung *f*

1130 BUCKLING STRENGTH, cross breaking resistance, deflection strength, resistance to lateral bending, lateral bending strength
f resistance *f* au flambage
i resistenza *f* al carico di punto, resistenza *f* alla piegatura
e resistencia *f* al pandeo
d Beulfestigkeit *f*, Knickfestigkeit *f*, Standfestigkeit *f*

1131 BUCKLING STRESS
f effort *m* de compression axiale, effort *m* de flambement, tension *f* de flambage
i sollecitazione *f* al carico di punta, sollecitazione *f* di flessione, tensione *f* dovuta al carico di punte
e esfuerzo *m* de flexión, esfuerzo *m* de pandeo
d Knickbeanspruchung *f*, Knickspannung *f*

1132 BUCKLING TEST
f essai *m* au flambage
i prova *f* di flessione
e ensayo *m* de pandeo
d Knickversuch *m*

1133 BUFFER
f tampon *m* de choc, parechoc *m*
i paracolpi *m*, respingente *m*
e parachoques *m*, tope *m*
d Prellbock *m*

1134 BUFFER SOLUTION
f tampon (solution) *f*
i tampone (soluzione) *f*
e tampón (solución) *f*
d Puffer *m*, Pufferlösung *f*

1135 BUFFING, burnishing, polishing
f polissage *m*, vernissage *m*
i lucidatura *f*, pulitura *f*
e pulimentado *m*, pulimento *m*
d Glanzschleifen *n*, Polieren *n*, Politur *f*

1136 BUHRSTONE, millstone, quernstone
f meule *f* (pierre)
i mola *f*
e muela *f*, piedra de molino *f*
d Mühlstein *m*

1137 BUILDING UP (chem), synthesis
f formation *f* (action de former), synthèse *f*

i formazione *f*, sintesi *f*
e formación *f*, síntesis *f*
d Aufbau *m*, Bildung *f*, Synthese *f*

1138 BUILT-IN (adj), stationary (adj)
f inamovible (adj), incorporé (adj)
i incorporato (adj), solidale (adj)
e incorporado (adj)
d eingebaut (adj), feststehend (adj)

1139 BULB
f boule *f*, globe *m*, sphère *f*
i palla *f*, sfera *f*
e bala *f*, esfera *f*
d Birne *f*, Kugel *f*

1140 BULB COOLER
f réfrigérateur *m* à boules
i refrigerante *m* a palle
e refrigerador *m* de bolas
d Kugelkühler *m*

1141 BULBOUS (adj)
f bulbeux (adj)
i tondeggiante (adj)
e bulboso (adj)
d knollenförmig (adj)

1142 BULK
f cargaison *f*, masse *f*, volume *m*
i carico *m*, massa *f*, volume *m*
e bulto *m*, masa *f*, volumen *m*
d Ladung *f*, Masse *f*, Menge *f*, Volumen *n*

1143 BULK ARTICLES, bulk material, bulky freight, bulky goods
f marchandise *f* en vrac, matériaux (mpl) en vrac, substance *f* en vrac
i materiale *m* sciolto, merce *f* alla rinfusa
e material *m* a granel, mercancía *f* a granel
d Massengut *n*, Schüttgut *n*, Sperrgut *n*

1144 BULK FACTOR, bulk modulus
f module *m* de masse
i modulo *m* di elasticità cubica
e módulo *m* de masa
d Füllfaktor *m*, Füllkonstante *f*, Schüttkoeffizient *m*

1145 BULK MANUFACTURING, bulk production
f production *f* de masse
i produzione *f* di massa
e produccion *m* de masa
d Massenerzeugung *f*, Massenherstellung *f*, Massenproduktion *f*

BULK MATERIAL, see 1143

BULK MODULUS, see 1144

BULK POLYMERIZATION, see 954

1146 BULK POWDER
f poudre f en vrac
i polvere m sfuso
e polvo m a granel
d loses Pulver n

BULK PRODUCTION, see 1145

1147 BULK TARIF
f tarif m à forfait
i tariffa f di blocco
e tarifa f a destajo
d Pauschaltarif m

1148 BULK VOLUME, pourability
f volume m apparent, volume m en vrac
i volume m alla rinfusa, volume m apparente
e volumen m a granel, volumen m aparente
d Füllvolumen n, Schüttvolumen n

1149 BULKING AGENT
f ingrédient m de charge
i ingrediente m di carica
e substancia f de carga
d Beschwerungsmittel n

BULKY FREIGHT, see 1143

BULKY GOODS, see 1143

1150 BUNCHER MACHINE, bundling machine
f fardeleuse f, lieuse f
i fardellatrice f, fasciatrice f
e atadora f, entardadora f, máquina f agavilladora
d Bindevorrichtung f, Bündelmaschine f, Bündler m, Packmaschine f

1151 BUNDLE
f faisceau m
i fascio m
e haz f
d Bündel n, Büschel m

BUNDLING MACHINE, see 1150

1152 BUNKER, hopper
f trémie f
i tramoggia f
e tolva f
d Bunker m, Mühltrichter m

1153 BUNSEN-BURNER
f bec m de Bunsen, brûleur m de Bunsen
i becco m di Bunsen
e mechero m de Bunsen
d Blaubrenner m, Bunsenbrenner m

1154 BUOYANCY
f flottabilité f, force ascensionnelle f
i galleggiabilità f, spinta di galleggiamento f
e empuje ascensional f, flotabilidad f
d Auftrieb m, Schwimmfähigkeit f

1155 BURETTE
f burette f
i buretta f
e bureta f
d Bürette f

1156 BURLAP, gunny cloth, hessian, jute, packing canvas
f toile f d'emballage, toile f de jute
i iuta f per sacchi, tela f per copertura di poreti
e arpillera, tela f de yute
d Hessian n, Juteleinen n, Packleinwand f Packtuch n

1157 BURNER
f bec m de lampe, brûleur m
i bruciatore m
e mechero m. quemador m
d Brenner m

1158 BURNISHED, high polished
f finement poli (adj)
i brunito (adj) a specchio, lucidato (adj) a specchio
e abrillantado (adj), pulido (adj) a alto brillo
d hochglanzpoliert (adj)

BURNISHING, see 1135

1159 BURNT ALUM, dried alum, exciccated alum
f alun m brûlé, alun m calciné, alun m desséché
i allume m calcinato, allume m usto
e alumbre m desecado, alumbre m quemado, alumbre m seco
d Alumen n ustum, gebrannter Alaun m

BURNT LIME, see 458

1160 BURNT ORE, roasting residue
f résidu m de grillage
i residuo m di calcinazione
e residuo m calcinado
d Abbrand m 1º

BURNT SUGAR COLORING, see 1110

1161 BURNT UMBER
f brun *m* de Turquie, terre *f* de Chypre, terre *f* d'ombre brûlée
i terra *f* d'ombra bruciata
e umbra *f* calcinada
d gebrannte Schwarzerde *f*, Terra *f* umbrica

1162 BURR (met)
f arête *f*, barbe *f*, bavure *f*, ébarbure *f*
i barba *f*, bava *f* (del foro), lima *f*, sbavatura *f*
e cresta *f*, rebaba *f*
d Bart *m*, Grat *m*, Gussnaht *f*, Walznaht *f*

1163 BURRING MACHINE (met)
f ébarbeuse *f*
i sbavatrice *f*
e desbarbadora *f*
d Abgratmaschine *f*

1164 BURST STRENGTH
f résistance *f* à l'éclatement
i resistenza *f* allo scoppio
e resistencia *f* al reventamiento
d Berstdruckfestigkeit *f*, Berstfestigkeit *f*

1165 BURSTING
f éclatement *m*, rupture *f*
i scoppio *m*
e estalido *m*, explosión *f*, reventazón *f*
d Bersten *n*, Platzen *n*, Riss *m*, Sprengung *f*

BURSTING STRENGTH, see 1075

1166 BUSH (mach), bushing
f coussinet *m*, douille *f*, manchon *m*
i boccola *f*, bussola *f*, fodera *f*, manicotto *m*
e casquillo *m*, cupla *f*, manguito *m*, tubito *m*
d Buchse *f*, Büchse *f*, Füllstück *f*, Futter *f*, Hülse *f*, Muffe *f*, Stutzen *m*

BUSHING, see 1166

1167 BUSINESS SECRET
f secret *m* des affaires
i segreto *m* d'affari
e secreto *m* de negocios
d Geschäftsgeheimnis *n*

1168 BUSINESS YEAR
f année *f* commerciale, exercice *m* annuel
i anno *f* di negozio
e ejercicio *m* anual
d Geschäftsjahr *n*, Rechnungsjahr *n*

1169 BUTT JOINT, butt weld
f joint *m* en bout, joint *m* plat
i giunto *m* di testa
e unión *f* soldada a tope
d Stumpfstoss *m*

1170 BUTT STRAP
f couvre-joint *m*, éclisse *f*
i bandella-coprigiunto *m*, coprigiunto *m*
e cubrejunta *f*, eclisa *f*
d Lasche *f*, Stosslasche *f*

BUTT WELD, see 1169

1171 BUTT WELDING, press welding
f soudage *m* à la presse, soudure *f* en bout
i saldatura *f* di testa
e soldadura *f* a tope, soldadura *f* por presión
d Presstumpfschweissen *n*, Stumpfschweissen *n*

BUTTER OF ANTIMONY, see 509

1172 BUTTER OF TIN
f beurre *m* d'étain, chlorure *m* stanneux
i cloruro *m* stannoso
e cloruro *m* estannoso
d Butyrum *n* stanni, Zinnbutter *f*

1173 BUTTERFLY NUT, thumb nut, winged nut
f écrou *m* à ailettes, écrou *m* à oreilles
i dado *m* ad alette, dado *m* a galletto dado *m* godronato
e tuerca *f* alada, tuerca *f* de mariposa, tuerca *f* de oreja
d Flügelmutter *f*, Griffmutter *f*

1174 BUTTERFLY VALVE, throttle valve
f boisseau *m* étrangleur, étrangleur *m*, modérateur *m*, "papillon" *m* (méc), papillon *m* de commande, registre *m* de vapeur, régulateur *m* à papillon
i farfalla *f*, valvola *f* a farfalla, valvola *f* di registro, valvola *f* di strozzamento, valvola *f* regolatrice del flusso
e válvula *f* de estrangulación, válvula *f* de mariposa, válvula *f* de reducción
d Ausströmregler *m*, Drosselklappe *f*, Drosselventil *n*, Regelventil *n*

1175 BUTTERY
f butyreux (adj)

i burraceo (adj), burroso (adj)
e mantecoso (adj)
d butterähnlich (adj), butterig (adj)

1176 BUTTING
f aboutement m 2°
i congiunzione f testa a testa
e empalmadura f
d Aneinanderfügung f

1177 BUTTON, knob
f bouton m
i bottone m, pressoio m
e botón m
d Knopf m, Drücker m

1178 BUTYLACETIC ACID, capronic acid, n-hexylic acid
f acide m caproïque, acide m n-hexylique
i acido m caproico
e ácido m capróico
d Butylessigsäure f, Capronsäure f, n-Hexylsäure f

1179 BUTYRIC ACID
f acide m butanoïque, acide m butyrique
i acido m butirico
e ácido m butírico
d Buttersäure f

1180 BUYING DEPARTMENT, purchasing department
f service m d'achat
i servizio m acquisti, ufficio m acquisti
e sección f de comparas
d Einkaufsabteilung f

1181 BUYING ORDER, purchase order
f ordre m d'achat
i ordine m d'acquisto
e orden m de compra
d Kaufauftrag m, Kauforder f

1182 BUYING PRICE, purchase price
f prix m d'achat, prix m d'acquisition
i prezzo m d'acquisto

e precio m de adquisición, precio m de compra
d Anschaffungspreis m, Kaufpreis m

1183 BUZZER (COIL)
f bourdon m, ronfleur m, vibrateur m
i cicalino m, vibratore m
e vibrador m, zumbador m
d Summer m (elect)

B.W.G., see 6563

bx, see 1047

1184 BY DEGREES, gradual (adj), step by step
f graduel (adj)
i graduale (adj)
e gradualmente (adj), por grados
d abgestuft (adj), stufenweise (adj)

1185 BY DROPS, guttatim
f par gouttes
i a gocce
e gota a gota
d tropfenweise

1186 BY-PASS (ROAD)
f contournement m, dérivation f
i bipasso m
e contorneo m
d Umgehung f

1187 BY-PASS CONDENSER
f condensateur m de dérivation
i condensatore m di derivazione
e condensador m de derivación
d Ableitkondensator m

1188 BY-PRODUCT, derivate
f produit m dérivé, produit m secondaire, sous-produit m
i sottoprodotto m
e subproducto m
d Beiprodukt n, Nebenprodukt n

C

1189 CABIN
f cabine *f*
i cabina *f*
e cabina *f*
d Kabine *f*

1190 CABLE 1º
f câble *m* (métallique), corde *f*
i cavo *m* metallico, corda *f*
e cable *m*, cable *m* metálico
d Drahtseil *n*, Seil *n*

1191 CABLE 2º
f câble *m*
i cavo *m*
e cable *m*
d Kabel *m*

1192 CABLE SOCKET
f serre-câble *m*
i serracavo *m*
e collar *m* de suspensión, grapa *f* para cable, terminal *m* de cable
d Kabelklemme *f*

1193 CACAO BUTTER, cocoa butter, oleum theobromatis, theobroma oil
f beurre de cacao *m*
i burro di cacao *m*
e aceite de teobroma *m*, manteca de cacao *f*
d Butyrum cacao *n*, Kakaobutter *f*, Oleum cacao *n*

"CACHET", see 428

1194 CADMIUM, Cd
f cadmium *m*
i cadmio *m*
e cadmio *m*
d Cadmium *n*, Klaprothium *n*, Vestalium *n*

1195 CAGE
f cage *f*
i gabbia *f*
e jaula *f*
d Käfig *m*

1196 CAKE
f gâteau *m*, tourteau *m*
i panello *m*
e rueda *f*, torta *f*
d Kuchen *m*, Schrot *n*

CAKE ALUM, see 377

1197 CAKING 1º
f formation *f* de "gâteau"
i formazione *f* di foccacia, sedimentazione *f* dura
e formación de tortada (o de torta)
d Kuchenbildung *f*

1198 CAKING 2º
f agglutination *f*, prise *f* en masse
i agglutinamento *m*, ammassamento *m*
e aglomeración *f*, conglomeración *f*
d Backen *n*, Zusammenbacken *n*

1199 CALAMINE, hemimorphite, smithsonite
f calamine *f*
i calamina *f*
e calamina *f*
d Calamina *f*, Galmei *n*, Kieselgalmei *n*, Lapis *m* calaminaris

1200 CALCINATION
f calcination *f*
i calcinazione *f*
e calcinación *f*, tostado *m*
d Rösten *n*, Röstung *f*

1201 CALCIUM ACETATE
f acétate *m* de calcium
i acetato *m* di calcio
e acetato *m* cálcico
d Graukalk *m*, Kalziumazetat *n*

1202 CALCIUM ACETYLIDE, calcium carbide
f carbure *m* de chaux
i carburo *m* di calcio
e carburo *m* cálcico
d Kalziumkarbid *n*

1203 CALCIUM ARSENATE
f arséniate *m* de calcium
i arseniato *m* di calcio
e arseniato *m* cálcico
d Kalziumarseniat *n*

1204 CALCIUM BENZOATE
f benzoate *m* de calcium
i benzoato *m* di calcio
e benzoato *m* cálcico
d Calcium *n* benzoicum, Kalziumbenzoat *n*

1205 CALCIUM BIPHOSPHATE
f biphosphate *m* de calcium
i bifosfato *m* di calcio
e bifosfato *m* cálcico
d Kalziumbiphosphat *n*

1206 CALCIUM BROMIDE
f bromure *m* de calcium
i bromuro *m* di calcio
e bromuro *m* cálcico
d Kalziumbromid *n*

1207 CALCIUM CARBONATE
f carbonate *m* de calcium
i carbonato *m* di calcio
e carbonato *m* cálcico
d Kalziumkarbonat *n*

CALCIUM CARBIDE, see 1202

1208 CALCIUM CITRATE
f citrate *m* de calcium
i citrato *m* di calcio
e citrato *m* cálcico
d Kalziumzitrat *n*

1209 CALCIUM CYANAMID
f cyanamide *m* calcique
i cianamido *m* di calcio
e cianamido *m* cálcico
d Kalkstickstoff *m*, Kalziumzyanamid *n*

1210 CALCIUM CYANIDE
f cyanure *m* de calcium
i cianuro *m* di calcio
e cianuro *m* cálcico
d Kalziumzyanid *n*

1211 CALCIUM FLUORIDE, fluorite
f fluorure *m* de calcium
i fluoruro *m* di calcio
e fluoruro *m* cálcico
d Fluorkalzium *n*, Flusspat *m*, Kalziumfluorid *n*

1212 CALCIUM HYDRATE, calcium hydroxide, lime hydrate, slaked lime
f chaux *f* délitée, chaux *f* éteinte, chaux *f* hydratée, hydroxyde *m* de calcium
i calce *f* spenta, idrossido *m* di calcio
e cal *f* apagada, hidrato *m* de cal, hidrato *m* cálcico, hidróxido *m* de calcio
d Calcaria *f* hydrata, Calciumhydroxyd *n*, gelöschter Kalk *m*, Kalkhydrat *n*, Kalziumhydroxyd *n*

CALCIUM HYDROXIDE, see 1212

1213 CALCIUM HYPOPHOSPHITE
f hypophosphite *m* de calcium
i ipofosfito *m* di calcio
e hipofosfito *m* cálcico
d Calcium *n* hypophosphoricum, unterphosphorigsaures Kalzium *n*

1214 CALCIUM IODATE
f iodate *m* de calcium
i iodato *m* di calcio
e yodato *m* cálcico
d Calcium *n* jodicum, jodsaures Kalzium *n*, Kalziumjodat *n*

1215 CALCIUM IODIDE
f iodure *m* de calcium
i ioduro *m* di calcio
e yoduro *m* cálcico
d Calcium *n* iodatum, Jodkalzium *n*, Kalziumjodid *n*

1216 CALCIUM METHANEDISULFONATE, calcium methionate
f methanesulfonate *m* de calcium
i metanesolfonato *m* di calcio
e metane-sulfonato *m* cálcico
d methandisulfonsaures Kalzium *n*

CALCIUM METHIONATE, see 1216

1217 CALCIUM NITRATE
f nitrate *m* de calcium
i nitrato *m* di calcio
e nitrato *m* cálcico
d Kalksalpeter *m*, Kalziumnitrat *n*

1218 CALCIUM OXALATE
f oxalate *m* de calcium
i ossalato *m* calcio
e oxalato *m* cálcico
d Kalziumoxalat *n*

1219 CALCIUM PHENOLSULFONATE, calcium sulfocarbolate
f phenolsulfonate *m* de calcium
i fenolsolfonato *m* di calcio
e fenolsulfonato *m* cálcico
d Kalziumphenolsulfonat *m*

1220 CALCIUM PHOSPHATE
f phosphate *m* de calcium
i fosfato *m* di calcio
e fosfato *m* de calcio
d Kalziumphosphat *n*

1221 CALCIUM STEARATE
f stéarate *m* de calcium
i stearato *m* di calcio
e estearato *m* cálcico
d Kalziumstearat *n*

1222 CAL-

1222 CALCIUM SULFIDE
f sulfure *m* de calcium
i solfuro *m* di calcio
e sulfuro *m* cálcico
d Calcium *n* sulfuratum, Kalziumsulfid *n*, Schwefelkalzium *n*

CALCIUM SULFOCARBOLATE, see 1219

1223 CALCIUM TUNGSTATE
f tungstate *m* de calcium
i wolframiato *m* di calcio
e tungstato *m* cálcico, wolframiato *m* cálcico
d Scheelit *m*

1224 CALCULATED (adj)
f calculé (adj)
i calcolato (adj)
e calculado (adj)
d berechnet (adj)

CALCULATED VALUE, see 798

1225 CALCULATING DEVICE,
calculating machine, computer
f appareil *m* à calculer, calculateur *m* (machine), machine *f* à calculer
i calcolatrice *f*, macchina *f* calcolatrice
e máquina *f* calculadora, máquina *f* de calcular
d Rechenmaschine *f*, Rechenvorrichtung *f*

CALCULATING MACHINE, see 1225

1226 CALCULATING RULE, slide rule
f règle *f* à calcul
i regolo *m* calcolatore
e regla *f* deslizante
d Rechenschieber *m*, Rechenstab *m*

1227 CALCULATION, computation
f calcul *m*, compte *m*, établissement *m* du prix de revient
i calcolo *m*, computo *m*
e cálculo *m*, cómputo *m*
d Ausrechnung *f*, Berechnung *f*, Kalkulation *f*, Schätzung *f*

1228 CA(U)LDRON
f chaudron *m*
i calderone *m*
e calderón *m*
d Kupferkessel *m*

1229 CALENDER
f calandre *f*
i calandra *f*
e calandria *f*
d Kalander *m*

1230 CALENDER BOWL, calender roll
f cylindre *m* de calandre
i cilindro *m* della calandra
e rodillo *m* de calandria
d Kalenderwalze *f*

1231 CALENDER COATER, roll coater
f calandre *f* d'enduction, machine *f* à enduire à rouleaux
i calandra *f* di spalmatrice, spalmatrice *f* a cilindri
e barnizadora *f* de rodillos, calandria *f* de recubrimiento
d Auftragkalander *m*, Walzenbeschichter *m*

1232 CALENDER COATING, roll coating
f enduction *f* à la calandre, enduction *f* au cylindre
i rivestimento *m* con calandra, rivestimento *m* a rullo
e recubrimiento *m* por calandria, recubrimiento *m* por rodillo
d Kalanderauftrag *m*, Walzenauftrag *m*

CALENDER ROLL, see 1230

1233 CALENDER ROLLER
f cylindre *m* délivreur, cylindre *m* de sortie, rouleau *m* calandreur
i cilindro *m* scanalato alimentatore, rullo *m* cilindratore
e arrollador *m*, cilindro *m* de salida, plegador *m*
d Abzugswalze *f*, Abzugszylinder *m*, Kalanderwalze *f*, Lieferwalze *f*, Lieferzylinder *m*

1234 CALENDER STACK, glazing rolls
f calandre *f* finisseuse
i calandra *f* spianatrice
e calandria *f* de satinar
d Glättkalander *m*, Glättwerk *n*

1235 CALENDERED FOIL, calendered sheet, rolled sheet
f feuille *f* calandrée, feuille *f* laminée
i foglia *f* calandrata
e hoja *f* calandrada, lámina *f* calandrada
d kalandrierte Folie *f*, Walzfolie *f*

CALENDERED SHEET, see 1235

1236 CALENDERING MACHINE,
rolling mill, rolling plant
f laminoir *m*
i laminatoio *m*
e laminador *m*
d Drehroller *m*, Walzwerk *n*

1237 CALIBRATE, to, gauge, to
f calibrer (v), étalonner (v), graduer (v), jauger (v)
i calibrare (v), graduare (v), stazzare (v)
e calibrar (v)
d eichen (v), kalibrieren (v)

1238 CALIBRATED (DELIVERY) PIPETTE
f pipette f jaugée
i pipetta f tarata
e pipeta f calibrada
d Vollpipette f

1239 CALIBRATING, calibration
f calibrage m, étalonnage m
i calibrazione f, taratura f
e calibración f, graduación f
d Eichen n, Eichung f, Kalibrieren n

CALIBRATION, see 1239

1240 CALICO
f calicot m, cotonnade f
i calicò m, cotonina f, tela f di cotone
e calicó m
d Druckperkal m, Kaliko m, Kattun m

1241 CALIPER, calliper, gage, gauge, jig
f calibre m, compas m de calibre, compas m d'épaisseur, jauge f
i calibro m, compasso m di spessore
e calibre m, compás m calibrador, plantilla f
d Kaliber m, Lehre f, Taster m

1242 CALIPER GAUGE
f jauge f à coulisse
i calibro m piatto
e calibre m de compás, calibre m pie de rey, calibre m plano
d Messkluppe f, Zylinderstichmass n

CALLIPER, see 1241

1243 CALORIFIC POWER, calorific value, pyrometric effect
f effet m pyrométrique, pouvoir m calorifique, puissance f calorifique, valeur f calorifique
i effetto m termico, forza f calorifica, potere m calorifico
e potencia f calorífica
d Brennwert m, Heizwert m

CALORIFIC VALUE, see 1243

1244 CALORIGENIC (adj)
f calorigène (adj), hypermétabolisant (adj)
i calorigeno (adj), ipermetabolizante (adj)
e calorigene (adj), hipermetabolisante (adj)
d stoffwechselsteigernd (adj), wärmeerzeugend (adj)

1245 CALORIMETER
f calorimètre m
i calorimetro m
e calorímetro m
d Kalorimeter n, Wärmemesser m

1246 CAM, lifter (mec), lifting cog, tappet, wiper
f came f, doigt m d'entraînement, ergot m, excentrique m, lève f
i bocciuolo m, camma f, eccentrico m
e balancín m, cama f, excéntrica f, leva f
d Hebedaumen m, Knagge f, Nocke f, Nocken m

1247 CAM DRIVE, cam gear
f distribution f à cames
i comando m a camma
e distribuidor m de levas, mando m por levas
d Kurvenantrieb

CAM GEAR, see 1247

1248 CAM LEVER
f levier m à came
i leva f a camme
e palanca f excéntrica
d Schwellenhebel m

1249 CAMBRIC
f batiste f
i batista f, cambric m
e batista f
d Batist m

1250 CAMOUFLAGE, masking
f camouflage m, masquage m
i mascheramento m
e camuflaje m, enmascaramiento m
d Maskierung f, Tarnung f

1251 CAMPHORIC ACID
f acide m camphorique
i acido m canforico
e ácido m canfórico
d Campfersäure f, Kamfersäure f

1252 CAMSHAFT
f arbre m à cames
i albero m a camme, albero m degli eccentrici
e árbol m de levas
d Nockenwelle f

1253 CAMSHAFT BEARING
f palier *m* de l'arbre à cames
i cuscinetto *m* dell'albero a camme
e cojinete *m* del árbol de levas
d Nockenwellenlager *n*

1254 CAN, cn, tin
f bidon *m*, boîte métallique *f*
i barattolo *m*, bidone *m*, latta *f*, lattina *f*
e bidón *m*, chapa *f*, lata *f*
d Blechkanne *f*, Büchse *f*, Kanne *f*, Konservendose *f*

1255 CAN DUMP
f basculeur *m*
i dispositivo *m* di capovolgimento
e volcador *m*
d Kippvorrichtung *f*

1256 CANADIAN ASBESTOS
f chrysolithe *m*
i crisolite *m*
e consólito *m*
d Kanadischer Asbest *m*

CANADA TURPENTINE, see 764

1257 CANANGA OIL
f essence *f* d'Ylang-Ylang
i essenza *f* di Ylang-Ylang
e esencia *f* de cananga, esencia *f* de Ylang-Ylang
d Canangaöl *n*, Ylang-Ylangöl *n*

1258 CANCEL, to, repeal, to
f abroger (v), annuler (v), résilier (v)
i abrogare (v)
e anular (v), cancelar (v)
d annullieren (v), widerrufen (v)

1259 CANCELLATION, countermanding
f annulation *f*, contre-ordre *m*, résiliation *f*
i abrogazione *f*, annullamento *m*, cancellatura *f*, revoca *f*
e anulación *f*, canceladura *f*
d Abbestellung *f*, Annullierung *f*, Kraftloserklärung *f*, Widerruf *m*

1260 CANDLE
f bougie *f*
i candela *f*
e bujía *f*
d Kerze *f*

1261 CANDLE POWER
f intensité *f* lumineuse, luminosité *f*
i candelaggio *m*, intensità *f* luminosa
e intensidad *f* luminosa, luminosidad *f*
d Lichtintensität *f*, Lichtstärke *f*

1262 CANDY, confectionery, sweet
f bonbons (mpl), sucreries (fpl)
i confetto *m*, chicca *f*, dolci (mpl), zuccherini (mpl)
e bonbón *m*, confite *m*, dulce *m*
d Bonbons (mpl), Confectiones (fpl), Konfekte (npl), Süssigkeiten (fpl)

1263 CANDY SUGAR
f sucre *m* candi
i zucchero *m* candito
e azúcar *m* cande
d Kandiszucker *m*

1264 CANE SUGAR
f sucre *m* de canne
i saccarosio *m*, zucchero *m* coloniale, zucchero *m* di canna
e azúcar *m* de cana, sacarosa *f*
d Rohrzucker *m*

1265 CANE TRASH
f bagasse *f*
i bagassa *f*
e bagazo *m*
d Bagasse *f*, Brennrohr *n*

CANELLE BROWN, see 909

1266 CANISTER
f boîte *f* de métal, coffret *m*
i scatola *f* di latta
e canastillo *m*
d Blechversandgefäss *n*, Kanister *m*

CANNON BALL MILL, see 752

1267 CANNULA, injection needle
f aiguille *f* à injection
i ago *m* da iniezione
e aguja *f* para inyección
d Hohlnadel *f*, Kanüle *f*

1268 CANVAS
f toile *f* de tente, toile *f* à voile
i canovaccio *m*, tela *f* da vele, tela *f* di olona
e lona *f*
d Drillich *m*, Kanevas *m*, Segeltuch *n*

1269 CAOUTCHOUC, India rubber
f caoutchouc *m*, gomme *f*
i cauccíù *m*, gomma *f*
e caucho *m*, goma *f*
d Gummi *m*, Kautschuk *m*

C.A.P., see 1393

1270 CAP
f capot *m*, capuchon *m*, culot *m*, douille *f*

   i coperchio *m*, zoccolo *m* (el)
   e caperuza *f*, capuchón *m*, casquete *m*,
       cubierta *f*
   d Fassung *f*, Haube *f*, Kappe *f*,
       Röhrenfuss *m*, Sockel *m*

1271 CAP (SPHERICAL)
   f calotte *f*
   i calotta *f*
   e calota *f*, segmento *m* esférico
   d Kalotte *f*, Kugelhaube *f*, Kugelkappe *f*

1272 CAP JAR
   f bocal *m* à couvercle vissé
   i boccale *m* a coperchio a vite
   e envase *m* con tapa roscada
   d Deckelglas *n*, Schraubglas *n*

1273 CAP PLUG
   f bouchon *m* creux
   i tappo *m* cavo
   e tapón *m* hueco
   d Hohlstopfen *m*

1274 CAPACITOR, condenser
   f condensateur *m*
   i condensatore *m*
   e condensador *m*
   d Kondensator *m*

1275 CAPACITY, contents, volume
   f capacité *f* d'un récipient, contenance *f*,
       volume *m* interne
   i capacità *f*, contenuto *m*
   e capacidad *f*, contenido *m*
   d Fassungraum *m*, Gehalt *m*, Inhalt *m*

1275a CAPIAT, let the patient take
   f qu'on prenne
   i prenda
   e ¡tomar!
   d nehme!

1276 CAPILLARITY
   f capillarité *f*
   i capillarità *f*
   e capilaridad *f*
   d Haarröhrchenanziehung *f*,
       Kapillarität *f*

1277 CAPILLARY ACTION
   f action *f* capillaire
   i effetto *m* della capilarità
   e efecto *m* capilar
   d Kapillarwirkung *f*

1278 CAPILLARY TAP
   f robinet *m* (à voie) capillaire
   i rubinetto *m* capillare
   e grifo *m* capilar
   d Kapillarhahn *m*

1279 CAPILLARY TUBE,
       capillary tubing
   f tube *m* capillaire
   i tubo *m* capillare
   e tubo *m* capilar
   d Kapillarrohr *n*

CAPILLARY TUBING, see 1279

1280 CAPILLARY VISCOMETER
   f viscosimètre *m* à capillaires
   i viscosimetro *m* a capillare
   e viscosímetro *m* capilar
   d Kapillar-Viscosimeter *m*

1281 CAPPER
   f boucheuse *f*
   i tappatrice *f*
   e máquina *f* para tapar
   d Verschliessmaschine *f*

1282 CAPPING (OF TABLETS),
       chipping (of tablets)
   f clivage *m* des comprimés,
       écaillement *m* des comprimés,
       exfoliation *f* des comprimés,
       usure *f* des comprimés
   i sfaldamento *m* delle compresse,
       strisciatura *f* delle compresse
   e hendidura *f* de los comprimidos,
       quebratamiento *m* de los comprimidos
   d Abspaltung *f* (der Tabletten),
       Deckenbildung *f* (der Tabletten)

1283 CAPPING MACHINE
   f encapsuleuse *f*
   i capsulatrice *f*
   e encapuchonadora *f*
   d Kappenaufsetzmaschine *f*

1284 CAPRIC ACID, decylic acid
   f acide *m* caprique, acide *m* décylique
   i acido *m* caprico
   e ácido *m* cáprico
   d Caprinsäure *f*

CAPRONIC ACID, see 1178

1285 CAPRYLIC ACID
   f acide *m* caprylique
   i acido *m* caprilico
   e ácido *m* caprílico
   d Caprylsäure *f*, Octansäure *f*

1286 CAPSANTHINE
   f capsanthine *f*, capsorubine *f*
   i capsantina *f*, capsorubina *f*
   e capsantina *f*
   d Capsantin *n*, Capsorubin *n*, L-Orange 5 *n*

1287 CAPSULATING MACHINE,
capsulefilling machine
f capsuleuse (machine)
i incapsulatrice *f*
e máquina *f* para el llenado de cápsulas
d Kapselabfüllmaschine *f*, Kapselfüllmaschine *f*, Kapselmaschine *f*

1288 CAPSULE
f capsule *f*
i capsula *f*
e cápsula *f*
d Kapsel *f*

CAPSULE FILLING MACHINE, see 1287

1289 CAR LOAD, C.L., truck load, wagon load
f cargaison *f*, charge *f* (quantité) d'un wagon, voiturée *f*
i carico *m* completo, partita *f* di merce
e carga *f* de un carro, carretada *f*, vagonada *f*
d Wagenladung *f*, Waggonladung *f*

1290 CARACTERIZATION, characterization
f caractérisation *f*
i caratterizzazione *f*
e caracterización *f*
d Charakterisieren *n*, Kennzeichung *f*

CARAMEL, see 1110

1291 CARAPA OIL, craboil
f huile *f* d'Andiroba, huile *f* de Carapa
i olio *m* di Carapa
e aceite *m* de Carapa
d Andirobaöl *n*, Carapafett *n*, Karapaöl *n*, Toulucunaöl *n*

1292 CARBAMIDE, urea
f urée *f*
i urea *f*
e urea *f*
d Harnstoff *m*, Karbamid *n*, Urea *f*

1293 CARBAZOTIC ACID, picric acid, trinitrophenic acid, trinitrophenol
f acide *m* picrique, phénol *m* trinitré
i acido *m* picrico
e ácido *m* pícrico
d Bittersäure *f*, Pikrinsäure *f*, Trinitrophenol *n*

1294 CARBOHYDRATE
f hydrate de carbone *m*
i carboidrato *m*
e hidrato de carbono *m*
d Kohlenhydrat *n*

1295 CARBOLIC ACID, phenol, phenylic acid
f acide *m* phénique, phénol *m*
i acido *m* fenico, fenol *m*
e ácido *m* carbólico, ácido *m* fénico, fenola *f*
d Acidum *n* carbolicum, Benzophenol *n*, Karbolsäure *f*, Phenol *n*

1296 CARBON DIOXIDE, carbonic acid
f acide *m* carbonique, anhydride *m* carbonique
i acido *m* carbonico
e ácido *m* carbónico
d Kohlendioxyd *n*, Kohlensäure *f*

1297 CARBON DISULFIDE, (CS_2)
f bisulfure *m* de carbone
i bisolfuro *m* di carbonio
e disulfuro *m* de carbono
d Kohlenstoffdisulfid *n*, Schwefelkohlenstoff *m*

1298 CARBON FILAMENT LAMP
f lampe *f* à filament de charbon
i lampada *f* a filamento a carbono
e bombilla *f* de filamento de carbón, lámpara *f* de filamento de carbón
d Kohlenfadenlampe *f*

1299 CARBON TETRACHLORIDE, (CCL_4)
f tétrachlorure de carbone *m*
i tetracloruro di carbonio *m*
e tetracloruro de carbono *m*
d Perchlormethan *n*, "Tetra" *n*, Tetrachlorkohlenstoff *m*, Tetrachlormethan *n*

CARBONIC ACID, see 1296

1300 CARBONISATION, charring
f carbonisation *f*, charbonnement *m*
i carbonizzazione *f*
e carbonización *f*
d Inkohlung *f*, Verkohlung *f*

1301 CARBOXYLIC ACID
f acide *m* carboxylique
i acido *m* carbossilico
e ácido *m* carboxílico
d Carbonsäure *f*, Karbonsäure *f*

1302 CARBOXYMETHYLCELLULOSE, cellulose gum, CMC
f carboxymethylcellulose *f*, glycolate *m* de cellulose
i carbossimetilcellulosa *f*
e carboximetilcelulosa *f*
d Celluloseglycolat *n*, Carboxymethylzellu

1303 CARBOY, demijan, demijohn, djn.,
wicker bottle
f bonbonne *f* clissée, bouteille *f* clissée, dame-jeanne *f*, flacon *m* clissé, tourie *f* (clissée)
i bottiglia *f* incannuciata, bottiglia *f* rivestita di vimini, damigiana *f*
e bombona *f*, castaña *f*, damajuana *f*, garrafón *m*
d Demijohn *m*, Korbflasche *f*

1304 CARBOY FOR ACID
f bonbonne *f* à acides
i damigiana *f* da acidi
e bombona *f* para ácido, damajuana *f* para ácido
d Säureballon *m*

1305 CARCINOGENIC
f cancérigène (adj)
i cancerigeno (adj)
e cancerígeno (adj)
d kanzerogen (adj), krebserregend (adj)

CARDBOARD, see 983

1306 CARDBOARD CONTAINER, carton container, pastboard container
f boîte *f* en carton
i cassetta *f* di cartone, scatola *f* di cartone
e caja *f* de cartón
d Pappbehälter *m*, Pappschachtel *f*

1307 CARDED COTTON, non absorbent cotton
f coton *m* cardé
i cotone *m* cardato, cotone *m* greggio, cotone *m* non assorbente
e algodón cardado *m*
d Polsterwatte *f*, Rohwatte *f*, Wickelwatte *f*

1308 CARDED WOOL
f fil *m* de laine cardée
i filo *m* di lana cardata, lana *f* cardata
e hilo *m* de lana cardata
d Streichgarn *n*

1309 CARDIAC OUTPUT, heart output, systolic output
f débit *m* cardiaque
i gettata *f* sistolica, portata *f* cardiaca, portata-minuto *m*, volume-minuto *m*
e volumen-minuto *m* (corazón)
d Herzminutenvolumen *n*, Minutenvolumen *n*

1310 CARDIOACCELERATION
f cardioaccélération *f*

i azione *f* cardio-cinetico
e acción *f* cardiocinético
d Herzbeschleunigung *f*, positive chronotrope Wirkung *f*

1311 CAREFULNESS
f attention *f*, soin *m*
i attenzione *f*, cura *f* (accuratezza)
e atención *f*, cuidado *m*
d Aufmerksamkeit *f*, Sorgfalt *f*, Sorgsamkeit *f*

1312 CARMINATIVE
f carminatif *m*
i carminativo *m*
e carminativo *m*
d blähungtreibendes Mittel *n*, Carminativum *n*

1313 CARMINIC ACID, cochenial
f acide *m* carminique, cochenille *f*
i acido *m* carminico, cocciniglia *f*
e ácido *m* carmínico, cochinilla *f*
d Carminum *n*, Cochenille *f*, echtes Karmin *n*, Karminrot *n*, Karminsäure *f* Kokzionelle *f*, L-Rot 7 *n*

1314 CARNAUBA WAX, cera Carnauba, Karnauba wax
f cire *f* de Carnauba
i cera *f* Carnauba
e cera *f* de Carnauba, cera *f* de palma
d Carnaubawachs *n*, Cera *f* Carnauba, Karnaubawachs

1315 CARO'S ACID, peroxymonosulfuric acid, persulfuric acid 1°
f acide *m* de Caro, acide *m* monopersulfurique, acide *m* persulfurique
i acido *m* monopersolforico, acido *m* persolforico
e ácido *m* monopersulfúrico, ácido *m* persulfúrico
d Carosche Säure *f*, Peroxymonoschwefelsäure *f*, Überschwefelsäure *f*

CARPUL®, see 1325

1316 CARRAGHEEN, chondrus (bot), irish moss, pearl moss, salt rock moss
f carraguen *m*, mousse *f* d'Irlande, mousse *f* marine perlée
i fuco *m* carageo
e carragoén *m*, liquen *m* de Irlanda, musgo *m* marino, musgo *m* perlado
d Carrageen *n*, Felsenmoos *n*, irländisches Moos *n*, Perlmoos *n*, Tartschenflechte

1317　CARRIAGE
 f　chariot *m*
 i　carrello *m*
 e　carro *m*, trineo *m*
 d　Schlitten *m*, Wagen *m*

CARRIER, see 152

1318　CARRIER PIN, insert pin, retaining pin
 f　broche *f* à insertion, ergot *m* de fixation, goupille *f* de fixation
 i　spina *f* porta-inserto
 e　clavija *f* de retenida, clavija *f* de sujeción
 d　Haltestift *m*

1319　CARRYING CAPACITY (OF VEHICLES ETC.)
 f　capacité *f* de charge, charge *f* de marche, charge *f* de travail, charge *f* utile
 i　capacità *f* di carico
 e　capacidad *f* de carga, carga *f* útil
 d　Ladefähigkeit *f*, Nutzlast *f*, Tragfähigkeit *f*, Tragvermögen *n*

1320　CARRYING ROLLER
 f　galet-guide *m*, poulie *f* conductrice
 i　carrucola *f* di guida, galoppino *m*, ruolo *m* di direzione, rullo *m* di guida
 e　polea *f* de guía, radaja *f*, rodillo *m* de guía
 d　Führungsrolle *f*

1321　CARTAGE, carting
 f　camionnage *m*
 i　trasporto *m* con camion
 e　acarreo *m*, transporte *m* en camión
 d　Anfuhr *f* (mit Karren)

1322　CARTHAMIC ACID, carthamin, safflor carmine, safflor red
 f　acide *m* carthamique, carthamine *f*
 i　acido *m* cartamico, cartamina *f*
 e　cartamina *f*, rojo *m* español
 d　Karthamin *n*, Karthaminsäure *f*, Saflorrot *n*

CARTHAMIN, see 1322

CARTHAMUS, see 250

1323　CARTHAMUS OIL, safflor oil
 f　huile *f* de Carthame, huile *f* de Safre
 i　olio *m* di cartamo, olio *m* di zafferano bastardo
 e　aceite *m* de alazor, aceite *m* de cartamo
 d　Oleum *n* Carthami, Saflor̈ol *n*

CARTING, see 1321

CARTON, see 983

CARTON CONTAINER, see 1306

1324　CARTRIDGE
 f　cartouche *f*
 i　cartuccia *f*
 e　cartucho *m*
 d　Kartusche *f*, Patrone *f*

1325　CARTRIDGE DISPOSABLE SYRINGE, cartridge needle unit, Carpul ®, disposable syringe
 f　ampoule-seringue *f*, seringue *f* à cartouche
 i　siringa-cartuccia *f*
 e　ampolla-jeringa *f*, jeringa-cartucho *f*
 d　Spritzampulle, Zylinderampulle *f*, Carpule ®, Injole ®, Tubette ®

CARTRIDGE NEEDLE UNIT, see 1325

1326　CARVING
 f　cisaillage *m*, coupage *m*
 i　intaglio *m*
 e　corte *m*
 d　Schneiden *n*, Schnitt *m*

1327　CASE 2°
 f　caisse *f*, écrin *m*, étui *m*, fourreau *m*
 i　astuccio *m*, cassa *f*
 e　caja *f*, estuche *m*
 d　Behälter *m*, Besteck *n*, Futteral *m*, Kasten *m*

CASE 1°, see 1047

1328　CASE MOUTH, case neck
 f　col *m* de douille
 i　collo *m* di boccola
 e　cuello *m* de manguita
 d　Hülsenhals *m*

CASE NECK, see 1328

1329　CASEATION
 f　caséification *f*
 i　caseificazione *f*
 e　caseación *f*
 d　Käsen *n*, Verkäsung *f*

1330　CASEIN PLASTIC
 f　plastique *m* à base de caséine
 i　plastico *m* di caseina
 e　plástico *m* de caseina
 d　Kaseinkunststoff *m*

1331 CASEOUS (adj), cheesy (adj)
f caséeux (adj)
i caseoso (adj)
e caseoso (adj)
d käseartig (adj), käsig (adj)

1332 CASH PURCHASE
f vente f au comptant
i vendita f per contanti
e venta f al contado
d Barverkauf m

1333 CASING 1°, housing
f bâti m
i carcassa f, infisso m
e caja f, carcasa f
d Gehäuse n

1334 CASING 2°, envelope, jacket, lining, shell
f chemise f, chemisage m, doublage m (text), manteau m, revêtement m
i camicia f, cappottatura f, incamiciatura f, inviluppo m, mantello m, rivestimento m
e camisa f, capa f, enfundadora f, envoltura f, revestimiento m, forro m (text)
d Ausfütterung f (text), Auskleidung f (von Behältern), Hülle f, Mantel m, Umhüllung f, Verkleidung f

CASK, see 781

1335 CASSAVA STARCH, manioca starch, tapioca starch
f amidon m de manioc, mandioca m
i amido m di tapioca
e cassave, fécula f de manioc, tapioca f
d Amylum Manihot, Kassawamehl n, Maniokastärke f, Tapiokastärke f

1336 CASSIA OIL, chinese cinnamon oil
f essence f de canelle de Chine
i essenza f di cannella di Cina
e esencia f de canela de la China
d Cassiaöl n, chinesisches Zimtöl n, Oleum n Cassiae

1337 CASSONADE, clayed sugar
f cassonade f, sucre m roux
i cassonata f, zucchero m grezzo
e azúcar m mascabado, cogucho m
d indischer Rohzucker m, Kassonade f

1338 CAST, cast moulding, casting 2°
f pièce f coulée
i getto m, pezzo m colato
e pieza f colada, pieza f fundida
d gegossenes Formteil n, Giessling m, Gussstück n

1339 CAST FILM
f feuille f mince coulée, film m coulé
i pellicola f colata
e película f colada
d gegossene Folie f, Giessfolie f

1340 CAST GLASS
f verre m coulé
i vetro m colato
e vidrio m colado
d Gussglas n

1341 CAST IRON
f fonte f, fonte f de fer
i ferro m fuso, ghisa f
e arrabio m, fundición f, hierro m colado
d Eisenguss m, Guss m, Gusseisen n

CAST MOULDING, see 1338

1342 CAST RESIN
f résine f coulée, résine f fondue
i resina f da colata, resina f da fusione
e resina f colada
d Edelkunstharz n, Giessharz n

1343 CAST STEEL
f acier m moulé
i acciaio m fuso, getto m in acciaio
e acero m colado, fundición f de acero
d Stahlguss m

CASTANHA OIL, see 1061

1344 CASTELLATED NUT
f écrou m à entailles, écrou m crénelé
i dado m a corona, dado m a flange, dado m a intagli per coppiglie
e tuerca f con entalles, tuerca f corona
d Kronenmutter f

1345 CASTING 1°, moulding
f moulage m
i formatura f, staffatura f
e amoldamiento m, modelado m
d Giessung f

CASTING 2°, see 1338

1346 CASTING BED, pig bed
f lit m de coulée, moules (mpl) à gueusets
i letto m di colata
e lecho m de colada
d Giessbett n, Masselbett n

CASTING BOX, see 1020

1347 CASTING DEFECT
f défaut m de coulée
i difetto m di fusione

e defecto *m* de colada, defecto *m* de fundición
d Gussfehler *m*, Gussnarbe *f*

1348 CASTING LADLE, melting ladle
f cuillère *f* à couler
i secchia *f* di colata, "siviera" *f*
e caldero *m* de colado, cucharón *m* de colado
d Gusslöffel *n*, Gusspfanne *f*

1349 CASTING MACHINE
f machine *f* à fondre
i macchina *f* per fondere
e máquina *f* de moldeo
d Giessmaschine *f*

1350 CASTING RESIN
f résine *f* à couler
i resina *f* da colare
e resina *f* para colar
d Schmelzharz *n*

1351 CASTING STRESS
f tension *f* de coulée
i tensione *f* di colata
e tensión *f* de colada
d Gusspannung *f*

1352 CAST-IRON CASING
f boîte *f* en fonte
i carter *m* di ghisa
e cárter *m* de fundición
d Gussgehäuse *n*

1353 CASTOR OIL
f huile *f* de ricin
i olio *m* di ricino
e aceite *m* de castor, aceite *m* de ricino
d Kastoröl *n*, Oleum *m* ricini, Rizinusöl *n*

1354 CASTOR SUGAR, confectioner's sugar, icing sugar
f sucre en poudre *m*
i zucchero polverizzato *m*
e azúcar de lustre *m*, azúcar molido *m*
d Kastorzucker *m*, Pulverzucker *m*, Streuzucker *m*

1355 CASTOR-OIL SULFONIC ACID
f acide *m* sulforicinique
i acido *m* solforicinico
e ácido *m* sulforicínico
d Rizinusölsulfosäure *f*

1356 CATALYSIS
f catalyse *f*
i catalisi *f*
e catálisis *f*
d Katalyse *f*

1357 CATALYST
f catalyseur *m*
i catalizzatore *m*
e catalizador *m*
d Katalysator *m*

1358 CATAPHORESIS, electrophoresis
f cataphorèse *f*, electrophorèse *f*
i cataforesi *f*, elettroforesi *f*
e cataforesis *f*, electroforesis *f*
d Elektrophorese *f*, Kataphorese *f*

1359 CATAPLASM, poultice
f cataplasme *m*
i cataplasma *m*
e cataplasma *m*
d Kataplasma *n*, Umschlag *m*

1360 CATCH, click, dog (mec), stop, tappet
f cliquet *m*, taquet *m*
i arpione *m*, brida *f*, dente *m* d'arresto, innesto *m*, leva *f* di blocco, morsetto *m*, nottolino *m* d'arresto
e diente *m*, perno *m*, trinquete *m* de parada
d Anlauf *m*, Anschlag *m*, Schaltklinke *f*, Sperrkegel *m*, Sperrklinke *f*

1361 CATECHIN, catechinic acid, catechuic acid
f catéchine *f*, catéchol *m*
i cathechina *f*
e catequina *f*
d Cathechin *n*, Katechusäure *f*

CATECHINIC ACID, see 1361

CATECHOL, see 876

CATECHUIC ACID, see 1361

1362 CATERPILLAR, wormgut
f caterpillar *m*, chenille *f*
i bruco *m*, cingolazione *f*, cingolo *m*
e oruga *f*
d Raupe *f*, Laufkette *f*, Raupenkette *f*

1363 CATERPILLAR CHAIN, endless chain, endless track
f chaîne *f* sans fin
i catena *f* senza fine
e cadena *f* sin fin
d Kette *f* ohne Ende, Raupenkette *f*

1364 CATGUT, chorda chirurgicalis
f catgut *m*, corde *f* à boyau
i catgut *m*, corda *f* di minugia, minugia *f*
e catgut *m*, cuerda *f* de tripa
d Catgut *n*, Darmsaite *f*, Katgut *n*

1365 CATHETOMETER, measuring microscope, reading microscope
f microscope *m* de mesure
i catetometro *m*
e microscopio *m* de medición
d Kathetometer *n*, Messmikroskop *n*

1366 CATHODE RAYS, Roentgen rays, X rays
f rayons X (mpl), rayons cathodiques (mpl), rayons (mpl) de Roentgen
i raggi X (mpl), raggi (mpl) catodici, raggi (mpl) Roentgen
e rayos X (mpl), rayos (mpl) catódicos, rayos (mpl) Roentgen
d X-Strahlen (mpl), Kathodenstrahlen (mpl), Roentgenstrahlen (mpl)

1367 CATHODIC BEAM
f faisceau *m* cathodique
i fascio *m* catodico, raggio *m* catodico
e rayo *m* catódico
d Kathodenstrahl *m*

1368 CATION
f cation *m*
i catione *m*
e catión *m*
d Basenanteil *m*, Kation *n*

1369 CATIONIC
f composé cationique *m*
i composto cationico *m*
e compuesto catiónico *m*
d kationaktive Substanz *f*

CATTLE FOOT OIL, see 1123

1370 CAUL, pressure equalizing plate
f coussin *m* de pression
i cuscino *m* compensatore di pressione
e almohada *f* compensadora de presión
d Druckausgleichsplatte *f*, Druckverteilungsplatte *f*, Druckkissen *n*, Presskissen *n*, Pressplatte *f*

1371 CAUSTIC (adj)
f caustique (adj)
i corrodente (adj), corrosivo (adj)
e cáustico (adj), mordiente (adj)
d ätzend (adj)

1372 CAUSTIC, corrosive
f caustique *m*, corrosif *m*
i caustico *m*, corrosivo *m*, mordente *m*
e cáustico *m*, mordiente *m* corrosivo
d Ätzmittel *n*, Ätzstoff *m*

1373 CAUSTIC AMMONIA
f ammoniaque *m* caustique
i idrossido *m* di ammonio
e hidróxido *m* de amonio
d Ätzammoniak *n*

CAUSTIC LIME, see 458

1374 CAUSTIC LYE, potash lye, solution of caustic potash
f lessive *f* de potasse caustique, solution *f* de potasse caustique
i lisciva *f* caustica, lisciva *f* di potassa caustica, soluzione *f* di potassa caustica
e léjia *f* de potasa cáustica
d Ätzkalilauge *f*, Kalilauge *f*, Liquor *m* Kali caustici

1375 CAUSTIC POTASH, dry potassa, potassium hydroxide
f hydrate *m* de potasse, oxyde *m* de potassium hydraté, potasse *f* caustique
i idrossido *m* di potassio, potassa *f* caustica
e hidróxido *m* de potasio, potasa *f* cáustica
d Ätzkali *n*, Kalihydrat *n*, Kaliumhydroxyd *n*, (trockenes), kaustisches Kali *n*, Potassa caustica *f*

1376 CAUSTIC SODA, sodium hydroxide
f hydrate *m* de soude, hydroxide *m* de sodium, soude *f* caustique
i idrossido *m* di sodio, soda *f* caustica
e hidrato *m* sódico, hidróxido *m* de sodio, soda *f* cáustica, sosa *f* cáustica
d Ätznatron *n*, kaustische Soda *f*, Natriumhydroxyd *n*, Natron *n*, Natronhydrat *n*

1377 CAUSTIC SODA LYE, solution of caustic soda
f lessive *f* de soude
i lisciva *f* di sodio, soluzione *f* di soda caustica
e léjia *f* de sosa cáustica
d Ätznatronlauge *f*

1378 CAUSTIC STICK, corrosive stick
f crayon *m* caustique
i bastoncino *m* caustico, lapis *m* caustico
e lápiz *m* cáustico
d Ätzstift *m*, Stylus *m* causticus

1379 CAUTION, precaution
f précaution *f*
i cautela *f*
e caución *f*, cautela *f*, precaución *f*
d Vorsicht *f*

CAVIA COBAYA, see 3612

1380 CAVITATION
- f cavitation f, formation f d'un creux
- i cavitazione f
- e formación f de cavidad, formación f de hueco
- d Hohlraumbildung f, Hohlsog m, Kavitation f

1381 CAVITY 1º
- f cavité f, creux m
- i cavità f
- e cavidad f
- d Aushöhlung m, Höhlung f

1382 CAVITY 2º, mold cavity, mold impression
- f cavité f empreinte, matrice f, moule m
- i impronta f. matrice f
- e matriz f
- d Formunterteil m, Gesenk n, Matrize f

1383 CAVITY PLUG, mold insert
- f empreinte f rapportée
- i tassello m d'impronta
- e asiento m de la matriz
- d Gesenkeinsatz m, Matrizeneinsatz m

1384 CAVITY RETAINER PLATE
- f plaque f porte matrice
- i piastra f portamatrice
- e placa f de alojamiento de la matriz
- d Halteplatte f, Matrizenhalteplatte f

1385 CAVITY SIDE, side of stationary platen
- f côté m buse, côté m injection
- i lato m piano fisso
- e lado m de inyección
- d Spritzseite f

1386 CAVITY SIDE PART, stationary part of the mold
- f partie f fixe du moule
- i semistampo m fisso
- e semimolde m fijo
- d feststehendes Formteil n, feststehende Wergzeughälfte f

C.D., see 1624

1387 CEILING ILLUMINATION
- f éclairage m de plafond
- i illuminazione m dal soffitto
- e alumbrado m de techo
- d Deckenbeleuchtung f

1388 CELL, cellula
- f cellule f
- i cellula f
- e célula f
- d Zelle f

1389 CELL-FREE
- f acellulaire (adj)
- i acellulare (adj)
- e acelular (adj)
- d zellfrei (adj)

1390 CELLMETH, methylcellulose
- f méthylcellulose f
- i metilcellulosa f
- e metilcelulosa f
- d Methylzellulose f

1391 CELLULOSA, cellulose
- f cellulose f
- i cellulosa f
- e celulosa f
- d Zellstoff m

CELLULOSE, see 1391

1392 CELLULOSE ACETATE
- f acétate m de cellulose
- i acetato m di cellulosa
- e acetato m de celulosa
- d Zelluloseazetat n

1393 CELLULOSE ACETATE PHTALATE, C.A.P.
- f acétophtalate m de cellulose
- i acetoftalato m di cellulosa
- e acetoftalato m de celulosa
- d C.A.P., Zellulose-Azetophtallat n

1394 CELLULOSE FINISH
- f émail m à la cellulose
- i smalto m di cellulosa
- e esmalte m de celulosa
- d Zelluloseemail n

CELLULOSE GUM, see 1302

1395 CELLULOSE LACQUER
- f laque f cellulosique
- i vernice f cellulosica
- e barniz m celulósico
- d Zelluloselack m

1396 CELLULOSE PAPER, wood-pulp paper
- f papier m cellulosique
- i carta f cellulosica
- e papel m de celulosa
- d Zellulosepapier n

1397 CEMENT
- f ciment m
- i cemento m

e cemento m
 d Kitte f, Zement m

1398 CEMENT MORTAR
 f mortier m de ciment
 i malta f di cemento
 e argamasa f, mortero m de cemento
 d Zementmörtel m

1399 CEMENTING, luting
 f cémentation f, collage m, lutage m
 i cementazione f
 e cementación f
 d Kitten n

CEMENTING FORCE, see 905

1400 CENTER, centre
 f centre m
 i centro m
 e centro m
 d Mittelpunkt m, Zentrum n

1401 CENTER OF GYRATION, center of motion, center of rotation
 f centre m de rotation
 i centro m di rotazione, centro m dei momenti, punto m di rotazione
 e centro m de rotación, punto m de giro
 d Drehpunkt m

CENTER OF MOTION, see 1401

CENTER OF ROTATION, see 1401

1402 CENTERING, centring
 f centrage m
 i centramento m
 e centrado m
 d Zentrieren n, Zentrierung f

CENTERING, see 330

1403 CENTER-PUNCH
 f outil m à centrer, pointeau m
 i bulino m, punteruolo m
 e granete m, punzón m
 d Körner m (mec), Locheisen n

1404 CENTIPOISE, cps
 f centipoise
 i centipoise
 e centipoise
 d Centipoise n, Zentipoise n, Cp.

CENTRE, see 1400

1405 CENTRE BOSS
 f bossage m central
 i protuberanza f centrale

 e tetón m central
 d Dom m, Mittelnabe f

1406 CENTRE OF GRAVITY, centre of mass
 f centre m de gravité
 i baricentro m, centro m di gravità
 e centro m de gravedad
 d Massenmittelpunkt m, Schwerpunkt m

CENTRE OF MASS, see 1406

1407 CENTRIFUGAL ACCELERATION, radial acceleration
 f accélération f centrifuge
 i accelerazione f centrifuga
 e aceleración f centrífuga
 d Schleuderbeschleunigung f, Zentrifugalbeschleunigung f

1408 CENTRIFUGAL BLOWER, centrifugal fan
 f soufflerie f centrifuge, ventilateur m centrifuge
 i compressore m a capsulismo, compressore m centrifugo, ventilatore m a forza centrifuga
 e máquina f soplante centrífuga, ventilador m centrífugo
 d Schleudergebläse n, Zentrifugalgebläse n, Zentrifugalventilator m

1409 CENTRIFUGAL CASTING
 f coulée f centrifuge, moulage m centrifuge
 i colata f centrifuga, getto m centrifugo
 e colada f centrífuga, fundición f centrífuga
 d Schleuderguss m

1410 CENTRIFUGAL DUST SEPARATOR, cyclone dust separator
 f séparateur m de poussière à cyclone
 i separatore m centrifugo della polvere
 e recogedor m de polvo (de torbellino)
 d Zyklonstaubsammler m

CENTRIFUGAL FAN, see 1408

1411 CENTRIFUGAL FORCE
 f force f centrifuge
 i forza f centrifuga
 e fuerza f centrífuga
 d Fliehkraft f, Schleuderkraft f, Schwungkraft f, Zentrifugalkraft f

1412 CENTRIFUGAL MACHINE, hydroextractor, rotary dryer, whizzer
 f essoreuse f (centrifuge), machine centrifuge

i macchina *f* centrifuga
e centrífuga *f*
d Schleuder *f*, Zentrifuge *f*

1413 CENTRIFUGAL MIXER
f mélangeur *m* à projection
i mescolatore *m* centrifugo
e mezclador *m* de proyección
d Schleudermischapparat *m*

1414 CENTRIFUGAL PUMP
f pompe *f* centrifuge
i pompa *f* centrifuga
e bomba *f* centrífuga
d Kreiselpumpe *f*, Zentrifugalpumpe *f*

1415 CENTRIFUGATION
f centrifugation *f*
i centrifugazione *f*
e centrifugación *f*
d Schleudern *n*, Zentrifugieren *n*

CENTRING, see 1402

1416 CENTRIPETAL FORCE
f force *f* centripète
i forza *f* centripeta
e fuerza *f* centripeta
d Anstrebekraft *f*, Zentripetalkraft

1417 CEPHALIC VEIN
f veine *f* céphalique
i vena *f* cefalica
e vena *f* cefálica
d Vena cefalica *n*

1418 CER, conditioned anxiety, conditioned emotional response, conditioned suppression
f réaction *f* affective conditionnée
i reazione *f* affettiva condizionata
e reacción *f* afectiva condicionada
d bedingte affektive Reaktion *f*

1419 CERA, wax
f cire *f*
i cera *f*
e cera *f*
d Wachs *n*

CERA ALBA, see 935

CERA CARNAUBA, see 1314

1420 CERA FLAVA, beeswax, unbleached wax, yellow beeswax, yellow wax
f cire brute *f*, cire jaune *f*, cire vierge *f*
i cera citrina *f*, cera flava *f*, cera gialla *f*, cera *f* greggia, cera vergina *f*

e cera amarilla *f*, cera de abejas *f*, cera *f* non blanqueada
d Cera flava *f*, gelbes Wachs *n*, ungebleichtes Wachs *n*

1421 CERAMICS
f céramique *f*
i ceramica *f*
e cerámica *f*
d Keramik *f*

1422 CERATE
f cérat *m*
i cerato *m*, cerotto *m*
e cerato *m*
d Cerat *n*, Wachssalbe *f*, Zerat *n*

1423 CEREAL
f céréale *f*
i cereale *f*
e cereal *m*
d Getreideerzeugnis *n*

1424 CERESIN, cerosin, earth wax, fossil wax, mineral wax, ozokerite
f cérésine *f*, cérésite *f*, cire *f* fossile, cire *f* minérale, ozocérite *f*, paraffine *f* native
i cera *f* artificiale, ceresina *f*, ozocherita *f*, paraffina *f* solida
e cera *f* mineral, ceresina *f*, ozoquerita *f*
d Erdwachs *n* (gereinigtes), Ozokerit *n*, Paraffinum solidum *n*, Zeresin *n*

1425 CERIMETRY
f oxydométrie *f* par sulfate de cerium
i ossidometria *f* da sulfato di cerio
e oxidometria *f* de sulfato de cerio
d Cerimetrie *f*

CEROSIN, see 1424

1426 CEROTIC ACID
f acide *m* cérotique
i acido *m* cerotico
e ácido *m* cerótico
d Cerotinsäure *f*

1427 CERTIFICATE
f attestation *f*, certificat *m*
i attestato *m*, certificato *m*
e certificado *m*
d Bescheinigung *f*, Zertifikat *n*, Zeugnis *n*

1428 CERTIFICATE OF MEASUREMENT
f certificat *m* de jaugeage
i certificato *m* di misura, certificato *m* di stazza
e certificado *m* de medida
d Eichschein *m*

1429 CERTIFICATE OF ORIGIN
f certificat *m* d'origine
i certificato *m* d'origine
e certificado *m* de procedencia
d Ursprungszeugnis *n*

1430 CERTIFICATION MARK, hall-mark
f monogramme *m* de la marque de qualité
i marchio *m* di conformità
e marca *f* de calidad
d Kontrollzeichen *n*, Überwachungszeichen *n*

1431 CERTIFIED TITER, declared titer
f titre *m* déclaré
i titolo *m* dichiarato
e título *m* declarado
d angegebener Titer *m*

1432 CETACEUM, spermaceti
f adipocire *f*, album ceti *n*, ambre *m* blanc, blanc *m* de baleine, céline *f*, éthalate *m* d'éthal
i albumen ceti *n*, ambra *f* alba, bianco *m* di balena, spermaceti (mpl)
e celebro *m* de ballena, esperma *f* ceti, esperma *f* de ballena
d Cetaceum *m*, Spermazet *n*, Waltrat *m*

1433 CETYLIC ACID, palmitic acid
f acide *m* hexadécylique, acide *m* palmitique
i acido *m* palmitico
e ácido *m* cetílico, ácido *m* palmítico
d Cetylsäure *f*, Palmitinsäure *f*

1434 CHAIN
f chaîne *f*
i catena *f*
e cadena *f*
d Kette *f*

CHAIN AND BUCKETS, see 1126

1435 CHAIN CASE
f carter *m* de chaînes
i carter *f* della catena, copricatena *f*, paracatena *f*
e caja *f* de cadena, caja *f* guarda-cadena
d Gehäuse *n*, Kettenkasten *m*, Kettenschützer *m*

1436 CHAIN DRIVE, chain gear
f commande *f* par chaîne, transmission *f* par chaîne
i trasmissione *f* a catena
e impulsión *f* por cadena, transmisión *f* por cadena
d Kettentrieb *m*

CHAIN GEAR, see 1436

1437 CHAIN LENGTH
f longueur de la chaîne *f* (chem)
i lunghezza *f* della catena (chem)
e longitud *f* de la cadena (chem)
d Kettenlänge *f*

1438 CHAIN LINK
f anneau *m* de chaîne, maillon *m*
i anello *m* di catena, maglia *f* di catena
e eslabón *m* (de cadena)
d Kettenglied *n*

1439 CHAIN REACTION
f réaction *f* caténaire, réaction *f* en chaîne
i reazione *f* a catena
e reacción *f* en cadena
d Kettenreaktion *f*

1440 CHAIRMAN, president
f président *m*
i presidente *m*
e presidente *m*
d Obmann *m*, Präsident *m*, Vorsitzende *m*

1441 CHALK
f craie *f*
i creta *f*
e creta *f*, greda *f*
d Kreide *f*

CHALK WATER, see 555

1442 CHALKY (adj), cretaceous (adj)
f crétacé (adj)
i cretaceo (adj)
e cretáceo (adj), gredoso (adj)
d kreidehaltig (adj), kreidig (adj)

1443 CHALLENGE
f défi *m*, provocation *f*
i provocazione *f*
e pretensión *f*
d Aufforderung *f*, Herausforderung *f*

1444 CHALYBEATE (adj), ferruginous (adj)
f ferrugineux (adj)
i ferruginoso (adj)
e ferruginoso (adj)
d eisenhaltig (adj), stahlhaltig (adj)

1445 CHAMBER
f chambre *f*
i camera *f*
e cámara *f*
d Kammer *f*

CHAMFER, see 880

1446 CHAMOIS (adj)
f brun fauve (adj), chamois (adj)
i fulvo (adj)
e leonado (adj)
d chamois (adj), rehbraun (adj)

1447 CHAMOT, fire clay
f argile f réfractaire, chamotte f
i argilla f refrattaria, terra f refrattaria
e chamota f, tierra f refractaria
d Feurton m, Schamotte f

1448 CHANCE, outlook, prospect
f chance f, perspective f
i aspettazione f, prospettiva f
e perspectiva f
d Aussicht f

1449 CHANGE, to
f changer (v), modifier (v)
i cambiare (v), modificare (v)
e cambiar (v), modificar (v)
d abändern (v), wechseln (v)

CHANGE, see 352

1450 CHANGE GEAR
f changement m de vitesse
i cassa f, ingranaggio m del cambio di velocità
e engranaje m de cambio de velocidad
d Wechselrädergetriebe n

1451 CHANGE OF COLOUR, discoloration
f changement m de couleur, virage m (couleur)
i cambiamento m di colore, viraggio m di colore
e cambio m de color
d Farbumschlag m, Verfärbung f

1452 CHANGE OF GRADIENT
f changement m de déclivité
i cambiamento m di livelletta, cambiamento m di pendenze
e cambio m de declive
d Gefällwechsel m

1453 CHANGE OF STATE, conversion
f changement m d'état
i cambiamento m di stato, conversione f, mutamento m
e cambio m del estado, conversión f, transformación f
d Überführung f, Umformung f, Umrechnung f, Umsetzung f, Umwandlung f, Zustandsänderung f (phys)

1454 CHANGING OVER, switching over
f commutation f, permutation f
i commutazione f
e conmutación f
d Umschaltung f

1455 CHANNEL
f canal m, voie f
i canale m, via f
e camino m, canal m, via f
d Kanal m, Pfad m, Weg m

1456 CHAP, to
f crevasser (v), se crevasser (v), se fendre (v)
i fendersi (v), screpolare (v), screpolarsi (v
e agrietarse (v), arrancar (v), henderse (v), rajarse (v)
d spalten (v), sich spalten (v)

1457 CHARACTERISTIC
f caractéristique f, marque f distinctive
i caratteristica f, contrassegno m, segno m di distinzione
e característico m, distintivo m, señal f
d Karakteristik f, Kennzeichen n

1458 CHARACTERISTIC CURVE
f courbe f caractéristique
i curva f caratteristica, linea f caratteristica, linea f di riconoscimento
e característica f, curva f característica
d Kennlinie f

CHARACTERIZATION, see 1290

1459 CHARCOAL
f charbon m de bois
i carbone m dolce, carbone m di legno
e carbón m vegetal
d Holzkohle f

1460 CHARGE 1°
f charge f
i carica f
e carga f
d Ladung f, Quantum n

1461 CHARGE 2°, feed, load
f alimentation f, charge f (action), chargement m
i alimentazione f, carica f
e alimentación f, carga f
d Beschickung f, Materialzufuhr f

1462 CHARGES, costs, expenses
f débours m, dépenses (fpl), frais (mpl)
i spese (fpl)
e gastos (mpl)
d Spesen (fpl), Unkosten pl

1463 CHARGING, loading
f chargement *m* (action), garnissage *m*, remplissage *m*
i carica *f*, caricamento *f*, fornaciata *f*
e cargamento *m*, relleno *m*
d Belastung *f*, Beschickung *f*, Ladung *f*

1464 CHARGING CAPACITY, loading capacity
f capacité *f* de charge, capacité *f* de remplissage
i capacità di carico *f*
e capacidad de carga *f*
d Ladefähigkeit *f*, Tragfähigkeit *f*

1465 CHARGING CONNECTION
f raccord *m* de charge
i raccordo *m* di carico
e conexión *f* de carga
d Ladeschaltung *f*

1466 CHARGING HOPPER, feeding hopper
f trémie *f* d'alimentation, trémie *f* de chargement
i tramoggia *f* di caricamento
e tolva *f* de carga
d Aufgabetrichter *m*, Fülltrichter *m*

CHARGING LOAD, see 1467

1467 CHARGING RATE, charging load
f régime *m* de charge
i entità *f* di carga
e intensidad *f* de la corriente de carga
d Ladestromstärke *f*

1468 CHARGING SCREW
f vis *f* d'amenée
i cochlea *f* alimentatrice
e tornillo *m* transportador
d Zuführungsschnecke *f*

1469 CHARGING TRAY, loading tray
f chargeur *m* à trous, plateau *m* de charge
i piatto *m* caricatore
e bandeja *f* de carga
d Fülltablett *n*, Siebplatte *f*

CHARRING, see 1300

1470 CHART, diagram
f diagramme *m*
i diagramma *m*
e cuadro *m* sinóptico, diagrama *m*
d Diagramm *n*, Kurvenbild *n*, Schaubild *n*

1471 CHARTULA
f papier (paquet en) *m*
i cartina *f*, polverina *f*, presina *f*
e chártula *f*
d Papierkapsel *f*

CHASE, see 999

1472 CHASE (OF THE DIE)
f cadre *m* de matrice, châssis *m* de matrice, frette *f*
i carcassa *f* della matrice
e chasis *m* de la matriz
d Backenfutter *n*, Formrahmen *m*, Matrizenrahmen *m*

1473 CHASER, comb tool, chasing tool
f peigne *m* (outil)
i pettine *m* per tagliare viti, utensile *m* per filettare
e filetere *m*, peine *m*
d Gewindesträhler *m*, Strähler *m*, Strehler *m*

1474 CHASER MILL, edge-mill, edge runner, vertical mill
f broyeur *m* à meules verticales, meule *f* courante
i frantumatrice *f* a mole verticali, molino *m* a palmenti
e molino *m* de muelas verticales, trituradura *f* de muelas verticales
d Kollergang *m*, Kollermühle *f*, Läufermühle *f*

1475 CHASING CHISEL
f outil *m* à ciseler
i punzone *m* (cesellatura)
e cincelito *m*
d Grabmeissel *m*, Punze *f*

CHASING TOOL, see 1473

1476 CHATTER
f broutage *m*
i battito *m* irregolare (motore)
e vibración *f* (de un motor)
d Rattern *n*

1477 CHEAP
f bon marché (adj)
i di buon mercato (adj)
e barato (adj)
d billig (adj)

1478 CHECK ANALYSIS
f analyse *f* de contrôle
i analisi *f* di controllo
e análisis *f* de control
d Beleganalyse *f*, Gegenanalyse *f*, Kontrollanalyse *f*

CHECK VALVE, see 725

1479 CHECKERED (adj), chequered (adj), tessellated (adj)
f en damier (adj), quadrillé (adj)
i quadrettato (adj), a scacchi (adj), striato (adj), tessellato (adj)
e cuadriculado (adj)
d gewürfelt (adj), schachbrettartig (adj)

1480 CHECKING, inspection, supervision
f contrôle m, surveillance f
i controllo m, ispezione f, sorveglianza f
e control m, inspección f, vigilancia f
d Aufsicht f, Kontrolle f, Überprüfung f, Überwachung f

1481 CHECK-NUT 1°, counter-nut, jam-nut, lock-nut
f contre-écrou m, écrou m de serrage, écrou m de bloquage
i controdado m
e contratuerca f
d Doppelmutter f, Gegenmutter f

CHECK-NUT 2°, see 208

CHECQERED (adj), see 1479

1482 CHEEK 1°, side part, side piece
f joue f
i guancia f
e mordaza f
d Seitenteil n, Wange f

CHEEK 2°, see 4097

CHEESY (adj), see 1331

1483 CHELATION, complexing action
f chélation f
i chelazione
e quelación
d Chelatbildung f, Chelation f, Komplexbildung f

1484 CHELATOMETRY, complexometry
f chélatométrie f, complexométrie f
i chelatometria f, complessometria f
e complexometria f, quelatometria f
d Chelatometrie f, Komplexometrie f

1485 CHEMICAL ENGINEERING
f technologie f chimique
i ingegneria f chimica
e tecnología f química
d Verfahrenstechnik f

1486 CHEMICAL RESISTANCE
f résistance f chimique
i resistenza f chimica
e resistencia f química
d Beständigkeit f gegen Chemikalien

1487 CHEMICALLY PURE (adj), c.p.
f chimiquement pur (adj)
i chimicamente puro (adj)
e químicamente puro (adj)
d chemisch rein (adj)

1488 CHENILLE CARPET
f tapis m chenille
i tappeto m cingolato
e tapiz oruga m
d Chenilleteppich m, Raupenteppich m

1489 CHEVIOT (CLOTH)
f cheviote f
i cheviot m
e cheviot m
d Cheviot m (Tuch)

1490 CHEWING GUM
f gomme-chicle f, gomme f à mâcher
i gomma f da masticare
e goma f para mascar
d Kaugummi m

1491 CHEWING TROCHE
f tablette f à mâcher
i tabletta f masticatoria
e tableta f de mascar
d compressus m mandicalibis Dulcibletta f, Kautablette f

1492 CHIEF (adj), main (adj)
f essentiel (adj), principal (adj)
i essenziale (adj), principale (adj)
e esencial (adj), mayor (adj), principal (adj)
d hauptsächlich (adj)

1493 CHIEF BEAM
f maîtresse poutre f
i trave f maestra
e viga f maestra, viga f principal
d Bindebalken m, Hauptbalken m, Spannbalken m, Spannriegel m, Unterbalken m

1494 CHIEF COMPONENT, main component
f composant m principal
i elemento m principale
e elemento m principal
d Hauptanteil m, Hauptbestandteil m

1495 CHILLED CASTING
f moulage *m* en coquille, trempe *f* en coquille
i fusione *f* in conchiglia
e temple *m* en concha
d Kokillenguss *m*, Schalenguss *m*

1496 CHILLED IRON
f fonte trempée *f*
i ferro temprato *m*, ghisa temprata *f*
e fundición dura *f*
d Hartguss *m*

1497 CHILLING
f trempe *f* dure, trempe *f* glacée
i tempra *f* dura
e temple *m* por enfriamento
d Abschrecken *n*, Hartguss *m*

1498 CHIMB, chime
f échantignole *f*, jable *f*, nielle *f*
i caprugine *f*, spigolo *m*
e entelladura *f*, gargól *m*, jable *m*
d Kerbe *f*, Kimme *f*, Zarge *f*

CHIME, see 1498

1499 CHIMNEY
f cheminée *f*
i camino *m*, ciminiera *f*
e campana *f* de humos, chiminea *f*
d Rauchfang *m*, Schornstein *m*

1500 CHINA
f porcelaine *f*
i porcellana *f*
e porcelana *f*
d Porzellan *n*

1501 CHINA CLAY, kaolin, porcelain earth, white bole
f kaolin *m*, terre *f* à porcelaine
i caolino *m*
e arcilla blanca *f*, arcilla *f* de China, caolín *m*
d Kaolin *n*, Porzellanerde *f*

CHINA OIL, see 767

CHINESE CINNAMON OIL, see 1336

1502 CHIP, shaving, shred, splinter
f copeau *m*, éclat *m* de bois, rognure *f*
i truciolo *m*
e viruta *f*
d Span *m*

CHIPPING (OF TABLETS), see 1282

1503 CHIPS, cuttings
f copeaux (mpl), chutes (fpl), débris (mpl), déchets (mpl), rognures (fpl)
i cascami (mpl), residui (mpl), ritagli (mpl), rottami (mpl), trucioli (mpl)
e desechos (mpl), desperdicios (mpl), residuos (mpl)
d Abfälle (mpl), Abgänge (mpl)

1504 CHISEL
f burin *m*, ciseau *m*, gouge *f*
i bulino *m*, scalpello *m*
e buril *m*, cincel *m*, cortafrío *m*
d Meissel *m*, Stemmeisen *n*

1505 CHLORHYDRIC ACID, muriatic acid
f acide *m* chlorhydrique
i acido *m* cloridrico, acido *m* muriatico
e ácido *m* clorhídrico, ácido *m* muriático
d Acidum *n* hydrochloricum, Chlorwasserstoffsäure, Salzsäure *f*

1506 CHLORIC ACID
f acide *m* chlorique
i acido *m* clorico
e ácido *m* clórico
d Bleichsäure *f*, Chlorsäure *f*

1507 CHLORINATED WATER, chlorine water
f eau *f* chlorée, eau *f* chlorurée
i acqua *f* clorata, acqua *f* clorinata, acqua *f* di cloro
e agua *f* clorada, agua *f* clorurada
d Chlorwasser *n*

1508 CHLORINATION
f chloration *f*, chlorination *f*
i clorurazione *f*
e cloruración *f*
d Chlorierung *f*, Verchlorung *f*

1509 CHLORINE
f chlore *m*
i cloro *m*
e cloro *m*
d Chlor *n*

1510 CHLORINE BLEACHING
f blanchiment *m* au chlore
i candeggio *m* a cloro, sbianca *f* a cloro
e blanqueo *m* con cloro
d Chlorbleiche *f*

CHLORINE WATER, see 1507

1511 CHLORING
f chlorage *m*
i clorurazione *f*

e clorurado m, cloruración f
d Chloren n, Chlorieren n

1512 CHLORISOPROPYL ALCOHOL
f chloropropanol m
i cloropropanolo m
e cloropropanolo m
d Propylenchlorhydrin n

1513 CHLOROACETIC ACID
f acide m chloroacétique
i acido m cloroacetico
e ácido m cloracético
d Chloressigsäure f

1514 CHLOROAURIC ACID
f acide m aurichlorhydrique, "chlorure d'or"
i acido m cloroaurico
e ácido m cloroáurico
d Goldchlorwasserstoffsäure f

1515 CHLOROCINNAMIC ACID
f acide m chlorocinnamique
i acido m clorocinnamico
e ácido m clorocinámico
d Chlorzimtsäure f

1516 CHLOROMALIC ACID
f acide m chloromalique
i acido m cloromalico
e ácido m cloromálico
d Chlorapfelsäure f

1517 CHLOROPHYLL
f chlorophylle f
i clorofilla f
e clorofila f
d Blattgrün n, Chlorophyllum n

1518 CHLOROSTANNIC ACID
f acide m chlorostannique
i acido m clorostannico
e ácido m clorostánnico
d Zinnchlorwasserstoffsäure f

1519 CHLOROUS ACID
f acide m chloreux
i acido m cloroso
e ácido m cloroso
d chlorige Säure f

1520 CHLORPLATINIC ACID
f acide m platichlorhydrique, acide m platine-IV-chlorhydrique
i acido m cloroplatinico
e ácido m cloroplatínico
d Platinchlorwasserstoffsäure f

1521 CHOKING, congestion
f congestion f, engorgement m
i congestione f, ingorgo m
e congestión f, estancación f
d Anschoppung f, Verstopfung f (mec)

1522 CHOLAIC ACID, cholyltaurine, taurocholic acid
f acide taurocholique m
i acido taurocolico m
e ácido taurocólico m
d Taurocholsäure f

CHOLYLTAURINE, see 1522

CHONDRUS (bot), see 1316

CHOPPED (adj), see 1608

1523 CHOPPED COTTON CLOTH, macerated fabric
f fragments (mpl) de coton
i filacci (mpl) di cotone
e retazos (mpl) de algodon, trapos (mpl) de algodon, troceados (mpl) de algodon
d Baumwollschnitzel (npl)

1524 CHOPPER
f couperet m, hachoir m
i ascia f
e tajadero m
d Hackbeil n, Hackmaschine f

1525 CHOPPING
f hachage m
i sminuzzamento m, tritamento m
e picadura f
d Schroten n, Hacken n

1526 CHORD (geom)
f corde f d'un cercle (geom)
i corda f (geom)
e cuerda f (geom)
d Kreissehne f, Sehne f (geom)

CHORDA CHIRURGICALIS, see 1364

1527 CHROMATIC ABERRATION
f aberration f chromatique
i aberrazione f cromatica
e aberración f cromática
d chromatische Abweichung f

1528 CHROMATOGRAPHIC PATTERN
f caractéristique chromatographique f
i caratteristica cromatografica f
e característica cromatográfica f
d chromatographisches Kennzeichen n

1529 CHROMATOGRAPHY
f chromatographie *f*
i cromatografia *f*
e cromatografía *f*
d Chromatographie *f*

1530 CHROME STEEL
f acier *m* chromé, acier *m* au chrome
i acciaio *m* al cromo
e acero *m* al cromo
d Chromstahl *m*

1531 CHROMOSOMAL ABERRATION, gametopathy
f aberration *f* chromosomale, gamétopathie *f*
i aberrazione *f* cromosomatica, gametopatia *f*
e aberración *f* cromosomal, gametopatia *f*
d chromosomale Aberration *f*, Gametopathie *f*

1532 CHROMOSULFURIC ACID
f acide *m* sulfochromique
i acido *m* cromosolforico
e ácido *m* sulfocrómico
d Chromschwefelsäure *f*

1533 CHROMOTYPOGRAPHY, colo(u)r printing
f chromotypie *f*, chromotypographie *f*
i cromotipografia *f*, stampa *f* a colori
e cromotipia *f*, impresión *f* en colores
d Buntdruck *m*, Farbendruck *m*

1534 CHRONOSCOPE
f chronoscope *m*
i contasecondi *m*
e cuentasegondas *m*
d Chronoskop *n*, Sekundenzähler *m*, Sekundenuhr *f*

CHUCKER, see 1015

1535 CHURN
f baratte *f*
i zangola *f*
e mantequera *f*
d Butterfass *n*

1536 CHURNING, tumbling
f barattage *m*
i burattatura *f*
e batido *m* (de leche)
d Kirnen *n*

1537 CHUTE, glide, shoot, slideway, toboggan
f glissoir *m*, plan *m* incliné, toboggan *m*
i gettatoio *m*, piano *m* inclinato, scaricatore *m* inclinato, scivolarella *f*, scivolone *m*
e plano *m* de deslizamiento, plano *m* inclinado, tobogán *m*
d Abrutschplatte *f*, Gleitbahn *f*, Rutschban *f*, Rutsche *f*

C.I.F., see 2021

1538 CIGARETTE
f cigarette *f*
i sigaretta *f*
e cigarillo *m*
d Zigarette *f*

1539 CINDER, clinker (slag), dross (met), slag
f crasses (fpl), laitier *m*, mâchefer *m*, scorie *f*
i bolla *f*, loppa *f*, scoria *f*
e escoria *f*
d Schlacke *f*

1540 CINEME, limonene
f cinène *m*, limonène *m*
i cinene *m*
e cineno *m*
d Limonen *n*

1541 CINEOL, eucalyptol
f cinéol *m*, eucalyptol *m*
i cineolo *m*, eucaliptolo *m*
e cineol *m*, eucaliptol *m*
d Cineolum *n*, Eukalyptol *n*

1542 CINEREOUS (adj)
f cendré (adj)
i cenerino (adj), cenerognolo (adj)
e ceniciento (adj)
d aschgrau (adj)

1543 CINETICS, kinetics
f cinétique *f*
i cinetica *f*
e cinética *f*
d Kinetik *f*

1544 CINNABAR, mercuric sulphide, vermilion
f cinabre *m*, sulfure *m* de mercure
i cinabro *m*, vermiglione *m*
e bermellón *m*, cinabrio *m*, sulfuro *m* de mercurio
d Cinnabaris *n*, Hydrargium sulfuratum rubrum, Quecksilbersulfid *n* (rotes), rotes Mercurisulfid *n*, Schwefelquecksilber *n*, Vermillon *n*, Zinnober *m*

1545 CINNAMAL (ALDEHYDE),
       cinnamic aldehyde, phenylacrolein
  f cinnamaldehyde *m*
  i aldeide *m* cinnamico
  e aldehido *m* cinámico
  d Cinnamylaldehyd *m*, Zimtaldehyd *m*

1546 CINNAMALACETIC ACID
  f acide *m* cinnamyl-acétique
  i acido *m* cinnamalacetico
  e ácido *m* cinamalacético
  d Cinnamalessigsäure *f*

1547 CINNAMIC ACID, β-phenylacrylic acid
  f acide *m* cinnamique, acide *m*β-phénylacrylique
  i acido *m* cinnamico, acido *m* β-fenilacrilico
  e ácido *m* cinámico, ácido *m*βfenilacrílico
  d β-Phenylakrylsäure *f*, Zimtsäure *f*

CINNAMIC ALDEHYDE, see 1545

CINNAMON BROWN, see 909

1548 CINNAMON OIL
  f essence *f* de canelle de Ceylan
  i essenza *f* di canella di Ceylon
  e aceite *m* volátil de canela,
     esencia *f* de canela de Ceilán
  d Ceylonzimtöl *n*, Zimtöl *n*

1549 CIRCADIAN VARIATION
  f variation *f* nycthémérale
  i variazione *f* nittemerale
  e variación *f* nictémeral
  d Tagesschwankung *f*

1550 CIRCLE
  f cercle *m*
  i circolo *m*
  e círculo *m*
  d Kreis *m*

1551 CIRCUIT
  f circuit *m*
  i circuito *m*
  e circuito *m*
  d Kreislauf *m*, Leitung *f* (electr),
     Schaltung *f* (electr), Umgang *m*

1552 CIRCUIT (electric)
  f circuit électrique *m*
  i circuito *m* elettrico
  e circuito *m* eléctrico
  d Stromkreis *m* (elektrischer)

1553 CIRCUIT BREAKER 1°, contact breaker, cut-out
  f commutateur-interrupteur *m*, disjoncteur *m*, rupteur *m*
  i ruttore *m*
  e ruptor *m*
  d Ausschalter *m*, Spannungsbegrenzer *m*, Spannungsschutz *m*, Unterbrecher *m*

CIRCUIT-BREAKER 2°, see 1070

1554 CIRCULAR (adj)
  f circulaire (adj)
  i circolare (adj)
  e circular (adj)
  d kreisförmig (adj), kreisrund (adj)

1555 CIRCULATING PUMP
  f pompe *f* à circulation
  i pompa *f* circolare
  e bomba *f* circulatoria
  d Umlaufpumpe *f*

1556 CIRCULATING TIME
  f temps *m* de circulation
  i tempo *m* di circolazione
  e tiempo *m* de circulación
  d Zirkulationszeit *f*

1557 CIRCULATION
  f circulation *f*
  i circolazione *f*
  e circulación *f*
  d Kreislauf *m*, Umlauf *m*, Zirkulation *f*

1558 CIRCULATION PUMP
  f pompe *f* de circulation
  i pompa *f* da circolazione
  e bomba *f* de circulación
  d Umwälzpumpe *f*

1559 CIRCULATOR, wort pump (brewery)
  f pompe *f* à circulation, pompe *f* à moût
  i circolatore *m*
  e bomba *f* para "caldo"
  d Maischepumpe *f*, Vorpumpe *f*, Zirkulator *m*

1560 CIRCUMFERENCE, perimeter
  f circonférence *f*, périmètre *m*
  i circonferenza *f*, perimetro *m*
  e circumferencia *f*, periferia *f* de un círculo, perímetro *m*
  d Kreisumfang *m*, Perimeter *m*, Umfang *m*, Umkreis *m*

1561 CIRCUMFERENTIAL SEAM
  f soudure *f* circonférentielle
  i saldatura *f* circonferenziale, orli (mpl) circonferenziali (di lamieri)

e costura *f* circular, sutura *f* circular
d Rundnaht *f*

1562 CIRCUMSTANCIAL EVIDENCE
f preuve *f* indirecte
i prova *f* indiretta
e prueba *f* indirecta
d indirekter Beweis *m*, Indizienbeweis *m*

1563 CISTERN
f citerne *f*
i cisterna *f*
e cisterna *f*
d Zisterne *f*

1564 CITRIC ACID
f acide *m* citrique
i acido *m* citrico
e ácido *m* cítrico
d Citronensäure *f*, Zitronensäure *f*

1565 CITRONELLA OIL, lemon grass oil
f essence *f* de citronelle
i essenza *f* di citronella
e esencia *f* de citronela
d Citronellöl *n*, Lemongrasöl *n*, ostindisches Melissenöl *n*

1566 CITY WATER, tap water
f eau du robinet *f*, eau de ville *f*
i acqua di città *f*
e agua municipal *f*
d Leitungswasser *n*

ck., see 781

C.L., see 1289

1567 CLAIM
f revendication *f*
i rivendicazione *f*
e reclamación *f*, reinvindicación *f*
d Anspruch *m*

1568 CLAIM (COMPLAINT)
f réclamation *f*
i reclamo *m*
e reclamación *f*
d Beanstandung *f*, Reklamation *f*

1569 CLAIM (jur)
f demande *f*, droit *m*, prétention *f*, titre *m*
i diritto *m*, domanda *f*, titolo *m*
e demanda *f*, derecho *m*, título *m*
d Anspruch *m*, Rechtsanspruch *m*

1570 CLAIR FILM PACK
f conditionnement *m* transparent
i emballaggio *m* trasparente

e acondicionamiento *m* transparente
d Sichtpackung *f*

1571 CLAIRCE, clarce, filtered sirup
f claircé *f*, sirop *m* de refonte
i sciroppo *m* filtrato
e melado *m* purificado
d Kläre *f*, Klärse *f*, Kochkläre *f*

1572 CLAMP, clip
f bride *f*, collier *m*, pince *f*
i brida *f*, collare *m*, grappa *f*, morsetto *m*, pezzo *m* di collegamento, staffa *f*
e abrazadera *f*, grampa *f*, grapa *f*
d Klammer *f*, Klemme *f*, Klemmung *f*

1573 CLAMP CONNECTION
f jonction *f* par serrage
i collegamento *m* a morsetto
e unión *f* prisionera
d Klemmverbindung *f*

1574 CLAMPED SHEET
f feuille *f* pincée
i foglio *m* fissato
e lámina *f* tensada
d eingespannte Folie *f*

1575 CLAMPING, locking gripping
f serrage *m*, verrouillage *m*
i bloccaggio *m*, fissaggio *m*
e fijación *f*, sujeción *f*
d Einspannung *f*, Werkzeugzuhaltung *f*

1576 CLAMPING CHUCK
f mandrin *m* de serrage
i mandrino *m* a morsetto, punta *f* a morsetto
e mandril *m* de garras, mandril *m* de sujeción
d Klemmfutter *n*, Spannfutter *n*, Werkzeugfutter *n*

1577 CLAMPING DEVICE
f dispositif *m* de serrage
i dispositivo *m* di serraggio
e dispositivo *m* de aprieta
d Abklemmungsvorrichtung *f*, Klemmvorrichtung *f*

1578 CLAMPING FRAME
f serre-flan *m*
i telaio *m* di fissaggio
e bastidor *m* de tensado
d Einspannrahmen *m*

1579 CLAMPING PLATE, mounting plate
f plaque *f* de montage, plateau *m* de fixation, plateau *m* porte-moule
i piano *m* portastampo

e placa *f* de sujeción
d Aufspannplatte *f*

1580 CLAMPING PLATEN
f plateau *m* de fixation
i piano *m* di fissaggio
e placa *f* de fijación
d Spannplatte *f*

1581 CLAMPING PRESSURE
f force *f* de fermeture, pression *f* de verrouillage
i forza *f* di chiusura
e presión *f* de cierre
d Formschliesskraft *f*, Schliessdruck *m*, Zubehaltedruck *m*

1582 CLAMPING RING
f serre-flan *m* circulaire
i premilastra *m*
e anillo *m* de sujeción
d Spannring *m*

1583 CLAMPING SCREW
f pince *m* à vis, vis *f* de serrage
i vite *f* di bloccaggio, vite *f* di fissaggio
e borne *m* con espiga roscada, tornillo *m* de apriete, tornillo *m* aprisionador, tornillo *m* de sujeción
d Klemmschraube *f*

1584 CLAPPER, flap valve
f soupape *f* à charnière, soupape *f* à clapet
i valvola *f* a cerniera
e válvula *f* de charnela
d Klappe *f*, Klappventil *n*, Scharnierventil *n*

CLARCE, see 1571

1585 CLARIFICATION, clarifying
f clarification *f*
i chiarificazione *f*
e clarificación *f*
d Klären *n*, Klarmachen *n*, Klärung *f*, Läutern *n*, Schönung *f*

1586 CLARIFIER 1º, clarifying agent, clearing agent, fining agent
f clarificant *m*, éclaircisseur *m*
i agente *f* di schiarimento, chiarificatore *m*
e aclarador *m*, clarificador *m*
d Aufheller *m*, Klärmittel *n*

1587 CLARIFIER 2º (SUGAR), claring pan, defecating pan
f chaudière *f* à clarification (sucre)
i caldaia *f* di chiarificazione
e caldera *f* de clarificación
d Klärkessel *m*, Klärpfanne *f*, Läuterkessel *m* (Zucker)

CLARIFYING, see 1585

CLARIFYING AGENT, see 1586

1588 CLARIFYING PLANT, settling plant
f installation *f* de décantation
i pianto *m* di decantazione
e instalación *f* de deposición
d Kläranlage *f*

CLARING PAN, see 1587

1589 CLARITY, clearity
f clarté *f*
i chiarezza *m*
e claridad *f*
d Klarheit *f*

CLASP, see 1127

1590 CLASP NUT
f écrou *m* embrayable sur la vis-mère, écrou *m* à mâchoire
i dado *m* spaccato
e husillo-madre *m*, tuerca *f* del husillo
d Leitspindelschloss *n*, Schlossmutter *f*

1591 CLASSIFICATION
f classification *f*
i classificazione
e clasificación *f*
d Einteilung *f*, Klassifikation *f*, Klassifizierung *f*

1592 CLAUSE
f clause *f*, condition *f*, stipulation *f*
i clausola *f*
e cláusula *f*
d Klausel *f*, Satzteil *n*, Vorbehalt *m*

1593 CLAW, clutch
f bec-de-corbin *m*, embrayage *m*, griffe *f*, mâchoire *f* (mec)
i frizione *f* (mot), griffa *f*, innesto *m* (mc
e acoplamiento *m*, embrague *m*, garra *f*, uña *f*
d Kupplung *f*, Klaue *f*, Schaltkupplung *f*

1594 CLAY, loam
f argile *f*, terre *f* glaise
i argilla *f*, terra *f* argillosa
e arcilla *f*, tierra *f* arcillosa
d Lehm *m*, Ton *m* (Mineral), Tonerde *f*

1595 CLAY CORE
f noyau *m* d'argile
i nucleo *m* d'argilla
e nodriza *f* de arcilla, núcleo *m* de arcilla
d Tonkern *m*

1596 CLAY PLATE (UNGLAZED), porous plate
f plaque *f* poreuse
i placca *f* porosa di terracotta
e placa *f* porosa de arcilla
d Tonteller *m*

CLAYED SUGAR, see 1337

CLEANER (AGENT), see 2369

1597 CLEANING, cleansing
f nettoyage *m*, nettoiement *m*, purification *f*
i pulizia *f*, nettamento *m*, purificazione *f*
e limpieza *f*, purificación
d Reinigung *f*

CLEANSING, see 1597

1598 CLEAR WIDTH
f largeur *f* intérieure, lumière *f*, ouverture *f* libre
i diametro *m* interno, luce *f*
e diámetro *m* interior, anchura *f* de luz, luz *f*
d lichte Weite *f*, Lichtweite *f*

1599 CLEARANCE 1º
f "clearance" *f*, épuration *f*
i epurazione *f*
e depuración *f*
d Klärwert *m* (Bestimmung)

1600 CLEARANCE 2º
f espace *m* mort
i spazio *m* morto
e espacio *m* muerto
d Totraum *m*

1601 CLEARANCE 3º, free play
f jeu *m*
i gioco *m*, spallamento *m*
e juego *m*
d Spiel *n*, Spielraum *m*

1602 CLEARANCE (SALE)
f écoulement *m* de marchandises
i vendita *f* di liquidazione
e venta *f* de liquidación
d Ausverkauf *m*

1603 CLEARANCE OF GOODS
f dédouanement *m* de marchandises
i sdoganamento *m* di merci
e despacho *m* en aduana
d Warenverzollung *f*

1604 CLEARANCE OF THE PISTON, elbow room, latitude
f espace *m* libre, espace *m* mort, jeu *m* (mec) du piston
i gioco *m*, spazio *m* intermedio
e espacio *m* de movimiento, espacio *m* muerto
d Spielraum *m*

1605 CLEARING (chem)
f clarification *f*, débourbage *m*
i chiarificazione *f* (chem)
e clarificación *f*, lavaje *m* del mineral
d Läuterung *f*

CLEARING AGENT, see 1586

CLEARITY, see 1589

1606 CLEAVAGE, cleaving, delamination
f clivage *m*, fissure *f*, délaminage *f*
i fessura *f*, scollaggio *m*, sfaldatura *f*, sfogliatura *f*, spaccatura *f*
e desestratificación *f*, hendedura *f*, hendidura *f*, resquebradura *f*, separación *f*
d Abspaltung *f*, Aufblättern *n*, Schichtspaltung *f*, Spalten *n*, Spaltung *f*

1607 CLEAVE, to, split, to
f cliver (v), dissocier (v),
i separare (v), spaccare (v)
e disociar (v), hender (v), rajar (v)
d (sich) spalten (v), zuspalten (v)

CLEAVING, see 1606

1608 CLEFT (adj), chopped (adj), cracked (adj), split (adj)
f fendu (adj)
i fesso (adj)
e agrietado (adj), hendido (adj), ragado (adj)
d gespalten (adj), klüftig (adj), verklüftet (adj)

1609 CLEFT
f crevasse *f*, fente *f*, fissure *f*
i cupa *f*, fenditura *f*, rottura *f*, strappo *m*
e grieta *f*
d Riss *m*, Ritz *m*, Sprung *m*

1610 CLENCH, clinch
f rivet *m*
i rivetto *m*, ribadino *m*

e remache *m*, roblón *m*
d Niete *f*, Niet *m*

1611 CLENCHING, clinching
f rivetage *m*
i chiodatura *f*, ribadatura *f*
e remachado *m*, roblonado *m*
d Nieten *n*, Nietung *f*

1612 CLEPSYDRA, hour glass, sand glass
f clepsydre *f*, sablier *m*
i clessidra *f*, sabbionaio *m*
e ampolleta *f*, clepsidra *f*, reloj *m* de agua, reloj *m* de arena
d Sanduhr *f*, Wasseruhr *f*

CLEW, see 750

CLICK, see 1360

1613 CLICK SPRING
f ressort *m* d'encliquetage
i molla *f* di blocco, molla *f* di chiusura, sordina *f*
e muelle *m* de trinquete
d Sperrfeder *f*

1614 CLIMB
f montée *f*
i ascensa *f*, ascensione *f*, salita *f*, scalata *f*
e ascención *f*, ascenso *m*, subida *f*
d Aufstieg *m*

1615 CLINCH, to, rivet, to
f riveter (v)
i ribadire (v), chiodare (v)
e remachar (v), roblar (v)
d nieten (v)

1616 CLINCHER 1º
f crampon *m*
i arpese *f*, grappa *f*
e grampa *f*, grapa *f*, laña *f*
d Heftklammer *f*, Klammer *f*, Krampe *f*

1617 CLINCHER 2º
f riveteuse *f*
i graffatrice *f*
e remachadora *f*
d Nietmaschine *f*

CLINCHING, see 1611

1618 CLINKER 1º
f brique *f* à four, brique *f* hollandaise, brique *f* vitrifiée
i clinker *m*, klinker *m*
e clinker *m*, ladrillo *m* holandés, ladrillo *m* refractario, ladrillo *m* vitrificado

d Klinker *m*

1619 CLINKER 2º
f scorie *f*
i scoria *f*
e escoria *f*
d Schlacke *f*

CLINKER (SLAG), see 1539

CLIP, see 1572

1620 CLOCK
f horloge *f*, pendule *f*
i orologio *m*
e reloj *m*, reloj *m* de péndola
d Uhr *f*, Wanduhr *f*

1621 CLOCK SPRING, coil spring, helical spring, spiral spring, worm spring
f boudin (mec), ressort *m* hélicoïdal, ressort *m* en spirale
i molla *f* ad elica, molla *f* spiroidale
e muelle helicoidal *m*, resorte *m* espiral, resorte *m* hélico
d Schraubenfeder *f*, Spiralfeder *f*, Uhrfeder *f*

1622 CLOCKWISE
f dans le sens d'une aiguille d'une montre
i destrorso, nel senso delle lancette dell'orologio
e dextrorrotación *f*, dextrorso, en el sentido de las agujas del reloj
d (im) Uhrzeigersinn, Rechtsdrehung *f*

1623 CLOGGING
f colmatage *m*, encrassage *m*, encrassement *m*, engorgement *m*, obstruction *f*
i insudiciamento *m*, struzione *f*
e ensuciamiento *m*, obstrucció *f*
d Verschmutzung *f*, Verstopfung *f*

1624 CLONIC DOSIS, C.D.
f dose *f* clonique
i dose *f* clonica
e dosis *f* clónica
d klonische Dosis *f*

1625 CLOSED CIRCUIT
f circuit fermé *m*
i circuito chiuso *m*
e circuito cerrado *m*
d geschlossener Stromkreis *m*

1626 CLOSING, closure
f fermeture *f*
i chiusura *f*
e cierre *m*
d Verschluss *m*

1627 CLOSING TRAVEL
f course *f* de fermeture
i corsa *f* di chiusura
e movimiento *m* de cierre
d Schliessbewegung *f*

CLOSURE, see 1626

CLOSURE (chem), see 2166

1628 CLOT, coagulum
f caillot *m*
i coagulo *m*, grumo *m*
e coágulo *m*
d Gerinnsel *n*, Klumpen *n*, Koagulum *n*

1629 CLOTH
f drap *m*, draperie *f*, étoffe *f*, tissu *m*, toile *f*
i panno *m*, stoffa *f*, tela *f*
e lienzo *m*, paño *m*, tejido *m*, tela *f*
d Gewebe *n*, Stoff *m*, Tuch *n*, Zeug *n*

1630 CLOTH STRENGTH TESTER
f dynamomètre *m* pour tissu
i dinamometro *m* per tessuti
e dinamómetro *m* por tejido
d Gewebefestigkeitsprüfer *m*

1631 CLOUD POINT, turbidity point
f point de trouble *m*
i punto d'intorbidamento *m*
e punto de enturbiamento *m*
d Trübungspunkt *m*

1632 CLOUDINESS, turbidity
f turbidité *f*
i intorbidamento *m*
e turbidez *f*
d Trübung *f*

1633 CLOUDING
f marbrure *f*
i marezzatura *f*
e jaspeado *m*
d Äderung *f*

1634 CLOUDY 1°, waved
f moiré (adj)
i marezzato (adj)
e batido (adj)
d geflammt (adj), gewellt (adj), streifig (adj)

1635 CLOUDY 2°
f trouble (adj)
i torbido (adj)
e turbio (adj)
d trübe (adj), wolkig (adj)

1636 CLOVE OIL
f essence *f* d'oeillet
i essenza *f* di garofano
e essencia *f* de clavel
d Nelkenöl *n*

1637 CLUB-MOSS, lycopodium
f lycopode *m*, griffe de loup *f*, pied de loup *m*, soufre végétal *m*
i coda *f* di topo, erba *f* strega, licopodio *m*, musco *m* terrestre
e licopodio *m*
d Bärlapp *m*, Erdmoos *n*, Hexenkraut *n*, Lycopodium clavatum *n*, Streupulversamen *m*

CLUE, see 750

1638 CLUSTER CRYSTAL
f amas *m* de cristaux, cranque *f*
i ammasso *m* di cristalli
e aglomeración *f* de cristales
d Kristalldruse *f*

CLUTCH, see 1593

1639 CLUTCH DISENGAGEMENT
f débrayage *m*
i disinnesto *m*
e desacoplo *m*, desembrague *m*
d Auskuppeln *n*, Auslösung *f*

1640 CLUTCH LEVER
f levier *m* d'embrayage
i leva *f* d'innesto
e palanca *f* de embrague
d Kupplungsfusshebel *m*, Kupplungshebel *m*

1641 CLUTCH-LEVER SPRING
f sautoir *m*, ressort *m* de bascule
i molla *f* di bascula, molla *f* d'innesto
e muelle *m* de palanca, resorte *m* de palanca
d Hebelfeder *f*

1642 CLYSTER, enema
f clystère *m*, lavement *m*
i clistere *m*
e clister *m*, lavativa *f*
d Darmspülung *f*, Enema *n*, Klistier *m*

CMC 1°, see 1302

C.M.C. 2°, see 2086

cn, see 1254

1643 COACERVATION
f coacervation *f*

- i coacervazione *f*
- e coacervación *f*
- d Koazervierung *f*

1644 COACH SCREW, sleeper screw
- f tirefond *m*
- i vite *f* a legno, vite *f* a mordente
- e tirafondo *m*
- d Schienenschraube *f*, Schwellenschraube *f*

1645 COAGULATION
- f coagulation *f*
- i coagulazione *f*
- e coagulación *f*
- d Ausflockung (von Kolloiden) *f*, Eiweissgerinnung *f*, Koagulation *f*

COAGULUM, see 1628

1646 COAL
- f charbon *m*
- i carbone *m*
- e carbón *m*
- d Kohle *f*

1647 COAL GAS
- f gaz *m* d'éclairage, gaz *m* de houille
- i gas *m* di carbone, gas *m* illuminante
- e gas *m* de alumbrado
- d Leuchtgas *n*, Steinkohlengas *n*

1648 COAL TAR
- f goudron *m* de houille
- i catrame *m* di carbon fossile
- e alquitrán *m* de hulla, alquitrán *m* mineral, brea *f* mineral
- d Kohlenteer *m*, Steinkohlenteer *m*

1649 COARSE (adj), crude (adj), non refined (adj), raw (adj), rough (adj), rudis (adj)
- f grossier (adj), non raffiné
- i aspro (adj), greggio (adj), grezzo (adj), grosso (adj), grossolano (adj), ruvido (adj)
- e aspero (adj), basto (adj), bruto (adj), burdo (adj), grosero (adj), grueso (adj), tosco (adj)
- d grob (adj), rauh (adj)

1650 COARSE PLASTER
- f crépissure *f*, hourdage *m*
- i arricciatura *f*
- e enlucido *m*
- d Berappen *n*, Bewurf *m*, Putzban *m*

1651 COARSE POWDER
- f poudre *f* grossière
- i polvere *f* grossa
- e polvo *m* grueso
- d grobes Pulver *n*, Pulvis grossus *m*

1652 COARSE-GRAINED
- f à gros grains
- i a grana grossolana
- e de grano grueso, toscamente granulado
- d grobkörnig (adj), grobkristallinisch (adj)

1653 COARSE-GRAINED POWDER
- f poudre *f* à gros grains
- i polvere *f* a grana grossa
- e polvo *m* a granos gruesos
- d grobkörniges Pulver *n*

1654 COARSENESS
- f granulosité *f*, grosseur *f* (d'un grain), grossièreté *f* (d'une poudre)
- i grossezza *f* di granule, stato *m* grezzo
- e groseria *f*, tosquedad *f*
- d Grobheit *f*, Grobkörnigkeit *f*

1655 COAT
- f couche *f*, pellicule *f*
- i mano *f* (di pittura), strato *m*
- e capa *f*, estrato *m*
- d Mantel *m*, Schicht *f*

1656 COAT OF ENAMEL
- f couche *f* d'émail
- i mano *f* di smalto, strato *m* di smalto
- e capa *f* de esmalte
- d Emailbelag *m*, Emailschicht *f*

1657 COATED FABRIC
- f tissu *m* enduit
- i tessuto *m* spalmato
- e tejido *m* recubierto
- d kaschiertes Gewebe *n*, (Kaschierung über dem Gewebe)

1658 COATING
- f enduit *m*, enrobage *m*, revêtement *m*
- i ricopertura *f*, rivestimento *m*
- e capa de pintura *f*, recubrimiento *m*, revestimiento *m*
- d Anstrich *m*, Beschichten *n*, Überziehen *n* (von Pillen), Überzug *m*, Ummantelung *f*

1659 COATING CHAMBER
- f chambre *f* d'enrobage
- i camera *f* di rivestimento
- e cámara *f* de revestimiento
- d Dragierkammer *f*

1660 COATING KNIFE, doctor knife
- f racle *f*, racloir *m* d'enduit
- i raschiatore stenditore *m*
- e cuchilla *f* dosificadora, espátula *f* niveladora, rasqueta *f*

d Abstreifmesser n, Rakel f,
   Streichmesser n

1661 COATING LAC
f laque f à enrober
i lacca f da rivestimento
e laca f de revestimiento
d Dragierlack m

1662 COATING PAN
f bassine à dragéification f, turbine f à
   enrobage
i apparecchio da verniciatura n,
   bacino da confettatura m
e e "bombo"grajeador m
d Dragierkessel m

1663 COATING SOLUTION
f solution f pour revêtement
i soluzione f di rivestimento
e solución f de revestimiento
d Dragierlösung f, Überzuglösung f

1664 COAXIAL (adj)
f coaxial (adj)
i coassiale (adj)
e coaxial
d gleichachsig (adj), koaxial (adj)

1665 COBALT POTASSIUM NITRITE,
   cobalt yellow, Fisher's yellow,
   potassium cobaltnitrite
f cobaltnitrite m de potassium
i cobaltonitrito m di potassio
e cobaltonitrito m potásico
d Kaliumkobaltnitrit n, Kobaltgelb n

COBALT YELLOW, see 1665

1666 COCHINEAL RED A, Neucoccin,
   Ponceau 4R
f rouge m de cochenille
i rosso-cocciniglia m
e neucocina f, rojo A-4 m, victoria
   escarlata f
d Cochenillerot n, L-Rot 4 n

1667 COCHLEARE, spoonfull
f cuillerée f
i cucchiaiata f, cucchiaio m
e cucharada f
d ein Löffel voll

1668 COCHLEARE AMPLUM,
   cochleare magnum, a tablespoonfull
f cuillerée f à soupe
i cucchiaiata f grande, cucchiaio m
   grande, cucchiaio m da zuppa
e cucharada grande f
d ein Esslöffel voll

COCHLEARE MAGNUM, see 1668

1669 COCHLEARE MEDIUM,
   cochleare modicum, a dessertspoonful
f cuillerée f à dessert
i cucchiaiata f da dessert, cucchiaio m
   da dessert, cucchiaio m medio
e cucharada f media
d ein Dessertlöffel voll

COCHLEARE MODICUM, see 1669

1670 COCHLEARE PARVUM,
   a teaspoonful
f cuillerée f à café
i cucchiaiata da caffè f, cucchiaio m da
   caffè, cucchiaio m piccolo
e cucharadita f
d ein Teelöffel voll

1671 COCINIC ACID, cocostearic acid
f acide m cocinique
i acido m di cocco
e ácido m de coco
d Kokosmesstalgsäure f, Kokosstearin-
   säure f, Kozinsäure f

1672 COCK, faucet, stopcock, tap
f bonde f, cannelle f, fausset m (de
   tonneau), robinet m
i rubinetto m
e canilla f, espiche m, espita f, grifo m
d Absperrhahn m, Hahn m

1673 COCK PLUG, faucet plug
f boisseau m, noix f de robinet
i maschio m del rubinetto
e macho m del grifo
d Hahnkegel m, Hahnkücken n, Hahnwirbel m

1674 COCKTAIL
f coctail m
i "cocktail" m
e cóctel m
d Coktail m, Arzneimischung f

COCOA BUTTER, see 1193

1675 COCOANUT OIL, coconut oil
   copra oil
f huile f de copra, huile f de noix de coco
i olio m di cocco
e aceite m de coco, aceite m de copra,
   manteca f de coco
d Kokosbutter f, Kokosfett n, Kokosnuss-
   öl n, Kopraöl n, Oleum n cocos

COCONUT OIL, see 1675

1676 COCOONING, cocoonization,
  spray webbing
 f mise f en cocon
 i imbozzolatura f
 e coconización f
 d Kokonisierung f

COCOONIZATION, see 1676

COCOSTEARIC ACID, see 1671

1677 COD OIL, resin oil, rosin oil
 f huile f de résine
 i olio m di resina
 e aceite m de resina
 d Harzöl n, Resinnaphta f, Resinöl n

1678 CODE
 f code m
 i cifrario m, codice m
 e código m
 d Kode m

1679 COEFFICIENT
 f coefficient m
 i coefficiente m
 e coeficiente m
 d Beiwert m, Koeffizient m

1680 COEFFICIENT OF COUPLING,
  coupling coefficient, coupling factor
 f coefficient m d'accouplement,
  coefficient m de couplage
 i coefficiente m d'accoppiamento,
  fattore m d'accoppiamento
 e coeficiente m de acoplamiento
 d Kopplungsfaktor m, Kopplungsgrad m,
  Kopplungskoeffizient m, Kopplungsziffer f

1681 COEFFICIENT OF ELASTICITY,
  elasticity coefficient
 f coefficient m d'élasticité
 i coefficiente m d'elasticità
 e coeficiente m de elasticidad
 d Elastizitätskoeffizient m

1682 COEFFICIENT OF ELONGATION
 f coefficient m d'allongement, module m d'allongement
 i coefficiente m d'allungamento
 e coeficiente m de alargamiento
 d Dehnungskoeffizient m, Dehnungszahl f

1683 COEFFICIENT OF EXPANSION
 f coefficient m de dilatation,
  coefficient m d'expansion
 i coefficiente m di dilatazione,
  coefficiente m d'espansione
 e coeficiente m de dilatación,
  coeficiente m de expansión
 d Ausdehnungskoeffizient m

1684 COEFFICIENT OF FRICTION,
  friction coefficient
 f coefficient m de friction,
  coefficient m de frottement
 i coefficiente m d'attrito
 e coeficiente m de fricción,
  coeficiente m de frotamiento
  coeficiente m de rozamiento
 d Reibungsbeiwert m, Reibungskoeffizient m

1685 COEFFICIENT OF RESISTANCE,
  resistance coefficient
 f coefficient m de résistance
 i coefficiente m di resistenza
 e coeficiente m de resistencia
 d Widerstandskoeffizient m

1686 COEFFICIENT OF RIGIDITY,
  coefficient of transverse elasticity,
  modulus of elasticity in shear
 f coefficient m d'élasticité de cisaillement,
  coefficient m d'élasticité transversale,
  module m d'élasticité transversale,
  module m de glissement
 i coefficiente m di rigidità, modulo m di elasticità tangenziale
 e módulo m de la elasticidad de cortadura,
  módulo m de la elasticidad transversal
 d Gleitmass n, Gleitmodul m, Schubelastizitätsmass n, Schubelastizitätsmodul m, Schubmodul m

COEFFICIENT OF TRANSVERSE ELASTICITY
  see 1686

1687 COG
 f came f, dent f
 i bocciolo m, camma f, dente m,
  palmola f
 e diente m
 d Daumen n

1688 COGNATE
 f apparenté (adj)
 i affine (adj)
 e cognante (adj)
 d stammverwandt (adj)

1689 COGWHEEL, gear(wheel), toothed wheel
 f pignon m, roue f dentée
 i pignone m, ruota f dentata
 e rueda f dentada
 d Zahnrad n

1690 COHERENCE, cohesion, cohesiveness
 f cohérence f, cohésion f, cohésivité f

i coerenza *f*, coesione *f*, coesività *f*
e coherencia *f*, cohesión *f*, cohesividad *f*
d Kohäsion *f*, Kohäsionsvermögen *n*

COHESION, see 1690

1691 COHESIVE FORCE
f force cohésive *f*, pouvoir *m* cohésif
i forza coesiva *f*
e fuerza de cohesión *f*, poder *m* cohesivo
d Bindungskraft *f*, Kohäsionskraft *f*

COHESIVE STRESS, see 195

COHESIVENESS, see 1690

1692 COHOBATION, multiple redistillation, repeated distillation
f cohobation *f*, distillation *f* successive, épuisement *m* à froid
i coobazione *f*, distillazione *f* multipla
e cohobación *f*
d Kohobation *f*, Mehrfachdistillation *f*

1693 COIL, pipe coil
f serpentin *m*
i serpentino *m*
e serpentín *m*
d Rohrschlange *f*

1694 COIL (elec)
f bobine *f* (elec)
i bobina *f* (elec)
e bobina *f* (elec), canilla *f* (elec)
d Spule *f* (elec)

COIL IGNITION, see 816

COIL SPRING, see 1621

1695 COINCIDENCE
f coïncidence *f*
i coincidenza *f*
e coincidencia *f*
d Koinzidenz *f*, Zusammentreffen *n*

1696 COLA! coletur, let it be strained, strain!
f filtrez! passez!
i se filtri
e cuélese!
d koliere!

1697 COLANDER, cullender
f passoire *f*
i colatoio *m*
e pasador *m*
d Seihe *f*

1698 COLATION, straining (filtering)
f colature *f*, filtration sous vide *f*
i colatura *f*, filtrazione a vuoto *f*
e colado (farm) *m*, filtración por aspiración *f*
d Abnutschen *n*, Durchsieben *n*, Kolieren *n*

1699 COLD (adj)
f froid (adj)
i freddo (adj)
e frío (adj)
d kalt (adj)

1700 COLD
f froid *m*
i freddo *m*
e frío *m*
d Kälte *f*

1701 COLD BENDING
f formage *m* à froid
i piegatura *f* a freddo
e conformado *m* en frio
d Kaltformen *n*

1702 COLD CHAMBER, cold room
f chambre froide *f*
i camera *f* refrigerante, magazzino *m* frigorifero
e cámara *f* frigorífica *f*, cámara *f* de refrigeración
d Kühlraum *m*

1703 COLD CLIMATE TEST
f essai *m* en climat froid
i prova *f* di clima freddo
e prueba *f* de clima frío
d Kaltklimaversuch *m*

1704 COLD CREAM
f "cold-cream", crême-émulsion *f*
i "cold cream" colcrèm
e "cold cream", crema *f* fría, crema *f* refrescante
d Kühlsalbe *f*, Unguentum *n* leniens

1705 COLD DIE
f matrice *f* froide
i forma *f* fredda
e matriz *f* fría
d Kaltmatrize *f*

1706 COLD FLOW (plast)
f fluage *m* à froid (plast)
i scorrimento *m* plastico (plast)
e fluidez *f* en frío (plast)
d Kaltfluss *m* (plast)

1707 COLD FORMING
f profilage *m* à froid
i profilatura *f* a freddo
e perfilado *m* a frío
d Kaltprofilierung *f*

1708 COLD INSULATOR
f calorifuge *m*
i coibente *m*
e aislador *m* contra el frío
d Kälteisoliermittel *n*, Kälteschutzmittel *n*

1709 COLD MO(U)LDING, cold pressing
f compression à froid *f*, expression *f* à froid, moulage *m* à froid
i compressione a freddo *f*, espressione a freddo *f*, pressa a freddo *f*
e expresión en frío *f*, prensado en frío *m*, prensadura en frío
d Kaltpressen *n*, Kaltpressung *f*

COLD PRESSING, see 1709

1710 COLD RESISTANCE
f résistance *f* au froid
i resistenza *f* al freddo
e resistencia *f* al frío
d Kältefestigkeit *f*

COLD ROOM, see 1702

1711 COLD SLUG
f bouchon *m* froid, goutte *f* froide
i tappo *m* freddo
e relleno *m* frío
d kalter Stopfen *m*

1712 COLD STORAGE
f conservation au froid *f*
i conservazione a freddo *f*
e conservación por el frío *f*
d Kältelagerung *f*

1713 COLD STORAGE HOUSE
f magasin *m* frigorifique
i magazzino *m* frigorifero
e casa *f* frigorífica
d Kühlhalle *f*, Kühlraum *m*

1714 COLD WATER JACQUET
f chemise *f* d'eau froide
i camicia *f* d'acqua fredda
e camisa *f* de agua refrigerante
d Mantelkühler *m*, Wasserkühlmantel *m*

1715 COLD WORKING
f écrouissage *m*
i laminazione *f* a freddo, lavorazione *f* a freddo

e estirado *m* en frío, laminado *m* en frío, martillado *m* en frío
d Kaltstrecken *n*, Kaltverformung *f*, Kaltwalzen *n*

1716 COLD-BEND TEST
f essai *m* de flexion à froid
i prova *f* di curvare a freddo
e ensayo *m* de doblado en frío
d Kaltbiegeprobe *f*

1717 COLD-DRAW, to
f étirer (v) à froid
i trafilare (v) a freddo
e estirar (v) en frío
d kaltziehen (v)

1718 COLD-FILL
f remplissage *m* à froid
i riempimento *m* a freddo
e llenadura *f* a frío
d Kaltfüllung *f* (Aerosol)

1719 COLD-PRESS, to
f presser (v) à froid
i stampare (v) a freddo
e prensar (v) en frío
d kaltpressen (v)

1720 COLESEED OIL, colza oil, rape seed oil
f huile *f* de colza, huile *f* de navette, huile *f* de ravette
i olio *m* di colza
e aceite *m* de colza
d Kohlsaatöl *n*, Oleum *n* napi, Rapsöl *n*, Rüböl *n*, Rübsenöl *n*

COLETUR, see 1696

1721 COLLAPSIBLE (adj)
f pliable (adj)
i flessibile (adj)
e plegable (adj)
d zusammenklappbar (adj), zusammenlegbar (adj)

1722 COLLAPSIBLE CARDBOARD BOX, folding cardboard box
f boîte *f* en carton pliable
i scatola *f* di cartone piegabile
e cajita *f* plegable
d Faltschachtel *f*

COLLAPSIBLE TUBE, see 3242

COLLAPSING BOX, see 3318

1723 COLLAPSING TUBE
f tube à pommade *m*, tube compressible *m*

i tubo flessibile *m*
e tubo compresible *m*
d Knicktube *f*

1724 COLLAR
f anneau *m*, bague *f*, collier *m*, talon *m*
i anello *m* (d'arresto), collare *m*
e anillo *m* fijo, collar *m*
d Bund *m*, Hals *m*, Überschubring *m*

1725 COLLAR BAND, pipe clamp
f bride *f* à tuyau, collier *m* à tube
i collare *m* per tubi, graffa *f* per tubi
e abrazadera *f* para tubos, collar *m* de tubo, grapa *f*
d Rohrklemme *f*, Rohrschelle *f*

1726 COLLAR BEARING, neck bearing
f coussinet *m* à collets, palier *m* à collets
i supporto *m* a collare
e cojinete *m* de collar, soporte *m* collarín
d Halslager *n*

1727 COLLECTING BASIN
f bassin collecteur *m*
i bacino *m* di raccolta
e depósito colector *m*, receptáculo *m*
d Sammelbecken *m*, Sammelschiff *n*

COLLECTING DISH, see 2630

1728 COLLECTING FUNNEL, collecting hopper
f trémie *f* collectrice
i imbuto *m* collettore
e tolva *f* de recolección
d Auffangtrichter *m*

COLLECTING HOPPER, see 1728

1729 COLLECTIVE ADVERTISING
f publicité *f* collective
i pubblicità collettiva *f*
e publicidad colectiva *f*
d Gemeinschaftswerbung *f*

1730 COLLECTIVE PACKING
f emballage *m* collectif
i imballaggio *m* collettivo
e embalaje *m* colectivo
d Sammelpackung *f*

1731 COLLECTIVE TERM
f concept *m* général, nom *m* collectif
i concetto *m* collettivo, nome *m* collettivo
e concepto *m* colectivo, nombre *m* colectivo
d Sammelbegriff *m*

1732 COLLECTOR, storage tank
f collecteur *m*, réservoir *m* collecteur, réservoir *m* d'emmagasinage
i cisterna *f* di deposito, serbatoio polmone *m*
e colector *m*, recipiente *m* colector
d Sammelbehälter *m*, Sammelgefäss *n*, Sammler *m*

1733 COLLET
f douille *f* de serrage, pince *f* américaine, virole *f*
i anello *m* metallico, bussola *f* di chiusura, bussola *f* di serraggio, virola *f*
e aro *m* de hierro, boquilla *f* de sujeción, virola *f*
d Eisenring *m*, Hirnring *m*, Spannpatrone *f*, Zwinge *f*

1734 COLLIGATIVE PROPERTIES (OF SOLUTION)
f propriétés (fpl) colligatives
i proprietà (fpl) colligative
e propiedades (fpl) coligativas
d konzentrazionsbedingte Eigenschaften (fpl)

1735 COLLIMATOR
f collimateur *m*
i collimatore *m*
e colimador *m*
d Kollimator *m*, Visiervorrichtung *f*

1736 COLLODION
f collodion *m*
i collodio *m*, collodione *m*
e colodión *m*
d Kollodion *n*, Kollodium *n*

1737 COLLOID CHEMISTRY, dispersidology
f chimie *f* colloïdale
i chimica *f* colloidale
e dispersidologia *f*, química *f* de los coloides
d Kolloidchemie *f*

1738 COLLOID MILL
f homogéiniseur *m* rotatif, moulin *m* colloïdal
i mulino *m* colloidale
e molino *m* coloidal
d Kolloidmühle *f*

COLLOIDAL ALUMINIUM HYDROXIDE, see 371

COLLOIDAL CLAY, see 875

1739 COLLOIDAL CONDITION, colloidal state

1740 COL-

f état colloidal *m*
i stato colloidale *m*
e estado coloidal *m*
d kolloidaler Zustand *m*

1740 COLLOIDAL MAGNESIUM-
 ALUMINIUM SILICATE, Veegum ®
f silicate *m* aluminomagnesien colloïdal
i silicato *m* colloidale d'alluminio e di magnesio
e silicato *m* coloidal de aluminio y de magnesio
d Veegum ®

1741 COLLOIDAL SOLUTION, sol
f solution colloïdale
i soluzione colloidale *f*
e solución coloidal *f*
d Kolloidallösung *f*, kolloidale Lösung *f*, Sol *n*

COLLOIDAL STATE, see 1739

1742 COLLUNARIUM, nose drops
f gouttes nasales (fpl), gouttes (fpl) pour instillations nasales
i lavaggio *m* nasale, instillazione *f* nasale
e colunario *m*, ducha nasal *f*, lavado nasal *m*
d Nasentropfen (mpl)

1743 COLLUTORIUM
f collutoire *m*
i collutorio *m*
e colutorio *m*
d Kollutorium *n*

1744 COLLYRIUM, eye drops
f collyre *m*, gouttes oculaires (fpl)
i collirio *m*
e colirio *m*
d Augentropfen (fpl), Kollyrium *n*

1745 COLOGNE EARTH, umber colour
f terre *f* d'ombre
i terra *f* d'ombra
e tierra *f* de sombra (color)
d kölnische Erde *f*, römische Erde *f*, Umber *m*, Umbererde *f*, Umbra *f*

COLOPHONIC ACID, see 6

COLOPHONY, see 7

1746 COLOR, colour
f couleur *f*
i colore *m*
e color *m*
d Farbe *f*

1747 COLO(U)R COAT
f revêtement *m* coloré
i rivestimento *m* colorato
e revestimiento *m* colorado
d Farbenüberzug *m*

1748 COLO(U)R CHANGE, discolo(u)ration
f changement *m* de couleur
i cambiamento *m* di colore
e cambio *m* de color
d Farbenänderung *f*, Farbenwandlung *f*, Verfärbung *f*

COLO(U)R PRINTING, see 1533

1749 COLO(U)R RANGE, gamut of colo(u)rs
f gamme *f* des couleurs
i gamma *f* di colori
e escala *f* de colores
d Farbenreihe *f*

1750 COLO(U)R REVERSION
f virage *m* (couleur)
i viraggio *m* (colore)
e viraje *m* (color)
d Farbumschlag *m*

1751 COLO(U)R STABILITY
f stabilité *f* de la couleur
i stabilità *f* del colore
e estabilidad *f* del color
d Farbenhaltbarkeit *f*

1752 COLO(U)R VARNISH, lacquer
f laque *f* coloré, vernis *m* teinté
i lacca colorata *f*
e laca *f* de color
d Lack *m* (farbiger), Lackfarbe *f*

1753 COLO(U)RANTS, dyes and pigments
f colorants (mpl) et pigments (mpl)
i coloranti (mpl) e pigmenti (mpl)
e colorantes (mpl) y pigmentos (mpl)
d Farbstoffe (mpl)

1754 COLO(U)RED (adj), tinted (adj)
f coloré (adj), teinté (adj)
i colorato (adj)
e coloreado (adj), teñido (adj)
d farbig (adj), gefärbt (adj)

1755 COLO(U)RED GLASS, smoked glass, tinted glass
f verre *m* de couleur, verre *m* fumé, verre *m* teinté
i vetro *m* affumicato, vetro *m* colorato
e vidrio *m* ahumado, vidrio *m* coloreado, vidrio *m* teñido

d farbiges Glas *n*, gefärbtes Glas *n*, Rauchglas *n*

1756 COLO(U)RFASTNESS (TO LIGHT), colo(u)rproofness (to light)
f résistance *f* de la couleur (à la lumière)
i resistenza *f* del colore alla luce
e resistencia *f* del color a la luz
d Farbbeständigkeit *f*, Farbechtheit *f*

1757 COLO(U)RIMETER, tintometer
f colorimètre *m*
i colorimetro *m*
e colorímetro *m*
d Farbenmesser *m*, Kolorimeter *m*

1758 COLORIMETRIC ANALYSIS, colorimetry
f colorimétrie *f*
i analisi *f* colorimetrica, colorimetria *f*
e análisis *f* colorimétrica, colorimetría *f*
d Kolorimetrie *f*

COLORIMETRY, see 1758

1759 COLO(U)RING, dying
f coloration *f*
i colorazione *f*
c coloración *f*
d Färben *n*

1760 COLO(U)RLESS (adj)
f incolore (adj)
i incolore (adj)
e incoloro (adj)
d farblos (adj)

COLO(U)RPROOFNESS (TO LIGHT), see 1756

COLOUR, see 1746

1761 COLUMBIUM, niobium
f columbium *m*, niobium *m*
i columbio *m*, niobio *m*
e columbio *m*, niobio *m*
d Niobium *n*

1762 COLUMN
f colonne *f*
i colonna *f*
e columna *f*
d Kolonne *f*, Säule *f*

1763 COLUMN CHROMATOGRAPHY
f chromatographie *f* sur colonne
i cromatografia *f* su colonna
e cromatografía *f* en columna
d Säulenchromatographie *f*

COLZA OIL, see 1720

1764 COMB (tex), comber, combing machine, hackling machine
f peigne *m*, peigneuse *f*, rot *m*
i carda *f*, macchina *f* pettinatrice, macchina *f* scapecchiatrice, pettinatrice *f*, pettine *m*
e peinadora *f*, rastrilladora *f*
d Hechelmaschine *f*, Kämmaschine *f*, Ried *n*

COMB TOOL, see 1473

COMBER, see 1764

1765 COMBINATION
f combinaison *f*
i combinazione *f*
e combinación *f*
d Kombination *f*, Verbindung *f*, Zusammensetzung *f*

1766 COMBINE, group, trust
f cartel *m*, trust *m*
i cartello *m*, consorzio *m*, "trust" *m*
e consorcio *m*, "trust" *m*
d Konzern *m*, Trust *m*

COMBING MACHINE, see 1764

1767 COMBINING CAPACITY
f capacité *f* de combinaison
i capacità *f* di combinazione
e capacidad *f* de combinación
d Bindungsfähigkeit *f*

1768 COMBINING PROPORTION
f proportion *f* de combinaison
i proporzione *f* di combinazione
e proporción *f* de composición
d Verbindungsverhältnis *n*

1769 COMBUSTIBILITY
f combustibilité *f*
i combustibilità *f*
e combustibilidad *f*
d Brennbarkeit *f*

1770 COMBUSTIBLE (adj)
f combustible (adj)
i combustibile (adj)
e combustible (adj), flamígero (adj)
d brennbar (adj)

1771 COMBUSTION
f combustion *f*
i combustione *f*
e combustión *f*
d Verbrennung *f*

1772 COMBUSTION BOAT
f nacelle f de combustion
i navicella f di combustione
e "lanzadera" f de combustión
d Verbrennungsschiffchen n

1773 COMBUSTION CHAMBER,
   combustion space
f chambre f de combustion
i camera f di combustione
e cámara f de combustión
d Brennkammer f

1774 COMBUSTION RÉSIDUE
f résidu m de combustion
i residuo m della combustione
e residuo m de la combustión
d Verbrennungsrückstand m

COMBUSTION SPACE, see 1773

1775 COMENIC ACID
f acide m coménique, acide m paramélique
i acido m comenico, acido m paramelico
e ácido m coménico
d Komensäure f

COMFORT COOLING, see 285

1776 COMMAND
f actionnement m, commande f
i comando m
e accionamiento m, mando m
d Betätigung f

1777 COMMENSURABLE QUANTITY
f quantité f commensurable
i quantità f commensurabile
e cantidad f conmensurable
d kommensurable Grösse f, vergleichbare Grösse f

1778 COMMERCIAL (adj)
f commercial (adj)
i commerciale (adj)
e comercial (adj)
d handelsüblich (adj)

1779 COMMERCIAL FORM
f forme f commerciale
i forma f commerciale
e forma f comercial
d Handelsform f

1780 COMMERCIAL NAME
f nom m commercial
i nome m commerciale
e nombre m comercial
d Handelsname m

1781 COMMERCIAL PRODUCT
f produit m commercial
i merce f commerciabile
e producto m comercial
d Handelsware f

1782 COMMERCIAL PRODUCTION
f production f commerciale
i produzione f commerciale
e producción f comercial
d technische Darstellung f, technische Herstellung f

1783 COMMERCIALISATION,
   introduction on the market (of a product), marketing, offering for sale, putting on the market, putting up for sale
f commercialisation f, lancement m d'un produit, mise f en circulation, mise f en vente
i immissione f in commercio, messa f in vendita
e mercantilización f, puesta f en venta, salido m al comercio
d Abgabe f, Absatz m, Ausbietung f, Einführung f auf den Markt, Inverkehrbringen n, Markteinführung f

COMMINUTION, see 1112

1784 COMMISSURE
f commissure f
i commissura f
e comisura f, costura f de separación
d Fuge f, Trennlinie f

COMMITTEE, see 981

1785 COMMITTEE OF EXPERTS,
f comité m d'experts
i comitato m d'esperti
e comité m de expertos
d Gutachterausschuss m, Sachverständigenausschuss m

1786 COMMON SALT $1°$, NaCl, sodium chloride, rock salt, sea salt, table salt
f chlorure m de sodium, sel m de cuisine, sel m marin
i cloruro m di sodio, sale m comune, sale m da cucina
e cloruro m de sodio, sal m común
d Chlornatrium n, Natrii chloridum n, Natriumchlorid n, Sodii chloridum n, Kochsalz n, Natrium n chloratum, Natrium n muriaticum

1787 COMMON SALT $2°$ (HALITE)
f halite f, muriacite f, sel-gemme m

i salgemma *m*
  e halita *f*, sal *f* gema 1787
  d Halit *m*, Steinsalz *n*

COMMON WATER 2°, see 556

1788 COMMUTATOR, reversing switch
  f commutateur *m*
  i commutatore *m*
  e conmutador *m*
  d Kommutator *m*, Stromwender *m*,
     Umschalter *m*

1789 COMPACT, serried
  f compact (adj), serré (adj)
  i compatto (adj), serrato (adj)
  e compacto (adj)
  d gedrängt (adj), kompakt (adj)

1790 COMPACTION, cramming
  f compactation *f*, tassement *m*
  i addensamento *m*, compattazione *f*,
     costipamento *m*
  e apelmazamiento *m*, compactación *f*
  d Stampfen *n*, Verdichtung *f*,
     Zusammenpressen *n*

1791 COMPARABILITY
  f comparabilité *f*
  i comparabilità *f*, paragonabilità *f*
  e comparabilidad *f*
  d Vergleichbarkeit *f*

1792 COMPARATIVE TEST
  f essai *m* comparatif
  i saggio *m* di confronto
  e ensayo *m* comparativo
  d Vergleichsversuch *m*

1793 COMPARISON
  f comparaison *f*
  i comparazione *f*, confronto *m*,
     paragone *m*
  e comparación *f*
  d Vergleich *m*, Vergleichung *f*

1794 COMPATIBILITY
  f compatibilité *f*
  i compatibilità *f*
  e compatibilidad *f*
  d Verträglichkeit *f*

1795 COMPENSATORY ALTERNATION
  f alternance *f* compensatrice
  i alternamento *m* compensativo
  e alternación *f* compensatoria
  d ausgleichende Alternierung *f*

1796 COMPETENT (adj)
  f compétent (adj)

  i competente (adj)
  e competente (adj)
  d kompetent (adj), zugelassen (adj),
     zuständig (adj)

1797 COMPETITION
  f concurrence *f*
  i concorrenza *f*
  e competencia *f*
  d Konkurrenz *f*, Wettbewerb *m*

1798 COMPETITION PRODUCT,
      competitive product
  f produit *m* concurrent
  i prodotto *m* di concorrenza
  e producto *m* de concurrencia
  d Konkurrenzpräparat *n*

1799 COMPETITIVE (adj)
  f capable (adj) de soutenir la concurrence,
     compétitif (adj)
  i competitivo (adj)
  e capaz (adj) de competir,
     competitivo (adj)
  d kompetitiv (adj), konkurrenzfähig (adj)

1800 COMPETITIVE EXAMINATION
  f concours *m* (examen)
  i concorso *m* (esame)
  e concurso *m*
  d Konkurrenzprüfung *f*, Wettexamen *n*

1801 COMPETITIVE INHIBITION
  f inhibition *f* compétitive
  i inibizione *f* competitiva
  e inhibición *f* competitiva
  d kompetitive Dämpfung *f*

1802 COMPETITIVE PRICE, keen price
  f prix *m* concurrentiel
  i prezzo *m* competitivo
  e precio *m* de competencia
  d konkurrenzfähiger Preis *m*

COMPETITIVE PRODUCT, see 1798

1803 COMPLAINT
  f réclamation *f*
  i reclamo *m*
  e reclamación *f*
  d Beanstandung *f*, Beschwerde *f*,
     Reklamation *f*

1804 COMPLEMENT DEVIATION
  f déviation *f* du complément
  i deviazione *f* di complemento
  e desviación *f* de complemento
  d Komplementdeviation *f*

1805 COMPLEMENT FIXATION
- f fixation f du complément
- i fissazione f di complemento
- e fijación f de complemento
- d Komplementbindung f, Komplementfixierung f

1806 COMPLETE COMBUSTION, perfect combustion
- f combustion f complète
- i combustione f completa
- e combustión f completa
- d vollkommene Verbrennung f

1807 COMPLETE GELIFICATION
- f gélification f intégrale, prise f en masse
- i gelizzazione f completa
- e gelificación f completa
- d Durchgelierung f

1808 COMPLETION
- f achèvement m
- i compimento m, ultimazione f
- e acabación f, acabamiento m
- d Ausbau m, Ergänzung f, Komplettierung f, Vollendung f

1809 COMPLEX COMPOUND
- f composé m de coordination
- i composto m di coordinazione
- e compuesto m complejo
- d Komplexverbindung f, Koordinationsverbindung f

COMPLEXING ACTION, see 1483

1810 COMPLEXING AGENT, sequestring product
- f complexant m
- i agente m complessante, complessante m, sequestrante m
- e agente m complejante, complexante m
- d Komplexbildner m, Maskierungsmittel n

COMPLEXOMETRY, see 1484

1811 COMPONENT
- f composant m, constituant m
- i componente m
- e componente m
- d Bestandteil m, Komponente f

1812 COMPOSITE MOLD
- f moule m à empreintes différentes
- i stampo m ad impronte differenti
- e molde m compuesto
- d kombinierte Pressform f, Mehrfachform f

1813 COMPOSITION
- f composition f
- i composizione f
- e composición f
- d Zusammensetzung f

1814 COMPOUND(S)
- f composé m (corps), produit m
- i composto m, preparato m
- e compuesto m
- d Verbindung f (Produkt)

1815 COMPOUND BODY
- f corps m composé
- i corpo m composto
- e cuerpo m compuesto
- d zusammengesetzter Körper (m)

1816 COMPOUND SOLUTION
- f solution composée f
- i soluzione composta f
- e solución compuesta f
- d zusammengesetzte Lösung f

1817 COMPREHENSIVE (adj)
- f étendu (adj), vaste (adj)
- i comprensivo (adj), esteso (adj)
- e amplio (adj), vasto (adj)
- d umfassend (adj), weit (adj)

1818 COMPRESS
- f compresse f
- i compressa f di garza
- e compresa f
- d Kompresse f

1819 COMPRESSED AIR
- f air m comprimé
- i aria f compressa
- e aire m comprimido
- d Druckluft f, Pressluft f

1820 COMPRESSED AIR LINE
- f conduite f d'air comprimé
- i condotta f d'aria compressa
- e tubería f de aire comprimido
- d Pressluftleitung f

1821 COMPRESSED GAZ CONNECTION
- f conduite f de gaz comprimé
- i condotta f di gas compresso
- e tubería f de gas comprimido
- d Druckgasausschluss m

1822 COMPRESSED TABLET MACHINE, pelleting machine, tablet compressing machine, tablet press
- f machine f à comprimés, pastilleuse f
- i compressatrice f, comprimitrice f, pastigliatrice f

e compresora *f* para comprimidos, máquina *f* de comprimidos, prensa *f* para empastillar, prensa *f* para comprimidos, prensa *f* para tabletas
d Tablettenkomprimiermaschine *f*, Tablettenmaschine *f*, Tablettenpresse *f*, Tablettiermaschine *f*

1823 COMPRESSIBILITY
f compressibilité *f*
i compressibilità *f*
e compresibilidad *f*
d Kompressibilität *f*, Zusammendrückbarkeit *f*, Verdichtbarkeit *f*

1824 COMPRESSION
f compression *f*
i compressione *f*, restringimento *m*
e compresión *f*
d Kompression *f*, Verdichtung *f*, Verpressung *f*

1825 COMPRESSION AND FLEXION STRENGTH
f résistance *f* à la compression-flexion
i resistenza *f* alla presso-flessione
e resistencia *f* a la compresión-flexión, resistencia *f* a la tensión-flexión
d Druck-und-Biegefestigkeit *f*

1826 COMPRESSION AND TORSIONAL STRENGTH
f résistance *f* à la compression-torsion
i resistenza *f* alla tenso-torsione, resistenza *f* alla presso-torsione
e resistencia *f* a la compresión-torsión, resistencia *f* a la tracción-torsión
d Druck-und-Torsionsfestigkeit *f*

1827 COMPRESSION CHAMBER, compression space
f chambre *f* de compression
i camera *f* di compressione
e caja *f* de compresión
d Füllraum *m*, Kompressionsraum *m*, Verdichtungsraum *m*

1828 COMPRESSION COATING, dry coating, press coating
f enrobage *m* à sec, revêtement *m* à sec, revêtement *m* par compression
i copertura *f* a secco, rivestimento *m* a secco, rivestimento *m* per compressione
e grageado *m* por presión, recubrimiento *m* por presión, revestimiento *m* a seco
d Pressdragieren *n*, Trockenüberziehung *f*

1829 COMPRESSION LIMIT
f limite *f* de compression
i limite *m* di compressione
e límite *m* de aplastamiento, límite *m* de compresión
d Quetschgrenze *f*

1830 COMPRESSION LOAD
f charge *f* de compression
i carico *m* di compressione
e carga *f* de compresión
d Druckbelastung *f*

1831 COMPRESSION MO(U)LDING
f moulage *m* par compression
i stampaggio *m* a pressione
e molde *m* por compresión, molde *m* para el prensado
d Pressformen *n*

1832 COMPRESSION PRESS, molding press
f presse *f* à compression, presse *f* de moulage
i pressa *f* a formare
e moldeadora *f*, prensa *f* de moldeo por compresión, prensa *f* galletara
d Formpresse *f*

1833 COMPRESSION RATIO
f rapport *m* de compression
i rapporto *m* di compressione
e relación *f* de compresión
d Verdichtungsfaktor *m*

1834 COMPRESSION RESISTANCE, compression strength, crushing strength
f résistance *f* à la compression, résistance *f* à l'écrasement, résistance *f* à la pression
i resistenza *f* alla compressione
e resistencia *f* a la compresión
d Druckfestigkeit *f*

COMPRESSION SPACE, see 1827

1835 COMPRESSION SPRING
f ressort *m* de pression
i molla *f* di compressione
e resorte *m* de compresión
d Druckfeder *f*

1836 COMPRESSION STILL
f alambic *m* à compression
i alambico *m* a compressione
e alambique *m* a compresión
d Druckdestillierkolben *m*

1837 COMPRESSION STRAIN, compressive stress, pression strain
f effort *m* de compression, tension *f* de compression

i deformazione *f* dovuta alla compressione
e esfuerzo *m* de compresión, esfuerzo *m* de presión, tensión *f* por compresión
d Druckbeanspruchung *f*, Druckspannung *f*

COMPRESSION STRENGTH, see 1834

1838 COMPRESSION TAP, pet cock
f robinet *m* de décompression, robinet *m* de dégommage
i rubinetto *m* di decompressione, valvola *f* di sfogo
e llave *f* de compresión
d Dekompressionsventil *n*, Zischhahn *m*

1839 COMPRESSION TEST, pressure test
f épreuve *f* de compression
i prova *f* alla compressione
e prueba *f* de compresión, prueba *f* de imprenta
d Druckprobe *f*

1840 COMPRESSION-PROOF (adj)
f résistant (adj) à la compression
i resistente (adj) alla compressione
e resistente (adj) a la compresión
d druckfest (adj)

1841 COMPRESSION-TENSION
f traction-compression *f*
i trazione-compressione *f*
e tracción-compresión *f*
d Zugdruck *m*

1842 COMPRESSIVE FORCE
f force *f* de compression
i forza *f* di compressione
e fuerza *f* de presión
d Druckkraft *f*, Presskraft *f*

COMPRESSIVE STRESS, see 1837

1843 COMPULSORY
f obligatoire (adj)
i obbligatorio (adj)
e obligatorio (adj)
d verbindlich (adj), obligatorisch (adj)

COMPUTATION, see 1227

COMPUTER, see 1225

1844 CONCAVE
f concave (adj)
i concavo (adj)
e cóncavo (adj)
d hohl (adj), konkav (adj)

1845 CONCENTRATED ALUM, porous alum, S.A.S., sodium alum, sodium aluminium sulfate
f alun *m* sodique
i allume *m* sodico
e alumbre *m* sódico
d Natriumalaun *m*

1846 CONCENTRATED AROMATIC WATER, "strong water"
f eau *f* aromatique concentrée
i acqua *f* aromatica concentrata
e agua *f* aromática concentrada
d konzentriertes aromatisches Wasser *n*

1847 CONCENTRATION
f concentration *f*
i concentrazione *f*
e concentración *f*
d Konzentration *f*

1848 CONCENTRATION OF A SOLUTION
f concentration *f* d'un liquide
i concentrazione *f* d'un liquido
e concentración *f* de un liquido
d Eindichtung *f*, Einengung *f*, Konzentrierung *f*

1849 CONCENTRIC ROW
f alignement concentrique *m*
i allineamento concentrico *m*
e fila concéntrica *f*
d konzentrische Reihe *f*

1850 CONCEPT
f concept *m*, conception *f*
i concetto *m*
e concepto *m*
d Begriff *m*

1851 CONCRETE
f beton *m*
i beton *m*, calcestruzzo *m*
e hormigón *m*
d Beton *m*

1852 "CONCRETE" (PERFUM)
f concrète *f* de châssis, concrète *f* de pommade, essence *f* concrète
i "concreto" *m* di profumo
e "concreto" *m* de perfume
d Parfümkonkret *n*

1853 CONDENSATE, distillate
f distillat *m*
i distillato *m*
e destilado *m*
d Destillat *n*

1854 CONDENSATION
f condensation *f*
i condensazione *f*
e condensación *f*
d Kondensation *f*, Verdichtung *f*, Verflüssigung (von Dämpfen) *f*, Zusammenfassung *f*

1855 CONDENSER 1º, condenser pipe
f tube *m* condensateur, tube *m* de refroidissement
i tubo *m* condensatore
e tubo *m* de condensación
d Kondensatorrohr *n*, Kühlrohr *n*

CONDENSER 2º, see 1274

1856 CONDENSER COIL, condensing worm, spiral condenser
f condenseur *m* à serpentins
i refrigerante *m* a serpentino
e refrigerador *m* en serpentín
d Kühlschlange *f*, Kühlspirale *f*, Schlangenkühler *m*

CONDENSER PIPE, see 1855

CONDENSING WORM, see 1856

1857 CONDITION (CONTRACT)
f condition *f*, stipulation *f*
i condizione *f*
e condición *f*
d Bedingung *f*, Kondition *f*

1858 CONDITION (STATE)
f condition *f*, état *m*, situation *f*
i condizione *f*, situazione *f*, stato *m*
e estado *m*, situación *f*
d Beschaffenheit *f*, Stand *m*, Status *m*, Zustand *m*

CONDITIONED ANXIETY, see 1418

CONDITIONED EMOTIONAL RESPONSE, see 1418

1859 CONDITIONED REFLEX
f réflexe *m* conditionné
i riflesso *m* condizionato
e reflejo *m* condicionado
d bedingter Reflex *m*

CONDITIONED SUPPRESSION, see 1418

1860 CONDITIONS OF LIFE
f conditions (fpl) de vie
i condizioni (fpl) di vita
e condiciones (fpl) de vida
d Lebensbedingungen (fpl)

1861 CONDITIONS OF PREPARATION
f conditions (fpl) de préparation
i condizioni (fpl) di preparazione
e condiciones (fpl) de preparación
d Herstellungsbedingungen (fpl)

1862 CONDUCTANCE, conductibility, conductivity
f conductance *f*, conductibilité *f*
i conducibilità *f*, conduttanza *f*, conduttività *f*
e conductancia *f*, conductibilidad *f*, conductividad *f*
d Konduktanz *n*, Leitfähigkeit *f*, Leitungsvermögen *n*

CONDUCTIBILITY, see 1862

1863 CONDUCTION SPEED
f vitesse *f* de conduction
i velocità *f* di conduzione
e velocidad *f* de conducción
d Leitungsgeschwindigkeit *f*

CONDUCTIVITY, see 1862

1864 CONDUCTOMETER
f conductomètre *m*
i conduttometro *m*, mho-metro *m*
e conductometro *m*
d Konduktometer *m*, Mhometer *m*

1865 CONDUCTOR
f conducteur *m*
i conduttore *m*
e conductor *m*
d Leiter *m*

1866 CONDUIT (PIPE)
f conduit *m*, tuyau *m*
i tubo *m*
e conducto *m*, tubo *m*
d Leitungsrohr *n*

1867 CONE
f cône *m*
i cono *m*
e cono *m*
d Kegel *m*, Konus *m*

1868 CONE BELT, V-belt
f courroie *f* trapezoïdale
i cinghia *f* trapezoidale
e correa *f* en V, correa *f* trapezoidal
d Keilriemen *m*

1869 CONE CLUTCH
f embrayage *m* à cône
i frizione *f* a cono, innesto *m* a cono
e acoplamiento *m* cónico, embrague *m* cónico

d Kegelkupplung *f*, Kegelreibung *f*,
   Konuskupplung *f*

1870 CONE MILL, funnel mill, hopper mill
f broyeur *m* à cônes
i mulino *m* a tramoggia
e molino *m* de cono
d Glockenmühle *f*, Trichtermühle *f*

1871 CONE MIXER
f malaxeur *m* à cône
i mescolatore *m* a cono
e mezclador *m* cónico
d Kegelmischer *m*

1872 CONE OF LIGHT
f cône *m* lumineux
i cono *m* luminoso
e cono *m* de luz, cono *m* luminoso
d Lichtkegel *m*

1873 CONFECTION
f bonbon *m*
i confetto *m*, confezione *f*
e confección *f*, dulce *m*
d Arzneikonfekt *n*, Conditum *n*,
   Confectio *f*, Konfekt *n*

CONFECTIONER'S SUGAR, see 1354

CONFECTIONERY, see 1262

1874 CONFIDENCE $2°$, dependence
f confiance *f* (en), fiance *f*
i confidenza *f*, fiducia *f*
e confianza *f*, seguridad *f*
d Vertrauen *n*

1875 CONFIDENCE LIMIT, fiducial limit
f limite *f* de confiance, intervalle *m* de confiance
i limite *m* fiduciare
e límite *f* de confidencia, margen *f* de confianza
d Mutungsgrenze *f*, Vertrauensbereich *m*, Vertrauensgrenze *f*

1876 CONFIGURATION, formation
f configuration *f*, formation *f*, présentation *f*
i configurazione *f*, formazione *f*
e configuración *f*, formación *f*
d Gestaltung *f*

1877 CONFLAGRATION (chem), flare up
f flambée *f*, éclat *m* soudain
i flammata *f*

e flamarada *f*, fogata *f*
d Aufglühen *n*

CONFRICATION, see 674

1878 CONGEALED MASS
f masse *f* congelée
i massa *f* congelata
e masa *f* congelada, masa *f* helada
d erstarrte Masse *f*

1879 CONGEALING
f congélation *f*
i congelamento *m*
e congelación *f*
d Erstarrung *f*, Zusammenfrieren *n*

CONGESTION, see 1521

1880 CONGO BLUE, trypan blue
f bleu *m* trypan
i blu *m* trypan
e azul *m* trypan
d Diaminblau *n*, Trypanblau *n*

1881 CONGO RED
f rouge *m* Congo
i rosso *m* di Congo
e rojo *m* de Congo
d Kongorot *n*

1882 CONIC FRUSTUM, truncated cone
f tronc *m* de cône
i tronco *m* di cono
e cono *m* truncado, tronco *m* de cono
d Kegelstumpf *m*

1883 CONIC SECTION
f section *f* conique
i sezione *f* conica
e sección *f* cónica
d Kegelschnitt *m*

1884 CONICAL (adj), taper (adj), tapered (adj)
f conique (adj), effilé (adj), étiré (adj)
i affilato (adj), conico (adj), rastremato (adj)
e afilado (adj), cónico (adj), despullado (adj)
d kegelförmig (adj), kegelig (adj), konisch (adj), verjüngt (adj)

1885 CONICAL BREAKER
f broyeur à cônes *m*, broyeur conique *m*
i frantoio a cono *m*
e molino de cono *m*, quebrantador de cono *m*
d Kegelmühle *f*

1886 CONICAL FLASK, Erlenmeyer
flask, flat-bottomed flask
f ballon *m* à fond plat, Erlenmeyer *m*,
fiole *f* d'Erlenmeyer
i matraccio *m* d'Erlenmeyer,
pallone *m* a fondo piatto
e matraz *m* de Erlenmeyer,
recipiente *m* de fondo plano
d Erlenmeyerflasche *f*, Erlenmeyerkolben *m*, Stehkolben *m*

1887 CONICAL GRINDING SURFACE
f surface *f* de broyage conique
i superficie *f* conica di macinazione
e superficie *f* cónica de rozamiento
d konische Reibefläche *f*

1888 CONICAL SLEEVE
f manchon *m* conique
i manicotto *m* conico
e manguito *m* cónico
d konische Rundbuchse *f*

1889 CONICAL SLIDE VALVE
f soupape *f* conique à tiroir
i valvola *f* a cassetta conica
e válvula *f* de caja cónica
d Kegelschieber *m*

1890 CONICITY, draft angle
f angle *m* de dépouille, conicité *f*
i angolo *m* di spoglia, conicità *f*
e ángulo *m* de la conicidad
d Neigungswinkel *m*, Könizität *f*

CONIFERIN, see 8

1891 CONJUGATION
f conjonction *f*, conjugaison *f*
i coniugazione *f*, congiunzione *f*
e conjugación *f*, conjunción *f*
d Konjugation *f*

1892 CONNECTING ROD, link rod
f biellette *f*
i bielletta *f*
e balancín *m*, biela *f*
d Pleuelstange *f*

1893 CONNECTING SHAFT, transmission shaft
f arbre de transmission *m*
i albero *m* di trasmissione
e árbol *m* de transmisión
d Transmissionswelle *f*,
Triebwerkswelle *f*, Übertragungswelle *f*

1894 CONNECTING TUBE
f tuyau *m* de raccordement
i tubo *m* di giunzione, tubo *m* di raccordo
e caño *m* de empalme, tubo *m* de empalme
d Anschlussrohr *n*, Verbindungsrohr *n*

1895 CONNECTION, connexion
f connexion *f*, raccordement *m*
i accoppiamento *m*, attacco *m* (elec),
collegamento *m*, connessione *f*, nesso *m*
e acoplamiento *m*, conexión *f*, unión *f*
d Anschluss *m*, Verbindung *f*

1896 CONNECTION CABLE, connexion cable
f câble *m* d'alimentation, câble *m* de raccordement
i cavo *m* d'attacco, cavo *m* di connessione
e cable *m* de conexión, cable *m* de empalme
d Anschlusskabel *n*, Anschlussleitung *f*,
Zuführungskabel *n*

CONNECTION PLUG, see 176

1897 CONNECTIVE TISSU
f tissu *m* conjonctif
i tessuto *m* congiuntivo
e tejido *m* conectivo
d Bindegewebe *n*

CONNEXION, see 1895

CONNEXION CABLE, see 1896

1898 CONSEQUENT REACTION,
secondary reaction
f réaction *f* secondaire
i reazione *f* secondaria
e reacción *f* consecutiva,
reacción *f* secundaria
d Folgereaktion *f*

1899 CONSERVATION
f conservation *f*
i conservazione *f*, preservazione *f*
e conservación *f*
d Bewahrung *f*, Erhaltung *f*

1900 CONSISTENCE, consistency
f consistance *f*
i consistenza *f*
e consistencia *f*
d Dichte *f*, Konsistenz *f*

CONSISTENCY, see 1900

1901 CONSISTENT, viscid, viscous
f consistant (adj), visqueux (adj)
i consistente (adj), viscoso (adj)
e espeso (adj), viscoso (adj)
d dickflüssig (adj), verdickt (adj),
viskös (adj), zähflüssig (adj)

1902 CONSISTOMETER
f consistomètre m
i consistometro m
e consistómetro m
d Konsistenzmesser m

1903 CONSOLE
f console f
i mensola f
e consola f, ménsula f, piedra f saliente
d Konsole f, Kragstein m, Kragstutze f

1904 CONSPERGENT, dusting powder
f poudre f à saupoudrer
i polvere f da cospargere, polvere f da spruzzare
e polvo m por espolvorear
d Bestreuungspulver n, Conspergens m, Streupulver n

1905 CONSTANCY
f constance f
i costanza f
e constancia f
d Beständigkeit f, Konstanz f

1906 CONSTANCY OF VOLUME
f constance f de volume
i costanza f di volume
e constancia f de volumen, invariabilidad f de volumen
d Raumbeständigkeit f

1907 CONSTANT (adj), steady (adj)
f constant (adj)
i costante (adj)
e constante (adj), fijo (adj)
d ständig (adj)

1908 CONSTANT(S)
f constante f
i costante f
e constante f, cantidad f constante
d Festwert m, Konstante f

1909 CONSTANT CURRENT, continuous current
f courant m continu
i corrente f continua
e corriente f continua
d Gleichstrom m

1910 CONSTANT WEIGHT
f poids m constant
i peso m costante
e peso m constante
d Gewichtskonstanz f

1911 CONSTITUTIONAL FORMULA, graphic formula, structural formula
f formule f développée
i formula f di struttura
e fórmula f estructural
d Formelbild n, Strukturformel f

1912 CONSTRICTION, throat (of a tube)
f col m, col de cygne m, constriction f, étranglement m
i collo m, strozzatura f
e apretura f, cuello m, estrechamiento m, restricción f
d Einschnürung f, Hals m, Kehle f, Verengung f

1913 CONSUMER
f consommateur m
i consumatore m
e consumidor m
d Konsument m, Verbraucher m

1914 CONSUMPTION
f consommation f
i consumo m
e consumo m, consumición f
d Aufwand m, Konsum m, Verbrauch m

1915 CONTACT BED, filter-bed
f bassin m de décantation, couche f filtrante, lit m de filtrage
i letto m filtrante
e capa f filtrante, lecho m de filtrar
d Filterbett n, Setzbett n

1916 CONTACT BOUNDARY, contingent line, tangent(s)
f ligne f de contact, tangente f
i linea f di contatto
e línea f de contacto
d Berührungsgrenze f, Tangente f

CONTACT BREAKER, see 1553

1917 CONTACT LAMINATE, no-pressure laminate
f stratifié m moulé sans pression
i stratificato m di resina a contatto
e estratificado m con resina de contacto
d Kontaktschichtstoff m

1918 CONTACT MAN, detail man, representative (detailing)
f délégué m médical, visiteur m médical
i propagandista m medicale
e visitador m médical
d Ärztebesucher m, Kontaktmann m

1919 CONTACT MOLDING
f moulage m à basse pression, moulage m au contact

   i formatura *f* a contatto
   e moldeo *m* por contacto
   d druckloses Pressen *n*

1920 CONTACT RESIN, no-pressure resin
   f résine *f* de contact
   i resina *f* a contatto
   e resina *f* de contacto
   d Niederdruckpressharz *n*, Kontaktharz *n*

1921 CONTACT ZONE
   f zone *f* de contact
   i zona *f* di contatto
   e zona *f* de contacto
   d Appositionszone *f*

1922 CONTAINER
   f container *m*, récipient *m*
   i contenitore *m*, recipiente *m*
   e recipiente *m*
   d Behälter *m*

1923 CONTAINER STOPPER
   f bouchon-récipient *m*
   i tappo-contenitore *m*
   e tapón *m* contenidor
   d Behälterstopfen *m*

1924 CONTAINER WALL, vessel wall
   f paroi *f* du récipient
   i parete *f* del recipiente
   e pared *f* de la vasija
   d Gefässwand *f*

CONTENTS, see 1275

1925 CONTESTATION, opposition
   f contestation *f*, objection *f*, opposition *f*
   i opposizione *f*
   e contestación *f*, oposición *f*
   d Beanstanden *n*, Widerspruch *m*

CONTINGENT LINE, see 1916

1926 CONTINUOUS (adj), without stages
   f continu (adj), continuel (adj), sans paliers
   i continuo (adj)
   e continuo (adj)
   d stufenlos (adj)

1927 CONTINUOUS PROCESS
   f fabrication *f* en continu
   i processo *m* continuo
   e fabricación *f* en continuo
   d kontinuierlicher Betrieb *m*, kontinuierlicher Prozess *m*, stetiger Betrieb *m*

1928 CONTINUOUS PRODUCTION
   f fabrication *f* continue, production *f* continue
   i produzione *f* continua
   e producción *f* en serie, trabajo *m* en cinta continua
   d Fliessarbeit *f*, Fliessfabrikation *f*, Fliessfertigung *f*

1929 CONTINUOUS RUNNING
   f fonctionnement *m* continu, service *m* continu
   i funzionamento *m* continuo, regime *m* continuo
   e funcionamiento *m* continuo, servicio *m* continuo, servicio *m* ininterrumpido
   d Dauerbetrieb *m*

1930 CONTINUOUS SHEETING, endless sheeting web
   f feuilles (fpl) en continu
   i foglia *f* continua
   e hoja *f* continua
   d endlose Bahn *f* (plast)

1931 CONTINUOUS SUPPLY
   f alimentation *f* continue
   i apporto *m* continuo
   e alimentación *f* continua
   d ununterbrochene Zufuhr *f*

1932 CONTINUOUS THIN-LAYER CHROMATOGRAPHY
   f chromatographie *f* continue en couche mince
   i cromatografia *f* continua su strato sottile
   e cromatografía *f* continua sobre capa delgada
   d durchlaufende Dünnschicht-Chromatographie *f*

1933 CONTRACEPTIVE
   f anticonceptionnel *m*, "contraceptif" *m*
   i controceptivo *m*
   e contraceptivo *m*
   d antikonzeptionelles Mittel *n*, empfängnisverhütendes Mittel *n*

1934 CONTRACT DATE, date of delivery
   f date *f* contractuelle, date *f* de livraison
   i data *f* di consegna
   e fecha *f* de entrega, plazo *m* de entrega
   d Liefertermin *m*

1935 CONTRACTION ALLOWANCE
   f supplément *m* de cote (pour compenser le retrait)
   i maggiorazione *f* di ritiro

e tolerancia *f* de contracción
d Schrumpfüberschuss *m*

1936 CONTRAINDICATION
f contre-indication *f*
i controindicazione *f*
e contraindicación *f*
d Gegenanzeige *f*

1937 CONTRAROTATING SCREWS
f vis (fpl) contrarotatives
i viti (fpl) controrotanti
e husillos (mpl) de giro contrario
d gegenläufige Schnecken (fpl)

1938 CONTRIBUTION
f apport *m*
i contributo *m*
e aporte *m*, aportación *f*
d Beitrag *m*

1939 CONTROL
f commande *f*, contrôle *m*, gouverne *f*, réglage *m*
i comando *m*, controllo *m*, regolazione *m*
e control *m*, gobierno *m*, mando *m*
d Einstellung *f*, Kontrolle *f*, Regelung *f*, Steuerung *f*

1940 CONTROL ANIMAL
f animal *m* témoin
i animale *m* di controllo
e animal *m* de control
d Kontrolltier *n*

1941 CONTROL BENCH, control desk, control panel
f pupitre *m* de commande
i banco *m* di manovra, pannello *m* di comando, quadro *m* di comando
e mesa *f* de aparatos, mesa *f* de mando
d Apparatetisch *m*, Bedienungspult *n*

CONTROL BUTTON, see 666

1942 CONTROL CABLE
f câble *m* de commande
i cavo *m* di comando
e cable *m* de mando
d Steuerseil *n*, Steuerkabel *f*

CONTROL DESK, see 1941

1943 CONTROL DRUM
f tambour *m* de commande
i tamburo *m* di comando
e tambor *m* de mando
d Schaltwalze *f*

1944 CONTROL EXPERIMENT
f expérience *f* de contrôle
i sprimento *m* di controllo
e experimento *m* de control
d Kontrollversuch *m*

1945 CONTROL OFFICE
f office *m* de contrôle, office *m* de vérification
i ufficio *m* di controllo
e oficina *f* de comprobación, oficina *f* de control
d Prüfungsstelle *f*

CONTROL PANEL, see 1941

1946 CONTROL ROLL, driven roll
f rouleau *m* commandé, rouleau *m* de guidage commandé
i rullo *m* motore
e rodillo *m* corredero, rodillo *m* guía accionado
d Laufwalze *f*, Leitwalze *f*

1947 CONTROL SWITCH
f interrupteur *m* de commande
i interruttore *m* di comando
e interruptor *m* de mando
d Steuerschalter *m*

1948 CONTROL VALVE, pressure reducing valve, regulator (valve)
f (mano) détendeur *m*, soupape *f* de réduction, soupape *f* réductrice
i valvola *f* limitatrice della pressione, valvola *f* regolatrice della pressione
e válvula *f* reductora de la presión
d Druckminderventil *n*, Druckreduzierventil *n*

CONTUSION, see 1112

CONVENTION, see 93

1949 CONVENTIONAL (adj)
f classique (adj), routinier (adj)
i classico (adj), convenzionale (adj)
e clasico (adj), convencional (adj)
d klassisch (adj), konventionnel (adj), üblich (adj)

CONVERSION, see 1453

1950 CONVERTED (adj), rebuilt (adj)
f reconstruit (adj)
i ricostrutto (adj)
e reconstruido (adj)
d umgebaut (adj)

1951 CONVERTER
f convertisseur *m*, redresseur *m* de courant
i convertitrice *f*
e convertidor *m*
d Stromrichter *m*

1952 CONVEX SURFACE
f surface *f* convexe
i superficie *f* convessa
e superficie *f* convexa
d Mantel *m*

1953 CONVEYER, conveyor
f convoyeur *m*, transportateur *m*
i trasportatore *m*
e transportador *m*
d Förderer *m*, Förderkette *f*, Konveyor *m*

1954 CONVEYER LINE, conveyor line
f chaîne *f* convoyeuse
i catena *f* di convogliamento
e cinta *f* sinfín
d Fliessband *m*, fliessendes Band *n*

1955 CONVEYING BELT, conveyor belt
f bande *f* transporteuse, courroie *f* transporteuse, toile *f* transporteuse
i cinghia *f* convogliatrice, nastro *m* convogliatore, nastro *m* di trazione
e cinta *f* transportadora, correa *f* transportadora
d Förderband *n*

CONVEYOR, see 1953

CONVEYOR BELT, see 1955

CONVEYOR LINE, see 1954

CONVEYOR SPIRAL, see 574

CONVEYOR WORM, see 574

1956 CONVULSANT (adj), convulsivant (adj)
f convulsivant (adj)
i convulsivante (adj)
e convulsivante (adj)
d krampferzeugend (adj), krampferregend (adj)

CONVULSIVANT (adj), see 1956

1957 CONVULSIVE THRESHOLD
f seuil *m* convulsivant
i soglio *m* convulsivante
e umbral *m* convulsivante
d Konvulsivschwellendosis *f*

COOKER, see 990

1958 COOKING FAT, shortening
f graisse *f* des pâtissiers (pour pâte feuilletée)
i grasso *m* per pasticceria
e grasa *f* para tortos
d Backfett *n*, Kochfett *n*

1959 COOL PLACE
f endroit *m* frais
i luogo *m* fresco
e lugar *m* frío
d kühler Ort *m*

1960 COOLER, refrigerator
f armoire frigorifique *f*, glacière *f*, réfrigérateur *m*
i frigorifico *m*, ghiacciaia *f*, refrigerante *m*
e armario frigorífico *m*, heladera *f*, refrigerador *m*
d Eisschrank *n*, Kühlschrank *m*

1961 COOLING
f réfrigération *f*, refroidissement *m*
i raffreddamento *m*
e enfriamiento *m*, refrigeración *f*
d Abkühlung *f*, Kühlung *f*

1962 COOLING BATH
f bain *m* réfrigérant
i bagno *m* di raffreddamento
e baño *m* de refrigeración
d Kühlbad n

1963 COOLING FAN
f ventilateur réfrigérant *m*
i ventilatore refrigerante *m*
e ventilador refrigerador *m*
d Kühllüfter *m*, Kühlventilator *m*

1964 COOLING FIXTURE (plast), cooling jig (plast)
f conformateur *m*, jauge *f* conformatrice
i conformatore *m*, controforma *f* di raffreddamento
e bloque *m* conformador, conformador *m*, plantilla *f* de contracción
d Abkühlvorrichtung *f* 2º, Schrumpfvorrichtung *f*

1965 COOLING JACKET, cooling water jacket
f chemise *f* d'eau, jaquette *f* de refroidissement, manchon *m* d'eau, manchon *m* refroidisseur
i camicia *f* d'acqua, camicia *f* di raffreddamento
e camisa *f* de agua, camisa *f* de refrigeración, camisa *f* refrigeradora

d Kühlwassermantel *m*, Wassermantel *m*

COOLING JIG (plast), see 1964

1966 COOLING LIQUID
f liquide *m* refroidisseur
i liquido *m* refrigerante
e líquido *m* refrigerante
d Kühlflüssigkeit *f*

1967 COOLING SPIRAL
f serpentin *m* de réfrigération
i serpentino *m* refrigerante
e serpentín *m* refrigerador
d Kühlschlange *f*

1968 COOLING TANK
f bac *m* à refroidissement
i bacino *m* di raffreddamento
e vasija *f* de enfriamiento
d Kühltruhe *f*

1969 COOLING TOWER
f tour *f* de réfrigération
i torre *f* di raffreddamento, torre *f* di refrigerazione
e torre *f* de refrigeración, torre *f* refrigerante
d Gradierwerk *n*, Kühlturm *m*

COOLING WATER JACKET, see 1965

1970 COOPERATION
f coopération *f*
i cooperazione *f*
e cooperación *f*
d Zusammenarbeit *f*, Zusammenwirken *n*

1971 COORDINATE COVALENT BOND, coordinate covalent linkage
f liaison *f* covalente coordonnée
i legame *m* covalente coordinato
e ligadura *f* coordinada covalente
d koordinierte kovalente Verbindung *f*

COORDINATE COVALENT LINKAGE, see 1971

1972 COPAIBA MASS, pill copaiba
f copahu *m* solidifié
i massa *f* di copaive
e masa *f* de copaiba
d Kopaivamasse *f*

COPAL, see 467

1973 COPE
f couvercle *m* du moule
i coperchio *m* di forma
e caja *f* superior (molde)
d Oberform *f*, Oberkasten *m*

1974 COPOLYMER
f copolymère *m*
i copolimero *m*
e copolimero *m*
d Mischpolymer *n*

1975 COPPER, Cu
f cuivre *m*
i rame *m*
e cobre *m*
d Kupfer *n*

COPPER ACETATE, BASIC, see 247

1976 COPPER ACETATE, NEUTRAL; crystals of Venus, verdigris crystallized
f acétate *m* neutre de cuivre, cristaux (mpl) de Vénus, verdet *m* cristallisé
i acetato *m* neutro di rame, verde *m* eterno
e acetato *m* de cobre
d Cuprum *n* aceticum, essigsaures Kupferoxyd *n* (neutral), kristallisierter Grünspan *m*, Kupferazetat *n*

1977 COPPER PLATE
f feuille *f* de cuivre
i lastra *f* di rame
e hoja *f* de cobre
d Kupferplatte *f*

COPPER SUB-ACETATE, see 247

COPPER SULFATE, see 978

1978 COPPER-PLATE PRINTING
f impression *f* en creux, impression *f* en héliogravure, impression *f* en taille douce
i calcografia *f*, stampa *f* calcografia
e huecograbado *m*
d Kupferdruck *m*, Tiefdruck *m*

COPRA OIL, see 1675

1979 CO-PRECIPITATION
f coprécipitation *f*
i co-precipitazione *f*
e co-precipitación *f*
d Mischfällung *f*

1980 COPY, duplicate
f copie *f*, duplicata *m*
i copia *f*, duplicato *m*
e copia *f*, duplicado *m*
d Duplikat *n*, Kopie *f*

1981 COQUATUR, let it be boiled
f faites cuire!

   i cuoci!
   e cuézase!
   d koche!

1982 CORD
f corde *f*, câble *m*
i corda *f*, fune *f*
e cuerda *f*, cable *m*
d Seil *n*, Tau *n*

1983 CORD EYE, eyelet thimble, rope eye, thimble
f anneau *m* de gouttière, bague *f*, bride *f* de tuyau, cosse *f*, passefil *m*
i capocorda *m*, manicotto *m* (di corda metallica), rodancia *f*
e casquillo *m*, guardacabos *m*, ojal *m* de cable
d Kausche *f*, Seilkausche *f*

1984 CORE, kernel, nucleus
f noyau *m*, pépin *m*
i anima *f*, nucleo *m*
e macho *m*, núcleo *m*, pepita *f*
d Kern *m*

1985 CORE BINDER
f liant *m* pour noyaux (fonderie)
i legante *m* per anime
e aglutinante *m* para machos
d Kernbindemittel *n*, Kernbinder *f*

1986 CORE SHEET
f âme *f*, strate *m* intérieur
i strato *m* centrale, strato *m* interno
e capa *f* interior, estrato *m* interior
d Innenschicht *f*, Kernbogen *m*

1987 CORING (OF A RUBBER CLOSURE)
f carottage *m* d'un bouchon en caoutchouc
i distacco *m* di frammenti (d'un tappo di gomma)
e fragmentación *m* (de un tapón de caucho)
d Abspaltung *f* von Gummistücken beim Durchstechen eines Gummiverschlusses

1988 CORK
f liège *m*, bouchon (de liège) *m*
i sughero *m*, turacciolo di sughero *m*
e corcho *m*
d Kork *m*, Pfropfen *m*, Stopfen *m*

1989 CORK PRESS, cork squeezer
f "crocodile" *m*, mâche-bouchon *m*
i schiacciatappi *m*
e ablandador *m* de los tapones, ablandocorchos *m*
d Korkpresse *f*, Korkquetsche *f*

CORK SQEEZER, see 1989

1990 CORK STOPPER
f bouchon *m* de liège
i tappo *m* di sughero
e tapón *m* de corcho
d Korkpfropfen *m*, Korkstopfen *m*, Korkstöpsel *m*, Korkzapfen *m*

1991 CORN, grain
f grain *m*
i grano *m*, seme *m*
e grano *m*
d Korn *n*, Samenkorn *n*

1992 CORN OIL, maize oil, oleum maydis
f huile de maïs *f*
i olio di mais *m*
e aceite de maíz *m*
d Maisöl *n*

CORN PLASTER, see 2832

1993 CORN STARCH, maize starch
f amidon *m* de maïs, fécule *f* mexicaine
i amido *m* di granturco, amido *m* di mais
e almidón *m* de maíz, fécula *f* de maíz
d Amylum Maidis, Maisstärke *f*, Maizena ®, Welschkornstärke *f*

1994 CORN STEEP LIQUOR
f liqueur *f* de macération du maïs
i liquido *m* di macerazione di granturco
e líquido *m* de maceración de maíz
d Maiswasser *n*

1995 CORN SYRUP, crystal syrup, glucose liquid, liquid glucose, starch syrup
f glucose *m* cristal, sirop *m* cristal
i glucosio *m* liquido, sciroppo *m* capillare, sciroppo *m* di prima
e glucosa *f* líquida, jarabe *m* capilar
d Glucosum *n* liquidum, Kapillarsirup *m*, Stärkesirup *m*

1996 CORNEAL ANESTHESIA
f anesthésie *f* cornéenne
i anestesia *f* corneale
e anestesia *f* córneal
d Kornealanesthäsie *f*, Lederhautanesthäsie *f*

1997 CORNEOUS (adj)
f corné (adj)
i corneo (adj)
e córneo (adj)
d hornig (adj)

1998 CORNER
f angle *m*, coin *m*, arête *f*
i angolo *m*, spigolo *m*

e ángulo *m*, arista *f*, canto *m*, rincón *m*
d Ecke *f*, Kante *f*, Winkel *m*

1999 CORNER CHUTE
f goulotte *f* coudée
i scivolo *m* angolare
e plano *m* inclinado angular
d Winkelrutsche *f*

2000 CORNER STOP VALVE
f soupape *f* d'arrêt coudée
i valvola *f* d'arresto angolare
e válvula *f* de cierre angular
d Eckabsperrventil *n*

2001 CORNER VALVE
f soupape *f* à coude
i valvola *f* angolare
e válvula *f* de ángulo, válvula *f* de rincón
d Eckventil *n*, Winkelventil *n*

2002 CORNER WELD
f soudure *f* d'angle
i saldatura *f* d'angolo
e cordon *m* angular (de soldadura), soldadura *f* angular
d Ecknaht *f*

2003 CORN-SILK
f barbe de maïs *f*, stigmate *m* de maïs, style de maïs
i stigmi di granturco, stigmi di mais
e estigma de maíz *f*
d Maisgriffel *m*, Maishaar *n*

2004 COROZA NUT, ivory nut, vegetable ivory
f ivoire *m* végétal, noix *f* de palmier
i noce *f* di palma
e nuez *f* de palma
d Elfenbeinnuss *f*, Steinnuss *f*

2005 CORPORATION
f corporation *f*
i corporazione *f*
e corporación *f*
d Gremium *n*, Körperschaft *f*, Korporation *f*

2006 CORRECTING, correction
f correction *f*
i correzione *f*
e corrección *f*
d Ausgleich *m*, Berichtigung *f*, Korrektion *f*, Korrektur *f*

CORRECTION, see 2006

2007 CORRELATION
f corrélation *f*

i correlazione *f*
e correlación *f*
d Korrelation *f*, Wechselbeziehung *f*

2008 CORROBORATION
f corroboration *f*
i corroborazione *f*, confermazione *f*
e corroboración *f*, confirmación *f*
d Bestätigung *f*

2009 CORRODING AGENT, corrosive agent
f caustique *m*, corrodant *m*, corrosif *m*
i caustico *m*, corrosivo *m*
e cáustico *m*, corrosivo *m*
d Ätzmittel *n*, Korrosionsmittel *m*

2010 CORROSION
f corrosion *f*
i corrosione *f*
e corrosión *f*
d Anfressung *f*, Einfressung *f*, Korrosion *f*, Verrottung *f*

2011 CORROSIVE (adj)
f corrosif (adj)
i corrodente (adj)
e corrosivo (adj)
d ätzend (adj), fressend (adj), korrodierend (adj)

CORROSIVE, see 1372

CORROSIVE AGENT, see 2009

CORROSIVE STICK, see 1378

2012 CORROSIVE SUBLIMATE
f sublimé *m* corrosif
i sublimato *m* corrosivo
e sublimado *m* corrosivo
d Ätzquecksilber *n*, Ätzsublimat *n*, Merkurichlorid *n*, Quecksilberchlorid *n*, Sublimat *n*

2013 CORRUGATED (adj)
f ondulé (adj)
i ondulato (adj)
e ondulado (adj)
d gewellt (adj), wellig (adj)

2014 CORRUGATED BOARD
f carton ondulé *m*
i cartone ondulato *m*
e cartón ondulado *m*
d Wellpappe *f*

2015 CORRUGATED CARDBOARD BOX
f boîte *f* en carton ondulé
i scatola *f* di cartone ondulato

e cajita *f* de cartón ondulado
d Wellkartonfach *n*, Wellkartonschachtel *f*

2016 CORRUGATED IRON
f tôle *f* ondulée
i lamiera *f* ondulata
e chapa *f* canelata, chapa *f* ondulada
d Wellblech *n*

2017 CORRUGATION
f cannelage *m*
i corrugazione *f*
e acanalado *m*, acanaladura *f*, estriado *m*
d Riffeln *n*, Riffelung *f*, Wellenbildung *f*

CORTEX, see 779

2018 COSMETIC
f cosmétique *m*, produit *m* de beauté
i cosmetico *m*
e cosmético *m*
d Hautpflegemittel *n*, Kosmetikum *n*, Schönheitsmittel *n*

2019 COSMOLINE, petrolatum album, white petrolatum jelly, white soft paraffin, white vaseline
f cosmoline *f*, graisse minérale *f*, graisse *f* de pétrole, pétroléine *f*, piméléine *f*, vaseline officinale *f*, vaselinum
i adipe minerale *f*, vaselina bianca *f*
e jalea de petróleo blanca *f*, petrolato *m* blanco
d Vaselinum album, weisse Vaseline *f*

2020 COST
f coût *m*
i costo *m*, spesa *f*
e coste *m*, gasto *m*
d Kosten (mpl), Preis *m*

2021 COST, INSURANCE, FREIGHT, c.i.f.
f coût, assurance, fret, c.a.f.
i costo, assicurazione e nolo
e coste, aseguración, flete
d Kosten, Versicherung, Fracht

2022 COST OF ACQUISITION
f frais (mpl) d'achat, frais (mpl) d'acquisition
i costi (mpl) d'acquisto
e gastos (mpl) de adquisición
d Anschaffungskosten (mpl)

2023 COST OF CARRIAGE, transport charges
f frais (mpl) de transport
i spese (fpl) di trasporto
e gastos (mpl) de transporte
d Transportkosten *f* pl

COST OF MANAGEMENT, see 213

2024 COST PRICE, prime cost, working cost
f prix *m* de revient
i prezzo *m* di costo
e precio *m* de coste
d Gestehungskosten (fpl), Gestehungspreis *m*, Kostenpreis *m*, Selbstkostenpreis *m*

2025 COSTING
f calcul *m* de rendement, établissement *m* du prix de revient
i calcolo *m* del reddito presunto, determinazione *m* dei costi
e cálculo *m* de gastos, cuenta *f* de gastos
d Kostenberechnung *f*, Nachkalkulation *f*, Rentabilitätsberechnung *f*

COSTS *pl*, see 1462

2026 COSTS OF PRODUCTION
f prix *m* coûtant (de la production), prix *m* de revient
i spese (fpl) di fabbricazione, spese (fpl) di produzione
e precio *m* de coste (de producción)
d Gestehungspreis *m*, Gestehungskosten *f pl*, Selbstkostenpreis *m*

2027 COTTER
f clavette *f*, goupille *f*
i cacciachiavette *m*, chiavetta *f* transversale coppiglia *f*
e chaveta *f*, clavija *f*
d Querkeil *m*

2028 COTTON
f coton *m*, ouate *f*
i cotone *m*
e algodón *m*
d Baumwolle *f*, Watte *f*

2029 COTTON COMBING
f peignage *m* du coton
i pettinatura *f* del cotone
e peinado *f* de algodón
d Baumwollkämmerei *f*

2030 COTTON PLUG
f tampon *m* de coton
i batuffolo *m* di cotone
e tapón *m* de algodón
d Wattenbausch *m*

2031 COTTON SATEEN
f satin *m* de coton
i raso *m* di cotone
e satén *m* de algodón
d Baumwollsatin *m*, Baumwollatlas *m*

2032 COTTON SEED OIL
f huile f de coton
i olio m di cotone
e aceite m de algodón
d Baumwollsamenöl n, Oleum n Gossypii

COTTON-WOOL, see 41

COUGH REMEDY, see 522

2033 COULOMETRY
f coulométrie f
i coulometria f
e coulometría f
d Coulometrie f

2034 COUNTER
f compteur m
i contatore m
e contador m
d Zähler m

2035 COUNTER BOLT
f contre-écrou m
i controdado m
e contratuerca f
d Gegenmutter f

2036 COUNTER CLOCK WISE DIRECTION
f contre les aiguilles d'une montre
i sinistrorso (adj), nel senso contrario a quello delle lancette dell'orologio
e (en) sentido contrario de las agujas del reloj
d entgegen dem Uhrzeigersinn

2037 COUNTER DIE, upper die
f étampe f supérieure, frappe f
i stampo m superiore
e embutidera f, estampa f superior
d Obergesenk n, Patrize f

COUNTER PRESSURE, see 724

2038 COUNTER SPRING, pull-back spring, readjustment spring, restoring spring, return spring
f contre-ressort m, ressort m de rappel
i molla f antagonista, molla f di richiamo, molla f ricuperatrice, molla f di ritorno
e muelle m de retroceso, resorte m antagónico
d Gegenfeder f, Rückstellfeder f, Rückzugfeder f

COUNTERACTION, see 481

2039 COUNTERBALANCE, to, tare, to
f tarer (v)
i tarare (v)
e destarar (v)
d austarieren (v), tarieren (v)

2040 COUNTER-CURRENT, counter-flow
f contre-courant m
i controcorrente m
e contracorriente m
d Gegenstrom m, Rückstrom m

2041 COUNTER-CURRENT MIXER, counterflow mixer
f malaxeur m à contrecourant, mélangeur m à contrecourant
i mescolatore m a controcorrente
e mezclador m por contracorriente
d Gegenstrommischer m

2042 COUNTER-EFFECT
f effet m contraire
i effetto m contrario
e efecto m contrario
d Gegenwirkung f

COUNTER-FLOW, see 2040

COUNTERFLOW MIXER, see 2041

COUNTERFORT, see 63

COUNTERMANDING, see 1259

COUNTER-NUT, see 1481

2043 COUNTERTEST
f contre-épreuve f, contre-essai m
i controprova f
e contraprueba f
d Gegentest m

2044 COUNTERVALUE
f contre-valeur f
i contravalore m
e contrapartida f, contravalor m
d Gegenwert m

COUNTERWEIGHT, see 985

2045 COUPLE, pair
f couple m, paire f
i coppia f, paio m
e par m, pareja f
d Paar n

2046 COUPLED
f couplé (adj), jumelé (adj)
i abbinato (adj), geminato (adj)
e enjimelgado (adj), emparejado (adj)
d gepaart (Adj)

2047 COUPLING
f accouplement *m*, couplage *m*
i accoppiamento *m*
e acoplamiento *m*, copulación *f*
d Kopplung *f*, Kupplung *f*

COUPLING COEFFICIENT, see 1680

2048 COUPLING COIL
f bobine *f* de couplage
i bobina *f* d'accoppiamento
e bobina *f* de acoplamiento
d Kopplungsspule *f*

COUPLING FACTOR, see 1680

COURBARIL, see 467

2049 COURSE OF MANUFACTURING
f cours *m* de fabrication
i corso *m* della fabbricazione
e curso *m* de fabricación, marcha *f* de fabricación
d Fabrikationsgang *m*

2050 COVER, lid
f capuchon *m*, couvercle *m*
i coperchio *m*, coperta *f*, invoglio *m*
e opérculo *m*, tapadera *f*, tapa *f*, tapador *m*
d Deckel *m*, Lid *n*, Schliesser *m*

2051 COVER GLASS, cover plate, slide (micr)
f couvre-objet *m*, lame *f* (de verre)(micr)
i coprioggetto *m*, vetrino *m* (micr)
e cubreobjetos *m*, portaobjeto *m*
d Abdeckplatte *f*, Deckglas *n*, Glaslamelle *f*, Glasscheibe *f*

COVER PLATE, see 2051

2052 COVERED SIEVE, drum sieve, mixing sieve
f tambour cribleur *m*, tamis à tambour *m*
i vaglio a tamburo *m*
e criba de tambor *f*
d Trommelsieb *n*

2053 COVERING, envelopment
f couverture *f* (action), enveloppement *m* (action)
i copertura *f*
e arropamiento *m*
d Einpackung *f*, Umhüllung *f*

2054 COVERING POWER
f pouvoir *m* couvrant
i potere *m* coprente
e poder *m* cubriente, poder *m* cubrición
d Deckkraft *f*

COWRIE, see 467

c.p., see 1487

cps, see 1404

2055 CRAB, trolley
f chèvre *f*, treuil *m*
i argano *m* a cavalletto, capra *f* ad argano, cricco *m*
e carro *m*, gato *m*
d Krankatze *f*, Laufkatze *f*

CRABOIL, see 1291

2056 CRACK (GLASS DEFECT)
f félure *f* (dans le verre)
i criccatura *f*, incrinatura *f*
e raja *f*
d Riss *m* (im Glas), Sprung *m* (im Glas)

CRACKED (adj), see 1608

2057 CRACKED (GLASS)
f craquelé (adj), fendu (adj)
i screpolato (adj)
e grietado (adj), hendido (adj), resquebrajado (adj)
d gesprungen (adj)(Glas)

2058 CRACKER
f cylindre *m* broyeur
i cilindro *m* acciccatore, prerompitore *m*
e cilindro *m* triturador
d Brechwalze *f*

2059 CRACKING, crazing
f fendillement *m*
i screpolatura *f* capillare
e cuarteamiento *m*, formación *f* de grietas
d Haarrissbildung *f*

2060 CRADLE
f berceau *m*, châssis *m*
i culla *f*, telaio *m* di sostegno
e armazón *m*, cuña *f*
d Gestell *n*, Wiege *f*

CRAMMING, see 1790

2061 CRANK
f manivelle *f*
i manovella *f*
e manivela *f*
d Kurbel *f*

CRANK OF A LEVER, see 583

2062 CRAPE, crêpe
f crêpe *m*

i crespo *m*
e crespón *m*
d Crepon *n*, Flor *m*, Krepp *m*

2063 CRATERING
f cloquage *m*
i formazione *f* di crateri
e formación *f* de cráteres
d Kraterbildung *f*

2064 CRAYON, pencil
f bougie médicinale *f*, crayon médicinal *m*
i candeletta medicata *f*, pennello *m*, stilo *m*
e bujía *f*, candelilla, clavija *f*
d Stift *m*, Stylus *m*

CRAZING, see 2059

2065 C-REACTIVE PROTEIN
f protéine C-réactive *f*
i proteina C-reattiva *f*
e proteína C-reactiva *f*
d C-réaktives Protein *n*

2066 CREAM
f crème *f*
i crema *f*
e crema *f*
d Creme *f*, Krem *m*, Rahm *m*, Sahne *f*

2067 CREAM OF TARTAR, potassium, acid tartrate, potassium bitartrate
f bitartrate *m* de potassium, tartrate acide de potassium *m*
i tartrato acido di potassio *m*
e bitartrato de potasio *m*, crémor *m* de potasio
d gereinigter Weinstein, Cremor tartari *m*, Kalium bitartaricum *n*, Kaliumtartrat *m*, Tartarus depuratus *m*, weinsaures Kalium *n*, Weinstein *m*

2068 CREAMLIKE (adj), creamy (adj)
f crémeux (adj)
i cremoso (adj)
e mantecoso (adj)
d rahmartig (adj), sahnig (adj)

CREAMY, see 2068

2069 CREASE, wrinkle
f pli *m*, pliure *f*
i piega *f*
e pliegue *m*
d Falte *f*, Kniff *m*

2070 CREASE-PROOF (adj) (text)
f infroissable (adj)

i antipiega (adj), ingualcibile (adj)
e inarrugable (adj)
d knitterfrei (adj) (text)

2071 CREASING ANGLE, folding angle
f angle *m* de pliage
i angolo *m* di piegatura
e ángulo *m* de doblado
d Abkantwinkel *m*

2072 CREASING SUPPORT, folding support
f tablette *f* à charnière, tablette *f* rabattable
i piastrina *f* cernierata
e placa *f* rebatible
d Klapptablette *f*

2073 CREATION
f création *f*
i creazione *f*
e creación *f*
d Schaffung *f*

2074 CREEP
f fluage *m*
i scorrimento *m*
e extensión *f* por arrastramiento, fluencia *f*
d Kriechdehnung *f*, Warmdehnung *f*

2075 CREEP STRENGTH, slippage resistance
f résistance *f* au fluage
i resistenza *f* allo scorrimento
e resistencia *f* al arrastramiento, resistencia *f* a la contracción
d Kriechfestigkeit *f*

2076 CREEPING LIMIT (OF LIQUID)
f limite *f* de fluage
i limite *m* di scorrimento, limite *m* di snervamento
e límite *m* de fluencia
d Kriechgrenze *f*

2077 CRENULATION, wrinkling
f craquelure *f*, plissement *m*
i corrugazione *f*, increspatura *f*, pieghettatura *f*
e arrugación *f*, arrugamiento *m*
d Faltenbildung *f*, Runzelbildung *f*

CRÊPE, see 2062

2078 CREPE BANDAGE
f bande *f* de crêpe
i benda *f* di crespo
e venda *f* de crespón
d Krepprolle *f*

2079 CRESCENT
f croissant *m*
i falce *f*, demiluna *f*
e creciente *m*, demiluna *f*
d Halbmond *m*

CRETACEOUS, see 1442

2080 CRETONNE (text)
f cretonne *f*
i cotonina *f* pesante
e cretona *f*
d Cretonne *m*

2081 CREVICE
f crevasse *f*, fente *f*, fissure *f*, paille *f*
i faglia *f*, frattura *f*, rottura *f*
e grieta *f*, arrufadura *f*
d Riss *m*, Sprung *m*

2082 CRIMP
f pli *m*, pliure *f*
i piega *f*
e pliegue *m*, plegado *m*
d Falte *f*

2083 CRIMPING
f sertissage *m*
i incastonatura *f*
e engarce *m*, engaste *m*
d Fältern *n*, Kräuseln *n*

2084 CRINKLED PAPER
f papier *m* ondulé, papier *m* plissé
i carta *f* ondulata
e papel *m* ondulado
d Wellpapier *n*

2085 CRISIS
f crise *f*
i crisi *f*
e crisis *m*
d Krise *f*

2086 CRITICAL MICELLE CONCENTRATION, C.M.C. 2⁰
f concentration *f* micellaire critique
i concentrazione *f* micellare critica
e concentración *f* micelar crítica
d kritische Micellenkonzentration *f*, C.M.C.

2087 CROCKERY, earthenware, pottery, stoneware
f faïence *f*, poterie *f* (de terre), terre *f* cuite
i grès *m*, merce *f* di terracotta, stoviglie (fpl), terracotta *f*, terraglie (fpl)
e alfarería *f*, gres *m*, loza *f* fina
d Steingeschirr *n*, Steingut *n*, Tonwaren (fpl), Töpferwaren (fpl)

2088 CRONING METHOD, sand shell method, shell molding
f moulage *m* en carapace, moulage *m* en coquille
i formatura *f* ad anima
e moldeo *m* por cáscara
d Formmaskenverfahren *n*

CROOKED (adj), see 573

2089 CROSS BOND, cross linkage, cross linking
f liaison croisée *f*, liaison *f* transversale
i legame *m* atomico incrociato, legame *m* interatomico incrociato, legame *m* trasversale
e enlace *m* cruzado, enlace *m* transversal
d gekreuzte Bindung *f*, Kreuzbindung *f*, Kreuzverbindung *f*

CROSS BREAKING RESISTANCE, see 1130

2090 CROSS CIRCULATION
f circulation *f* croisée
i circolazione *f* incrociata
e circulación *f* cruzada
d gekreuzte Durchblutung *f*

2091 CROSS HEAD (EXTRUSION)
f tête *f* d'équerre (extrusion)
i testa *f* a squadra (estrusione)
e cabezal *m* transversal de extrusión
d Querspritzkopf *m*

CROSS LINKAGE, see 2089

CROSS LINKING, see 2089

2092 CROSS SCORE
f rainure *f* en croix
i costolata *f* in forma di croce
e ranura *f* en forma de cruz
d Kreuzbruchkerbe *f*

2093 CROSS SECTIONAL AREA
f surface *f* de la section, surface *f* de la coupe
i area *f* della sezione trasversale
e superficie *f* de la sección transversal
d Querschnittfläche *f*

2094 CROSSBAR
f épart *m*, entretoise *m*, pince (levier) *f*, traverse *f*
i trave *f*, traversa *f*
e travesaño *m*, traviesa *f*
d Querbalken *m*

2095 CROSS-CUTTER, guillotine
f cisaille *f*
i trancia *f*
e cizalla *f*
d Querschneider *m*

2096 CROSSHAIRS, reticle
f reticulum *m*
i reticolo *m*
e retículo *m*
d Fadenkreuz *n*, Fadennetz *n*

2097 CROSS SECTION
f section *f* transversale, coupe *f* transversale
i sezione *f* transversale, taglio *m* trasversale
e sección *f* transversal, corte *m* transversal
d Querschnitt *m*

2098 CROSSWISE MOTION
f mouvement *m* transversal
i movimento *m* trasversale
e movimiento *m* transversal
d Querbewegung *f*, Querverschiebung *f*

2099 CRUCIBLE, melting pot, smelter
f creuset *m*, pot *m* de fusion
i crogiolo *m*, crogiolo *m* per fusione
e copela *f* de fusión, crisol *m*
d Schmelztiegel *m*, Tiegel *m*

2100 CRUCIBLE STEEL
f acier *m* au creuset
i acciaio *m* in crogiolo
e acero *m* al crisol
d Gusstahl *m*, Tiegelgusstahl *m*, Tiegelstahl *m*

2101 CRUCIBLE TONGS
f pince à creusets *f*
i pinza da crogioli *f*
e tenazas para crisolos *f*
d Tiegelzange *f*

2102 CRUDE 1º
f cru (adj)
i crudo (adj)
e crudo (adj)
d roh (adj), unbearbeitet (adj)

CRUDE 2º (adj), see 1649

CRUDE CREAM OF TARTAR, see 581

2103 CRUDE OIL, crude petroleum, earth oil, petroleum
f huile *f* brute, pétrole *m*
i olio *m* cotto, olio *m* crudo, olio *m* greggio, petrolio *m* greggio
e aceite *m* bruto, aceite *m* crudo, aceite *m* mineral, aceite *m* pesado, petróleo *m*
d Erdöl *n*, Naphta *f*, Rohöl *n*, Rohsteinöl *n*

CRUDE PETROLEUM, see 2103

2104 CRUDE SUGAR
f moscouade *f*, sucre brut *m*
i zucchero grezzo *f*
e azúcar mascabado *m*, cogucho *m*
d Rohzucker *m*

2105 CRUSH THRESHOLD
f limite *f* d'écrasement
i soglia *f* di compressione
e umbral *m* de aplastimiento
d Quetschschwelle

CRUSHER, see 1069

2106 CRUSHING, grinding, milling
f broyage *m*, meulage *m*, mouture *f*, trituration *f*
i macinazione *f*, triturazione *f*
e molienda *f*, trituración *f*
d Mahlen *n*, Schleifen *n*, Zerstossen *n*

2107 CRUSHING CYLINDER, crushing drum
f cylindre *m* concasseur
i tamburo *m* frantoio
e tambor *m* quebrantador
d Brechtrommel *f*, Mahltrommel *f*

CRUSHING DRUM, see 2107

2108 CRUSHING ROLLS
f broyeur *m* à cylindres
i macinatore *m* a cilindri
e trituradora *m* de cilindros
d Walzenbrecher *m*

CRUSHING STRENGTH, see 1834

2109 CRUST FORMATION
f formation *f* de croûtes
i formazione *f* di crosta
e formación *f* de una costra
d Krustenbildung *f*

2110 CRYOLITE, greenland spar, icestone
f cryolithe *m*
i criolite *f*
e criolita *f*
d Kryolith *m*, Eisstein *m*

CRYOSCOPY, see 329

2111 CRYSTAL
f cristal *m*
i cristallo *m*
e cristal *m*
d Kristall *m*

2112 CRYSTAL LATTICE
f réseau *m* cristallin
i reticolo *m* cristallino
e red *f* cristalina
d Kristallgitter *n*

2113 CRYSTAL SUGAR,
    granulated sugar
f sucre cristallisé *m*
i zucchero cristallizzato *m*, zucchero in grani *m*
e azúcar cristalizado *m*
d Kristallzucker *m*

CRYSTAL SYRUP, see 1995

2114 CRYSTALLIZATION
f cristallisation *f*
i cristallizzazione *f*
e cristalización *f*
d Kristallbindung *f*, Kristallisierung *f*

2115 CRYSTALLIZER
f cristallisoir *m*
i cristallizzatore *m*
e cristalizador *m*
d Kristallisierschale *f*

CRYSTALS OF VENUS, see 1976

ctn, see 983

2116 CUBE (geom)
f cube *m*
i cubo *m*
e cubo *m*, hexaedro *m*
d Hexaeder *n*, Würfel *m*

2117 CUBE MIXER
f mélangeur *m* à cube
i mescolatore *m* a cubo
e mezclador *m* de cubo
d Kubusmischer *m*

2118 CUDBEAR, orceine
f orcéine *f*, orseille *f*
i orceina *f*, oricello *n*
e orchilla *f*, persio *n*
d Orchilla *f*, Orseille *n*, Orcein *n*

CULLENDER, see 1697

2119 CULTURE BROTH
f bouillon *m* de culture
i brodo *m* colturale
e caldo *m* de cultivo
d Kulturbouillon *m*

2120 CULTURE MEDIUM
f terrain *m* de culture, milieu *m* de culture
i terreno *m* di coltura
e terreno *m* nutritivo
d Nährboden *m*

2121 CUP, goblet
f coupe *f*, tasse *f*
i copa *f*, tazza *f*
e copa *f*, taza *f*
d Schale *f*, Tasse *f*

2122 CUP FLOW FIGURE, cup flow test, molding index
f indice *m* de fluidité au gobelet, indice *m* de plasticité, valeur *f* de plasticité
i indice *m* di stampabilità
e índice *m* de fluidez en vaso
d Becherfliesszeit *f*, Prüfbecherfliesszahl *f*, Schliesszeitbestimmung *f*

CUP FLOW TEST, see 2122

2123 CUPEL
f coupelle *f* à analyse
i coppella *f*, navicella *f*
e copela *f*
d Probiertiegel *m*, Scheidekapelle *f*

2124 CUPPING GLAS
f ventouse *f*
i coppetta *f*
e ventosa *f*
d Schröpfglas *n*

CUPRI SULFAS, see 978

2125 CURATIVE (adj)
f curatif (adj)
i curativo (adj)
e curativo (adj)
d heilend (adj), kurativ (adj)

2126 CURATIVE DOSE
f dose curative *f*
i dose curativa *f*
e dosis curativa *f*
d Heildosis *f*

2127 CURATIVE RATIO, therapeutic index
f index *m* thérapeutique
i indice *m* di sicurezza assoluta, indice *m* terapeutico

e índice *m* terapeutico
d therapeutischer Index *m*

2128 CURCUMA, turmeric
f curcuma *m*, safran des Indes *m*
i curcuma *f*
e cúrcuma *f*
d Gelbwurz *f*

2129 CURCUMINE, turmeric yellow
f curcumine *f*
i curcumina *f*
e amarillo *m* de cúrcuma, curcumina *f*
d Kurkumagelb *n*, Kurkumin *n*, L-Gelb 7

2130 CURD SOAP, laundry soap, solid soap, washing soap
f savon *m* dur, savon *m* de lessive
i sapone *m* duro, sapone *m* anidro
e jabón *m* duro
d Kernseife *f*

2131 CURE 1°, treatment
f cure *f*, traitement *m*
i cura *f*, trattamento *m*
e cura *f*, curación *f*, tratamiento *m*
d Kur *f*, Behandlung *f*

2132 CURE 2°, healing
f guérison *f*, rétablissement *m*
i guarigione *f*
e cura *f*, curación *f*
d Genesung *f*, Heilung *f*

2133 CURE 3° (plast)
f cuisson *f* (plast), durcissement *m* (plast)
i indurimento *m* (plast)
e curado *m* (plast), endurecimiento *m* (plast), fraguado *m* (plast)
d Aushärtung *f* (plast)

2134 CURING CYCLE
f cycle *m* de moulage
i ciclo *m* d'indurimento
e ciclo *m* de moldeo
d Härtezyklus *m*, Härtungsperiode *f*

2135 CURING TEMPERATURE, setting temperature
f température *f* de durcissement, température *f* de prise
i temperatura *f* d'indurimento, temperatura *f* di presa
e temperatura *f* de curado, temperatura *f* de fraguado
d Härtetemperatur *f*

2136 CURING TIME
f temps *m* de durcissement, temps *m* de prise

i tempo *m* d'indurimento
e tiempo *m* de curado
d Härtezeit *f*, Härtungszeit *f*

2137 CURLING
f formation *f* de rides
i arricciatura *f*
e arrugado *m*
d Kräuselung *f*, Schlängelbildung *f*

2138 CURRENT CONSUMPTION
f consommation *f* de courant
i consumo *m* di corrente, fabbisogno *m* di corrente
e consumo *m* de corriente
d Stromaufnahme *f*, Strombedarf *m*, Stromverbrauch *m*

2139 CURRENT REDRESSER, rectifier (elec)
f redresseur *m* (elec)
i raddrizzatore *m*, valvola *f* rettificatrice
e rectificador *m*
d Gleichrichter *m* (elec)

2140 CURVATURE RADIUS
f rayon *m* de courbure
i radio *m* di curvatura
e radio *m* de curvatura
d Wölbungsradius *m*

2141 CURVE
f cintre *m*, courbe *f*
i curva *f*, curvatura *f*
e curvatura *f*, curva *f*, encorvadura *f*
d Krümmung *f*, Kurve *f*

2142 CURVE OF CONSTANT ENTROPY, adiabatic curve
f adiabate *f*
i curva *f* adiabatica
e línea *f* adiabática
d Adiabate *f*, adiabatische Kurve *f*

CURVED, see 873

2143 CURVED ADAPTER
f allonge *f* coudée
i allunga *f* curva
e adaptor *f* curvo
d Winkeleinsatz *m*

2144 CURVED PLANE, curved surface
f surface *f* bombée, surface *f* courbe
i superficie *f* curvata
e superficie *f* curva, superficie curvada
d gekrümmte Fläche *f*, krumme Fläche *f*

CURVED SURFACE, see 2144

2145 CUSTOM CERTIFICATE
f certificat *m* de douane
i certificato *m* doganale, bolletta *f* doganale
e certificado *m* de aduana
d Zollschein *m*

CUSTOMARY DOSE, see 701

2146 CUSTOMARY TECHNIQUE
f technique *f* habituelle
i tecnica *f* abituale
e técnica *f* usual
d übliches Verfahren *n*

2147 CUSTOMER
f client *m*
i cliente *m*
e cliente *m*
d Kunde *m*

CUSTOM-HOUSE, see 2148

2148 CUSTOMS, custom-house, c.h.
f douane *f*
i dogana *f*
e aduana *f*
d Zoll *m*, Zollhaus *n*

2149 CUT, to
f cisailler (v), couper (v), découper (v)
i tagliare (v)
e cortar (v)
d abschneiden (v), durchschneiden (v), schneiden (v)

2150 CUT
f incision *f*, entaille *f*
i intaccatura *f*, tacca *f*
e entalladura *f*
d Kerbe *f*, Schnitt *m*

2151 CUTICLE
f cuticule *f*
i cuticola *f*, pellicola *f*
e cutícula *f*, película *f*
d Häutchen *n*

2152 CUTIREACTION, dermoreaction
f cutiréaction *f*
i cutireazione *f*
e dermorreacción *f*, cutirreacción *f*
d Hautreaktion *f*, Kutanreaktion *f*, Kutireaktion *f*

2153 CUT-OFF POINT
f point *m* de coupure
i punto *m* di taglio
e punto *m* de cierre, punto *m* de cortadura
d Sperrpunkt *m*

2154 CUT-OUT, fuse (elec), safety fuse
f coupe-circuit *m*, fusible *m*
i fusibile *m*
e cortacircuito *m*, fusible *m*
d Sicherung *f* (elec)

2155 CUTTER, cutting machine, slicing machine
f coupeuse *f*, machine à couper *f*, machine à tailler *f*, tronconneuse *f*
i tagliatrice *f* trancia *f*
e cortadora *f*
d Schneidemaschine *f*

2156 CUTTING
f coupage *m*, découpage *m*, section (action) *f*, taille *f*
i sezione *f*, taglio *m*
e sección *f*
d Schneiden *m*, Zerschneiden *m*

2157 CUTTING EDGE, knife edge
f arête tranchante *f*, tranchant *m*
i filo *m* di lama, tagliente *m*, taglio *m*
e cortante *m*
d Schneide *f*, Schneidekante *f*

CUTTING MACHINE, see 2155

2158 CUTTING STRENGTH, shearing strength, tangential strength
f résistance *f* au cisaillement
i resistenza *f* al taglio
e resistencia *f* al cizallamiento, resistencia *f* a la cortadura
d Scherfestigkeit *f*, Schubfestigkeit *f*

CUTTINGS, see 1503

CUT-OUT, see 1553

CYAMOPSIS GUM, see 786

2159 CYANO-ACETIC ACID
f acide *m* cyanacétique
i acido *m* cianacetico
e ácido *m* cianacético
d Cyanessigsäure *f*

2160 CYATHUS, a wineglass
f verrée *f*
i bicchiere *f*
e vaso *m* (contenido de un)
d ein Glas voll

2161 CYCLE 1°, period
f cycle *m*, période *f*
i ciclo *m*, periodo *m*
e ciclo *m*, período *m*
d Periode *f*, Zeitintervall *n*

2162 CYCLE 2°, pass
f marche *f* d'usinage, phase *f* d'usinage, suite *f* des opérations
i andamento *m* del lavoro, ciclo *m* di operazioni
e ciclo *m* de trabajo, curso *m* de trabajo, proceso *m* de fabricación
d Arbeitsgang *m*

2163 CYCLE OF ACTION
f cycle *m* de travail, période *f* de travail
i ciclo *m* di lavoro, fase *f* di lavoro
e fase *f* de trabajo, período *m* de trabajo, tiempo *m* de trabajo
d Arbeitsperiode *f*, Arbeitsspiel *n*

2164 CYCLIC (adj)
f cyclique (adj)
i ciclico (adj)
e cíclico (adj)
d ringförmig (adj), zyklisch (adj)

2165 CYCLIC COMPOUND, ring compound
f composé *f* cyclique
i composto *m* ciclico
e compuesto *m* cíclico
d Ringverbindung *f*, zyklische Verbindung *f*

2166 CYCLISATION (chem), closure (chem)
f cyclisation *f* (chem), fermeture *f* d'un anneau (chem)
i ciclizzazione *f* (chem)
e ciclisación *f* (chem)
d Ringschluss *m*, Zyklisation *f*

2167 CYCLOGERANIC ACID
f acide *m* cyclogéranique
i acido *m* ciclogeranico
e ácido *m* ciclogeránico
d Cyclogeraniumsäure *f*

2168 CYCLONE (mec)
f cyclone *m* (mec)
i ciclone *m*, separatore *m* a ciclone
e ciclón *m*
d Schleuderstaubfänger *m*, Wirbler *m*, Zyklon *m*

CYCLONE DUST SEPARATOR, see 1410

2169 CYLINDER (gen)
f cylindre *m*
i cilindro *m*
e cilindro *m*
d Zylinder *m*

2170 CYLINDER (mech), drum, roller
f cylindre *m*, rouleau *m*, tambour *m*
i cilindro *m*, rullo *m*, tamburo *m*
e cilindro *m*, rodillo *m*, rulo *m*, tambor *m*
d Rolle *f*, Trommel *f*, Walze *f*

2171 CYLINDER CAPACITY, stroke volume
f cylindrée *f*
i cilindrata *f*
e cilindrada *f*
d Hubraum *m*, Hubvolumen *n*, Zylindervolumen *n*

2172 CYLINDER GRINDER, cylinder mill, roll mill
f broyeur *m* à cylindres, broyeur *m* à meules horizontales, broyeur *m* à rouleaux, concasseur *m* giratoire, moulin *m* à cylindres, moulin *m* à rouleaux
i frantoio *m* a cilindri, molino *m* a cilindri molino *m* a rulli
e molino *m* a cilindros, molino *m* de rodillos, trituradora *f* cilíndrica
d Walzenbrecher *m*, Walzenmühle *f*

CYLINDER MILL, see 2172

2173 CYLINDER MIXER
f mélangeur *m* à cylindres, malaxeur *m* à cylindres
i mescolatore *m* a cilindri
e mezclador *m* de cilindros
d Walzrührmischer *m*, Zylindermischer *m*

2174 CYLINDER WHEEL
f roue *f* de cylindre
i ruota *f* cilindrica, ruota *f* diritta
e rueda *f* cilíndrica
d Zylinderrad *n*

2175 CYLINDRICAL GRINDER
f broyeur *m* à cylindres
i macina *f* a cilindri
e trituradora *f* de cilindros
d Walzen-Reibmaschine *f*

D

2176 DAILY DOSE
f dose journalière *f*
i dose giornaliera *f*
e dosis diaria *f*
d Tagesdosis *f*

2177 DAMAGE, harm, injury
f dommage *m*, préjudice *m*
i danno *m*, pregiudizio *m*
e daño *m*, menoscabo *m*, perjuicio *m*
d Beeinträchtigung *f*, Schädigung *f*

2178 DAMP, to, moisten, to
f humidifier (v), mouiller (v)
i inumidire (v)
e humectar (v), humedecer (v), remojar (v)
d anfeuchten (v), nässen (v)

2179 DAMPENING, damping 2º, moistening
f humectage *m*, humidification *f*, mouillage *m*
i inumidimento *m*, umettazione *f*
e humidificación *f*
d Anfeuchtung *f*, Befeuchtung *f*, Netzung *f*

2180 DAMPER 1º, wetter
f humidifiant *m*
i umettatore *m*
e humectante *m*
d Feuchter *m*, Feuchtstoff *m*

DAMPER 2º, see 2192

2181 DAMPING 1º
f amortissement *m*
i ammortizzazione *f*, smorzamento *m*
e amortiguación *f*
d Dämpfung *f*

DAMPING 2º, see 2179

2182 DAMPNESS, humidity, moisture
f humidité *f*   e humedad *f*
i umidità *f*   d Feuchtigkeit *f*

2183 DAMP-PROOF
f imperméable (adj) à l'humidité, à l'épreuve de l'humidité
i impermeabile (adj) all'umidità
e impermeable (adj) a la humedad
d feuchtigkeitsbeständig (adj), feuchtigkeitsfest (adj)

2184 DANCER ROLL, idler, idle-roll, loose roller
f cylindre *m* d'appui, galet *m* de guidage, galopin *m*, pignon *f* fou, rouleau *m* fou
i "galoppino" *m*, rullo *m* di sostegno, rullo *m* folle
e polea *f* loca, rodillo *m* loco
d bewegliche Rolle *f*, lose Rolle *f*, Losrolle *f*

2185 DANDY ROLLER
f cylindre *m* égoutteur
i ballerino *m*, tamburo *m* per filigranatura, tamburo *m* sgocciolatore
e bailarín *m*, cilindro *m* escurridor
d Drahtzylinder *m*, Siebwalze *f*

2186 DANGER, hazard
f danger *m*, péril *m*
i pericolo *m*, rischio *m*
e peligro *m*, riesgo *m*
d Gefahr *f*

2187 DARK (adj)
f sombre (adj)
i fosco (adj), oscuro (adj)
e apagado (adj), mate (adj), obscuro (adj), oscuro (adj)
d dunkel (adj)

2188 DARK BLUE, mazarine
f bleu foncé (adj)   e azul oscuro (adj)
i blu carico (adj)   d dunkelblau (adj)

2189 DARKENING
f obscurcissement *m*
i oscuramento *m*
e o(b)scurecimiento *m*
d Verdunkelung *f*

2190 DARK-FIELD, ultramicroscope
f ultramicroscope *m*
i ultramicroscopio *m*
e ultramicroscopio *m*
d Ultramikroskop *n*

2191 DARKROOM
f chambre noire *f*
i camera *f* oscura, scatola *f* nera
e cámara *f* obscura
d Dunkelkammer *f*, Dunkelraum *m*

2192 DASH POT, damper 2º
f amortisseur *m*
i ammortizzatore *m*, smorzatore *m*
e amortiguador *m*
d Schwingungsdämpfer *m*, Stossdämpfer *m*

2193 DASHBOARD
f tableau *m* de bord, planche *f* de bord

i cruscotto m, plancia f del cruscotto, quadro m di distribuzione
e cuadro m de distribución, cuadro m de maniobra, tablero m
d Armaturenbrett n, Schalttafel f

2194 DASHER, pan of a chovel
f palette f de baratte, baratton m
i paletta f di zangola
e hoja f de pala
d Schaufelblatt n

DATE OF DELIVERY, see 1934

2195 DATUM
f repère m, jalon m
i caposaldo m
e punto m de referencia
d Bezugspunkt m

2196 DAYLIGHT
f lumière f du jour
i luce f del giorno
e luz f del día, luz f natural
d Tageslicht n

2197 DAYLIGHT OPENING, mold opening
f distance f entre les plateaux, ouverture f du moule
i apertura f tra i piani
e abertura f entre platos, luz f de prensa
d Formöffnung f, lichte Einbauhöhle f, lichte Öffnungsweite f

2198 DAYLIGHT PRESS
f presse f à plateaux multiples
i pressa f a piani multipli
e prensa f de platos múltiples
d Etagenpresse f, Plattenpresse f

2199 DEACCLIMATIZATION
f désaccoutumance f, déshabitude f, sevrage m (des toxicomanes)
i disassuefazione f, divezzamento m, slattamento m
e desacostumbramiento m, deshabituación f
d Entwöhnung f

2200 DEAD CENTER, dead point
f point m mort
i punto m morto
e punto m muerto
d Totpunkt m

2201 DEAD LOAD
f poids m mort, poids m propre
i carico m costante, carico m fisso, carico m morto
e carga f muerta, peso m muerto, peso m propio

d Eigengewicht n, Totlast f

DEAD POINT, see 2200

2202 DEAD SPACE
f espace m mort
i spazio m morto
e espacio m muerto
d toter Raum m

2203 DEAD TIME
f temps m mort
i tempo m morto
e tiempo m muerto, tiempo m perdido
d Totzeit f

2204 DEAD TRAVEL, idle motion, idle running, idling
f marche f à vide
i marcia f a vuoto
e marcha f en vacío
d Leerlauf m, Leergang m

2205 DEAD WEIGHT
f poids m mort
i peso m morto
e peso m muerto
d Eigengewicht n, Leergewicht n, Totgewicht n

2206 DEAMBULATION SAFETY
f aptitude f à la déambulation (après anesthésie)
i attitudine f alla deambulazione (dopo un'anestesia)
e aptitud f al paseo (después una anestésia)
d Strassenfähigkeit f

2207 DEAN
f doyen m
i decano m
e decano m
d Dekan m

2208 DEBROMINATION
f débromuration f
i debromurazione f
e debromuración f
d Entbromung f

2209 dec, decant!
f décantez!
i si decanti!
e decántese!
d dekantiere!

2210 DECAMETRY
f détermination f de la constante diélectrique
i misura f della costante dielettrica

e medida *f* de la constante dieléctrica
  d Dielektrizitätskonstantenmessung *f*

2211 DECANEDIOIC ACID,
      sebacic acid
  f acide *m* décanedioïque, acide *m* ipoméique, acide *m* sébacique
  i acido *m* sebacico
  e ácido *m* sebácico
  d Sebazinsäure *f*, Talgsäure *f*

DECANT, see 2209

2212 DECANT, to (chem)
  f décanter (v)
  i decantare (v)
  e decantar (v)
  d abgiessen (v), dekantieren (v) (chem)

2213 DECANTATION, decanting
  f décantation *f*
  i decantazione *f*
  e decantación *f*
  d Abgiessen *n*, Dekantieren *n*

2214 DECANTER
  f décanteur *m*
  i decantatore *m*
  e recipiente *m* de clarificación
  d Abklärgefäss *n*

DECANTING, see 2213

2215 DECANTING BOTTLE, decanting flask, decanting glass, decanting jar, precipitation vessel
  f flacon *m* à décantation
  i recipiente *m* di decantazione
  e recipiente *m* de decantación
  d Dekantierglas *n*

2216 DECANTING CYLINDER
  f cylindre *m* à décantation
  i cilindro *m* di decantazione
  e cilindro *m* de decantación
  d Dekantierzylinder *m*

DECANTING FLASK, see 2215

DECANTING GLASS, see 2215

DECANTING JAR, see 2215

2217 DECANTING TANK
  f bac *m* à décantation
  i serbatoio-separatore *m*
  e tanque de decantación *m*
  d Scheidebehälter *m*

2218 DECARBONIZATION
  f décarbonatation *f*, décarburation *f*
  i decarbonizzazione *f*, decarburazione *f*
  e decarbonización *f*
  d Dekarbonisierung *f*

2219 DECAY
  f déclin *m*, décomposition *f*, désintégration *f*
  i decomposizione *f*, disintegrazione *f*
  e descomposición *f*, desintegración *f*
  d Fäule *f*, Verfall *m*, Verwesung *f*, Zerfall *m*

2220 DECENTRING
  f décentrage *m*
  i decentramento *m*
  e descentración *f*, descentrado *m*
  d Dezentrieren *n*, Dezentrierung *f*

2221 DECHLORINATION
  f déchloration *f*
  i declorurazione *f*
  e decloruración *f*
  d Entchlorung *f*

2222 DECILITER
  f décilitre *m*
  i decilitro *m*
  e decilitro *m*
  d Zehntelliter *m*

2223 DECINORMAL (adj), tenth-normal (adj)
  f déci-normal (adj)
  i decinormale (adj)
  e decinormal (adj)
  d dezinormal (adj)

2224 DECINORMAL SOLUTION
  f solution *f* décinormale
  i soluzione *f* decinormale
  e solución *f* decinormal
  d Zehntelnormale Lösung *f*

2225 DECLARATION OF ABSENCE
  f déclaration *f* d'absence
  i dichiarazione *f* d'assenza
  e declaración *f* de ausencia
  d Verschollenerklärung *f*

DECLARED TITER, see 1431

2226 DECLINATION
  f déclinaison *f* (elec), écart *m*
  i declinazione *f*
  e declinación *f*
  d Abweichung *f*, Deklination *f*

2227 DECOCTION
  f décoction *f*

i   decotto *m*, decozione *f*
e   decocción *f*
d   Abkochung *f*, Decoctum *n*, Sud *m*

2228   DECOLO(U)RATION
f   décoloration *f*
i   decolorazione *f*, scolorazione *f*, scolorimento *m*
e   decoloración *f*
d   Entfärben *n*, Entfärbung *f*

DECOLO(U)RIZING AGENT, see 939

2229   DECOMPOSITION
f   décomposition *f*, désagrégation *f*
i   decomposizione *f*, discioglimento *m*
e   descomposición *f*
d   Verwesung *f*, Zerfall *m*, Zersetzung *f*

2230   DECOMPOSITION POINT
f   point *m* de décomposition
i   punto *m* di decomposizione
e   puncto *m* de decomposición
d   Zersetzungspunkt *m*

2231   DECOMPOSITION PRODUCT
f   produit *m* de décomposition
i   prodotto *m* di decomposizione
e   producto *m* de decomposición
d   Abbauprodukt *m*, Zersetzungsprodukt *n*

2232   DECOMPRESSOR
f   décompresseur *m*
i   decompressore *m*
e   descompresor *m*
d   Dekompressor *m*

2233   DECONGESTANT
f   décongestionnant *m*
i   decongestionante *m*
e   anticongestivo *m*
d   kongestionsverminderndes Mittel *n*

2234   DECREASE, decrement, diminution
f   abaissement *m*, diminution *f*
i   abbassamento *m*, decremento *m*, diminuzione *f*
e   decremento *m*, disminución *f*, descenso *m*
d   Abnahme *f*, Verminderung *f*, Verringerung *f*

2235   DECREASING DOSE, degressive dose, tapered dosage
f   dose *f* décroissante, dose *f* dégressive
i   dose *f* scalare, dose *f* decrescente
e   dosis *f* decreciente
d   abgestufte Dosis *f*, absteigende Dosis *f*

2236   DECREASING PITCH SCREW
f   vis *f* à pas décroissant
i   vite *f* a passo discendente
e   husillo *m* de paso decreciente
d   Schnecke *f* mit abnehmender Steigung

DECREMENT, see 2234

DECYLIC ACID, see 1284

2237   DEDUCTION
f   déduction *f*
i   deduzione *f*, trattenuta *f*
e   deducción *f*, desfalco *m*
d   Abzug *m*

2238   DEEP DRAWING
f   emboutissage *m* profond
i   imbutitura *f* profonda
e   embutición *f* profunda
d   Tiefziehen *n*

2239   DEEP FREEZING
f   refroidissement *m* à basse température
i   raffreddamento *m* a bassa temperatura
e   congelación *f* a baja temperatura, refrigeración *f* a baja temperatura
d   Tiefkühlung *f*

2240   DEFATTING, degreasing
f   dégraissage *m*
i   sgrassatura *f*, sgrassaggio *m*
e   desengrase *m*, desengrasado *m*
d   Entfettung *f*, Entölung *f*

DEFECATING PAN, see 1587

2241   DEFECATION
f   défécation *f*
i   defecazione *f*
e   defecación *f*
d   Defekation *f*, Scheidung *f*

2242   DEFECT
f   défaut *m*
i   difetto *m*
e   defecto *m*
d   Fehler *m*, Mangel *m*, Materialfehler *m*

2243   DEFECTIVE, faulty, imperfect
f   défectueux (adj), incomplet (adj), insuffisant (adj)
i   difettuoso (adj)
e   defectuoso (adj)
d   fehlerhaft (adj), mangelhaft (adj)

2244   DEFECTIVE MOLDING
f   pièce *f* râtée
i   pezzo *m* diffettoso, scarto *m*
e   pieza *f* defectuosa
d   fehlerhafter Pressling *m*

2245 DEFERRIZATION
f déferrisation ƒ
i deferrizzazione ƒ
e desferrización ƒ
d Enteisenung ƒ

2246 DEFICIENCY
f carence ƒ, défaut m, déficience ƒ
i carenza ƒ, deficienza ƒ, insufficienza ƒ, mancanza ƒ
e defecto m, deficiencia ƒ, insuficiencia ƒ
d Mangel m, Unzulänglichkeit ƒ

DEFICIT, see 233

2247 DEFLAGRATING SPOON
f cuiller ƒ à combustion
i cucchiaio m da combustione
e cuchara ƒ de combustión
d Verbrennungslöffel m

2248 DE-FLASH, to
f ébarber (v), ébavurer (v)
i sbavare (v)
e desbarbar (v)
d entgraten (v) 1º

2249 DEFLECTION (elec)
f déflexion ƒ
i deflessione ƒ
e deflexión ƒ
d Abbiegung ƒ, Ablenking ƒ, Ausschlag m (der Magnetnadel), Deflexion ƒ

DEFLEXION STRENGTH, see 1130

DEFOAMER, see 497

2250 DEFORM, to
f déformer (v), gauchir (v)
i deformare (v)
e deformar (v)
d verformen (v)

2251 DEFORMATION
f déformation ƒ
i deformazione ƒ
e deformación ƒ
d Deformierung ƒ, Formänderung ƒ, Missbildung ƒ, Verformung ƒ

2252 DEFORMATION TEST
f essai m de déformation
i prova ƒ di deformazione
e ensayo m de deformación
d Deformationsprobe ƒ

DEFROSTER, see 488

2253 DEGASIFYING, gas liberation, outgasing
f dégagement m (de gaz), dégazage m, mise ƒ en liberté de gaz
i degassamento m, sprigionamento m di gas
e desgasado m, desgasificación ƒ
d Ausgasung ƒ, Entgasung ƒ

2254 DEGASSING
f dégazage m
i degassificazione ƒ
e desgasificación ƒ
d Entgasung ƒ

2255 DE-GATE, to
f décarotter (v), écarotter (v)
i staccare (v) la materozza, togliere (v) il colame
e quitar (v) los tapones
d entgraten (v) 2º

2256 DEGRADATION
f dégradation ƒ
i degradazione ƒ
e degradación ƒ
d Abbau m

2257 DEGRADED (adj)
f dégradé (adj)
i degradato (adj)
e degradado (adj)
d abgestuft (adj), abschattiert (adj)

DEGREASING, see 2240

2258 DEGREE, grade
f degré m
i grado m
e grado m
d Grad n

2259 DEGREE OF ACCURACY
f degré m de précision
i grado m di precisione
e grado m de precisión
d Genauigkeitsgrad n

2260 DEGREE OF ACIDITY
f degré m d'acidité
i grado m d'acidità
e grado m de acidez
d Säuregrad m

2261 DEGREE OF APPROXIMATION
f degré m d'approximation
i grado m d'approssimazione
e grado m de aproximación
d Annäherungsgrad m

2262 DEGREE OF CURE (plast)
f degré m de cuisson (plast), degré m de durcissement
i grado m d'indurimento (plast)
e grado m de endurecimiento (plast)
d Aushärtungsgrad m

2263 DEGREE OF DILUTION
f degré m de dilution
i grado m di diluizione
e grado m de dilución
d Verdünnungsgrad m

2264 DEGREE OF DRYNESS
f degré m de siccité
i grado m d'essiccamento, grado m di secchezza
e grado m de sequedad
d Trockenheitsgrad m

2265 DEGREE OF ENRICHMENT (OF A COLUMN) (dist)
f degré m d'enrichissement de la colonne (dist)
i grado m d'arricchimento della colonna (dist)
e grado m de enriquecimiento (de la colona) (dist)
d Wirkungsgrad m der Rektifizierkolonne

2266 DEGREE OF FINENESS
f degré m de finesse
i grado m di finezza
e grado m de finura
d Feinheitsgrad m

2267 DEGREE OF FLUIDITY, degree of smearing
f degré m de fluidité, degré m d'onctuosité
i grado m di fluidità, grado m di mollezza, grado m d'untuosità
e grado m de fluidez, grado m de ontuosidad
d Schmierbarkeitsgrad m, Weichheitsgrad m

2268 DEGREE OF FREEDOM
f degré de liberté m
i grado di libertà m
e grado de libertad m
d Freiheitsgrad n

2269 DEGREE OF HARDNESS
f degré m de dureté
i grado m di durezza
e grado m de dureza
d Härtegrad m

2270 DEGREE OF HUMIDITY, degree of moisture
f degré m hydrométrique
i grado m igrometrico
e grado m higrométrico, grado m de humedad
d Feuchtigkeitsgehalt m, Feuchtigkeitsgrad m

DEGREE OF MOISTURE, see 2270

2271 DEGREE OF SAFETY
f degré m de fiabilité, degré m de sécurité
i grado m di sicurezza
e grado m de seguridad
d Sicherheitsgrad m

2272 DEGREE OF SATURATION
f degré m de saturation
i grado m di saturazione
e grado m de saturación
d Sättigungsgrad m

DEGREE OF SMEARING, see 2267

DEGRESSIVE DOSE, see 2235

2273 DEHUMIDIFICATION, dehumidifying
f déshumidification f
i desumidificazione f
e deshumectación f
d Entfeuchtung f

DEHUMIDIFYING, see 2273

2274 DEHYDRATING BAG
f sachet m déshydratant
i sacchetto m disidrante
e saquito m deshidratante
d Trockenmittelsäckchen n

2275 DEHYDRATION
f déshydratation f
i desidratazione f
e deshidratación f
d Entwässern n, Entwässerung f (chem)

2276 DEHYDROACETIC ACID
f acide m déhydroacétique, déhydranone m
i acido m deidroacetico
e ácido m dehidroacético
d Dehydroessigsäure f

2277 DEHYDROMUCIC ACID
f acide m déhydromucique, acide m furfurane-dicarbonique
i acido m deidromucico
e ácido m dehidromúcico
d Dehydroschleimsäure f

DE-ICER, see 488

2278 DEIONIZED WATER
f eau désionisée *f*
i acqua deionizzata *f*
e agua desionisada *f*
d entionisiertes Wasser *n*

DELAMINATION, see 1606

2279 DELAY, postponement, retardation
f retard *m*, retardement *m*
i ritardamento *m*, ritardo *m*, dilazione *f*
e plazo *m*, retardación *f*, retraso *m*
d Frist *f*, Verspätung *f*, Verzögerung *f*

2280 DELAYED ACTION
f action *f* retardée
i azione *f* ritardata
e acción *f* retrasada
d verzögerte Wirkung *f*

2281 DELAYED RESPONSE
f réponse *f* retardée
i risposta *f* ritardata
e respuesta *f* retrasada
d verzögerte Antwort *f*

2282 DELAYED RESULT, late result, long-term outcome
f résultat *m* éloigné, résultat *m* à long terme
i risultato *m* ritardato, risultato *m* tardivo
e efecto *m* tardio, resultado *m* tardio
d Späterfolg *m*

2283 DELAYING
f retardement *m*
i ritardo *m*
e tardanza *f*, retardación *f*
d Verzögerung *f*

2284 DELETERIOUS (adj), noxious (adj), obnoxious (adj)
f délétère (adj), nocif (adj)
i dannoso (adj), nocivo (adj), pregiudizievole (adj)
e dañino (adj), nocivo (adj), perjudicial (adj)
d schädlich (adj)

2285 DELICATE (adj)
f très léger (adj)
i sottilissimo (adj)
e sutilisimo (adj)
d hauchdünn (adj)

2286 DELIQUENCY
f déliquescence *f*

i deliquescenza *f*
e delicuescencia *f*
d Zerfliessbarkeit *f*, Zerfliessen *n*

2287 DELIQUESCENT SALT
f sel déliquescent *m*
i sale deliquescente *m*
e sal delicuescente *f*
d zerfliessendes Salz *n*

2288 DELIVER, to, furnish, to, supply, to
f livrer (v)
i consegnare (v), rimettere (v)
e entregar (v)
d liefern (v)

DELIVERABLE (adj), see 699

2289 DELIVERED, dlvd
f délivré (adj) (com), livré (adj) (com)
i consegnato (adj) (com)
e entregado (adj)
d ausgeliefert (adj)

2290 DELIVERY, supply
f distribution *f*, livraison *f*, remise *f* (action de remettre)
i consegna *f*, distribuzione *f*, rimessa *f*
e distribución *f*, entrega *f*
d Auslieferung *f*, Lieferung *f*

2291 DELIVERY CANAL, drain channel
f conduit *m* de décharge
i condotto *m* di spurgo
e canal *m* de descarga
d Abzugskanal *m*

2292 DELIVERY CERTIFICATE, warehouse warrant
f bulletin *m* de dépôt
i bolletta *f* di consegna
e boletín *m* de entrega
d Ablieferungsschein *m*, Einlieferungsschein *m*, Lieferungsschein *m*

2293 DELIVERY CHARGES
f factage *m*, frais (mpl) de livraison
i facchinaggio *m*, spese (fpl) di trasporto
e gastos (mpl) de acarreo, acarreo *m*
d Absetzgebühr *f*, Fuhrlohn *m*, Rollgeld *n*, Zustellgebühr *f*

2294 DELIVERY CHUTE
f glissière *f* de ramassage
i scivolo *m* di raccolta
e piano *m* inclinado de recojida
d Abgaberutsche *f*, Abgabeschurre *f*, Schüttrinne *f*

2295 DELIVERY CONVEYOR
f bande *f* de transfert
i convegliatore *m* di trasferimento
e cinta *f* de alimentación, cinta *f* transferidora
d Übergabeband *n*

2296 DELIVERY HOSE, delivery pipe 2°, forcing pipe
f conduite *f* forcée, tube *m* de pression
i condotta *f* forzata
e caño *m* de impulsión, tubo *m* de presión
d Druckrohr *n*

2297 DELIVERY JOINT, delivery nipple, drain sleeve, outlet sleeve
f raccord *m* de décharge, tubulure *f* de décharge
i bocchettone *m* di scarico
e tubuladura *f* de descarga
d Ablasstutzen *m*

DELIVERY NIPPLE, see 2297

2298 DELIVERY OF A PUMP
f débit *m* d'une pompe
i portata *f* di pompa
e caudal *m* de una bomba, empuje *m* de una bomba
d Leistung *f* einer Pumpe

2299 DELIVERY PIPE 1°, discharge pipe
f tuyau *m* de décharge
i condotta *f* di scarico
e tubo *m* de descarga
d Ausgussrohr *n*, Eingussrohr *n*

DELIVERY PIPE 2°, see 2296

2300 DELIVERY PIPETTE
f pipette *f* jaugée
i pipetta *f* tarata
e pipeta *f* aforada
d Abfüllpipette *f*, Auslaufpipette *f*, Einlaufpipette *f*

2301 DELIVERY PLATFORM
f palier *m* de sortie
i piattaforma *m* di scarico
e plataforma *f* de descarga
d Abzugshängebank *f*

2302 DELIVERY PRESSURE
f pression *f* fournie
i pressione *f* di mandata
e presión *f* de empuje
d Ausgangsdruck *m*

2303 DELIVERY ROLL
f cylindre *m* de décharge
i cilindro *m* d'uscita
e cilindro *m* de salida
d Lieferwalze *f*

2304 DELIVERY ROLLER, sliver calender
f cylindre *m* de sortie
i rullo *m* d'uscita
e cilindro *m* de expulsión
d Ausführzylinder *m*, Bandabzugwalze *f*

2305 DELIVERY SCREW, discharging screw drain plug
f bouchon *m* de vidange, vis *f* de décharge
i vite *f* di scarico
e grifo *m* de purga, llave *f* de escape
d Ablasschraube *f*, Ablassstopfen *m*

2306 DELIVERY TABLE
f plateau *m* de sortie
i piano *m* d'uscita
e placa *f* de salida
d Ausladetafel *f*

2307 DELIVERY TAP
f orifice *m* d'émission
i orificio *m* d'uscita
e orifizio *m* de escape, orifizio *m* de salida
d Ausströmungsöffnung *f*

2308 DELIVERY TUBE
f tuyau *m* de transfert
i tubo *m* di trasferimento
e tubo *m* transferidor
d Überleitungsrohr *n*

2309 DELIVERY VALVE, discharge valve, exhaust valve
f clapet *m* de décharge, soupape *f* de sortie
i valvola *f* di mandata, valvola *f* premente
e válvula *f* de empaje
d Ausgussventil *n*, Auslassventil *n*

2310 DELIVERY VESSEL, filling vessel
f flacon *m* de remplissage
i vassoio *m* di riempimento
e vaso *m* de relleno
d Abfüllgefäss *n*

DEMAND, see 538

DEMIJAN, see 1303

DEMIJOHN, see 1303

2311 DEMINERALIZED WATER
f eau ƒ déminéralisée
i acqua ƒ demineralizzata
e agua ƒ desmineralisada
d demineralisiertes Wasser n

2312 DEMONSTRATION
f démonstration ƒ
i dimostrazione ƒ
e demostración ƒ
d Vorführung ƒ

2313 DEMULSIFYING AGENT
f démulsifiant m
i demulsificatore m
e demulgador m
d Demulgator m

DENATURANT, see 2317

2314 DENATURATED ALCOHOL, adulterated spirit
f alcool m dénaturé
i alcool m denaturato
e alcohol m denaturado
d denaturierter Alkohol m

2315 DENATURATION
f dénaturation ƒ
i denaturazione ƒ
e desnaturalización ƒ
d Denaturierung ƒ, Entartung ƒ, Vergällung ƒ

2316 DENATUR(AT)ED (adj)
f dénaturé (adj)
i denaturato (adj)
e denaturado (adj)
d denaturiert (adj), vergällt (adj)

2317 DENATURIZING AGENT, denaturant
f dénaturant m
i denaturante m
e desnaturalizante m, desnaturante m
d Denaturierungsmittel n, Vergällungsmittel n

2318 DENOMINATOR
f dénominateur m
i denominatore m
e denominador m
d Nenner m

DENSIMETER, see 578

2319 DENSITY
f densité ƒ
i densità ƒ
e densidad ƒ
d Dichte ƒ

2320 DENSITY BOTTLE, pycnometer, specific gravity bottle
f picnomètre m
i bocceta ƒ densimetrica, picnometro m
e picnómetro m
d Dichtefläschen n, Pyknometer m

2321 DENSITY BY VOLUME
f densité ƒ en volume
i densità ƒ in volume
e densidad ƒ en volumen
d Raumdichte ƒ

2322 DENSITY LIMIT, maximum packing density
f densité ƒ limite, maximum m de tassement
i densità ƒ limite
e densidad ƒ límite
d Grenzdichte ƒ

2323 DENSITY OF LIGHT, foot candle intensity, F.T.C. intensity
f intensité ƒ lumineuse, pouvoir m éclairant
i candelaggio m, intensità ƒ luminosa
e intensidad ƒ luminosa, potencia ƒ luminosa
d Beleuchtungsstärke ƒ, Kerzenstärke ƒ, Lichtstärke ƒ

2324 DENTAL PULP
f pulpe ƒ dentaire
i polpa ƒ dentaria
e pulpa ƒ dental
d Zahnpulpa ƒ

2325 DENTIFRICE, tooth-paste
f pâte dentifrice ƒ, dentifrice m
i dentifricio m, pasta ƒ dentifricia
e pasta ƒ dentífrica
d Zahnpaste ƒ

2326 DENTUR TALES DOSES, d.t.d., give such doses
f en donner... doses
i si diano tali dosi   ...
e dar tales dosis
d solche Mengen sollen gegeben werden

2327 DEODORANT, deodorizer
f désodorisant m
i deodorante m
e desodorante m
d Desodorierungsmittel n

DEODORIZER, see 2327

2328 DEOXIDANT, deoxidizer, reducing agent, reductor

- f désoxydant *m*, réducteur *m*
- i agente riducente *m*, deossidante *m*, riduttore *m*
- e agente de reducción *m*, desoxidante *m*, reductor *m*
- d Desoxydationsmittel *n*, Reduktionsmittel *n*

DEOXIDIZER, see 2328

2329 DEOXIDIZING, reduction 2^O
- f désoxydation *f*, réduction *f* (chem)
- i deossidazione *f*, riduzione *f* (chem)
- e desoxidación *f*, reducción *f* (chem)
- d Desoxydieren *n*, Reduktion *f* (chem)

2330 DEPARTMENT
- f département *m*
- i reparto *m*, sezione *m*
- e departamento *m*, sección *f*
- d Abteilung *f*

DEPENDABLE (adj), see 5747

2331 DEPENDENCE 1^O, dependency
- f assuétude *f*, dépendance *f*
- i asservimento *m*, dependenza *f*
- e dependencia *f*
- d Abhängigkeit *f*

DEPENDENCE 2^O, see 1874

DEPENDENCY, see 2331

2332 DEPHLEGMATION, partial condensation
- f déflegmation *f*
- i deflemmazione *f*
- e deflegmación *f*
- d Dephlegmieren *n*, Entwässern *n*

2333 DEPHLEGMATOR, reflux condenser, return condenser
- f condenseur *m* à reflux, déflegmateur *m*, réfrigérateur *m* à reflux
- i deflemmatore *m*, condensatore *m* di riflusso, condensatore *m* refrigerante a controcorrente
- e deflegmador *m*, refrigerante *m* de reflujo, condensador *m* de reflujo
- d Dephlegmator *m*, Rücklaufkondensator *m*, Rückflusskühler *m*

2334 DEPILATORY
- f dépilatoire *m*
- i depilatorio *m*
- e depilatorio *m*
- d Depilatorium *n*, Enthaarungsmittel *n*

2335 DEPLETION
- f déplétion *f*
- i esaurimento *m*
- e agotamiento *m*, vaciamiento *m*
- d Abnahme *f*, Verarmung *f*

2336 DEPOSIT (chem), precipitate, sediment (chem)
- f dépôt *m*, précipité *m*, sédiment *m*
- i precipitato *m*, sedimento *m*
- e precipitado *m*, sedimento *m*
- d Ablagerung *f*, Bodensatz *m*, Niederschlag *m*, Präzipitat *n*, Sediment *n*

2337 DEPOT
- f dépôt *m*, entrepôt *m*, magasin *m*
- i deposito *m*, magazzino *m*
- e depósito *m*, almacén *m*
- d Lagerhaus *n*, Magazin *m*, Speicher *m*

2338 DEPRECIATION, devaluation
- f dépréciation *f*, moins-value *f*
- i deprezzamento *m*
- e depreciación *f*, pérdida *f* de valor
- d Entwertung *f*, Wertverlust *m*, Wertminderung *f*

2339 DEPRESSION, low pression, partial vacuum, underpressure
- f dépression *f*, vide relatif *m*
- i depressione, vuoto parziale *m*
- e depresión *f*, vacío *m* parcial, vacío relativo *m*
- d Niederdruck *m*, Tiefdruck *m*, Unterdruck *m*

2340 DEPRIVATION, deprivement
- f privation *f*
- i privazione *f*
- e privación *f*
- d Entziehung *f*, Entzug *m*

DEPRIVEMENT, see 2340

2341 DEPTH
- f profondeur *f*
- i profondità *f*
- e hondura *f*, profundidad *f*
- d Tiefe *f*

2342 DEPTH OF PENETRATION
- f profondeur *f* de pénétration
- i profondità *f* di penetrazione
- e profundidad *f* de penetración
- d Eindringtiefe *f*

2343 DEPURATIVE, blood-purifying
- f dépuratif *m*
- i depurativo *m*
- e depurativo *m*
- d Depurativum *n*

2344 DEPYROGENISATION
f dépyrogénisation f
i eliminazione f di pirogene
e eliminación f de los pirógenos
d Depyrogenisierung f

DERIVATE, see 1188

2345 DERIVATION
f dérivation f
i derivazione f
e derivación f
d Ableitung f

2346 DERIVATIVE
f dérivé m
i derivato m
e derivado m
d Abkömmling m, Derivat n

DERMOREACTION, see 2152

2347 DESALTED (adj)
f désalé (adj), désalifié (adj)
i desalificato (adj)
e desalado (adj)
d entsalzt (adj)

2348 DESALTING
f précipitation f des sels
i desalificazione f
e desalificación f
d Entsalzung f

2349 DESCEND, to
f abaisser (v), descendre (v)
i abbassare (v)
e bajar (v), descender (v)
d herunterbringen (v), herunterfahren (v)

2350 DESCENDING CHROMATOGRAPHY
f chromatographie f descendante
i cromatografia f discendente
e cromatografía f descendente
d absteigende Chromatographie f

2351 DESCENDING CURVE
f courbe f descendante
i curva f descendente
e curva f descendente
d Abwärtskurve f

2352 DESCENDING MOTION, down motion
f mouvement m descendant
i movimento m di discesa
e movimiento m descendente
d Abwärtsbewegung f

2353 DESCENT, fall 2°
f inclinaison f d'une courbe
i inclinazione f d'una curva
e desnivel m
d Fall m, Neigung f

2354 DESENSITIZATION, hyposensitization
f désensibilisation f
i desensibilizzazione f
e desensibilización f
d Desensibilisierung f

2355 DESICCANT, drier, dryer 2°, drying agent, siccative
f desséchant m, siccatif m
i essiccante m, secativo m
e desecante m, desecativo m, essecativo m, secante m
d Sikkativ n, Trockenmittel n, Trocknungsmittel n

2356 DESICCATED, dried
f desséché (adj)
i asciutto (adj), essiccato (adj)
e desecado (adj)
d ausgetrocknet (adj), getrocknet (adj)

2357 DESICCATION
f dessiccation f
i dessiccazione f
e desecación f
d Austrocknung f

2358 DESICCATOR
f dessiccateur m
i essiccatore m
e desecador m
d Exsiccator m

2359 DESIGN
f dessin m, esquisse f, maquette f, plan m, projet m
i disegno m, progetto m, proposito m, schizzo m
e dibujo m, diseño m, maqueta f, proyecto m
d Entwurf m, Maquette f, Planung f, Projekt n, Skizze f, Zeichnung f

2360 DESIZING AGENT
f produit m de dégommage
i agente m di sbozzimatura
e agente m desengomador m
d Entschlichtungsmittel n

2361 DESOLVATED (adj)
f désolvaté (adj)
i desolvato (adj)
e desolvado (adj)
d desolvatisiert (adj)

2362 DESORPTION
f désorption f
i deassorbimento m
e desorpción f
d Desorption f

A DESSERTSPOONFUL, see 1669

2363 DESTATICIZER
f destatisant m
i scaricatore m elettrostatico
e descargador m electroestático
d Destatisator m

DESTILLED WATER, see 557

DESTROROTARY (adj), see 2386

2364 DESTRUCTION
f destruction f
i distruzione f
e destrucción f
d Abtöten n, Zerstörung f, Zertrümmerung f

2365 DESULFURATION, desulphuration
f désulfurage m, désoufrage m
i desolforazione f
e desulfuración f
d Entschwefelung f

DESULPHURATION, see 2365

2366 DETACHABLE (adj)
f démontable (adj)
i amovibile (adj), smontabile (adj), staccabile (adj)
e desmontable (adj), separable (adj)
d abnehmbar (adj)

2367 DETACHER
f détacheur m
i smacchiatore m
e quitamanchas m
d Fleckmittel n

DETAIL MAN, see 1918

2368 DETECTION
f détection f, dépistage m
i scoperta f, ricerca f, rivelazione f, depistaggio m
e descubrimiento m, detección f
d Aufdeckung f, Auffinden n, Ermittlung f, Feststellung f, Nachweis m

2369 DETERGENT, washing agent, cleaner (agent)
f détergent m, produit de lavage m
i detergente m, detersivo m
e detergente m
d Detergentium n, Reinigungsmittel n, Waschmittel n

2370 DETERIORATION
f détérioration f
i deterioramento m
e deterioración f, deterioro m
d Verderben n, Verdorbenheit f, Verschlechterung f

2371 DETERMINATION
f détermination f
i determinazione f
e determinación f
d Bestimmung f

2372 DETINNING
f désentamage m
i distagnatura f
e desesteñado m
d Zinnablösung f

2373 DETONATING GAS
f gaz m détonant
i gas m tonante, miscela f tonante
e gas m detonante, gas m fulminante
d Knallgas n

2374 DETOXICATION
f détoxication f
i detossicazione f
e detoxicación f
d Entgiftung f

2375 DEUTERIUM, heavy hydrogen
f deuterium m, diplogène m, hydrogène m lourd
i deuterio m, idrogeno m pesante
e deuterio m, hidrógeno m pesado
d Deuterium n, schwerer Wasserstoff m

DEVALUATION, see 2338

2376 DEVELOPMENT
f développement m, élaboration f
i andamento m, sviluppo m
e desarollo m
d Ausarbeitung f, Entwicklung f

2377 DEVIATION
f déviation f
i deviazione f
e desviación f, desvio m
d Abweichung f

2378 DEVICE
f appareillage m, dispositif m
i congegno m, dispositivo m

e aparato *m*, dispositivo *m*
  d Anlage *f*, Apparat *m*, Einrichtung *f*, Vorrichtung *f*

2379 DEVITRIFICATION
  f dévitrification *f*
  i devitrificazione *f*
  e desvitrificación *f*
  d Entglasung *f*

2380 DEW POINT
  f point *m* de rosée
  i punto *m* di rugiada
  e punto *m* de deshielo
  d Taupunkt *m*

2381 DEWAR FLASK, Dewar vessel
  f "dewar" *m*
  i vaso *m* di Dewar
  e vaso *m* de Dewar
  d Dewargefäss *n*

DEWAR VESSEL, see 2381

2382 DEWATER, to, drip, to
  f égoutter (v)
  i scolare (v)
  e gotear (v)
  d abtröpfeln (v)

2383 DEXTRIN, starch gum
  f dextrine *f*, fécule *f* soluble
  i destrina *f*
  e dextrina *f*, goma *m* de almidón
  d Dextrin *n*, Stärkegummi *m*, Stärkeklebstoff *m*

2384 DEXTROGYRE (adj)
  f dextrogyre (adj)
  i destrogiro (adj)
  e dextrógiro (adj)
  d dextrogyr (adj), rechtsdrehend (adj)

2385 DEXTROGYRE ACID, dextrorotatory acid
  f acide *m* dextrogyre
  i acido *m* destrogiro
  e ácido *m* dextrógiro
  d rechtsdrehende Säure *f*

2386 DEXTROGYROUS (adj), dextrorotatory (adj)
  f dextrogyre (adj)
  i destrogiro (adj)
  e dextrógiro (adj)
  d rechtsdrehend (adj)

2387 DEXTRO-LACTIC ACID, paralactic acid, sarcolactic acid
  f acide *m* lactique droit, acide *m* paralactique, acide *m* sarcolactique
  i acido *m* paralattico
  e ácido *m* paraláctico
  d Fleischmilchsäure *f*, Paramilchsäure *f*

DEXTROROTATORY ACID, see 2385

DEXTROSE, see 742

2388 DEXTROTARTARIC ACID
  f acide *m* tartrique droit, acide *m* des tonneaux
  i acido *m* tartarico destrogiro
  e ácido *m* tartárico dextrógiro
  d Acidum *m* tartaricum (DAB), Rechtsweinsäure *f*

2389 DIAGONAL BORE
  f alésage *m* diagonal
  i alesaggio *m* diagonale
  e alisado *m* diagonal
  d schräge Bohrung *f*

DIAGRAM, see 1470

2390 DIAL
  f cadran *m*
  i quadrante *m* (di strumento)
  e cuadrante *m*, escala *f* circular
  d Rundskala *f*, Zifferblatt *n*

2391 DIAL FEED PRESS, rotary press
  f presse *f* à barillet, presse *f* à tourelle
  i pressa *f* a giostra, pressa *f* rotativa
  e prensa *f* revólver
  d Karussellpresse *f*, Revolverpresse *f*

2392 DIALYSIS
  f dialyse *f*
  i dialisi *f*
  e diálisis *f*
  d Dialyse *f*

2393 DIAMETER
  f diamètre *m*
  i diametro *m*
  e diámetro *m*
  d Diameter *m*, Durchmesser *m*

2394 DIAPHANOUS, translucent (adj)
  f diaphane (adj), translucide (adj)
  i diafano (adj), traslucido (adj)
  e diáfano (adj), translúcido (adj)
  d durchscheinend (adj)

2395 DIAPHORETIC, sudorific
  f diaphorétique *m*, sudorifique *m*
  i diaforetico *m*, sudorifero *m*
  e diaforético *m*, sudorífico *m*
  d Diaphoretikum *n*, Schweissmittel *n*, schweisstreibendes Mittel *n*

2396 DIAPHRAGM, septum
f cloison f, diaphragme m
i diaframma m, parete f divisoria, setto m, tramezzo f
e tabique m, pared f divisoria, diafragma m
d Scheidewand f

2397 DIAPHRAGM PREPARATION
f préparation f de diaphragme (physiol)
i preparazione f del diaframma
e preparación f del diafragma
d Zwerchfellpräparat n

2398 DIAPHRAGM PUMP
f pompe à diaphragme f, pompe f à membrane
i pompa f a diaframma, pompa f a membrana
e bomba f de diafragma
d Diaphragmapumpe f, Federplattenpumpe f, Membranpumpe f

2399 DIAPHRAGM STOPPER
f bouchon m à membrane
i tappo m a diaframma
e tapón m de diafragma
d Membranstopfen m, Membranverschluss m

DIATOMACEOUS EARTH, see 877

DIAZO-DYE, see 908

2400 DIBASIC ACID
f acide m bibasique, acide m dibasique
i acido m dibasico,
e ácido m bibásico
d zweibasische Säure f

2401 DIBROMOACETIC ACID
f acide m dibromoacétique
i acido m dibromoacetico
e ácido m dibromoacético
d Dibrombessigsäure f

2402 DIBROMOCINNAMIC ACID
f acide m dibromocinnamique
i acido m dibromociannamico
e ácido m dibromocinámico
d Dibromzimtsäure f

2403 DIBROMOSUCCINIC ACID
f acide m dibromosuccinique
i acido m dibromoacetico
e ácido m dibromosuccínico
d Dibrombernsteinsäure f

2404 DICHLOROACETIC ACID
f acide m dichloroacétique
i acido m dicloroacetico
e ácido m dicloroacético
d Dichloressigsäure f

2405 DICHLOROSUCCINIC ACID
f acide m dichlorosuccinique
i acido m diclorosuccinico
e ácido m diclorosuccínico
d Dichlorbernsteinsäure f

2406 DIE, matrix, stamping mold
f étampe f, forme f (plast), matrice f, perçoir m
i forma f, matrice f, stampo m inferiore
e estampa f, matriz f, molde m
d Form f (plast), Gesenk n, Mater f, Matrize f, Nonne f, Prägeform f, Untergesenk n

2407 DIE APPROACH, die channel
f canal m d'écoulement (du moule)
i canale m della matrice
e canal m de la boquilla, canal m de la tobera
d Düsenkanal m

2408 DIE BASE, die body
f corps m de filière
i corpo m della filiera, portafiliera f
e cuerpo m de la boquilla
d Düsenkörper m, Düsenplatte f

2409 DIE BLOCK
f bloc m pour matrice, porte-filière m
i piastra f dello stampo, portafiliera f
e placa f porta-molde, porta-boquilla f, portatobera f
d Formblock m, Werkzeughalter m

DIE BODY, see 2408

2410 DIE CASTING, injection molding
f moulage m par injection, moulage m en coquille
i colata f sotto pressione, pressofusione
e colada f sobre presión
d Spritzgiessung f, Spritzguss n

DIE CHANNEL, see 2407

DIE CUTTING, see 929

2411 DIE HOLE
f ouverture f de la matrice
i apertura f della matrice
e hueco m de la matriz
d Matrizenöffnung f

2412 DIE LAND, orifice land
f filière f à section constante

i zona *f* a sezione costante
e parte *f* final del canal de la tobera
d Bügelkanal *m*, Bügellänge *f*, Führungskanal *m*

2413 DIE PLATE, die platen
f plateau *m* porte-moule
i portafiliera *m*, porta-stampo *m*
e portamolde *m*
d Formaufspannplatte *f*, Formhalteflansch *m*, Werkzeugträger *m*

DIE PLATEN, see 2413

2414 DIE RELIEF, orifice relief
f embouchure *f* de la filière, sortie *f* de la filière
i bocca *f* della filiera
e salida *f* de la boquilla
d Düsenaustritt *m*, Mundstück *n* (der Düse)

2415 DIE RESTRICTION
f étranglement *m* du moule
i strozzatura *f* della forma
e boquilla *f* de retención
d Staustelle *f*

2416 DIE SPACE
f hauteur *f* du moule
i altezza *f* del stampo
e altura *f* del molde
d Formhöhe *f*

2417 DIELECTRIC, insulator, non conductor
f diélectrique *m*, isolant *m*, non-conducteur *m*
i coibente *m*, dielettrico *m*, isolante *m*
e aislador *m*, cuerpo *m* dieléctrico
d Isolator *m*, Nichtleiter *m*

2418 DIELECTRIC CONSTANT, inductive capacity, permittivity
f constante *f* diélectrique, permettivité *f*
i costante *f* dielettrica, permettività *f*
e constante *f* dieléctrica, poder *m* conductor específico
d Dielektrizitätskonstante *f*

2419 DIELECTRIC STRENGTH
f résistance *f* diélectrique, rigidité *f* diélectrique
i resistenza *f* dielettrica
e resistencia *f* dieléctrica, rigidez *f* dieléctrica
d Durchschlagsfestigkeit *f*, Durchschlagswiderstand *m*

2420 DIET
f diète *f*, régime *m* alimentaire
i dieta *f*
e dieta *f*
d Diät *f*, Kost *f*

2421 DIETARY FAT
f graisse *f* alimentaire
i grasso *m* alimentare
e grasa *f* alimenticia
d Nahrungsfett *n*

2422 DIETHYLACETIC ACID
f acide *m* diéthylacétique
i acido *m* dietilacetico
e ácido *m* dietilacético
d Diätylessigsäure *f*

2423 DIFFERENTIAL (adj), differentiated (adj)
f differencié (adj)
i differenziale (adj)
e diferencial (adj)
d unterschiedlich (adj)

2424 DIFFERENTIAL GEAR
f différentiel *m* (mec)
i gruppo *m* del differenziale
e diferencial *m* (mec)
d Ausgleichsgetriebe *n*

2425 DIFFERENTIAL PISTON, step piston
f piston *m* différentiel
i pistone *m* differenziale
e émbolo *m* diferencial
d Differentialkolben *m*, Stufenkolben *m*

2426 DIFFERENTIAL SCREW PRESS
f presse *f* à différentiel
i torchio *m* a vite differenziale
e prensa *f* de tornillos diferenciales
d Differentialpresse *f*, Differentialschraubenpresse

2427 DIFFERENTIAL TARIFF
f tarif *m* dégressif, tarif *m* différentiel
i tariffa *f* differenziale
e tarifa *f* graduada
d Staffeltarif *m*, Stufentarif *m*

2428 DIFFERENTIAL VALVE
f soupape *f* différentielle
i valvola *f* differenziale
e válvula *f* diferencial
d Sparventil *n*

DIFFERENTIATED (adj), see 2423

2429 DIFFRACTION
f diffraction *f*
i diffrazione *f*

e difracción *f*
d Beugung *f* des Lichts, Diffraktion *f*

2430 DIFFRACTOMETER
f diffractomètre *m*
i diffrattometro *m*
e difractómetro *m*
d Beugungsmesser *n*

2431 DIFFUSE REFLECTANCE
f reflectance *f* diffuse
i riflessione *f* diffusa
e reflexión *f* difusa
d Remission *f*, diffuse Rückstrahlung *f*

2432 DIFFUSIBILITY, diffusivity
f diffusibilité *f*
i diffusibilità *f*
e difusibilidad *f*
d Diffusionsvermögen *n*

2433 DIFFUSION
f diffusion *f*
i diffusione *f*
e difusion *f*
d Ausbreitung *f*, Diffusion *f*

2434 DIFFUSION COEFFICIENT
f coefficient *m* de diffusion
i coefficiente *m* di diffusione
e coeficiente *m* de difusión
d Ausstrahlungskoeffizient *m*

2435 DIFFUSION PROCESS
f processus *m* de diffusion
i processo *m* di diffusione
e proceso *m* de difusión
d Diffusionsvorgang *m*

2436 DIFFUSION RATE
f vitesse *f* de diffusion
i velocità *f* di diffusione
e velocidad *m* de difusión
d Diffusionsgeschwindigkeit *f*

DIFFUSIVITY, see 2432

2437 DIGESTION
f digestion *f*
i digestione *f*
e digestión *f*
d Digerieren *n*, Digestion *f*, Verdauung *f*

2438 DIGESTIVE
f digestif *m*
i digestivo *m*
e digestivò *m*
d Digestivum *n*, Verdauungsmittel *n*

2439 DIGESTIVE TRACT
f tractus *m* digestif

i tratto *m* digestivo
e tracto *m* digestivo
d Magen-Darmkanal *m*, Verdauungstrakt *m*

2440 DIHYDRO-α-CAROTENE, lutein, luteo xanthophyl
f lutéine *f*, xanthophylle *f*
i luteina *f*
e xantofilo *m*
d Lutein *n*, Xanthophyll *n*

DIHYDROXYALUMINIUM AMINO-ACETATE
see 369

DIHYDROXYBENZENE, see 876

2441 DIL, dilute 2º
f dissolvez!
i sciogli!
e disolver!
d verdünne!

2442 DILACERATED (adj)
f dilacéré (adj)
i lacerato (adj)
e dilacerado (adj)
d zersaust (adj)

2443 DILATABILITY, ductility
f dilatabilité *f*, ductilité *f*
i dilatabilità *f*, duttilità *f*
e dilatabilidad *f*, ductibilidad *f*, expansibilidad *f*
d Ausdehnbarkeit *f*, Dehnbarkeit *f*, Streckbarkeit *f*

2444 DILATION
f dilatation *f*
i dilatazione *f*
e dilatación *f*
d Dehnung *f*

2445 DILUENT, extender
f diluant *m*
i diluente *m*, riempitivo *m*
e diluente *m*, diluyente *m*
d Verdünnungsmittel *n*, Streckmittel *n*, Zusatzmittel *n*

2446 DILUTE (adj) 1º
f dilué (adj)
i diluito (adj)
e diluido (adj), desleido (adj)
d verdünnt (adj)

DILUTE 2º, see 2441

2447 DILUTE(D) ACID
f acide *m* dilué
i acido *m* diluito

e ácido m diluido
d verdünnte Säure f

2448 DILUTE SOLUTION, weak solution
f solution f faible, solution f diluée
i soluzione f debola, soluzione f diluita
e solución f débil, solución f diluida, solución pobre
d arme Lösung f, schwache Lösung f

DILUTED SOOT, see 911

2449 DILUTION (hom), attenuation (hom), potency (hom)
f dilution f (hom)
i diluzione f (hom)
e dilución f (hom)
d Dilutio f (hom), Verdünnung f

2450 DIM (adj), dull (adj)
f mat (adj), terne (adj)
i appannato (adj), smorto (adj)
e apagado (adj), mate (adj)
d matt (adj)

2451 DIMENSIONAL STABILITY UNDER HEAT (Martens and Vicat)
f stabilité f dimensionnelle à chaud (Martens-Vicat)
i stabilità f dimensionale al calore (Martens-Vicat)
e estabilidad f dimensional al calor (Martens-Vicat)
d Formbeständigkeit f (Martens-Vicat)

2452 DIMETHYLSUCCINIC ACID
f acide m diméthylsuccinique
i acido m dimetilsuccinico
e ácido m dimetilsuccínico
d Dimethylbernsteinsäure f

2453 DIMETHYLTARTARIC ACID
f acide m diméthyltartrique
i acido m dimetiltartarico
e ácido m dimetiltartárico
d Dimethylweinsäure f

DIMINUTION, see 2234

2454 DIN, german industrial standard
f normes (fpl) industrielles allemandes
i norme (fpl) industriali tedeschi
e normas (fpl) industriales alemanas
d DIN, deutsche Industrie-Norm f

2455 DIOXYPHENYLACETIC ACID
f acide m dioxyphénylacétique
i acido m diossifenilacetico
e ácido m dioxifenilacético
d Dioxyphenylessigsäure f

2456 DIOXYSUCCINIC ACID, tartaric acid
f acide m dioxysuccinique, acide m tartrique
i acido m diossisuccinico, acido m tartarico
e ácido m dioxisuccínico, ácido m tartárico
d Acidum n tartaricum, Dioxybernsteinsäure f, Weinsäure f, Weinsteinsäure f

2457 DIP, to
f immerger (v), plonger (v) (quelque chose), tremper (v) (dans un liquide)
i immergere (v), tuffare (v)
e sumergir (v), zambullir (v)
d eintauchen (v)

2458 DIP COATING, dip plating
f enrobage m par immersion, revêtement m par immersion
i confettatura f per immersione, copertura f per immersione, rivestimento m ad immersione
e grageado m por imersión, recubrimiento m por inmersión, revestimiento m por inmersión
d Tauchauftragen n, Tauchdragierung f, Tauchlackierung f, Tauchüberzug m

2459 DIP MOLDING
f moulage m par immersion
i formatura f ad immersione
e moldeo m por inmersión
d Tauchen n (plast)

DIP PLATING, see 2458

2460 DIP SOLUTION
f solution f à immersion
i soluzione f ad immersione
e solución f por inmersión
d Tauchlösung f

2461 DIP TANK
f cuve f à immersion
i bacino m ad immersione
e bañera f de inmersión
d Tauchbehälter m, Tauchtank m

2462 DIP TUBE
f tube plongeur m
i tubo immerso m, tubo pescante m
e caño de descarga m, tubo de inmersión m, tubo elevador m
d Steigrohr n, Aufsteigrohr n, Eintauchrohr n

2463 DIPOLE
f dipolaire m

i dipolare *m*
e dipolar *m*
d Dipol *m*

2464 DIPPING 1°, immersion, splashing
f immersion *f*
i immersione *f*
e hundimiento *m*, inmersión *f*
d Eintauchen *n*, Tauchen *n*, Versenkung *f*

2465 DIPPING 2°
f plongeon *m* d'une courbe
i caduta *f* brusca (di curva)
e caída *f* brusca (de una curva)
d plötzlicher Abfall *m* einer Kurve

2466 DIPPING REFRACTOMETER
f refractomètre *m* plongeant
i rifrattometro *m* immerso
e refractómetro *m* de inmersión
d Eintauchrefraktometer *m*

2467 DIPPING VARNISH
f vernis *m* à immersion
i vernice *f* ad immersione
e barniz *m* de inmersión
d Tauchlack *m*

2468 DIRECT CURRENT
f courant continu *m*
i corrente continua *f*
e corriente continua *f*
d Gleichstrom *m*

2469 DIRECT FLAMING
f flambage *m* (à la flamme), stérilisation *f* (à la flamme)
i sterilizzazione *f* alla fiamma
e esterilización *f* a la llama
d Abflammen *n*, Flambieren *f*

2470 DIRECT PROCESS
f procédé *m* direct
i procedimento *m* diretto
e proceso *m* directo
d Direktgang *m*

2471 DIRECT REFLECTANCE, regular reflectance, specular reflectance
f reflectance *f* directe
i riflessione *f* regolare
e reflexión *f* dirigida
d Reflexion *f*, gerichtete Rückstrahlung *f*

2472 DIRECTIVES *pl*
f directives (fpl)
i direttiva *f*
e directiva *f*
d Direktive *f*, Richtlinien (fpl)

2473 DISADVANTAGE
f désavantage *m*, inconvénient *m*
i inconveniente *m*, svantaggio *m*
e desventaja *f*, inconveniente *f*
d Nachteil *m*

2474 DISAPPEARANCE
f disparition *f*
i sparizione *f*
e desaparición *f*
d Verschwund *m*

2475 DISAPPROVAL
f désapprobation *f*
i disapprovazione *f*
e desaprobación *f*
d Missbilligung *f*

2476 DISC, disk
f disque *m*
i disco *m*, piastro *m*
e disco *m*
d Disk *m*, Platte *f*, Scheibe *f*

2477 DISC CAM, plate cam
f came *f* à disques
i camma *m* a dischi
e cama *f* de discos
d Nockenscheibe *f*, Scheibenkurve *f*

2478 DISCARD, to
f écarter (v), se défaire (v) (de)
i scartare (v)
e descartar (v), despreciar (v)
d ablegen (v), wegschaffen (v)

2479 DISCHARGE, loss of charge
f décharge *f*, perte *f* de charge
i perdita *f* di carica, scarico *m*
e descarga *f*, pérdida *f* de carga
d Entladung *f*, Entlastung *f*

2480 DISCHARGE (elec), volley
f décharge *f* (électrique), salve *f*, volée *f*
i salva *f*, scarica *f*
e descarga *f*, salva *f*
d Entladung *f* (plötzliche), Salve *f*

2481 DISCHARGE COCK, drain cock, purging cock, sludge cock
f robinet *m* de purge, robinet *m* de vidange
i rubinetto *m* di scarico, rubinetto *m* di spurgo
e espita *f* de purga, grifo *m* de descarga, grifo *m* purgador, llave *f* de escape, purgador
d Ablasshahn *m*, Reinigungshahn *m*

2482 DISCHARGE HOPPER
f trémie *f* de déversement
i tramoggia *f* di scarica
e tolva *f* de descarga
d Schüttrichter *m*

DISCHARGE PIPE, see 2299

2483 DISCHARGE RATE, discharge speed
f vitesse *f* de l'écoulement
i velocità *f* di scarica
e velocidad *f* de salida
d Abflussgeschwindigkeit *f*

DISCHARGE SPEED, see 2483

2484 DISCHARGE TIP (PIPETTE)
f pointe *f* de la pipette
i punta *f* d'una pipetta
e punta *f* de la pipeta
d Auslaufspitze *f* (Pipette)

2485 DISCHARGE TUBE
f tuyau *m* de décharge
i tubo *m* di scarico
e caño *m* de desagüe, tubo *m* de desagüe
d Ausflussrohr *n*

DISCHARGE VALVE, see 2309

2486 DISCHARGING HOLE, gutter piece, pourout, spout
f bec *m* d'un récipient, dégorgeoir *m*, goulotte *f*
i bocca *f* di scarico, becco *m*, becco *m* di colata, grondaia *f*, foro *m* d'uscita
e boca *f*, boquilla *f*, caño *m*, chorrera *f*, pico *m*, tolva *f*, tubo *m* de desagüe
d Abtraufe *f*, Ausguss *m*, Auslauf *m*, Ausmündung *f*, Schnauze *f* eines Topfes, Schurre *f*, Schüttrinne *f*

2487 DISCHARGING PLATE CONVEYOR
f convoyeur *m* à palettes, ruban *m* à plaques
i convogliatore *m* a piastre
e transportador *m* de cinta de placas
d Abzugsplattenband *n*, Plattenband *n*

DISCHARGING SCREW, see 2305

DISCOLO(U)RATION, see 1451, 1748

DISCOLO(U)RING AGENT, see 939

2488 DISCONNECT, to, disengage, to
f débrayer (v), déconnecter (v), désengrener (v)
i disaccoppiare (v), disinnestare (v)
e desacoplar (v), desembragar (v)
d auskuppeln (v), entkuppeln (v)

2489 DISCONTINUATION, interruption
f interruption *f*
i interruzione *f*
e interrupción *f*
d Unterbrechnung *f*

2490 DISCONTINUE, to
f interrompre (v), suspendre (v) (un processus)
i interrompere (v)
e interrumpir (v)
d unterbrechen (v)

DISCOUNT, see 348

2491 DISCOVERY
f découverte *f*
i scoperta *f*
e descubrimiento *m*, invención *f*
d Entdeckung *f*

2492 DISCREPANCY, disparity
f disparité *f*
i disparità *f*
e disparidad *f*
d Diskrepanz *f*, Ungleichheit *f*, Verschiedenheit *f*, Zwiespalt *m*

DISENGAGE, to, see 2488

2493 DISH
f plat *m*
i piatto *m*
e fuente *m*, plato *m* grande
d Schale *f*, Schüssel *f*

2494 DISINFECTANT AGENT
f désinfectant *m*
i disinfettante *m*
e desinfectante *m*
d Desinfektionsmittel *n*

2495 DISINFECTION
f désinfection *f*
i disinfezione *f*
e desinfección *f*
d Desinfektion *f*, Entkeimung *f*

2496 DISINTEGRANT, disintegrating agent, disintegrator (pharm) [1]
f ameublissant *m*, désintégrant *m*
i disintegrante *m*
e disintegrante *m*
d Auflöckerungsmittel *n*, Disintegrator *m*, Sprengmittel *n* (pharm)

DISINTEGRATING AGENT, see 2496

2497 DISINTEGRATION
f désagrégation f, désintégration f, effritement m
i disgregazione f, disintegrazione f
e disgregación f, desintegración f
d Spaltung f, Trennung f, Zerfall m

DISINTEGRATION, see also 1066

2498 DISINTEGRATION STRENGTH
f résistance f au délitement
i resistenza f alla disintegrazione
e resistencia f a la desintegración
d Zerfallfestigkeit f

2499 DISINTEGRATION TIME
f temps m de délitement, temps m de désintégration
i tempo di disintegrazione m
e tiempo de desintegración m
d Zerfallzeit f

DISINTEGRATOR (pharm) 1°, see 2496

2500 DISINTEGRATOR 2°
f désintégrateur m
i disintegratore m
e disintegrador m, trituradora f
d Desintegrator m, Schleudermühle f, Zerkleinerer m

DISK, see 2476

2501 DISK DRYER, rotary shelf dryer
f séchoir m à disques, séchoir m à plateaux
i essiccatore m a piatti
e secadero m de discos, secadero m de platos
d Tellertrockner m

2502 DISK ELECTROPHORESIS
f électrophorèse f sur disques
i elettroforesi f su dischi
e electroforesis f sobre discos
d Scheibenelektrophorese f

2503 DISK VALVE
f soupape f à disque, soupape f à siège plan, soupape f à volet
i valvola f a disco, valvola f a sede piana
e válvula f de disco, válvula f de plato
d Scheibenventil n, Tellerventil n

DISPARITY, see 2492

2504 DISPATCH, shipping
f expédition f (de marchandises)
i invio m
e envío m, expedición f
d Expedition f, Versand m

2505 DISPATCH PACKAGE, shipping container
f emballage m de transport
i imballaggio m di transporto
e embalaje m de transporte
d Versandpackung f

2506 DISPENSER
f distributeur m
i distributore m
e distribuidor m
d Verteiler n

2507 DISPENSING
f préparation et délivrance f des médicaments
i preparazione e dispensazione f dei medicamenti
e preparación y entrega f de medicamentos dispensación f
d Arzneimittelzubereitung und Abgabe f, Dispensieren n, Rezeptur f

2508 DISPERSANT, dispersing agent, spreader (chem), spreading agent
f agent m de dispersion, dispersant m
i agente m disperdente, disperdente f
e dispersante m
d Dispergens n, Dispersionsmittel n

2509 DISPERSED PHASE, internal phase
f phase f dispersée, phase f interne
i fase f discontinua, fase f dispersa, fase interna f
e fase f abierta, fase f dispersa, fase f interna
d disperse Phase f

DISPERSING AGENT, see 2508

2510 DISPERSION
f dispersion f
i dispersione f
e dispersión f
d Streubreite f, Streuung f, Umherstreuen n, Versprengung f, Zerstreuung

2511 DISPERSION MEDIUM, external phase
f phase f continue, phase f externe
i fase f continua, fase f esterna
e fase f cerrada, fase f externa, medio m de dispersión
d Dispersionsmittel n, flüssige Phase f

2512 DISPERSION MIXER
f mélangeur *m* à dispersion
i mescolatore *m* a dispersione
e amasador-dispersador *m*
d Dispersionskneter *m*

2513 DISPLACEMENT
f déplacement *m*
i spostamento *m*
e desplazamiento *m*
d Verdrängung *f*, Verschiebung *f*,
   Versetzung *f*

2514 DISPLACEMENT FACTOR (Büchi)
f coefficient *m* de supplantation de Büchi
   (suppositoires)
i fattore *m* di soppiatamento di Büchi
   (supposte)
e factor *m* de desplazamiento de Büchi
   (supositorios)
d Verdrängungsfaktor *m* (Büchi)
   (Suppositorien)

2515 DISPLAY
f présentation *f*
i esposizione *f*
e presentación *f*
d Auslage *f*, Schaustellung *f*

DISPOSABLE (adj), see 697

DISPOSABLE SYRINGE, see 1325

DISPOSITION, see 594

2516 DISSOCIATION
f dissociation *f*
i dissociazione *f*
e disociación *f*
d Absonderung *f*, Dissoziation *f*,
   Zerfall *m*

2517 DISSOCIATION FACTOR
f facteur de dissociation *m*
i fattore di dissociazione *m*
e factor de disociación *m*
d Dissoziationsfaktor *m*

2518 DISSOLUTION
f dissolution *f*
i scioglimento *m*
e disolución *f*
d Auflösung *f*

2519 DISSOLUTION SPEED
f vitesse de dissolution *f*
i velocità di dissoluzione *f*
e velocidad de disolución *f*
d Lösungsgeschwindigkeit *f*

2520 DISSOLUTION TIME
f temps *m* de dissolution
i tempo *m* di dissoluzione
e tiempo *m* de disolución
d Lösungszeit *f*

2521 DISSOLVED (adj)
f dissous (adj) *m*, dissoute (adj) *f*
i sciolto (adj)
e disuelto (adj)
d gelöst (Adj)

2522 DISSOLVED SUBSTANCE, solute
f substance *f* dissoute
i soluto *m*
e soluto *m*, substancia *f* disuelta
d gelöster Stoff *m*, Gelöstes *n*

2523 DISSOLVENT, menstruum, solvent
f dissolvant *m*, solvant *m*
i solvente
e disolvente *m*
d Lösungsmittel *n*, Menstruum *n*

2524 DISTANCE
f distance *f*, écartement *m*
i distanza *f*, scarto *m*
e distancia *f*, espaciado *m*
d Abstand *m*, Entfernung *f*, Zwischen-
   raum *m*

2525 DISTANT (adj), far (adj)
f éloigné (adj), lointain (adj)
i distante (adj), lontano (adj)
e distante (adj), lejano (adj)
d distant (adj), entfernt (adj), fern (adj)

2526 DISTANT CONTROL, remote
    control, tele-control
f commande *f* à distance,
   télécommande *f*, télécontrôle *m*
i comando *m* a distanza, telecomando *m*,
   teleregolaggio *m*
e control *m* a distancia, mando *m* a
   distancia, telecontrol *m*, telemando *m*,
   telemaniobra *f*
d Fernausschluss *m*, Fernbedienung *f*,
   Fernlenkung *f*, Fernsteuerung *f*,
   Fernüberwachung *f*

2527 DISTASTEFUL (adj)
f désagréable (adj), repugnant (adj)
i ripugnante (adj), spiacevole (adj)
e desagradable (adj), repugnante (adj)
d abscheulich (adj), unangenehm (adj),
   zuwider (adj)

DISTILLATE, see 1853

2528 DISTILLATION
f distillation f
i distillazione f
e destilación f
d Destillation f

2529 DISTILLATION BY ASCENT
f distillation f ascendante
i distillazione f ascendente
e destilación f ascendente
d aufsteigende Destillation f,
gerade Destillation f

2530 DISTILLATION BY DESCENT
f distillation f descendante
i distillazione f discendente
e destilación f descendente
d abwärtsgehende Destillation f

2531 DISTILLING FLASK, distilling kettle
f ballon m à distillation
i caldaia f di distillazione
e balón m de destilación
d Destillierblase f, Destillierkolben m

DISTILLING KETTLE, see 2531

2532 DISTILLING OFF
f distillation f séparatrice
i distillazione f separatrice
e destilación f separadora
d Abdestillierung f

2533 DISTILLING PLANT
f installation f de distillation
i impianto m di distillazione
e instalación f de destilación
d Destillationsanlage f

2534 DISTILLING TUBE
f tube m distillateur
i tubo m di distillazione
e tubo m de destilación
d Destillierrohr n, Siederohr n

2535 DISTORT, to, warp, to
f se déformer (v), se gondoler (v)
i contorcersi (v), deformarsi (v)
e alabear (se) (v)
d verziehen (v), (sich) werfen (v)

2536 DISTORTION
f contorsion f, distorsion f
i deformazione f, distorsione f
e desfiguración f, distorsión f
d Formänderung f, Verzerrung f

2537 DISTRIBUTION, partitioning
f distribution f, répartition f
i distribuzione f, repartizione f
e distribución f, partición f, repartido m
d Verteilung f

2538 DISTRIBUTION CIRCUIT (com)
f circuit m commercial
i circuito m commerciale
e circuito m comercial
d Verteilungsweg m (com)

2539 DISTRIBUTION VOLUME
f volume m de distribution
i capacità f distributiva
e volumen m de distribución
d Verteilungsvolumen n

2540 DISTRIBUTOR
f distributeur m, répartiteur m
i distributore m, ripartitore m
e distribuidor m, repartidor m
d Verteiler m

2541 DISUBSTITUATED (adj)
f disubstitué (adj)
i disostituito (adj)
e disubstituido (adj)
d disubstituiert (adj)

2542 DISULFURIC ACID, pyrosulfuric acid
f acide m pyrosulfurique, oléum m
i acido m pirosolforico
e ácido m pirosulfúrico
d Pyroschwefelsäure f

2543 DITHIONIC ACID, hyposulfuric acid
f acide m dithionique, acide m hyposulfurique
i acido m ditionico, acido m iposolforico
e ácido m ditiónico, ácido m hiposulfúrico
d Dithionsäure f, Thioschwefelsäure f, Unterschwefelsäure f

2544 DIURETIC
f diurétique m
i diuretico m
e diurético m
d Diuretikum n, harntreibendes Mittel n

2545 div, divide, let it be divided
f divisez!
i divise!
e dividase!
d teile!

DIVALENT (adj), see 916

2546 DIVER
f plongeur m

i palombaro *m*
e buzo *m*
d Taucher *m*

2547 DIVERGENCE
f divergence *f*
i divergenza *f*
e divergencia *f*
d Abweichung *f*, Auseinandergehen *n*, Divergenz, Verschiedenheit *f*

DIVIDE, see 2545

DIVIDED DOSE, see 1099

2548 DIVIDED PERCOLATION, fractional percolation
f percolation *f* fractionnée
i percolazione *f* frazionata, ripercolazione *f*
e percolación dividida *f*, percolación *f* fraccionada, repercolación *f*, relixiviación *f*
d fraktionierte Perkolation *f*, geteilte Perkolation *f*, Reperkolation *f*

2549 DIVIDED TROUGH KNEADER
f malaxeur *m* à deux cuves
i impastatrice *f* a due truogoli
e amasador *m* de artesa doble
d Doppelmuldenkneter *m*

2550 DIVISION CYCLE
f cycle *m* de division
i ciclo *m* di divisione
e ciclo *m* de división
d Teilungszyklus *m*

2551 DIVISION MARK, locating mark
f repère *m*, trait *m* de division
i marca *f* di graduazione
e marca *f* de graduación
d Strichmarke *f*

2552 DIVISOR
f diviseur *m*
i divisore *m*
e divisor *m*
d Divisor *m*, Teiler *m*

djn., see 1303

2553 DOCTOR, to (v)
f égaliser (v) à la raclette
i dosare (v) con raschiatore
e dosificar (v) con rasqueta
d dosieren (v) (mit Abstreifmesser)

2554 DOCTOR KISS COATER
f cylindre à demi immergé avec râcle inférieure (enduction)
i spalmatrice *f* a lama inferiore
e máquina *f* para recubrir con cuchilla inferior
d Rakelauftragmaschine *f*

DOCTOR KNIFE, see 1660

2555 DOCTOR ROLL
f cylindre *m* doseur, rouleau *m* égaliseur
i cilindro *m* calibratore, rullo *m* dosatore
e rodillo *m* de dosificación
d Abstreifwalze *f*, Dosierwalze *f*, Rakelwalze *f*

2556 DOCUMENTATION
f documentation *f*, documents (mpl)
i documentazione *f*
e documentación *f*
d Dokumentation *f*, Unterlage *f*

2557 DOG
f chien *m*
i cane *m*
e perro *m*
d Hund *m*

DOG (mec), see 1360

2558 DOG CLUTCH, dog coupling
f accouplement *m* à griffes, embrayage *m* à griffes
i innesto *m* a denti, innesto *m* a zampa
e acoplamiento *m* de garras
d Klauenkupplung *f*

2559 DOMAIN, range, scope 1°
f champ *m*, domaine *m*, étendue *f*, gamme *f*, ordre *m* (math)
i ambito *m*, campo *m*, ordine *m* (math)
e alcance *m*, campo *m*, clase *f*, margen *m*, orden *m* (math)
d Bereich *m*, Reichweite *f*, Streubreite *f*, Umfang *m*

2560 DOMAIN OF RESEARCH, field of research
f domaine *m* de recherche
i campo *m* di ricerca
e campo *m* de investigación
d Forschungsgebiet *n*

2561 DOME
f coupole *f*
i cupola *f*
e cúpula *f*
d Haube *f*, Helm *m*

2562 DONATOR, donor
f donneur *m*, donateur *m*
i donatore *m*

e dador m, donador m
d Geber m, Schenker m, Spender m

2563 DONNAN EQUILIBRIUM,
       membrane equilibrium
f équilibre m des membranes
i equilibrio m di membrane
e equilibrio m de las membranas
d Donnangleichgewicht n, Membranen-
   gleichgewicht n

DONOR, see 2562

2564 DOOR-TO-DOOR TIME,
       processing time
f durée f de la fabrication, temps m de
   fabrication
i durata f di fabbricazione, tempo m di
   fabbricazione
e duración f de la fabricación,
   tiempo m de fabricación, tiempo m de
   transcurrido
d Bearbeitungszeit f, Durchlaufzeit f

2565 DOSAGE 1°, dosing
f dosage m
i dosaggio m
e dosificación f
d Dosierung f

2566 DOSAGE 2°, posology
f posologie f
i posologia f
e posología f
d Posologie f, Dosenlehre f

2567 DOSAGE CHAMBER
f chambre f de dosage
i camera f di dosaggio
e cámara f de dosificación
d Dosierkammer f

2568 DOSAGE FORM
f présentation f (d'un médicament)
i presentazione f d'un medicamento
e presentación f de medicamento
d Darreichungsform f

2569 DOSAGE UNITY
f unité f de dosage, unité f posologique
i unità f di dosaggio
e unidad f de dosaje
d Dosiereinheit f

2570 DOSE, to
f doser (v)
i dosare (v)
e dosificar (v)
d dosieren (v), zuteilen (v)

2571 DOSE, dosis
f dose f
i dose f
e dosis f
d Dose f, Gabe f, Menge f

2572 DOSE RANGE
f éventail m des doses, marge f poso-
   logique
i gamma f posologica
e margen m posológico
d Dosenbereich m

2573 DOSE-RESPONSE CURVE
f courbe f dose-réponse
i curva f dosi-effetto
e curva f de dosis-efecto
d Dosis-Effekt-Kurve f

DOSING, see 2565

2574 DOSING FEEDER, weigh feeder
f dispositif m de dosage
i dosatore m
e dosificador m
d Dosiervorrichtung f

2575 DOSING VALVE
f valve f doseuse
i valvola f dosatrice
e válvula f dosificadora
d Dosierventil n

DOSIS, see 2571

2576 DOT
f point m
i punto m
e punto m
d Punkt m, Tüpfelchen n

2577 DOT-DASH PATTERN
f dessin m à points et à traits
i disegno m a punti e tratti
e dibujo m a punto y coma
d Strichpunktmuster n

2578 DOUBLE ARM KNEADER
f malaxeur m à deux bras
i impastatrice f a due bracci
e amasadora f de doble brazo
d Doppelarmkneter m

2579 DOUBLE BLADE MIXER
f malaxeur m à double pale
i mescolatore m da due pale
e mezclador m de pala doble
d Doppelschaufelkneter m

2580 DOUBLE BLIND TESTING
f épreuve *f* à double feinte,
  épreuve *f* du double anonymat
i prova *f* a doppia ciega
e experiencia *f* doble ciega, prueba *f* doblemente ciega
d Doppelblindversuch *m*, doppelter Blindversuch *m*

2581 DOUBLE BOND, double linking
f double liaison *f*
i doppio legame *m*
e enlace *m* doble
d Doppelbindung *f*

2582 DOUBLE COCK, double tap
f robinet *m* double
i rubinetto *m* doppio
e llave *f* doble
d Doppelhahn *m*

2583 DOUBLE COMPRESSION,
  dry granulation, dry process,
  precompression, slugging
f granulation *f* à sec, précompression *f*
i granulazione *f* per via secca, precompressione *f*
e granulación *f* a seco, precompresión *f*
d Trockengranulation *f*, Vorpressen *n*

2584 DOUBLE CONE DRUM MIXER
f mélangeur *m* à tambour biconique
i mescolatore *m* biconico
e mezclador *m* de tambor de doble cono
d Doppelkegel-Trommelmischer *m*

2585 DOUBLE CONE MIXER
f malaxeur *m* à double cône
i mescolatore *m* a cono doppio
e mezclador *m* de doble cono
d Doppelkegelmischer *m*

2586 DOUBLE FORCE MO(U)LD
f moule *m* à double poinçon
i stampo *m* a doppio punzone
e molde *m* de doble macho
d Doppelschneckenform *f*

2587 DOUBLE FORCE PRESS,
  double ram press
f presse *f* à double piston
i pressa *f* a doppio pistone
e prensa *f* de doble émbola
d Doppelkolbenpresse *f*

DOUBLE LINKING, see 2581

2588 DOUBLE MOTION AGITATOR
f agitateur *m* contrerotatif
i agitatore *m* controrotante
e agitador *m* doble
d Doppelrührwerk *m*

DOUBLE RAM PRESS, see 2587

2589 DOUBLE SCREW EXTRUDER,
  double screw press
f boudineuse *f* à deux vis
i estrusore *m* a due viti
e prensa *f* de extrusión de husillo doble
d Doppelschneckenpresse *f*

DOUBLE SCREW PRESS, see 2589

2590 DOUBLE SEAL
f soudure *m* double
i saldatura *f* doppia
e soldadura *f* doblada
d Doppellötung *f*

2591 DOUBLE STAGE REACTION
f réaction *f* à deux phases
i reazione *f* a due fasi
e reacción *f* bifasica
d zweistufige Reaktion *f*

DOUBLE TAP, see 2582

2592 DOUBLE TURN
f lyre *f* de dilatation
i compensatore *m* di dilatazione a spirali
e lazo *m* de dilatación
d Dehnungsausgleicher *m*, Rohrschleife *f*

2593 DOUBLE WALLED
f à double paroi
i a parete *f* doppia
e de doble pared
d doppelwändig (adj)

2594 DOUBLE WALLED CONTAINER
f récipient *m* à double paroi
i recipiente *m* a doppia parete
e recipiente *m* de doble pared,
  recipiente *m* de dos caras
d Doppelwandgefäss *n*

2595 DOUBLE-ENDED AMPUL,
  double-neck ampul
f ampoule *f* deux pointes
i ampolla *f* a due punte, fiala *f* a due punte
e ampolla *f* de dos puntas
d Zweispitzenampulle *f*

2596 DOUBLE-NABEN KNEADER,
  fish-tail type kneader
f malaxeur *m* à ailerons de requin
i impastatrice *f* a doppia elica
e amasador *m* con aletas
d Fischschwanzkneter *m*

DOUBLE-NECK AMPUL, see 2595

2597 DOUBLE-POLE (CHANGE-OVER) SWITCH
f inverseur *m* bipolaire
i interruttore *f* bipolare
e interruptor *m* bipolar
d Doppelschalter *m*

2598 DOUBLE-V BUTT WELD
f soudure *f* en X
i saldatura *f* a X
e soldadura *f* en X
d X-Naht *f*

2599 DOUBLING 1°
f doublage *m*
i collaggio *m*, doppiatura *f*
e doblaje *m*
d Kaschieren 2°

2600 DOUBLING 2°, duplication
f doublement *m*, duplication *f* (math), redoublement *m*
i doppiaggio *m*, raddoppiamento *m*
e duplicación *f*
d Duplizierung *f*, Verdoppelung *f*

2601 DOUCHE
f douche *f*
i doccia *f*
e ducha *f*
d Brause *f*, Dusche *f*

2602 DOUGH MIXER, kneader, kneading machine, malaxator, masticator, pugg mill (ceram)
f machine *f* à pétrir, malaxeur *m*, pétrin *m* mécanique, pétrisseuse *f*
i gramola *f*, impastatrice *f*, masticatore *m*
e amasadora *f* (máquina)
d Kneter *m* (Maschine), Knetmaschine *f*, Knetmühle *f*, Knetwerk *n*

2603 DOUGHLIKE MASS
f masse pâteuse *f*
i massa pastosa *f*
e masa pastosa *f*
d teigige Masse *f*

2604 DOUGHY (adj)
f pâteux (adj)
i pastoso (adj)
e pastoso (adj)
d teigartig (adj), teigig (adj)

2605 DOVETAIL JOINT
f assemblage en queue d'hirondelle *m*, assemblage en queue d'aronde *m*
i collegamento a coda di rondine *f*
e ensambladura en cola de milano *f*
d Schwalbenschwanzverbindung *f*, Zusammenzinken *n*

2606 DOWEL
f goujon *m* (de centrage)
i perno *m* (di centraggio), spina *f* di riferimento
e clavija *f* (de ajuste), pasador *m* (de ajuste)
d Passtift *m*

2607 DOWEL PIN, guide pin, leader pin
f broche *f* de guidage, tenon *m* de centrage
i spina *f* di centratura, spina *f* di guida
e espiga *f* de guía, perno *m* de guía
d Führungsstift *m*

DOWN MOTION, see 2352

2608 DOWN STROKE PRESS
f presse *f* descendante, presse *f* à piston descendant
i pressa *f* dissendente
e prensa *f* de plato superior móvil
d Oberkolbenpresse *f*

2609 DOWN-STREAM
f en aval
i a valle
e río arriba
d flussabwärts

2610 DRAFT, draw
f conicité *f*, dépouille *f*
i conicità *f*, spoglia *f*
e conicidad *f*
d Anzug *m*, Füllraumkonizität *f*, Kegeligkeit *f*, Konizität *f*

DRAFT ANGLE, see 1890

2611 DRAFT BILL
f projet *m* de loi
i disegno *m* di legge, progetto *m* di legge
e projecto *m* de ley
d Gesetzentwurf *m*

2612 DRAGGING, picking-up, scoring
f grippage *m*
i grippatura *f*
e gripado *m*, gripajo *m*
d Fressen *n*

DRAIN CHANNEL, see 2291

DRAIN COCK, see 2481

DRAIN PLUG, see 2305

DRAIN SLEEVE, see 2297

2613 DRAPE, to, draw, to, stretch, to
f allonger (v), draper (v), étirer (v)
i allungare (v), stirare (v)
e estirar (v)
d ziehen (v)

2614 DRAPE ASSIST FRAME
f cadre *m* au contour de l'objet, cadre *m* conformé
i telaio *m* sagomato
e bastidor *m* conformado
d Handrahmen *n*

2615 DRAPE FORMING, stretch forming
f formage *m* par étirement
i formatura *f* a stiramento
e conformado *m* con distensión
d Streckformen *n*

2616 DRAUGHT, potion, potus
f potion *f*
i pozione *f*
e poción *f*
d Arzneitrank *m*, Potio *f*

DRAW, to, see 2613

DRAW, see 2610

2617 DRAW ROLL, haul-off roll, take-up roll
f cylindre *m* récepteur, dérouleur *m*, dévideur *m*
i rullo *m* di traino, svolgitore *m*
e rodillo *m* de desbobinado, rodillo *m* de tracción
d Abrollwalze *f*, Abwickelwalze *f*, Abzugswalze *f*

2618 DRAWBACK
f désavantage *m*, inconvénient *m*, remise *f* douanière
i inconveniente *m*, rimborso *m* di dazio, svantaggio *m*
e desventaja *f*, inconveniente *m*, rebaja *f* de la aduana
d Nachteil *m*, Zollgebührabzug *m*, Zollgebührzurückzahlung *f*

2619 DRAWER
f tiroir *m*
i cassetto *m*
e cajón *m*
d Schublade *f*, Schubfach *n*

2620 DRAWING
f dessin *m*, plan *m*
i disegno *m*, stiramento *m*, trafilatura *f*
e dibujo *m*, estirado *m* (met), plano *m*
d Zeichnung *f*

2621 DRAWING PRESS, extruder, extruding press, extrusion press
f boudineuse *f*, presse *f* à étirer, presse *f* à filer, presse *f* à refouler
i pressa *f* per estrusione
e prensa *f* de extrusión
d Extruder *m*, Fliessdruckpresse *f*, Strangpresse *f*, Ziehpresse *f*

2622 DRAWING SET
f boîte *f* de compas
i scatola *f* di compassi
e caja *f* de compases, estuche *m* de dibujo
d Reisszeug *n*

2623 DRAWSTRING
f fil *m* de traction
i corda *f* di trazione
e cable *m* de tracción
d Spannseil *n*, Zugseil *n*

2624 DRESSING
f pansement *m*
i bandaggio *m*
e vendaje *m*
d Verband *m*

DRESSING (PROCESS), see 3175

2625 DRESSING (text), size (text)
f apprêt *m* pour tissu
i appretto *m*, bozzima *f*
e acabado *m*, apresto *m*
d Appretur *f*

2626 DRIBBLE FEEDER, drop feeder
f alimentateur *m* goutte à goutte
i alimentatore *m* goccia a goccia
e alimentador *m* gota a gota
d Tropfzuleiter *m*

DRIED, see 2356

DRIED ALUM, see 1159

DRIER, see 2355

2627 DRILL
f foreuse *f*, trépan *m*
i trapano *m*, trapanatrice *f*
e barrena *f*, broca *f*, taladro *m*
d Bohrer *m*, Drillmaschine *f*

DRILLING, see 1016

2628 DRINKABLE, potable
f buvable (adj), potable (adj)

i bevibile (adj), potabile (adj)
e potable (adj)
d trinkbar (adj)

DRINKABLE WATER, see 566

DRIP, to, see 2382

2629 DRIP NOZZLE
f tube *m* d'égouttage
i ugello *m* di sgocciolatura
e boquilla *f* cuentagotas
d Tropfdüse *f*

DRIP PAN, see 2630

2630 DRIP-CUP, drip pan, collecting dish
f cuvette *f* d'égouttage, poche *f* de vidange
i scolatoio *m*, bacinella *f* di ricupero
e recipiente *m* colector, recogedor *m*
d Auffangschale *f*, Tropfschale *f*

2631 DRIPPING INSTALLATION
f installation *f* de ruissellement
i impianto *m* d'irrigazione
e instalación *f* de riego
d Berieselungsanlage *f*, Rieselanlage *f*

2632 DRIPPING POINT, drop-point, dropping point
f point *m* d'égouttement, point *m* de goutte
i punto *m* di gocciolamento
e punto *m* de gota, punto *m* de goteo
d Tropfpunkt *m*

2633 DRIVE
f actionnement *m*, commande *f*, entraînement *m*, transmission *f*
i comando *m*, trasmissione *f* (mec)
e accionamiento *m*, impulso *m*
d Antrieb *m*, Leitung *f*, Trieb *m*

DRIVEN ROLL, see 1946

DRIVER, see 152

DRIVER DOG, see 152

2634 DRIVING BELT
f courroie *f* de commande
i cinghia *f* di trasmissione
e correa *f* de transmisión
d Treibriemen *m*

2635 DRIVING CHAIN
f chaîne *f* motrice
i catena *f* di comando, catena *f* motrice

e cadena *f* motriz
d Antriebskette *f*, Treibkette *f*

2636 DRIVING GEAR
f pignon *m* de commande
i pignone *m* di comando
e rueda *f* de accionamiento
d Antriebsgestänge *n*, Antriebszad *n*

2637 DRIVING SHAFT, motor shaft, primary shaft
f arbre *m* de commande, arbre *m* moteur, arbre *m* principal
i albero *m* di comando, albero *m* motore
e árbol *m* de accionamiento, árbol *m* motor, árbol *m* de impulsión
d Antriebswelle *f*

2638 DRIZZING RAIN, drizzle
f brouillard *m*, bruine *f*, pluie *f* très fine
i pioggerella *f*, pioggia *f* fine, pioviggina
e lluvia *f* fina, llovizna *f*, niebla *f* meona
d Sprühnebel *m*, Sprühregen *m*

DRIZZLE, see 2638

2639 DROP 1º
f goutte *f*
i goccia *f*
e gota *f*
d Tropfen *m*

2640 DROP 2º, fall 1º
f baisse *f*, chute *f*
i caduta *f*
e caída *f*
d Abfall *m*, Fallen *n*, Sturz *m*

2641 DROP ANALYSIS, drop reaction
f analyse *f* par gouttes, stilli-réaction *f*
i analisi *f* alla tocca, reazione *f* alla goccia
e análisis *f* por gotas, reacción *f* a la gota
d Tröpfchenreaktion *f*, Tüpfelanalyse *f*, Tüpfelreaktion *f*

DROP FEEDER, see 2626

2642 DROP OF THE NICTITATING MEMBRANE
f chute *f* de la membrane nictitante
i caduta *f* della membrana nittitante
e caída *f* de la membrana nictitante
d Nickhautvorfall *m*

DROP REACTION, see 2641

2643 DROP STAMP
f marteau *m* pilon, marteau *m* à chute lib, mouton *m* à chute libre

i   martello *m* stantuffo, "berta" *f*
e   martinete *m* de caída, martinete *m* de caída libre
d   Fallhammer *m*, Freifallhammer *m*

2644   DROP TEST 1º
f   essai *m* à la goutte
i   prova *f* della goccia
e   prueba *f* de la gota
d   Tropfenprobe *f*, Tüpfelprobe *f*

2645   DROP TEST 2º
f   épreuve *f* de résistance à la chute
i   proba *f* di resistenza alla caduta
e   prueba *f* de resistencia a la caída
d   Fallversuch *m*

2646   DROPPER
f   compte-gouttes *m*
i   contagoccie *m*
e   cuentagotas *m*
d   Tropfenzähler *m*

2647   DROPPER BOTTLE
f   flacon compte-gouttes *m*
i   boccetta a contagoccie *f*
e   frasco cuentagotas *m*, frasco gotera *m*
d   Tropfflasche *f*

2648   DROPPING BOTTLE WITH PIPET, pipet bottle
f   bouteille *f* à compte-gouttes
i   bottiglia *f* a pipetta
e   botella *f* con cuenta-gotas
d   Pipettenflasche *f*

2649   DROPPING FUNNEL, thistle bulb, thistle funnel
f   entonnoir *m* à robinet
i   imbuto *m* a rubinetto
e   embudo *m* goteador
d   Tropffilter *m*, Tropftrichter *n*

DROPPING POINT, see 2632

DROP-POINT, see 2632

DROSS (met), see 1539

2650   DRUG, medicament
f   drogue *f*, médicament *f*
i   droga *f*, farmaco *m*, medicamento *m*
e   droga *f*, medicamento *m*
d   Arznei *f*, Arzneimittel *n*, Droge *f*, Heilmittel *n*, Medizin *f*

2651   DRUG ADDICTION, toxicomania
f   assuétude *f*, toxicomanie *f*
i   assuefazione *f*, tossicomanio *f*
e   toxicomania *f*
d   Rauschgiftsucht *f*, Sucht *f*

2652   DRUG IN THE MARKET
f   garde-boutique *f*, marchandise invendable *f*, "rossignol" *m*
i   fondo *m* vecchio di bottega, spurghi (mpl) di magazzino
e   "cocho" *m* (Amer), maula *f*
d   Ladenhüter *m*, unverkäuflicher Artikel *m*

2653   DRUG LATENTIATION
f   retardement *m* de l'action médicamenteuse
i   latenziazione *f* dei medicamenti, ritardo *m* dell'azione medicamentosa
e   retardación *f* de la acción (de los medicamentos)
d   Wirkungsverzögerung *f*

2654   DRUM 1º
f   fût (en fer) *m*, gonne *f*, tonneau *m*
i   bidone *m*, fusto *m*
e   barril *m*, tonel *m*
d   Fass *n*

DRUM 2º, see 2170

2655   DRUM CHART RECORDER
f   tambour-enregistreur *m*
i   registratore *m* a tamburo
e   tambor *m* registrador
d   Trommelschreiber *m*

2656   DRUM COLORING
f   coloration *f* au tambour
i   colorazione *f* a buratto
e   coloreado *m* en tambor, teñido *m* en tambor
d   Trommeln *n* zum Einfärben

2657   DRUM DRYER
f   séchoir *m* à cylindres
i   essiccatore *m* a cilindri
e   secadero *m* de cilindros
d   Walzentrockner *m*

2658   DRUM MIXER
f   mélangeur *m* à tambour
i   mescolatore *m* a tamburo
e   mezclador *m* de tambor
d   Trommelmischer *m*

DRUM POLISHING, see 783

DRUM SIEVE, see 2052

2659   DRUM TEST
f   essai *m* au tambour
i   prova *m* al tamburo
e   ensayo *m* al tambor
d   Fasstest *m*, Trommeltest *m*

DRY COATING, see 1828

2660 DRY EXTRACT, powdered extract
f extrait *m* sec
i estratto *m* secco
e extracto *m* seco
d Extractum siccum, Trockenauszug *m*, trockener Extrakt *m*

DRY GRANULATION, see 2583

2661 DRY GRANULATOR
f granulateur *m* à sec
i granulatore *m* a secco
e granulador *m* a seco
d Trockengranulierer *m*

2662 DRY GRINDING
f broyage *m* à sec
i macinazione *f* a secco
e amolado *m* en seco
d Trockenvermahlung *f*

2663 DRY HEAT
f chaleur sèche *f*
i calore secco *m*
e calor seco *m*
d trockene Wärme *f*

DRY POTASSA, see 1375

DRY PROCESS, see 2583

2664 DRY SPRAY
f pulvérisation *f* sèche
i spruzzo *m* asciutto
e pulverización *f* seca
d trockene Versprühung *f*, Trockensprühung *f*

2665 DRY STRENGTH
f résistance *f* à la dessiccation
i resistenza *f* alla dessiccazione
e resistencia *f* al desecamiento
d Trockenfestigkeit *f*

2666 DRY WEIGHT
f poids *m* de la substance sèche
i peso *m* a secco
e peso *m* (en estado) seco
d Trockengewicht *n*

2667 DRY-BLEND EXTRUSION
f extrusion *f* de mélange sec
i estrusione *f* di mescola in polvere
e estrusión *f* de mezcla seca
d Dry-Blend-Strangpressen *n*

2668 DRYER 1°
f dessiccateur *m*, séchoir *m*
i asciugatrice *f*, essiccatore *m*, essiccatrice *f*
e secadero *m*, secador *m*
d Trockenapparat *m*, Trockenvorrichtung *m*, Trockner *m*

DRYER 2°, see 2355

2669 DRYING
f dessiccation *f*, séchage *m*
i asciugamento *m*, essiccamento *m*
e desecación *f*, secado *m*
d Eintrocknen *n*, Trocknen *n*

DRYING AGENT, see 2355

2670 DRYING HURDLE
f claie *f* de séchage, grille *f* de séchage, plateau *m* de dessiccation, plateau *m* de touraille
i graticciato *m* d'essicazione, graticcio *m* d'essicazione
e rejilla *f*, zarzo *m*
d Darrblech *m*, Darrboden *m*, Darrhorde *f* Horde *f*, Trockenhorde *f*

2671 DRYING OVEN
f étuve *f*
i stufa *f*
e estufa *f*
d Trockenschrank *m*

2672 DRYING ROOM, kiln, stove room
f four *m* à sécher, séchoir *m*, touraille *f* à sécher
i camera *f* d'essiccazione, essiccatoio *m*
e horno *m* de secar, secadero *m*, tostadero *m*
d Darre *f*, Darrbühne *f*, Trockenstube *f*, Trockner *m*

2673 DRYING STOVE
f étuve de séchage *f*
i stufa per essiccamento *f*
e estufa de secar *f*, estufa secadora *f*
d Trockenofen *m*

2674 DRYING TUNNEL
f tunnel *m* de séchage
i tunnel *m* dessiccatore
e túnel *m* de secado
d Trockentunnel *m*

2675 DRYNESS
f sécheresse *f*
i secchezza *f*
e sequedad *f*
d Trockenheit *f*

d.t.d., see 2326

2676 DUAL-CONTROL
f commande f double, double contrôle m
i bicomando m, doppio comando m
e control m doble, mando m doble
d Doppelsteuerung f

2677 DUCTILE (adj), malleable (adj)
f malléable (adj), souple (adj)
i malleabile (adj)
e forjable (adj), maleable (adj)
d geschmeidig (adj), hämmerbar (adj), schmiedbar (adj)

2678 DUCTILE YIELD, elongation at rupture, ultimate elongation
f allongement m de rupture
i allungamento m di rottura
e alargamiento m de rotura
d Bruchdehnung f

DUCTILITY, see 2443

DUHNUL-BALSAM, see 766

DULL, to, see 979

DULL (adj), see 2450

2679 DULL VARNISH, flatting coat, mat varnish
f vernis m mat
i verniciatura f "matta"
e barniz m mate
d matter Anstrich m, Mattfirnis m

2680 DULLING
f dépolissage m (met)
i opacizzazione f
e esmerilado m
d Mattieren n

2681 DUMMY TABLET
f comprimé m factice
i compressa f fittizia
e comprimido m ficticio
d Scheintablette f

2682 DUPLEX MOLDING, highspeed plunger molding
f moulage m par transfert à deux pistons
i stampaggio m con pressa a doppio effetto
e moldeo m por transferencia con moldo doble
d Duplex-Pressverfahren n, Zweikolbenspritzen n

DUPLICATE, see 1980

DUPLICATION, see 2600

2683 DURABILITY
f durabilité f
i durabilità f
e durabilidad f
d Dauerhaftigkeit f, Haltbarkeit f

2684 DURABLE (adj), long lasting
f durable (adj)
i durabile (adj), durevole (adj)
e durable (adj), duradero (adj)
d dauerhaft (adj), gediegen (adj), haltbar (adj), langanhaltend (adj)

2685 DURATION
f durée f
i durata f
e duración f
d Dauer f

2686 DURATION OF EXPERIMENTATION, time of experimentation
f durée f de l'essai
i durata f della prova, durata f del saggio, durata f d'esperienza
e duración f del ensayo
d Versuchsdauer f, Versuchszeit f

2687 DURATION OF EXPOSURE
f temps m d'exposition
i durata f dell'esposizione
e tiempo m de exposición
d Belichtungsdauer f, Belichtungszeit f, Bestrahlungsdauer f, Bestrahlungszeit f

2688 DUROMETER, hardness tester, hardometer
f duromètre m
i durometro m
e durómetro m
d Härteprüfer m

2689 DUST
f poussière f
i polvere f
e polvo m
d Staub m

2690 DUST REMOVING
f dépoussiérage m
i spolveratura f
e desempolvoramiento m
d Entstaubung f

2691 DUSTER
f dispositif m d'époussiérage
i spolveratore m
e desempolvador m
d Entstäuber m

2692 DUSTFREE (adj), dustless (adj)
f dépoussiéré (adj), sans poussière
i senza polvere, spolverato (adj)
e exento de polvo, sin polvo
d staubfrei (adj)

2693 DUSTING, spreading of pulver
f saupoudrage *m*
i cospargimento *m*
e espolvoreo *m*
d Aufstreuen *n*

DUSTING POWDER, see 1904

DUSTLESS (adj), see 2692

2694 DUSTLIKE POWDER
f poudre *f* impalpable
i polvere *f* impalpabile
e polvo *m* impalpable
d staubfeines Pulver *n*

2695 DUST-PROOF (adj), dust-tight (adj)
f imperméable (adj) à la poussière
i impermeabile (adj) alla polvere
e impermeable (adj) al polvo
d staubdicht (adj)

DUST-TIGHT (adj), see 2695

2696 DUTCH TILE, glazed tile, stove tile
f carreau *m* de faïence
i quadrello *m* di terra cotta
e azulejo *m*
d Kachel *f*, Ofenkachel *f*

2697 DUTY, tax
f droit *m* (à payer), impôt *m*, taxe *f*
i imposta *f*, tassa *f*
e impuesto *m*, tasa *f*
d Gebühr *n*, Steuer *n*, Taxe *f*

2698 DWELL, to
f suspendre (v) un mouvement
i sostare (v)
e parar (v)
d aufheben (v) (eine Bewegung), in Stillstand bringen (v)

2699 DWELL TIME
f temps *m* d'arrêt
i tempo *m* d'arresto
e estadia *f*
d Haltezeit *f*

2700 DYE
f colorant *m*
i colorante *f*, colore *m*
e color *m*, colorante *m*, tintura *f*
d Farbe *f*, Farbstoff *m*

2701 DYEING POWER, staining power
f pouvoir *m* colorant
i potere *m* colorante
e poder *m* colorante
d Färbkraft *f*

DYER'S SAFFRON, see 250

DYES AND PIGMENTS, see 1753

DYING, see 1759

DYNAMIC PRESSURE, see 724

2702 DYNAMO, generator (elec)
f dynamo *f*, générateur *m* (elec)
i dinamo *m*
e dínamo *m*, generador *m*
d Dynamo *f*, Generator *m*

2703 DYNAMOGENIC EFFECT
f effet *m* dynamogène, effet *m* incitateur accru
i effetto *m* dinamogenico
e efecto *m* dinamogeno
d antriebssteigernde Wirkung *f*

2704 DYNAMOMETER
f dynamomètre *m*
i dinamometro *m*
e dinamómetro *m*
d Dynamometer *n*, Kraftmesser *m*

2705 DYNE
f dyne *f*
i dina *f*
e dina *f*
d Dyn *n*, Zentimeterpond *n*

2706 DYSFUNCTION, malfunction
f dysfonctionnement *m*
i disfunzione *f*
e disfunción *f*
d Ausfall *m*, Funktionsstörung *f*

E

2707 EACH EYE, O.U., oculus uterque
- f chaque oeil
- i ciascuno occhio
- e cado ojo
- d jedes Auge

2708 EARLY DYE, quinoline yellow
- f jaune *m* de quinoléine
- i giallo *m* di chinolina
- e amarillo A-3 *m*, amarillo-quinollina *m*
- d Chinolingelb *n*, L Gelb 3 *n*

EARTH OIL, see 2103

EARTH WAX, see 1424

EARTHENWARE, see 2087

EARTH-NUT OIL, see 571

2709 EASE, facility
- f facilité *f*
- i facilità *f*, facilitazione *f*
- e facilidad *f*
- d Leichtigkeit *f*, Möglichkeit *f*, Unschwierigkeit *f*

2710 EASEL, jack, horse, trestle
- f chevalet *m*, tréteau *m*
- i cavalletto *m*
- e caballete *m*
- d Bock *m*

2711 EASILY COMBUSTIBLE
- f facilement combustible (adj)
- i facilmente combustibile (adj)
- e fácilmente combustible (adj)
- d leichtverbrennbar (adj)

2712 EASILY SOLUBLE (adj)
- f facilement soluble (adj)
- i facilmente solubile (adj)
- e fácilmente soluble (adj)
- d leichtlöslich (adj)

EAST INDIAN COPAIBA, see 765

2713 EBONITE, hard rubber, tough rubber, vulcanite
- f caoutchouc *m* dur, ébonite *f*
- i ebonita *f*, gomma *f* dura
- e ebonita *f*, goma *f* endurecida
- d Ebonit *n*, Hartgummi *m*, Vulkanit *m*

2714 EBULLITION
- f ébullition *f*
- i ebullizione *f*
- e ebullición *f*
- d Kochen *n*, Sieden *n*

2715 ECBOLIC, oxytocic
- f ocytoxique *m*
- i ossitossico *m*
- e ecbólico *m*, ocitócico *m*
- d Wehenmittel *n*

2716 ECCENTRIC (adj)
- f excentrique (adj)
- i eccentrico (adj)
- e excéntrico (adj)
- d exzentrisch (adj)

2717 ECCENTRIC PRESS
- f presse *f* excentrique
- i pressa *f* ad eccentrico, torchio *m* ad eccentrico
- e prensa *f* excéntrica
- d Exzenterpresse *f*

2718 ECONOMICAL (adj) (cheap)
- f économique (adj)
- i economico (adj)
- e económico (adj)
- d sparsam (adj), wirtschaftlich (adj)

2719 ECONOMY OF SPACE, space saving
- f économie *f* de place
- i risparmio *m* di spazio
- e economía *f* de espacio
- d Raumersparnis *f*

2720 EDDY FLOW, sinuous flow, turbulent flow, vortex motion
- f courant *m* tourbillonnaire, écoulement *m* turbulent
- i flusso *m* vorticoso, moto *m* turbolento
- e corriente *f* vertiginosa, flujo *m* turbulento, flujo *m* vertiginoso
- d turbulente Strömung *f*, Wirbelströmung

2721 EDGE 1º, facet
- f arête *f*, bord *m*, facette *f*, marge *f*, rebord *m*
- i bordo *m*, flangia *f*, labbro *m*, margine *m*, rialzo *m*, risalto *m*
- e arista *f*, borde *m* vivo, canto *m*
- d Facette *f*, Kante *f* (scharfe), Rand *m*

2722 EDGE 2º, hem
f lisière *f*
i listello *m*, orlo *m*
e filete *m*, listel *m*, listón *m*
d Leiste *f*, Stosskante *f*

EDGE MILL, see 1474

2723 EDGE PRESSURE
f compression *f* des arêtes, pression *f* sur les arêtes
i pressione *f* agli spigoli
e compresión *f* en las aristas, presión *f* en las aristas
d Kantenpressung *f*

EDGE RUNNER, see 1474

EDGE-FORMING, see 825

2724 EDGEWISE, on edge
f de champ
i a coltello
e de canto, de lado
d hochkant

2725 EDGING, flanging, trimming
f bordage *m*
i bordatura *f*
e rebordeamiento *m*
d Bördeln *n*, Börtelung *f*, Einfassung *f*

2726 EDIBLE DYE
f colorant *m* alimentaire
i colorante *m* per alimenti
e colorante *m* por alimentos
d Lebensmittelfarbstoff *m*

2727 EDIBLE FAT
f graisse *f* comestible
i grasso *m* commestibile
e grasa *f* comestible
d Speisefett *n*

2728 EDIBLE OIL
f huile *f* comestible
i olio *m* commestibile
e aceite *m* alimenticio, aceite *m* comestible
d Speiseöl *n*

2729 EDIFICE
f bâtiment *m*, construction *f*, édifice *m*
i edificio *m*
e edificio *m*
d Bau *m*, Gebäude *n*

2730 EDULCORATING AGENT
f édulcorant *m*
i edulcorante *m*
e edulcorante *m*
d Süssmittel *n*

2731 EFFACE, to
f effacer (v)
i cancellare (v)
e borrar (v)
d ausstreichen (v), auswischen (v)

EFFECT, see 145

2732 EFFECTIVE (adj)
f effectif (adj)
i effettivo (adj), reale (adj)
e efectivo (adj), real (adj), utilizable (adj)
d nutzbar (mech) (adj), wirkend (adj), wirklich (adj), wirksam (adj)

2733 EFFECTIVE DOSIS
f dose *f* efficace
i dose *f* efficace
e dosis *f* eficaz
d Wirkungsdosis *f*

2734 EFFECTIVE VALUE
f valeur *f* effective
i valore *f* effettivo
e valor *m* efectivo
d Effektivwert *m*, tatsächlicher Wert *m*

2735 EFFECTIVENESS, efficacity
f efficacité *f*
i efficacità *f*
e eficacidad *f*
d Wirksamkeit *f*

2736 EFFERVESCENCE
f effervescence *f*
i effervescenza *f*
e efervescencia *f*
d Aufbrausen *n*, Aufsprudeln *n*, Aufwallung *f*

2737 EFFERVESCENT FERMENTATION, effervescing fermentation
f fermentation *f* effervescente, fermentation *f* tumultueuse
i fermentazione *f* effervescente
e fermentación *f* efervescente
d kochende Gärung *f*, Schaumgärung *f*, stürmische Gärung *f*

2738 EFFERVESCENT SALT
f sel effervescent *m*
i sale *m* effervescente
e sal *f* efervescente
d Brausepulver *n*, Brausesalz *n*

2739 EFFERVESCENT TABLET
f comprimé *m* effervescent

   i compresse f effervescente
   e tableta f efervescente
   d Brausetablette f

EFFERVESCING FERMENTATION, see 2737

EFFICACITY, see 2735

2740 EFFICIENCY
   f effet m utile, efficience f, puissance f
   i effetto utile m, efficienza f
   e efecto m útil, eficiencia f
   d Leistungsvermögen n, Nutzeffekt m, Wirkungsgrad n

2741 EFFICIENT (adj)
   f capable (adj), efficace (adj), utile (adj)
   i efficace (adj), efficiente (adj)
   e capaz (adj), eficaz (adj), eficiente (adj), potente (adj)
   d leistungsfähig (adj), zweckdienlich (adj)

2742 EFFLUX
   f écoulement m, flux m
   i efflusso m
   e efusión f, emanación f
   d Ausfluss m, Ausströmung f

2743 EFFLUX CONDENSER
   f condenseur m à écoulement
   i condensatore m d'efflusso
   e condensador m de escape
   d Abflusskühler m, Übertreibkühler m

2744 EFFUSION
   f effusion f
   i effusione f
   e efusión f
   d Effusion f, Erguss m

2745 EGG SHAPED (adj), oviform (adj)
   f oviforme (adj)
   i ovale (adj)
   e oviforme (adj)
   d eiförmig (adj)

2746 EIGHT-ANGLED, octagonal
   f octogonal (adj), octogone (adj)
   i ottagonale (adj)
   e octagonal (adj), octágono (adj)
   d achteckig (adj), oktogonal (adj)

2747 EIGHT-SIDED (adj), octahedral (adj)
   f octaèdre (adj), octaédrique (adj)
   i ottaedrico (adj)
   e octaédrico (adj)
   d achtflächig (adj), achtseitig (adj)

2748 EJECT, to, knock out, to
   f éjecter (v), expulser (v)
   i espellere (v)
   e expulsar (v)
   d ausdrücken (v), auswerfen (v)

2749 EJECTING FORCE
   f force f d'éjection
   i forza f d'espulsione
   e fuerza f de eyección
   d Ausstosskraft f

2750 EJECTION
   f éjection f
   i eiezione f
   e eyección f
   d Ausstoss m

2751 EJECTION RAM
   f piston m d'éjection
   i pistone m d'espulsione
   e pistón m de expulsión
   d Ausdrückkolben m

2752 EJECTION TIE BAR
   f tige f de rappel
   i tirante m per espulsione
   e vástago m de expulsión
   d Ausdrückstange f

2753 EJECTOR
   f dispositif d'éjection m
   i eiettore m
   e eyector m
   d Auswerfer m, Auswurfvorrichtung f

2754 EJECTOR BAR, knock-out bar
   f éjecteur m, traverse f d'éjection
   i espulsore m, trave f d'espulsione
   e barra f de expulsión, eyector m
   d Ausdrückbalken m, Ausstosser m, Auswerfer m

2755 EJECTOR CONNECTING BAR, ejector rod, pull rod
   f barre f d'éjection, broche f d'éjecteur
   i asta f dell'eiettore, tirante m dell'eiettore
   e espiga f de expulsión, tirante m de expulsión
   d Ausdrückbolzen m

2756 EJECTOR FRAME
   f support m d'éjecteurs
   i quadro m di eiezione
   e bastidor m de expulsión
   d Ausdrückrahmen n

2757 EJECTOR PIN, knock-out pin
   f broche f d'éjecteur
   i espulsore m
   e espulsor m
   d Ausdrückstift m

2758 EJECTOR PIN PLATE,
  knock-out pin plate
f plaque *f* d'éjection
i piastra *f* d'eiezione
e placa *f* expulsión
d Ausdruckplatte *f*

EJECTOR ROD, see 2755

EKING PIECE, see 173

2759 ELASTIC ADHESIVE BANDAGE
f bande *f* élastique adhésive
i benda *f* adesiva elastica
e venda *f* adhesiva elástica
d elastischer Heftpflasterverband *n*

2760 ELASTIC AFTER EFFECT,
  elastic hysteresis, elastic reaction
f déformation *f* élastique subséquente, hystérésis *f* élastique
i deformazione *f* elastica secondaria, isteresi *f* elastica
e deformación *f* elástica secundaria
d elastische Nachwirkung *f*, Elastizitätshysteresis *f*

2761 ELASTIC BANDAGE
f bande *f* élastique
i benda *f* elastica
e vendaje *m* elástico
d elastischer Verband *m*

2762 ELASTIC DEFORMATION
f déformation *f* élastique
i deformazione *f* elastica
e deformación *f* elástica
d elastische Deformation *f*, elastische Formänderung *f*

ELASTIC HYSTERESIS, see 2760

2763 ELASTIC LIMIT, limit of elasticity
f limite *f* d'élasticité
i limite *m* d'elasticità
e limite *m* de elasticidad
d Elastizitätsgrenze *f*

2764 ELASTIC PRECOATING,
  subcoating
f gommage *m* (des dragées), pré-enrobage *m*
i gommatura *f* (confettatura)
e prerevestimiento *m* de las grageas, encolado *m* (grageado), "montado" *m* de nucleo (grageado)
d Andecken *n* (bei Dragieren), Decken *n* (bei Dragieren)

ELASTIC REACTION, see 2760

2765 ELASTICITY
f elasticité *f*
i elasticità *f*
e elasticidad *f*
d Elastizität *f*

ELASTICITY COEFFICIENT, see 1681

2766 ELASTICITY OF BULK
f élasticité *f* de masse
i elasticità *f* di massa
e elasticidad *f* de masa
d räumliche Elastizität

2767 ELASTICITY OF COMPRESSION
f élasticité *f* de compression
i elasticità *f* di compressione
e elasticidad *f* de la (com)presión
d Druckelastizität *f*

2768 ELASTICITY OF ELONGATION
f élasticité *f* de traction
i elasticità *f* d'allungamento
e elasticidad *f* de tracción
d Dehnungselastizität *f*, Zugelastizität *f*

2769 ELASTICITY OF FLEXURE,
  flexional elasticity
f élasticité *f* de flexion
i elasticità *f* d'inflessione
e elasticidad *f* flexional
d Biegungselastizität *f*

2770 ELASTICITY OF RIGIDITY,
  elasticity of shearing, transverse elasticity
f élasticité *f* de cisaillement
i elasticità *f* di recisione
e elasticidad *f* de corte
d Scherungselastizität *f*, Schiebungselastizität *f*, Schubelastizität *f*

ELASTICITY OF SHEARING, see 2770

2771 ELASTICITY OF TORSION
f élasticité *f* de torsion
i elasticità *f* di torsione
e elasticidad *f* de torsión
d Drehungselastizität *f*, Drillungselastizität *f*, Torsionselastizität *f*

2772 ELASTIC-VISCOUS (adj) (rheol)
f élastique-visqueux (adj)
i elastico-viscoso (adj)
e elástico-viscoso (adj)
d normalzäh (adj) (rheol)

2773 ELASTOMERIC COMPOUND,
  plasticized materials
f masses (fpl) plastifiées

i materiali (mpl) plastificati
  e compuestos (mpl) plastificados
  d elastisches Polymer n, weiche
     Massen (fpl)

2774 ELBOW
  f coude m, pièce f d'angle
  i gomito m, pezzo m ad angolo,
     raccordo m a gomito, tubo m a gomito
  e codo m
  d Bogenrohr n, Eckstück n, Krümmer m,
     Winkelstück n

2775 ELBOW JOINT, toggle joint
  f jointure f à genou
  i articolazione f a ginocchiera,
     movimento m a ginocchiera, pezzo m
     a gomito, snodo m a ginocchiera
  e articulación f de rótula, codo m de
     unión
  d Knebelgelenk n, Kniegelenk n,
     Knieverbindung f

2776 ELBOW LEVER, toggle lever
  f levier m articulé, levier m à
     genouillère
  i leva f a forcella, leva f a ginocchio
  e palanca f acodada, palanca f acodillada
  d Kniehebel m

ELBOW ROOM, see 1604

2777 ELECTRIC BLOWER
  f soufflerie f électrique
  i soffiatore m elettrico
  e soplete m eléctrico
  d Elektrogebläse n

2778 ELECTRIC CONDUCTIVITY
  f conductivité f électrique
  i conducibilità f elettrica
  e conductividad f eléctrica
  d elektrische Leitfähigkeit f,
     elektrisches Leitungsvermögen n

2779 ELECTRIC FURNACE
  f fourneau m électrique
  i forno m elettrico
  e horno m eléctrico
  d elektrischer Ofen m

2780 ELECTRIC HEATER
  f corps chauffant m électrique
  i riscaldatore m elettrico
  e calentador m eléctrico
  d elektrischer Heizkörper m

2781 ELECTRIC MANTEL
  f manchon m chauffant électrique
  i mantello m elettrico di riscaldamento

  e manguito m calentador eléctrico
  d elektrischer Heizmantel m

2782 ELECTRIC STEAM BOILER
  f chaudière f électrique
  i caldaia f elettrica
  e caldera f eléctrica de vapor
  d Elektrodampfkessel m

2783 ELECTRODE
  f électrode f
  i elettrodo m
  e electrodo m
  d Elektrode f

2784 ELECTROFORMING
  f usinage m par électroérosion
  i lavorazione f per elettroerosione
  e maquinado m por electroerosión
  d elektroerosive Bearbeitung f

2785 ELECTROKINETIC POTENTIAL,
      zeta potential
  f potentiel m électrocinétique
  i potenziale m elettrocinetico
  e potencial m electro-cinético
  d Zeta-Potential n

2786 ELECTROLYTE
  f électrolyte m
  i elettrolita m
  e electrolito m
  d Elektrolyt m

2787 ELECTROLYTIC SEPARATION
  f séparation f électrolytique
  i separazione f elettrolitica
  e separación f electrolítica
  d elektrolytische Trennung f

2788 ELECTROMAGNET
  f electro-aimant m
  i elettrocalamita f, elettromagnete m
  e electroimán m
  d Elektromagnet m

ELECTROPHORESIS, see 1358

2789 ELECTUARY, linctus
  f électuaire m
  i elettuario m
  e electuario m
  d Electuarium n, Latwerge f, Lecksaft m

2790 ELEMENTARY ANALYSIS,
      ultimate analysis
  f analyse f élémentaire
  i analisi f elementare
  e análisis m elemental
  d Elementaranalyse f

2791 ELEMI GUM
f gomme *f* elemi
i gomma *f* elemi, resina *f* elemi
e goma *f* de limón, resina *f* elemi
d Amyrinharz *n*, Baumharz *n*, Elemiharz *n*

2792 ELEOSACCHARUM, oleosaccharum
f oléosaccharure *m*
i oleosaccarato *m*
e oleosacaruro *m*
d Eleosaccharum *n*, Ölzucker *m*

2793 ELEOSTEARIC ACID
f acide *m* élaïostéarique
i acido *m* eleostearico
e ácido *m* eleomargárico
d Eläostearinsäure *f*

2794 ELEVATION
f élévation *f*
i elevazione *f*
e elevación *f*
d Erhöhung *f*

2795 ELEVATOR, lift
f ascenseur *m*, élévateur *m*, montecharge *m*
i ascensore *m*, elevatore *m*, montacarichi *m*
e ascensor *m*, elevador *m*, montacargas *m*
d Aufzug *m*, Lift *m*

2796 ELICITATION
f déclenchement *m*, élicitation *f*
i scatto *n*
e disparo *m*
d Auslösung *f*

2797 ELIMINATION
f élimination *f*, séparation *f*
i eliminazione *f*, separazione *f*
e eliminación *f*, separación *f*
d Ausscheidung *f*, Eliminierung *f*

2798 ELIXIR
f élixir *m*
i elisir *m*
e elixir *m*
d Elixir *n*

2799 ELLIPSE
f ellipse *f*
i ellisse *f*
e elipse *f*
d Ellipse *f*

2800 ELLIPTIC SPRING
f ressort *m* elliptique
i doppia molla *f* a balestra, molla *f* ellittica
e ballesta *f* doble
d Elliptikfeder *f*

2801 ELLIPTICAL SURFACE
f surface *f* elliptique
i superficie *f* ellittica
e superficie *f* elíptica
d Ellipsenfläche *f*

2802 ELONGATION
f allongement *m*, élongation *f*
i allungamento *m*
e elongación *f*
d Dehnung *f*, Verlängerung *f*

ELONGATION AT RUPTURE, see 2678

2803 ELUANT
f éluant *m*
i eluante *m*
e eluante *m*
d Eluierungsmittel *n*, Elutionsmittel *n*

2804 ELUATE
f éluat *m*
i eluato *m*
e eluato *m*
d Eluat *n*

2805 ELUCIDATION
f élucidation *f*
i schiarimento *m*
e elucidación *f*
d Erklärung *f*, Klärung *f* (einer Frage)

2806 ELUTION
f élution *f*
i eluzione *f*
e elución *f*
d Eluieren *n*, Elution *f*

2807 ELUTRIATED (adj), levigated (adj)
f élutrié (adj), lévigé (adj)
i levigato (adj)
e levigado (adj)
d geschlämmt (adj)

2808 ELUTRIATING FUNNEL
f entonnoir *m* à élutriation
i imbuto *m* per elutriazione
e embudo *m* por decantar
d Dekantiertrichter *m*, Schlämmtrichter *m*

2809 ELUTRIATING GLASS
f vase *m* à élutriation
i vaso *m* per decantazione
e vaso *m* de decantación
d Dekantierglas *n*, Schlämmglas *n*

2810 ELUTRIATION, washing (chem)
f élutriation f, séparation f par décantation
i elutriazione f
e elutriación f, separación f por decantación
d Schlämmen n, Schlämmung f

2811 EMACIATION, weight reducing
f amaigrissement m
i dimagramento m, emaciazione f
e adelgazamiento m, envlaquecimiento m
d Abmagerung f

2812 EMBED, to
f poser dans (v), noyer dans (v)
i incassare (v)
e encajar (v)
d einschichten (v) 1°

2813 EMBEDDING
f enrobage m, incorporation f
i incorporazione f, incrostazione f
e incorporación f
d Einbettung f

2814 EMBEDDING COMPOUND, encapsulating compound
f matériau m d'encapsulation
i materiale m d'incassatura
e material m de inclusión
d Einbettmaterial n

2815 EMBOSSED (adj)
f bosselé (adj)
i bugnato (adj)
e abollado (adj)
d ausgebaucht (adj), ausgebosselt (adj), eingebeult (adj)

2816 EMBOSSED SHEET
f feuille f grainée
i foglia f goffrata
e hoja f gofrada
d geprägte Folie f

2817 EMBOSSED SHEET IRON
f tôle f emboutie
i lamiera stozzata f
e chapa f forjada
d getriebenes Eisen n

2818 EMBOSSING, relief
f bosselage m, gaufrage m, relief m, repoussage m
i goffratura f, imbutitura f, incassatura f, rilievo m
e gofrado m, relieve m, repujado m
d Bossierarbeit f, Getriebenes n, Punzenarbeit f, Relief n

2819 EMBOSSING CALENDER
f calandre m de grainage
i goffratrice f
e calandria f de gofrado
d Gaufrierkalander m, Prägekalander m

2820 EMBROCATION
f embrocation f
i embrocazione f
e embrocación f
d Einreibung f, Übergiessung f

2821 EMERALD GREEN
f vert-émeraude m
i verde-smeraldo m
e verde-esmeralda m
d Smaragdgrün n

2822 EMERALD GREEN GLASS
f verre vert émeraude m
i vetro verde smeraldo m
e vidrio verde esmeralda m
d smaragdgrünes Glas n

2823 EMERGENCY
f urgence f
i urgenza f
e urgencia f
d Notstand m

EMERGENCY TREATMENT, see 167

2824 EMERGENCY VALVE, escape trap, escape valve, overflow valve, relief valve, safety valve
f soupape f de sûreté, soupape f de trop-plein
i valvola f di scarico, valvola f di sicurezza
e válvula f de paso, válvula f de seguridad
d Entlastungsventil n, Sicherheitsventil n, Überlaufventil n

2825 EMERY
f émeri m
i smeriglio m
e esmeril m
d körniger Korund m, Schmirgel m

EMERY PAPER, see 23

2826 EMETIC ACTION
f action f émétisante, effet m vomitif
i azione f emetica, azione f vomitiva
e acción f emética
d Brechwirkung f

2827 EMISSION
f émission f

i emissione *f*
  e emisión *f*
  d Auspuff *m*, Ausstrahlung *f*, Emission *f*

2828 EMITTER
  f émetteur *m*
  i emettitore *m*
  e aparato *m* emisor, emisor *m*, puesto *m* emisor
  d Emitter *m*, Impulsbüchse *f*, Sender *m*

2829 EMMENAGOGUE
  f emmenagogue *m*
  i emmenagogo *m*
  e emenagogo *m*
  d Menstruationsmittel *n*

2830 EMOLLIENT, softener
  f adoucisseur *m*, plastifiant *m*
  i addolcitore *m*, ammorbidente *m*, depuratore *m*, plastificante *m*
  e plastificante *m*, suavizante *m*
  d Emolliens *m*, Erweichungsmittel *n*, Weichmacher *m*, Weichmachungsmittel *n*

2831 EMPIRICAL FORMULA, molecular formula
  f formule *f* brute, formule *f* empirique, formule *f* globale
  i formula *f* bruta, formula *f* empirica
  e fórmula *f* bruta, fórmula *f* empírica
  d Bruttoformel *f*, empirische Formel *f*, Molekularformel *f*, Sammelformel *f*, Substanzformel *f*, Verhältnisformel *f*

2832 EMPLASTRUM AD CLAVOS, corn plaster
  f emplâtre corricide *m*
  i impiastro callifugo *m*
  e emplasto callicida *m*
  d Hühneraugenpflaster *n*

2833 EMPLASTRUM CONGLUTINANS, sticking plaster
  f emplâtre adhésif *m*
  i impiastro adesiva *m*
  e emplasto adhesivo *m*
  d Heftpflaster *n*

2834 EMPLASTRUM EPISPASTICUM, emplastrum vesicatorium
  f emplâtre vésicatoire *m*, vésicatoire *m*
  i vescicatorio *m*
  e emplasto vesicante *m*, vejigatorio *m*
  d Blasenpflaster *n*

2835 EMPLASTRUM MAGDALEONE, plaster in rolls
  f emplâtre en rouleau *m*
  i rotolo di cerotto *m*
  e emplasto en magdaleón *m*
  d Rollenpflaster *n*

EMPLASTRUM VESICATORIUM, see 2834

2836 EMPTY (adj), void (adj)
  f vide (adj)
  i vuoto (adj)
  e vacío (adj)
  d leer (adj)

2837 EMPTYING
  f vidage *m*, vidange *m*
  i scarico *m*, spurgo *m*, vuotatura *f*
  e vaciado *m*
  d Entleerung *f*

2838 EMULGATOR, emulsifier, emulsifying agent, skimming agent
  f émulsifiant *m*
  i emulgatore *m*, emulsionante *m*
  e emulgador *m*, emulgente *m*
  d Abschäumungsmittel *n*, Emulgator *m*, Emulgierungsmittel *n*

2839 EMULSIFICATION
  f émulsification *f*
  i emulsionamento *m*
  e emulsificación *f*
  d Emulgierung *f*

EMULSIFIER, see 2838

EMULSIFYING AGENT, see 2838

2840 EMULSION
  f émulsion *f*
  i emulsione *f*
  e emulsión *f*
  d Emulsion *f*

2841 EMULSOID, lyophillic colloid, reversible colloid
  f émulsoïde *m*, colloïde *m* lyophile
  i colloide *m* liofile
  e coloido *m* liofilo
  d lyophiles Kolloid *n*

2842 EMULSOID COLLOID DISPERSION
  f dispersion *f* colloïdale émulsoïde
  i dispersione *f* colloidale emulsoide
  e dispersión *f* coloidal emulsoide
  d emulsionskolloidale Dispersion *f*

2843 ENAMEL COLOUR
  f couleur *f* émail
  i colore *m* a smalto
  e pintura *f* de esmalte
  d Emailfarbe *f*, Schmelzfarbe *f*

ENAMEL PAPER, see 603

2844 ENAMELLED DISH
f capsule *f* émaillée
i capsula *f* smaltata
e cápsula *f* de hierro esmaltado
d Emaillenschale *f*

ENCAPSULATING COMPOUND, see 2814

2845 ENCAPSULATING MACHINE
f encapsuleuse *f*
i capsulatrice *f*
e capsuladora *f*
d Kapselmaschine *f*

2846 ENCENS, gum thus oil, olibanum oil
f encens *m*, essence *f* d'Oliban
i essenza *f* d'incenso
e esencia *f* de incienso
d Olibanumöl *n*, Weihrauchöl *n*

ENCLOSURE, see 534

2847 END COATING
f enrobage *m* final
i rivestimento *m* finale
e recubrimiento *m* final
d Endumhüllung *f*

2848 END POINT, equivalent point
f fin *f* (d'une réaction), point *m* final, virage *m*
i punto *m* finale, punto *m* di viraggio
e punto *m* final, punto *m* de viraje
d Äequivalenzpunkt *m*, Endpunkt *m*, Umschlagepunkt *m*

2849 END POSITION, final position
f position *f* extrême, position *f* finale
i posizione *f* finale
e posición *f* final
d Endlage *f*, Endstellung *f*

2850 END PRODUCT, final product
f produit *m* final
i prodotto *m* finale
e producto *m* final
d Enderzeugnis *n*, Endprodukt *n*

2851 ENDLESS BAND, endless belt
f bande *f* sans fin, courroie *f* sans fin
i cinghia *f* ad anello, nastro *m* continuo
e correa *f* sinfin
d endloses Band *n*, endloser Riemen *m*

ENDLESS BELT, see 2851

ENDLESS CHAIN, see 1363

2852 ENDLESS SCREW, worm
f vis *f* sans fin
i vite *f* senza fine
e tornillo *m* sinfín
d Schnecke *f*

ENDLESS SHEETING WEB, see 1930

ENDLESS TRACK, see 1363

2853 END-PLATE, motor plate, myo-neural junction
f jonction *f* neuro-musculaire, plaque *f* motrice, plaque *f* terminale
i placca *f* motrice, placca *f* terminale
e mioneura *f*, placa *f* motora, placa *f* de Rouget, placa *f* terminal
d motorische Endplatte *f*, neuro-muskuläre Verbindung *f*

2854 ENDURANCE TEST, fatigue test
f essai *m* d'endurance, essai *m* de (longue) durée, essai *m* de fatigue
i prova *f* di durata, prova *f* alla fatica, prova *f* di fatica
e ensayo *m* de fatiga, ensayo *m* de larga duración
d Dauerprüfung *f*, Dauerversuch *m*, Dauerprobe *f*, Ermüdungsversuch *m*

ENEMA, see 1642

2855 ENERGY EXPENDITURE
f dépense *f* d'énergie
i consumo *m* d'energia, consumo *m* di forza
e consumo *m* de energía
d Energieverbrauch *m*

2856 ENERGY METER, watt-hour meter
f compteur *m* d'énergie, watt-heuremètre *m*
i wattorametro *m*
e contador *m* de vatio-horas, watthorimetro *m*
d Wattstundenzähler *m*

ENERGY OF ACTIVATION, see 149

2857 "ENFLEURAGE"
f enfleurage *m*
i "enfleurage" *m*
e enfloración *f*
d Ausziehen *n* (mit fetten Ölen), Enfleurage *n*

2858 ENGAGE, to (CLUTCH), put, to in gear, throw in, to
f embrayer (v)
i innestare (v)

e acoplar (v), embragar (v)
d eindrücken (v), kuppeln (v), schalten (v)

2859 ENGAGE, to (GEAR)
f engrener (v)
i ingranare (v)
e endentar (v), engranar (v)
d eingreifen (v)

2860 ENGINE, machine, motor
f machine f, moteur m
i macchina f motrice, motore m
e máquina f de trabajo, máquina f motriz, motor m
d Arbeitsmaschine f, Kraftmaschine f, Motor m

2861 ENGINEERING, technology
f technologie f
i ingegneria f
e ingeniería f, tecnología f
d Ingenieurwesen n, Technologie f

ENGLISH BROWN, see 909

2862 ENGRAVING DEVICE
f appareil m à graver
i apparecchio m per incidere, dispositivo m di cesellatura
e grabadora f
d Graviergerät n

2863 ENHANCEMENT, intensification
f intensification f
i intensificazione f
e intensificación f
d Erhöhung f, Verstärkung f

2864 ENLARGEMENT
f agrandissement m
i ingrandimento m
e engrandecimiento m
d Vergrösserung f

2865 ENQUIRY, inquiry
f demande f, enquête f, investigation f
i domanda f, indagine f, inchiesta f, richiesta f d'offerta
e demanda f, indagación f, investigación f
d Anfrage f, Erhebung f, Erkundigung f

2866 ENRICHMENT, fortification
f enrichissement m
i arricchimento m
e enriquecimiento m
d Anreicherung f

2867 ENRICHMENT SECTION, rectifying section
f colonne f de concentration
i colonna f d'arricchimento
e columna f concentradora
d Verstärkersäule f, Verstärkungssäule f

ENTERIC COATED PILL, see 2868

2868 ENTERIC PILL, enteric coated pill
f pilule kératinisée f
i pillola cheratinizzata f
e píldora queratinizada f
d darmlösliche Pille f, dünndarmlösliche Pille f, keratinüberzogene Pille f

2869 ENTEROSOLUBLE (adj)
f entéro-soluble (adj)
i enterosolubile (adj)
e enterosoluble (adj)
d dünndarmlöslich (adj)

2870 ENTHALPY, thermodynamic potential, "total heat"
f enthalpie f
i entalpia f
e entalpia f
d Enthalpie f, Gibbsche Wärmefunktion f, spezifischer Wärmeinhalt m

ENTRANCE LOCK, see 302

2871 ENTRY, item
f article m (d'une énumération), entrée f (d'une énumération)
i voce f (d'una enumerazione)
e artículo m de una enumeración
d Posten m, Punkt m, Schlagwort n

ENVELOPE, see 1334

ENVELOPMENT, see 2053

2872 ENVIRONMENT
f environnement f
i accerchiamento m
e ambiente m
d Umgebung f

2873 ENVIRONMENT RADIOACTIVITY
f radioactivité f ambiante
i radioattività f ambientale
e radioactividad f ambiente
d Umwelt-Radioaktivität f

2874 ENZYME, ferment
f enzyme m, ferment m
i enzimo m, fermento m
e enzima f, fermento m
d Enzym n, Ferment n

2875 ENZYMOPATHY, molecular disease
f enzymopathie *f*
i enzimopatia *f*
e enzimopatía *f*
d Molekularkrankheit *f*, Enzymopathie *f*

2876 EPIDERMIS
f épiderme *m*
i epidermide *f*
e epidermis *f*
d Oberhaut *f*

2877 EPILATION DOSIS
f dose *f* épilatoire
i dose *f* epilante
e dosis *f* epilante
d Epilationsdosis *f*

2878 EPOXIDE
f époxyde *m*
i epossido *m*
e epóxido *m*, óxido *m* de etileno
d Epoxyd *n*

2879 EPOXY RESIN
f époxyde *m*, résine *f* époxyde
i resina *f* epossido
e resina *f* epoxídica
d Äthoxylinharz *n*, Epoxydharz *n*

2880 EQUALISE, to
f égaliser (v)
i equalizzare (v)
e equilibrar (v), igualar (v)
d ausgleichen (v)

2881 EQUALISED (adj)
f égalisé (adj)
i equalizzato (adj)
e igualado (adj)
d ausgeglichen (adj)

2882 EQUALIZATION
f contre-distorsion *f*, égalisation *f*, équilibrage *m*
i antidistorsione *m*, equalizzazione *m*, livellamento *m*, spianamento *m*
e equilibrio *m*, igualación *f*
d Ausgeglichenheit *f*, Ausgleich *m*

2883 EQUATION
f équation *f*
i equazione *f*
e ecuación *f*
d Gleichung *f*

2884 EQUIANGULAR (adj)
f équiangle (adj), isogonique (adj)
i equiangolo (adj)
e equiángulo (adj), isógono (adj)
d gleicheckig (adj), gleichwinkelig (adj)

2885 EQUIDISTANT (adj)
f équidistant (adj)
i equidistante (adj)
e equidistante (adj)
d gleich weit entfernt, in gleichem Abstand

2886 EQUILIBRATED (adj)
f équilibré (adj)
i equilibrato (adj)
e equilibrado (adj)
d ausgeglichen (adj), ausgewogen (adj)

EQUILIBRATION, see 748

2887 EQUILIBRIUM
f équilibre *m*
i equilibrio *m*
e equilibrio *m*
d Gleichgewicht *n*

2888 EQUIPMENT, fitting out, outfit
f équipement *m*, installation *f*
i equipaggiamento *m*
e equipo *m*
d Ausrüstung *f*, Ausstattung *f*, Einrichtung *f*, Vorrichtung *f*

2889 EQUIVALENT (adj)
f équivalent (adj)
i equivalente (adj)
e equivalente (adj)
d äquivalent (adj), gleichwertig (adj)

EQUIVALENT POINT, see 2848

2890 ERADICATION
f éradication *f*, extirpation *f*, suppression *f* (d'une maladie) *f*
i eradicazione *f*
e eradicación *f*
d Ausrottung *f*

2891 ERECTOR
f redresseur *m*
i erettore *m*
e erector *m*
d Aufsteller *m*

2892 ERGOT OF RYE, Secale cornutum
f ergot *m* de seigle
i segale *f* cornuta
e centeno *m* corniculato, cornezuelo *m* de centeno
d Fungus secalis *m*, Kriebelkorn *n*, Mutterkorn *n*, Scleroticum clavus *n*, Secale cornutum *n*

ERLENMEYER FLASK, see 1886

2893 ERROR
f erreur f
i errore m
e error m
d Fehler m, Irrtum m

2894 ERYTHEMA DOSIS
f dose érythémateuse f
i dose eritema f
e dosis eritema f
d Erythemdosis f

2895 ERYTHROSIN, FD & C Red 3
f erythrosine f
i eritrosina f
e eritrosina f, rojo A6 m
d Erythrosin n, LB-Rot I n

2896 ESCALATING DOSAGE
f posologie f échelonnée
i posologia f scaglionata
e posología f escalonada
d stufenweise Dosierung f

2897 ESCAPE REACTION
f réaction f d'esquive
i reazione f di schivamento
e reacción f de escape
d Ausweichreaktion f

ESCAPE TRAP, see 2824

ESCAPE VALVE, see 2824

2898 ESSENCE, essential oil, ethereal oil, volatile oil
f essence f, huile f essentielle, huile f éthérée, huile f volatile
i essenza f, olio m essenziale, olio m volatile
e aceite m esencial, esencia f
d aromatisches Öl n, ätherisches Öl n, Essenz f, flüchtiges Öl n

2899 ESSENCE OF ORANGE, orange peel oil
f essence f d'écorce d'orange
i olio m di scorza d'arancia
e esencia f de corteza de naranja
d Apfelsinenschalenöl n, Pomeranzenöl n

ESSENTIAL OIL, see 2898

2900 ESTABLISHMENT, factory, installation, plant
f entreprise f, établissement m, fabrique f, installation f, usine f
i ente m, fabbrica f, impianto m, installazione f, stabilimento m
e empresa f, fábrica f, hacienda f, instalación f
d Anlage f, Betrieb m, Einrichtung f, Fabrik f, Werk n, Werkstatt f

2901 ESTABLISHMENT CHARGES, overhead expenses
f frais (mpl) généraux
i spese (fpl) d'esercizio
e gastos (mpl) generales
d allgemeine Unkosten pl, Gemeinkosten pl, Generalien pl

2902 ESTER
f ester m
i estere m
e éster m
d Ester m

2903 ESTER GUM, ester resin
f résine f à alkydes, résine f à esters
i colofonia f esterificata
e resina f alquídica
d Estergummi n, Esterharz n

2904 ESTER NUMBER
f indice m d'estérification
i indice m d'esterificazione
e índice m de éster
d Esterzahl n

2905 ESTERIFICATION
f estérification f
i esterificazione f
e esterificación f
d Esterbildung f, Esterifikation f

2906 ESTERIFY, to
f estérifier (v)
i esterificare (v)
e esterificar (v)
d verestern (v)

2907 ESTIMABLE (adj)
f estimable (adj), mesurable (adj)
i estimabile (adj)
e determinable (adj), mensurable (adj)
d bestimmbar (adj)

2908 ESTIMATE, offer
f devis (estimatif) m, offre f
i preventivo m, stima f
e presupuesto m
d Angebot n, Kostenanschlag m, Voranschlag m

2909 ESTIMATED (adj)
f estimé (adj)
i stimato (adj)
e estimado (adj)
d geschätzt (adj), vorgesehen (adj)

ESTIMATED VALUE, see 798

ESTIMATION, see 541

2910 ETCHING
f attaque *f* à l'acide, décapage *m*, gravure *f* à l'acide
i acidaggio *m*, attacco *m* chimico, incisione *f* all'acqua forte
e grabado *m*
d Ätzen *n*, Ätzung *f*

2911 ETHANOL, ethyl alcohol
f alcool *m* éthylique, éthanol *m*
i alcool *m* etilico, etanolo *m*
e alcohol *m* etílico, etanol *m*
d Äthanol *n*, Äthylalkohol *m*, Spiritus *m*, Weingerst *m*

2912 ETHER
f éther *m*
i etere *m*
e éter *m*
d Äther *m*

ETHEREAL OIL, see 2898

2913 ETHICAL DRUG
f produit *m* de prescription médicale
i medicamento *m* prescritto
e medicamento *m* prescrito, medicamento *m* recetado
d ärztlichvorgeschriebenes Mittel *n*

ETHYL-ALCOOL, see 2911

2914 ETHYL BUTYRATE, "pineapple oil"
f butyrate *m* d'éthyle, essence *m* d'ananas, ester *m* butyrique
i butirato *m* d'etile
e butirato *m* de etilo
d Aether *m* butyricus, Butteräether *m*, Buttersäureäthylester *m*

2915 ETHYL ETHER, sulfuric ether
f éther *m* sulfurique
i etere *m* etilico, etere *m* solforico
e éter *m* etílico, éter *m* sulfúrico
d Äthyläther *m*, Schwefeläther *m*

2916 ETHYLMALONIC ACID
f acide *m* éthylmalonic
i acido *m* etilmalonico
e ácido *m* etilmalónico
d Äthyläpfelsäure *f*, Äthylmalonsäure *f*

2917 ETHYLSULFURIC ACID
f acide *m* ethylsulfurique, acide *m* parathionique, acide *m* sulfovinique

i acido *m* etilsolforico
e ácido *m* etilsulfúrico
d Äthylschwefelsäure *f*

EUCALYPTOL, see 1541

2918 EUDIOMETER, nitrometer
f eudiomètre *m*, nitromètre *m*
i eudiometro *m*, nitrometro *m*
e eudíometro *m*, nitrómetro *m*
d Azotometer *n*, Eudiometer *n*, Nitrometer *n*

2919 EUGENIC ACID, eugenol
f acide *m* eugénique, eugénol *m*
i acido *m* eugenico, eugenolo *m*
e ácido *m* eugenólico, eugenol *m*
d Eugenol *n*, Eugensäure *f*

EUGENOL, see 2919

2920 EUPHORISTIC
f euphorisant *m*
i euforisante *m*
e euforisante *m*
d stimmungsaufhellend (adj), stimmungshebend (adj)

2921 EUTECTIC (adj)
f eutectique (adj)
i eutettico (adj)
e eutético (adj)
d eutektisch (adj)

EVALUATION, see 544

2922 EVAPORATE, to
f évaporer (v), vaporiser (v)
i evaporare (v)
e evaporar (v), vaporizar (v)
d abdampfen (v), eindampfen (v), verdampfen (v), verdunsten (v)

2923 EVAPORATING DISH
f capsule *f* à évaporation
i capsula *f* d'evaporazione
e cápsula *f* para evaporación, vasija *f* para evaporación
d Abdampfschale *f*

2924 EVAPORATION
f évaporation
i evaporazione *f*
e evaporación *f*
d Abdämpfen *n*, Abdunsten *n*, Verdampfung *f*, Verdünstung *f*

2925 EVAPORATION COOLING
f refroidissement *m* par évaporation
i raffreddamento *m* ad evaporazione

e refrigeración f por evaporación
d Heisskühlung f, Verdampfungskühlung f

2926 EVAPORATIVE LOSS
f pertes (fpl) par évaporation
i perdite (fpl) per evaporazione
e pérdidas (fpl) por evaporación
d Verdunstungsverlust m

2927 EVAPORATOR
f évaporateur m
i evaporatore m
e evaporador m
d Abdämpfvorrichtung f, Eindampfgefäss n, Verdampfer m

2928 EVEN SURFACE, plane surface
f surface f lisse
i superficie f piana
e superficie f lisa
d glatte Fläche f, ebene Fläche f

2929 EVENNESS, sleekness, slickness, smoothness
f égalité f d'une surface, (le) lisse m, poli m d'une surface, uniformité f d'une surface
i dolcezza f, levigatezza f, uguaglianza f, uniformità f (d'una superficie)
e lisura f, llanura f
d Ebenheit f, Glätte f, Glattheit f

2930 EVIDENCE
f évidence f, preuve f
i fatto m, prova f
e prueba f
d Beweis m, Nachweis m

2931 EVOKED POTENTIAL
f potentiel m évoqué
i potenziale m evocato
e potencial m evocado
d hervorgerufener Potential m, sekundäre Antwort f, sekundäre Beantwortung f

2932 EVOLUTION
f évolution f
i evoluzione f
e desenvolvimiento m, desarollo m, evolución f
d Entwicklung j

2933 EXACTITUDE, exactness
f précision f, exactitude f
i esattezza f, precisione f
e exactitud f, puntualidad f
d Genauigkeit f

EXACTNESS, see 2933

2934 EXAMINATION
f calibrage m, contrôle m, vérification f
i controllo m, esame m, verifica m
e control m, vigilancia f
d Kontrolle f, Prüfung f

2935 EXAMINER
f contrôleur m, vérificateur m
i controllore m
e inspector m, revisor m
d Kontrolleur m, Revisor m

2936 EXAMPLE
f exemple m
i esempio m
e ejemplo m
d Beispiel n

2937 EXCEEDING, transgressing
f dépassement m
i eccedenza f, soverchio m
e excedencia f
d Überschreiten n, Überschreitung f

2938 EXCESS, overplus, surplus
f excès m
i eccesso m
e exceso m
d Überfülle f, Überschuss m

2939 EXCESS MATERIAL
f matière f en excès
i materiale f eccendente
e exceso m de material
d überschüssiges Material n

2940 EXCESS OF ATMOSPHERIC PRESSURE
f surpression f atmosphérique
i ate, superpressione f atmosferica
e surpresión f atmosférica
d Atmosphären-Überdruck m, atü

2941 EXCESS PRESSURE, overpressure
f surpression f
i sovrapressione f
e sobrecarga f, sobrepresión f
d Überdruck m

2942 EXCESSIVE
f exagéré (adj), excessif (adj), exorbitant (adj)
i eccessivo (adj)
e excesivo (adj), de sobra
d übermässig (adj)

2943 EXCHANGE, permutation
f échange m, permutation f

i cambio m, permuta f
e cambio m, permutación f
d Austausch m, Permutation f, Tausch m, Wechseln n

2944 EXCHANGE PIECE, spare parts
f pièces (fpl) détachées, pièces (fpl) de rechange
i parti (fpl) di ricambio, parti (fpl) staccate, pezzi (fpl) di ricambio, pezzi (fpl) separati
e piezas (fpl) de recambio, piezas (fpl) de repuesto
d Austauschstück n, Ersatzteile (npl), Einzelteile (npl)

2945 EXCHANGE PLATE (dist)
f plaque f d'échange (dist)
i piatto m d'una colonna (dist)
e placa f de intercambio (dist)
d Austauschboden m (dist), Boden m (dist), Rektifizierboden m (dist)

2946 EXCHANGE REACTION
f réaction f d'échange
i reazione f di scambio
e reacción f de cambio
d Austauschreaktion f

2947 EXCHANGE RESIN
f résine f échangeuse d'ions
i resina f scambiatrice d'ioni
e intercambiador m de iones
d Austauscherharz n, Ionenaustauscher m

2948 EXCHANGEABLE (adj)
f échangeable (adj)
i intercambiabile (adj), permutabile (adj)
e cambiable (adj)
d austauschbar (adj), auswechselbar (adj)

EXCICCATED ALUM, see 1159

2949 EXCIPIENT, menstruum, vehicle
f excipient m, véhicule m
i eccipiente m, veicolo m
e excipiente m, vehículo m
d Arzneiträger m, Auflösungsflüssigkeit f, aufnehmendes Mittel n, Grundlage f, Träger m, Vehikel n

2950 EXCITANT
f excitant m
i eccitante m
e excitante m
d Anregungsmittel n, Reizmittel n

2951 EXCITATION
f excitation f
i eccitazione f
e excitación f
d Erregung f

2952 EXCRETION
f excrétion f
i escrezione f
e excreción f
d Ausscheidung f, Exkretion f

2953 EXFOLIATION, peeling, scaling
f écaillage m, effeuillage m, exfoliation f
i esfoliazione m, scagliatura f, sfogliamento m, sfogliatura f
e deshojadura f (agr), desconchadura f, escamado m, exfoliación f
d Abblättern n, Abblätterung f

2954 EXFOLIATIVE
f exfoliatif m
i esfoliante m
e exfoliativo m
d Abblätterungsmittel n

2955 EXHAUST, to
f extraire (v) l'air, faire le vide (v)
i esaurire (v), evacuare (v)
e hacer el vacío (v), hacer escapar (v)
d auspumpen (v) (Luft), entleeren (v)

2956 EXHAUST
f échappement m
i scappamento m, evacuazione f di gaz
e escape m
d Auspuff m

2957 EXHAUST BLOWER, exhaust fan
f ventilateur-aspirateur
i aspiratore-ventilatore m
e ventilador m aspirante, ventilador m de succión
d Exhauster m, Sauger m

2958 EXHAUST BOX, muffler
f pot m silencieux, silencieux m
i bariletto m di scappamento, marmitta f di scarico, silenziatore m
e silenciador m
d Auspufftopf m, Schalldämpfer m

2959 EXHAUST DUCT
f conduit m d'échappement, tuyau m d'échappement
i tubo m di scappamento
e tubo m de escapa
d Auspuffer m, Auspuffrohr n

EXHAUST VALVE, see 2309

2960 EXHAUSTION 1º
f épuisement m

i   esaurimento *m*, proscingamento *m*,
      sfruttamento *m*
  e   agotamiento *m*
  d   Erschöpfung *f*

2961 EXHAUSTION 2º
  f   échappement *m*, évacuation *f*
  i   evacuazione *f*, scappamento *m*
  e   escape *m*, evacuación *f*, vaciamiento *m*
  d   Auspuff *m*, Auspumpen *n*, Entleerung *f*

2962 EXHAUSTION TIME
  f   temps d'épuisement
  i   tempo *m* d'essaurimento
  e   tiempo *m* de agotamiento
  d   Erschöpfungszeit *f*

2963 EXHIBITION
  f   exposition *f*
  i   esposizione *f*
  e   exposición *f*
  d   Ausstellung *f*

2964 EXPANDED PLASTICS, foam plastics
  f   mousse *f* (plastique), plastique *m* expansé
  i   schiuma *f* plastica
  e   plástico *m* espumoso
  d   Schaumstoff *m*

2965 EXPANDER, stretcher bar
  f   extenseur *m* (pour feuilles), rouleau *m* anti-plis
  i   rullo *m* stenditore, stenditore *m*
  e   ensanchador *m*, mandril *m* de expansión
  d   Breithalter *m*

2966 EXPANDING MANDREL
  f   mandrin *m* d'étalement
  i   mandrino *m* ad espansione
  e   mandril *m* de expansión
  d   Spreizdorn *m*

EXPANDING VALVE, see 725

2967 EXPANSIBILITY
  f   expansibilité *f*, pouvoir *m* expansif
  i   espansibilità *f*
  e   capacidad *f* de expansión, poder *m* expansivo
  d   Ausdehnungskraft *f*, Ausdehnungsvermögen *n*

2968 EXPANSION
  f   dilatation *f*, expansion *f*, extension *f*
  i   espansione *f*
  e   expansión *f*
  d   Ausdehnung *f*, Dehnung *f*, Expansion *f*

2969 EXPANSION JOINT
  f   joint *m* de dilatation
  i   giunto *m* di dilatazione
  e   junta *f* de dilatación
  d   Ausdehnungsfuge *f*, Dehnungsfuge *f*, Dilatationsfuge *f*

2970 EXPANSION TANK
  f   chambre *f* de trop-plein, réservoir *m* de trop-plein
  i   vaso *m* d'espansione
  e   recipiente *m* de paso
  d   Expansionsgefäss *n*, Überlaufgefäss *n*

2971 EXPANSION VALVE, governor valve
  f   soupape *f* de réglage, soupape *f* de régulateur
  i   cassetto *m* d'espansione
  e   válvula *f* reguladora
  d   Reglerventil *n*, Regulatorventil *n*

2972 EXPANSIVE POWER
  f   force *f* expansive
  i   forza *f* espansiva
  e   fuerza *f* de expansión, potencia *f* de expansión
  d   Expansivkraft *f*

EXPECTED VALUE, see 489

2973 EXPECTORANT
  f   expectorant *m*
  i   espettorante *m*
  e   expectorante *m*
  d   Expectorans *m*, Expectorantium *n*

2974 EXPENDITURE, expenses *pl*
  f   débours *m*, dépenses (fpl), frais (mpl)
  i   spese (fpl)
  e   desembolso *m*, gastos (mpl)
  d   Aufwand *m*, Ausgabe *f*, Auslage *f*, Spesen (fpl), Unkosten (fpl)

EXPENSES *pl*, see 1462, 2974

2975 EXPERIENCE
  f   expérience *f*
  i   esperienza *f*, esperimento *m*
  e   experiencia *f*
  d   Erfahrung *f*, Experiment *n*, Versuch *m*

2976 EXPERIMENT
  f   épreuve *f*, essai *m*, expérience *f*
  i   esperienza *f* dimostrativa, esperimento *m*
  e   ensayo *m*, experimento *m*
  d   Experiment *n*, Prüfung *f*, Versuch *m*

2977 EXPERIMENTAL PLANT, pilot
plant, trial station
f usine f pilote
i stabilimento m pilota, stazione f
sperimentale
e fábrica-pilota f, planta f de
experimentación, planta f piloto
d Versuchsanlage f

2978 EXPERT
f expert m
i esperto m, perito m
e experto m
d Sachverständiger m

2979 EXPIRATION, expiry
f échéance f, expiration f d'un délai
i espirazione f, scadenza f
e expiración f, fecha f de vencimiento,
plazo m de pago, vencimiento m
d Ablauf m (einer Frist), Verfall m

2980 EXPIRATION DATE
f date f de péremption, date f limite
d'utilisation
i data f di perenzione
e data f de perención, fecha f de
perención
d Verfallsdatum n

EXPIRY, see 2979

2981 EXPLANATION
f explication f
i spiegazione f
e explicación f
d Erklärung f

2982 EXPLOITATION, utilization
f exploitation f, utilisation f
i sfruttamento m, utilizzazione f
e aprovechamiento m
d Ausnutzung f, Auswertung f,
Benutzung f, Verwertung f

2983 EXPLOSIBILITY
f explosibilité f
i esplosività f
e explosibilidad f
d Explodierbarkeit f, Explosivität f

2984 EXPLOSION
f détonation f, explosion f
i esplosione f, scoppio m
e detonación f, explosión f
d Detonation f, Explosion f,
Verpuffung f

2985 EXPLOSION-PROOF
f inexplosible (adj)

i antideflagrante, antiesplosivo (adj)
e inexplosible (adj),
d explosionssicher (adj)

2986 EXPLOSIVE ACTION
f effet m explosif
i effetto m esplosivo
e efecto m explosivo, fuerza f explosiva
d Sprengwirkung f

2987 EXPORT
f export m
i esportazione f
e exportación f
d Ausfuhr f, Exportieren n

2988 EXPORT LICENCE
f licence f d'exportation
i licenza f d'esportazione
e permiso m de exportación
d Ausfuhrbewilligung f, Ausfuhr-
genehmigung f

2989 EXPOSITION
f exposition f
i esposizione f, mostra f
e exposición f
d Aussetzung f, Ausstellung f

2990 EXPOSURE TO LIGHT
f exposition f à la lumière
i esposizione f alla luce
e exposición f a la luz
d Belichtung f

2991 EXPRESSED RESIDUE
f résidu m après expression; marc m
(solide)
i residuo m di pigiatura, vinacce m
e orujo m, residuo m después de
expresión
d Pressrückstand m, Treber m, Trester m

2992 EXPRESSION
f expression f d'un liquide, pressurage m
i spremitura f
e estrujadura f, estrujamiento m
d Auspressen n

2993 EXPULSION
f expulsion f
i espulsione f
e expulsión f
d Ausstossung f

2994 EXSANGUINATION
f exsanguination f, saignée f à blanc
i dissanguamento m
e desangramiento m
d Ausblutung f, Verblutung f

2995   EXTEMPORANEOUS (adj),
       unpremediated (adj)
f   extemporané (adj)
i   estemporaneo (adj), improvviso (adj)
e   extemporáneo (adj)
d   unvorbereitet (adj)

EXTENDER, see 2445

2996   EXTENSION (com)
f   extension f, prolongation f,
    prorogation f
i   estensione f, prolungamento m
e   despliegue m, extensión f
d   Ausbreitung f, Ausdehnung f,
    Verlängerung f

2997   EXTENSION (eng)
f   adaptateur m, allonge f, raccord m
i   allungamento m, giunto m di prolungamento
e   pieza f de prolongación
d   Verlängerungsstück n

2998   EXTENSION BOTTLE
f   flacon m additionnel
i   pallone m addizionale
e   frasco m de empalme
d   Ansatzflasche f

2999   EXTENSION OF TIME LIMITE
f   prolongation f du délai, sursis m
i   proroga f del termine
e   prórroga f del plazo
d   Fristverlängerung f

EXTENSION PIECE, see 343

EXTENT, see 424

EXTERNAL AIR, see 652

EXTERNAL PHASE, see 2511

3000   EXTINCTION, quenching
f   extinction f
i   estinzione f
e   extinción f
d   Auslöschung f, Extinktion f, Löschen n,
    Löschung f

3001   EXTINCTION COEFFICIENT
f   coefficient m d'extinction
i   coefficiente m d'estinzione
e   coeficiente m de extinción
d   Extinktionskoeffizient m

EXTINCTION CURVE, see 49

EXTRA DIVIDEND, see 1008

EXTRA EXPENSES, see 183

3002   EXTRACT
f   extrait m
i   estratto m
e   extracto m
d   Auszug m, Extrakt m

3003   EXTRACTION
f   extraction f
i   estrazione f
e   extracción f
d   Auslaugung f, Extrahieren n,
    Extraktion f

3004   EXTRACTION FLASK
f   ballon m à extraction
i   estrattore m, pallone m da estrazione
e   matraz m para extracción
d   Extraktionskolben m

3005   EXTRACTIVE MATTER,
       extractive substance
f   matière f extractive
i   materia f estrattiva
e   materia f extractiva
d   Extraktivstoff m, Extraktstoff m

EXTRACTIVE SUBSTANCE, see 3005

3006   EXTRUDE, to
f   extruder (v)
i   estrudere (v)
e   estruir (v)
d   spritzen (v)

3007   EXTRUDED (adj)
f   boudiné (adj), extrudé (adj)
i   estruso (adj)
e   extruido (adj)
d   stranggepresst (adj)

3008   EXTRUDED SHEET
f   feuille f extrudée
i   foglia f estrusa
e   hoja f extruida, lámina f extruida
d   gespritzte Folie f

3009   EXTRUDED STRINGS
f   fils (mpl) extrudés
i   fili (mpl) estrusi
e   cordones (mpl) extrudos
d   Rundschnüre (fpl)

EXTRUDER, see 2621

3010   EXTRUDER HEAD
f   tête f de boudineuse, tête f d'extrusion
i   testa f d'estrusione
e   cabezal m de extrusión
d   Spritzkopf m, Strangpresskopf m

3011 EXTRUDING, extrusion
f extrusion f, filage m, fluage m
i estrusione f
e extrusión f
d Fliessdrücken n, Strangpressen n

EXTRUDING PRESS, see 2621

EXTRUSION, see 3011

3012 EXTRUSION COATING, extrusion laminating, lamination coating
f enduction f par extrusion, enrobage m par extrusion
i copertura f per estrusione, rivestimento m ad estrusione
e extrusión-laminación f, recubrimiento m por extrusión, revestimiento m de extrusión
d Schneckenpresseauftragung, Schneckenpressebeschichtung f, Spritzbefilmen n, Umspritzdragierung f, Umspritzüberziehen n

3013 EXTRUSION DIE
f filière f de boudineuse, filière f d'extrusion
i filiera f d'estrusione
e boquilla f de extrusión
d Spritzform f, Strangpressform f

3014 EXTRUSION HEAD FOR TUBING
f tête f de soufflage pour tubes
i testa f di tubolare soffiato
e cabezal m de extrusión para mangas
d Schlauchspritzkopf m

EXTRUSION LAMINATING, see 3012

3015 EXTRUSION MANDREL
f poinçon m d'extrusion
i maschio m d'estrusione
e mandril m de extrusión
d Spritzdorn m

3016 EXTRUSION PLUNGER
f piston m d'extrusion
i pistone m d'estrusione
e émbolo m de extrusión, pistón m de extrusión
d Strangpresskolben m

EXTRUSION PRESS, see 2621

3017 EXUDATION
f exsudation f, suintement m
i essudazione f
e exudación f
d Ausschwitzen n

3018 EYE
f ganse f, oeil m, crochet m de sûreté
i occhio m, gassa f
e lazo m, nudo m corredizo, ojo m
d Auge n, Öse f

3019 EYE BATH, eye cup
f oeillère f (pour lavage d'yeux)
i bacinella f per occhi
e ojera f
d Augenschale f

EYE CUP, see 3019

EYE DROPS, see 1744

3020 EYE SCREW
f piton m à tige taraudée, vis f à oeil
i vite f ad occhiello
e tornillo m con ojal, tornillo m con ojete
d Ösenschraube f

3021 EYELET
f oeillet m
i anello m, occhiello m
e corchete m, ojal m, ojete m
d Öse f

EYELET THIMBLE, see 1983

3022 EYEPIECE
f oculaire m
i oculare m
e ocular m
d Okular n

F

3023 f., fiat, fit, let it be made, make!
f faites!
i fa!
e hágase!
d es ist zu machen, mache!

3024 FABRIC (tex), tissue
f tissu *m*
i tessuto *m*
e tejido *m*
d Gewebe *n*, Stoff *m*

3025 FABRICATE, to, work, to
f façonner (v), traiter (v)
i lavorare (v)
e elaborar (v), trabajar (v)
d bearbeiten (v), verarbeiten (v)

3026 FABRICATED SHAPE
f pièce *f* usinée
i pezzo *m* lavorato
e pieza *f* fabricada, pieza *f* trabajada
d Formstück *n* 1°

3027 FABRICATION LINE, production line
f chaîne *f* de production
i catena *f* di produzione, linea *f* di produzione
e cadena *f* de producción, línea *f* de producción
d Produktionslinie *f*, Produktionsstrasse *f*, Produktionstrakt *m*

3028 FABRICATOR
f transformateur *m* de produits semi-finis
i trasformatore *m* di prodotti semi-lavorati
e transformador *m* de los semiproductos
d Verarbeiter *m* von Halbzeugen

FACET, see 2721

3029 FACILITIES
f installations (fpl)
i impianti (mpl) fissi, mezzi (mpl), servizi (mpl)
e dispositivos (mpl), instalaciones (fpl)
d Einrichtungen (fpl), Vorrichtungen (fpl)

FACILITY, see 2709

3030 FACTOR (com)
f agent *m* (dépositaire)
i agente *m* (com)
e agente *m* comisionado
d Kommissionär *m*, Vertreter *m* (com)

3031 FACTOR (math)
f facteur *m* (math)
i fattore *m* (math)
e factor *m* (math)
d Faktor *m* (math)

FACTORY, see 2900

3032 FADED GOODS *pl*
f marchandises (fpl) défraîchies
i merci (fpl) sbiadite
e mercancías (fpl) marchitas
d verschossene Ware *f*

3033 FADING (OF COLOR)
f décoloration *f*, pâlissement *m*
i decolorazione *f*, sbiadimento *m*, scolorimento *m*
e descoloramiento *m*
d Abblassen *n*, Verfärbung *f*

3034 FAILURE
f défaut *m*, échec *m*
i cattivo risultato *m*, fallimento *m*, guasto *m*, inesattezza *f*, insuccesso *m*
e falla *f*, fracaso *m*
d Misserfolg *m*, Versagen *n*

3035 FAILURE (mech)
f dérangement *m*, panne *f*
i avaria *f*, guasto *m*
e avería *f*, falla *f*, pana *f*
d Panne *f*, Störung *f*

FAINTS, see 4203

FALL 1°, see 2640

FALL 2°, see 2353

3036 FALL OF PRESSION, pressure drop
f chute de pression *f*, chute de tension *f*
i abbassamento di tensione *m*, caduta di pressione *f*, caduta di tensione *f*
e caída de presión *f*
d Druckfall *m*

3037 FALL WEAR
f pertes (fpl) par chute
i logoramento *m* per caduta
e desgaste *m* por caída
d Fallverschleiss *m*

3038 FALLBACK, fallout
f retombée *f* radioactive
i precipitazione *f* radioattiva,
   residui (mpl) radioattivi, rifiuti (mpl) radioattivi
e caída *f* de partículas radioactivas, residuos (mpl) radioactivos
d Atomregen *m*, radioaktiver Abfall *m*

3039 FALLING BALL VISCOSIMETER, falling sphere viscosimeter
f viscosimètre *m* à (chute de) bille
i viscosimetro *m* a pallina
e viscosímetro *m* a bola
d Kugelfallviskosimeter *m*

3040 FALLING FILM EVAPORATOR
f évaporateur *m* à flux descendant
i evaporatore *m* a flusso cadente
e evaporador *m* de flujo descendiente
d Fallstromverdampfer *m* (Wieland)

FALLING SPHERE VISCOSIMETER, see 3039

FALLOUT, see 3038

3041 FALSIFICATION
f falsification *f*
i sofisticazione *f*
e falsificación *f*
d Fälschung *f*, Verfälschung *f*

FAN, see 972

3042 FAN TAIL DIE
f filière *f* en éventail
i filiera *f* a ventaglio
e boquilla *f* en cola de pez
d Fischschwanzdüse *f*

3043 FAN WHEEL
f roue *f* de ventilateur
i girante *m*
e rueda *f* de aletas de ventilador,
   rueda *f* de máquina soplante
d Gebläserad *n*

3044 FANG, tang
f soie d'un couteau *f*, queue d'une lime *f*
i codolo (d'una lima) *m*
e cola de lima *f*
d Feilenangel *f*, Heftzapfen *m*

FAR (adj), see 2525

3045 FARINACEOUS (adj), flairy (adj)
f fazineux (adj)
i farinaceo (adj), farinoso (adj)
e farinaceo (adj), harinoso (adj)
d mehlartig (adj), mehlig (adj)

3046 FARMING OUT, letting (out) on lease
f affermage *m*, location *f*
i affitanza *f*, locazione *f*
e arriendo *m*, locación *f*
d Verpachtung *f*

3047 f.a.s., free along ship, free alongside ship
f franco quai
i franco lungo bordo
e franco al costado del buque, puesto costado vapor
d frei (ab) Kai, frei (ab) Ufer

3048 FASCICULUS, little bundle
f faisceau *m*, brassée *f*
i fascio *m*
e faja *f*
d Bündel *n*

3049 FAST COLOUR
f couleur *f* stable
i colore *m* solido
e color *m* estable, color *m* sólido
d echte Farbe *f*

3050 FAST RELEASE
f libération *f* rapide
i liberazione *f* rapida
e liberación *f*
d rasche Abgabe *f*

FAST YELLOW, see 124

3051 FASTENING, fixture
f fixation *f*
i attacco *m*, fissaggio *m*, organo di collegamento *m*
e fijación *f*, sujeción *f*
d Befestigung *f*

3052 FASTING
f jeûne *m*
i digiuno *m*
e ayuno *m*
d Fasten *n*, Hungern *n*

3053 FAT, grease
f graisse *f*, corps *m* gras
i grasso *m*
e grasa *f*
d Fett *n*, Fettstoff *m*

3054 FAT HARDENING
f durcissement *m* de la graisse
i indurimento *m* della grassa
e endurecimiento *m* de la grasa
d Fetthärtung *f*

3055   FATAL DOSIS, letal dosis
f   dose *f* létale, dose *f* mortelle
i   dose *f* letale
e   dosis *f* letal
d   Dosis letalis *f*, letale Dosis *f*, tödliche Dosis *f*

FATIGUE TEST, see 2854

3056   FATTY ACID
f   acide *m* gras
i   acido *m* grasso
e   ácido *m* graso
d   Fettsäure *f*

3057   FATTY ALCOHOL SULFATE
f   sulfonate *f* d'alcool grasso
i   solfonato *m* di alcool grasso
e   sulfonato *m* de alcohol graso
d   Fettalkoholsulfonat *m*

3058   FATTY DEGENERATION
f   dégénérescence *f* graisseuse
i   degenerazione *f* adiposa
e   degeneración *f* adiposa, degeneración *f* grasa
d   Fettentartung *f*, Fettdegeneration *f*, fettige Degeneration *f*, Verfettung *f*

FAUCET, see 1672

FAUCET PLUG, see 1673

FAULTY, see 2243

3059   F.B.P., final boiling point
f   point *m* d'ébullition final
i   punto *m* finale d'ebollizione
e   punto *m* final de ebullición
d   Siedeende *n*

FD & C BLUE 2, see 3938

FD & C RED 2, see 379

FD & C RED 3, see 2895

FD & C YELLOW 5, see 3805

FD & C YELLOW 6, see 6734

3060   FEASIBLE (adj)
f   faisable (adj)
i   fattibile (adj)
e   factible (adj), hacedero (adj)
d   ausführbar (adj), durchführbar (adj), möglich (adj)

3061   FEATURE
f   caractéristique *f*, trait *m* distinctif

i   caratteristica *f*, tratto *m* distintivo
e   carácter *m* distintivo, rasgo *m*
d   Eigenheit *f*, Eigenschaft *f*, Merkmal *n*

FEBRIFUGE, see 513

FEED, see 1461

3062   FEED BACK
f   rétroaction *f*
i   informazione all'indietro *f*, retroreazzione *f*, informazione retrograda *f*
e   acoplamiento por reacción *m*, retroreaccio
d   Rückkopplung *f*

3063   FEED BUSH, sprue bush
f   buse *f* du pot d'alimentation
i   boccola *f* di colata
e   manguito *m* del bebedero
d   Angussbüchse *f*

3064   FEED CUP, feed shoe
f   sabot *m* d'alimentation
i   scarpa *f* d'alimentazione
e   tolva *f* móvil de alimentación
d   Füllschuh *m*

3065   FEED CYLINDER
f   pot *m* d injection
i   cilindro *m* d'iniezione
e   cilindro *m* de alimentación
d   Füllzylinder *m* 1°, Zuführzylinder *m*

3066   FEED HOPPER
f   trémie *f* d'alimentation
i   tramoggia *f* d'alimentazione
e   tolva *m* de alimentación
d   Beschickungstrichter *m*, Fülltrichter *m*

3067   FEED HOPPER WITH SLOT DIE
f   fente *f* de coulée
i   filiera *f* di colata
e   hendidura *f* de colada
d   Schlitzgiesser *m*

3068   FEED ORIFICE
f   trou *m* d'alimentation
i   sportello *m* d'alimentazione
e   agujero *m* de alimentación
d   Giessloch *n*

FEED SHOE, see 3064

3069   FEED SLIDE
f   vanne *f* doseuse
i   cursore *m* dosatore
e   regulador *m* dosificador
d   Dosierschieber *m*

3070 FEED STOCK
f matière *f* utilisée
i materiale *m* d'alimentazione (d'una macchina)
e material *m* de alimentación (de una máquina)
d Ausgangsmaterial *n* (zugeführtes Material)

3071 FEED WHEEL
f engrenage *m* d'avance
i ruota *f* d'avanzamento
e rueda *f* de avance
d Vorschubgetriebe *n*, Vorschubrad *n*

3072 FEED-BACK COUPLING
f couplage *m* par rétroaction
i accoppiamento *m* controreattivo, accoppiamento *m* controreazionato
e acoplamiento *m* por reacción, acoplamiento *m* regenerativo
d Rückkopplung *f*

3073 FEEDER
f alimentateur *m*, chargeur (d'une machine) *m*
i alimentatore *m*
e alimentador *m*
d Speiser *m*, Zuführer *m*, Zuleitung *f*

3074 FEEDING (elec), power supply
f alimentation *f* en courant, arrivée *f* de courant
i alimentazione *f* elettrica
e alimentación *f* de corriente, suministro *m* de fuerza
d Speisung *f*, Stromzuführung *f*

3075 FEEDING FUNNEL, feeding hopper, loading hopper
f entonnoir *m* d'alimentation, trémie *f* d'alimentation, trémie *f* de chargement
i tramoggia *f* di carico
e embudo *m* de carga, tolva *f* de carga
d Füllrumpf *m*, Fülltrichter *m*

FEEDING HOPPER, see 1466, 3075

3076 FEEDING LINE
f dispositif *m* d'alimentation
i conduttura *f* d'alimentazione
e línea *f* de alimentación
d Zubringer *m*, Zubringerlinie *f*

3077 FEELER, tracer 1º
f palpeur *m*
i tastatore *m*
e palpador *m*
d Fühler *m*, Fühlstift *m*

3078 FEELER CONTROL, tracer control
f commande *f* à palpeur
i azionamento *m* con tastatore, mando *m* per tastatore
e accionamiento *m* por palpador
d Fühlersteuerung *f*

FEINTS, see 4203

3079 FEMALE GAUGE
f jauge *f* femelle
i calibro *m* femmina
e calibre *m* de horquilla
d Innenlehre *f*

3080 FEMALE MOLD, negative die
f moule *m* femelle, moule *m* négatif
i stampo *m* negativo
e molde *m* negativo
d Negativform *f*

3081 FEMALE THREAD, internal thread
f filetage *m* intérieur
i filettatura *f* interna
e rosca *f* interna
d Innengewinde *n*, Muttergewinde *n*

FENCE (mec), see 4097

FERMENT, see 2874

3082 FERMENTATION
f fermentation *f*
i fermentazione *f*
e fermentación *f*
d Fermentierung *f*, Gärung *f*

3083 FERMENTATION AMYL ALCOHOL, fusel oil, grain oil, potato oil, potato spirit
f alcool *m* amylique brut, fusel *m*, huile *f* de fusel, huile *f* de pomme de terre
i alcool *m* amilico greggio, fuselöl *m*
e alcohol *m* amílico en bruto, alcohol *m* de patatas, aceite *m* empireumático, aceite *m* de fusel
d Amylalkohol *m* (rohrer), Füselöl *n*, roher Gährungsanylalkohol *m*

3084 FERMENTATION ROOM
f chambre *f* de fermentation
i cantina *f* di fermentazione
e bodega *f* de fermentación
d Gärhaus *n*, Gärkeller *m*, Gärraum *m*

3085 FERMENTATION VAT
f cuve *f* de fermentation
i vasca *f* di fermentazione
e cuba *f* de fermentación
d Gärbottich *m*, Gärbütte *f*, Stellbottich *m*

3086 FERREL, ferrule (tool), verrel
f bague f, frette f, virole f
i boccola f, ghiera f, virola f
e regatón m, virola f, zuncho m
d Frette f, Zwinge f

3087 FERRET (zool)
f furet m (zool)
i furetto m (zool)
e huró m (zool)
d Frettchen n

3088 FERRIC ACID
f acide m ferrique
i acido m ferrico
e ácido m férrico
d Eisensäure f

3089 FERROCYANHYDRIC ACID,
      ferrocyanic acid
f acide m ferrocyanhydrique
i acido m ferrocianidrico
e ácido m ferrocianhídrico
d Eisenblausäure f, Eisencyanwasserstoffsäure f, Ferrozyanwasserstoffsäure f

FERROCYANIC ACID, see 3089

FERRUGINOUS (adj), see 1444

FERRULE (tool), see 3086

3090 FESTOON DRYER, loop type dryer
f séchoir m à guirlandes, séchoir m à plis
i essiccatore m a festoni
e secadero m de cinta colgante
d Girlandentrockner m, Hängetrockner m

3091 FETID
f fétide (adj)
i fetido (adj)
e fétido (adj)
d stinkend (adj)

3092 f.f.a., free fatty acid
f acide gras libre m
i acido grasso libero m
e ácido graso libro m
d freie Fettsäure f

FIAT, see 3023

3093 FIAT SECUNDUM ARTEM, f.s.a.,
      f.l.a.
f faites selon l'art
i la secondo arte
e hágase según el arte
d fertige nach der Regel der Kunst

3094 FIBER, fibre, filament
f brin m, fibre f, filament m
i fibra f, filamento m
e fibra f, hebra f
d Faden m, Faser f

3095 FIBER CATCHER
f capteur m de fibres
i captatore m di fibre
e captador m de las fibras
d Faserfänger m

3096 FIBER STRENGTH TESTER
f dynamomètre m pour fibres
i dinamometro m per fibre
e dinamómetro m por fibras
d Faserfestigkeitsmesser m

FIBRE, see 3094

3097 FIBRIN
f fibrine f
i fibrina f
e fibrina f
d Faserstoff m, Fibrin n

3098 FIBROUS (adj), filamentary (adj),
      thready (adj)
f fibreux (adj), filamenteux (adj)
i fibroso (adj), filamentoso (adj)
e fibroso (adj), hebroso (adj)
d faserig (adj), fibrös (adj) (biol)

3099 FIDELITY
f fidélité f
i fedeltà f
e fidelidad f
d Treue f

FIDUCIAL LIMIT, see 1875

3100 FIDUCIAL LINE, gauge line,
      reference line
f ligne f de référence, ligne f de repère
i linea f di referimento
e línea f cero, línea f de referencia
d Bezugslinie f, Nullinie f

3101 FIELD
f champ m
i campo m
e campo m
d Feld n

3102 FIELD CURRENT
f courant m inducteur
i corrente f d'eccitazione, corrente f dell'induttore
e corriente f de excitación, corriente f inductora
d Erregerstrom m

3103 FIELD EXCITATION
f excitation f de champ
i eccitazione f di campo
e excitación f del campo
d Felderregung f

3104 FIELD OF APPLICATION
f champ m d'application, domaine m d'application
i sfera f d'applicazione
e alcance m, terreno m de aplicación
d Anwendungsbereich m, Anwendungsgebiet n

FIELD OF RESEARCH, see 2560

3105 FIELD TREATMENT
f traitement m sur le terrain
i trattamento m in campo
e tratamiento m sobre terreno
d Feldbehandlung f

3106 FIGURE
f chiffre m, diagramme m, figure f, forme f
i cifra f, dato numerico m, figura f, forma f
e cifra f, figura f, forma f
d Figur f, Form f, Ziffer f

FILAMENT, see 3094

FILAMENTARY (adj), see 3098

3107 FILE 1°
f carte f, fiche f
i cartellino f, scheda f
e ficha f, papeleta f
d Karte f, Karteikarte f

3108 FILE 2°
f lime f, râpe f
i lima f
e lima f
d Feile f

3109 FILE A PATENT, to
f déposer (v) une demande de brevet
i fare (v) domanda di brevetto
e solicitar (v) una patente
d ein Patent anmelden (v)

3110 FILIFORM, threadlike
f filiforme (adj)
i filiforme (adj)
e filiforma (adj)
d fadenförmig (adj)

3111 FILING, recording, registering
f enregistrement m
i iscrizione f, registrazione m, registro m
e registro m
d Aufzeichnung f, Eintragung f, Register n, Registrierung f

3112 FILINGS pl, swarf
f limaille f
i limatura f
e limaduras (fpl), limalla f
d Feilicht n, Feilspäne (mpl)

3113 FILLED TYPE COLUMN, packed column, packed tower
f colonne f à garnissage, colonne f à remplissage
i colonna f a riempimento, torre f a riempimento
e columna f de cuerpos de relleno, columna f de relleno
d Füllkörpersäule f

3114 FILLER, filling agent
f agent m de remplissage, substance f de remplissage
i riempitivo m
e substancia f de relleno
d Füllmittel n

3115 FILLER (VARNISH)
f laque f de première couche
i vernice f di fondo
e barniz m de fondo, laca f de fondo
d Grundierlack m

3116 FILLER CAP, filler plug
f bouchon m de remplissage, vis m de remplissage
i bocchettone m di riempimento
e tapón m de relleno
d Einfüllschraube f, Füllschraube f

3117 FILLER LOADING
f matériel m de remplissage, substance f de ballaste
i materiale m di riporto
e material m de relleno
d Füllmasse f, Füllmaterial m

3118 FILLER PLATE, loading shoe
f plaque f de remplissage
i piastra f di carica
e placa f de carga
d Füllplatte f

FILLER PLUG, see 3116

3119 FILLER ROD
f baguette f d'apport, fil m de soudure
i filo m d'apporto

e alambre *m* de aporto, alambre *m* de soldar, variella *f* de aportación, variella *f* de soldar
d Schweissdraht *m*, Schweisstrang *m*, Zusatzdraht *m*

3120 FILLER TUBE, inlet connecting tube
f tubulure d'admission *f*
i bocca di riempimento *f*, tubo di ammissione *m*
e tubuladura de entrada *f*, tubuladura de relleno *f*
d Eingusstutzen *m*, Füllstutzen *m*

3121 FILLET
f arrondi *m*
i arrotondamento *m*
e rodondeado *m*
d Abrundung *f*, Rundung *f*

3122 FILLET WELD
f soudure *f* d'angle
i saldatura *f* d'angolo, saldatura *f* a raccordo
e soldadura *f* angular
d Kehlnaht *f*

3123 FILLING
f remplissage *m*
i riempimento *m*
e llenadura *f*, relleno *m*
d Füllung *f*

FILLING AGENT, see 3114

3124 FILLING APPARATUS
f appareil *m* à remplir
i apparecchio per riempimento *m*
e llenador *m*, máquina llenadora *f*
d Füllungsapparat *m*

3125 FILLING FUNNEL
f entonnoir *m* de remplissage, tube *m* à entonnoir
i imbuto *m* di riempimento
e embudo *m* de relleno
d Einfülltrichter *m*

3126 FILLING HOLE, filling slot
f trou *m* de remplissage
i apertura *f* di carico
e abertura *f* de relleno, orificio *m* de relleno
d Einfüllöffnung *f*, Fülloch *n*, Füllöffnung *f*

FILLING LINE, see 1030

3127 FILLING MATERIAL
f matériel *m* de remplissage
i materiale *m* di riempimento, materiale *m* di riporto
e elemento *m* de carga, material *m* de relleno
d Füllmaterial *n*, Füllmittel *n*

3128 FILLING PIPE
f tuyau *m* de remplissage
i tubo *m* di riempimento
e tubo *m* de relleno
d Füllrohr *n*

3129 FILLING PLANT
f installation *f* de remplissage
i impianto *m* di riempimento, installazione *f* di riempimento
e instalación *f* de relleno
d Füllanlage *f*

3130 FILLING SLEEVE
f manche *f* de remplissage
i manica *f* di gonfiaggio, manicotto *m* di gonfiamento
e tubuladura *f* de relleno
d Füllansatz *m*

FILLING SLOT, see 3126

3131 FILLING SPACE, loading chamber, loading well
f chambre *f* de charge
i camera *f* di carica
e cámara *f* de carga
d Füllraum *n* 1°

FILLING VESSEL, see 2310

3132 FILLING WITH INTRODUCTION OF GAS
f remplissage *m* sous gaz
i riempimento *m* sotto gas
e llenadura *f* (de ampollas) con adición de gaz
d Füllung *f* mit Begasung

3133 FILM
f couche *f* mince, film *m*, pellicule *f*
i pellicola *f*
e película *f*
d Film *m*, Häutchen *n*, Überzug *m*

3134 FILM COATING
f revêtement *m* par pellicule
i copertura *f* da film
e revestimiento *m* por película
d Filmdragierung *f*

3135 FILT., filter!
f filtrez!
i filtra!
e filtrese!
d filtriere!

3136 FILTER, strainer 1º
f filtre m
i filtro m
e filtro m
d Filter m

FILTER!, see 3135

FILTER BED, see 1915

3137 FILTER CAKE, filter residue
f tourteau m de filtration
i focaccia f d'un filtropresso
e terrón m de filtración
d Filtergut n, Filterkuchen m, Filterrückstand m

3138 FILTER CANDLE
f bougie-filtre f
i candela-filtro f
e bujia filtrante f
d Filterkerze f

3139 FILTER CRUCIBLE
f creuset f filtrant
i crogiolo m per filtrazione
e crisol m (de placa) filtrante
d Filtertiegel m

3140 FILTER DISC, filter plate
f disque m pour filtre
i disco filtrante m, piastro m filtrante
e disco de filtro m
d Filterplatte f, Filtersieb n

3141 FILTER PAPER
f papier filtre m
i carta f da filtro
e papel m de filtro
d Filtrierpapier n

FILTER PLATE, see 3140

3142 FILTER PRESS
f filtre-presse m
i filtro-pressa m
e filtro prensa m
d Filterpresse f

3143 FILTER PUMP
f trompe f à eau
i pompa f a filtro
e bomba f de agua, tromba f de agua
d Filterpumpe f, Wasserstrahlpumpe f

FILTER RESIDUE, see 3137

3144 FILTER STAND
f support m à entonnoirs
i portafiltro m
e porta-filtro n, soporte m de filtro
d Filtergestelle n, Filtrierstativ m, Filtrierstutzen n

FILTERED SIRUP, see 1571

3145 FILTERING
f filtrage m
i filtraggio m, filtrazione f
e filtraje m
d Filtrierung f, Siebung f

3146 FILTERING FLASK, suction bottle, vacuum flask
f flacon m à filtration, flacon m à vide
i bottiglia f da vuoto, fiasca f di filtrazione
e botella f de vacío, frasca f de filtrar
d Filterflasche f, Saugflasche f, Vakuumkolben m

FILTERING FUNNEL, see 1124

3147 FILTER-MASS, filter-stuff
f masse f filtrante
i massa f filtrante, materiale m filtrante
e masa f filtrante
d Filtermasse f

FILTER-STUFF, see 3147

3148 FINAL (adj), terminal (adj)
f final (adj), terminal (adj)
i finale (adj), terminale (adj)
e final (adj), terminal (adj)
d End...., terminal (adj)

FINAL BOILING POINT, see 3059

FINAL POSITION, see 2849

FINAL PRODUCT, see 2850

3149 FINAL STAGE, ultimate step
f stade m final
i stadio m finale
e estadio m final
d Endstadium n

3150 FINAL STATE
f état m terminal
i stato m finale
e estado m final
d Endzustand m

3151 FINAL TOUCH, finish
f finissage *m*
i rifinitura *f*, finitura *f*
e acabado *m*
d Fertigbearbeitung *f*, Fertigmachen *n*

3152 FINAL VELOCITY
f vitesse *f* finale
i velocità *f* finale
e velocidad *f* final
d Endgeschwindigkeit *f*

3153 FINE (adj)
f fin (adj)
i fino (adj), sottile (adj)
e fino (adj)
d fein (adj)

3154 FINE ADJUSTING SCREW,
   micrometric screw, tangential screw
f vis *f* micrométrique
i vite *f* micrometrica
e tornillo *m* micrométrico
d Feinstellschraube *f*, Mikrometerschraube *f*

3155 FINE ADJUSTMENT, fine regulation
f réglage *m* de précision
i aggiustamento *m* di precisione,
   regolazione *f* di precisione
e regulación *f* de precisión,
   regulación *f* fina
d Feineinstellung *f*, Feinregulierung *f*,
   Feinregelung *f*

3156 FINE GRAIN (met)
f grain *m* fin
i grano *m* fino
e grano *m* fino
d Feinkorn *n*

3157 FINE GRAINED (adj), finegranular (adj)
f à grain fin, à petits grains, finement granulé (adj)
i a grana fine
e de grano fino, finamente granulado (adj)
d feinkörnig (adj)

3158 FINE GRINDING, trueing
f doucissage *m*
i levigatura *m* (del vetro)
e pulido *m* fino, rectificación *f* fina
d Feinschleifen *n*

3159 FINE PARTICLE POWDER,
   micronized powder
f poudre *f* micronisée
i polvere *m* micronisato
e polvo *m* micronisado
d mikronisiertes Pulver *n*

3160 FINE POWDER
f poudre *f* fine
i polvere *f* di grano fino
e polvo *m* de grano fino
d feinkörniges Pulver *n*

FINE REGULATION, see 3155

3161 FINE SIEVE
f crible *m* fin, tamis *m* fin
i crivello *m* fino, setaccio *m* fino, vaglio *m* fino
e cribla *f* fina, tamiz *m* fino
d Feinsieb *n*

FINEGRADE, see 3164

FINE-GRANULAR, see 3157

3162 FINENESS 1^O, quality (of the metal)
f titre *m*
i titolo *m*, valore *m* intrinseco (metallo)
e título *m*
d Feine *f*, Feingehalt *m*, Feingewicht *n*

3163 FINENESS 2^O
f finesse *f*
i finezza *f*
e fineza *f*, finura *f*
d Feinheit *f*

3164 FINENESS (DEGREE OF), finegrade
f titre *m* de pureté
i grado *m* di finezza
e grado *m* de fineza
d Feinheitsgrad *m*

3165 FINENESS OF GRINDING
f finesse *f* de moulure
i finezza *f* della macinazione
e fineza *f* de moldura
d Mahlfeinheit *f*

3166 FINENESS OF THE POWDER
f finesse de la poudre *f*
i finezza di polvere *f*, finezza di macinazione *f*
e fineza de polvo *f*
d Feinheit eines Pulvers *f*

3167 FINE-FLOCCULENT
f finement floculé (adj)
i a fiocchi fini
e de floculos finos
d feinflockig (adj)

3168 FINE-MESHED
f à mailles fines
i a maglie fine
e de mallas finas
d feinmaschig (adj)

3169 FINES (PRESENT IN GRANULATION FOR TABLETS)
f criblure f, fines (fpl)
i mondiglia f, vagliata f
e ralladuras (fpl), raspadura (fpl)
d Abreibung f, Abrieb m, Abriebsel n

3170 FINEST POWDER, very fine powder
f poudre f très fine
i polvere f finissima
e polvo m finissimo, polvo m muy fino
d feinstes Pulver n, Pulvis subtilissimus n

3171 FINGERTIP DISPENSER, pressurized dispenser
f distributeur m presse-bouton, distributeur m sous pression
i distributore m pressurizato
e distribuidor m prensado
d Druckzerstäuberdose f, Sprühdose f

3172 FINING, refining
f affinage m, raffinage m
i affinaggio m, affinamento m
e refinación f, refinadura f
d Feinung f, Raffinierung f

FINING AGENT, see 1586

FINISH (s), see 3151

3173 FINISH (SURFACE)
f fini m, satinage m
i finitura f
e acabado m
d Appretur f, Fertigstellung f, Satinage f

3174 FINISHED PRODUCT
f produit m fini
i prodotto m finito
e producto m terminal
d fertiges Präparat n, Endprodukt n

3175 FINISHING (PROCESS), dressing (process)
f apprêtage m, apprêt m, finissage m
i appretto m, finissaggio m
e acabamiento m, apresto m
d Ausrüstung f, Endausrüstung f

3176 FINISHING COAT
f couche f de finition, dernière couche f
i mano f a finire, mano f di finitura, smalto m a finire
e capa f de cubrición
d Endausstrich m, Überzugslack m

3177 FINISHING LIQUID (tex), stiffening liquid
f agent m d'apprêt
i agente m d'appretto
e agente m de apresto
d Appreturmittel n

3178 FIR LEAF OIL, fir needle oil, fir wood oil
f essence f de pin sylvestre
i essenza f di pino silvestre
e esencia f de pino silvestre
d Fichtennadelöl n, Kiefernadelöl n, Oleum n pini sylvestris

FIR NEEDLE OIL, see 3178

3179 FIR RESIN
f résine f de pin, résine f de Tyr
i resina f d'abete
e resina f de pino, galipodio m
d Fichtenharz n

FIR WOOD OIL, see 3178

3180 FIRE BRICK, refractory brick
f brique f réfractaire
i mattone m refrattario
e ladrillo m refractario
d feuerfester Stein m, Ofenziegel m, Schamottestein m

3181 FIRE CLAY, refractory earth
f terre réfractaire f
i terra refrattaria f
e arcilla refractaria f, barro refractario m
d feuerfeste Erde f, Pfeifenerde f, Pfeifenton m

FIRE CLAY, see also 1447

3182 FIREPROOF, non-inflammable, refractory (chem)
f ignifugé (adj), incombustible (adj), réfractaire (adj)
i ignifugo (adj), refrattario (adj)
e ignifugo (adj), refractario (adj)
d feuerbeständig (adj), feuerfest (adj), unbrennbar (adj), unentzündbar (adj), unverbrennbar (adj)

FIRST STEP, see 5459

FIRSTING, see 914

3183 FIRESTONE, flint, silex
f silex m
i silice m
e pedernal m
d Feuerstein m

3184 FIR-

3184 FIRM
f entreprise f, établissement m, firme f, maison f
i casa f, ditta f
e firma f
d Firma f, Geschäft n, Unternehmen n

3185 FIRM EXTRACT, pilular extract, solid extract, thick extract
f extrait m ferme
i estratto m di consistenza pillolare, estratto m spesso
e extracto m duro, extracto m espeso, extracto m firmo, extracto m pilular
d Dickextrakt m, Extractum spissum

3186 FIRST-CLASS ADJUSTING
f réglage m de précision
i regolazione f di precisione
e regulación f de precisión
d Präzisionsregulierung f

3187 FIRST-RATE
f extrafin (adj), surfin (adj), superfin (adj)
i sopraffino (adj)
e superfino (adj)
d hochfein (adj)

FISHER'S YELLOW, see 1665

FISH-TAIL TYPE KNEADER, see 2596

FISH-TOIL BLOWER, see 804

3188 FISSION
f clivage m, scission f
i fissione f, scissione f
e fisión f
d Spaltung f

FISSION ENERGY, see 656

3189 FISSION PRODUCT
f produit m de fission
i prodotto m della fissione
e producto m de fisión
d Spaltungsprodukt n

3190 FISSURE
f crevasse f, faille f, fente f, fissure f
i fessura f, screpolatura f
e desgarro m, grieta f, rasguño m
d Kluft f, Riss m

FIT, to, see 171

3191 FIT 1°
f ajustage m
i accoppiamento m, aggiustamento m
e ajuste m
d Passung f, Sitz m

FIT 2°, see 3023

3192 FITMENT
f installation f, montage m, monture f, support m
i arredamento m
e apresto m, equipo m, montaje m
d Einrichtung f

3193 FITTING
f agencement m, armature f, garniture f (d'une chaudière etc.)
i aggiustaggio m, incastratura f, montaggio m
e ajuste m, colocación f
d Ausrüstung f, Ausstattung f, Montage f

FITTING OUT, see 2888

3194 FITTINGS pl
f armatures (fpl), ferrure f, garnitures (fp
i ferramenti (mpl)
e armaduras (fpl), guarniciones (mpl), herrajes (mpl)
d Armaturen (fpl), Beschläge (mpl), Fittings (npl)

3195 FIXED DIE PLATE, stationary platen
f plaque f fixe du moule
i piastra f d'impronta fissa
e placa f fija del molde
d feststehende Formplatte f

3196 FIXED DOSE
f dose f fixe
i dose f fissa
e dosis f fija
d fixe Dosis f

3197 FIXED PLATE
f matrice f fixe
i matrice f fissa
e matriz f fija
d Formplatte f

3198 FIXED SELLING PRICE
f prix m imposé
i prezzo m fisso di vendita
e precio f fijo de venta
d fester Verkaufspreis m

3199 FIXING (mech)
f fixation f
i fissaggio m, montaggio m
e fijación f
d Einspannung f (mec)

FIXTURE, see 3051

f.l.a., see 3093

FLAIRY (adj), see 3045

3200 FLAKE
f flocon *m*, paillette *f*
i scaglietta *f*
e copo *m*
d Flocke *f*

3201 FLAKY (adj) 1°, flocky (adj)
f floconneux (adj)
i fioccoso (adj), lamellare (adj), scaglioso (adj)
e coposo (adj), floculento (adj)
d flockig (adj)

3202 FLAKY (adj) 2°, scaly (adj), splintery (adj)
f écailleux (adj)
i scaglioso (adj), squamoso (adj)
e escamoso (adj)
d schieferig (adj), schuppig (adj)

3203 FLAME
f flamme *f*
i fiamma *f*
e llama *f*
d Flamme *f*

3204 FLAME PHOTOMETER
f photomètre *m* de flamme
i fotometro *m* da fiamma
e fotómetro *m* de llama
d Flammenphotometer *n*

3205 FLAME STERILISATION
f stérilisation *f* par flambage
i sterilizzazione *f* a fiamma
e esterilización *f* a la llama, esterilización *f* por recocido
d Ausglühen *n*, Flammensterilisation *f*

3206 FLAME-SPRAYING
f plastification *f* à chaud, projection *f* à la flamme
i spruzzatura *f* a fiamma
e proyección *f* a la llama, pulverización *f* a la llama
d Flammspritzen *n*

3207 FLANGE
f bourrelet *m*, bride *f* d'un tube, collerette *f* d'un tube, collet *m*, mentonnet *m* d'une roue, rebord *m*
i ala *f*, flangia *f*, lembo *m*
e bordón *m*, brida *f*, collar *m*
d Flansch *m*, Rohrflansch *m*

FLANGEING, see 825

FLANGING, see 2725

3208 FLANGING MACHINE
f machine *f* à border
i bordatrice *f*, curvatrice *f*, macchina *f* per bordare
e rebordeadora *f*, máquina *f* de rebordeador
d Bördelmaschine *f*

3209 FLANGING PRESS
f presse *f* à emboutir
i bordatrice *f* universale
e prensa *f* rebordeadora, prensa *f* de rebordear
d Bördelpresse *f*

3210 FLANNEL
f flanelle *f*
i flanella *f*
e flanela *f*
d Flanell *m*

FLAP VALVE, see 1584

FLARE UP, see 1877

3211 FLASH, to, flash lathe, to
f ébarber (v)
i sbavare (v)
e desbarbar (v)
d abgraten (v) 1° (auf der Drehbank)

3212 FLASH
f bavure *f*
i bavatura *f*
e rebaba *f*
d Pressgrat *m*

3213 FLASH GROOVE
f rainure *f* d'échappement
i canale *m* scaricatore
e ranura *f* de escape
d Abflussnute *f*, Austriebsnute *f*, Stoffabflussnute *f*

3214 FLASH LAND, flash ridge, land surface
f bord *m* d'appui, surface *f* d'appui
i bordo *m* d'appoggio, superficie *f* d'appoggio
e borde *m* de rebaba, superficie *f* de rebaba
d Abquetschfläche *f*, Abquetschrand *m*

FLASH LATHE, to, see 3211

3215 FLASH LATHE
f tour m à ébavurer
i tornio m sbavatore
e torno m desbarbator
d Abgratbank f

3216 FLASH MOLD
f moule m à couteau
i stampo m a coltello
e molde m de rebaba
d Abquetschform f

3217 FLASH POINT
f point m d'inflammation
i punto m d'inflammabilità
e punto m de inflamación
d Flammpunkt m

FLASH RIDGE, see 3214

3218 FLASK, bottle
f bouteille f, flacon m
i bottiglia f, pallone m
e botella f, frasco m
d Flasche f, Gefäss n

3219 FLAT BOTTOMED AMPUL
f ampoule-bouteille f
i fiola f a base piana
e ampolla f de fondo plano
d Flachbodenampoulle f

FLAT BOTTOMED FLASK, see 1886

3220 FLAT DIE, slot die
f filière f à fente, filière f plate
i filiera f piana, ugello f a fissura
e boquilla f de ranura ancha, tobera f hendida
d Breitschlitzdüse f, Schlitzdüse f

3221 FLAT HEAD STOPPER
f bouchon m casquette
i tappo m piatto
e tapón m plano
d Flachkopfpfropfen m

3222 FLAT PUNCH
f poinçon m plat
i punzone m piatto
e punzón m de cabeza plana
d Flachkopfstempel m

3223 FLAT SHEET
f feuille f plate
i foglia f piana
e lámina f plana
d Flachfolie f

3224 FLAT SHEET EXTRUDER, slot die extruder
f boudineuse f à filière plate
i estrudore m con filiera piana, estrudore m da testa piana
e extrusor m con boquilla de ranura ancha
d Breitspritzanlage f

3225 FLAT SPRING, plate spring
f ressort m de flexion, ressort m flexible, ressort m plat
i molla f a foglia, molla f laminare, molla f piatta
e muelle de flexión m
d Biegungsfeder f

3226 FLATTENING
f aplanissement m, aplatissement m
i appiattamento m, appiattimento m
e achatado m, aplanado m
d Abflachung f, Abplattung f

FLATTING COAT, see 2679

3227 FLAVO(U)R 1°, fragrance, odo(u)r, perfume, scent, smell
f odeur f, parfum m
i odore m, profumo m
e olor m, perfume m
d Geruch n, Parfüm n

3228 FLAVO(U)R 2°, savo(u)r, taste
f goût m, saveur f
i gusto m, sapore m
e gusto m, sabor m
d Geschmack m, Wohlgeschmack m

3229 FLAVO(U)RING AGENT, odorant
f aromatisant m, matière f odorante
i aromatizzante m, odorante m, profumo m
e odorante m, perfume m
d Riechstoff m

3230 FLAW
f défaut m
i difetto m
e defecto m
d Fleck m, Materialfehler m

3231 FLAX, Linum L. (Linaceae)
f lin m
i lino m
e lino m
d Flachs m, Lein m

3232 FLAXSEED OIL, linseed oil
f huile f de lin
i olio m di lino, olio m di linseme
e aceite m de linaza
d Leinöl, Leinsamenöl n

3233 FLEECE
f toison f, voile m
i velo m
e velo m
d Vlies n

3234 FLEXIBILITY, pliability
f flexibilité f
i flessibilità f
e. flexibilidad f
d Biegsamkeit f, Flexibilitä⁺

3235 FLEXIBLE (adj)
f flexible (adj)
i flessibile (adj)
e flexible (adj)
d biegsam (adj), flexibel (adj)

3236 FLEXIBLE BOTTLE, squeeze-bottle
f flacon m compressible
i bottiglia f flessibile
e botella f flexible
d quetschbare Flasche f

3237 FLEXIBLE CABLE
f câble m souple
i cavo m flessibile
e cable m flexible
d biegsames Kabel n

FLEXIBLE GEARING, see 856

3238 FLEXIBLE PIPE, flexible tubing, hose pipe
f tube m flexible, tube m souple
i tubo m flessibile
e tubo m flexible
d biegsames Rohr n, Schlauch m

3239 FLEXIBLE PLUNGER MOLDING
f moulage m à poinçon souple
i pressatura f con punzone flessibile
e moldeo m con macho elástico
d Gummistempelverfahren n

3240 FLEXIBLE SHAFT
f arbre m flexible
i flessibile m, trasmissione f flessibile
e árbol m flexible
d biegsame Welle f

3241 FLEXIBLE SHEETING, non-rigid sheeting
f feuille f plastifiée, feuille f souple
i foglia f flessibile
e hoja f flexible
d Weichfolie f

3242 FLEXIBLE TUBE, collapsible tube
f tube m à pommade, tube m à presser
i tubo m flessibile (per pomate)
e tubo m comprimible, tubo m para pomada
d Ausdrücktube f, Quetschtube f

FLEXIBLE TUBING, see 3238

3243 FLEXION
f flexion f
i flessione f
e flexión f
d Biegung f, Durchbiegung f

3244 FLEXION AND TORSIONAL STRENGTH
f résistance f à la flexion-torsion
i resistenza f alla flesso-torsione
e resistencia f a la flexión-torsión
d Biege- und Torsionsfestigkeit f

FLEXIONAL ELASTICITY, see 2769

FLEXIONAL STRENGTH, see 868

FLEXURAL TEST, see 870

3245 FLICKERING, scintillation
f scintillement m
i scintillio m, sfarfallamento m
e centelleo m, vacilación f
d Flackereffekt m, Flimmereffekt m

3246 FLICKERING LIGHT
f lumière f scintillante
i luce f scintillante
e luz f centellante
d Flimmerlicht n

3247 FLIGHT 1°, thread 2°
f pas m d'une vis
i filetto m d'una vite, passo m di vite
e paso m de rosca, paso m de un tornillo
d Gang m eines Gewindes, Gewinde n

FLIGHT 2°, see 733

FLINT, see 3183

3248 FLINT GLASS
f flint-glass m
i vetro flint m
e cristal de roca m
d Flintglas, Kieselglas n, Kristallglas n

3249 FLOATING BODY, suspended substance
f corps m flottant, corpuscule m suspendu
i corpo m galleggiante, materiale m sospeso
e materia f en suspensión, materia f suspendida

d Schwebekörper m, Schwebestoff m

3250 FLOATING CHASE
f châssis m mobile
i telaio m mobile
e cuña f móvil
d beweglicher Formrahmen m

3251 FLOATING KNIFE
f racle f pneumatique
i raschiatore m pneumatico
e cuchilla f flotante
d Luftrakel f

3252 FLOATING KNIFE CUTTING
f enduction f à la racle pneumatique
i spalmatura f a lama libera
e recubrimiento m por cuchilla flotante
d Luftrakelstreichen n

3253 FLOATING NOZZLE
f buse f à ressort
i ugello m mobile
e tobera f deslizable
d elastische Düse f, Schiebedüse f

3254 FLOATING PLATE
f plateau m flottant
i piastra f flottante
e plato m flotante
d Schwebeplatte f, Schwebetisch m

3255 FLOATING PLATEN
f plaque f intermédiaire mobile
i piastra f intermedia mobile
e placa f intermedia móvil
d bewegliche Zwischenplatte f

3256 FLOATING PUNCH
f poinçon m mobile
i punzone m libero
e macho m flotante
d beweglicher Stempel m

3257 FLOCCULAR PRECIPITATE,
  flocky precipitate
f precipité m floculaire
i precipitato m fioccoso
e precipitado m floculado
d flockiger Niederschlag m

3258 FLOCCULATING AGENT
f floculant m
i agente m floculante
e agente m de floculación, agente m
  floculento
d Flockmittel n

3259 FLOCCULATION
f dépôt m de floculat, floculation f,
  précipité m du floculat

i floculazione f, formazione f di fiocchi
e floculación f
d Ausflockung f

3260 FLOCKING
f flocage m
i vellutazione f
e flocado m
d Beflocken n

FLOCKY (adj), see 3201

FLOCKY PRECIPITATE, see 3257

3261 FLOOR
f dallage m, plancher m, sol m
i pavimento m, piano m (di casa), solaio m
e piso m, suelo m
d Diele f, Flur m, Fussboden m

3262 FLORENTINE RECEIVER,
  overflow flask
f essencier m, récipient m florentin,
  vase m florentin
i fiorentino m
e frasco m florentino, recipiente m
  florentino
d florentiner Flasche f, Ölvorlage f,
  Überlaufgefäss n

3263 FLOTATION PROCESS
f flottage m (procédé par ...), flottation f
i processo m di flottazione
e flotación f (preparación por ...)
d Flotation f, Schwemmverfahren n,
  Schwimmaufbereitung f

3264 FLOUR, meal
f farine f
i farina f
e harina f
d Kernmehl n, Mehl n

3265 FLOW
f courant m liquide, écoulement m,
  flux m
i flusso m
e flujo m
d Fliessen n, Fluss m

3266 FLOW CARACTERISTICS
f caractéristiques (fpl) de l'écoulement
i caratteristiche (fpl) del flusso
e características (fpl) del flujo
d Strömungseigenschaften (fpl)

3267 FLOW CURVE
f courbe f d'écoulement
i curva f di flusso
e curva f de flujo
d Fliesskurve f

3268 FLOW LINE, weld line, weld seam
f ligne *f* de soudure, ligne *f* d'union
i linea *f* di saldatura
e pasada *f* de soldadura
d Schweissnaht *f*

3269 FLOW POINT
f point *m* d'écoulement
i punto *m* di flusso
e punto *m* de fluidez
d Fliesspunkt *m* (Öl)

3270 FLOW RATE
f vitesse *f* de l'écoulement
i velocità *f* di flusso
e velocidad *f* de flujo
d Fliessgeschwindigkeit *f*

3271 FLOWANCE, flowing property, fluidity
f aptitude *f* à couler, coulance *f*, fluage *m*, fluence *f*, fluidité *f*, plasticité *f*
i fluidità *f*, scorrevolezza *f*
e capacidad *f* de flujo, fluencia *f*
d Fliessfähigkeit *f*, Fliessvermögen *n*, Liquidität *f*, Rieselfähigkeit *f*

3272 FLOWANCE AGENT, sliding agent
f agent *m* de coulance
i agente *m* scorrevole
e agente *m* de deslizamiento
d Fliessregulierungsmittel *n*, Gleitmittel *n*

FLOWER, see 965

3273 FLOWERS *pl* of sulphur, sublimated sulphur
f fleurs (fpl) de soufre, soufre *m* en fleurs
i fiori (mpl) di zolfo, zolfo *m* sublimato
e azufre *m* sublimado, flor *m* de azufre
d Schwefelblumen (fpl), Schwefelblüte *f*

3274 FLOW-INDICATOR, flow meter, fluxmeter
f débi-mètre *m*, fluxmètre *m*
i flussometro *m*
e flujómetro *m*
d Strömungsmanometer *m*, Strömungsmesser *m*

3275 FLOWING (adj)
f coulant (adj)
i corrente (adj), fluido (adj)
e corriente (adj), fluvente (adj)
d fliessend (adj), gleitend (adj)

3276 FLOWING PROCESS
f processus *m* d'écoulement
i processo *m* di flusso
e proceso *m* de flujo
d Fliessvorgang *m*

FLOWING PROPERTY, see 3271

3277 FLOWING STREAM, fluent, vapor
f vapeur *f* fluente
i vapore *m* fluente
e vapor *m* fluente
d strömender Wasserdampf *m*

FLOWMETER, see 3274

3278 FLUCTUATION
f fluctuation *f*, variation *f*
i fluttuazione *f*, variazione *f*
e fluctuación *f*, variación *f*
d Schwankung *f*

FLUENT VAPOR, see 3277

3279 FLUFFY (adj), lanate (adj)
f duveteux (adj), peluchoux (adj)
i lanuginoso (adj)
e afelpado (adj), aterciopelado (adj), lanoso (adj)
d plüschartig (adj), wollig (adj)

3280 FLUID ENERGY MILL, jet mill, micronizer
f microniseur *m*
i micronizzatore *m*, molino *m* a getto
e micronizador *m*, molino *m* de chorro
d Mikronizer *m*, Strahlmühle *f*

FLUID EXTRACT, see 385

FLUIDITY, see 3271

3281 FLUIDIZATION
f procédé *m* en lit fluide
i procedimento *m* a letto fluidizzato
e procedimiento *m* en lecho fluidizado
d Wirbelschichtverfahren *n*

3282 FLUIDIZATION DIP COATING, whirl-sintering
f recouvrement *m* par immersion en lit fluide, sintérisation *f* en lit fluide
i ricopertura *f* in letto fluidizzato
e sinterización *f* en lecho fluidizado
d Wirbelsintern *n*

3283 FLUIDIZED BED, moving bed
f lit *m* fluide
i letto *m* fluidizzato
e lecho *m* fluidizado

d Fliessbett n, Winklerschicht f, Wirbelbett n, Wirbelschicht f

3284 FLUORESCENCE MICROSCOPE
f microscope m à fluorescence
i microscopio m di fluorescenza
e microscopio m de fluorescencia
d Fluoreszenzmikroskop n

3285 FLUORHYDRIC ACID
f acide fluorhydrique m
i acido fluoridrico m
e ácido fluorhídrico m
d Fluorwasserstoff m, Fluorwasserstoffsäure f, Flussäure f

3286 FLUORIC SILICATE, fluorine silicate
f fluosilicate m, silicofluorure m
i fluorsilicato m
e fluorsilicato m
d fluorkieselsaures Salz n, Fluorsilikat n

FLUORINE SILICATE, see 3286

3287 FLUORACETIC ACID
f acide m fluoroacétique
i acido m fluoroacetico
e ácido m fluoracético
d Fluoressigsäure f

3288 FLUOSILICIC ACID
f acide m fluosilicique
i acido m fluosilicico, acido m silicofluorhidrico
e ácido m fluorsilicico
d Fluorsiliciumwasserstoff n, Kieselfluorwasserstoffsäure f, Kieselflussäure f, Siliciumfluorwasserstoffsäure f

3289 FLUSH (hyd), flushing 1°, waterflush
f chasse f d'eau
i cacciata f, risciacquio m, sciacquone m
e corriente f violenta de agua para llenar, echamiento m de agua
d Wasserspülung f

FLUSHING 1°, see 3289

3290 FLUSHING 2°
f balayage m, ébouage m, rinçage m
i sciacquatura f
e enjuagadura f
d Spülung f

3291 FLUTED (adj), grooved (adj), ribbed (adj)

f cannelé (adj), nervuré (adj), rainuré (adj)
i nervato (adj), scanalato (adj)
e acanalado (adj), acostillado (adj)
d gerieft (adj), geriffelt (adj), gerillt (adj), gerippt (adj)

FLUTED CYLINDER, see 1018

3292 FLUTED DISK
f disque m cannelé
i disco m scanalato
e disco m estriado
d Riffelscheibe f

3293 FLUTED FILTER, folded filter
f filtre m à plis
i filtro m a pieghe
e filtro m plegado
d Faltenfilter m, Faltfilter m

3294 FLUTED PASTEBOARD
f carton ondulé m
i cartone m ondulato
e cartón m ondulado
d Wellpappe f

3295 FLUTED ROLLER
f rouleau m cannelé, laminoir m cannelé
i cilindro m rigato, rollu m scanalato, rullo m striato
e cilindro m acanalado, cilindro m estriado
d Riffelwalze f

3296 FLUTTER EFFECT
f effet m de battement, effet m vibratoire
i effetto m di battimenti, effetto m vibratorio
e efecto m vibratorio
d Flattereffekt m, Flatterwirkung f

3297 FLUX 1°
f flux m
i flusso m
e corriente f, flujo m
d Fluss m, Zufluss m, Zuströmen n

3298 FLUX 2°
f fondant m
i fondente m, "castina"
e fundente m
d Schmelzzusatz m, Flussmittel n,, Flusszusatz m, Flusszuschlag m

FLUXMETER, see 3274

3299 FLY, fly-wheel (mec)
f volant (mec) m
i volano m, volante m, volantino m
e rueda volante f, volante m
d Schwungrad n

3300 FLY PRESS, screw press
f balancier *m* à vis, presse *f* à vis
i bilanciere *m* a vite, pressa *f* a bilanciere, pressa *f* a vite, strettoio *m* a vite
e prensa *f* a tornillo
d Schraubenpresse *f*, Spindelpresse *f*

3301 FLYING SHEARS
f cisaille *f* volante
i taglierina *f* a traslazione
e cizalla *f* volante
d mitlaufende Schneidvorrichtung *f*

FLY-WHEEL (mec), see 3299

3302 FOAM, froth, lather
f mousse *f*, écume *f*
i schiuma *f*
e espuma *f*
d Schaum *m*

FOAM BREAKER, see 497

FOAM INHIBITOR, see 497

FOAM PLASTICS, see 2964

FOAM SUPPRESSOR, see 497

3303 FOAMING
f formation de mousse *f*
i formazione *f* di muschio, formazione *f* di schiuma
e formación de espuma *f*, jabonadura *f*
d Schaumbildung *f*

3304 FOAMING POWER
f pouvoir *m* aphrogène, pouvoir *m* moussant
i potere *m* schiumogeno
e poder *m* espumante
d Schaumkraft *f*, Schaumvermögen *n*

3305 FOAMING PROCESS (plast)
f fabrication *f* d'une mousse (plast)
i fabbricazione *f* d'una schiuma
e procedimiento *m* de espumación
d Schaumverfahren *n*

3306 f.o.b., free on board
f franco à bord
i franco a bordo
e franco a bordo
d frei an Bord

3307 FOCAL POINT, focus, point of convergence
f foyer *m* (opt)
i fuoco *m* (opt)
e foco *m*
d Brennpunkt *m*, Fokus *m*

FOCUS, see 3307

FODDER, see 463

3308 FODDER CUTTER
f couteau à fourrage *m*
i coltello da foraggio *m*
e cortadora de forrajes *f*
d Futterschneidemaschine *f*

3309 FOG
f brouillard *m*
i nebbia *f*
e niebla *f*
d Nebel *m*

3310 FOIL, metal leaf
f feuille *f* mince de métal, clinquant *m*
i foglio *m*, lamina *f* di metallo
e hoja *f* metálica
d Folie *f*, Metallfolie *f*

3311 FOIL FOR MARKING, stamping foil
f feuille *f* à marquer
i lamina *f* d'impressione
e hoja *f* para estampar
d Prägefolie *f*

3312 FOIL METAL, leaf metal
f feuille *f* (de métal), métal *m* en feuilles
i foglia *f* di metallo, curta *f* metallizzata
e chapa *f*, hoja *f* metálica, metal *m* en hojas
d Metallblatt *m*, Metallfolie *f*

3313 FOL, leaves
f feuilles (fpl)
i foglie (fpl)
e hojas (fpl)
d Blätter (npl)

3314 FOLD, pleat
f pli *m*
i piega *f*
e pliegue *m*
d Falte *f*, Falz *m*, Kniff *m*

3315 FOLD BACK
f plissement *m*
i increspatura *f*
e formación *f* de arrugas
d Raupenbildung *f*

3316 FOLDABLE
f rabattable (adj)
i ripiegabile (adj)
e replegable (adj)
d abklappbar (adj)

FOLDED FILTER, see 3293

3317 FOLDER, handbill (pub), leaflet (advertising)
f encart *m* volant, feuille *f* volante, prospectus *m*
i foglio *m* volante, prospetto *m*, volantino (adv)
e hoja *f* suelta, hoja *f* volante, prospecto *m*
d Beilagezettel *m*, Flugblatt *n*, Prospekt *m*, Werbeblatt *n*

FOLDING ANGLE, see 2071

3318 FOLDING BOX, collapsing box
f boîte *f* pliable en carton
i scatola *f* piegabile
e cajita *f* plegada
d Faltschachtel *f*

FOLDING CARDBOARD BOX, see 1722

3319 FOLDING MACHINE
f machine *f* à plier, plieuse *f*
i piegafoglio *m*, piegatrice *f*
e plegadora *f*
d Falzapparat *m*, Falzmaschine *f*, Legemaschine *f*

FOLDING RESISTANCE, see 868

FOLDING SUPPORT, see 2072

3320 FOLDING TEST
f essai *m* de ployage
i prova *f* di piegamento
e ensayo *m* de plegado
d Faltprobe *f*, Faltversuch *m*

3321 FOLIACEOUS (adj)
f foliacé (adj)
i fogliaceo (adj)
e foliaceo (adj)
d blattartig (adj)

3322 FOLIATED (adj), lamellar (adj)
f feuilleté (adj), lamelleux (adj)
i fogliato (adj), lamellare (adj)
e laminado (adj)
d blättrig (adj), geblättert (adj)

3323 FOLLOWER 1º
f coussinet *m* à filière, mâchoire *f* à filet
i ganascia *f* da filettare
e cojinete *m* para filetear
d Gewindebacke *f*, Leitbacke *f*

3324 FOLLOWER 2º
f roue *f* commandée
i ruota *f* comandata
e rueda *f* dirigida
d Nebenrad *n*

3325 FOLLOW-UP
f suivi *m*
i osservazione *f* ulteriore (d'un paziente o d'una reazione)
e observación *f* ulterior (de un paciente o de una reacción)
d Nachbeobachtung *f*

3326 FOMENTATION
f fomentation *f*
i fomentazione *f*
e fomentación *f*, fomento *f*
d Bähung *f*, Fomentum *n*, Fotus *m*, Umschlag *m*

3327 FOOD, food product, foodstuff
f aliment *m*, nourriture *f*, produit *m* alimentaire
i alimento *m*, cibo *m*, prodotto *m* alimentario
e alimento *m*, comido *m*, producto *m* alimenticio
d Lebensmittel *n*, Nahrungsmittel *n*

3328 FOOD ADDITIVE
f additif *m* alimentaire
i additivo *m* alimentare
e aditivo *m* por alimentos
d Lebensmittelzusatz *m*

3329 FOOD COLO(U)RING
f colorant *m* alimentaire
i colorante *m* alimentario
e colorante *m* por alimentos
d Lebensmittelfarbstoff *m*

FOOD PRODUCT, see 3327

3330 FOOD WRAPPER
f emballage *m* pour aliments
i emballaggio *m* per alimenti
e embalaje *m* por alimentos
d Nahrungsmittelverpackung *f*

FOODSTUFF, see 3327

FOOT CANDLE INTENSITY, see 2323

3331 FOOT STOOL
f tabouret *m*
i sgabello *m*
e taburete *m*
d Hocker *m*

3332 FOOTNOTE
f note *f* de pied
i nota *f* in calce
e nota *f* al pie, subíndice *m*
d Fussnote *f*

3333 FOOT-POUND, ft-lb
f livre par pied
i piede-libbra
e pie-libra
d Fuss-Pfund

FOOT-STALK, see 712

FORAGE, see 463

3334 FORCE, power, strength
f force *f*, pouvoir *m*, puissance *f*
i forza *f*, potenza *f*, potere *m*
e fuerza *f*, poder *m*, potencia *f*
d Kraft *f*, Leistungsfähigkeit *f*, Stärke *f* (phys)

3335 FORCE OF TORSION, twisting force
f effort *m* de torsion, force *f* de torsion
i forza *f* di torsione
e esfuerzo *m* de torsión
d Drehkraft *f*, Torsionskraft *f*, Verdrehungsbeanspruchung *f*, Verdrehungskraft *f*

3336 FORCE PLATE, plunger retainer plate
f plaque *f* porte-poinçon
i piastra *f* portapunzone
e placa *f* de alojamiento de las machos
d Einsatzfutter *n* (eines Stempels)

3337 FORCE PLUG
f piston *m* foulant
i pistone *m* premente
e émbolo *m* impelente
d Presstempel *m*

3338 FORCE PUMP, plunger pump, pressing pump
f pompe *f* foulante
i pompa *f* premente
e bomba *f* de presión, bomba *f* impelente
d Druckpumpe *f*

3339 FORCE SIDE, movable platen side
f côté *m* du plateau mobile, côté *m* fermeture
i lato *m* piano mobile
e lado *m* del semimolde móvil
d Schliesseite *f*

3340 FORCE SIDE PART, movable part of the mold
f partie *f* mobile du moule
i semistampo *m* mobile
e semi-molde *m* móvil
d bewegliches Formteil *n*

3341 FORCED
f forcé (adj)
i forzato (adj)
e forzado (adj)
d erzwungen (adj), notgedrungen (adj)

3342 FORCED CIRCULATION
f circulation *f* forcée
i circolazione *f* forzata
e circulación *f* forzada
d Zwangsumlauf *m*

3343 FORCEPS, tweezer
f pince *f*
i pinza *f*, pinzetta *f*
e pinza *f*
d Pinzette *f*, Zängchen *n*, Zange *f*

FORCING PIPE, see 2296

3344 FOREIGN BODY, foreign matter, foreign substance
f corps *m* étranger, substance *f* étrangère
i corpo *m* estraneo
e cuerpo *m* extraño
d Fremdkörper *m*, Fremdstoff *m*

FOREIGN MATTER, see 3344

FOREIGN SUBSTANCE, see 3344

3345 FOREMAN
f chef *m* d'équipe
i capo *m* operaio
e capataz *m*
d Meister *m*, Vorarbeiter *m*

3346 FORK
f fourche *f*, fourchette *f*
i forcella *f*, forchetta *f*
e horquilla *f*
d Gabel *f*

3347 FORK LIFT TRUCK, pallet truck
f gerbeur *m* à fourche
i carrello *m* sollevatore a forca
e carro *m* estibador
d Gabelschubwagen *m*, Gebelstapler *m*, Stapelkarren *m*, Stapler *m*

3348 FORM, to, shape, to
f façonner (v), former (v), profiler (v), transformer (v)

i formare (v), profilare (v),
    sagomare (v)
e conformar (v), dar (v) forma,
    perfilar (v)
d formstanzen (v), profilieren (v),
    verformen (v) (techn)

3349 FORMALIN
f formol f
i formaldeida f liquida, formalina f
e formaldehido m líquido, formalina f
d Formalin n

3350 FORMATION
f formage m, formation f
i formazione f
e formación f
d Bildung f, Formgebung f

FORMATION, see also 1876

3351 FORMATION OF CAVITIES (metal), piping (metal)
f formation de retassures f, retassure f
i formazione f di cavità di ritiro
e rechupe m
d Lunkerbildung f (metal), Lunkerung f

3352 FORMED (adj), mo(u)lded (adj)
f mis en forme (adj), moulé (adj)
i formato (adj)
e amoldado (adj)
d geformt (adj)

3353 FORMED PIECE, shaped piece
f pièce f façonnée, pièce f profilée
i pezzo m sagomato
e pieza f perfilada
d Fassonteil m, Formteil n

3354 FORMIC ACID
f acide m formique
i acido m formico
e ácido m fórmico
d Ameisensäure f, Formylsäure f,
    Hydrocarbonsäure f, Methansäure f

3355 FORMIC ETHER
f éther m formique
i etere m formico
e éter m fórmico, formiato m de etilo
d Ameisenäther m

3356 FORMING, shaping
f façonnage m
i formatura f, piegatura f, sagomatura f
e hechura f, modelaje m, moldeo m
d Formgebung f

3357 FORMING DIE
f moule m de formage
i stampo m di piega
e molde m de conformado
d Formwerkzeug n

3358 FORMULA, formulation
f formule f
i formula f, formulazione f
e fórmula f
d Formel f, Ansatz m (chem)

FORMULATION, see 3358

FORNICATE (adj), see 573

FORTIFICATION, see 2866

3359 FORTUITOUS (adj)
f accidentel (adj), fortuit (adj)
i accidentale (adj), fortuito (adj)
e fortuito (adj)
d zufällig (adj)

FOSSIL DUST, see 877

FOSSIL WAX, see 1424

3360 FOUNDRY
f fonderie f
i fonderia f, fonditrice f, fornace f
e fundición f
d Giesserei f

FOUNTAIN WATER, see 559

3361 FOUR ROLL CALENDER
f calandre f à quatre cylindres
i calandra f a quattro cilindri
e calandria f de cuatro cilindros
d Vierwalzenkalander m

3362 FOUR TIMES A DAY, q.i.d.,
    quater in die
f quatre fois par jour
i quattro volte al dì
e quatro veces por día
d viermal am Tage

3363 FOURFOLD (adj), quadruple (adj)
f quadruple (adj)
i quadruplo (adj)
e cuádruple (adj)
d vierfach (adj)

fr., see 3379

3364 FRACTION
f fraction f
i frazione f

e fracción *f*
d Bruch *m* (math), Bruchteil *m*,
   Fraktion *f*

3365 FRACTIONAL (adj)
f fractionné (adj)
i frazionato (adj)
e fraccionario (adj)
d fraktioniert (adj)

3366 FRACTIONAL DISTILLATION
f distillation *f* fractionnée
i distillazione *f* frazionata
e destilación *f* fraccionaria
d fraktionierte Destillation *f*,
   stufenweise Destillation *f*

FRACTIONAL DOSE, see 1099

FRACTIONAL PERCOLATION, see 2548

3367 FRACTIONAL STERILIZATION,
   tyndallization
f stérilisation par chauffage discontinu *f*,
   tyndallisation *f*
i riscaldamento *m* discontinuo,
   riscaldamento *m* frazionato,
   tindallizzazione *f*
e esterilización raccionada *f*,
   esterilización *f* discontinua,
   tindalización *f*
d fraktionierte Sterilisation *f*,
   Tyndallisation *f*

3368 FRACTIONATING COLUMN,
   fractionating tower
f colonne *f* à fractionner
i colonna *f* di frazionamento
e columna *f* de fraccionamiento
d Fraktionieraufsatz *m*, Fraktionier-
   kolonne *f*, Fraktionierturm *m*

FRACTIONATING TOWER, see 3368

FRAGILITY, see 1095

FRAGRANCE, see 3227

3369 FRAGRANCY, sweet scent
f arome *m*, fragrance *f*, odeur *f*
   agréable
i fragranza *f*, odore *m* suavo
e fragrancia *f*, buen olor *m*
d Aroma, Duft *m*, Wohlgeruch *n*

FRAME, see 999

3370 FRAMEWORK
f carcasse *f*, charpente *f*, châssis *m*,
   ossature *f*

i carpenteria *f*, intelaiatura *f*, traliccio *m*
e armazón *m*, entramado *m*, osadura *f*
d Balkenwert *n*, Baugerippe *n*,
   Gerippe *n*, Gerüst *n*

FRAMING, see 999

FREE ALONG SHIP, see 3047

FREE ALONGSIDE SHIP, see 3047

FREE FATTY ACID, see 3092

3371 FREE FLOWING
f à écoulement libre
i a flusso libero
e de flujo libre
d freifliessend (adj)

3372 FREE MOTION
f course *f* libre
i moto *m* libero
e carrera *f* libre, marcha *f* libre
d Freilauf *m*

FREE ON BOARD, see 3306

FREE PLAY, see 1601

3373 FREEZE-DRYING, lyophillization
f cryodessication *f*, lyophyllisation *f*
i liofilizzazione *f*
e secado por congelación *m*,
   liofilización *f*
d Gefriertrocknung *f*, Lyophyllisation *f*

3374 FREEZER, ice generator
f congélateur *m*
i congelatore *m*
e congelador *m*
d Eiserzeuger *m*, Eisgenerator *m*,
   Gefrierapparat *m*

3375 FREEZING
f surgélation *f*
i congelamento *m*, congelazione *f*
e congelación *f*
d Tiefkühlung *f*

3376 FREEZING MIXTURE
f mélange *m* réfrigérant
i miscela *f* frigorifera
e mezcla *f* frigorífica
d Gefriermischung *f*, Kältemischung *f*

3377 FREEZING POINT, point of
   congelation
f point *m* de congélation, température *f*
   de congélation
i punto *m* di congelazione

e punto *m* de congelación, punto *m* de solidificación
d Eispunkt *m*, Erstarrungspunkt *m*, Gefrierpunkt *m*

3378 FREEZING POINT DEPRESSION, freezing point lowering
f abaissement *m* du point de congélation
i abbassamento *m* del punto di congelamento
e rebajamiento *m* del punto de congelación
d Gefrierpunkterniederung *f*

FREEZING POINT LOWERING, see 3378

3379 FREIGHT, fr.
f cargaison *f*, fret *m*, marchandise transportée *f*, transport (par eau ou chemin de fer) *m*
i carico *m*, nolo *m*
e flete *m*
d Fracht *f*, Ladung *f*

3380 FREIGHT (CHARGES), freightage
f affrétage *m*, frais (mpl) de factage, frais (mpl) de transport
i spese (fpl) di vettura
e gastos (mpl) de transporte, gastos (mpl) de envío
d Frachtgeld *n*, Frachtkosten *pl*, Frachtspesen *pl*

FREIGHTAGE, see 3380

3381 FRENCH BLUE, ultra marine
f outremer *m*
i oltremarino *m*
e ultramar *m*
d L-ext. Blau 6 *n*, Ultramarin *n*

3382 FRENCH LAWN, Silesian lawn
f linon *m* de coton
i linone *f*, tela *f* di rensa
e linón *f*
d Linon *m*, Schleiertuch *n*

3383 FREQUENCY
f fréquence *f*
i frequenza *f*
e frecuencia *f*
d Frequenz *f*, Häufigkeit *f*

3384 FREQUENTLY REPEATED DOSES
f doses (fpl) rapprochées
i dosi (fpl) ravvicinati
e dosis (fpl) vecinas
d aneinanderfolgende Dosen (fpl)

FRESH PLANT TINCTURE, see 327

3385 FRESH WATER
f eau *f* douce
i acqua *f* dolce
e agua *f* dulce
d Süsswasser *n*

3386 FRETTING, wear and tear, wearing out
f usure *f*
i deperimento *m*, logorio *m*, usura *f*
e desgaste *m*, erosión *f*
d Abnutzung *f*, Verschleiss *m*

3387 FRIABILITY (TABLETS)
f friabilité *f*
i friabilità *f*
e friabilidad *f*
d Bröckligkeit *f*, Brüchigkeit *f*

FRICTION, see 674

3388 FRICTION CLUTCH
f embrayage *m* à friction
i innesto *m* a frizione
e acoplamiento *m* de fricción
d Reibungskupplung *f*

FRICTION COEFFICIENT, see 1684

3389 FRICTION GEAR, friction gearing
f engrenage *m* à friction
i rinvio *m* a frizione, tramissione *f* a frizione
e engranaje *m* de ruedas de fricción, transmisión *f* friccional
d Reibgetriebe *n*, Reibradgetriebe *n*, Reibungsgetriebe *n*

FRICTION GEARING, see 3389

3390 FRICTION STRENGTH, frictional resistance
f résistance *f* au frottement
i resistenza *f* all'attrito
e resistencia *f* a la abrasión, resistencia *f* al frote
d Abriebfestigkeit *f*

3391 FRICTION SURFACE
f surface *f* de frottement
i superficie *f* d'attrito
e superficie *f* de fricción, superficie *f* de frotamiento, superficie *f* de rozamiento
d Reibungsfläche *f*

3392 FRICTION WELDING
f soudage *m* par friction
i saldatura *f* per frizione
e soldadura *f* por fricción
d Reibungsschweissen *n*

FRICTIONAL RESISTANCE, see 3390

3393 FRICTIONLESS (adj)
f sans frottement
i privo d'attrito
e exento de fricción, sin fricción
d reibungsfrei (adj), reibungslos (adj)

3394 FRIED (adj)
f frit (adj)
i fritto (adj)
e frito (adj)
d gebraten (adj)

3395 FRINGE
f frange f
i frangia f
e fleco m, franja f
d Franse f

3396 FROG DOSIS
f dose f grenouille
i dose f rana
e dosis f rana
d Froschdosis f, F.D.

3397 FROG-UNIT
f unité f grenouille
i unità f rana
e unidad f rana
d Froscheinheit f

3398 FRONT FACE
f face f antérieure
i faccia f anteriore
e lado m anterior
d vordere Fläche f

3399 FRONT SHOE, top clamp plate
f plaque f supérieure (du moule)
i piastra f superiore di cassaforma
e placa f delantera del molde
d Aufspannkörper m (vorderer), Düsenflansch m, Düsenplatte f

3400 FROST
f givre m
i brina f
e escarcha f
d Reif m

FROSTED GLADD, see 4498

3401 FROSTING 1º
f dépolissage m (verre)
i appannatura f (di vetri), gelamento m, smerigliatura f
e deslustrado m
d Mattschleifen n

3402 FROSTING 2º, icing
f glaçage m (au sucre)
i zuccherutura f
e recubrimiento m con azúcar
d Glasur f

FROTH, see 3302

3403 FRUCTOSE, levulose
f fructose m, levulose m
i levulosio m
e fructosa f, levulosa f
d Fruktose f, Fruchtzucker m, Lävulose f

3404 FRUIT PRESS
f presse f à fruits
i pressa f per frutti
e prensa f frutas
d Fruchtpresse f

f.s.a., see 3093

F.T.C. intensity, see 2323

ft-lb, see 3333

FUCHSIN S, see 117

3405 FUEL INJECTOR, injection nozzle, injector nozzle, spraying nozzle
f injecteur m de carburant, injecteur m (tuyère), tuyère f d'injection
i iniettore m, polverizzatore m di combustibile, spruzzatore m
e inyector m (de chorro), tobera f de combustible, tobera f de inyección
d Einspritzdüse f, Spritzdüse f

3406 FULCRUM, hinge point, point of support
f point m d'appui, point m d'articulation
i fulero m, punto m d'appoggio
e punto m de apoyo, punto m de articulación, punto m de giro
d Gelenkpunkt m, Hebelpunkt m

3407 FULL DOSIS
f dose f complète
i dose f piena
e dosis f plena
d volle Dosis f

3408 FULL NARCOTIC DOSIS
f dose f anesthésique complète
i dose f anestesica piena
e dosis f anestésica plena
d vollnarkotische Dosis f

FULLER'S EARTH, see 153

3409 FULL-TIME
f plein-temps m
i tempo pieno m
e tiempo m pleno
d hauptamtliche Beschäftigung f, Vollbeschäftigung f

FUMES pl, see 3411

3410 FULMINIC ACID
f acide m fulminique, carbyloxime m
i acido m fulminico
e ácido m fulmínico
d Knallsäure f

3411 FUME, fumes pl, smoke
f fumée f
i esalazione f, fumi pl, fumo m
e humo m
d Qualm m, Rauch m

3412 FUME CUPBOARD, hood
f hotte f de laboratoire
i cappa f (di laboratorio)
e campana f de chiminea, caperuza f (de escape de gases)
d Abzug m für Abgase, Abzugsschrank m

3413 FUMING (adj), smoking (adj)
f fumant (adj)
i fumante (adj)
e humeante (adj)
d rauchend (adj)

3414 FUMING ACID
f acide m fumant
i acido m fumante
e ácido m fumante
d rauchende Säure f

3415 FUMING SULFURIC ACID, oleum, oleum vitrioli fumans
f acide sulfurique fumant m
i acido solforico fumante m, oleum m
e ácido sulfúrico fumante m
d Oleum n, rauchende Schwefelsäure f

FUNGICIDE (adj), see 500

3416 FUNGICIDE AGENT
f fongicide m
i antifungino m
e fungicida m
d Pilzmittel n, pilztötendes Mittel n

FUNGICIDE EFFECT, see 501

3417 FUNGUS, mushroom
f champignon m
i fungo m
e hongo m, seta f
d Pilz m

3418 FUNNEL
f entonnoir m
i imbuto m
e embudo m
d Trichter m

FUNNEL MILL, see 1870

FUR, see 992

3419 FURANCARBOXYLIC ACID, furoic acid, pyromucic acid
f acide m furanne-carboxylique, acide m furoïque, acide m pyromucique
i acido m furoico, acido m piromucico
e ácido m furóico, ácido m piromúcico
d Brenzschleimsäure f, Pyroschleimsäure f

3420 FURNACE TOP, throat (met)
f gueulard m
i bocca f del forno
e boca f de horno, cargadero m, tragante m
d Formöffnung f, Gicht f, Hochofengicht f

FURNISH, to, see 2288

3421 FURNISHER, supplier
f fournisseur m
i ditta fornitrice f, fornitore m
e proveedor m
d Lieferant m

FUROIC ACID, see 3419

FUSE (elec), see 2154

FUSEL OIL, see 3083

3422 FUSIBILITY
f fusibilité f
i fusibilità f
e fusibilidad f
d Schmelzbarkeit f

3423 FUSIBLE (adj)
f fusible (adj)
i fusibile (adj)
e fusible (adj)
d schmelzbar (adj)

3424 FUSING AGENT
f agent m de fusion
i agente m di fusione
e fundente m
d Flussmittel n, Schmelzmittel n, Zuschl

3425 FUSION, melting, smelt (met)
f fusion *f*
i fusione *f*
e fusión *f*
d Einschmelzen *n*, Fusion *f*, Schmelzen *n*

3426 FUSION POINT, melting point
f point *m* de fusion
i punto *m* di fusione
e punto *m* de fusión
d Fusionspunkt *m*, Schmelzpunkt *m*

G

GAGE, see 1241

3427 GAGE ROLLS, gageing rolls
f   cylindres (mpl) de calibrage
i   cilindri (mpl) calibratori
e   cilindros (mpl) de calibrado
d   Kalibrierwalzen (fpl)

GAGEING ROLLS, see 3427

gal., see 3430

3428 GALL TANNIN, gallotannic acid, nut gall tannin
f   acide m digallique, acide m gallotannique, acide m tannique
i   acido m tannico
e   ácido m di gálico, ácido m tánico
d   Gallengerbstoff m, Gerbsäure f

3429 GALLIC ACID
f   acide m gallique
i   acido m gallico
e   ácido m agálico, ácido m gálico
d   Gallussäure f, Trioxybenzoesäure f

3430 GALLON, gal.
f   gallon m
i   gallone m
e   galón m
d   Gallone f

GALLOTANNIC ACID, see 3428

3431 GALVANOMETER
f   galvanomètre m
i   galvanometro m
e   galvanómetro m
d   Galvanometer n

GAMUT OF COLO(U)RS, see 1749

3432 GANGLIOPLEGIC AGENT
f   ganglioplégique m
i   gangliopegico m
e   gangliopléjico m
d   Ganglienblocker m

3433 GAP
f   écartement m, espace m, interstice m, intervalle m
i   interstizio m, intervallo m, spazio m intermedio
e   intersticio m, intervalo m
d   Abstand m, Lücke f, Zwischenraum n

3434 GARGARISM, gargle
f   gargarisme (préparation pour) m
i   gargarismo m
e   gárgara f, gargarismo m
d   Gurgellösung f, Gurgelwasser n

GARGLE, see 3434

3435 GARNET (miner), grenat
f   grenat m
i   granato m
e   granate m
d   Granat m (miner)

3436 GAS
f   gaz m
i   gas m
e   gas m
d   Gas n

3437 GAS BLACK
f   noir m de fumée
i   nero m gas, nerofumo m da gas
e   negro m de humo de gas
d   Gasruss m

3438 GAS BLOW, gas bubble
f   bulle f de gaz, soufflure f
i   bolla f di gas
e   burbuja f de gas
d   Gasblase f

3439 GAS BLOWER
f   soufflerie f à gaz
i   soffiatrice f per gas
e   soplete m de gas
d   Gasgebläse n

GAS BUBBLE, see 3438

3440 GAS BURNER
f   brûleur m à gaz
i   becco m a gas, beccuccio m del gas
e   mechero m de gas, quemador m de gas
d   Gasbrenner m

3441 GAS CHROMATOGRAPHY
f   chromatographie f gazeuse
i   cromatografia f gassosa
e   cromatografía f gaseosa
d   Gaschromatographie f

3442 GAS CURRENT, gas flow
f   courant m de gaz
i   corrente f gassosa

e corriente *f* de gas
  d Gasstrom *m*

GAS EXHAUSTER, see 635

GAS FLOW, see 3442

3443 GAS INSTALLATION, gas supply
  f distribution *f* de gaz
  i approvvigionamento *m* di gaz
  e aprovisionamiento *m* de gas
  d Gasversorgung *f*

GAS LIBERATION, see 2253

3444 GAS METER
  f compteur *m* de gaz
  i contatore *m* del gas
  e contador *m* de gas
  d Gasuhr *f*, Gaszähler *m*

3445 GAS PURIFIER
  f épurateur *m* de gaz
  i depuratore *m* del gas
  e purificador *m* de gas
  d Gasreiniger *m*

3446 GAS RESIDU, residual gas
  f gaz *m* résiduel, résidu *m* gazeux
  i gas *m* residuo
  e gas *m* residual
  d Gasrest *m*, Restgas *n*

GAS SUPPLY, see 3443

3447 GAS VALVE
  f soupape *f* à gaz
  i valvola *f* di gas
  e válvula *f* de gas
  d Gasventil *n*

3448 GAS WASHER, scrubber
  f laveur *m* de gaz
  i decatramatore *m*, depuratore *m* del gas
  e lavador *m* de gas
  d Gaswaschapparat *m*, Gaswascher *m*

3449 GASEOUS (adj)
  f gazeux (adj)
  i gassoso (adj), gazoso (adj)
  e gaseoso (adj)
  d gasförmig (adj)

3450 GASEOUS BODY
  f corps *m* gazeux
  i corpo *m* gassoso
  e cuerpo *m* gaseoso, cuerpo *m* gaseiforme
  d gasförmiger Körper *m*

3451 GASEOUS PHASE, vapor phase
  f phase *f* gazeuse
  i fase *f* gassosa
  e fase *f* gaseosa
  d Dampfphase *f*, Gasphase *f*

3452 GASEOUS SOLUTION
  f solution gazeuse *f*
  i soluzione gassosa *f*
  e solución gaseosa *f*
  d Gaslösung *f*

3453 GASIFICATION
  f gazéification *f*
  i gassificazione *f*
  e gasificación *f*
  d Vergasen *n*, Vergasung *f*

3454 GASKET, packing $3°$
  f étoupage *m*, garniture *f* d'étanchéité, rondelle de joint *f*
  i guarnizione *f* premistoppa, rondella *f*
  e arandela *f*, empaquetadura *f*, guarnición *f*, junta *f*
  d Dichtung *f*, Dichtungsscheibe *f*

3455 GASKET RING, joint ring, packing ring
  f anneau *m* de garniture, anneau *m* de joint, rondelle *f* de joint
  i anello *m* di guarnizione, rondella *f* di giunto
  e anillo *m* de empaquetadura, arandela *f* de guarnición
  d Dichtungsring *m*, Dichtungsscheibe *f*

3456 GASOMETER
  f gazomètre *m*, réservoir *m* à gaz
  i gassometro *m*
  e gasómetro *m*
  d Gasbehälter *m*, Gasometer *m*

GASSING, see 1080

3457 GASTRIC JUICE
  f suc *m* gastrique
  i succo *m* gastrico
  e jugo *m* gástrico
  d Magensaft *m*

3458 GASTRIC SOLUBLE FILM
  f pellicule *f* gastrosoluble
  i pellicola *f* gastrosolubile
  e película *f* gastrosoluble
  d magenlöslicher Überzug *m*

3459 GATE (plast) (met), inlet
  f entonnoir *m* de coulée, gueule *f* du moule
  i bocca *f* di colata, foro *m* di colata

e canal *m* de colada, embudo *m* de colada, entrada *f* del moldeo
d Angussteg *m*, Eingusskanal *m*, Giessloch *n*

3460 GATE CUTTER
f coupe-carotte *m*, pince *f* à ébarber
i tronchetto *m* da sbavare
e tenazas (fpl) para desbarbar
d Abkneifzange *f*, Angussabschneider *m*

3461 GATE MARK
f trace *f* de la carotte
i marca *f* d'iniezione
e marca *f* de entrada
d Angusstelle *f*

3462 GATE VALVE, slide valve
f valve *f* à glissière, vanne *f* à tiroir
i valvola *f* a saracinesca
e válvula *f* de corredera, válvula *f* distribuidora
d Schieberventil *n*

GAUGE, to, see 1237

GAUGE, see 1241

GAUGE LINE, see 3100

3463 GAUGE PRESSURE
f pression *f* manométrique
i pressione *f* al manometro
e presión *f* manométrica
d Manometerdruck *m*

3464 GAUZE
f gaze *f*
i gazza *f*
e gasa *f*
d Gaze *f*, Mull *n*

3465 GEAR 1°, implements
f attirail *m*, outillage *m*
i arredi (mpl), attrezzo *m*
e herramientas (fpl), utensilios (mpl)
d Gerät *n*, Gerätschaft *f*, Handwerkzeug *n*

3466 GEAR 2°, toothed wheel work
f engrenage *m*
i ingranaggio *m*
e engranaje *m*
d Rädergetriebe *n*, Zahnradgetriebe *n*, Zahnräderwerk *n*

3467 GEAR 3° (transmission)
f transmission *f*, développement *m* (bicyclette), vitesse *f* (auto)
i moltiplica *f*, trasmissione *f*
e multiplicación *f*, transmisión *f*, velocidad *f* (auto)

d Gang *m*, Getriebe *n*, Übersetzung *f* (mec)

GEAR (WHEEL), see 1689

3468 GEAR BOX, gear case
f boîte *f* de vitesse (auto)
i cambio *m* di velocità (auto), scatola *f* degli ingranaggi
e caja *f* de velocidad (auto)
d Getriebegehäuse *n*, Getriebekasten *m*, Schaltgetriebe *n*, Wechselgetriebe *n*

GEAR CASE, see 3468

3469 GEAR DRIVE
f commande *f* par engrenage, transmission *f* par engrenage
i comando *m* ad ingranaggi
e transmisión *f* por engranaje
d Räderübersetzung *f*

3470 GEAR MOTOR
f moteur *m* à engrenage
i motore *m* a ingranaggi
e motor *m* de engranaje
d Getriebemotor *m*

3471 GEAR RATIO
f rapport de transmission, rapport *m* de vitesse
i rapporto *m* degli ingranaggi, rapporto *m* di trasmissione
e relación *f* de engranaje, relación *f* de transmisión
d Übersetzungsverhältnis *n*

3472 GEAR TRAIN, transmission gear
f multiplicateur *m*, train *m* d'engrainages
i demoltiplicatore *m*, ingranaggio *m* del cambio, pignone *m* demoltiplicato, treno *m* di ruote
e aparato *m* de transmisión, dispositivo *m* transmisor, engranaje *m*, mecanismo *m* de multiplicación, multiplicador *m*
d Übersetzungsgetriebe *n*

3473 GEIGER COUNTER
f compteur Geiger-Müller
i contatore *m* GEIGER
e contador *m* GEIGER
d Zählrohr *n*, Geiger-Zähler *m*

3474 GEISSLER TUBE, vacuum tube
f tube *m* à vide
i tubo *m* a vuoto
e tubo *m* de vacío
d Geisslersche Röhre *f*, Vakuumröhre *f*

3475 GEL
f gel *m*

i   gel *m*, coagulato *m* gelatinoso
e   gel *m*
d   Gel *n*

3476   GEL FILTRATION
f   filtration *f* sur gel
i   gel-filtrazione *f*
e   gel-filtración
d   Gel-Filtration *f*

3477   GEL STRENGTH
f   résistance *f* du gel
i   resistenza *f* del gel
e   resistencia *f* del gel
d   Gallertfestigkeit *f*

3478   GELATIN COATING
f   gélatinisation *f*
i   gelatinizzazione *f*, rivestimento *m* alla gelatina
e   cubierta *f* de gelatine, gelatinizado *m*, gelatinización *f*
d   Gelatinieren *n*, Gelatinierung *f*, Gelatin-Überziehung *f*

GELATINA, see 4100

3479   GELLED (adj)
f   gélifié (adj)
i   gelido (adj)
e   gelado (adj), helado (adj)
d   geliert (adj)

3480   GELLING
f   gélification *f*
i   gelificazione *f*
e   gelificación *f*
d   Gelbildung *f*, Gelierung *f*

3481   GELLING AGENT
f   agent *m* de prise
i   agente *m* gelizzante
e   agente *m* gelificante
d   Gelierungsmittel *n*

GELOSE, see 259

GENERATOR (elec), see 2702

3482   GENERIC NAME, non proprietary name, n.n.
f   dénomination *f* commune, nom *m* générique
i   denominazione *f* commune, nome *m* generico
e   denominación *f* común, nombre *m* genérico
d   Gattungsname *m*, Kurzbezeichnung *f*, Kurzname *m*

3483   GERM
f   germe *m*
i   germe *m*
e   germen *m*
d   Keim *m*

3484   GERM FREE ANIMAL, specific pathogen free animal
f   animal *m* axénique
i   animale *m* assenico
e   animal *m* axénico
d   S.P.F.-Tier *n*, keimfreies Tier *n*

GERMAN INDUSTRIAL STANDARD, see 2454

3485   GERMAN SILVER, nickel silver, packtong
f   argentan *m*, maillechort *m*
i   alpacca *f*, argentana *f*, argentone *m*, pacfong *m*
e   alfénido *m*, alpaca *f*, plata *f* de Alemania, plata *f* meneses
d   Argentan *n*, Neusilber *n*, Pakfong *n*

GERMANTOWN BLACK, see 911

3486   GERMICIDAL AGENT, germicide
f   germicide *m*
i   germicido *m*
e   germicida *f*
d   keimtötendes Mittel *n*

GERMICIDE, see 3486

3487   GESTAGENIC, progestative
f   progestatif *m*
i   luteoide *m*, progestanico *m*, progestativo *m*
e   progestágeno *m*
d   Progestativ-Präparat *n*

3488   GESTOR
f   gérant *m*
i   gerente *m*
e   gerente *m*
d   Geschäftsführer *m*

3489   GETTER
f   dégazeur *m*
i   degassatore *m*
e   desgasador *m*
d   Entgaser *m*

3490   GILDING, gold coating
f   dorure (des pilules) *f*
i   doratura (delle pillole) *f*
e   dorado (de las pildoras) *m*
d   Übergoldung *f*, Überziehen *n* mit Gold (Pillen), Vergoldung *f*

GINGILLI OIL, see 872

GIVE SUCH DOSES, see 2326

3491 GLACIAL ACETIC ACID
f acide *m* acétique glacial
i acido *m* acetico glaciale
e ácido *m* acético glacial
d Eisessig *m*, Eisessigsäure *f*

3492 GLASS BALL MILL
f broyeur *m* à billes de verre
i mulino *m* a palle di vetro
e molino *m* de bolas de vidrio
d Glaskugelmühle *f*

3493 GLASS BEAD
f bille *f* de verre, perle *f* de verre
i pallina *f* di vetro, perla *f* di vetro
e perla *f* de vidrio
d Glaskugel *f*, Glasperle *f*

3494 GLASS-BLOWER
f souffleur de verre *m*
i soffiatore del vetro *m*
e soplador de vidrio *m*, vidriero *m*
d Glasblaser *m*

3495 GLASS BLOWING
f soufflage du verre *m*
i soffiatura del vetro *f*
e soplado de vidrio *m*
d Glasblasen *n*

3496 GLASS CASE
f cage vitrée *f*
i gabbia vetrata *f*
e jaula de vidrio *f*
d Glaskasten *m*

3497 GLASS CLOTH, glass fabric
f tissu *m* de verre
i tessuto *m* di vetro
e tejido *m* de vidrio
d Glasgewebe *n*

GLASS DEFECT, see 943

GLASS FABRIC, see 3497

3498 GLASS FIBER
f fibre *f* de verre
i fibra *f* di vetro
e fibra *f* de vidrio
d Glasfaser *f*

3499 GLASS FILAMENT
f fil *m* de verre
i filato *m* di vetro
e filamento *m* de vidrio
d Glasfaden *m*

GLASS FILTER PUMP, see 306

3500 GLASS FRAGMENT, glass splinter
f éclat *m* de verre, fragment *m* de verre
i scheggia *f* di vetro
e astilla *f* de vidrio
d Glassplitter *m*

3501 GLASS GRINDING
f dépolissage *m* du verre
i smerigliatura *f* di vetro
e esmerilado *m* de vidrio, pulido *m* de vidrio
d Glasschliff *m*

3502 GLASS PACKING
f matière *f* de remplissage en verre
i vetro *m* (materiale *m* di riempimento di vetro)
e relleno *m* de vidrio
d Glassfüllkörper *m*

3503 GLASS PLATE
f plaque *f* de verre
i lastra *f* di vetro
e placa *f* de vidrio
d Glasscheibe *f*

3504 GLASS ROD
f baguette *f* de verre
i bacchetta *f* di vetro
e varilla *f* de vidrio
d Glasstab *m*, Glasstange *f*

3505 GLASS SHEET, pane of glass
f carreau *m*, vitre *m*
i lastra *f* di vetro
e placa *f* de vidrio
d Glasscheibe

GLASS SPLINTER, see 3500

3506 GLASS STOPPER, ground glass stopper, ground stopper
f bouchon de verre *m*, bouchon émeri *m*
i cappa a smeriglio *f*, tappo smerigliato *f*
e tapón esmerilado *m*
d eingeschliffener Stopfen *m*, eingeschliffener Stöpsel *m*, Glasstöpsel *m*, Schliffstopfen *m*

3507 GLASS TAP
f robinet *m* de verre
i rubinetto *m* di vetro
e llave *f* de vidrio
d Glashahn *m*

3508 GLASS TESTING
f essai *f* du verre
i prova *f* di vetro
e ensayo *m* de vidrio, prueba *f* de vidrio
d Glasprüfung *f*

3509 GLASS TUBE
f tube *m* de verre, tube *m* en verre
i tubo *m* di vetro
e tubo *m* de vidrio
d Glasröhre *f*

3510 GLASS-WARE
f verrerie *f*
i vetreria *f*
e vajilla de cristal *f*, cristaleria *f*
d Glasgerät *n*, Glasware *f*

3511 GLASS-WOOL
f laine *f* de verre
i lana *f* di vetro
e lana *f* de vidrio
d Glaswolle *f*

3512 GLAZE, to
f lisser (v), polir (v), satiner (v)
i brunire (v), lucidare (v), satinare (v)
e alisar (v), bruñir (v), pulir (v)
d glätten (v), polieren (v)

3513 GLAZE 1º
f vernissage *m*
i verniciatura *f*
e barnizado *m*
d Glasur *f*

GLAZE 2º, see 1088

3514 GLAZED (adj)
f verni ssé (adj)
i inverniciato (adj), verniciato (adj)
e barnizado (adj)
d lackiert (adj)

3515 GLAZED CALICO
f lustrine *f*
i calico *m* lucidato
e indiana *f* engomada, lustrina *f*, tela *f* engomada
d Glanzkattun *m*, Glanzleinwand *f*

3516 GLAZED PAPER
f papier *m* glacé
i carta *f* lucida
e papel *m* charolado, papel *m* satinado
d Glanzpapier *n*

GLAZED TILE, see 2696

3517 GLAZING
f satinage *m*, glacure *f*
i lucidatura *f*, smaltatura *f*
e satinado *m*
d Satinage *f*, Glasur *f*

3518 GLAZING COLOUR, transparent colour
f couleur *f* transparente
i colore *m* trasparente
e color *m* diáfano
d Lasurfarbe *f*

GLAZING ROLLS, see 1234

GLICERITIUM AMYLI, see 3532

3519 GLIDANT
f agent *m* de coulance (d'un granulé)
i scivolante *m*
e deslizante *m*
d Gleitmittel *n*

GLIDE, see 1537

3520 GLOBE
f cloche *f*, globe *m*, sphère *f*
i globo *m*
e campana *f*, globo *m*
d Glocke *f*, Kugel *f*

GLOBE VALVE, see 760

3521 GLOBULE
f globule *m*
i globulo *m*
e glóbulo *m*
d Globulus *m*, Kügelchen *n*

GLOD BROWN, see 909

3522 GLOSS, lustre
f brillant *m*, lustre *m*
i brillantezza *f*, lustro *m*
e brillo *m*, lustre *m*
d Glanz *m*

3523 GLOW DISCHARGE
f décharge *f* en lueur, effluve *m* électrique
i effetto *m* corona, scarica *f* con bagliore
e descarga *f* de efluvios
d Glimmentladung *f*

3524 D-GLUCARIC ACID, saccharic acid
f acide *m* saccharique
i acido *m* saccarico
e ácido *m* sacárico
d Zuckersäure *f*

GLUCOSE, see 742

GLUCOSE LIQUID, see 1995

3525 GLUE, to
f coller (v)

i incollare (v)
e encolar (v), pegar (v)
d kleben (v)

3526 GLUE, size (adhesive)
f apprêt *m*, colle *f*, empois *m*
i colla *f*, pasta *f*
e cola *f*, sisa *f*
d Leim *m*, Steife *f*

3527 GLUEING, gluing, sizing
f collage *m*
i collatura *f*, inbozzinatura *f*, incollatura *f*
e coladura *f*, encoladura *f*
d Leimung *f*, Schlichtung *f*

GLUING, see 3527

3528 GLUTARIC ACID, pyrotartaric acid
f acide *m* glutarique, acide *m* pyrotartrique
i acido *m* glutarico, acido *m* pirotartarico
e ácido *m* glutárico, ácido *m* pirotartárico
d Brenzweinsäure *f*, Glutarsäure *f*, Pyroweinsäure *f*

3529 GLUTEN
f colle *f* végétale, fibrine *f* végétale, gluten *m*, triticine *f*
i glutine *m*
e cola vegetal *f*, gluten *m*
d Gluten *n*, Kleber *m*, Pflanzenleim *m*, Tritzin *n*

3530 GLYCERIDE OF FATTY ACID
f glycéride d'acide gras *f*
i gliceride degli acidi grassi *m*
e gliceride de los ácidos grasos *m*
d Fettsäureglyzerinester *m*

3531 GLYCERINATED GELATIN
f gélatine *f* glycérinée
i gelatina *f* glicerinata
e gelatina *f* glicerinada
d Gelatinum glycerinatum

3532 GLYCERITE OF STARCH, gliceritium amyli, starch glycerite
f glycerolé d'amidon *m*
i glicerolato d'amido *m*
e glicerado de almidón *m*, glicerito de almidón *m*
d Glyzerinsalbe *f*, Unguentum glycerini *n*

3533 GLYCEROGELATIN
f glycérogélatine *f*
i glicerogelatina *f*
e glicerogelatina *f*
d Glyzerin-Gelatine-Masse

GLYCINE, see 387

GLYCOCOLL, see 387

3534 GLYCOCYAMINE, guanidineacetic acid
f acide *m* guanidino-acétique
i acido *m* guanidino-acetico
e ácido *m* guanidinacético
d Guanidoessigsäure *f*

3535 GNEISS
f gneiss *m*
i gneiss *m*
e gneis *m*, granito *m* veteado
d Gneis *m*

3536 GOAT'S THORN, gum tragacanth, hoggum, tragacanth
f adraganthe (gomme) *f*
i adragante *m*, gomma *f* dragante
e tragacanto *m*
d Tragant *n*, Tragantgummi *m*, Tragantha *n*

GOBLET, see 2121

3537 GOGLES
f lunettes (fpl) de protection
i occhiali (fpl) di protezione
e gafas (fpl) de protección
d Schutzbrille *f*

GOLDCOATING, see 3490

3538 GO-NO-GO JAUGE
f indicateur *m* tout ou rien
i indicatore *m* tutto-o-niente
e indicador *m* todo-o-nada
d Gut-Schlecht-Lehre *f*

3539 GOOCH-CRUCIBLE, Gooch-filter
f creuset *m* filtrant
i crogiuolo *m* filtrante di Gooch, setto *m* filtrante
e crisol *m* filtrante, crisol *m* de Gooch, filtro *m* de Gooch
d Filtertiegel *m*, Gooch-Tiegel *m*

GOOCH-FILTER, see 3539

3540 GOODS
f denrée *f*, marchandise *f*
i merce *f*
e mercadería *f*, mercancía *f*
d Güter (npl), Ware *f*

3541 GORGE
f cannelure *f*, creusure *f*, gorge *f*, rainure *f*
i gola *f*
e acanaladura *f*, desfiladero *m*, garganta *f*
d Furche *f*, Kehle *f*, Rille *f*, Rinne *f*

GOSSYPIUM DEPURATUM, see 41

GOVERNOR VALVE, see 2971

3542 GRADATION, graduation
f échelonnement *m*, graduation *f*
i graduazione *f*
e división *f* de la escala, escalonamiento *m*, graduación *m*
d Abstufung *f*, Skalenteilung *f*

GRADE, see 2258

3543 GRADIENT, incline
f gradient *m*
i gradiente *m*, rapporto *m* d'inclinazione
e gradiente *m*
d Gefälle *m*, Gradient *m*, Neigungsgrad *m*

GRADUAL (adj), see 1184

3544 GRADUATE (adj)
f diplomé (adj)
i laureato (adj)
e graduado (adj), licenciado (adj)
d diplomiert (adj)

3545 GRADUATED (adj)
f gradué (adj)
i graduato (adj)
e graduado (adj)
d graduiert (adj)

3546 GRADUATED CYLINDER, measuring glass
f cylindre *m* gradué, éprouvette *f* graduée
i cilindro *m* graduato, cilindro *m* di misura, provetta *f* graduata
e cilindro *m* graduado, probeta *f* graduada
d Messzylinder *m*

3547 GRADUATED FLASK, volumetric flask
f ballon *m* jaugé, ballon *m* de mesure, flacon *m* gradué
i pallone *m* graduato, pallone *m* tarato
e frasco *m* graduado, matraz *m* graduado
d Messkolben *m*

3548 GRADUATED PIPETTE
f pipette *f* graduée
i pipetta *f* graduata
e pipeta *f* graduada
d Messpipette *f*

3549 GRADUATED SCALE
f échelle *f* de graduation
i scala *f* di graduazione
e escala *f* de graduación
d Einstellskala *f*

GRADUATION, see 3542

3550 GRADUATION MARK
f trait *m* de graduation
i marca *f* di graduazione
e raya *f* de graduación
d Teilstrich *m*

GRAIN, see 1991

3551 GRAIN OIL
f huile *f* de fusel
i fuselöl *m*
e aceite *m* de fusel
d roher Gährungsanylalkohol *m*

3552 GRAM MOLECULE, mol(e)
f masse *f* moléculaire, molécule-gramme *f*
i grammo-molecola *f*
e gramo molecula *m*, mol *m*
d Grammol *n*, Grammolekül *n*, Mol *n*

3553 GRAMMOLECULAR VOLUME, molar volume
f volume *m* moléculaire
i volume *m* molecolare
e volumen *m* molécular
d Molvolumen *n*

3554 GRAMMOMOLECULAR WEIGHT, molar weight
f poids *m* gramme-molécule
i peso *m* grammolecolare
e peso *m* molar
d Molgewicht *n*

3555 GRANT A PATENT, to
f accorder un brevet
i concedere un brevetto
e conceder una patenta
d ein Patent erteilen

3556 GRANULAR (adj), gritty (adj), pebby (adj)
f granuleux (adj), grenu (adj)
i granoso (adj), granuloso (adj)
e graneado (adj), granoso (adj)
d körnig (adj)

3557 GRANULAR EFFERVESCENT SALT
f granulé m effervescent
i granulato m effervescente
e granulado m efervescente
d Brausegranulat n

3558 GRANULATE
f granulé m
i granulato m
e granulado m
d Granulat n

3559 GRANULATED (adj)
f granulé (adj)
i granulato (adj)
e granulado (adj)
d granuliert (adj)

GRANULATED SUGAR, see 2113

3560 GRANULATION
f granulation f
i granulazione f
e granulación f
d Granulierung f, Kornbildung f, Körnung f

3561 GRANULE
f granule m
i granulo m
e gránulo m
d Körnchen n

3562 GRANULOMETRY, sieve analysis
f granulométrie f
i analisi f al setaccio
e análisis f granulométrica
d Granulometrie f, Siebanalyse f

3563 GRAPE SEED OIL
f huile f de graines de raisin
i olio m di vinaccioli
e aceite m de pepitas de uva
d Drusenöl n, Traubenkernöl n, Weinkernöl n

GRAPE SUGAR, see 742

3564 GRAPH
f courbe f, graphique m
i grafico m
e curva f, representación f gráfica
d graphische Darstellung f, Kurve f

GRAPHIC FORMULA, see 1911

3565 GRAPHITE, black lead
f graphite m, plombagine f
i grafite f, piombaggine f
e grafito m, plombagina f
d Eisengraphit m, Garschaum m, Graphit m

3566 GRATER
f grattoir m, râpe f
i grattuggia f, raschietto m
e frotador m, rallador m, raspador m
d Reibe f, Reibeisen n

3567 GRATING 1º
f grattage m
i raschiatura f
e fricción f, rozamiento m
d Reiben n, Reibung f

3568 GRATING 2º
f quadrillage m, réseau m
i reticolo m
e retículo m, trama f
d Raster m

3569 GRAVIMETRY
f gravimétrie f
i gravimetria f
e gravimétria f, análisis m ponderal
d gravimetrische Bestimmung f, Gewichtsanalyse f

3570 GRAVITATION
f gravitation f
i gravitazione f
e gravitación f
d Schwerkraft f, Gravitation f

3571 GRAVITY CLOSING
f fermeture f par gravité
i chiusura f a gravità
e cierre m por gravedad
d Schliessen n durch Schwerkraft

3572 GRAVITY FEED
f alimentation f par gravité
i alimentazione f a gravità
e alimentación f por gravidad
d Gefällezuführung f

GREASE, see 3053

3573 GREASINESS
f onctuosité f
i untuosità f
e untuosidad f
d Schmierigkeit f

3574 GREASY FILM, oil film
f pellicule graisseuse f
i velo d'olio m
e capa de grasa f
d Fettschicht f

3575 GREAVES
f cretons (mpl), rillons (mpl)
i ciccioli (mpl), gambale m, siccioli (mpl)

e chicharrones (mpl)
d Griebe *f*

3576 GREEN (adj)
f vert (adj)
i verde (adj)
e verde (adj)
d grün (adj)

3577 GREEN VITRIOL, iron sulfate
f sulfate *m* de fer
i sulfato *m* di ferro
e sulfato *m* de hierro, vitriolo *m* verde
d Eisenvitriol *n*, Eisensulfat *n*

GREENLAND SPAR, see 2110

GRENAT, see 3435

3578 GREYISH (adj)
f grisâtre (adj)
i grigiastro (adj)
e grisaceo (adj), pardusco (adj)
d graustichig (adj)

3579 GRID
f plaque *f* isolante, grille *f*
i griglia *f*, placca *f* isolante
e parrilla *f* aislante, reja *f*
d Gitter *n*, Rost *m*

3580 GRIND CURRENT
f courant *m* de grille
i corrente *f* di griglia
e corriente *f* de rejilla
d Gitterstrom *m*

3581 GRINDABLE (adj)
f triturable (adj)
i triturabile (adj)
e triturable (adj)
d verreibbar (adj), zerreibbar (adj)

GRINDING, see 2106

3582 GRINDING CHAMBER
f cuve de broyage *f*
i camera di macinazione *f*
e cámara de quebrantadura *f*
d Brechkammer *f*

3583 GRINDING ELEMENT
f élément *m* broyeur
i corpo *m* macinante
e elemento *m* de molienda
d Mahlkörper *m*

3584 GRINDING MACHINE
f meuleuse *f*, machine *f* à rectifier
i molatrice *f*, rettificatrice *f*
e afiladora *f*, rectificadora *f*
d Schleifmaschine *f*

GRINDING MATERIAL, see 17

GRINDING PAPER, see 23

3585 GRINDING SURFACE
f surface *f* de friction
i superficie *f* di frizione
e superficie *f* de fricción
d Mahlfläche *f*

3586 GRINDSTONE
f meule *f* à aiguiser, pierre *f* à affûter, pierre *f* à aiguiser
i macina *f* da mulino, mola *f*, pietra *f* da affilare
e muela *f* de afilar, piedra *f* de amolar
d Schleifscheibe *f*, Schleifstein *m*

3587 GRIP, hold
f poignée *f*
i manico *m*, morsetto *m*
e manubrio *m*, puño *m*
d Griff *m*, Handgriff *m*

3588 GRIPPER
f grappin *m*, griffe *f*, pince *f*
i grappa *f*, griffa *f*, pinza *f*
e cuchara *f* de mordazas
d Greifer *m*

GRIPPING FORCE, see 191

3589 GRIT (SUGAR)
f sucre-semoule *m*
i zucchero *m* semolato
e azúcar *m* semolado
d Griess *n*

GRITTY (adj), see 3556

3590 GRITTY OINTMENT
f pommade *f* sabloneuse
i pomata *f* "sabbiosa"
e ungüento *m* "arenoso"
d sandige Salbe *f*

3591 GROOVE
f cannelure *f*, creux *m* (d'une vis), gorge *m* (mec), rainure *f*, sillon *m*
i gola *f*, incastra *f*, incavo *m*, rigatura *f*, solco *m*, stozzatura *f* (mec)
e acanaladura *f*, engargoladura *f*, estría *f*, gárgol *m*, ranura *f*
d Aushöhlung *f*, Falz *m*, Nut *f*, Rille *f*, Vertiefung *f*

GROOVED (adj), see 3291

3592 GROOVING MACHINE
f machine f à rainurer
i macchina f rigatrice, scanalatrice f
e ranuradora f
d Nutmaschine f, Riffelmaschine f

3593 GROOVING PLANE, quirk 3°
f rabot m moulure
i pialla f per femmine
e juntera f, moldurera f
d Nuthobel f

3594 GROSS WEIGHT
f poids brut m
i peso lordo m
e peso bruto m
d Bruttogewicht n

3595 GROUND, soil
f sol m
i suolo m
e suelo m
d (Erd)boden m, Grund m

3596 GROUND COLO(U)R, priming colo(u)r
f première couche f (couleur)
i colore m di fondo
e color m de fondo
d Grundfarbe f, Grundierungsfarbe f

GROUND GLASS STOPPER, see 3504

GROUND STOPPER, see 3504

3597 GROUNDMASS
f masse f fondamentale, masse f de base
i massa f di base
e masa f de base
d Grundmasse f

GROUNDNUT OIL, see 571

GROUP, see 1766

3598 GROUPING, joint cargo
f groupage m, groupement m
i aggruppamento m, raggruppamento f
e agrupación f, envío m agrupado
d Gruppierung f, Sammelladung f

3599 GRUB SCREW
f cheville f taraudée, vis f sans tête
i grano m, spina f filettata, vite f senza testa
e espiga f roscada, pitón m roscado, varilla f roscada
d Gewindestift m

3600 GRUFF
f débris m, résidus grossiers m
i residuo m
e remanente m, residuo m
d grober Rückstand m (beim Sieben)

3601 GRUMOSE (adj), grumous (adj)
f grumeleux (adj)
i grumoso (adj)
e grumoso (adj)
d dick (adj), geronnen (adj), klumpig (adj)

GRUMOUS (adj), see 3601

3602 GUAIACUM RESIN
f résine f de gaïac
i resina f di guaiaco
e resina f de guayaco
d Guajakharz n

GUANIDINEACETIC ACID, see 3534

GUAR FLOUR, see 786

GUAR GUM, see 786

3603 GUARANTEE, guaranty, warranty
f garantie f
i garanzia f
e garantía f
d Garantie f, Gewähr f, Gewährleistung f, Gewährschaft f

3604 GUARANTEE CERTIFICATE
f certificat m de garantie
i certificato m di garanzia
e boletín m de garantía, hoja f de garantía
d Garantieschein m, Garantiezeugnis n

GUARANTY, see 3603

3605 GUARD PLATE
f plaque f de garde
i piastra f di protezione
e chapa f protectora
d Schutzplatte f, Schutzblech n

3606 GUARD RAIL, guide rail
f rail m de guidage
i asta f di guida, controrotaia f
e controcarril m, riel m de deslizamiento, riel m de guía
d Gleitschiene f

3607 GUDGEON, trunnion
f cheville f, pivot m, tenon m
i gambo m di cilindro, perno m di articolazione, spinotto m, tappo m, turacciolo m, zaffo m

e cuña *f*, espiga *f*, gorrón *m*, muñon *m*, pivote *m*, rosca *f* prisoniera, tarugo *m*, tirrión *m*
d Bolzen *m*, Stift *m*, Zapfen *m*

3608 GUIDE
f guide *m*
i guida *f*, slitta *f*
e guía *f*
d Führung *f*

3609 GUIDE BUSHING
f manchon *m* guide
i boccola *m* di guida
e casquillo *m* de guía, manguito *m* de guía
d Führungsbüchse *f*

GUIDE PIN, see 2607

3610 GUIDE ROLL
f rouleau *m* guide
i rullo *m* di guida
e rodillo *m* guía
d Leitwalze *f*

GUILLOTINE, see 2095

3611 GUILLOTINE CUTTER
f couteau *m* à guillotine, massicot *m*
i taglierina *f*
e cortadora *f*
d Hackmaschine *f*

3612 GUINEA PIG, Cavia cobaya
f cobaye *m*, cochon *m* d'Inde
i cavia *f*, porcellino *m* d'India
e cabayo *m*, conejillo *m* de Indias, curiel *m*, cuy (amer) *m*
d Meerschweinchen *n*

3613 GUM
f gomme *f*
i gomma *f*
e goma *f*
d Gummi *m*, Harz *n*

GUM COPAL, see 467

GUM CYAMOPSIS, see 786

3614 GUM LACQUER, resin varnish
f vernis *m* à la colophane
i vernice *f* sintetica
e barniz *m* de colofonia
d Harzesterlack *m*, Kolophoniumlack *m*

3615 GUM MASTIK, lentisk gum, mastic, mastic gum, resina lentisci
f enduit *m*, mastic *m*, résine *f* de mastic
i gomma *f* mastice, mastice *f*
e almáciga *f*, masilla *f*, mastique *f*
d Gummi *n* mastix, Kitt *m*, Mastix *m*, Mastixharz *n*, Resina *f* lentisci, Resina *f* mastix

3616 GUM RESIN, rubber gum
f gomme-résine *f*
i gommaresina *f*
e gomorresina *f*
d Gummiharz *n*, Schleimharz *n*

3617 GUM THUS, turpentine
f essence *f* de térébenthine, térébenthine *f*
i essenza *f* di trementina
e esencia *f* de trementina, terebentina *f*, trementina *f*
d Terpentin *n*

GUM THUS OIL, see 2846

GUM TRAGACANTH, see 3536

GUM-ANIME, see 467

3618 GUMMING, resinification
f résinification *f*
i resinificazione *f*
e resinificación *f*
d Verharzung *f*

3619 GUMMY (adj)
f gommeux (adj)
i gommoso (adj)
e gomoso (adj)
d harzflüssig (adj)

GUNNY CLOTH, see 1156

3620 GUT
f boyau *m*
i budello *m*
e tripa *f*
d Darm *m*, Gedärme *n*

3621 GUTTAPERCHA
f gutta-percha *f*
i guttaperca *f*
e gutapercha *f*
d Guttaperche *f*

GUTTATIM, see 1185

3622 GUTTER, sink
f déversoir *m*, évier *m*
i acquaio *m*
e canalón *m*, fregadero *m*, lavoplatos *m*, vertedero *m*
d Abguss *m*, Ausguss *m*, Gusstein *m*

GUTTER PIECE, see 2486

3623 GYPSUM, plaster of Paris
f gypse *m*, plâtre *m*
i gesso *m*
e estuco *m*, yeso *m*
d Gips *m*, Parisergips *n*

H

3624 HABITUATION
f accoutumance *f*, assuétude *f*
i assuefazione *f*
e acostumbramiento *m*, habituación *f*
d Gewöhnung *f*

3625 HACKLING
f cardage *m*, sérancage *m*
i pettinatura *f*
e peinaje *m*, rastrillaje *m*
d Hechelung *f*

HACKLING MACHINE, see 1764

3626 H(A)EMATINIC
f antianémique *m*
i antianemico *m*
e antianémico *m*
d antianämisch (adj)

3627 HAIR HYGROMETER
f hygromètre à cheveux *m*
i igrometro a capello *m*
e hygrómetro capilar *m*
d Haarhygrometer *m*

3628 HAIR-LINE CRACK, streck
f fissure *f* capillaire
i screpolatura *f* capillare
e grieta *f* capilar, hendidura *f* capilar, rajadura *f* capilar
d Haarriss *m*, Kapillarriss *m*

3629 HAIR LOTION, hair tonic, hair wash
f lotion *f* capillaire
i lozione *f* capillare, lozione *f* per capelli
e loción *f* capilar
d Haarwasser *n*

3630 HAIR-SPRING
f ressort *m* en spirale, spirale *f*
i molla *f* spirale, spirale *m*
e resorte *m* espiral
d Spiralfeder *f*, Uhrfeder *f*

HAIR TONIC, see 3629

HAIR WASH, see 3629

3631 HAKE BOX, heck box, jack (tex)
f giette *f*, plot *m* de guidage
i guidafili *m* scorrevole
e carro *m*
d Führer *m* (tex), Gangführer *m*, Katze *f* 1⁰

3632 HALF-COOLED (adj)
f à demi-refroidi (adj)
i semiraffreddato (adj)
e semienfriado (adj)
d halb erkaltet (adj)

3633 HALF-FINISHED GOODS, semi-firished goods, semi-finished product
f demi-produit *m*, produit *m* à demi fini
i prodotto *m* semilavorato, semilavorato *m*
e producto *m* semiacobado
d Halberzeugnis *n*, Halbfabrikat *m*

3634 HALF-LIFE (VALUE), period of decay
f demi-vie *f*, période *f* de radio-activité
i periodo *m* di disintegrazione (fis atom), semiperiodo *m* (fis atom), semivita *f*
e semiperíodo *m* de vida, semi-vida *f*
d Halbleben *n*, Halbwertzeit *f*, Halbzeit *f*

3635 HALIDE
f halogénure *m*
i alogenuro *m*
e halogenuro *m*, haluro *m*
d Halogenid *n*, Halogenür *n*

3636 HALIFICATION, salt formation
f salification *f*
i alogenizzazione *f*
e formación *m* de sal
d Salzbildung *f*

HALL-MARK, see 1430

3637 HALLUCINOGEN
f hallucinogène *m*
i allucinogeno *m*
e alucinatozio
d Halluzinogen

3638 HALOGEN
f halogène *m*
i alogeno *m*
e halógeno *m*
d Halogen *n*, Salzbildner *m*

3639 HALOGENATED RUBBER
f caoutchouc *m* chloré
i caucciù al cloro, gomma *f* al cloro

3640 HAL- 228

e caucho *m* clorado
d Chlorkautschuk *m*

3640 HALOMETRY
f halométrie *f*
i alometria *f*
e halometría *f*
d Halometrie *f*, Salzgehaltbestimmung *f*

3641 HAMMER
f marteau *m*
i martello *m*
e martillo *m*
d Hammer *m*

3642 HAMMER MILL
f broyeur *m* à marteau
i frantoio *m* a martelli
e molino *m* de martillos, quebrantador *m* de martillos
d Hammermühle *f*

HAMPER, see 801

3643 HAMSTER (zool)
f hamster *m* (zool)
i criceto *m* (zool)
e hámster (zool) *m*
d Hamster (zool) *m*

3644 HAND LAY-UP MOLDING
f moulage *m* à la main
i spalmatura *f* a mano
e molde *m* a mano
d Handaufbauverfahren *n*

3645 HAND MILL
f broyeur à main *m*, moulin à main *m*
i molino *m* a mano
e molino *m* de mano
d Handmühle *f*

3646 HAND MOLD
f moule *m* à la main
i stampo *m* a mano
e molde *m* manual
d Handform *f* (plast)

3647 HAND PRESS
f presse *f* à bras, presse *f* à main
i strettoio *m* a mano
e prensa *f* de mano
d Handpresse *f*

3648 HAND SCALE
f balance *f* à main
i bilancia *f* a mano
e balanza *f* de mano
d Handwaage *f*

3649 HAND VALVE, manoeuvering valve, top gas valve
f soupape *f* de manoeuvre
i valvola *f* di manovra
e válvula *f* de maniobra
d Manövrierventil *n*

HANDBILL (pub), see 3317

(A) HANDFUL OF HERB, see 4451

3650 HANDGRIP, handhold, handle
f manche *m*, manette *f*
i leva *f*, manico *m*, manovella *f*
e manecilla *f*, mango *m*, manivela *f*, manija *f*
d Griff *m*, Halter *m*, Handgriff *m*, Handkurbel *f*

HANDHOLD, see 3650

HANDLE, see 3650

3651 HANDLING, management 1º, manipulation, working
f maniement *m*, manipulation *f*, manutention *f*
i maneggio *m*, manipolazione *f*
e manejo *m*, manipulación *f*
d Handhabung *f*

3652 HANDWHEEL
f volant *m* à main
i volantino *m* a mano
e volante *m* de mano
d Bedienungsrad *n*, Handrad *n*, Schaltrad *n*

3653 HANK, skein
f écheveau *m*, échevette *f*, manoque *f* de fil
i matassa *f*, matasina *f*
e madeja *f*
d Docke *f*, Strähn *m*, Strang *m*

3654 HARD
f dur (adj)
i duro (adj)
e duro (adj)
d hart (adj)

3655 HARD CAPSULE
f capsule *f* dure
i capsula *f* dura
e cápsula *f* dura
d harte Kapsel *f*

3656 HARD FAT, solid fat
f graisse *f* dure
i grasso *m* solido

e manteca *f* endurecida
d Adeps induratus *n*, Adeps solidus *n*, Hartfett *n*

3657 HARD FLOW, stiff flow
f fluidité *f* basse
i fluidità *f* bassa
e fluidez *f* baja
d harter Fluss *m*

3658 HARD GLASS, hardened glass, tempered glass, toughened glass
f verre durci *m*, verre trempé *m*
i vetro temprato *m*
e vidrio duro *m*, vidrio *m* templado
d abgeschrecktes Glas *n*, gehärtetes Glas *n*, Hartglas *n*, Sicherheitsglas *n*

3659 HARD PARAFFIN, paraffin wax, paraffinum, paraffinum durum
f cire *f* de paraffine, paraffine *f*
i cera *f* artificiale, paraffina *f* solida
e parafina *f*, parafina *f* dura, parafina *f* solida
d Erdwachs *n*, Hartparaffin *n*, Paraffinum durum, Paraffin *n*

HARD RUBBER, see 2713

3660 HARD WATER
f eau *f* dure
i acqua *f* dura
e agua *f* dura
d hartes Wasser *n*

3661 HARDEN, to
f durcir (v), tremper (v)
i indurire (v), temperare (v)
e endurecer (v)
d erhärten (v), härten (v)

HARDENED GLASS, see 3658

3662 HARDENED RESIN
f résine *f* durcie
i resina *f* indurita
e resina *f* dura, resina *f* endurecida
d Hartharz *n*

3663 HARDENER
f durcisseur *m*
i induritore *m*
e endurecedor *m*
d Härtemittel *n*, Härter *m*

3664 HARDENING BOILER
f bassin *m* de trempe
i caldaia *f* di tempera
e pila *f* para templar
d Härtekessel *m*

3665 HARDENING RESINS
f résines (fpl) thermodurcissables
i resine (fpl) termoindurenti
e resinas (fpl) termoendurables
d härtbare Harze (npl)

3666 HARDNESS
f dureté *f*
i durezza *f*
e dureza *f*
d Härte *f*

3667 HARDNESS TEST
f essai *m* de dureté
i prova *f* di durezza
e ensayo *m* de la dureza, ensayo *m* esclerométrico
d Härteprobe *f*, Härteprüfung *f*

HARDNESS TESTER, see 2688

HARDOMETER, see 2688

3668 HARDWARE, ironmongery, steelgoods
f quincaillerie *f*
i ferramenta *f*
e quincalla *f*
d Stahlwaren (fpl)

HARM, see 2177

3669 HARMLESS (adj), innocuous (adj), safe (adj)
f anodin (adj), inoffensif (adj)
i innocuo (adj), inoffensivo (adj)
e innocuo (adj), inofensivo (adj)
d harmlos (adj), unschädlich (adj)

HARSH (TASTE), see 103

HASTENING, see 72

3670 HATCH, hatchway
f écoutille *f*, panneau *m*
i boccaporto *m*, portello *m*
e escotilla *f*, tragaluz *m*
d Luke *f*

3671 HATCHER, meat chopper, mincer, mincing machine
f hachoir *m* à viande
i tritacarne *f*
e picadora *f* de carne
d Fleischwolf *m*

HATCHWAY, see 3670

3672 HAUL-OFF, take-away, take-off
f dispositif *m* de réception

i dispositivo *m* di toglimento
e instalación *m* de recepción
d Abnahmevorrichtung *f*

HAUL-OFF ROLL, see 2617

HAZARD, see 2186

3673 HAZE
f brume *f*, trouble *m*
i bruma *f*, turbamento *m*
e bruma *f*, turbia *f*
d Dunst *m*, Trübung *f* Unklarheit *f*

3674 HAZELNUT OIL
f huile *f* de noisette
i olio *m* d'avellano, olio *m* di nocciuolo
e aceite *m* de avellana
d Haselnussöl *n*, Oleum *n* Coryli

h.d., see 649

3675 HEAD
f tête *f*
i testa *f*
e cabeza *f*, cabezal *m*
d Kopf *m*

3676 HEAD DROP DOSIS
f dose *f* curarisante
i dose *f* "caduta *f* del capo"
e dosis *f* "caída de la cabeza"
d Kopfsturzdosis *f*

3677 HEADER
f tube collecteur *m*
i tubo collettore *m*
e colector *m* de tubos, tubo *m* colector
d Sammelrinne *f*, Sammelrohr *n*, Sammelstück *n*

HEALING, see 2132

3678 HEALTH
f santé *f*
i sanità *f*
e salud *f*
d Gesundheit *f*

3679 HEALTH HAZARD
f danger *m* pour la santé
i pericolo *m* per salute
e riesgo *m* para la salud
d gesundheitliche Gefahr *f*

3680 HEALTHINESS, salubrity
f salubrité *f*
i salubrità *f*
e salubridad *f* sanidad *f*
d Heilsamkeit *f*

3681 HEAP, mound
f amas *m*, monceau *m*, tas *m*
i ammasso *m*, mucchio *m*
e montón *m*
d Haufen *m*, Hügel *m*

HEART OUTPUT, see 1309

3682 HEAT, to
f chauffer (v), réchauffer (v)
i riscaldare (v), roventare (v), scaldare (v)
e calentar (v)
d erhitzen (v)

3683 HEAT
f chaleur *f*
i calore *m*
e calor *m*
d Hitze *m*, Wärme *m*

3684 HEAT ABSORPTION
f absorption *f* de chaleur
i assorbimento *m* di calore
e absorción *f* del calor
d Wärmeabsorption *f*

3685 HEAT CAPACITY, thermal capacity
f capacité *f* calorifique
i capacità *f* termica
e capacidad *f* calorífica
d Wärmeinhalt *m*, Wärmekapazität *f*

3686 HEAT EFFECT
f effet *m* calorifique
i effetto *m* calorifico
e efecto *m* calorífico
d Wärmeeffekt *m*

3687 HEAT EXCHANGER, heat regenerator
f échangeur *m* de chaleur
i scambiatore *m* di calore
e cambiador *m* de calor
d Wärmeaustauscher *m*

3688 HEAT EXPANSION, thermal expansion
f dilatation à la chaleur *f*, dilatation thermique *f*
i dilatazione termica *f*
e dilatación térmica *f*
d Wärmeausdehnung *f*, Wärmedehnung *f*

3689 HEAT LOSS, heat waste
f perte *f* de chaleur
i perdita *f* al fuoco, perdita *f* calorica
e pérdida *f* de calor
d Wärmeverlust *m*

3690 HEAT OF COMBUSTION
f chaleur *f* de combustion
i calore *m* di combustione
e calor *m* de combustión
d Verbrennungswärme *f*

3691 HEAT OF DISSOCIATION
f chaleur *f* de dissociation
i calore *m* di dissociazione
e calor *m* de disociación
d Dissoziationswärme *f*

3692 HEAT RAY
f rayon *m* thermique
i raggio *m* termico
e rayo *m* de calor, rayo *m* térmico
d Wärmestrahl *m*

HEAT REGENERATOR, see 3687

3693 HEAT RESISTANCE, warm resistance
f résistance *f* à la chaleur
i resistenza *f* al caldo, resistenza *f* al calore, resistenza *f* al fuoco
e resistencia *f* al calor
d Wärmebeständigkeit *f*, Wärmefestigkeit *f*

3694 HEAT SEALING, hot sealing
f scellement *m* à chaud
i sigillatura *f* a caldo
e sellado *m* en caliente
d Heissiegeln *n*

3695 HEAT STERILIZATION
f stérilisation *f* thermique
i sterilizzazione *f* col calore
e esterilización *f* por calor, esterilización *f* térmica
d Hitzesterilisation *f*

3696 HEAT TRANSFER, thermal transmission
f transfert *m* de chaleur, transmission *f* de chaleur
i trasferimento *m* di calore, trasmissione *f* di calore
e transmisión *f* calórica, transmisión *f* de calor, transporte *m* térmico
d Wärmedurchgang *m*, Wärmeübergang *m*

HEAT WASTE, see 3689

3697 HEAT-CONDUCTIBILITY, heat-conductivity, thermal conductivity
f conductibilité *f* calorifique, conductivité *f* thermique
i conducibilità *f* termica, conduttività *f* termica
e conductibilidad *f* térmica
d Wärmeleitfähigkeit *f*, Wärmeleitungsvermögen *n*

HEAT-CONDUCTIVITY, see 3697

3698 HEATED (adj), warmed (adj)
f chauffé (adj), rechauffé (adj)
i riscaldato (adj), scaldato (adj)
e calentado (adj)
d erwärmt (adj)

3699 HEATED TOOL WELDING
f soudage *m* à chaud par conduction
i saldatura *m* con utensilo caldo
e soldadura *f* con elemento de calefacción
d Heizelementschweissen *n*

3700 HEATED WEDGE WELDING
f soudage *m* à panne chauffante
i saldatura *f* con cuneo caldo
e soldadura *f* con cuña caliente
d Heizkeilschweissen *n*

3701 HEATING, warming
f chauffage *m*, réchauffement *m*
i riscaldamento *m*
e calefacción *f*, calentamiento *m*
d Erhitzung *f*, Erwärmung *f*

3702 HEATING CHANNEL, heating passage
f canal *m* de chauffage
i canale *m* di riscaldamento
e canal *m* de calefacción
d Heizkanal *m*

3703 HEATING COIL
f serpentin *m* réchauffeur
i serpentino *m* di riscaldamento
e serpentín *m* de calefacción
d Heizschlange *f*

3704 HEATING FURNACE
f four *m* à recuire
i forno *m* di ricottura, forno *m* d'arroventamento
e horno *m* para recocer, horno *m* de revenir
d Glühofen *m*

3705 HEATING INSTALLATION
f installation *f* de chauffage
i impianto *m* di riscaldamento, installazione *f* termica
e instalación *f* calorífera, instalación *f* calorífica, instalación *f* para calefacción *n*
d Heizungsanlage *f*

3706 HEATING JAW
f mâchoire *f* chauffante
i ganascia *f* riscaldatrice
e mandíbula *f* calefaciente
d Heizbacke *f*

HEATING PASSAGE, see 3702

3707 HEATING SPIRAL
f spirale *f* de chauffage
i spirale *f* di riscaldamento
e aspiral *f* de calefacción
d Heizspirale *f*

3708 HEATING UNIT
f élément *m* de chauffage
i elemento *m* di riscaldamento, gruppo *m* di riscaldamento
e elemento *m* de calefacción, elemento *m* térmico
d Heizelement *n*

3709 HEAT-RESISTING (adj)
f résistant à la chaleur *m*
i resistente al calore *m*
e resistente al calor *m*
d hitzebeständig (adj)

3710 HEAVY (adj)
f lourd (adj)
i pesante (adj)
e pesado (adj)
d schwer (adj)

HEAVY HYDROGEN, see 2375

3711 HEAVY LIQUID PETROLATUM, liquid paraffin, petrolatum liquidum, white mineral oil
f huile *f* de paraffine, huile *f* de vaseline, listose *f*, minéraloxine *f*, paraffine *f* liquide, vaseline *f* liquide
i paraffina *f* liquida, olio *m* di paraffina, olio *m* di vaselina
e aceite *m* mineral blanco, parafina *f* líquida, petrolato *m* líquido, petrolato *m* líquido espeso
d flüssiges Paraffin *n*, Paraffinöl *n*, Paraffinum *n* liquidum

3712 HEAVY METAL
f métal lourd *m*
i metallo pesante *m*
e metal pesado *m*
d Schwermetall *m*

3713 HEAVY-DUTY MACHINE, high-capacity machine, high-production machine
f machine *f* à grand rendement

i macchina *f* di grande prestazione, macchina *f* d'alto rendimento
e máquina *f* de alto rendimiento, máquina *f* de gran capacidad
d Hochleistungsmaschine *f*

HECK BOX, see 3631

3714 HEIGTH
f hauteur *f*
i altezza *f*
e altura *f*, elevación *f*
d Höhe *f*

3715 HEIGHT OF BAROMETER
f hauteur *f* barométrique
i stato *m* barometrico
e altura *f* barométrica
d Barometerstand *m*, Bastand *m*

3716 HEIGHT OF THE CAP (TABLET)
f hauteur *f* de la calotte (comprimé)
i altezza *f* della calotta (compressa)
e altura *f* del casquete (comprimido)
d Höhe *f* der Tablettenkappe, Kalottenhöhe *f*

3717 HELICAL GEAR, worm gear
f engrenage *m* hélicoïdal, engrenage *m* à vis sans fin
i comando *m* elicoidale, ingranagio *m* elicoidale
e engranaje *m* helicoidal, engranaje *m* de tornillo sinfín
d Schneckengetriebe *n*, Schraubenradgetriebe *m*

HELICAL SPRING, see 1621

HEM, see 2722

3718 HEMATOCRIT VALUE, packed cell volume, p.c.v.
f valeur *f* hématocrite
i valore *m* d'ematocrito
e valor *m* de hematocrito
d Haematokritwert *m*

3719 HEMICRESIS
f hémicrêse *f*
i emicresi *f*
e hemicresis *f*
d Hemicresis *f*

HEMIMORPHITE, see 1199

3720 HEMOLYSIS
f hémolyse *f*
i emolisi *f*
e hemolisis *f*
d Hämolyse

3721 HEMOSTATIC, styptic
f hémostatique *m*
i emostatico *m*
e estíptico *m*, hemostático *m*
d Blutstillungsmittel *n*, Hämostatikum *n*, Hämostyptikum *n*, Stypticum *n*

3722 HEMP
f chanvre *m*
i canapa *f*
e cáñamo *m*
d Hanf *m*

3723 HEMP FIBRE
f brin *m* de chanvre
i fibra *f* di canapa
e fibra *f* de cáñamo
d Hanffaser *f*

3724 HEPATIC BARRIER
f barrière *f* hépatique
i barriera *f* epatica
e barrera *f* hepática
d Leberschranke *f*

3725 HERBAL TEA, species
f espèces (fpl)
i specie (fpl)
e especias (fpl)
d Kräutertee *m*, Species (fpl), Teegemisch *n*

3726 HERMETIC (adj), leak-free (adj), tight (adj)
f compact (adj), dense (adj), étanche (adj), hermétique (adj)
i compatto (adj), denso (adj), ermetico (adj), stagno (adj), stretto (adj)
e compacto (adj), denso (adj), estanco (adj), estrecho (adj), hermético (adj)
d dicht (adj), hermetisch (adj), kompakt (adj), undurchlässig (adj)

HESSIAN, see 1156

3727 HETEROGENITY
f hétérogénéité *f*
i eterogeneità *f*
e heterogéneidad *f*
d Heterogenität *f*, Ungleichartigkeit *f*

HEXANDIOIC ACID, see 197

3728 HEXAVALENT (adj)
f hexavalent (adj)
i esavalente (adj)
e hexavalente (adj)
d hexavalent (adj), sechwertig (adj)

n-HEXYLIC ACID, see 1178

3729 HEXYLSULFURIC ACID
f acide *m* hexylsulfurique
i acido *m* exilsolforico
e ácido *m* hexilsulfúrico
d Hexylschwefelsäure *f*

h.f., see 3734

3730 HIGH (adj)
f haut (adj)
i alto (adj)
e elevado
d hoch (adj)

3731 HIGH DENSITY POLYETHYLENE
f polyéthylène *m* "haute pression"
i polietilene *m* ad alta pressione
e polietileno *m* de alta presión
d Hochdruckpolyäthylen *n*

3732 HIGH DOSIS
f dose *f* élevée, dose *f* forte
i dose *f* alta, dose *f* elevata, dose *f* forte
e dosis *f* elevada
d hohe Dosis *f*, starke Dosis *f*

3733 HIGH FLOW
f (bonne) coulance *f*, (haute) fluidité *f*
i scorrevolezza *f* alta, fluidità *f* elevata
e elevada fluidez *f*
d hohes Fliessvermögen *n*, leichtes Fliessen *n*

3734 HIGH FREQUENCY, h.f.
f haute fréquence *f*
i alta frequenza *f*
e alta frecuencia *f*, A.F.
d Hochfrequenz *f*

3735 HIGH FREQUENCY WELDING
f soudage *m* à la haute fréquence
i saldatura *f* ad alta frequenza
e soldadura *f* por alta frecuencia
d Hochfrequenzschweissen *n*

3736 HIGH GEAR, top gear
f grand développement *m*, prise *f* directe (auto)
i presa *f* diretta
e velocidad *f* máxima, marcha *f* directa
d volle Geschwindigkeit *f*, direkter Gang *m*

HIGH POLISHED (adj), see 1158

3737 HIGH POLYMER
f haut polymère *m*
i alto polimero *m*

e alto polimero *m*, macropolimero *m*
d Hochpolymer *n*, Riesenmolekül *n*

3738 HIGH PRESSURE
f haute pression *f*
i alta pressione *f*
e alta presión *f*
d Hochdruck *m*

3739 HIGH SPEED
f allure rapide *f*, grande vitesse *f*, marche rapide *f*
i marcia rapida *f*
e gran velocidad *f*, marcha rápida *f*
d Schnellauf *m*

3740 HIGH SPEED MACHINE
f machine *f* à grande vitesse
i macchina *f* da grande velocità
e motor *m* de gran velocidad
d Schnelläufer *m*

3741 HIGH TENSION
f haute tension *f*
i alta tensione *f*
e alta tensión *f*
d Hochdruck *m*, Hochspannung *f*

3742 HIGH VACUUM
f vide *m* élevé, vide *m* poussé
i vuoto *m* spinto
e alto vacío *m*
d Hochvakuum *n*

HIGH-CAPACITY MACHINE, see 3713

3743 HIGHEST STRESS
f effort *m* maximum
i sollecitazione *f* massima
e esfuerzo *m* máximo
d Höchstbeanspruchung *f*

3744 HIGH-GRADE
f de qualité supérieure
i di alta qualità
e de calidad superior
d erste Qualität *f*

HIGH-LUSTRE POLISH, see 1090

3745 HIGHLY CONCENTRATED ACID,
strongly concentrated acid
f acide *m* fortement concentré
i acido *m* molto concentrato
e ácido *m* altamente concentrado
d hochkonzentrierte Säure *f*, stark-konzentrierte Säure *f*

3746 HIGH-MOLECULAR COMPOUND
f composé *m* macromoléculaire
i composto *m* macromolecolare
e compuesto *m* macromolecular
d hochmolekulare Verbindung *f*

3747 HIGH-PRESSURE AIR COMPRESSOR
f compresseur *m* d'air à haute pression
i compressore *m* d'aria ad alta pressione
e compresor *m* de aire de alta presión
d Hochdruckluftkompressor *m*

3748 HIGH-PRESSURE BLOWER
f soufflerie *f* à haute pression
i soffiatrice *f* ad alta pressione
e soplete *m* de alta presión
d Hochdruckgebläse *n*

3749 HIGH-PRESSURE BOILER
f chaudière *f* à haute pression
i caldaia *f* ad alta pressione
e caldera *f* de alta presión
d Hochdruckkessel *m*

3750 HIGH-PRESSURE BURNER
f brûleur *m* à haute pression
i becco *m* ad alta pressione
e quemador *m* de alta presión
d Hochdruckbrenner *m*

3751 HIGH-PRESSURE FITTINGS *pl*
f armature *f* pour haute pression, garniture *f* pour haute pression
i armatura *f* ad alta pressione
e armadura *f* de alta presión
d Hochdruckarmatur *f*

3752 HIGH-PRESSURE POLYETHYLENE
f polyéthylène *m* haute pression
i polietilene *m* ad alta pressione
e polieteleno *m* de alta presión
d Hochdruckpolyäthylen *n*

3753 HIGH-PRESSURE PUMP,
high-pressure pumping machine
f pompe *f* à haute pression
i pompa *f* per alta prevalenza
e bomba *f* de alta presión
d Hochdruckpumpmaschine *f*

HIGH-PRESSURE PUMPING MACHINE, see 3753

3754 HIGH-PRESSURE STERILIZATION
f stérilisation *f* à haute pression
i sterilizzazione *f* ad alta pressione
e esterilización *f* a alta presión
d Hochdrucksterilisation *f*

HIGH-PRODUCTION MACHINE, see 3713

HIGH-SPEED PLUNGER MOLDING, see 26

3755 HIGH-SPEED PRESS
f presse *f* rapide
i pressa *f* rapida
e prensa *f* rápida
d Schnellpresse *f*

3756 HINDRANCE, obstacle
f empêchement *m*, obstacle *m*
i impaccio *m*, impedimento *m*, ostacolo *m*
e estorbo *m*, impedimento *m*, obstáculo *m*
d Hindernis *n*, Hinderung *f*, Verhinderung *f*

3757 HINGE, joint 5º
f charnière *f*
i cerniera *f*
e charnela *f*, charneta *f*
d Scharnier *f*

HINGE POINT, see 3406

3758 HINGED DOOR
f porte à charnière *f*
i porta a cerniera *f*
e puerta de charnela *f*
d Scharniertür *f*

3759 HINGED FOLLOWER MOLD
f moule *m* à charnières
i stampo *m* a cerniera
e molde *m* abatible, molde *m* de bisagras
d Klappenform *f*

HLB (SYSTEM), see 3824

3760 HOB, hub
f poinçon *m* de forçage
i punzone *m* di coniatura
e punzón *m* de presión
d Pfaff *m*, Prägestempel *m*

3761 HOBBING PRESS
f presse *f* à forcer
i coniatrice *f*
e prensa *f* para acuñar
d Prägepresse *f*

HOG'S LARD, see 186

HOGGUM, see 3536

3762 HOIST
f appareil élévateur *m*, monte-charge *m*, treuil *m*
i montacarichi *m*, paranco *m*
e cabria *f*, montecargas *m*
d Aufzug *m*, Hebezeug *m*

HOLD, see 3587

3763 HOLD-DOWN GROOVE
f gorge *f* de fixation
i scanalatura *f* di ritegno
e muesca *f* de sujeción, ranura *f* de sujeción
d Haltekerbe *f*, Haltenute *f*

3764 HOLDER 1º
f monture *f*, support *m*
i sopporto *m*
e soporte *m*
d Fassung *f*, Gestell *n*, Träger *m*

HOLDER 2º, see 899

3765 HOLDER 3º (elec)
f douille *f*
i portalampada *f*
e portalámpara *f*
d Lampensockel *m*

3766 HOLE
f trou *m*
i foro *m*
e agujero *m*
d Loch *n*

3767 HOLLOW (adj)
f creux (adj)
i cavo (adj)
e hueco (adj)
d hohl (adj)

3768 HOLLOW
f creux *m*, encoche *f*, gorge *f*
i cavità *f*, gola *f*, vuoto *m*
e cavidad *f*, cavitación *f*, excavación *f*, hueco *m*
d Aushöhlung *f*, Vertiefung *f*

3769 HOLLOW ARTICLE
f corps *m* creux
i corpo *m* cavo
e pieza *f* hueca
d Hohlkörper *m*

3770 HOLLOW MOLD
f moule *m* creux
i stampo *m* di colata, forma *f*
e molde *m* para colada
d Giessform *f* (1º) (für flüssige Kunststoffe)

3771 HOMEOPATHIC DOSE
f dose *f* homéopathique
i dose *f* omeopatica
e dosis homeopática
d homöopathische Dosis *f*

3772 HOMOGENATE
f homogénat *m*
i omogenato *m*
e homogenato *m*
d Homogenat *n*

3773 HOMOGENIZING, viscolizing
f homogénéisation *f*
i omogeneizzazione *f*
e homogeneización *f*
d Homogenisierung *f*

HOMOLATERAL, see 4076

3774 HONEY
f miel *m*
i miele *m*
e miel *f*
d Honig *m*

3775 HONEYCOMB (tex)
f nid *m* d'abeilles
i nido *m* d'ape
e nido *m* de abejas
d Wabenmuster *n*, Waffelnest *n*

3776 HONEYCOMB COIL
f bobine *f* en nid d'abeille
i bobina *f* a nido d'ape
e carrete *m* de panal, bobina *f* de nido de abeja, bobina *f* panal de abejas
d Honigwabenspule *f*

3777 HONEYCOMB STRUCTURE
f structure *f* en nid d'abeilles
i struttura *f* a nido d'ape
e estructura *f* de nido de abeja
d Honigwabenstruktur *f*

3778 HONEYCOMBED (adj)
f alvéolaire (adj), caverneux (adj), en nid d'abeilles
i alveolare (adj), bucherellato (adj)
e agujereado (adj), alveolado (adj)
d löcherig (adj), wabenartig (adj)

HOOD, see 3412

3779 HOOK
f anse *f*, crochet *m*, fourche *f*, porte-agrafe *m*
i arpione *m*, gancio *m*, uncino *m*
e gancho *m*, garfio *m*
d Haken *m*

HOOP, see 773

HOPPER, see 1152

HOPPER MILL, see 1870

HORA DECUBITUS, see 649

HORA SOMNI, see 649

3780 HORN
f corne *f*
i corno *m*
e cuerno *m*
d Horn *n*

3781 HORN SPATULA
f spatule *f* en corne
i spatola *f* di corno
e espátula *f* de asta, espátula *f* de cuerno
d Hornspatel *f*

HORNBLENDE, see 420

HORSE, see 2710

3782 HORSE SERUM
f sérum de cheval *m*
i siero di cavallo *m*
e suero de caballo *m*
d Pferdeserum *n*

3783 HORSEHAIR SIEVE
f tamis en crin de cheval *m*
i staccio di crine di cavallo *m*
e tamiz en crin *f*
d Pferdehaarsieb *n*

3784 HOSE CLAMP, hose clip
f collier *m* de serrage (d'un tuyau)
i fascetta *f* stringitubo
e brida *f* de manguera
d Schlauchbinder *m*

HOSE CLIP, see 3784

HOSE PIPE, see 3238

3785 HOSPITAL PACK
f conditionnement pour hôpitaux *m*
i condizionamento ospedaliero *m*, confezione ospedaliera *f*
e embalaje para hospitales *m*, envase *m* clínico
d Anstaltspackung *f*, Grosspackung *f*, Klinikpackung *f*, Krankenhauspackung *f*

3786 HOT (adj)
f chaud
i caldo
e caliente, calido
d heiss

3787 HOT BATH
f bain *m* chaud
i bagno *m* caldo

e baño *m* caliente
d Warmbad *n*

3788 HOT GAS WELDING
f soudage *m* au gaz chaud
i saldatura *f* a gas caldo
e soldadura *f* con gas caliente
d Heissgasschweissen *n*

HOT SEALING, see 3694

3789 HOT SEASON
f été *m*, saison *f* chaude
i stagione *f* calda
e estación *f* calurosa, verano *m*
d heisse Jahreszeit *f*, Sommer *m*

HOT WATER, see 554

3790 HOT-AIR APPARATUS
f appareil *m* à air chaud
i apparecchio *m* ad aria calda, calorifero *m* (a termosifone)
e aparato *m* de aire caliente
d Heissluftapparat *m*, Heisslufterhitzer *m*

3791 HOT-AIR OVEN
f four à air chaud *m*
i forno ad aria calda *m*
e horno de aire caliente *m*
d Heissluftofen *m*

HOUR GLASS, see 1612

3792 HOURLY OUTPUT, output per hour
f débit *m* horaire, rendement *m* horaire
i gettito *m* all'ora, produzione *f* oraria
e potencia *f* horaria, rendimiento *m* por hora, trabajo *m* por hora
d Stundendurchsatz *m*, Stundenleistung *f*

HOUSING, see 1333

h.s., see 649

HUB, see 3760

3793 HUB (OF WHEEL), wheel nave
f moyeu *m* de roue
i mozzo *m* della mota
e cubo *m* de la rueda
d Radnabe *f*

3794 HUE
f nuance *f* de couleur, teinte *f*
i tinta *f*
e tinte *f*
d Farbton *m*

3795 HUMAN FACTOR
f facteur *m* humain
i fattore *m* umano
e factor *m* humano
d Humanfaktor *m*

HUMIDITY, see 2182

3796 HUNGARIAN BALSAM, Mountain Pine oil, oleum pini pumilionis
f baume *m* de Hongrie, essence *f* de Pinus Mugho, huile *f* de pin de montagne
i essenza *f* di pino pumilio, essenza *f* di mugo, mugolio *m* ®
e esencia *f* de pino de montaña
d Krummholzöl *n*, Latschenkieferöl *m*, Oleum *n* Pini pumilionis

3797 HUNGER, starvation
f faim *f*, inanition *f*
i assideramento *m*, fame *f*, inanizione *f*, inedia *f*
e humbre *f*, inanición *f*, indigencia *f*, inopia *f*
d Aushungerung *f*, Hunger *m*, Verhungern *n*

3798 HURDLE, wattle
f claye *f*, clayette *f*
i grata *f*, graticcio *m*
e cañizo *m*
d Horde *f*, Hürde *f*

3799 HUSK
f capsule *f* (bot), cosse *f*, gousse *f*
i buccia *f*, crusca *f*, guscio *m*
e cápsula *f* (bot), cáscara *f* (bot)
d Hülse *f*, Kapsel *f*, Schote *f*

3800 HUSKER, husking mill
f decortiqueuse *f*, machine *f* à monder
i scartocciatrice *f*
e descortezadora *f*
d Schälmaschine *f*, Schälmühle *f*

HUSKING MILL, see 3800

3801 HUTCH, pig (metal), pig mold (metal), trough, vat
f auge *f*, bac *m*, creux *m*, cuvette *f*, excavation *f*, rigole *f*
i canale *m*, conca *f*, truogolo *m*
e artesa *f*, cuba *f*, cubeta *f*, pila *f*, tiña *f*
d Bottich *m*, Kübel *m*, Kufe *f*, Mulde *f*, Trog *m*

HYBRID ION, see 421

3802 HYDRAULIC CLUTCH
f embrayage *m* hydraulique

i collegamento *m* idraulico, giunto *m* idraulico
e acoplamiento *m* hidráulico
d Flüssigkeitskupplung *f*, hydraulische Kupplung *f*

3803 HYDRAULIC EXTRUDER, ram extruder, stuffer
f presse *f* à extrusion, presse *f* "stuffing"
i estrusore *m* a pressione
e prensa *f* de extrusión (hidráulica)
d Kolbenstrangpresse *f*, Strangpresse *f* (diskontinuierliche)

3804 HYDRAULIC PRESS
f presse *f* hydraulique
i pressa *f* idraulica
e prensa *f* hidráulica
d hydraulische Presse *f*

3805 HYDRAZINE YELLOW, tartrazine, FD & C yellow 5
f jaune *m* tartrique, tartrazine *f*
i tartrazina *f*
e amarillo A-2 *m*, tartrazina *f*
d Hydrazingelb *n*, L-Gelb 2 *n*, Tartrazin *n*

3806 HYDRAZOIC ACID, hydronitric acid
f acide *m* azothydrique, acide *m* hydrazoïque
i acido *m* idronitrico
e ácido *m* hidronítrico
d Azoimid *n*, Stickstoffwasserstoffsäure *f*

3807 HYDRIODIC ACID
f acide *m* iodhydrique
i acido *m* iodidrico
e ácido *m* yodhídrico
d Jodwasserstoffsäure *f*

3808 HYDROBROMIC ACID
f acide *m* bromhydrique
i acido *m* bromidrico
e ácido *m* bromhídrico
d Bromwasserstoffsäure *f*

3809 HYDROCARBONE
f hydrate *m* de carbone
i idrato *m* di carbone
e hidrocarburo *m*
d Kohlenwasserstoff *m*

3810 HYDROCHLORIC ACID
f acide *m* chlorhydrique
i acido *m* cloridrico, acido *m* muriatico
e ácido *m* clorhídrico
d Acidum *n* muriaticum, Chlorwasserstoffsäure *f*, Kochsalzsäure *f*, Salzsäure *f*

3811 HYDROCINNAMIC ACID
f acide *m* benzylacétique, acide *m* homotoluique, acide *m* hydrocinnamique
i acido *m* benzilacetico, acido *m* idrocinnamico
e ácido *m* hidrocinámico
d Hydrozimtsäure *f*

3812 HYDROCYANIC ACID, prussic acid
f acide *m* cyanhydrique, acide *m* prussique, nitrile *m* formique
i acido *m* cianidrico, acido *m* prussico
e ácido *m* cianhídrico, ácido *m* prúsico
d Ameisensäurenitril *n*, Blausäure *f*, Cyanwasserstoffsäure *f*, Zyanwasserstoffsäure *f*

HYDROEXTRACTOR, see 1412

3813 HYDROFLUORIC ACID
f acide *m* fluorhydrique
i acido *m* fluoridrico
e ácido *m* fluorhídrico
d Fluorsäure *f*, Fluorwasserstoffsäure *f*, Flussäure *f*

3814 HYDROGEN
f hydrogène *m*
i idrogeno *m*
e hidrógeno *m*
d Wasserstoff *m*

3815 HYDROGEN-ION CONCENTRATION, pH
f concentration en ions hydrogène *f*, pH
i concentrazione degli ioni d'idrogeno *f*, pH
e concentración de hidrogen iones *f*, concentración de iones de hidrógeno *f*, pH
d pH, Wasserstoffionenkonzentration *f*

3816 HYDROGEN PEROXIDE, ozogen
f eau *f* oxygénée
i acqua *f* ossigenata
e agua *f* oxigenada
d Hydrogenium *n* peroxydatum, Hydrogenperoxyd *m*, Wasserstoffsuperoxyd *n*

3817 HYDROGEN THIOCYANATE, sulfocyanic acid, thiocyanic acid
f acide *m* rhodanique, acide *m* sulfocyanique, acide *m* thiocyanique
i acido *m* tiocianico, acido *m* solfocianico
e ácido *m* tiociánico, ácido *m* rodanhídrico, ácido *m* sulfociánico
d Rhodanwasserstoffsäure *f*, Schwefelcyanwasserstoffsäure *f*, Thiocyansäure *f*

3818 HYDROGENATED OIL
f huile hydrogenée f
i olio indurito m
e aceite hidrogenado m
d gehärtetes Öl n, Oleum n hydrogenatum

3819 HYDROGENOLYSIS
f hydrogénolyse f
i idrogenolisi f
e hidrogenólisis f
d Hydrogenolyse f

3820 HYDROLYSATE
f hydrolysat m
i idrolizzato m
e hidrolisato n
d Hydrolysat n

3821 HYDROLYSIS
f hydrolyse f
i idrolisi f
e hidrólisis f
d Hydrolyse f

3822 HYDROMEL
f hydromel m
i idromelo m
e hidromiel m
d Hydromel m

HYDROMETER, see 578

3823 HYDROMETRY
f hydrométrie f
i idrometria f
e hidrometría f
d Hydrometrie f, Wassermessung f

HYDRONITRIC ACID, see 3806

3824 HYDROPHILE-LIPOPHILE BALANCE, HLB (system)
f équilibre m hydrophile-lipophile, système m HLB
i equilibrio m idrofilo-lipofilo
e equilibrio m hidrófilo-lipófilo
d hydrophiles lipophiles Gleichgewicht n

3825 HYDROPHILIC BASE, washable base
f base hydrophile (pour pommades) f
i eccipiente lavabile f
e excipiente lavable f
d hydrophile Salbengrundlage f

3826 HYDROPHILIC COLLOID
f colloïde m hydrophile
i colloide m idrofilo
e coloido m hidrófilo
d hydrophiles Kolloid n

3827 HYDROPHILIC OINTMENT, unguentum hydrophilicum
f pommade hydrophile f
i unguento idrofilo m
e pomada hidrófila f
d hydrophile Salbe f

3828 HYDROPHILY
f hydrophilie f
i idrofilia f
e hidrofília f
d Hydrophilie f, Saugfähigkeit f

3829 HYDROPHOBIC BASE, non washable base
f base f hydrophobe, excipient m hydrophobe
i eccipiente m non lavabile
e excipiente m non lavable
d hydrophobe Salbengrundlage f

3830 HYDROPHOBIC COLLOID
f colloïde m hydrophobe
i colloide m idrofobo
e coloido m hidrófobo
d hydrophobes Kolloid n

3831 HYDROSILICOFLUORIC ACID, silicofluoric acid
f acide m silicofluorhydrique
i acido m silicofluoridrico
e ácido m sílico-fluorhídrico
d Kieselfluorwasserstoffsäure f, Kieselflussäure f

3832 HYDROSOLUBLE (adj), water soluble (adj)
f hydrosoluble (adj), soluble (adj) dans l'eau
i idrosolubile (adj), solubile (adj) nell'acqua
e hidrosoluble (adj), soluble (adj) en agua
d wasserlöslich (adj)

3833 HYDROSTATIC BALANCE
f balance f hydrostatique
i bilancia f idrostatica
e balanza f hidrostática
d Wasserwaage f

HYDROSTATIC LEVEL, see 578

3834 HYDROSTATIC PRESSURE, water pressure
f poussée f de l'eau, pression f de l'eau, pression f hydrostatique
i pressione f idrostatica
e presión f hidráulica
d Wasserauftrieb m, Wasserdruck m

3835 HYDROSULFURIC ACID
f acide *m* sulfhydrique
i acido *m* solfidrico
e ácido *m* hidrosulfúrico
d Schwefelwasserstoffsäure *f*

HYDROUS WOOL FAT, see 188

3836 HYDROXYETHYLSULFONIC ACID, isethionic acid
f acide *m* éthanolsulfonique, acide *m* iséthionique
i acido *m* etanolsolforico, acido *m* isetionico
e ácido *m* isetiónico
d Isäthionsäure *f*

3837 HYDROXYL NUMBER
f indice *m* d'hydroxyle
i indice *m* d'idrossilo
e indice *m* de hidróxilos
d Hydroxylzahl *n*

3838 HYGROMETER, moisture tester
f hygromètre *m*
i igrometro *m*
e higrómetro *m*
d Feuchtigkeitsmesser *m*, Hygrometer *n*

3839 HYGROSCOPE
f hygroscope *m*
i igroscopio *m*
e higroscopio *m*
d Feuchtigkeitsanzeiger *m*, Hygroskop *m*

3840 HYGROSCOPICITY
f capacité *f* d'absorber l'humidité, hygroscopicité *f*
i igroscopicità *f*
e higroscopicidad *f*
d Feuchtigkeitsaufnahmevermögen *n*, Hygroskopizität *f*

3841 HYPERSENSITIVITY
f hypersensibilité *f*
i ipersensibilità *f*
e hipersensibilidad *f*
d Hyperergie *f*, Überempfindlichkeit *f*

3842 HYPERTONIC SOLUTION
f solution hypertonique *f*
i soluzione ipertonica *f*
e solución hipertóncia *f*
d hypertonische Lösung *f*

3843 HYPNAGOGUE, sleep inducer, sleep inducing agent
f agent d'endormissement *m* (médicament), endormisseur *m*, hypnagogue *m*, hypnotique d'induction *m*, inducteur *m* du sommeil (médicament),
i induttore *m* di sonno, ipnagogo *m*, sonnifero *m*
e adormecedor *m*, hipnagogo *m*, inductor *m* de sueño
d Einschlafmittel *n*, Schlafmittel *n*

3844 HYPNOTIC
f hypnotique *m*
i ipnotico *m*
e hipnótico *m*
d Schlafmittel *n*

3845 HYPOBROMOUS ACID
f acide *m* hypobromeux
i acido *m* ipobromoso
e ácido *m* hipobromoso
d unterbromige Säure *f*

3846 HYPOCHLOROUS ACID
f acide *m* hypochloreux
i acido *m* ipocloroso
e ácido *m* hipocloroso
d unterchlorige Säure *f*, Unterchlorigesäure *f*

3847 HYPODERMIC INJECTION, subcutaneous injection
f injection hypodermique *f*, injection sous-cutanée *f*
i iniezone ipodermica *f*, iniezone sottocutanea *f*
e inyección subcutánea *f*, inyección hipodérmica *f*
d hypodermische Einspritzung *f*, hypodermische Injektion *f*

3848 HYPODERMIC TABLET, pellet
f comprimé *m* à implanter, comprimé *m* sous-cutané, "pellet"
i compressa *f* per innesto, "pellet"
e comprimido *m* para implantación
d Implantationstablette *f*

3849 HYPODERMOCLYSIS
f goute-à-goutte sous-cutané *m*
i ipodermoclisi *f*
e hipodermoclisis *f*
d Hypodermoklyse *f*

3850 HYPOIODOUS ACID
f acide *m* hypo-iodeux
i acido *m* ipoiodoso
e ácido *m* hipoiodoso
d Unterjodigsäure *f*

3851 HYPONITRIC ACID, nitrogen peroxide

f acide *m* hypoazotique
i acido *m* iponitrico
e ácido *m* hiponítrico
d Untersalpetersäure *f*

3852 HYPONITROUS ACID
f acide *m* hypo-azoteux, acide *m* hyponitreux
i acido *m* iponitroso
e ácido *m* hiponitroso
d Untersalpetrigsäure *f*

3853 HYPOPHOSPHORIC ACID
f acide *m* hypophosphorique
i acido *m* ipofosforico
e ácido *m* hipofosfórico
d Unterphosphorsäure *f*

3854 HYPOPHOSPHOROUS ACID
f acide *m* hypophosphoreux
i acido *m* ipofosforoso
e ácido *m* hipofosforoso
d Unterphosphorigsäure *f*

HYPOSENSITIZATION, see 2354

3855 HYPOSPRAY JET INJECTOR, jetomizer
f "Dermo-jet" ®, injecteur *m* sous pression
i iniettore *m* da pressione
e inyector *m* por presión
d Druckspray-Injektor *m*, Düseninjektor *m*

HYPOSULFURIC ACID, see 2543

3856 HYPOSULFUROUS ACID 2°, thiosulfuric acid
f acide *m* hyposulfureux, acide *m* thiosulfurique
i acido *m* iposolforoso, acido *m* tiosolforico
e ácido *m* hiposulfuroso, ácido *m* tiosulfúrico
d Thioschwefelsäure *f*

3857 HYPOTONIC SOLUTION
f solution hypotonique *f*
i soluzione ipotonica *f*
e solución hipotónica *f*
d hypotonische Lösung *f*, Lösung *f*, hypotonische

3858 HYPOXIA
f hypoxie *f*
i ipossia *f*
e hypoxia *f*
d Hypoxie *f*, Sauerstoffmangel *m*

3859 HYPSOGRAM
f hypsogramme *m*
i ipsogramma *f*
e hipsograma *f*
d Pegellinie *f*, Pegelschaulinie *f*

3860 HYPSOGRAPH, level recorder
f hypsographe *m*
i ipsografo *m*
e registrador *m* de nivel
d Pegelschreiber *m*

3861 HYSTERESIS
f hystérésis *f*
i isteresi *f*
e histéresis *f*
d Hysterese *f*, Hysteresis *f*

3862 HYSTERESIS ANGLE
f angle *m* (de retard) d'hystérésis
i angolo *m* d'isteresi
e ángulo *m* de histéresis
d Hysteresiswinkel *m*

3863 HYSTERESIS CURRENT
f courant d'hystérésis
i corrente *m* d'isteresi
e corriente *m* de histéresis
d Hysteresisstrom *m*

3864 HYSTERESIS LOOP
f boucle *f* d'hystérésis
i ciclo *m* di isteresi
e ciclo *m* de histéresis
d Hysteresisschleife *f*

3865 HYSTERESIS LOSS
f perte *f* par hystérésis
i perdita *f* per isteresi
e pérdida *f* por histéresis
d Hysteresisverlust *m*

HYSTERESIS METER, see 3866

3866 HYSTERESIS TESTER, hysteresis meter
f hystérésimètre *m*
i isteresimetro *m*, isteresigrafo *m*
e histeresímetro *m*
d Hysteresismessapparat *m*, Hysteresismesser *m*

I

i.b.p., see 3971

3867 ICE
f glace *f*
i ghiaccio *m*
e hielo *m*
d Eis *n*

ICE GENERATOR, see 3374

3868 ICELAND LIVERTWORTH,
iceland moss
f lichen *m* d'Islande, mousse *f* d'Islande
i lichene *m* islandico, muschio *m* d'Islanda
e liquen *m* de Islandia, musgo *m* islándico
d Cetraria *f* islandica, Heideflechte *f*, isländische Flechte *f*, isländisches Moos *n*, Kramperltee *m*, Lichen *m* islandicus

ICELAND MOSS, see 3868

ICESTONE, see 2110

ICEWATER, see 552

ICING, see 3402

ICING SUGAR, see 1354

3869 IDENTIFICATION TEST
f réaction d'identification *f*
i reazione d'identificazione *f*
e reacción de identificación *f*
d Identifizierungsreaktion *f*

IDLE MOTION, see 2204

IDLE RUNNING, see 2204

IDLER, see 2184

IDLE-ROLL, see 2184

IDLING, see 2204

3870 IGNITION, inflammation
f allumage *m*, ignition *f*, inflammation *f*
i accensione *f*, ignizione *f*, infiammazione *f*
e encendimiento *m*, inflamación *f*, ignición *f*
d Entzündung *f*, Glühzustand *m*, Zündung *f*

3871 IGNITION LOSS, waste in burning
f perte *f* au feu
i perdita *f* al fuoco
e merma *f* por calcinación, pérdida *f* por calcinación
d Abbrand *m* 2º

IGNITION TEMPERATURE, see 3957

3872 ILLUMINATING GAS
f gaz *m* d'éclairage
i gas *m* illuminante
e gas *m* de alumbrado
d Leuchtgas *n*

3873 ILLUMINATION
f illumination *f*
i illuminazione *f*
e alumbrado *m*, iluminación *f*
d Beleuchtung *f*, Illumination *f*

3874 IMMALLEABLE (adj)
f immalléable (adj), non-malléable (adj)
i immalleabile (adj), non malleabile (adj)
e no-maleable (adj)
d nicht hämmerbar (adj), unhämmerbar (adj)

IMMERSION, see 2464

3875 IMMISCIBLE (adj)
f immiscible (adj), non miscible (adj)
i immiscibile (adj)
e inmezalable (adj), inmiscible (adj), no miscible (adj)
d unmischbar (adj), unvermischbar (adj)

3876 imp., imported (adj)
f importé (adj)
i importato (adj)
e importado (adj)
d importiert (adj)

3877 IMPACT
f choc *m*, coup *m*, impact *m*, poussée *f*
i impatto *m*, urto *m*
e choque *m*, golpe *m*, impacto *m*
d Schlag *m*, Stoss *m*, Zusammenstoss *m*

3878 IMPACT BENDING TEST
f essai *m* de flexion par choc
i prova *f* di flessione all'urto
e ensayo *m* de flexión por impacto
d Schlagbiegeprobe *f*, Schlagbiegeversuch *m*

3879 IMPACT BREAKER
f broyeur *m* à impact
i frantumatrice *f* a urto
e pulverizador *m* por impacto
d Prallmühle *f*, Turbozerstäuber *m*

3880 IMPACT BUCKLING TEST
f essai *m* à choc de flambage
i prova *f* di flessione all'urto
e ensayo *m* a la flexión por choque
d Schlagknickversuch *m*

3881 IMPACT EXCITATION, shock excitation
f excitation *f* par choc, excitation *f* par impulsion
i eccitazione *f* ad impulsi
e excitación *f* de impulso
d Stosserregung *f*

3882 IMPACT EXTRUSION
f filage *m* au choc
i estrusione *f* per urto
e extrusión *f* por choque
d Kaltspritzen *n*

3883 IMPACT MOLDING
f moulage *m* par choc
i formatura *f* per urto
e moldeo *m* por choque, moldeo *m* por impacto
d Kaltschlagverfahren *n*, Schlagpressen *n*

3884 IMPACT RESISTANCE, impact strength
f résistance *f* au choc
i resilienza *f*, resistenza *f* ai colpi resistenza *f* all'urto
e resistencia *f* al choque, resistencia *f* al golpe, resistencia *f* al impacto
d Schlagfestigkeit *f*, Schlagwiderstand *m*

IMPACT STRENGTH, see 3884

3885 IMPACT TEST
f essai *m* au choc
i prova *f* all'urto
e prueba *f* al choque
d Schlagprobe *f*, Schlagversuch *m*

3886 IMPAIRMENT
f altération *f*, détérioration *f*
i atteggiamento *m*
e deterioro *m*, menoscabo *m*, perjuicio *m*
d Verschlechterung *f*

IMPEDANCE, see 531

3887 IMPEDANCE ANGLE, phase angle
i angle *m* de déphasage, angle *m* de phases
i angolo *m* di fase (astr), angolo *m* di sfasamento (elec mech)
e ángulo *m* de diferencia de fase, ángulo *m* de fase
d Impedanzwinkel *m*, Phasenwinkel *m*

IMPERFECT, see 2243

3888 IMPERMEABLE STRATUM
f couche *f* imperméable
i strato *m* impermeabile
e capa *f* impermeable, estrato *m* impermeable
d undurchlässige Schicht *f*

3889 IMPERMEABLE (adj) TO GAS
f imperméable (adj) au gaz
i impermeabile (adj) a gas
e impermeable (adj) al gas
d gasundurchlässig (adj)

3890 IMPERVIOUS (adj)
f étanche (adj), impénétrable (adj)
i impenetrabile (adj)
e impervio (adj)
d undurchlässig (adj), undurchdringlich (adj)

3891 IMPINGEMENT
f collision *f*
i collisione *f*
e colisión *f*
d Anprall *m*, Einwirkung *f*, Zusammenstoss *m*

3892 IMPLEMENT, instrument
f instrument *m*, outil *m*
i attrezzo *m*, strumento *m*, utensile *m*
e herramienta *f*, instrumento *m*
d Gerät *n*, Instrument *n*, Werkzeug *n*

IMPLEMENTS, see 3465

3893 IMPLOSION
f écrasement *m* d'une chaudière, implosion *f*
i implosione *f*
e implosión *f*
d Implosion *f*

3894 IMPORT, importation
f importation *f*
i importazione *f*
e importación *f*
d (Waren)-Einfuhr *f*, Importation *f*

3895 IMPORT LICENCE
f licence *f* d'importation
i licenza *f* d'importazione
e permiso *m* de importación
d Einfuhrbewilligung *f*, Einfuhrgenehmigung *f*

IMPORTATION, see 3894

IMPORTED, see 3876

3896 IMPREGNANT
f matière f imprégnante, substance f d'imprégnation
i prodotto m d'impregnazione
e agente m impregnante, substancia f de impregnación
d Imprägnierstoff m, Imprägniermittel n, Tränkstoff m

3897 IMPREGNATE, to
f imprégner (v)
i impregnare (v)
e impregnar (v)
d imprägnieren (v) (1º), tränken (v)

3898 IMPREGNATED
f imprégné (adj)
i impregnato (adj)
e impregnado (adj)
d imprägniert (adj)

3899 IMPREGNATED FABRIC, varnished fabric
f tissu imprégné m, toile f vernie
i tessuto m impregnato
e tejido m impregnado, tela f pintada
d Lackgewebe n

3900 IMPREGNATED PAPER
f papier m imprégné
i carta f impregnata
e papel m impregnado
d Lackpapier n

3901 IMPREGNATING AGENT, steep agent, steeping agent
f liquide m d'imprégnation
i liquido m d'impregnazione
e líquido m de impregnación
d Tränkungsmittel n, Tränkungsflüssigkeit f

3902 IMPREGNATING MACHINE
f machine f à imprégner
i impregnatrice f
e máquina f de impregnar
d Imprägniermaschine f

3903 IMPRESSION (typ)
f empreinte f
i impronta f
e impresión f (tipográfica)
d Druck m

3904 IMPRESSION COST
f prix m de l'impression
i prezzo m d'impressione
e costos (mpl) de impresión
d Druckkosten (mpl)

3905 IMPROVEMENT
f amélioration f
i miglioramento m
e mejora f, mejoramiento m
d Besserung f, Verbesserung f

3906 IMPULSE
f impulsion f
i impulso m
e impulsión
d Impuls m, Impulsion f

3907 IMPULSE ACTIVITY
f activité f impulsive
i attività f impulsiva
e actividad f impulsiva
d Antriebsaktivität f

IMPULSE PLANE, see 880

3908 IMPURE (adj)
f impur (adj)
i impuro (adj)
e impuro (adj), sucio (adj)
d unrein (adj), schmutzig (adj)

3909 IMPURENESS, impurity, pollution
f impureté f, souillure f
i impurità f, inquinamento m
e ensuciamiento m, impureza f, suciedad f
d Unreinheit f, Verunreinigung f

IMPURITY, see 3909

3910 IN BULK, unpacked
f en vrac
i alla rinfusa
e en granel
d unverpackt (adj)

3911 IN COMPLIANCE WITH
f en conformité avec ..., conformément à ...
i in conformità con
e de acuerdo con, en conformidad con
d gemäss (adj)

3912 INADMISSIBLE
f inadmissible (adj)
i inammissibile (adj)
e inadmisible (adj)
d unzulässig (adj)

3913 INATTENTION (psych)
f inattention f

i inattenzione *f*
e descuido *m*, falta de atención *f*
d Unaufmerksamkeit *f*

3914 INBORN (adj)
f inné (adj)
i innato (adj)
e innato (adj)
d angeboren (adj)

3915 INCASE, to (v)
f encastrer (v)
i calettare (v), incastrare (v)
e encajar (v)
d einfalzen (v), einfügen (v)

3916 INCH
f pouce (mesure) *m*
i pollice (misura) *m*
e pulgada *f*
d Zoll (Mass) *m*

3917 INCHING
f fermeture *f* ralentie du moule
i chiusura *f* rallentata (della forma)
e cierre *m* retardado del molde
d Formenschussverzögerung *f*

3918 INCIDENCE
f incidence *f*
i incidenza *f*
e incidencia *f*
d Auftreten *n*, Einfall *m*, Eintreten *n*

3919 INCIDENT LIGHT
f lumière *f* incidente
i luce *f* incidente
e luz *f* incidente
d auffallendes Licht *n*

3920 INCLINATED PRESS, tilting head press
f presse *f* basculante, presse *f* inclinable
i pressa *f* a cerniera, pressa *f* inclinabile
e prensa *f* inclinable
d Kipp-Presse *f*, neigbare Presse *f*, Scharnierpresse *f*

INCLINE, see 3543

3921 INCLINED Z-CALENDER
f calandre *f* en Z inclinée
i calandra *f* a Z inclinata
e calandra *f* en Z inclinada
d schräger Z-Kalander *m*

3922 INCLUDED (adj)
f inclus (adj)

i incluso (adj)
e incluso (adj)
d eingeschlossen (adj)

3923 INCOME
f revenu *m*
i reddito *m*
e renta *f*
d Einkommen *n*

3924 INCOME TAX
f impôt sur le revenu *m*
i imposta sul reddito *f*
e impuesto sobre rentas *m*
d Einkommensteuer *f*

3925 INCOMING PARTS INSPECTION
f contrôle *m* de réception, réception *f* de matériaux
i collaudo *m* arrivi, collaudo *m* di materiali, collaudo *m* ricevimenti
e verificación *f* de recepción
d Abnahmeprüfung *f*

3926 INCOMPATIBILITY
f incompatibilité *f*
i incompatibilità *f*
e incompatibilidad *f*
d Unvereinbarkeit *f*, Unverträglichkeit *f*, Unzuträglichkeit *f*

3927 INCORPORATE, to, BY MIXING, rub on, to
f incorporer (v) par malaxage
i incorporare (v) per triturazione
e incorporar (v) por trituración
d anreiben (v)

3928 INCORPORATION
f incorporation *f*
i incorporazione *f*, inglobamento *m*
e incorporación *f*
d Beimischung *f*, Einbau *m*, Einverleibung *f*

3929 INCREASE(S), rise
f augmentation *f*, hausse *f*
i aumento *m*
e aumento *m*
d Erhöhung *f*, Steigerung *f*, Vergrösserung *f*, Vermehrung *f*, Zunahme *f*

3930 INCREASING DOSES
f doses *f pl* croissantes
i dose *f pl* crescente
e dosis (fpl) crescientes
d steigende Dosen (fpl)

3931 INCREMENT
f augmentation *f*
i incremento *m*
e aumento *m*, crecimiento *m*, incremento *m*
d Zunahme *f*, Zuwachs *m*

3932 INCRUSTATION
f incrustation *f*
i incrostazione *f*
e depósito *m* de incrustaciones
d Kesselsteinansatz *m*, Wandbelag *m*

INCUBATION TIME, see 1081

3933 INDENTATED (adj), indented (adj), jagged (adj), scalloped (adj)
f crénelé (adj), denté (adj), entaillé (adj), festonné (adj)
i dentellato (adj), fastagliato (adj), festonato (adj), smerlato (adj)
e dentado (adj), dentellado (adj)
d gezackt (adj), verzahnt (adj), zackig (adj)

3934 INDENTATION
f denture *f*
i addentellato *m*, dentellatura *f*, intaccatura *f*
e dentado *m*
d Verzahnung *f*, Zahnung *f*

INDENTED (adj), see 3933

INDIA RUBBER, see 1269

INDIAN BALSAM, see 767

3935 INDICATION
f indication *f*
i indicazione *f*
e indicación *f*
d Anzeige *f*, Indikation *f*

3936 INDICATOR, tell-tale
f indicateur *m*
i indicatore *m*
e indicador *m*, señalador *m*
d Anzeiger *m*, Indikator *m*

3937 INDIGOSULFONIC ACID, indigosulfuric acid, sulfindigotic acid
f acide *m* sulfindigotique
i acido *m* indigosolforico
e ácido *m* indigosulfúrico
d Indigoblauschwefelsäure *f*

INDIGOSULFURIC ACID, see 3937

3938 INDIGOTINE, FD & C BLUE 2
f carmin *m* d'indigo, indigotine *f*, indigo *m* soluble

i carminio *m* d'indaco, indigotina *f*
e azul A-2 *m*, carmín *m* de índigo, índigo-carmín *m*, indigotina *f*
d Indigotin I *n*, Indigo-karmin *n*, L-Blau 2 *n*

INDISTINCT (adj), see 980

3939 INDIVISIBLE (adj)
f indivisible (adj)
i indivisibile (adj)
e indivisible (adj)
d unteilbar (adj)

3940 INDOLEACETIC ACID
f acide *m* indole-acétique
i acido *m* indolacetico
e ácido *m* indolacético
d Indolylessigsäure *f*

3941 INDOLEBUTYRIC ACID
f acide *m* indole-butyrique
i acido *m* indolbutirico
e ácido *m* indolbutírico
d Indol-Buttersäure *f*

3942 INDOXYLSULFURIC ACID, urinary indican
f indican *m* urinaire, acide *m* indoxylsulfurique
i acido *m* indossilsolforico, indican *m* orinario
e ácido *m* indoxilsulfúrico, indican *m* de las orinas
d Harn-Indikan *n*, Indoxylschwefelsäure *f*

3943 INDUCED (adj)
f induit (adj)
i indotto (adj), provocato (adj)
e inducido (adj)
d ausgelöst (adj)

3944 INDUCED CURRENT, secondary current
f courant *m* induit, courant *m* secondaire
i corrente *f* indotta
e corriente *f* inducida
d induzierter Strom *m*, Sekundärstrom *m*

3945 INDUCTANCE
f inductance *f*
i induttanza *f*
e inductancia *f*
d Induktanz *f*, Induktivität *f*

3946 INDUCTANCE COIL
f bobine *f* d'inductance
i bobina *f* d'induttanza, rocchetto *m* d'induttanza

e bobina *f* de inductancia
d Drosselspule *f*, Selbstinduktionsspule *f*

3947 INDUCTION COIL
f bobine *f* d'induction
i rocchetto *m* d'induzione
e bobina *f* de inducción
d Gegenstromspule *f*, Induktionsrolle *f*, Induktionsspule *f*, Zündspule *f*

3948 INDUCTION OF SHOCK
f déclenchement *m* de choc
i induzione *f* di shock
e desencadenamiento *m* del choque
d Schockauslösung *f*

INDUCTIVE CAPACITY, see 2418

3949 INDUCTIVE CIRCUIT, secondary circuit
f circuit *m* induit, circuit *m* secondaire
i circuito *m* indotto, circuito *m* secondario
e circuito *m* inducido, circuito *m* secundario
d sekundärer Stromkreis *m*

3950 INDUCTOR HYSTERISMETER
f hystérésimètre *m* à pénétration
i isteresimetro *m* da penetrazione
e histeresímetro *m* de penetración
d Eindruckhysteresimeter *m*

3951 INDUSTRIAL (adj)
f industriel (adj)
i industriale (adj)
e industrial (adj)
d fabrikmässig (adj)

3952 INDUSTRIAL LABORATORY
f laboratoire *m* industriel
i laboratorio *m* industriale
e laboratorio *m* industrial
d Betriebslabor *n*, Betriebslaboratorium *n*

3953 INEDIBLE FAT
f graisse *f* non comestible
i grasso *m* non commestibile
e grasa *f* non comestible
d ungeniessbares Fett *n*

3954 INERT GAS, noble gas, rare gas
f gaz *m* noble, gaz *m* rare
i gas *m* inerte, gas *m* nobile, gas *m* raro
e gas noble *m*
d Edelgas *n*

3955 inf., infunde, infused (to be)
f faites infuser!
i fa infuso!
e infúndase!
d mache einen Aufguss!

3956 INFLAMMABLE (adj)
f inflammable (adj)
i infiammabile (adj)
e inflamable (adj)
d entflammbar (adj), feuergefährlich (adj)

INFLAMMATION, see 3870

3957 INFLAMMATION TEMPERATURE, ignition temperature
f température *f* d'inflammation
i punto *m* d'infiammabilità, temperatura *f* d'accensione
e punto *m* de inflamación, temperatura *f* de inflamación
d Entzündungstemperatur *f*, Flammpunkt *m*

3958 INFRACTION, infringement (jur), transgression
f infraction *f*, violation *f* (leg)
i contravvenzione *f*, infrazione *f*, violazione *f* (leg)
e infracción *f*
d Überschreitung *f* (einer Vorschrift), Übertretung *f*

3959 INFRA-RED
f infra-rouge *m*
i infrarosso *m*
e infra-rojo *m*
d Infrarot *n*

3960 INFRA-RED RAYS
f rayons (mpl) infra-rouges
i raggi (mpl) infrarossi
e rayos (mpl) infra-rojos
d Infrarotstrahlen (mpl)

INFRINGEMENT (jur), see 3958

INFRINGEMENT OF CONTRACT, see 1062

3961 INFRINGEMENT OF PATENT
f contrefaçon *f* du brevet
i violazione *f* d'un brevetto
e violación *f* de patente
d Patentverletzung *f*

INFUNDE, see 3955

INFUSED (TO BE), see 3955

3962 INFUSION
f infusion *f*
i infusione *f*, infuso *m*
e infusión *f*
d Aufguss *m*, Infusion *f*, Infusum *n*

3963 INFUSIONS pl
f infusions (fpl)
i infusi (mpl)
e infusiones (fpl)
d Infusa (npl)

INFUSORIAL EARTH, see 877

3964 INGREDIENT
f ingrédient m
i ingrediente m
e ingrediente m
d Ingrediens n, Bestandteil m

3965 INHALATION
f inhalation f
i inalazione f
e inhalación f
d Einatmen n (von Arzneien), Inhalation f

3966 INHIBITION
f inhibition f
i inibizione f
e inhibición f
d Dämpfung f, Hemmung f, Inhibition f

3967 INHIBITION AREA (bact), inhibition zone
f zone f d'inhibition (bact)
i alone m d'inibizione, zona f d'inibizione
e zona f de inhibición
d Hemmzone f

INHIBITION ZONE, see 3967

3968 INHIBITOR
f inhibiteur m
i inibitore m
e inhibidor m
d Hemmfaktor m, Hemmungsstoff m, Inhibitor m

INHIBITORY ENZYME, see 496

3969 INITIAL (adj)
f initial (adj)
i iniziale (adj)
e inicial (adj)
d anfänglich (adj)

3970 INITIAL ADJUSTMENT, zero adjustment, zero setting
f mise f au point zéro
i aggiustaggio m iniziale, azzeramento m (mech), messa f a zero
e puesta f en cero
d Null-Einstellung f

3971 INITIAL BOILING POINT, i.b.p.
f début m de l'ébullition
i inizio m dell'ébollizione
e comienzo m de ebullición
d Siedebeginn m

3972 INITIAL DOSIS
f dose f initiale
i dose f iniziale
e dosis f inicial
d Anfangsdosis f

3973 INITIAL PHASIS
f phase f initiale
i fase f iniziale
e fase f inicial
d Initialphase f

3974 INITIAL POSITION, starting position
f position f de départ
i posizione f iniziale
e posición f inicial
d Ausgangsstellung f

3975 INITIAL PRESSURE
f pression f initiale
i pressione f initiale
e presión f inicial
d Anfangsdruck m

3976 INITIAL VELOCITY
f vitesse f initiale
i velocità f iniziale
e velocidad f inicial
d Anfangsgeschwindigkeit f

3977 INITIATOR
f initiateur m de réaction
i iniziatore m di reazione
e iniciador m de reacción
d Auslösungmittel n, Initiator m, Reaktionseinleiter m

3978 INJECT, to
f injecter (v)
i iniettare (v)
e inyectar (v)
d spritzen (v), spritzgiessen (v)

3979 INJECTION, parental solution
f injection f, solution pour injection f, solution f parentérale
i iniezione f, soluzione iniectabile f, soluzione f parenterale
e inyección f, líquido por inyección m, solución f inyectable
d Einspritzung f, Einspritzungsflüssigkeit f, Injektion f, parenterale Lösung Spritze f

3980 INJECTION CAPACITY (plast), shot capacity (plast)
f volume *m* injecté (plast)
i volume *m* d'iniezione (plast)
e volumen *m* de embolada (plast), volumen *m* inyectado (plast)
d Druckvolumen *n* (plast), Einspritzvolumen *n* (plast), Spritzvolumen *n* (plast)

3981 INJECTION CYLINDER
f pot *m* d'injection
i cilindro *m* d'iniezione
e cilindro *m* de inyección
d Spritzzylinder *m*

3982 INJECTION MOLD
f moule *m* à injection
i stampo *m* per iniezione
e molde *m* para inyección
d Spritzgussform *f*, Spritzgusswerkzeug *n*

3983 INJECTION MOLDED PIECE
f pièce *f* moulée par injection
i pezzo *m* stampato ad iniezione
e pieza *f* inyectada
d Spritzgussteil *n*, Spritzling *m*, Spritzteil *n*

INJECTION MOLDING, see 2410

3984 INJECTION MOLDING MACHINE
f machine *f* à injection, presse *f* d'injection
i pressa *f* d'iniezione
e máquina *f* de moldeo por inyección
d Spritzgussmaschine *f*, Spritzmaschine *f*

3985 INJECTION MOLDING WITH SCREW PLASTICIZING, reciprocated screw injection, screw injection
f injection *f*-préplastification à vis
i iniezione *f* a vite
e inyección *f* con husillo
d Schneckenspritzguss *m*

INJECTION NEEDLE, see 1267

INJECTION NOZZLE, see 3405

3986 INJECTION PLUNGER, injection ram
f piston *m* d'injection
i pistone *m* d'iniezione
e émbolo *m* de inyección, pistón *m* de inyección
d Spritzgusskolben *m*, Spritzkolben *m*

3987 INJECTION PRESSURE
f pression *f* d'injection
i pressione *f* d'iniezione
e presión *f* de inyección
d Einspritzdruck *m*

3988 INJECTION PUMP
f pompe *f* à injection
i pompa *f* d'iniezione
e bomba *f* de inyección
d Einspritzpumpe *f*

INJECTION RAM, see 3986

3989 INJECTION SHOT, shot
f injection *f*, piqûre *f*
i iniezione *f*
e inyección *f*
d Spritzung *f*

INJECTOR NOZZLE, see 3405

INJURY, see 2177

3990 INK
f encre *f*
i inchiostro *m*
e tinta *f*
d Tinte *f*

INLET, see 3459

3991 INLET (OF ENGINE), inlet manifold
f tuyauterie *f* d'aspiration
i condotto *m* d'aspirazione
e racor *m* de aspiración, tubuladura *f* de aspiración
d Ansaugstutzen *m*, Saugstutzen *m*

INLET CONNECTING TUBE, see 3120

INLET MANIFOLD, see 3991

3992 INLET PIPE
f tuyau *m* d'admission
i tubo *m* d'ammissione
e tubo *m* de admisión
d Einlassrohr *n*, Zuleitungsrohr *n*

INLET VALVE, see 215

3993 INNER FACE
f face *f* interne, face *f* intérieure
i faccia *f* interna
e lado *m* interno
d innere Fläche *f*

INNOCUOUS (adj), see 3669

3994 INODOROUS (adj), odo(u)rless (adj)
f inodore (adj)
i inodore (adj)
e inodoro (adj)
d geruchlos (adj)

3995 INORGANIC (adj), mineral (adj)
f inorganique (adj), minéral (adj)
i inorganico (adj)
e inorgánico (adj)
d anorganisch (adj), inorganisch (adj), mineralisch (adj)

3996 INOXIDABLE (adj)
f inoxydable (adj)
i inossidabile (adj)
e inoxidable (adj)
d nichtoxydierbar (adj), nichtrostend (adj)

3997 INPUT
f puissance f nécessaire
i potenza f assorbita
e energía f necesaria, fuerza f necesaria, potencia f necesaria
d Kraftbedarf m

INQUIRY, see 2865

3998 INSCRIPTION
f inscription f
i iscrizione f
e inscripción f, título f
d Überschrift f

3999 INSENSITIVE (adj)
f insensible (adj)
i indifferente (adj), insensibile (adj)
e insensible (adj)
d unempfindlich (adj)

4000 INSERT
f insertion f
i inserzione f, inserto m
e inserción f, inclusión f
d Einschluss m

INSERT PIN, see 1318

4001 INSERT SOCKET
f raccord m emmanché
i manicotto m d'unione
e manguito m de enchufe
d Steckmuffe f

INSERTION, see 234

4002 INSIDE DIAMETER, internal diameter
f diamètre m intérieur, diamètre m interne

i diametro m interno
e anchura f interior, diámetro m interior, medida f interior
d Innendurchmesser m, innerer Durchmesser m, lichte Weite f, lichter Durchmesser m

4003 INSOLUBLE COLORANT, pigment
f colorant m insoluble, pigment m
i colorante m insolubile, pigmento m
e colorante m insoluble, pigmento m
d unlöslicher Farbstoff m, Pigment n

4004 INSOLUBILITY
f insolubilité f
i insolubilità f
e insolubilidad f
d Unlösligkeit f

4005 INSONATED (adj)
f soumis (adj) aux ultra-sons
i sottoposto (adj) agli ultrasuoni
e sometido (adj) a los ultrasonidos
d beschallt (adj) (mit.....Ultraschallen)

INSPECTION, see 1480

4006 INSPECTION HOLE
f lucarne f
i feritoia f d'ispezione, foro m di spia
e mirilla f
d Schauloch n

4007 INSPISSATION, thickening
f épaississement m
i ispessimento m
e espesamiento m
d Dichtwerden n, Eindickung f, Kondensierung f, Verdichtung f

4008 INSTABILITY
f instabilité f
i instabilità f
e inestabilidad f
d Unbeständigkeit f, Unstabilität f, Unstetigkeit f

INSTALLATION, see 2900

4009 INSTANTANEOUS (adj)
f instantané (adj)
i istantaneo (adj)
e instantáneo (adj)
d augenblicklich (adj)

4010 INSTANTANEOUS VALUE
f valeur f instantanée
i valore m istantaneo
e valor m instantáneo, valor m momentáneo
d Augenblickswert m, Momentanwert m

4011 INSTILLATION, instilment
f instillation *f*
i instillazione *f*
e instilación *f*
d Einflössung *f*, Eintröpfelung *f*,
   Instillation *f*

INSTILMENT, see 4011

4012 INSTRUCTION
f instruction *f*
i istruzione *f*
e indicaciones (fpl), instrucción *f*
d Instruktion *f*, Vorschrift *f*

4013 INSTRUCTION FOR USE
f mode *m* d'emploi (indication sur le...)
i instruzione *f* per l'uso, modo *m* di
   impiego
e modo *m* de empleo
d Gebrauchsanweisung *f*

INSTRUMENT, see 3892

4014 INSULATING, non conducting
f calorifuge (adj), isolant (adj), non-
   conducteur (adj)
i coibente (adj)
e aislador (adj), inconductible (adj)
d isolierend (adj), nichtleitend (adj)

4015 INSULATING LAYER
f couche *f* isolante
i strato *m* isolante
e capa *f* de aislamiento
d Isolierschicht *f*

4016 INSULATING SHEET
f feuille *f* isolante
i foglio *m* isolante
e hoja *f* aislante
d Isolierfolie *f*

4017 INSULATING VARNISH
f vernis *m* isolant
i vernice *m* isolante
e barniz *m* aislante
d Isolierlack *m*

4018 INSULATION
f isolement *m*
i isolamento *m*
e aislamiento *m*
d Isolierung *f*, Trennen *n*

4019 INSULATION RESISTANCE
f résistance *f* d'isolement
i resistenza *f* d'isolamento
e resistencia *f* de aislamiento
d Isolationswiderstand *m*

INSULATOR, see 2417

4020 INSURANCE
f assurance *f*
i assicurazione *f*
e aseguración *f*, aseguramiento *m*,
   seguro *m*
d Versicherung *f*

4021 INTEGRAL DOSIS, total dosis
f dose *f* totale
i dose *f* totale
e dosis *f* total
d Dosis *f* totalis, Integraldosis *f*,
   Totaldosis *f*

INTENSIFICATION, see 2863

INTENSITY OF CURRENT, see 419

4022 INTERACTION
f interaction *f*
i azione reciproca *f*, interferenza *f*
e interacción *f*
d Wechselwirkung *f*

4023 INTERCHANGEABLE
f interchangeable (adj)
i intercambiabile (adj)
e recambiable (adj), sustituible (adj)
d auswechselbar (adj)

4024 INTERFACE
f interface *f*
i interfaccia *f*
e interfacie *f*
d Grenzfläche *f*, Zwischenfläche *f*

4025 INTERFERENCE
f interférence *f*
i interferenza *f*
e interferencia *f*
d Interferenz *f*, Störung *f*, Überlagerung *f*

4026 INTERFEROMETER
f interféromètre *m*
i interferometro *m*
e interferómetro *m*
d Interferenzmesser *m*

4027 INTERIM CERTIFICATE,
     provisional certificate
f certificat *m* intérimaire, certificat *m*
   provisoire
i certificato *m* provvisorio
e certificado *m* interino, certificado *m*
   provisional
d Interimschein *m*, Zwischenschein *m*

4028 INTERLACING (tex)
f entrelacement m
i interlacciamento m, intreccio m
e encruzamiento m, enlazamiento m
d Ineinandergreifen n, Verkettung f

4029 INTERLAMINAR STRENGTH,
resistance to splitting
f résistance f à la stratification,
résistance f au clivage, résistance f
au délaminage
i resistenza f al clivaggio, resistenza f
alla sfogliatura
e cohesión f entre estratos, resistencia f
a la formación de hendiduras
d Schichtfestigkeit f, Spaltfestigkeit f

4030 INTERLAYER
f intercouche f
i lamina f intermedia
e capa f intermedia
d Zwischenschicht f

4031 INTERLOCK
f verrouillage m
i catenaccio m, chiusura a chiavistello f
e cerradura f, enclavamiento m
d Verriegelung f

4032 INTERMEDIARY
f intermédiaire m
i intermediario m, mezzano m
e intermediario m
d Vermittler m

4033 INTERMEDIARY METABOLISM
f métabolisme m intermédiaire
i metabolismo m intermediario
e metabolismo m intermedio
d Zwischenstoffwechsel m

4034 INTERMEDIATE ACTING
HYPNOTIC
f hypnotique m de durée moyenne
i ipnotico ad azione mediolenta
e hipnótico m de acción media
d Durchschlafsmittel n

4035 INTERMITTENT (adj), jerky (adj)
f intermittent (adj), par à-coups,
par intermittence, par saccades
i intermittente (adj)
e intermitente (adj), a sacudidas
d intermittierend (adj), rückweis (adj)

4036 INTERMITTENT LIGHT
STIMULATION
f stimulation f photique intermittente,
stimulation f lumineuse intermittente,
S.L.I.
i stimolazione f fotica intermittente
e estimulación f fótica intermitente
d intermittierende Lichtstimulation f

INTERMITTENT OPERATION, see 807

INTERNAL DIAMETER, see 4002

4037 INTERNAL FRICTION
f friction f interne, frottement m interne
i frizione f interna
e fricción f interna, rozamiento m interno
d innere Reibung f

4038 INTERNAL LUBRICANT
f démoulant m mêlé à la masse
i agente m di sformatura
e agente m de desmoldeo (mezclado a
la masa)
d Entformungsmittel n (in die Masse
eingearbeitet)

INTERNAL MIXER WITH FLOATING
WEIGHT, see 771

INTERNAL PHASE, see 2509

4039 INTERNAL SEAL
f soudure f interne
i saldatura f interna
e soldadura f interna
d Durchschmelzung f, innere Ver-
schmelzung f

4040 INTERNAL SURFACE
f paroi f intérieure
i superficie f interna
e superficie f interior
d Innenfläche f

INTERNAL THREAD, see 3081

4041 INTERRELATION
f correlation f
i correlazione f
e correlación f
d Gegenbeziehung f, Wechselbeziehung f

INTERRUPTER, see 1070

INTERRUPTION, see 2489

4042 INTERSECTION POINT
f point m d'intersection
i punto m d'intersezione
e punto m de intersección
d Schnittpunkt m

4043 INTERVAL, spacing
f intervalle m

i intervallo *m*
e intervalo *m*
d Abstand *m*, Intervall *n*, Zwischenzeit *f*

4044 INTERVAL TREATMENT
f médication *m* de relais
i medicazione *m* di intervallo
e medicación *f* de intervallo
d Intervallbehandlung *f*

4045 INTOXICATION, poisoning
f empoisonnement *m*, intoxication *f*
i avvelenamento *m*, intossicazione *f*
e envenenamiento *m*, intoxicación *f*
d Intoxikation *f*, Vergiftung *f*

4046 INTRA-ARTERIAL INJECTION
f injection *f* intro-artérielle
i iniezione *f* intraarteriale
e inyección *f* intraarterial
d intraarterielle Injektion

4047 INTRACUTANEOUS INJECTION, intradermic injection
f injection *f* intradermique, injection intracutanée
i iniezione *f* intradermica
e inyección *f* intradérmica
d intradermale Einspritzung *f*, intradermale Injektion *f*

INTRADERMIC INJECTION, see 4047

4048 INTRAMUSCULAR INJECTION
f injection *f* intramusculaire
i iniezione *f* intramuscolare
e inyección *f* intramuscular
d intraglutäale Injektion *f*, intramuskulare Einspritzung *f*

4049 INTRAPERITONEAL INJECTION
f injection *f* intraperitoneale
i iniezione *f* intraperitoneale
e inyección *f* intraperitoneal
d intraperitoneale Injektion *f*

4050 INTRATHECAL INJECTION, subarachnoidal injection, subdural injection
f injection *f* intrarachidienne
i iniezione *f* endorachidea
e inyección *f* intrarraquidea
d intraspinale Einspritzung *f*, intraspinale Injektion *f*

4051 INTRAVENOUS INJECTION
f injection *f* intraveineuse
i iniezione *f* endovenosa *f*
e inyección *f* intravenosa
d intravenöse Injektion *f*

4052 INTRICACY
f intrication *f*
i intrico *m*
e intrincación *f*, intrincamiento *f*
d Verwickelung *f*

4053 INTRODUCER, introductor
f introducteur *m*
i introduttore *m*
e introductor *m*
d Einführer *m*

4054 INTRODUCTION (lit) 1°
f introduction *f* (lit)
i introduzione *f*
e introducción *f*
d Einleitung *f*

4055 INTRODUCTION 2°
f introduction *f*
i introduzione *f*
e introducción *f*
d Einleiten *n*

INTRODUCTION ON THE MARKET (OF A PRODUCT), see 1783

INTRODUCTOR, see 4053

4056 INUNCTION
f onction *f*
i unzione *f*
e unción *f*
d Einreibung *f*

4057 INVENTORY, stock-taking
f inventaire *m*
i inventario *m*
e inventario *m*
d Inventar *m*, Inventur *f*

4058 INVERSION
f inversion *f*
i inversione *f*
e inversión *f*
d Inversion *f*, Umkehrung *f*

4059 INVERTED "L" CALENDER
f calandre *f* en F
i calandra *f* a L rovescia
e calandria *f* en F
d F-Kalander *m*

4060 INVERTED MOLD
f moule *m* inversé
i stampo *m* rovescio
e molde *m* invertido
d umgekehrte Form *f*

4061 INVERTED MOLDING, reverse
molding
f moulage *m* inversé
i pressatura *f* rovescia
e moldeo *m* invertido
d Verkehrtpressen *n*

4062 INVERTED SUGAR
f sucre in(ter)verti *m*
i zucchero invertito *m*
e azúcar invertido *m*
d Invertzucker *m*

4063 INVESTMENT
f investissement *m*, placement *m* de fonds
i investimento *m*
e colocación *f* (de capitales)
d Anlage *f* (Geld), Investierung *f*

4064 INVOICE PRICE
f prix *m* de facture
i prezzo *m* di fattura
e precio *m* de factura
d Facturapreis *m*

4065 IODIC ACID
f acide *m* iodique
i acido *m* iodico
e ácido *m* yodico
d Jodsäure *f*

4066 IODINE
f iode *m*
i iodio *m*
e yodo *m*
d Jod *n*

4067 IODINE STARCH
f amidon *m* iodé
i amido *m* iodato
e almidón *m* yodato
d Amylum *n* iodatum, Jodstärke *f*

4068 IODINE VALUE
f indice *m* d'iode
i numero *m* d'iodio
e índice *m* de yodo
d Iodzahl *f*

4069 IODO-ACETIC ACID
f acide *m* iodoacétique
i acido *m* iodoacetico
e ácido *m* yodoacético
d Jodessigsäure *f*

4070 IODOCINNAMIC ACID
f acide *m* iodocinnamique
i acido *m* iodocinnamico
e ácido *m* yodoacinámico
d Jodzimtsäure *f*

4071 ION EXCHANGE CHROMATOGRAPHY
f chromatographie *f* à échange d'ions
i cromatografia *f* da scambio ionico
e cromatografía *f* de intercambio iónico
d Ionenaustauschchromatographie *f*

4072 ION EXCHANGE RESIN
f résine échangeuse d'ion *f*
i resina scambiatore d'ioni *f*, resina a scambio ionico *f*
e resina intercambiadora de iones *f*, resina de cambio iónico *f*
d Ionenaustauscher *m*

4073 IONIC BOND, ionic linkage
f liaison *f* ionique
i legame *m* ionico
e enlace *m* iónico
d Ionenbindung *f*

IONIC LINKAGE, see 4073

4074 IONIZING RADIATION
f radiation *f* ionisante
i radiazione *f* ionizzante
e radiación *f* ionisante
d ionisierende Strahlung *f*

4075 IONIZING SUBSTANCE
f substance ionisante *f*
i sostanza ionisante *f*
e substancia ionisante *f*
d ionisierende Substanz *f*

4076 IPSILATERAL, homolateral
f homolatéral (adj)
i omolaterale (adj)
e homolateral (adj)
d gleichseitig (adj)

4077 IRIS DIAPHRAGM
f diaphragme *m* iris
i diaframma *m* ad iride, schermo *m* ad iris
e diafragma iris *m*
d Irisblende *f*

IRISH MOSS, see 1316

4078 IRON (Fe)
f fer *m*
i ferro *m*
e hierro *m*
d Eisen *n*

4079 IRON ROLLING MILL, steel roller mill
f laminoir *f* de fer
i laminatoio *m* di ferro
e laminador *m* de hierro
d Stahlwalzenmühle *f*

IRON SULFATE, see 3577

IRONMONGERY, see 3668

4080 IRONPLATE, sheet-iron, sheet-steel
f plaque f de fer, tôle f
i lamiera f, lamierino m, lastra f di ferro
e chapa f, palastro m
d Blech n, Eisenblech n, Eisenplatte f, Stahlblech n, Schwarzblech n

IRREGULAR, see 12

4081 IRREGULARITY
f irrégularité f
i irregolarità f
e irregularidad f
d Unregelmässigkeit f

4082 IRREVELANT (adj)
f hors de propos, inapplicable (adj)
i inconcludente (adj), irrilevante (adj)
e desatinado (adj), inaplicable (adj)
d belanglos (adj), unanwendbar (adj)

IRREVERSIBLE COLLOID, see 4406

ISETHIONIC ACID, see 3836

ISOAMYL ACETATE, see 429

4083 ISOAMYLOACETIC ACID
f acide m isoamylacétique
i acido m isoamiloacetico
e ácido m isoamilacético
d Isoamylessigsäure f

4084 ISOAMYLOSULFURIC ACID
f acide m isoamylsulfurique
i acido m isoamilsolforico
e ácido m isoamylsulfúrico
d Isoamylschwefelsäure f

4085 ISOBUTYRIC ACID
f acide m isobutyrique
i acido m isobutirico
e ácido m isobutírico
d Isobuttersäure f

4086 ISOCITRIC ACID
f acide m isocitrique
i acido m isocitrico
e ácido m isocítrico
d Isozitronensäure f

4087 ISOSUCCINIC ACID
f acide m isosuccinique
i acido m isosuccinico
e ácido m isosuccínico
d Isobernsteinsäure f

4088 ISOTONIC SOLUTION
f solution isotonique f
i soluzione isotonica f
e solución isotónica f
d isotonische Lösung f

4089 ISOTONICITY
f isotonicité f
i isotonia f
e isotonia f
d Isotonizität f

ITEM, see 2871

4090 IVORY
f ivoire m
i avorio m
e marfil m
d Elfenbein n

IVORY NUT, see 2004

4091 IVORY-WHITE (adj)
f ivoirin (adj)
i eburneo (adj)
e ebúrneo (adj)
d elfenbeinfarbig (adj)

J

JACK, see 2710

JACK (tex), see 3631

JACKET, see 1334

4092 JACKETED TROUGH
f cuve f à double enveloppe
i vasca f a doppia parete
e artesa f de doble pared
d Doppelwandtrog m

4093 JAG
f coche f, cran m
i tacca f
e muesca f
d Anschnitt m, Kerbe m

JAGGED (adj), see 3933

JAGUAR, see 786

JAM RED, see 716

JAM-NUT, see 1481

4094 JANITORIAL SERVICE, maintenance service
f service m d'entretien
i servizio m di manutenzione
e departamento m de manutención
d Unterhaltungsabteilung f

4095 JAPANESE LAC, japanese lacquer
f laque f de Chine
i lacca f del Giappone
e barniz m japonés
d Japanlack m

JAPANESE LACQUER, see 4095

4096 JAR, pot
f bocal m, pot m
i boccale m, vaso m
e olla f, pote m
d Kanne f, Topf m

4097 JAW, fence (mec)
f mâchoire f (mec), mors m
i mascella f (mec)
e mandíbula f (mec), mordaza f
d Anschlag m, Backe (mec) f

4098 JAW CRUSHER
f broyeur m à mâchoires
i frantoio m a mascella
e quebrantadora f de mandíbulas, trituradora f de mandíbulas
d Backenbrecher m

4099 JAWS, mouth of a crusher
f mâchoires (fpl) d'un broyeur
i bocca f dello spezzamasselli
e boca f de quebrantador
d Brechermaul n

4100 JELLY, gelatina
f gelée f
i gelatina f
e jalea f, gelatina f
d Gallert f, Gelee n

4101 JENA GLASS
f verre m de Jéna
i vetro m di jena
e vidrio m de Jena
d Geräte-Glas n, Jenaer-Glas n

4102 JERK, jolt
f à-coup m, saccade f, secousse f
i scossa f, strappo m, urto m
e barquinazo m, sacudida f
d Ruck m, Rütteln n, Stoss m

JERKY (adj), see 4035

JET MILL, see 3280

JETOMIZER, see 3855

JIG, see 1241

4103 JIG SIEVE, shaking sieve, shaking screen, sieve shaker, vibrating screen, vibrating sieve
f tamis m à secousses, tamis m à vibration, tamis m vibrant
i crivello m a scosse, staccio m a scosse, vaglio m vibrante
e criba f de vaivén, tamiz m a sacudidas, tamiz m vibrante
d Abreiter m, Rätter m, Rüttelsieb n, Schüttelsieb n, Schüttelrätter n, Vibrationssieb n

4104 JIG WELDING
f soudage m sur gabarit
i saldatura f a taglio di contorno
e soldadura f sobre plantilla
d Konturenschweissen n, Umrissschweisser

4105 JIGGING
f sassage *m*
i crivellatura *f*
e cribado *m*
d Siebung *f*

4106 JOB LOT PRODUCTION
f production *f* en petite série
i produzione *f* in serie piccole
e producción *f* en serie pequeña
d Kleinserienproduktion *f*

4107 JOINING
f joint *m*
i giunto *m*, giunzione *f*
e junta *f*, juntura *f*
d Fuge *f*, Verbindung *f*

4108 JOINT 1º
f articulation *f*, jointure *f*
i articolazione *f*
e articulación *f*
d Gelenk *n*

4109 JOINT 2º, weld
f joint *m*, ligne *f*, soudure *f*
i costura *f*, linea *f* di saldatura, saldatura *f*
e costura *f*, junta *f*
d Fuge *f*, Naht *f*

4110 JOINT 3º, packing 4º
f bourrage *m*, étoupage *m*, joint *m*
i giunto *m*, incontro *m*
e estopa *f*, junta *f*
d Dichtung *f*, Packung *f*

4111 JOINT (el) 4º
f raccordement *m*
i congiunzione *f*
e unión *f*, conexión *f*, juntura *f*
d Anschluss *m*, Verbindung *f*

JOINT 5º, see 3757

4112 JOINT (OF CABLE), splice (of cable)
f épissure *f*
i impiombatura *f* (di cavi)
e empalme *m*, emplomado *m* de cables
d Spleisse *f*, Spleisstelle *f*, Spleissung *f*

JOINT CARGO, see 3598

4113 JOINT FORK
f fourche *f* articulée
i forchetta *f* articolata
e horquilla *f* articulada
d Gelenkgabel *f*

JOINT RING, see 3455

4114 JOINT PIPE
f tube *m* de connexion
i tubo *m* di connessione
e tubo *m* de enlace
d Anschlussrohr *n*, Verbindungsrohr *n*

4115 JOINTLESS (adj)
f sans joint
i senza raccordo
e sin junta
d fugenlos (adj)

JOLT, see 4102

4116 JOURNAL (com)
f agenda *m*, journal *m*, livre-journal *m*
i diario *m*, giornale *m*
e diario *m*
d Tagebuch *n*

4117 JOURNAL (mech)
f pivot *m*, tenon *m*, tourillon *m*
i orecchione *m* (d'asse), perno *m* di rotazione, tenone *m*
e gorrón *m*, muñón *m*, perno *m*, pivote *m*
d Zapfen *m*

4118 JUDGEMENT
f jugement *m*
i giudizio
e juicio *m*
d Urteil *n*

4119 JUG, pitcher
f broc *m*, cruche *f*, cruchon *m*, pichet *m*
i brocca *f*, carafino *m*
e cántaro *m*
d Kanne *f*, Krug *m*

4120 JUICE
f suc *m*
i succo *m*, sugo *m*
e jugo *m*
d Saft *m*

4121 JUNCTION (el)
f bifurcation *f*, embranchement *m*, ramification *f*
i biforcazione *f*, circuito *m* derivato, diramazione *f*, raccordo *m*
e bifurcación *f*, empalme *f*, ramificación *f*
d Abgang *m*, Abzweigung *f*

4122 JUNCTURE
f arête *f*, bavure *f*, crête *f*, ébarbure *f*
i bavetta *f*, connessione *f*, cresta *f*, sbavatura *f*
e cresta *f*, rebaba *f*
d Grat *m*, Gussnaht *f*

4123 JUNIPER GUM, sandarac,
   sandaracha
f gomme du génevrier *f*, sandaraque *f*,
   vernis sec *m*
i sandaraca *f*
e grassilla *f*, resina de enebro *f*,
   sandaraca *f*
d Mogadasandarak *n*, Sandarac *n*,
   Wachholderharz *n*

4124 JURISCONSULT
f jurisconsulte *m*

i giureconsulto *m*
e jurisconsulto *m*
d Jurist *m*

4125 JURISPRUDENCE
f jurisprudence *f*
i giurisprudenza *f*
e jurisprudencia *f*
d Rechtsprechung *f*, Jurisprudenz *f*

JUTE, see 1156

K

KAOLIN, see 1006, 1501

4126 KARAJA GUM, sterculia gum
- f gomme *f* de karaya
- i gomma *f* di caraya
- e goma esterculia, goma *f* de karaya
- d indischer Tragant *m*, Karaja-Gummi *m*, Sterkuliengummi *m*

KAURIE, see 467

KEEN PRICE, see 1802

4127 KEEP DRY!
- f garder au sec!
- i conserva a secco!
- e conservar a seco
- d trocken aufbewahren!

KEEPER, see 584

4128 KEG
- f petit tonnelet *m*
- i barile *m*, caratello *m*, fustino *m*
- e barrilito *m*
- d Fässchen *n*, Tönnchen *n*

4129 KERF, slash, slit
- f fente *f*
- i fessura *f*
- e entalladura *f*, hendidura *f*, rendija *f*
- d Schlitz *m*, Spalten *m*

4130 KERMESIC ACID
- f acide *m* kermésique
- i acido *m* chermessico
- e ácido *m* quermesínico
- d Kermessäure *f*

KERNEL, see 1984

4131 KETO ACID, ketonic acid
- f acide *m* cétonique
- i acido *m* chetonico
- e ácido *m* quetónico
- d Ketonsäure *f*

4132 KETONE
- f cétone *f*
- i chetone *m*
- e quetona *f*
- d Keton *n*

KETONIC ACID, see 4131

KETTLE, see 990

4133 KEY
- f clé *f*, clef *f*
- i chiave *f*, chiavetta *f*
- e ábaco *m*, clave *f*, llave *f*
- d Schlüssel *m*

4134 KEY BUTTON (tpr)
- f touche *f*
- i bottone *m* da tasto, tasto *m*
- e tecla *f*
- d Taste *f*, Tastenknopf *m*

4135 KEYBOARD
- f clavier *m*
- i tastiera *f*
- e teclado *m*
- d Klaviatur *f*, Tastatur *f*

KIESELGUHR, see 877

4136 KILLED, sacrificed
- f sacrifié (adj), tué (adj)
- i ucciso (adj)
- e matado (adj), sacrificado (adj)
- d geopfert (adj), getötet (adj)

4137 KILLING OF AN ANIMAL
- f mise *f* à mort, sacrifice *m* d'un animal d'expérience
- i sacrificio *f* d'un animale
- e el matar de un animal de experiencia
- d Tötung *f* eines Tieres

KILN, see 2672

4138 KILN FLOOR
- f plateau *m* de touraillage
- i graticcio *m* per essiccamento
- e plato *m* de tostadero
- d Abdarrhorde *f*, Darrboden *m*

4139 KILN TEMPERATURE
- f température *f* de four
- i temperatura *f* della fornace
- e temperatura *f* de tostación
- d Abdarrtemperatur *f*

4140 KILOGRAM, kg
- f kilogramme *m*
- i chilo *m*, chilogrammo *m*
- e kilogramo *m*
- d Kilogramm *n*

4141 KILOPOND, k.p.
f "fortin" m, "hyl" m, "poinsot" m
i chilopond m
e "fortin" m, "kilopond" m, "poinsot" m
d Kilopond, k.p., Kilogramm-Kraft

4142 KINETIC ENERGY
f énergie f cinétique
i energia f cinética
e energía f cinética
d kinetische Energie f

KINETICS, see 1543

4143 KIT (TOOLS)
f outillage m
i corredo m, scatola f di montaggio
e juego m de herramientas
d Werkzeugsatz m

KNEADER, see 2602

4144 KNEADER ARM, kneader blade
f palette f (d'un malaxeur)
i pala f dell'impastatrice
e paleta f de la amasadora
d Knetarm m, Knetschaufel f

KNEADER BLADE, see 4144

4145 KNEADING
f malaxage m, pétrissage m
i impastamento m
e amasamiento m, amasadura f
d Kneten n

KNEADING MACHINE, see 2602

4146 KNEADING MIXER
f malaxeur-mélangeur m
i impastatrice-mescolatrice f
e amasodora-mezcladora f
d Mischkneter m

4147 KNEE (mach)
f coude m
i ginocchio m (di pluviale), mensola f
e codo m
d Kniestück n

KNEE LEVER, see 874

4148 KNIFE
f couteau m, lame f
i coltello m, lama f di falciatrice
e cuchilla f, cuchillo m
d Messer n, Schneide f

4149 KNIFE COATING, rubber spreading
f enduction f à la racle sur rouleau
i spalmatura f a lama su cilindro
e recubrimiento m por cuchilla sobre rodillo
d Rakelstreichen n auf Walze

KNIFE EDGE 1^O, see 2157

KNIFE-EDGE (OF A BALANCE) 2^O, see 747

KNOB, see 1177

KNOCK OUT (TO), see 2748

KNOCK-OUT BAR, see 2754

KNOCK-OUT PIN, see 2757

KNOCK-OUT PIN PLATE, see 2758

4150 KNOTTING STRENGTH
f résistance f au nouage
i resistenza f all'annodatura
e resistencia f a la anudadura
d Knotenfestigkeit f

4151 KNOW-HOW
f savoir-faire m
i capacità ed esperienza, conoscenza f tecnica
e conocimiento m técnico
d Erfahrung f Kenntnis f (technische)

4152 KNUCKLE THREAD, round thread
f filet m arrondi, filet m rond
i filettatura f a pane rotondo
e rosca f redonda
d Rundgewinde n

4153 KNURLED
f cannelé (adj), moleté (adj)
i zigrinato (adj)
e moleteado (adj)
d gerändelt (adj), gerieft (adj)

4154 KNURLED NUT, milled nut
f écrou m molette
i dado m zigrinato
e tuerca f ranurada
d Rändelmutter f, Griffmutter f

4155 KONIMETER, konometer
f conimètre m
i conimetro m
e conimétro m
d Konimeter m, Staubmesser m

KONOMETER, see 4155

KONSEAL, see 428

k.p., see 4141

L

4156 LABEL, to
f étiqueter (v), marquer (v)
i contrassegnare (v) (con etichetta), etichettare (v)
e marcar (v), titular (v)
d bezeichnen (v), etikettieren (v), signieren (v)

4157 LABEL
f étiquette f, label m
i etichetta f
e etiqueta f
d Aufschrift f, Etikett n

4158 LABELLED, tagged
f marqué (adj) (isotope)
i marcato (adj)
e marcado (adj), rotulado (adj)
d markiert (adj)

4159 LABELLING
f étiquetage m
i etichettamento m
e etiquetado m
d Bedrucken n, Signierung f

4160 LABELLING MACHINE
f étiquetteuse f (machine)
i etichettatrice f
e máquina rotuladora f
d Bezettelungsmaschine f, Etikettiermaschine f

4161 LABOR 1º, labour, manpower
f main d'oeuvre f
i mano d'opera f
e mano de obra f
d Arbeitskräfte f

4162 LABOR 2º, work
f travail m
i lavoro m
e trabajo m
d Arbeit f

4163 LABO(U)R COST
f prix m de revient de main d'oeuvre
i costo m della mano d'opera
e coste m de mano de obra
d Lohnkosten (fpl)

4164 LABORATORY ASSISTANT
f laborantin m
i laboristo m
e asistente m de laboratorio
d Laborant m

4165 LABORATORY BENCH, laboratory table, work bench, work table
f établi m, table f de laboratoire
i tavolo m da lavoro
e banco m de trabajo, mesa f de laboratorio, mesa f de trabajo
d Arbeitstisch m, Laboratoriumtisch m, Werkbank f

4166 LABORATORY GLASS, soft glass
f verre m pour appareils
i vetro m dolce
e vidrio m por aparatos
d Geräteglas n

LABORATORY TABLE, see 4165

4167 LABORATORY TEST
f essai m de laboratoire
i prova f di laboratorio
e ensayo m de laboratorio, prueba f de laboratorio
d Laboratoriumversuch m

LABOUR, see 4161

4168 LABYRINTH, maze
f labyrinthe m
i labirinto m
e laberinto m
d Irrgarten m, Labyrinth n

4169 LAC, lake, varnish
f laque f, vernis m, vernis m incolore
i lacca f, vernice m
e laca f, barniz n
d farbloser Lack m, Firnis m, Lack m

4170 LACE BONE (text), lacer (text)
f fuseau m (text)
i fuso m (text), piombino m
e bolillo m (text), majaderilla m
d Klöppel m (text), Spitzenklöppel m

LACER (text), see 4170

4171 LACK
f manque m
i mancanza
e falta f
d Fehlen n, Mangel m

LACMUS, see 715

4172 LACMUS PAPER, litmus paper
f papier m de tournesol
i carta f di laccamuffa
e papel m de tornasol
d Lackmuspapier n

LACQUER, see 1752

4173 LACQUER PEELING
f écaillement m du vernis
i scrostamento m della lacca
e eccodado m de la laca
d Lackablösung f, Lackabschälung f

4174 LACTIC ACID
f acide m lactique
i acido m lattico
e ácido m láctico
d Milchsäure f

4175 LACTOSE
f lactose m, sucre m de lait
i lattosio m
e lactosa f
d Milchzucker m, Lactose f

LADDER-CHAIN, see 777

4176 LADLE, scoop
f auget m, godet m
i paletta f, tazza f
e cuchara f, cucharón m
d Schöpfkelle f, Schöpflöffel m

4177 LAG TIME
f temps m de latence, temps m de retard
i tempo m di ritardo
e tiempo m de latencia
d Latenzzeit f, Verzögerungszeit f

LAKE, see 4169

4178 LAMEL, lamella
f lamelle f
i lamella f
e laminilla f
d Blättchen n, Lamelle f

LAMELLA, see 4178

LAMELLAR (adj), see 3322

4179 LAMINA
f lamelle f
i lamina f
e laminilla f
d Blatt n, Lamelle f, Schicht f

4180 LAMINAR FLOW
f courant m laminaire, écoulement m laminaire
i corrente f laminare, flusso m laminare, moto m laminare
e corriente f laminar, flujo m laminar
d Laminarströmung f

4181 LAMINATED (adj)
f feuilleté (adj), laminé (adj), stratifié (adj)
i lamellare (adj), laminare (adj), stratificato (adj)
e laminado (adj), estrificado (adj)
d geblättert (adj), geschichtet (adj), laminiert (adj)

4182 LAMINATED CHANNEL SECTION
f profilé m stratifié en U
i profilato m a U
e perfil m en U
d U-Profil n

4183 LAMINATED MOLDING, molded laminate
f pièce f moulée en stratifié
i pezzo m laminato stampato
e pieza f moldeada
d Schichtstofformstück n

4184 LAMINATED PAPER
f stratifié-papier m
i laminato m di papel
e estratificado m de papel
d Hartpapier n

4185 LAMINATED PLASTIC
f stratifié m
i laminato m
e estratificado m, laminado m
d Schichtpresstoff m, Schichtstoff m

4186 LAMINATED SECTION
f profilé m stratifié
i profilato m stratificato
e perfil m estratificado
d Schichtprofil n

4187 LAMINATED SHEET
f plaque f stratifiée
i lastra f laminata
e laminado m estratificado
d Schichtplatte f, Schichttafel f

4188 LAMINATED TABLET, layered tablet, multilayer tablet, sandwich tablet, stratified tablet
f comprimé m multicouche, comprimé m stratifié
i compressa f a stratimultiple, compressa f stratificata
e comprimido m de capas multiples, comprimido estratificado m

d Manteltablette *f*, Mehrschichttablette *f*, Schichttablette *f*

4189 LAMINATING
 f couchage *m*, lamination *f*
 i laminazione *f*
 e forrado *m*, laminado *m*
 d Kaschieren *n* (mehrere Schichten)

4190 LAMINATING RESIN
 f résine *f* à stratifier
 i resina *f* per laminati
 e resina *f* para estratificados
 d Laminierharz *n*

4191 LAMINATING ROLLER
 f laminoir *m*
 i cilindro *m* stiratore
 e cilindro *m* aplanador, rodillo *m* aplanador
 d Plättwalze *n*, Streckwalze *f*, Streckwerk *n*

4192 LAMINATING WEB
 f strate *m* continu
 i strato *m* continuo
 e banda *f* continua (para estratificados)
 d (endlose) Pressbahnen (fpl)

4193 LAMINATION, lamination sheet
 f couche *f* laminée, strate *f* laminée
 i strato *m* laminato
 e hoja *f* de un laminado, estrato *m* laminado
 d Schichtfolie *f*

LAMINATION COATING, see 3012

LAMINATION SHEET, see 4193

4194 LAMP
 f lampe *f*
 i lampada *f*
 e lámpara *f*
 d Lampe *f*

LANATE (adj), see 3279

4195 LAND AREA
 f surface *f* d'appui
 i superficie *f* d'appoggio
 e superficie *f* de apoyo
 d Kontaktfläche *f*

LAND SURFACE, see 3214

4196 LAND WIDTH
 f largeur *f* du filet
 i spessore *m* del filetto
 e anchura *f* del filete
 d Stegbreite *f* der Schnecke

4197 LANDED FORCE
 f poinçon *m* avec portée
 i punzone *m* con appoggio
 e macho *m* con superficie de rebaba
 d Stempel *m* mit Abquetschfläche

LANOLIN, see 188

LANOLINUM HYDRATUM, see 188

4198 LAPPING, smoothing 1°
 f adoucissage *m*
 i smerigliatura *f*
 e alisado *m*, aplanado *m*, satinado *m*
 d Glätten *n*

4199 LAPSE OF TIME
 f laps de temps *m*
 i spazio di tempo *m*
 e espacio de tiempo *m*
 d Zeitraum *m*

4200 LAP-WELDING
 f soudure *f* à recouvrement
 i saldatura *f* a ricoprimento
 e soldadura *f* de recubrimiento
 d Überlappschweissen *n*

LARD, see 186

4201 LARD SOAP
 f savon *m* animal, savon *m* d'axonge
 i sapone *m* di lardo
 e jabón *m* graso
 d Fettseife *f*

4202 LARGE SCALE (PRODUCTION)
 f (production) à grande échelle
 i (produzione) su vasta scala, produzione in grosso
 e producción en gran escala
 d Massenerzeugung *f*, Produktion in grossem Masstab

LARICIN, see 8

4203 LAST RUNNINGS (dist), latter fraction (dist), faints, feints
 f dernière fraction *f* (distillation), repasse *f*
 i residuo *m* di distillazione
 e cola *f* (dist)
 d Nachlauf *m*

4204 LATCH
 f clenche *f*, loquet *m*, pêne *m* à ressort
 i chiavistello *m*, nottolino *m*
 e aldaba *f*, gatillo *m*, pestillo *m*, picaporte *m*, trinquete *m*
 d Klinke *f*, Türdrücker *m*

4205 LATCH PLATE
f support *m* des prisonniers
i piastra *f* portainserti
e placa *f* de retención
d Halteplatte *f* (für Metalleinpressteile)

4206 LATCHING RELAY
f relais *m* à verrouillage
i relè *m* di blocco
e relé *m* de cierre
d Sperrglied *n*

LATE RESULT, see 2282

4207 LATENTIATION
f retardement *m*
i ritardazione *f*
e retardación *f*
d Verspätung *f*, Verzögerung *f*

4208 LATERAL (adj)
f latéral (adj)
i laterale (adj)
e lateral (adj)
d seitlich (adj)

4209 LATERAL AREA OF THE CYLINDER
f corps *m* du cylindre, chemise *f* du cylindre
i superficie *f* del cilindro
e camisa *f* del cilindro, cuerpo *m* del cilindro
d Zylindermantel *m*

4210 LATERAL AXE (cryst)
f axe *m* latéral
i asse *m* laterale
e eje *m* lateral
d Nebenachse *f* (cryst)

LATERAL BENDING STRENGTH, see 1130

4211 LATERAL CHAIN, side chain
f chaîne *f* latérale
i catena *f* laterale
e cadena *f* lateral
d Seitenkette *f*

4212 LATERAL FRICTION
f friction *f* latérale
i attrito *m* laterale
e rozamiento *m* lateral, fricción *f* lateral
d Seitenreibung *f*

4213 LATHE
f tour *m* (mec)
i tornio *m*
e torno *m*
d Drehbank *f*

LATHER, see 3302

LATITUDE, see 1604

LATTER FRACTION (dist), see 4203

4214 LATTICE
f cloisonnage *m*, treillage *m*, treillis *m*
i graticcio *m*, reticolo *m*, traliccio *m*
e celosía *f*, enrejado *m*
d Gitter *n*, Lattenwerk *n*

4215 LATTICE CONSTANTE
f constante *f* réticulaire
i costante *f* reticolare
e constante *f* de la rejilla
d Gitterkonstante *f*

4216 LATTICE PLANE (cryst), net plane (cryst)
f plan *m* réticulaire (cryst)
i piano *m* reticolare (cryst)
e plano *m* reticulado (cryst)
d Netzebene *f* (cryst)

4217 LATTICED FIBER
f fibre *f* grillagée
i fibra *f* reticolata
e fibra *f* enrejada
d Gitterfaser *f*

LAUNDRY SOAP, see 2130

4218 LAW
f loi *f*
i legge *f*
e ley *f*
d Recht *n*

4219 LAWN
f batiste *f* de lin
i batista *f*
e batista *f*
d Batist *m*

4220 LAXATIVE
f laxatif *m*
i lassativo *m*
e laxante *m*
d Abführmittel *n* (leichtes), Laxativum *n*

4221 LAYER, stratum
f couche *f*
i strato *m*
e capa *f*, estrato *n*
d Schicht *f*, Stratum *n*

LAYERED TABLET, see 4188

4222 LAYERING
f stratification f
i stratificazione f
e estratificación f
d Schichtung f

4223 LAY-FLAT TUBING
f feuille f extrudée aplatie
i tubolare f appiatita
e película f de manga extendida
d flachgelegte Schlauchfolie f

LAY-OUT, see 594

lb, see 5356

LEACH BRIN, see 914

4224 LEACHE, to, lixiviate, to
f lessiver (v), lixivier (v)
i lisciviare (v)
e lixiviar (v)
d auslaugen (v)

4225 LEACHING OUT
f lixiviation f
i lisciviazione f
e lixiviación f
d Auslaugung f, Auslaugen n, Lixiviation f

4226 LEAD
f plomb m
i piombo m
e plomo m
d Blei n

4227 LEAD OXYCHLORIDE, patent yellow
f oxychlorure m de plomb
i ossicloruro m di piombo
e oxicloruro m de plomo
d Chemischgelb n, Englischgelb n

LEADER PIN, see 2607

4228 LEADING ARTICLE
f article m de fond
i articolo m di fondo
e artículo m de fondo
d Leitartikel m

4229 LEAF
f feuille f
i foglia f
e hoja f
d Blatt n

LEAF LARD, see 186

LEAF METAL, see 3312

4230 LEAF SPRING
f ressort m à lames, ressort m feuilleté
i balestra f, molla f a balestra
e ballesta f (muelle), muelle m de láminas
d Blattfeder f

LEAFLET (ADVERTISING), see 3317

4231 LEAK, leakage
f coulage m, fuite f (de liquide ou de gaz), fuite f d'un récipient, voie f d'eau
i collaggio m, difetto m d'ermeticità, falla f, fuga f, perdita f
e derrame m, fuga f, merma f, pérdida f
d Abgang m, Auslaufen n, Durchsickern n, Leck n, Leckage f, Lecken n, Undichtigkeit f

LEAKAGE, see 4231

4232 LEAKAGE TEST
f essai m d'étanchéité
i prova f di tenuta
e ensayo m de estanqueidad
d Dichtheitsprüfung f

LEAK-FREE (adj), see 3726

4233 LEAKING (adj), leaky (adj)
f non étanche (adj)
i non stagno (adj)
e no estanco (adj)
d undicht (adj)

LEAKY (adj), see 4233

4234 LEAKY FILTER
f filtre m peu serré
i filtro m non serrato
e filtro m llovedizo
d undichter Filter m

4235 LEATHER BELT
f courroie f en cuir
i cinghia f di cuoio
e correa f de cuero
d Lederriemen m

4236 LEATHER WASHER
f rondelle f de cuir
i rondella f di cuoio
e arandela f de cuero
d Lederring m

4237 LEDGE
f nervure *f*, saillie *f*
i listello *m*
e nervio *m*, relieve *m*
d Rippe *f*, Vorsprung *m*

4238 LEECH
f sangsue *f*
i sanguisuga *f*
e sanguijuela *f*
d Blutegel *m*

4239 LEFT EYE, O.L., O.S., oculus sinister, oculus laevus
f oeil gauche *m*
i occhio sinistro *m*
e óculo izquierdo *m*
d linkes Auge *n*

4240 LEGAL POSITION
f situation *f* légale
i posizione *f* legale, stato *m* legale
e posición *f* legal
d Rechtslage *f*

4241 LEGISLATION
f legislation *f*
i legislazione *f*
e legislación *f*
d Gesetzgebung *f*

LEMON GRASS OIL, see 1565

4242 LENGTH
f longueur *f*
i lunghezza *f*
e longitud *f*
d Länge *f*

4243 LENS
f lentille *f*
i lente *f*
e lente *m*
d Linse *f*

4244 LENTICULAR (adj)
f lenticulaire (adj)
i lenticolare (adj)
e lenticular (adj)
d lentikular (adj), linsenförmig (adj)

4245 LENTIL STARCH
f amidon *m* de lentille
i amido *m* di lenticchia
e fécula *f* de lentejas
d Amylum lentis, Linsenstärke *f*

LENTISK GUM, see 3615

LET IT BE BOILED, see 1981

LET IT BE DIVIDED, see 2545

LET IT BE MADE, see 3023

4246 LET IT BE MIXED, M., misce, mix
f mélangez!, mêlez!
i mescola!
e mezclar, mézclese!
d mischen!

LET IT BE STRAINED, see 1696

LET THE PATIENT TAKE, see 1275[a]

4247 LETAL CONCENTRATION
f concentration *f* létale
i concentrazione *f* letale
e concentración *f* letal
d L.C., letale Konzentration *f*

LETAL DOSIS, see 3055

LETTING (OUT) ON LEASE, see 3046

4248 LEVEL
f niveau *m*, taux *m*
i livello *m*, tasso *m*
e nivel *m*, tasa *f*
d Pegel *m*, Spiegel *m*, Stand *m*

LEVEL RECORDER, see 3860

4249 LEVEL SPOONFULL
f cuillerée *f* arase
i cucchiaiata *f* arasa
e cucharada *f* arrasada
d (ein) gestrichener Löffel voll

4250 LEVELLING
f aplanissement *m*, arasement *m*, nivellement *m*
i aggiustamento *m* (di levelli), livellamento *m*, spianatura *f*
e allanamiento *m*, nivelación *f*
d Nivellierung *f*, Planierung *f*

4251 LEVELLING BOTTLE, levelling vessel
f ampoule *f* de niveau
i bottiglia *f* di nivello
e botella *f* de nivel
d Niveauflasche *f*

4252 LEVELLING FILLER
f poudre *f* de remplissage
i polvo *m* di livellamento
e polvo *m* nivelador
d Planierpulver *n*

LEVELLING VESSEL, see 4251

4253 LEVER
f levier *m*
i leva *f*
e palanca *f*
d Hebel *m*

LEVER ARM, see 583

4254 LEVER BOX, point box, switch stand
f appareil *m* de manoeuvre
i cavalletto *m* dello scambio
e caja *f* de maniobra
d Weichenbock *m*

4255 LEVER CONTROL
f commande *f* à levier
i comando *m* a leva
e mando *m* por palanca
d Hebelschaltung *f*

4255a LEVER STOPPER
f bouchon *m* mécanique
i tappo *m* a leva
e cierre *m* de estribo
d Bügelverschluss *m*, Flaschenverschluss *m*

4256 LEVERPRESS
f presse *f* à levier
i strettoio *m* a leva
e prensa *f* de palanca
d Hebelpresse *f*

LEVIGATED (adj), see 2807

4257 LEVIGATION
f lévigation *f*
i levigazione *f*
e levigación *f*
d Absetzen *n*, feinste Pulverisierung, Levigation

4258 LEVOGYRE ACID, levorotatory acid
f acide *m* lévogyre
i acido *m* levogiro
e ácido *m* levógiro
d linksdrehende Säure *f*

4259 LEVOROTARY (adj)
f lévogyre (adj)
i levogiro (adj)
e levógiro (adj)
d linksdrehend (adj)

LEVOROTATORY ACID, see 4258

4260 LEVOTARTARIC ACID
f acide *m* tartrique lévogyre
i acido *m* tartarico levogiro
e ácido *m* levotartárico
d Linksweinsäure *f*

4261 LEVULINIC ACID
f acide *m* lévulinique
i acido *m* levulinico
e ácido *m* levulínico
d Lävulinsäure *f*

LEVULOSE, see 3403

4262 LIABLE (adj)
f responsable (adj)
i responsabile (adj)
e responsable (adj)
d verantwortlich (adj)

LICENSE, see 4263

4263 LICENCE (com), license
f autorisation *f*, licence *f*, permis *m*
i licenza *f*, permesso *m*, titolo *m* di concessione
e licencia *m*, permiso *m*
d Konzession *f*, Lizenz *f*

4264 LICENCE CONTRACT
f contrat *m* de licence
i contratto *m* di licenza
e contrato *m* de licencia
d Lizenzvertrag *m*

4265 LICENCE NUMBER, registration number
f numéro *m* d'immatriculation
i numero *m* d'accettazione, numero *m*. di permesso
e número *m* de permiso
d amtliches Kennzeichen *n*, Zulassungsnummer *f*

LID, see 2050

4266 LID (anat)
f paupière *f*
i palpebra *f*
e párpado *m* (del ojo)
d Augenlid *m*

4267 LIDDING
f mise *f* en place d'un couvercle
i copertura *f*
e cubertura *f*
d Bedeckung *f*

4268 LIEBIG CONDENSOR
f réfrigérateur *m* de Liebig

i refrigerante *m* di Liebig
e refrigerador *m* de Liebig
d Liebigkühler *m*

4269 LIFE SPAN
f durée *f* de la vie
i durata *f* della vita
e duración *f*, durabilidad *f*
d Lebensdauer *f*

LIFT, see 2795

LIFT ARM OF A LEVER, see 583

4270 LIFT PLATE
f plateau *m* élévateur, plaque *f* d'extraction
i placca *f* d'estrazione, placca *f* elevatrice
e placa *f* elevadora
d Hebeplatte *f*

LIFT TUBE, see 627

LIFTER (mec), see 1246

LIFTING COG, see 1246

4271 LIFTING DEVICE, lifting machine
f engin *m* de levage, appareil *m* de levage
i apparecchio *m* di sollevamento, meccanismo *m* d'elevazione
e dispositivo *m* de elevación, máquina *f* elevadora
d Hebevorrichtung *f*, Hebemaschine *f*, Hebewerk *n*, Hebezeug *n*

LIFTING MACHINE, see 4271

LIGANT, see 904

4272 LIGHT
f lumière *f*
i luce *f*
e luz *f*
d Licht *n*

4273 LIGHT (adj)
f léger (adj)
i leggero (adj)
e ligero (adj)
d leicht (adj)

4274 LIGHT BUNDLE, light pencil
f faisceau *m* lumineux
i fascio *m* di luce, fascio *m* di raggi
e haz *m* luminoso
d Lichtbündel *n*, Strahlenbündel *n*

4275 LIGHT FITTING
f dispositif *m* d'éclairage
i dispositivo *m* d'illuminazione
e aparato *m* para alumbrado
d Beleuchtungseinrichtung *f*

4276 LIGHT LIQUID PARAFFIN, light liquid petrolatum, light white mineral oil, petrolatum liquidum leve, petrolatum oil
f huile *f* de vaseline fluide
i olio *m* di paraffina, olio *m* di vaselina
e aceite *m* mineral blanco liviano, petrolato *m* líquido liviano
d Paraffinöl *n*, Vaselinöl *n*

LIGHT LIQUID PETROLATUM, see 4276

4277 LIGHT METAL
f métal *m* léger
i metallo *m* leggero
e metal ligero *m*, metal liviano *m*
d Leichtmetall *n*

LIGHT PENCIL, see 4274

4278 LIGHT SENSITIVE (adj), photosensitive (adj)
f photosensible (adj), sensible à la lumière (adj)
i sensibile (adj) alla luce
e sensible (adj) a la luz
d lichtempfindlich (adj)

4279 LIGHT SOURCE
f source *f* de lumière
i sorgente *f* luminosa
e fuente *f* luminosa
d Lichtquelle *f*

4280 LIGHT TRANSMISSION, transparency
f transparence *f*
i trasparenza *f*
e transparencia *f*
d Lichtdurchlässigkeit *f*, Transparenz *f*

LIGHT WHITE MINERAL OIL, see 4276

4281 LIGHT-FAST (adj), light-resisting (adj)
f résistant (adj) à la lumière
i resistente (adj) alla luce
e resistente (adj) a la luz
d lichtecht (adj), lichtfest (adj)

4282 LIGHT-FASTNESS, light-proofness
f stabilité *f* à la lumière
i resistenza *f* alla luce, solidità *f* alla l
e estabilidad *f* a la luz, resistencia *f* a la luz
d Lichtbeständigkeit *f*

4283 LIGHTING
f éclairage m, illumination f
i illuminazione f
e alumbrado m, iluminación f
d Beleuchtung f

4284 LIGHTING APPARATUS, lighting device
f appareil m d'éclairage
i apparecchio m d'illuminazione
e aparato m de iluminación, dispositivo m de alumbrado
d Beleuchtungsapparat m

LIGHTING DEVICE, see 4284

4285 LIGHTING MAINS pl
f canalisation f d'éclairage
i conduttura f per luce
e línea f de alumbrado
d Lichtleitung f

4286 LIGHTING SET
f installation f d'éclairage
i impianto m d'illuminazione
e instalación f de alumbrado
d Beleuchtungsanlage f

LIGHT-PROOFNESS, see 4282

4287 LIGHT-PROTECTED
f protégé (adj) contre la lumière
i protetto (adj) contro la luce
e protegido (adj) contra la luz
d lichtgeschützt (adj)

LIGHT-RESISTING (adj), see 4281

4288 LIGNEOUS (adj), woody (adj)
f ligneux (adj)
i ligneo
e lenoso
d holzig

4289 LIME (bot), lime tree, linden
f tilleul m
i tiglio m
e tilo m (arbol)
d Linde f

4290 LIME (chem)
f chaux f
i calce f
e cal f
d Kalk m, Ätzkalk m, Kalziumoxyd m

LIME HYDRATE, see 1212

LIME TREE, see 4289

4291 LIMINAR DOSE, threshold dose
f dose f liminaire f
i dose liminare f
e dosis f liminar, dosis f umbral
d Schwellendose f

4292 LIMING
f chaulage m
i calcinatura f
e encaladura f
d Äschern n, Kalken n

4293 LIMIT DOSIS
f dose limite f
i dose f limite
e dosis f límite
d Grenzdosis f

4294 LIMIT GAGE, limit gauge
f calibre m de tolérance
i calibro m di tolleranza
e calibre m límite, calibre m de tolerancia
d Grenzlehre f, Grenzrachenlehre f, Toleranzlehre f

LIMIT GAUGE, see 4294

LIMIT OF ELASTICITY, see 2763

4295 LIMIT OF ERROR, margin of error
f marge f d'erreur
i margine m d'errore
e límite m de error
d Fehlergrenze f

4296 LIMIT OF LOAD
f limite f de charge
i limite m di carico
e límite m de carga
d Belastungsgrenze f, Ladegrenze f, Tragfähigkeit f

4297 LIMIT OF MEASUREMENT
f limite f de mesure
i limite m di misura
e límite m de medida
d Messgrenze f

4298 LIMIT OF TOLERANCE
f marge f de tolérance
i limite m di tolleranza
e margen m de tolerancia
d Grenztoleranz f

4299 LIMITATION
f limitation f
i limitazione f
e limitación f
d Einschränkung f

4300 LIMITING DIMENSION,
   limiting size
 f cote *f* limite, cote *f* d'ajustement
 i quota *f* limite
 e medida *f* límite, límite *f* de ajuste
 d Grenzmass *n*, Passung

LIMITING SIZE, see 4300

4301 LIMITING VALUE
 f valeur *f* limite
 i valore *m* limite
 e valor *m* límite
 d Grenzwert *m*

LIMONENE, see 1540

LINDEN, see 4289

4302 LINE
 f conduite *f*, ligne *f*
 i linea *f*, tubazione *f*
 e cañería *f*, tubería *f*
 d Leitung *f*, Linie *f*, Zeile

4303 LINE FLOW PRODUCTION,
   line production, line work
 f production *f* à la chaîne, travail *m* à la chaîne
 i lavorazione *f* a catena, lavoro *m* a catena, produzione *f* a catena, produzione *f* in serie
 e producción *f* en serie continua, trabajo *m* en cinta continua, trabajo *m* en serie
 d Fliessarbeit *f*, Fliessbandarbeit *f*, Fliessbandproduktion *f*, Fliessfertigung *f*, Massenfabrikation *f*, Massenfertigung *f*, Massenherstellung *f*, Massenproduktion *f*

4304 LINE OF FORCE
 f ligne *f* de force
 i asse *m* di sollecitazione, linea *f* di forza
 e línea *f* de fuerza
 d Kraftlinie *f*

LINE PRODUCTION, see 4303

LINE WORK, see 4303

LINEAR CORRELATION, see 4306

4305 LINEAR EXPANSION
 f dilatation *f* linéaire
 i allungamento *m* longitudinale, dilatazione *f* lineare
 e dilatación *f* lineal
 d Längsausdehnung *f*, Längsdehnung *f*

4306 LINEAR RELATIONSHIP,
   linear correlation
 f relation *f* linéaire
 i relazione *f* lineare
 e relación *f* linear
 d Linearverhältnis *n*

4307 LINEN
 f toile *f* de lin
 i tela *f* di lino
 e lienzo *m*, tela *f* de lino
 d Leinwand *f*

4308 LINEN CLOTH
 f tissu *m* de lin, toile *f*
 i tela *f* di lino
 e tejido *m* de lino
 d Leinen *n*, Leinengewebe *n*, Leinenstoff *m*, Linnen *n*

4309 LINEN TESTER, textile loupe,
   textile magnifier, thread counter
 f compte-fils *m*
 i contafili *m*, lente *f* d'ingrandimento (per contare fili)
 e cuentahilos *m*
 d Fadenzähler *m*, Textillupe *f*

4310 LINER
 f chemise *f* métallique
 i camicia *f* metallica, fodera *f* metallica
 e camisa *f* metálica, forrador *m*, forro *m* metálico
 d Metallbeschlag *m*

4311 LINGUET
 f linguette *f*
 i linguetta *f*
 e comprimido perlingual *m*, lingüeta *f*
 d Linguette *f*

4312 LINIMENT
 f liniment *m*
 i linimento *m*
 e linimento *m*
 d Einreibemittel *n*, Linimentum *n*

LINING, see 1334

4313 LINK 1º
 f articulation *f*, charnière *f*
 i articolazione *f*
 e articulación *f*, charnela *f*
 d Gelenk *n*

4314 LINK 2º
 f coulisse *f*
 i geifo *m*
 e corredera *f*
 d Kulisse *f*

4315 LINK 3º (chem), linkage (chem)
f liaison *f* (chem)
i legame *m* (chem)
e enlace *m* (chem)
d Verbindung *f* (chem), Verknüpfung *f* (chem), Vernetzung *f* (chem)

4316 LINK 4º (techn)
f anneau *m* (d'une chaîne), chaînon *m*, maillon *m*
i anello *m* di catena, maglia *f* di catena
e anillo *m* de cadena, escabón *m*, malla *f* de cadena
d Glied *n* (techn), Kettenglied *n*, Lasche *f*, Schäkel *n*

4317 LINK BELT
f courroie *f* articulée, courroie *f* à chaînons
i cinghia *f* a glifi, cinghia *f* articolata
e correa *f* articulada
d Gliederriemen *m*, Kettenriemen *m*

LINK ROD, see 1892

LINKAGE, see 903

LINKAGE (chem), see 4315

LINKING, see 903

4318 LINOLEIC ACID
f acide *m* linoléique
i acido *m* linoleico
e ácido *m* linoléico
d Leinölsäure *f*, Linolensäure *f*, Linolsäure *f*

LINSEED OIL, see 3232

4319 LINSEED-OIL VARNISH
f vernis *m* à l'huile de lin
i vernice *f* d'olio di lino, olio *m* di lino cotto
e barniz *m* de aceite de linaza
d Leinölfirnis *m*, Ölfirnis *m*

4320 LINT
f charpie *f*
i filaccia *f*
e hilas (fpl)
d Lint *n*, Scharpie *f*

4321 LINTLESS PAPER
f papier-filtre *m*, papier *m* sans fibre
i carta *f* senza fibre
e papel *m* sin hilas, papel *m* sin hiluza
d faserloses Papier *n*

LINUM 1 (LINACEAE), see 3231

4322 LIPESCENCE
f lipescense
i lipescenza *f*
e lipescencia *f*
d Lipeszenz *f*

4323 LIPODIASIS
f liporégulation *f*
i liporegulazione *f*
e liporegulación *f*
d Fettumsatzsteuerung *f*

4324 α- LIPOIC ACID, thioctic acid
f acide *m* α-lipoïque, acide *m* thioctique
i acide *m* α-lipoico, acido *m* tioctico
e ácido *m* α-lipóico, ácido *m* tióctico
d α-Liponsäure *f*, Thioktsäure *f*

4325 LIPSTICK
f bâton *m* de rouge à lèvres
i rossetto *m*
e barra *f* de labios, lápiz *m* de labios
d Lippenstift *m*

4326 LIQUATION
f liquation *f*, ressuage *m*
i liquazione *f*
e licuación *f*
d Ausseigerung *f*, Seigerung *f*

4327 LIQUEFACTION
f liquéfaction *f*
i liquefazione *f*
e licuación *f*, licuefacción *f*
d Verflüssigung *f*

4328 LIQUEFY, to
f fondre (v), se fluidifier (v), liquéfier (v)
i liquefare (v), liquefarsi (v)
e fundir (v), licuefacer (v)
d schmelzen (v), verflüssigen (v)

4329 LIQUID
f liquide *m*
i liquido *m*
e líquido *m*
d Flüssigkeit *f*

4330 LIQUID (adj)
f liquide (adj)
i liquido (adj)
e líquido (adj)
d flüssig (adj)

4331 LIQUID BODY
f corps *m* liquide
i corpo *m* liquido
e cuerpo *m* líquido
d flüssiger Körper *m*

LIQUID EXTRACT, see 385

LIQUID GLUCOSE, see 1995

LIQUID PARAFFIN, see 3711

4332 LIQUID PHASE
f phase f liquide
i fase f liquida
e fase f líquida
d Flüssigkeitsphase f

LIQUID ROSIN, see 133

4333 LIST
f liste f
i elenco m
e lista f
d Liste f, Verzeichnis n

4334 LIST PRICE
f catalogue m
i catalogo m dei prezzi, listino m prezzi
e catálogo
d Katalog n, Listenpreis m, Preiszettel m

4335 LISTING 1º
f énumération f
i elencazione f
e enumeración f
d Aufzählung f

4336 LISTING 2º
f lisière f, ourlet m
i cimosa f
e orillo m
d Geweberand m, Webekante f

4337 LITERATURE
f documentation f, littérature f
i letteratura f
e documentación f, literatura f
d Dokumente (npl), Literatur m, Unterlage f

LITMUS, see 715

LITMUS PAPER, see 4172

4338 LITTLE CAN, little drum
f petit bidon m
i bidoncino m
e barrica f
d Fässchen n

LITTLE DRUM, see 4338

4339 LIVEHOOD, subsistence, supply service
f subsistance f
i sussistenza f
e subsistencia f
d Auskommen n, Unterhalt m

LIXIVIATION, see 4225

LOAD 1º, see 1461

4340 LOAD 2º
f charge f
i carico m
e carga f
d Belastung f, Last f

4341 LOAD DISTRIBUTION
f distribution f de charge, péréquation f des charges, répartition f de charge
i distribuzione f del carico
e distribución f de cargas, perecuación f de cargas
d Lastausgleich m, Lastverteilung f

4342 LOAD TEST
f essai m de charge
i prova f di carico
e ensayo m de carga, ensayo m de sobrecarga
d Belastungsprobe f

LOADING, see 1463

LOADING CAPACITY, see 1464

LOADING CHAMBER, see 3131

4343 LOADING CHUTE
f goulotte f de chargement
i scivolone m di carico
e rampa f de carga
d Laderutsche f, Ladeschurre f

LOADING HOPPER, see 3075

LOADING SHOE, see 3118

LOADING TRAY, see 1469

LOADING WELL, see 3131

4344 LOADSTONE, magnet
f aimant m
i calamita f
e calamita f, imán m
d Magnet m

4345 LOAF SUGAR
f sucre en pains m
i zucchero in pani m
e azúcar refinado en pilones m
d Hutzucker m

LOAM, see 1594

4346 LOBSTER BACK, segment bent
f coude *m* en segments rapportés
i curva *f* a spicchi saldati
e curva *f* en segmentos soldados
d Krümmer *m* (2º) (aus Segmenten), Rohrkrümmer *m* (aus Segmenten), Rohrsegmentbogen *m*

LOCATING MARK, see 2551

4347 LOCATION (POSITION)
f assiette *f*, emplacement *m*, localisation *f*, situation *f*
i localizzazione *f*, posizione *f*, ubicazione *f*
e colocación *f*, localización *f*, posición *f*, sitio *m*
d Lokalisation *f*, Lokalisierung *f*

4348 LOCK, to
f arrêter (v), bloquer (v), caler (v), encliqueter (v), verrouiller (v)
i bloccare (v), fissare (v)
e bloquear (v), enclavar (v)
d blockieren (v), sperren (v), verriegeln (v)

4349 LOCK CHAMBER
f chambre *f* d'écluse, sas *m*
i camera *f* del canale di chiusa, vasca *f* di chiusa
e cámara *f* de esclusa
d Schleusenfall *m*, Schleusenkammer *f*

4350 LOCKING NUT
f contre-écrou *m*
i ghiera *f* di fissaggio
e contratuerca *f*
d Doppelmutter *f*, Gegenmutter *f*

LOCK-NUT, see 1481

4351 LONG ACTING DRUG
f médicament *m* à action prolongée
i medicamento *m* ad azione prolungata
e medicamento *m* de acción prolongada
d Depotpräparat *n*, Präparat *n* mit verzögerter Wirkung

4352 LONG CHAIN
f à chaîne *f* longue
i a catena *f* lunga
e de cadena *f* larga
d langkettig (adj)

LONG LASTING (adj), see 2684

4353 LONG STROKE PRESS
f presse *f* à course longue
i pressa *f* a corsa lunga
e prensa *f* de carrera larga
d Presse *f* mit hohem Hub

LONG TREATMENT, see 4357

4354 LONG WAVE
f grande onde *f*
i onda *f* lunga
e onda *f* larga
d lange Welle *f*

4355 LONGEVITY
f durée *f*, longévité *f*
i durata *f*, longevità *f*
e duración *f*, durabilidad *f*
d Lebensdauer *f*

LONG-TERM OUTCOME, see 2282

4356 LONG-TERM RESULT
f résultat *m* éloigné, résultat *m* tardif
i risultato *m* lontano
e resultado *m* alejado
d Späterfolg *m*

4357 LONG-TERM TREATMENT, long treatment, prolonged treatment
f traitement *m* à long terme, traitement *m* prolongé
i trattamento prolungato *m*
e tratamiento prolongado *m*
d Langfristbehandlung *f*, Langzeitbehandlung *f*, Langzeittherapie *f*

LOOK, see 632

LOOP, see 773

LOOP TYPE DRYER, see 3090

4358 LOOSE CLOTH
f tissu *m* lâche
i tessuto *m* floscio
e tejido *m* flojo, tejido *m* suelto
d lockeres Gewebe *n*

LOOSE ROLLER, see 2184

4359 LORRY, motor-van, truck
f camion *m*
i camion *m*
e camión *m*
d Lastkraftwagen *m*, Lastwagen *m*

4360 LOSS
f perte *f*
i perdita *f*

e pérdida *f*
d Verlust *f*

4361 LOSS ANGLE, phase angle
f angle *m* de perte
i angolo *m* di fase, angolo *m* di perdita, angolo *m* di sfasamento
e ángulo *m* de pérdida
d Verlustwinkel *m*

LOSS OF CHARGE, see 2479

4362 LOSS OF MATERIAL, waste of material
f perte *f* de substance
i perdita *f* di sostanza
e pérdida *f* de substancia
d Substanzverlust *m*

4363 LOSS OF TIME
f perte *f* de temps
i spreco *m* di tempo
e pérdida *f* de tiempo
d Zeitaufwand *f*, Zeitverlust *m*

4364 LOSS RATE
f coefficient *m* de déchet
i coefficiente *m* di scarto
e coeficiente *m* de desperdicio
d Ausfallquote *f*, Verlustquote *f*

4365 LOST CONTAINER PACK, non-returnable packing
f emballage *m* non repris, emballage *m* perdu
i imballaggio *m* irrecuperabile
e embalaje *m* para botar, estuche *m* no recuperable
d Einwegpackung *f*, Verlustpackung *f*, Wegwerfpackung *f*

4366 LOT
f lot (de marchandises) *m*
i lotto *m*, porzione *f*
e lote *m*, porción *f*
d Los *n*, Parzelle *f*, Quantum *n*

4367 LOTION
f lotion *f*
i lozione *f*
e loción *f*
d Anreibung *f*, Lotio *f*, Waschung *f*

4368 LOUSICIDE
f pédiculicide *m*
i pediculicido *m*
e pediculicido *m*
d Entläusungsmittel *n*, Läusemittel *n*

4369 LOW DOSE
f dose faible *f*
i dose *f* bassa, dose *f* piccola
e dosis baja *f*
d niedrige Dose *f*

4370 LOW FLOW
f basse fluidité *f*
i bassa fluidità *f*
e escasa fluidez *f*
d geringes Fliessvermögen *n*

4371 LOW FREQUENCY
f basse fréquence *f*
i bassa frequenza *f*
e baja frecuencia *f*
d Niederfrequenz *f*

LOW GEAR, see 1038

LOW PRESSION, see 2339

4372 LOW TENSION
f basse tension *f*
i bassa tensione *f*
e baja tensión *f*
d Niederspannung *f*

4373 LOW-BOILING (adj)
f à bas point d'ébulition
i a basso punto d'ebollizione
e de bajo punto de ebullición
d leichtsiedend (adj), niedrig siedend (adj), tiefsiedend (adj)

4374 LOWER DIE
f matrice *f* inférieure
i stampo *m* inferiore
e estampa *f* inferior
d Untergesenk *n*, Unterteil des Gesenks *n*

4375 LOWER PLATEN
f plateau *m* inférieur
i piano *f* inferiore
e mesa *f* inferior
d unterer Pressentisch *m*

4376 LOWER PUNCH
f poinçon *m* inférieur
i punzone *m* inferiore
e punzón *m* inferior
d Unterstempel *m*

4377 LOWERING
f abaissement *m*
i abbassamento *m*
e rebajamiento *m*
d Senkung *f*

4378 LOW-FREQUENCY CURRENT
f courant m à basse fréquence
i corrente f a bassa frequenza
e corriente f de baja frecuencia
d Niederfrequenzstrom m

4379 LOW-GRADE
f de qualité inférieure
i di cattiva qualità
e de baja calidad, de título bajo
d zweiter Qualität f

4380 LOW-MOLECULAR
f à faible poids m moléculaire
i a peso molecolare basso
e a peso molecular bajo
d niedrigmolekular (adj)

4381 LOW-PRESSURE BOILER
f chaudière f à basse pression
i caldaia f a bassa pressione
e caldera f de baja presión
d Niederdruckkessel m

4382 LOW-PRESSURE MOLDING
f moulage m basse pression
i stampaggio m a bassa pressione
e moldeo m a baja presión
d Niederdruck-Pressen n

4383 LOW-SPINAL CAT
f chat m lombo-médullectomisé
i gatto m lombo-midollectomisato
e gato m lombo-medulectomisado
d tiefspinale Katze f

4384 LOZENGE (pharm), pastille
f pastille f, tablette f à sucer
i pastiglia f
e pastilla f, trocisco n
d Lutschtablette f, Pastille f

4385 LOZENGE (SHAPE) (geom), rhomb(us)
f losange m
i losanga f, rombo m
e losange m, rombo m
d Raute f, Rhombus m

4386 LUBRICANT
f lubrifiant m
i lubrificante m
e lubricante m
d Schmiere f, Schmiermittel n

4387 LUBRICANT EXUDATION
f exsudation f de lubrifiant
i essudazione f del lubrificante
e exudación f de lubri(fi)cante
d Schmiermittel-Ausschwitzen n

4388 LUBRICATING GREASE
f graisse f lubrifiante
i grasso m lubrificante
e grasa f lubrificante
d Schmierfett n

4389 LUBRICATING LIQUID
f liquide m lubrifiant
i liquido m lubrificante
e líquido m lubricante
d Schmierflüssigkeit f

4390 LUBRICATION, oiling
f graissage m, huilage m, lubrification f
i lubrificazione f, oleazione f
e engrase m, lubricación f
d Einölen n, Ölen n, Schmieren n

4391 LUG
f ergot m, oreille (fonderie) m
i nasello m
e corchete m, ojete m
d Henkel m, Öse f

4392 LUKEWARM (adj), tepid (adj)
f tiède (adj)
i tepido (adj)
e templado (adj)
d lauwarm (adj)

4393 LUMEN
f lumen m
i lumen m
e lumen m
d Lumen n

4394 LUMINOUS FLAME, sooty flame
f flamme f éclairante
i fiamma f fuligginoso, fiamma f luminosa
e llama f luminosa
d leuchtende Flamme f, russende Flamme f

4395. LUMINOUS SOURCE, source of light
f source lumineuse f
i sorgente f luminosa, sorgente f di luce
e fuente f de luz, fuente m luminosa
d Lichtquelle f

4396 LUMP
f bloc m, grumeau m, motte f
i ammasso m, bozzolo m, grumo m, massa f
e bulto m, grumo m, terrón m
d Klumpen m, Scholle f

4397 LUMP PRICE
f prix m global, somme f fixée à forfait

i prezzo *m* complessivo
  e precio *m* global
  d Pauschalbetrag *m*, Pauschalpreis *m*

4398 LUMP SUGAR
  f sucre *m* cassé, sucre *m* en morceaux
  i zucchero *m* in zollette
  e azúcar *m* cuadradillo, azúcar *m* en pancitos, azúcar *m* en terrones
  d Stückzucker *m*, Würfelzucker *m*

4399 LUNG-HEART PREPARATION
  f préparation *f* coeur-poumon
  i preparato *m* cuore-polmone
  e preparación *f* corazón-pulmón
  d Herz-Lungen-Präparat *n*

4400 LUSTERING AGENT
  f lustrant *m*
  i lustrante *m*
  e abrillantor *m*
  d Glänzmittel *n*

LUSTRE, see 3522

4401 LUSTRING, taffeta
  f taffetas *m*
  i taffetà *m*
  e tafetán *m*
  d Taffet *m*, Taft *m*

4402 LUTE, luting agent, putty
  f étanchéifiant *m*, lutant *m*, mastic *m*
  i mastice *m*
  e masilla *f* para juntas
  d Dichtungskitt *m*, Dichtungsstoff *m*

LUTEIN, see 2440

LUTEOL, see 2440

LUTING, see 1399

LUTING AGENT, see 4402

LYCOPODIUM, see 1637

LYOPHILLIC COLLOID, see 2841

LYOPHILLIZATION, see 3373

4403 LYE
  f lessive *f*
  i liscivia *f*
  e lejía *f*
  d Lauge *f*

4404 LYMPH NODE
  f ganglion *m* lymphatique
  i ganglio *m* linfatico
  e ganglio *m* linfático
  d Lymphdrüse *f*

4405 LYOLYSIS, solvolysis
  f solvolyse *f*
  i liolisi *f*
  e solvólisis *f*
  d Solvolyse *f*

4406 LYOPHOBIC COLLOID, irreversible colloid, suspensoid
  f colloïde *m* lyophobe
  i colloide *m* liofobo
  e coloido *m* liofobo
  d lyophobes Kolloid *n*

4407 LYSATE
  f lysat *m*
  i lisato *m*
  e lisato *m*
  d Lysat *n*

M

M., see 4246

MAC, see 4509

MACERATED FABRIC, see 1523

4408 MACERATION
f macération *f*
i macerazione *f*
e maceración *f*
d Einweichung *f*, Mazeration *f*

4409 MACERATIONS
f macérations (fpl)
i macerazioni (fpl)
e maceraciones (fpl)
d Infusa (npl) frigida parata, kalte Aufgüsse (mpl), Macerta (npl)

4410 MACHINE, to
f usiner (v)
i lavorare (v) all'utensile
e mecanisar (v)
d bearbeiten (v) (2°) (mit einer Maschine)

MACHINE, see 2860

4411 MACHINE SET, machine unit
f batterie *f* de machines
i batteria *f* di macchine
e conjunto *m* de máquinas, grupo *m* de máquinas
d Maschinenaggregat *n*, Maschinensatz *m*

MACHINE UNIT, see 4411

4412 MACHINE WORK
f travail *m* mécanique
i lavoro *m* a macchina
e trabajo *m* de máquina, trabajo *m* mecánico
d Maschinenarbeit *f*

4413 MACLE (cryst), twin (cryst)
f macle *f* (cryst)
i cristallo *m* geminato
e macla *f* (cryst)
d Zwillingskristall *m*

MACROCYCLIC ANTIBIOTIC, see 4414

4414 MACROLID, macrocyclic antibiotic
f macrolide *m*
i macrolido *m*
e macrolido *m*
d Makrolid *n*

4415 MAGDALEON, roll
f magdaleon *m*, rouleau *m*
i maddaleone *m*, rotolo *m*
e magdaleon *m*
d Magdaleon *n*, Pillenstrang *m*

MAGENTA, see 792

4416 MAGENTA RED
f rouge *m* d'aniline, rouge *m* de Lyon
i rosanilina *f*
e rojo *m* de anilina
d Anilinrot *n*

4417 MAGMA, pasty mass
f magma *m*, masse informe *f*, masse pâteuse *f*
i magma *f*, massa pastosa *f*
e magma *f*
d Magma *n*

4418 MAGNESIUM ACETATE
f acétate *m* de magnésium
i acetato *m* di magnesio
e acetato *m* de magnesio
d essigsaures Magnesium *n*, Magnesium *n* aceticum, Magnesiumazetat *n*

4419 MAGNESIUM CHLORIDE
f chlorure *m* de magnésium
i cloruro *m* di magnesio
e cloruro *m* de magnesio
d Chlormagnesium *n*, Magnesium *n* chloratum, Magnesiumchlorid *n*

4420 MAGNESIUM HYDROXIDE
f hydrate *m* de magnésie, hydroxyde *m* de magnésium, magnésie *f*
i idrossido *m* di magnesio, ossido *m* idrato di magnesio
e hidrato *m* de magnesio, hidróxido *m* magnésico
d Magnesia *f*, Magnesium *m* hydricum, Magnesiumhydroxyd *n*

4421 MAGNESIUM NITRATE
f nitrate *m* de magnésium
i nitrato *m* di magnesio
e nitrato *m* magnésico
d Magnesium *n* nitricum, Magnesiumnitrat *n*

4422 MAGNESIUM STEARATE
f stéarate *m* de magnésium
i stearato *m* di magnesio

e estearato *m* magnésico
d Magnesium *n* stearinicum, Magnesiumstearat *n*, stearinsaures Magnesium *n*

MAGNET, see 4344

4423 MAGNET COIL
f bobine *f* d'électroaimant
i bobina *f* magnetica, bobina *f* del magnete, bobina *f* magnetizzante
e bobina *f* de electroimán, carrete *m* del electroimán, carrete *m* de excitación
d Magnetspule *f*

4424 MAGNETIC CLUTCH
f embrayage *m* magnétique
i frizione *f* magnetica, innesto *m* (elettro)magnetico
e embrague *m* magnético
d magnetische Kupplung *f*

4425 MAGNETIC FIELD
f champ magnétique *m*
i campo *m* magnetico
e campo *m* magnético
d Magnetfeld *n*

4426 MAGNETIC STIRRER
f agitateur *m* magnétique
i agitatore *m* magnetico
e agitador *m* magnético
d Magnetrührer *m*

4427 MAGNETIC SWITCH
f commutateur *m* magnétique
i commutatore *m* magnetico
e interruptor *m* magnético
d Magnetschalter *m*

4428 MAGNIFICATION (microsc)
f agrandissement (microsc)
i ingrandimento *m* (microsc)
e amplificación *f* (microsc)
d Vergrösserung *f* (microsc)

4429 MAGNIFICATION (opt)
f grossissement (opt) *m*
i ingrandimento *m* (opt)
e ampliación *f* (opt) engrandecimiento (opt)
d Vergrösserung *f* (opt)

4430 MAGNIFIER, magnifying lens
f loupe *f*
i lente *f* d'ingrandimento
e lupa *f*, vidrio *m* de aumento
d Lupe *f*

MAGNIFYING LENS, see 4430

4431 MAGNITUDE
f grandeur *f*
i grandezza *f*
e magnitud *f*
d Ausmass *n*, Grösse *f*, Umfang *m*

4432 MAHOGANY BROWN
f rouge *m* van Dyck
i rosso *m* van Dyck
e rojo *m* van Dyck
d Ferrozyankupfer *n*, Van Dyck Rot *n*

MAIN (adj), see 1492

4433 MAIN (CABLE)
f canalisation *f* principale, conduite *f* principale
i conduttura *f* principale, linea *f* principale
e canalización principal
d Hauptleitung *f*, Zuleitung *f*

4434 MAIN CIRCUIT
f circuit *m* principal
i circuito *m* principale
e circuito *m* principal
d Hauptstromkreis *m*

MAIN COMPONENT, see 1494

4435 MAIN HEAD
f corps *m* de presse, traverse *f* de la presse
i traversa *f* dello stampo
e cabezal *m* superior de la prensa
d Querhaupt *n*

4436 MAIN PHASE
f phase *f* principale
i fase *f* principale
e fase *f* principal
d Hauptphase *f*

4437 MAIN SADDLE, overarm
f coulisseau *m*, chariot *m*
i slittone *m*
e pisón *m*
d Schlitter *m*, Stössel *m*

4438 MAIN SHAFT
f arbre *m* principal
i albero *m* principale
e árbol *m* principal
d Hauptwelle *f*

4439 MAINTENANCE
f entretien *m*, maintien *m*
i mantenimento *m*, sostentamento *m*
e mantenimiento *m*, sostenimiento *m*
d Erhaltung *f*, Instandhaltung *f*

4440 MAINTENANCE DOSE
f dose *f* de maintien
i dose *f* di mantenimento
e dosis *f* de mantenimiento, dosis *f* de sostén
d Dauerdosis *f*, Erhaltungsdosis *f*

MAINTENANCE SERVICE, see 4094

MAIZE OIL, see 1992

MAIZE STARCH, see 1993

4441 MAJOLICA
f majolique *f*
i maiolica *f*
e mayólica *f*
d Majolika *f*

MAKE, see 3023

4442 MAKE, to UP TO VOLUME
f compléter (v) au volume
i completare (v) al volume
e completar (v) a volumen
d zu einem Volumen ergänzen (v)

4443 MAKE-UP (S)
f maquillage *m*
i imbellettatura *f*
e maquillaje *m*
d Schminken, Aufmachung *f*

4444 MALADJUSTEMENT, mismatching
f désadaptation *f*
i scentratura *f*
e adaptación *f* falsa
d Fehlanpassung *f*

MALAXATOR, see 2602

4445 MALATE
f malate *m*
i malato *m*
e malato *m*
d apfelsaures Salz *n*, Malat *n*

4446 MALE DIE, positive die, positive mo(u)ld
f moule *m* positif
i stampo *m* positivo
e molde *m* macho, molde *m* positivo
d Füllform *f*, Füllraumform *f*, Patrize *f*

4447 MALE GAUGE
f calibre *m* mâle, calibre *m* à mâles
i calibro *m* maschio
e calibre *m* de láminas
d Aussenlehre *f*

MALFUNCTION, see 2706

4448 MALIC ACID, oxalsuccinic acid
f acide *m* malique
i acido *m* malico, acido *m* ossisuccinico
e ácido *m* málico, ácido *m* oxalsuccínico
d Apfelsäure *f*, Oxybernsteinsäure *f*

4449 MALLEABILITY
f malléabilité *f*
i malleabilità *f*
e maleabilidad *f*
d Hämmerbarkeit *f*, Malleabilität *f*

MALLEABLE (adj), see 2677

4450 MALTING
f maltage *m*
i preparazione *m* del malto
e malteado *m*
d Mälzen *n*

4451 MAN., (a) handful (of herb)
f poignée *f*
i manata *f* (d'erba), manipolo *m*
e manojo *m*
d eine Handvoll *f*

4452 MANAGEABLE
f facile *f* à manier, maniable (adj)
i maneggevole (adj), maneggiabile (adj)
e manejable (adj)
d handlich (adj)

4453 MANAGEMENT 2º
f conduite *f* (du traitement), conduite *f* (des opérations), gestion *f*
i conducimento *m*, direzione *m*
e conducta *f*, dirección *f*, gestión *f*
d Betreuung *f*, Leitung *f*, Handhabung *f*

MANAGEMENT 1º, see 3651

4454 MANAGER
f directeur *m*, gérant *m*
i capo *m* servizio *m*, direttore *m*, dirigente *m*
e director *m*, gerente *m*
d Geschäftsführer *m*, Direktor *m*

MANCHESTER BROWN, see 909

4455 MANDELIC ACID, phenylglycolic acid
f acide *m* mandélique, acide *m* phénylglycolique
i acido *m* fenilglicolico, acido *m* mandelico
e ácido *m* fenilglicólico, ácido *m* mandélico
d Acidum *n* amygdalicum, Mandelsäure *f*, D-L-Phenylglykolsäure *f*

4456 MANDLER'S FILTER
f filtre *m* de Berkefeld
i filtro *m* di Berkefeld
e filtro *m* de Berkefeld
d Berkefeld-Filter *m*

4457 MANDREL, mandril
f broche *f*, mandrin *m*
i broccia *f*, mandrino *m*
e mandril *m*
d Dorn *m*

4458 MANDREL CARRIER
f porte-poinçon *m*
i portapunzone *m*
e portamandril *m*
d Dornhalterung *f*

4459 MANDREL FORMING, pipe forming
f roulage *m* de tube (à partir de plaques)
i avvolgimento *m* di tubo da foglio
e curvado *m* de placas (para fabricar tubos)
d Biegen *n* von Rohren aus Platten

MANDRIL, see 4457

4460 MANGANESE DIOXIDE
f peroxyde *m* de manganèse
i biossido *m* di manganese, perossido *m* di manganese, pirolusite *m*, sapone *m* dei vetrai
e bióxido *m* de manganeso, manganesa *f* pirolusita
d Braunstein *m*, Mangandioxyd *n*, Manganhyperoxyd *n*, Mangansuperoxyd *n*

4461 MANGANIC ACID
f acide *m* manganique
i acido *m* manganico
e ácido *m* mangánico
d Mangansäure *f*

4462 MANGANOUS ACID
f acide *m* manganeux
i acido *m* manganoso
e ácido *m* manganoso
d manganige Säure *f*, Manganigsäure *f*

4463 MANHOLE, mudhole
f trou *m* d'homme
i boccaportella *f*, passo *m* d'uomo
e agujero *m* de hombre, abertura *f* hombre, entrada *f* hombre
d Mannloch *n*

4464 MANIFOLD
f collecteur *m* de tubes
i collettore *m* di tubi
e colector *m* de tubos
d Rohrverzweigung *f*

MANIOCA STARCH, see 1335

MANIPULATION, see 3651

4465 MANNER
f manière *f*
i maniera *f*
e manera *f*
d Weise *f*

4466 MANOMETER, pressure gauge, pressure indicator, pressure meter
f indicateur *m* de pression, manomètre *m*
i indicatore *m* della pressione, manometro *m*
e manómetro *m*
d Druckmesser *m*, Luftdruckmesser *m*, Manometer *n*

MANOEUVERING VALVE, see 3649

MANPOWER, see 4161

4467 MANUAL OPERATION
f opération *f* manuelle, procédé *m* manuel
i operazione *f* a mano, procedimento *m* manuale
e operación *f* manual, procedimiento *m* manual
d Handbetrieb *m*

4468 MANUFACTURED ARTICLE
f produit *m* fabriqué
i manufatto *m*
e producto *m* fabricado
d Fabrikat *f*, Fabrikware *f*, Manufakturware *f*

4469 MANUFACTURER, mfr.
f fabricant *m*
i fabbricante *m*, manifattore *m*
e fabricante *m*, fabriquero *m*
d Fabrikant *m*, Hersteller *m*

4470 MANUFACTURING, production (process)
f fabrication *f*
i fabbricazione *f*
e fabricación *f*
d Herstellung *f*

4471 MANUFACTURING BATCH
f lot *m* de fabrication
i lotto *m* di fabbricazione
e lote *m* de fabricación, partida *m* de fabricación
d Produktionscharge *f*

4472 MANUFACTURING COST
f frais (mpl) de fabrication, frais (mpl) de préparation
i spese (fpl) di fabbricazione
e gastos (mpl) de fabricación
d Fabrikationskosten (fpl), Gestehungskosten (fpl), Herstellungskosten (fpl), Zubereitungskosten (fpl)

4473 MANUFACTURING PROCESS, process of manufacturing
f processus m de fabrication
i processo m di fabbricazione, processo m di lavorazione
e proceso m de fabricación
d Herstellungsverfahren n, Herstellungsweise f, Werdegang m

MARANTA STARCH, see 598

4474 MARBLE
f marbre m
i marmo m
e mármol m
d Marmor m

4475 MARBLE SLAB, marble table
f table f de marbre
i lastra f di marmo
e placa f de mármol
d Marmelsteinplatte f, Marmorplatte f, Marmortisch m

MARBLE TABLE, see 4475

MARGIN OF ERROR, see 4295

4476 MARGIN OF PROFIT
f marge f bénéficiaire
i margine m di profitto
e margen m del beneficio
d Gewinnspanne f

4477 MARK
f insigne m, repère m
i marca f, segno m
e marca f, señal f
d Merkzeichen n, Zeichen n

4478 MARKED PRICE
f prix m marqué obligatoire
i prezzo m marcato
e precio m de venta al publico
d verbindlich festgelegter Preis m

4479 MARKER SWITCH
f marqueur m
i marcatore m, segnatore m
e marcador m, numerador m
d Markierer m

4480 MARKET, opening (com), outlet (com)
f débouché m, marché m
i esito m di merci, mercato m
e despacho m, marcado m
d Absatz (com) m, Absatzgebiet n, Markt m

4481 MARKET ANALYSIS, market investigation, market research, market study, market survey
f analyse f de marché, enquête f sur le marché, étude f du marché
i analisi f di mercato, inchiesta f sul mercato
e análisis m de mercado, estudio m de mercado
d Marktanalyse f, Marktstudium n, Marktforschung f

MARKET INVESTIGATION, see 4481

MARKET RESEARCH, see 4481

MARKET STUDY, see 4481

MARKET SURVEY, see 4481

MARKETING 1°, see 1783

4482 MARKETING 2°
f techniques (fpl) commerciales, stratégie f commerciale
i organizzazione f d'un mercato, tattica f commerziale
e organisación f de un mercado, estrategia f comercial
d Handelsorganisation f, Handelstaktik f

4483 MARKING, notation
f désignation f
i dicitura f
e designación f, notación f
d Bezeichnung f

4484 MARKING PIN, round mold insert (for marking), round plug for marking
f pointe f à tracer
i spina f di marcatura
e punzón m grabador
d Schriftstift m

4485 MARKING PLUG, mold insert for marking
f "macaron" m
i tassello m di marcatura
e inserción f (del molde) para grabar
d Schrifteinsatz m

4486 MARL
f marne f

i marna *f*
e marga *f*
d Mergel *m*

4487 MASH, to
f brasser (v)
i macerare (v), rimestare (v)
e macerar (v), remesclar (v)
d maischen (v)

4488 MASH TUN
f brassin *m*, macérateur *m*
i tino *m* di miscela e macerazione
e cuba *f* de macerar, tina *f* para caldo
d Maischbottich *m*

MASKING, see 1250

4489 MASKING EFFECT
f effet *m* masquant
i effetto *m* di mascheramento
e efecto *m* de disfraz
d Tarnungseffekt *m*

4490 MASS
f masse *f*
i massa *f*
e masa *f*
d Masse *f*

4491 MASS-PRODUCED ARTICLE, wholesale article
f article *m* de série, article *m* fait en masse
i articolo *m* all'ingrosso, articolo *m* di grande serie
e artículo *m* en serie
d Massenartikel *m*, Serienartikel *m*

4492 MASS-PRODUCTION
f fabrication *f* en masse, fabrication *f* en grande quantité, production *f* à grande échelle
i produzione *f* in massa
e producción *f* en gran escala
d Massenerzeugung *f*, Massenanfertigung *f*, Massenfabrikation *f*, Massenherstellung *f*

4493 MASTER BATCH, premixed batch
f mélange-maître *m*, mélange-mère *m*, prémélange *m*
i mescola *f* madre
e mezcla *f* básica, premezcladura *f*
d Vorgemisch *n*, Vormischung *f*

4494 MASTER FORM, template, templete
f calibre *m*, jauge *f*, patron *m*
i modello *m*, sagoma *f*

e calibre *m*, modelo *m*, plantillo *m*
d Formbett *n*, Kopiermodell *n*, Schablone *f*

MASTIC, see 3615

MASTIC GUM, see 3615

MASTICATOR, see 2602

4495 MASTICATORY
f masticatoire *m*
i masticatorio *m*
e masticatorio *m*
d Kaumittel *n*

4496 MAT 1º
f natte *f*
i stuoia *f*
e estera *f*
d Matte *f*

4497 MAT 2º
f paillasson *m*
i stoino *m*, zerbino *m*
e peludo *m*
d Fussdecke *f*, Läufer *m* (Teppich), Matte *f*

4498 MAT GLASS, frosted glass
f verre *m* dépoli, verre *m* mat
i vetro *m* appannato
e vidrio *m* mate, vidrio *m* opaco
d Mattglas *n*, Mattscheibe *f*

MAT VARNISH, see 2679

4499 MATCHED METAL DIES
f moule *m* à deux parties rigides
i stampo *f* a controstampo rigido
e molde *f* y contramolde rígidos
d starre Formen (fpl)

4500 MATCHING
f adaptation *f*, assortiment *m*, étalonnage *m*, sélection *f*
i adattamento *m* (elec), confronto *m*, paragone *m* (chim), selezione *f*
e acomodación *f*, adaptación *f*, ajuste *m*, comparación *f*, selección *f*
d Anpassen *n*, Anpassung *f*, Einpassen *n*, Vergleichung *f*

4501 MATE, to
f accoupler (v), unir (v)
i accoppiare (v)
e aparear (v)
d paaren

4502 MATERIAL
f matière *f*, matériel *m*
i materiale *m*
e material *m*
d Bestandteil *m*, Material *n*, Werkstoff *m*

4503 MATERIAL TEST, specification test
f épreuve *f* des matériaux, essai *m* des matériaux
i prova *f* del materiale
e ensayo *m* de materiales
d Materialprüfung *f*, Materialuntersuchung *f*, Werkstoffprüfung *f*, Werkstoffuntersuchung *f*

4504 MATERNITY PAD, obstetrical pad (O.B.), perincal pad, sanitary napkin, V-pad
f "garniture" *f* pour femmes, serviette *f* hygiénique
i pannolino *m* assorbente, pannolino *m* per mestruazione
e paños *m* para la regla
d Damenbinde *f*, "Vorlage" *f*, Wochenbinde *f*

MATHER LYE, see 914

4505 MATING
f accouplement *m*
i accoppiamento *m*
e acoplamiento *m*
d Kupplung *f*

4506 MATRASS
f matras *m*
i matraccio *m*
e matraz *m*
d Distillierkolben *m*, Kolben *m* (chem)

MATRIX, see 2406

4507 MAT(T) (adj)
f mat (adj)
i matto (adj)
e mate (adj)
d matt (adj)

4508 MATTER (typ)
f composition *f*
i composizione *f* (typ)
e composición *f*
d Satz *m* (typ)

4509 MAXIMAL ADMISSIBLE CONCENTRATION, M.A.C., maximum allowable concentration
f concentration *f* maximale admissible, C.M.A.
i concentrazione *f* massima admissibile, concentrazione *f* massima consentita, C.M.C.
e concentración *f* maximal admitida
d maximal zulässige Konzentration *f*, M.A.K., maximale Arbeitsplatzkonzentration *f*

4510 MAXIMAL DAILY DOSE
f dose *f* journalière maximale
i dose *f* giornale massima
e dosis *f* diaria máxima
d maximale Tagesdosis, M.T.D.

4511 MAXIMAL DOSIS
f dose *f* maximale
i dose *f* massima
e dosis *f* máxima
d Dosis maxima *f*, Höchstdosis *f*, Maximaldosis *f*

4512 MAXIMAL PERMISSIBLE CONCENTRATION
f concentration *f* permise maximale
i concentrazione *f* massimale permessa
e concentración *f* maximal permitida
d maximal erlaubte Konzentration *f*

MAXIMUM ALLOWABLE CONCENTRATION, see 4509

4513 MAXIMUM CLEARANCE (MOLD)
f course *f* d'ouverture du moule
i corsa *f* dello stampo
e carrera *f* de abertura del molde
d Formöffnungshub *m*

4514 MAXIMUM LIKEHOOD, maximum probability
f probabilité *f* maximale
i probabilità *f* massima
e probabilidad *f* maximal
d grösste Mutmassligkeit *f*, höchste Wahrscheinlichkeit *f*

4515 MAXIMUM LOAD, peak load
f charge *f* de pointe
i carico *m* massimo
e cárga *f* máxima
d Belastungsspitze *f*, Höchstbelastung *f*, Maximalbelastung *f*, Spitzenlast *m*

4516 MAXIMUM OUTPUT
f rendement *m* maximal
i produzione *f* massima
e producción *f* máxima
d Spitzenleistung *f*

MAXIMUM PACKING DENSITY, see 2322

MAXIMUM PROBABILITY, see 4514

4517 MAXIMUM STRESS
f contrainte *f* maximale
i sollecitazione *f* massima
e esfuerzo *m* máximo
d Höchstbeanspruchung *f*

4518 MAXIMUM VALUE, peak value
f valeur *m* maximale
i valore *m* massimo
e valor *m* maximal
d Höchstbetrag *m*, Höchstwert *m*

4519 MAXIMUM WEIGHT PER CYCLE, shot capacity
f capacité *f* d'injection, volume *m* injectable
i capacità *f* d'iniezione, volume *m* d'iniezione massimo
e capacidad *f* de inyección, peso *m* máximo inyectable
d Füllvolumen *n*, Schussgewicht *n*, Spritzvolumen *n*

4520 MAY APPLE, podophyllum
f podophylle *m*
i calomelano *m* vegetale, podofillo *m*
e manzana *f* de mayo, podofilo *m*
d Alraunwurzel *f*, Fussblattwurzel *f*, Maiapfelwurzel *f*

MAZARINE, see 2188

MAZE, see 4168

MEAL, see 3264

4521 MEAN
f moyenne *f*
i media *f*
e medio *m*
d Durchschnitt *m*, Mittelwert *m*

4522 MEAN DOSIS
f dose *f* moyenne
i dose *f* media
e dosis *f* media
d mittlere Dosis *f*

4523 MEAN SIZE
f grandeur *f* moyenne
i grandezza *f* media
e tamaño *m* medio
d mittlere Grösse *f*

4524 MEAN SURVIVAL TIME, M.S.T.
f temps *m* moyen de survie
i tempo *m* medio di sopravvivenza
e tiempo *m* medio de supervivencia
d mittlere Überlebenszeit

4525 MEANING, signification
f sens *m* (d'un mot etc.), signification *f*
i senso *m*, significato *m*, significazione *f*
e significación *f*, significado *m*
d Bedeutung *f*

4526 MEASURABLE (adj)
f mesurable (adj)
i misurabile (adj)
e medible (adj), mensurable (adj)
d messbar (adj)

4527 MEASURE
f mesure *f*
i misura *f*
e medida *f*
d Mass *n*

4528 MEASUREMENT, measuring, mensuration
f mesure (opération de) *f*, mensuration *f*
i misurazione *f*
e medición *f*
d Messen *n*, Messung *f*

MEASURING, see 4528

4529 MEASURING ERROR
f erreur *f* de mesure
i errore *m* di misura
e error *m* de medición
d Messfehler *m*

4530 MEASURING FLASK
f flacon *m* gradué
i storta *f* graduata
e matraz *m* graduado
d Messkolben *m*

MEASURING GLASS, see 3546

4531 MEASURING INSTRUMENT
f instrument *m* de mesure
i strumento *m* di misura
e instrumento *m* de medición
d Messer *m*, Messgerät *n*, Messinstrument *n*

MEASURING MICROSCOPE, see 1365

4532 MEAT
f viande *f*
i carne *f*
e carne *f*
d Fleisch *n*

MEAT CHOPPER, see 3671

4533 MECHANICAL DEVICE
f dispositif *m* mécanique

i dispositivo *m* meccanico
e dispositivo *m* mecánico
d mechanische Vorrichtung *f*

4534 MECHANICAL SHAKER
f machine *f* à secouer, secoueuse *f*
i macchina *f* a scosse
e sacudidora *f*
d Schüttelmaschine *f*

4535 MECHANICAL STRENGTH
f résistance *f* mécanique
i resistenza *f* meccanica
e resistencia *f* mecánica
d mechanische Festigkeit *f*

4536 MECHANISM OF ACTION
f mécanisme *m* d'action
i meccanismo *m* d'azione
e mecanismo *m* de acción
d Aktionsmekanismus *m*, Wirkungsmekanismus *m*

4537 MÈCHE, tent, wick
f mèche *f*
i stoppino *m*, stuello *m*
e lechino *m*, mecha *f*, tienta *f*, torcida *f*
d Docht *m*

4538 MEDICAL PUBLICITY
f publicité *f* médicale,
i propaganda *f* medica, pubblicità *f* medica
e publicidad *f* médica
d Arzneimittelwerbung *f*

4539 MEDICAL SAMPLE
f échantillon médical *m*
i campione medicale *m*
e muestra medical *f*
d Ärztemuster *n*

MEDICAMENT, see 2650

4540 MEDICATED DRESSING
f gaze *f* imprégnée, pansement *m* médicamenteux
i garza *f* medicata
e venda *f* impregnada, venda *f* medicinal
d arzneilicher Verbandstoff *m*, Tela impregnata, Tela medicata

MEDICATED PENCIL, see 1040

MEDICATED WATER (BY DISTILLATION), see 591

4541 MEDICATED WINE, medicinal wine
f vin *m* médicinal
i enolito *m*, vino *m* medicinale

e vino *m* medicinal
d Arzneiwein *m*

4542 MEDICINAL HERB, medicinal plant
f plante *f* médicinale, herbe *f* officinale
i erba *f* medicinale, pianta *f* medicinale, pianta *f* officinale
e hierba *f* medicinal, planta *f* medicinal
d Arzneikraut *f*, Arzneipflanze *f*

MEDICINAL PLANT, see 4542

MEDICINAL WINE, see 4541

4543 MEDIUM
f milieu *m*
i medio *m*, mezzo *m*
e medio *m*
d Mittel *n*

4544 MEETING, symposium
f réunion *f*, symposium *m*
i convegno *m*, simposio *m*
e junta *f*, simposio *m*
d Versammlung *f*

4545 MELLIC ACID, mellitic acid, benzenehexacarboxylic acid
f acide *m* benzène-hexacarboxylique, acide *m* mellique, acide *m* mellitique
i acido *m* mellitico
e ácido *m* melítico
d Benzolhexakarbonsäure *f*, Honigsteinsäure *f*, Mellithsäure *f*

MELLITIC ACID, see 4545

4546 MELT
f fonte *f*, fusion *f*
i colata *f*, massa *f* fusa
e fundición *f*, fusión *f*, masa *f* fundida
d Schmelze *f*

4547 MELT ZONE
f zone *f* de plastification
i zona *f* di plastificazione
e zona *f* de plastificación
d Plastifizierzone *f*, Schmelzzone *f* (Polyamide)

MELTING, see 3435

4548 MELTING CAPACITY
f capacité *f* de plastification
i capacità *f* di plastificazione
e capacidad *f* de plastificación
d Plastifizierungsleistung *f*

MELTING LADLE, see 1348

MELTING POINT, see 3426

MELTING POT, see 2099

4549 MEMBRANE DIFFUSION, osmosis
f osmose *f*
i osmosi *f*
e osmosis *f*
d Osmose *f*

MEMBRANE EQUILIBRIUM, see 2563

4550 MEMBRANE FILTER
f filtre *m* à membrane
i filtro *m* a membrana
e filtro *m* de membrana
d Membranfilter *m*

4551 MEMORY DRUM
f tambour *m* magnétique
i tamburo *m* di memoria
e tambor *m* almacenador, tambor *m* magnético
d Speichertrommel *f*

MENSTRUUM, see 2523, 2949

MENSURATION, see 4528

4552 MERCURIC CHLORIDE
f chlorure *m* mercurique, sublimé *m* corrosif
i bicloruro *m* di mercurio, cloruro *m* mercurico, sublimato *m* corrosivo
e bicloruro *m* de mercurio, cloruro *m* mercúrico, sublimado *m* corrosivo
d Merkurichlorid *n*, Quecksilberchlorid *n*, Sublimat *n*

MERCURIC SULPHIDE, see 1544

4553 MERCUROUS CHLORIDE
f bichlorure *m* de mercure, calomel *m*, mercure *m* doux
i calomelano *m*, cloruro *m* mercuroso, protocloruro *m* di mercurio
e calomelano *m*, cloruro *m* mercurioso
d Kalomel *n*, Merkurochlorid *n*, Quecksilberchlorür *n*

4554 MERCUROUS OXIDE
f oxyde *m* mercureux
i ossido *m* mercuroso, ossidulo *m* di mercurio
e óxido *m* mercurioso
d Merkurooxyd *n*, Quecksilberoxydul *n*

4555 MERCURY
f mercure *m*
i mercurio *m*
e mercurio *m*
d Quecksilber *n*

4556 MERCURY COMPOUND
f composé *m* de mercure
i composto *m* di mercurio
e compuesto *m* de mercurio
d Quecksilberverbindung *f*

4557 MERCURY CUT-OUT, mercury interruptor, mercury switch
f interrupteur *m* à mercure
i interruttore *m* a mercurio
e interruptor *m* en mercurio
d Quecksilberausschalter *m*, Quecksilberschalter *m*, Quecksilberunterbrecher *m*

4558 MERCURY CYANIDE
f cyanure *m* de mercure
i cianuro *m* di mercurio
e cianuro *m* de mercurio
d Quecksilberzyanid *n*

MERCURY INTERRUPTOR, see 4557

4559 MERCURY IODIDE
f iodure *m* de mercure
i ioduro *m* mercurico
e yoduro *m* mercúrico
d Jodquecksilber *n*

4560 MERCURY OXIDE
f oxyde *m* de mercure
i ossido *m* di mercurio
e óxido *m* de mercurio
d Quecksilberoxyd *n*

MERCURY SWITCH, see 4557

4561 MERCURY TRAP
f valve *f* à mercure
i valvola *f* a mercurio
e válvula *f* de mercurio
d Quecksilberfalle *f*

4562 MERGER
f fusion *f* de sociétés
i cartello *m*
e amalgamacion *f* comercial
d Kartellierung *f*, Vereinigung *f* (com)

4563 MESH, stitch
f maille *f*
i maglia *f*
e malla *f*
d Masche *f*, Siebweite *f*

4564 MESOTARTARIC ACID
f   acide *m* mésotartrique
i   acido *m* tartarico inattivo
e   ácido *m* mesotartárico
d   Antiweinsäure *f*, Mesoweinsäure *f*

4565 METABOLIC FATE
f   destinée *f* métabolique, sort *m* métabolique
i   destino *m* metabolico
e   destino *m* metabólico
d   Stoffwechselschicksal *n*

4566 METABOLISM
f   métabolisme *m*
i   metabolismo *m*
e   metabolismo *m*
d   Stoffwechsel *m*, Umsatz *m*

4567 METABOLITE
f   métabolite *m*
i   metabolito *m*
e   metabolito *m*
d   Metabolit *n*, Stoffwechselprodukt *n*

4568 METAL GAUZE, wire netting
f   toile *f* métallique
i   rete *f* metallica, tela *f* metallica
e   enrejado metálico *m*, red de alambre *f*
d   Drahtnetz *n*

METAL LEAF, see 3310

4569 METALLIC CLUTCH
f   embrayage *m* à disques
i   frizione *f* a dischi
e   acoplamiento *m* de discos, embrague *m* de discos
d   Lamellenkupplung *f*, Mehrscheibenkupplung *f*

4570 METALLIC PISTON
f   piston *m* métallique
i   pistone *m* metallico
e   émbolo *m* metálico
d   Metallkolben *m*

4571 METALLIC SALT OF FATTY ACID
f   savon *m* "métallique", sel *m* métallique d'un acide gras
i   sapone *m* metallico
e   jabón *m* metálico
d   Metallseife *f*

4572 METASACCHARIC ACID
f   acide *m* métasaccharique
i   acido *m* metasaccarico
e   ácido *m* metasacárico
d   Metazuckersäure *f*

4573 METASTABLE (adj)
f   métastable (adj)
i   metastabile (adj)
e   metastable (adj)
d   metastabil (adj)

4574 METERING CHAMBER
f   chambre *f* de dosage
i   camera *f* di dosaggio
e   cámara *f* de dosificación
d   Dosierkammer *f*

4575 METERING TANK
f   réservoir *m* jauge
i   serbatoio *m* dosatore
e   tanque *m* de dosificación
d   Dosiertank *m*

4576 METERING VALVE
f   valve *f* doseuse
i   valvola *f* dosatrice
e   válvula *f* dosadora
d   Messventil *n*

4577 METHOD
f   méthode *f*, opération *f*, procédé *m*
i   metodo *m*
e   método *m*, procedimiento *m*, proceso *m*
d   Methode *f*, Verfahren *n*

4578 METHOD OF ADMINISTRATION
f   mode *m* d'administration
i   modo *m* di somministrazione
e   método *m* de administración
d   Verabfolgungsweise *f*, Verabreichungsweise *f*

4579 METHOD OF CHOICE
f   méthode *f* de choix
i   metodo *m* d'elezione
e   método *m* de elección
d   Methode *f* der Wahl

4580 METHYL ALCOHOL, methylated spirit
f   alcool *m* méthylique
i   alcool *m* metilico, spirito *m* di legno
e   alcohol *m* metílico
d   Holzalkohol *m*, Methylalkohol *m*

4581 METHYL BENZOATE
f   benzoate *m* de méthyle
i   benzoato *m* di metile
e   benzoato *m* de metilo
d   benzoesaures Methyl *n*

4582 METHYL ETHER
f   éther *m* méthylique
i   etere *m* metilico
e   éter *m* metílico
d   Holzäther *m*, Methyläther *m*

METHYL MATHACRYLATE RESIN,
see 142

METHYLATED SPIRIT, see 4580

METHYLCELLULOSE, see 1390

4583 METHYLENE BLUE
f bleu *m* de méthylène
i azzurro *m* di metilene, blu *m* di metilene
e azul *m* de metileno
d Methylenblau *n*, Methylenum *n* caeruleum, Tetramethylthioninchlorid *n*

4584 METHYLSTANNIC ACID
f acide *m* methylstannique
i acido *m* metiestannico
e ácido *m* metilestánnico
d Methylzinnsäure *f*

mfr., see 4469

4585 MIC (bact), minimal inhibitory concentration
f concentration *f* inhibitrice minimale
i concentrazione *f* inibitrice minima
e concentración *f* inhibidora mínimal
d MHK, minimale Hemmungskonzentration *f*

4586 MICA
f mica *f*
i mica *f*
e mica *f*
d Glimmer *m*

4587 MICA PANIS
f mie *f* de pain
i mollica *f* di pane
e miga *f* del pan
d Krume *f*

4588 MICROBURETTE
f microburette *f*
i microburetta *f*
e microbureta *f*
d Mikrobürette *f*

4589 MICROCRYSTALLINE AMPUL
f ampoule *f* microcristalline
i fiala *f* microcristallina
e ampolla *f* microcristalífera
d Mikrokristall-Ampulle *f*

4590 MICROCURIE
f microcurie *f*
i microcurie *f*
e microcurie *f*
d Mikrocurie *f*

4591 MICROMETER
f micromètre *m*
i micrometro *m*
e micrómetro *m*
d Mikrometer *n*

4592 MICROMETER CALIPER, micrometer gauge
f jauge *f* micrométrique, palmer *m*
i micrometro *m* a palmer
e calibre *m* micrométrico, palmer *m*
d Mikrometerlehre *f*

MICROMETER GAUGE, see 4592

MICROMETRIC SCREW, see 3154

MICRONIZED POWDER, see 3159

MICRONIZER, see 3280

4593 MIGRATION
f déplacement *m*, migration *f*
i migrazione *f*
e migración *f*
d Wandern *m*, Wanderung *f*

4594 MIGRATION SOLVENT
f solvant *m* de migration
i solvente *m* di migrazione
e solvente *m* de migración
d Wanderungslösungsmittel *n*

4595 MILDEW, mo(u)ld (bot)
f moisissure *f*
i muffa *f*
e moho *m*
d Schimmel *m*, Schimmelpilz *m*

4596 MILK
f lait *m*
i latte *m*
e leche *n*
d Milch *f*

4597 MILK GLASS, opal glass, opalescent glass
f verre opalin *m*
i vetro *m* latteo, vetro opalino *m*, vetro *m* porcellanato
e vidrio opalino *m*
d Milchglas *n*, Opalglas *n*

4598 MILK OF LIME
f lait *m* de chaux
i latte *m* di calce
e lechada *f* de cal
d Kalkmilch *f*, Lac *m* calcis

4599 MILKY (adj)
f laiteux (adj)
i latteo (adj), lattiginoso (adj)
e lacteo (adj), lechoso (adj)
d milchig (adj)

4600 MILL
f moulin *m*
i molino *m*
e molino *m*
d Mühle *f*

MILLED NUT, see 4154

4601 MILLING 1º
f fraisage *m*
i fresatura *f*
e fresado *m*
d Fräsen *n*

MILLING 2º, see 2106

4602 MILLING DISK
f disque *m* de fraisage
i fresa *f* a disco
e disco *m* de fresar
d Frässcheibe *f*

MILLSTONE, see 1136

MINCER, see 3671

4603 MINCING KNIFE
f hachoir *m*
i mezzaluna *f*, tagliere *m*
e tajadera *f*
d Hackemesser *n*, Wiegemesser *n*

MINCING MACHINE, see 3671

MINERAL (adj), see 3995

4604 MINERAL OIL
f huile *f* minérale
i olio *m* minerale
e aceite *m* mineral
d Mineralöl *n*

MINERAL SOAP, see 875

4605 MINERAL TAR
f goudron *m* minéral
i catrame *f* minerale
e alquitrán *m* mineral
d Kohlenteer *m*, Mineralteer *m*

4606 MINERAL WATER
f eau *f* minérale
i acqua *f* minerale
e agua *f* mineral
d Aqua *f* mineralis, Heilwasser *n*, Mineralwasser *n*

MINERAL WAX, see 1424

MINGLE, to, see 944

MINGLING, see 946

4607 MINIATURE CONTAINER
f récipient *m* miniature
i contenitore *m* piccolo
e envase *m* miniatura
d Kleinbehälter *m*

4608 MINIMAL DOSIS
f dose minimale *f*
i dose minima *f*
e dosis mínima *f*
d Dosis minima *f*, Minimaldosis *f*

MINIMAL INHIBITORY CONCENTRATION, see 4585

4609 MINIMUM LOSS INDEX
f index *m* de perte minimale
i indizio *m* della perdita minimale
e indicio *m* de la pérdida minimal
d Einbusse-Index *m*

4610 MINIMUM SIZE
f cote *f* minimum
i misura *f* minima
e medida *f* mínima
d Kleinstmass *n*

4611 MINIMUM SPEED
f vitesse *f* minima
i velocità *f* minima
e velocidad *f* mínima
d Mindestgeschwindigkeit *f*

4612 MINISTRY
f ministère *m*
i ministero *m*
e ministerio *m*
d Ministerium *n*

4613 MINIUM
f minium *m*, plomb *m* rouge
i minio *m*
e minio *m*
d Mennige *f*

4614 MINUTES *pl*, record 1º
f minutes (fpl), procès-verbal *m*
i protocollo *m*
e protocolo *m*, recuerdo *m*
d Protokoll *n*

4615 MIRROR
f miroir m
i specchio m
e espejo m
d Spiegel m

4616 MIRROR GALVANOMETER,
reflecting galvanometer
f galvanomètre m à miroir
i galvanometro m a specchio
e galvanómetro m con espejo
d Reflexgalvanometer n, Spiegelgalvanometer n

4617 MIRROR-GLASS, plate-glass
f glace f, glace f de vitrage, verre m à glaces
i lastra m di cristallo, lastra m di vetro, vetro m di specchi
e cristal m de espejo
d Spiegelglas n

4618 MISCALCULATION
f erreur f de calcul
i errore m di calcolo
e cálculo m de errores, cálculo m erróneo, error m en el cálculo
d Fehlerrechnung f, Rechenfehler m

4619 MISCIBILITY, mixability
f miscibilité f
i mescolabilità f, miscelabilità f
e miscibilidad f
d Mischbarkeit f

4620 MISCIBLE (adj), mixable (adj)
f miscible (adj)
i mescolabile (adj)
e miscible (adj)
d mischbar (adj), mischungsfähig (adj)

MISMATCHING, see 4444

4621 MIST
f brouillard m fin
i nebbietta f
e neblina f
d feiner Nebel m

mist., see 945

MISTURA, see 945

4622 MITIGATED SILVER NITRATE
f nitrate m d'argent mitigé
i nitrato m argentico mitigato
e nitrato m de plata mitigado
d salpeterhaltiger Höllenstein m

4623 MITRE
f onglet m
i gherone m, ugnatura f
e inglete m
d Gehrung f

MIX, to, see 944

MIX, see 4246

MIXABILITY, see 4619

MIXABLE (adj), see 4620

4624 MIXED RESIN
f résine f mixte
i resina f mista
e resina f mixta
d Mischharz n

MIXER, see 947

MIXING, see 946

4625 MIXING BATTERY
f mitigeur
i valvola f mescolatrice
e válvula f mezcladora
d Mischventil n

4626 MIXING CHAMBER
f chambre f de mélange
i camera f di miscela
e cámara f de mezcla
d Mischkammer f, Mischraum m

4627 MIXING CYLINDER, stoppered cylinder
f cylindre m mélangeur
i cilindro m mescolatore
e cilindro m mezclador
d Mischzylinder m

4628 MIXING DRUM
f tambour m malaxeur
i tamburo m mescolatore
e tambor m mezclador
d Mischtrommel f

4629 MIXING MILL
f broyeur m malaxeur, broyeur m mélangeur
i molazza f mescolatrice, impastatore m
e molino m mezclador
d Mischmahler m, Mischmühle f

4630 MIXING OPERATION
f opération f de mélange
i operazione f di mischia
e operación f de mezcla
d Mischungsvorgang m

4631 MIXING PROPORTION
f proportion f de mélange
i rapporto m di miscela
e proporción f de mezcla
d Mischungsverhältnis n

4632 MIXING ROLLS
f malaxeur m à cylindres
i mescolatore m a cilindri
e amasadora f de rodillos, mezclador m de rodillos
d Walzenmischer m

MIXING SIEVE, see 2052

MIXTURE, see 945

4633 MOBILE (adj)
f amovible (adj), mobile (adj)
i mobile (adj)
e móvil (adj)
d beweglich (adj)

4634 MOBILE PHASE, moving phase
f phase f mobile
i fase f mobile
e fase f móvil
d bewegliche Phase f

4635 MOBILITY
f mobilité f
i mobilità f
e movibilidad f
d Beweglichkeit f

4636 MODEL, to
f bosseler (v), façonner (v), former (v), modeler (v)
i formare (v), modellare (v)
e modelar (v)
d formen (v), gestalten (v), modellieren (v)

4637 MODEL, pattern
f façon f, modèle m, type m
i disegno m, modello m
e dibujo m, diseño m, modelo m, tipo m
d Modell n, Muster n, Schablone f, Typ m, Typus m, Vorlage f

4638 MODEL-TEST
f essai m de maquette
i prova f con modello
e ensayo m de modelo
d Modellversuch m

4639 MODERATELY COARSE POWDER
f poudre f demi-fine
i polvere f moderatamente grossa, polvere f quasi fina
e polvo m entrefino, polvo m semifino
d mittelfeines Pulver n

MODIFICATION, see 352

MODULUS OF ELASTICITY IN SHEAR, see 1686

4640 MOHAIR
f mohair m, poil m de chèvre d'angora
i lana f mohair, mohair m, pelo m della capra d'Angora
e lana f de Angora, lana f mohair, pelo m de cabra de Angora
d Angorawolle f, Angoraziegenwolle f, Mohärwolle f

4641 MOIETY
f fraction f d'une molécule
i parte f di molecole
e fracción f de una molécula
d Anteil m einer Molekel

4642 MOIRE (CLOTH)
f moire m
i marezzo m, moerro m, "moire", stoffa m marezzata
e muaré m
d Moiré m

4643 MOIRÉ (adj)
f moiré (adj)
i marezzato (adj), ondato (adj)
e mojado (adj)
d begossen (adj), bewässert (adj), gewässert (adj)

MOISTEN, to, see 2178

4644 MOISTENER, moistening agent
f humectant m, mouillant m
i umettante m
e humectante m
d Benetzungsmittel n, Netzmittel n

MOISTENING, see 2179

MOISTENING AGENT, see 4644

MOISTURE, see 2182

4645 MOISTURE CONTENT
f degré m d'humidité, teneur f en humidité
i contenuto m d'umidità
e grado m de humedad
d Feuchtigkeitsgehalt m

4646 MOISTURE SENSITIVE
f sensible (adj) à l'humidité
i sensitivo (adj) all'umidità
e sensible (adj) a la humedad
d feuchtigkeitsempfindlich (adj)

MOISTURE TESTER, see 3838

4647 MOISTURE TEST
f essai *m* de l'humidité
i prova *f* d'umidità
e prueba *f* de humedad
d Feuchtigkeitsprobe *f*

MOL(E), see 3552

4648 MOLAL (adj)
f molaire (adj)
i molare (adj)
e molar (adj)
d molar (adj)

MOLAR CONCENTRATION, see 154

4649 MOLAR EXTINCTION COEFFICIENT
f coefficient *m* d'extinction moléculaire
i coefficiente *m* " estenzione moleculare
e coeficiente *m* de extinción molecular
d molekulärer Löschungskoeffizient *m*

MOLAR VOLUME, see 3553

MOLAR WEIGHT, see 3554

MOLARITY, see 154

4650 MOLASSES, treacle 1º
f mélasse *f*
i melassa *f*
e melaza *f*
d Melasse *f*, Zuckerdicksaft *m*

4651 MOLD, to, mould, to
f mouler (v)
i stampare (v)
e moldear (v)
d pressen (v)

MO(U)LD (bot), see 4595

4652 MOLD (met), mould (met)
f moule *m*
i forma *f* a fondere, matrice *f*, modano *m*, staffa *f*, stampo *m*, terriccio *m*
e coquilla *f*, lingotera *f*, molde *m* de fundición
d Abguss *m*, Form *f*, Giessform *f*, Gussform *f*, Hohlform *f*

MOLD CAVITY, see 1382

4653 MO(U)LD CHARGE
f charge *f* du moule
i carica *f* dello stampo
e carga *f* del molde
d Füllgut *n*, Füllmaterial *n*

4654 MO(U)LD CLAMP
f fermeture *f* du moule
i morsetto *m* di cassaforma
e pinza *f* para molde
d Formenverschluss *m*

4655 MO(U)LD DESIGNER, mo(u)ld manufacturer
f mouliste *m*
i stampista *m*
e matricero *m*
d Formenbauer *m*

MOLD IMPRESSION, see 1382

MOLD INSERT, see 1383

MOLD INSERT FOR MARKING, see 4485

4656 MO(U)LD LUBRICANT, mo(u)ld parting agent, mo(u)ld release agent
f agent *m* de démoulage, agent *m* de séparation, démoulant *m* (lubrifiant) (machine à comprimés)
i agente *m* di distacco, antiadesivo *m*, lubrificante *m* per punzione (ad effetto "anti-presa")
e agente *m* de desmoldeo, desmoldeante *m*, lubricante *m* para punziones (máquina para comprimir)
d Entformungsmittel *n*, Formentrennmittel *n* (Tablettiermaschine), Trennmittel *n*

MO(U)LD MANUFACTURER, see 4655

4657 MO(U)LD MATERIAL
f matière *f* moulée
i materiale *m* stampato
e moldeado *m*
d Formstoff *m*

4658 MO(U)LD OIL
f huile *f* de séparation
i olio *m* di separazione
e aceite *m* de separación
d Trennöl *n*

MOLD OPENING, see 2197

MO(U)LD PARTING AGENT, see 4656

4659 MO(U)LD PARTING LINE, partition line
f plan *m* de séparation du moule
i linea *f* di giunzione (cassaforma)
e línea *f* de separación del molde
d Formenteilebene *f*, Trennfuge *f*

MO(U)LD RELEASE AGENT, see 4656

4660 MO(U)LD RETAINING FLANGE
f bride *f* porte-moule
i flangia *f* portastampo
e brida *f* de sujeción del molde
d Formhalteflansch *m*

4661 MO(U)LD SHRINKAGE
f rétrécissement *m* de la pièce moulée
i ritiro *m* del pezzo stampato
e contracción *f* del molde
d Schwindmass *n*, Schwindung *f*

4662 MO(U)LD SLIDE
f coulisse *f* de moule
i slitta *m* dello stampo
e corredera *f* del molde
d Pressformschieber *m*

4663 MO(U)LDABILITY, plasticity
f plasticité *f*
i plasticità *f*
e plasticidad *f*
d Bildsamkeit *f*, Formbarkeit *f*, Plastizität *f*

4664 MO(U)LDED ARTICLE, mo(u)lded piece
f pièce *f* moulée
i pezzo *m* formato, pezzo *m* stampato
e pieza *f* moldeada
d Formteil *n*, Pressteil *n*

4665 MO(U)LDED CAP
f couvercle *f* moulé
i coperchio *m* fuso
e cubierta *f* moldeada
d formierte Kappe *f*, formierter Deckel *m*

MOLDED LAMINATE, see 4183

MO(U)LDED PIECE, see 4664

4666 MO(U)LDED THREAD
f filet *m* moulé
i filettatura *f* stampata
e rosca *f* moldeada
d gepresstes Gewinde *n*

4667 MO(U)LDING COMPOUND
f matières (fpl) à mouler
i materiali (mpl) da stampaggio
e compuestos (mpl) de moldeo
d Formmassen (fpl), Pressmassen (fpl)

4668 MO(U)LDING CYCLE
f cycle *m* de moulage
i ciclo *m* di stampaggio
e ciclo *m* de moldeo
d Presszyklus *m*

4669 MO(U)LDING DEFECT
f défaut *m* de moulage
i difetto *m* di stampaggio
e defecto *m* de moldeo
d Pressfehler *m*

MOLDING AGENT, see 2122

4670 MO(U)LDING METHOD, mo(u)lding technique
f technique *f* de moulage
i tecnica *f* di formatura, tecnica *f* di stampaggio
e técnica *f* de moldeo
d Formtechnik *f*, Pressverfahren *n*

4671 MO(U)LDING OPERATION
f opération *f* de moulage
i operazione *f* di stampaggio
e operación *f* de moldeo
d Pressvorgang *m*

4672 MO(U)LDING PLANT
f atelier *m* de moulage
i impianto *m* di formatura
e taller *m* de moldeo
d Presserei *f*

4673 MO(U)LDING POWDER
f poudre *f* à mouler
i polvo *m* da stampaggio
e polvo *m* de moldeo
d Presspulver *n*

MOLDING PRESS, see 1832

4674 MO(U)LDING PRESSURE
f pression *f* de moulage
i pressione *f* di stampaggio
e presión *f* de moldeo
d Pressdruck *m*

4675 MO(U)LDING SAND
f sable *m* à mouler
i sabbia *f* per formatura
e arena *f* de moldeo
d Formsand *m*, Modellsand *m*

MO(U)LDING TECHNIQUE, see 4670

4676 MO(U)LDING TIME
f temps *m* de moulage
i tempo *m* di stampaggio
e tiempo *m* de moldeo
d Druckzeit *f*, Formzeit *f*, Presszeit *f*

4677 MO(U)LDING TOOL
f moule *m* à compression
i stampo *m* a compressione
e molde *m* de compresión
d Form *f*, Formwerkzeug *n*, Presswerkzeug *n*

4678 MO(U)LDY (adj)
f chanci (adj), moisi (adj)
i ammuffito (adj), muffito (adj)
e enmohecido (adj), mohoso (adj)
d moderig (adj), schimmelig (adj)

MOLECULAR DISEASE, see 2875

MOLECULAR FORMULA, see 2831

MOLECULAR HEAT, see 657

4679 MOLECULAR REARRANGEMENT, molecular transformation
f remaniement m moléculaire, transposition f moléculaire
i trasformazione f molecolare, trasposizione f molecolare
e transformación f molecular, transposición f molecular
d molekulare Umstellung f, Molekülumlagerung f

4680 MOLECULAR REFRACTION
f réfraction f moléculaire
i rifrazione f molecolare
e refracción f molecular
d Molbrechungsvermögen n, Molekularrefraktion f

MOLECULAR TRANSFORMATION, see 4679

4681 MOLECULAR WEIGHT, M.W.
f poids moléculaire m
i peso molecolare m
e peso molecular m
d Molargewicht n, Molekulargewicht n

4682 MOLECULE
f molécule f
i molecola f
e molécula f
d Molekel f, Molekül n

4683 MOLESKIN (tex)
f moleskine f, molesquine f
i fodera f per vestiti, tela f cerata
e cuero m inglés, simil-cuero m
d Englischleder n, englisches Leder n

4684 MOLLETON, molton, swanskin
f molleton m
i molletone m
e moletón m
d Dicktuch n, Fries m, Molton m, Molleton m

4685 MOLTEN (adj)
f fondu (adj)
i fuso (adj)
e fundido (adj)
d geschmolzen (adj)

MOLTON, see 4684

4686 MOLYBDATE OF LEAD
f molybdate m de plomb, plomb m jaune
i molibdato m di piombo
e molibdato m de plomo
d Gelbbleierz n, Molybdänblei n

4687 MOLYBDENUM, MO
f molybdène m
i molibdeno m
e molibdeno m
d Molybdän n

4688 MOLYBDIC ACID
f acide m molybdique
i acido m molibdico
e ácido m molibdico
d Molybdänsäure f

4689 MOMENT OF INERTIA
f moment m d'inertie
i momento m d'inerzia
e momento m de inercia
d Trägheitsmoment n

4690 MOMENTARY DOSIS
f dose f momentanée
i dose f momentanea
e dosis f momentánea
d Momentandosis f

4691 MOMENTUM, vis viva
f force f d'impulsion, force f vive
i energia f cinetica, forza f viva
e fuerza f motriz, fuerza f viva
d Triebkraft f

4692 MONITOR
f appareil m de contrôle, détecteur m de radioactivité, indicateur m de contrôle
i apparecchio m di controllo, apparecchio m di controllo della radioattività, avvisatore m (elect)
e aparejo m de control, detector m de radioactividad, dispositivo m de contro
d Radioaktivitätsindikator m, Überwachungseinrichtung f

4693 MONITORING
f contrôle m, surveillance f
i controllo m, sorveglianza f
e control m, inspección f, vigilancia f
d Überwachung f

4694 MONOBASIC ACID
f acide m monobasique
i acido m monobasico
e ácido m monobásico
d einbasische Säure f

4695 MONOBROMOACETIC ACID
f acide m monobromoacétique
i acido m monobromacetico
e ácido m monobromacético
d Monobromessigsäure f

4696 MONOCHLOROACETIC ACID
f acide m monochloracétique
i acido m monocloroacetico
e ácido m monocloracético
d Monochloressigsäure f

4697 MONOHYDRIC ALCOHOL
f alcool m monovalent
i alcool m monovalente
e alcohol m monovalente
d einwertiger Alkohol m

4698 MONOPHASE, single-phase, uniphase
f monophasé (adj), uniphasé (adj)
i monofase (adj)
e monofásico (adj)
d einphasig (adj)

4699 MONOVALENT (adj), univalent (adj)
f monovalent (adj)
i monovalente (adj)
e monovalente (adj), univalente (adj)
d einwertig (adj), monovalent (adj)

4700 MORDANT DYE
f colorant m à mordant
i colore m a mordente
e colorante m corrosivo, colorante m mordiente
d Beizenfarbstoff m

4701 MOROCCO (LEATHER)
f maroquin m
i marocchino m
e cordobán m, marroquín m
d Korduansaffian m, Marokkanischleder n, Saffian m

4702 MORTAR
f mortier m
i mortaio m
e almirez m, mortero m
d Mörser m, Reibschale f

4703 MORTAR MILL
f broyeur m à meules, broyeuse f, moulin m à meules verticales
i frantumatrice f a mole verticali
e molino m de muelas, molino m de muelas verticales
d Kollergang m, Kollermühle f

4704 MORTISING MACHINE
f machine f à mortaiser
i macchina f per dividere, mortesatrice f
e mortajadora f
d Stemmaschine f, Zapfenlochmaschine f

4705 MOTHER LIQUID
f eau mère f
i acqua f madre
e agua madre f
d Mutterlauge f

4706 MOTHER SOLUTION
f solution f mère
i soluzione f madre
e solución f madre
d Mutterlösung f, Stammlösung f

4707 MOTHER TINCTURE (hom)
f teinture f mère (hom)
i tintura f madre
e tintura f madre
d Muttertinktur (hom)

4708 MOTHER-OF-PEARL, nacre, pearl-shell
f nacre m
i madreperla f
e nácar m
d Perlmutt n, Perlmutter f

4709 MOTHER-OF-PEARL VARNISH
f vernis m de nacre
i vernice f madreperlacea
e barniz m de nácar
d Perlmutterlack m

4710 MOTION
f fonction f, marche f, mouvement m
i corsa f, marcia f, moto m, mozione m
e marcha f, movimiento m
d Bewegung f, Gang m, Gangart f

MOTOR, see 2860

4711 MOTOR DRIVEN MILL
f broyeur m mécanique
i frantumatore m meccanico
e molino m mecánico
d Motormühle f

MOTOR PLATE, see 2853

MOTOR SHAFT, see 2637

MOTOR-VAN, see 4359

4712 MOTTLE, to
f marbrer (v), moirer (v)
i marmorizzare (v)
e jaspear (v), vetear (v)
d adern (v), marmorieren (v)

MOULD, to, see 4651

MOULD (met), see 4652

MOULDED (adj), see 3352

MOULDING, see 1345

MOUND, see 3681

4713 MOUNT
f monture f
i incastonatura f, montatura f
e montura f
d Fassung f

MOUNTAIN PINE OIL, see 3796

4714 MOUNTED
f enchatonné (adj), monté (adj), serti (adj)
i incastonato (adj), montato (adj)
e engastado (adj), montado (adj)
d eingefasst (adj), gefasst (adj)

MOUNTING, see 640

MOUNTING PLATE, see 1579

4715 MOUNTING PLATEN
f table f de la presse
i piatto m della pressa
e mesa f de la prensa
d Pressentisch m

4716 MOUSE (pl=mice)
f souris f
i sorcio m, topolino m
e laucha f, ratón m
d Maus f

MOUTH OF A CRUSHER, see 4099

4717 MOUTHWASH
f bain m de bouche
i acqua f dentifricia
e agua f de enjuague, colutorio m bucal
d Lavatio f oris, Mundwasser n, Zahnwasser n

4718 MOVABLE (adj), transportable (adj)
f amovible (adj), mobile (adj), transportable (adj)
i movibile (adj)
e móvil (adj)
d beweglich (adj), fahrbar (adj), loose (adj)

MOVABLE PART OF THE MOLD, see 3340

4719 MOVABLE PLATEN, moving die plate
f plaque f mobile (du moule)
i semistampo m mobile
e semi-molde m móvil
d bewegliche Formplatte f, bewegliche Werkzeughälfte f

MOVABLE PLATEN SIDE, see 3339

4720 MOVEMENT
f mouvement m
i movimento m
e movimiento m
d Bewegung f

MOVING BED, see 3283

4721 MOVING COIL
f bobine f mobile
i bobina f mobile
e bobina f giratoria, bobina f móvil
d Drehspule f

MOVING DIE PLATE, see 4719

MOVING PHASE, see 4634

M.P., see 3426

M.S.T., see 4524

4722 MUCIC ACID, saccharolactic acid
f acide m mucique, acide m saccharolactique
i acido m mucico, acido m saccarolattico
e ácido m múcico, ácido m sacaroláctico
d Milchzuckersäure f, Schleimsäure f

4723 MUCILAGE
f mucilage m
i mucillagine m
e mucilago m
d Schleim m

4724 MUCOSA, mucous membrane
f muqueuse f
i mucosa f
e mucosa f
d Schleimhaut f

4725 MUCOUS (adj)
f muqueux (adj)
i mucoso (adj)

e mucoso (adj)
d schleimartig (adj), schleimig (adj)

MUCOUS MEMBRANE, see 4724

4726 MUD, slime, sludge 1°
f boue *f*
i fango *m*
e fango *m*
d Fango *m*, Schlamm *m*

4727 MUDDY, turbid
f trouble (adj)
i torbido (adj)
e turbio (adj)
d trübe (adj)

MUDHOLE, see 4463

MUFFLER, see 2958

4728 MULLING, porphyrisation
f porphyrisation *f*
i molazzatura *f*, porfirizzazione *f*
e porfirización *f*
d Porphyrisation *f*

4729 MULTICAVITY MOLD, multiple die
f estampe *f* multiple, moule *m* à cavités multiples
i stampo *m* multiplo
e molde *m* multiple
d Mehrfachform *f*, Mehrfachgesenk *n*

4730 MULTI-COLOUR PRINTING, polychromy
f impression *f* en plusieurs couleurs, polychromie *f*
i policromia *f*
e policromia *f*
d Mehrfarbendruck *m*, Vielfarbendruck *m*

4731 MULTI-DOSE FIAL, multiple-dose container
f flacon-multidose *m*
i contenitore *m* per dosi multiple, fiala *f* multidosi
e envase *m* "multidosis", frasco *m* a dosis multiples
d Mehrdosenbehälter *m*, Mehrdosenflasche *f*, Mehrfachentnahmeflasche *f*

MULTILAYER TABLET, see 4188

MULTIPLE DIE, see 4729

4732 MULTIPLE DISC CLUTCH, multiple plate clutch
f embrayage *m* à disques
i frizione *f* a dischi multipli

e acoplamiento *m* de discos múltiples, embrague *m* de discos múltiples
d Lamellenkupplung *f*, Mehrscheibenkupplung *f*

MULTIPLE PLATE CLUTCH, see 4732

MULTIPLE REDISTILLATION, see 1692

4733 MULTIPLE SCREW EXTRUDER
f boudineuse *f* à vis multiples
i estrusore *m* multivite
e extrusora *f* de husillos multiplos
d Mehrschneckenmaschine *f*

4734 MULTIPLE THREAD SCREW
f vis *f* à plusieurs filets
i vite *f* a filetti multipli
e rosca *f* múltiple, rosca *f* de varias entradas, tornillo *m* de filete múltiple
d mehrgängige Schraube *f*

MULTIPLE-DOSE CONTAINER, see 4731

4735 MULTIPHASE CURRENT
f courant *m* (alternatif) polyphasé
i corrente *f* alternata polifase
e corriente *f* polifasia
d Mehrphasenstrom *m*

4736 MULTI-PURPOSE ELECTRIC MOTOR
f moteur *m* électrique à usages multiples
i motore *m* elettrico per usi diversi
e motor *m* eléctrico para uso multiple
d Vielzwecke-Elektromotor *m*

4737 MULTI-STEP MECHANISM
f mécanisme *m* polyétagé
i meccanismo *m* pluristadio
e mecanismo *m* escalonado
d Mehrstufen-Mechanismus *m*

MURIATIC ACID, see 1505

MUS RATTUS, see 5631

4738 MUSCLE RELAXANT, myorelaxant
f myorelâchant *m*, myorisolutif *m*, relâchant *m* musculaire
i miorilassante *m*
e miorelajante *m*, relajante *m* muscular
d Muskelrelaxans *m*, Muskelentspannungsmittel *n*, Myorelaxans *m*

4739 MUSCULAR RELAXATION
f relâchement *m* musculaire
i miorilassazione *f*
e miorresolución *f*
d Muskelentspannung *f*

MUSHROOM, see 3417

4740 MUSKRAT, Ondata Zibetica
f rat *m* musqué
i topo *m* muschiato
e ratón *m* almizclero
d Bisamratte *f*

4741 MUSLIN
f mousseline *f*
i mussola *f*, mussolina *f*
e muselina *f*
d Musselin *m*, Nesseltuch *n*

MUSTARD PLASTER, see 949

4742 MUTATION
f mutation *f*
i mutazione *f*
e mudanza *f*, mutación *f*
d Abänderung *f*, Mutation *f*

MUTTON SUET, see 189

4743 MUTTON TALLOW, sebum ovile
f suif *m* de mouton
i sego *m* di pecora, sevo *m* di pecora
e sebo *m* de carnero, sebo *m* ovino
d Hammeltalg *m*

4744 MUTUAL (adj)
f mutuel (adj)
i mutuo (adj)
e mútuo (adj), recíproco (adj)
d gegenseitig (adj), reziprok (adj), wechselseitig (adj)

M.W., see 4681

4745 MYONEURAL BLOCKING ACTION, neuromyal blocking action
f blocage *m* de la jonction neuro-musculaire
i blocco *m* della giuntura neuro-miale
e bloqueo *m* de la junta mioneural
d Blockierung *f* der neuromuskulären Überleitung, neuro-muskuläre Blockade *f*

MYO-NEURAL JUNCTION, see 2853

MYORELAXANT, see 4738

MYORELAXANT, see 4738

4746 MYRISTICA OIL, nutmeg oil
f essence *f* de myristique
i olio *m* di miristica
e esencia *f* de mirística
d Myristikaöl *n*

N

NACRE, see 4708

4747 NAIL
f cheville *f*, clou *m*
i chiodo *m*
e clavo *m*
d Nagel *m*, Stift *m*

4748 NAKED FLAME
f flamme *f* nue
i fiamma *f* diretta
e llama *f* libre
d freie Flamme, offene Flamme *f*

4749 NAME
f nom *m*
i nome *m*
e apellido *m*, nombre *m*
d Name *m*

4750 NAPHTALENESULFONIC ACID
f acide *m* naphtalène-sulfonique
i acido *m* naftalensolfonico
e ácido *m* naftalensulfónico
d Naphtalinsulfonsäure *f*

4751 NAPHTYLACETIC ACID
f acide *m* naphtylacétique
i acido *m* naftalacetico
e ácido *m* naftilacético
d Naphtylessigsäure *f*

4752 NARCOTIC
f stupéfiant *m*
i stupefacente *m*
e estupefaciente *m*
d Narkotikum *m*, Rauschmittel *n*

4753 NASCENT (adj)
f naissant (adj)
i nascente (adj)
e naciente (adj)
d entstehend (adj)

4754 NATIVE SUBSTANCE
f substance *f* native
i prodotto *m* nativo
e producto *m* natural
d Naturprodukt *n*, Nativsubstanz *f*

NATURAL ANGLE OF INCLINE, see 450

NATURAL ANGLE OF SLOPE, see 450

4755 NATURE
f nature *f* (d'une substance)
i natura *f* d'una sostanza
e naturalez *f* de una substancia
d Beschaffenheit *f*, Natur *f*

4756 NAVE
f moyeu *m*
i mozzo *m* di ruota
e cubo *m* de rueda
d Nabe *f*

NEAT'S FOOT OIL, see 1123

4757 NECK
f col *m*, collet *m*
i collo *m*
e cuello *m*
d Hals *m*

NECK BEARING, see 1726

4758 NECK JOURNAL
f tourillon *m* (d'essieu)
i perno *m* d'appoggio
e gorrón *m* de eje
d Achszapfen *m*, Tragzapfen *m*

4759 NECK OF AN AMPUL
f col d'une ampoule *m*
i collo d'una ampolla *m*, collo d'una fialetta *m*
e cuello *m* de un ampula
d Ampullenhals *m*

4760 NEED, requirement
f besoin *m*, condition *f* imposée, exigence *f*
i consumo *m*, esigenza *f*, fabbisogno *m*, requisito *m*, richiesta *f*
e demanda *f*, deseo *m*, exigencia *f*, necesidad *f*, requerimiento *m*, requisito *m*
d Anforderung *f*, Bedarf *m*, Erfordernis *n*, Voraussetzung *f*

4761 NEEDLE
f aiguille *f*
i ago *m*
e aguja *f*
d Nadel *f*

4762 NEEDLE HUB
f embout *m* de l'aiguille
i ghiera *f* d'ago

e enchufe *m* de aguja
d Nadelansatz *m*

4763 NEEDLE VALVE
f soupape *f* à aiguille, robinet-vanne *m* à pointeau, valve *f* à aiguille
i valvola *f* a spillo
e válvula *f* de aguja
d Nadelventil *n*

NEGATIVE DIE, see 3080

NEGATIVE GROUP, see 120

4764 NEGATIVE ION
f ion *m* négatif
i ione *m* negativo
e ion *m* negativo
d negativer Ion *n*

NEGATIVE THIXOTROPY, see 520

4765 NEGLIGIBLE (adj)
f négligeable (adj)
i negligibile (adj)
e despreciable (adj)
d vernachlässigbar (adj)

4766 NET (tex), netting (fabr)
f filet *m*, réseau *m*, tulle *m*
i filetto *m*, rete *m*, tulle *m*
e red *f*, tul *m*
d Netz *n*, Tüll *m*

NET PLANE (cryst), see 4216

NETTING (fabr), see 4766

4767 NETWORK
f réseau *m*, réticulation *f*
i rete *m*, reticolo *m*
e red *f*
d Netzwerk *n*, Vernetzung *f*

NEUCOCCIN, see 1666

4768 NEUROLEPTANALGESIA, potentialized anesthesia
f anesthésie *f* potentialisée, neuroleptanalgésie *f*
i neuroleptanalgesia *f*
e anestesia *f* potenciada, anestesia *f* vigil, ataralgesia *f*, neuroleptanalgesia *f*
d Neuroleptanalgesie *f*

NEUROMYAL BLOCKING ACTION, see 4757

4769 NEUTRAL POSITION, zero position
f position *f* neutre, position *f* de repos, position *f* (à) zéro
i posizione *f* di riposo
e posición *f* cero
d Nullstellung *f*

4770 NEUTRAL REACTION
f réaction *f* neutre
i reazione *f* neutra
e reacción *f* neutra
d neutrale Reaktion *f*

4771 NEUTRALIZATION
f neutralisation *f*
i neutralizzazione *f*
e neutralización *f*
d Neutralisierung *f*

4772 NEUTRON
f neutron *m*
i neutrone *m*
e neutron *m*
d Neutron *n*

4773 NEWSPAPER ADVERTISING, press-advertising
f publicité *f* par la presse
i pubblicità *f* a mezzo di stampa
e publicidad *f* por prensa
d Zeitungswerbung *f*

4774 NICHROME
f acier *m* au chrome-nickel
i acciaio *m* al nichel-cromo
e acero *m* al cromoníquel, acero *m* cromado al níquel
d Chromnickelstahl *m*

NICKEL SILVER, see 3485

NIOBIUM, see 1761

4775 NIP, nipper roll
f rouleaux (mpl) pinceurs, rouleaux (mpl) presseurs
i rulli (mpl) premitori
e rodillos (mpl) de compresión
d Haltewalzen (fpl)

NIPPER ROLL, see 4775

4776 NIPPERS *pl*, pincers *pl*, pliers, tongs
f mâchoires (fpl), pince *f*, pincette *f*, tenailles (fpl)
i pinze (fpl), tenaglie (fpl), tronchese *m*
e alicates (mpl), tenacillas (fpl), tenazas (fpl)
d Greifzange *f*, kleine Zange *f*, Kneifzange *f*, Zange *f*

4777 NIPPLE
f nipple *m*, raccord à vis *m*
i raccordo a vite *m*, raccordo filettato *m*
e niple *m*
d Nippel *m*

4778 NITER, nitre, KNO₃, potassium nitrate, salpeter
f nitrate *m* de potassium, nitre *m*, salpêtre *m*
i nitrato *m* di potassio
e nitrato *m* de potasio, nitro *m*, salitre *m*
d Kalisalpeter *n*, Kalium nitricum *n*, Kaliumnitrat *n*, Nitrum *m*, Potassii nitrus *n*, Salpeter *m*, salpetersaures Kalium *n*

4779 NITER PAPER, nitrous paper
f papier *m* nitré
i carta *f* nitrata
e papel *m* nitrado
d Salpeterpapier *n*

NITRATE, see 717

4780 NITRATE OF LIME, nitrocalcite
f nitrate *m* de chaux, nitrocalcite *f*
i nitrato *m* di calcio
e nitrato *m* cálcico
d Kalksalpeter *m*

NITRE, see 4778

4781 NITRIC (adj)
f azotique (adj), nitrique (adj)
i nitrico (adj)
e nítrico (adj)
d salpetersauer (adj)

NITRIC ACID, see 718

4782 NITRIC ETHER
f éther *m* nitrique
i etere *m* nitrico, iponitrito *m*, nitrito *m* d'etile
e éter *m* nítrico
d Salpeteräther *m*

4783 NITRITE
f azotite *m*, nitrite *m*
i nitrito *m*
e nitrito *m*
d salpetrigsaures Salz *n*

NITROCALCITE, see 4780

4784 NITROGEN
f azote *m*, nitrogène *m*
i azoto *m*, nitrogeno *m*
e ázoe *m*, nitrógeno *m*

d Nitrogenium *n*, Salpeterstoff *m*, Stickstoff *m*, Stickstoffgas *m*, Stickgas *m*

NITROGEN PEROXIDE, see 3851

NITROHYDROCHLORIC ACID, see 567

NITROMETER, see 2918

4785 NITROSULFURIC ACID
f acide *m* nitrosulfurique
i acido *m* nitrosolforico
e ácido *m* nitrosulfúrico
d Nitroschwefelsäure *f*, Salpeterschwefelsäure *f*

4786 NITROSYLSULFURIC ACID
f acide *m* nitrosylsulfurique
i acido *m* nitroso-solforico
e ácido *m* nitroso-sulfúrico
d Nitrosylschwefelsäure *f*

4787 NITROUS ACID
f acide *m* nitreux
i acido *m* nitroso
e ácido *m* nitroso
d salpetrige Säure *f*, Salpetrigsäure *f*

NITROUS PAPER, see 4779

n.m.r. spectrum, see 4820

n.n., see 3482

NOBLE GAS, see 3954

4788 NODE
f noeud *m*
i nodo *m*
e nudo *m*
d Knoten *m*

4789 NOMINAL CONTENT
f contenance *f* nominale
i contenuto *m* nominale
e contenido *m* nominal
d Nenninhalt *m*

4790 NOMINAL SIZE
f dimension *f* nominale
i dimensione *f* nominale
e tamaño *m* nominal
d Nenngrösse *f*

NOMINAL VALUE, see 798

NON ABSORBENT COTTON, see 1307

NON CONDUCTING, see 4014

NON CONDUCTOR, see 2417

NON PROPRIETARY NAME, see 3482

NON REFINED (adj), see 1649

NON WASHABLE BASE, see 3829

4791 NON-AQUEOUS SOLUTION
f solution f non aqueuse
i soluzione f non acquosa
e solución f no acuosa
d nicht-wässerige Lösung f

4792 NON-CLOGGING VALVE
f valve f imbouchable
i valvola f non otturabile
e válvula f no obstruible
d nichtverstopfendes Ventil n

4793 NON-CONSTANT LOAD
f pas m irrégulier
i passo m variante
e paso m irregular
d ungleichmässige Steigung f (Schnecke)

4794 NON-ESTERIFIED (adj)
f non-estérifié (adj)
i non eterificato (adj)
e no esterificado (adj)
d unverestert (adj)

NON-INFLAMMABLE (adj), see 3182

4795 NON-LINEAR DISTORTION COEFFICIENT
f coefficient m de distorsion harmonique
i coefficiente m di distorsione (accust), coefficiente m di distorsione non lineare (elett)
e coeficiente m de distorsión
d Klirrfaktor m

4796 NON-LUMINOUS FLAME, roaring flame
f flamme f non éclairante, flamme f non lumineuse
i fiamma f non luminosa
e llama f no luminosa
d brausende Flamme f, nichtleuchtende Flamme f

4797 NON-POROUS (adj)
f non-poreux (adj)
i non poroso (adj)
e sin poros
d porenfrei (adj)

4798 NON-PRESCRIPTION DRUG,
over the counter product, o.c.p.

f produit m de conseil, produit m vendu sans ordonnance
i prodotto m di venta diretta
e producto m sin receta
d Handverkaufsarzneimittel n

4799 NON-RESINOUS (adj)
f non résineux (adj)
i non gommoso (adj)
e sin resina (adj)
d harzfrei (adj)

NON-RETURNABLE PACKING, see 4365

NON-RIGID SHEETING, see 3241

4800 NON-SATURATED (adj)
f non saturé (adj)
i non saturato (adj)
e no saturado (adj)
d ungesättigt (adj)

4801 NON-VOLATILE (adj)
f non volatile (adj)
i non volatile (adj)
e no volátil (adj)
d nichtflüchtig (adj)

4802 NON-WOVEN MAT
f mat m non tissé
i stuoia f non tessuta
e estera f sin tejer
d ungewebte Matte f

NO-PRESSURE LAMINATE, see 1917

NO-PRESSURE RESIN, see 1920

NORIA, see 1126

4803 NORMAL ACCELERATION
f accélération f normale
i accelerazione f normale
e aceleración f normal
d normale Beschleunigung f

4804 NORMAL ALKALI LIQUOR, normal lye
f lessive f alcaline normal
i liscivia f alcalina normale, soluzione f alcalina normale
e lejía f alcalina normal
d Normalalkalilauge f

4805 NORMAL COVALENT BOND
f liaison covalente normale f
i legame covalente normale m
e ligadura covalente normal m
d normale kovalente Bindung f

NORMAL LYE, see 4804

4806 NORMAL SOLUTION
f solution *f* normale, solution *f* type
i soluzione *f* normale
e solución *f* normal
d Normallösung *f*

4807 NORMAL VALUE, standard value
f valeur normale *f*
i valore *m* normale
e valor *m* normal
d Normalwert *m*

4808 NORMALCY, normality
f normalité *f*
i normalità *f*
e normalidad *f*
d Normalität *f*

NORMALITY, see 4808

4809 NORMALITY OF A SOLUTION, solution strength, titer of a solution, titre of a solution
f concentration *f* d'une solution, titre *m* d'une solution
i concentrazione *f* d'una soluzione, titolo *m* d'una soluzione
e concentración *f* de una solución, título *m* de una solución
d Gehalt *m* einer Lösung, Normalität *f* einer Lösung, Titer *m* einer Lösung

4810 NORMALIZATION, standardization
f étalonnage *m*, normalisation *f*, standardisation *f*
i normalizzazione *f*, standardizzazione *f*
e estandarización *f*, normalización *f*
d Normalisierung *f*, Normierung *f*, Standardisierung *f*

NOSE DROPS, see 1742

NOTATION, see 4483

4811 NOTCH, slot
f encoche *f*, rainure *f*
i fessura *f*, incanalatura *f*, scanalatura *f*
e acanaladura *f*, entalla(dura) *f*, hendidura *f*, ranura *f*
d Kerbe *f*, Nut *f*, Rille *f*, Schlitz *m*

4812 NOTCHED (adj)
f entaillé (adj)
i intagliato (adj)
e escotado (adj)
d gekerbt (adj), lachenartig (adj)

4813 NOTCHER
f plaque *f* à entailler
i disco *m* intagliatore
e disco *m* ranurador
d Einkerbscheibe *f*

4814 NOTCHING
f rainurage *m*
i scanalatura *f*
e ranuradura *f*
d Nuten *n*

4815 NOTIFIABLE DISEASE
f maladie à déclaration obligatoire *f*
i malattia da denunciare *f*
e enfermedad de notificación obligatoria *f*
d meldepflichtige Krankheit *f*

NOXIOUS (adj), see 2284

4816 NOZZLE
f bec *m*, buse *f*, busillon *m*, gicleur *m*, tuyère *f*
i imboccatura *f*, ugello *m*
e tobera *f*
d Blasrohr *n*, Düse *f*

4817 NOZZLE ADAPTER
f tête *f* du pot
i porta-ugello *m*
e portaboquilla *f*, soporte *m* de la boquilla
d Angussbüchsenhalter *m*, Düsenpasstück *n*

4818 NOZZLE BLOCK
f porte-buse *m*
i porta-ugello *m*
e bloque *m* de la boquilla
d Düsenblock *m*

4819 NOZZLE NEEDLE
f aiguille *f* d'injection, aiguille *f* de tuyère
i ago *m* per becco
e puntero *m* de injección
d Düsennadel *f*

NUCLEAR NERGY, see 656

4820 NUCLEAR MAGNETIC RESONANCE SPECTRUM, n.m.r. spectrum
f spectre *m* de résonance magnétique nucléaire
i spettro *m* di risonanza magnetica nucleare
e espectro *m* de resonancia magnética nuclear
d kernmagnetischer Resonanz-Spektrum *n*

NUCLEAR POWER, see 656

4821   NUCLEOLUS
f   nucléole *m*
i   nucleolo *m*
e   nucléolo *m*
d   Kernchen *n*, Nukleolus *m*

NUCLEUS, see 1984

4822   NUCLEUS CRYSTAL
f   amorce *f* cristalline
i   germe *m* cristallino, nucleo *m* cristallino
e   cristal *m* embrionario
d   Keimkrystall *m*

4823   NULLITY
f   nullité *f*
i   nullità *f*
e   nulidad *f*
d   Ungültigkeit *f*

4824   NUMBER
f   nombre *m*
i   numero *m*
e   número *m*
d   Anzahl *f*, Zahl *f*

4825   NUMBER OF REVOLUTION, r.p.m., revolutions per minute
f   tour-minute *m*, t.m.
i   giro-minuto *m*
e   v.p.m., vueltas por minuto (fpl)
d   Drehzahl, Tourenzahl *f*, U.p.M., Umdrehungszahl *f*, Umlaufzahl *f*

4826   NUMBERING
f   numérotage *m*
i   numerazione *f*
e   numeración *f*
d   Numerierung *f*

4827   NUMERICAL CODE, office code
f   clé *f*, indicatif *m* numérique
i   indicativo *m* numerico
e   número *m* de reconocimiento
d   Kennziffer *f*, Kennzahl *f*

4828   NUT (mec)
f   écrou *m*
i   dado *m*, madrevite *f*
e   tuerca *f*
d   Mutter *f* (mec), Schraubenmutter *f*

NUT GALL TANNIN, see 3428

NUTMEG OIL, see 4746

4829   NUTRIENT AGAR
f   gélose nutritive *f*
i   agar nutritivo *m*
e   gelosa nutritiva *f*
d   Nähragar *m*

O

O₂, see 1019

4830 OAK STARCH
f amidon *m* d'avoine, farine *f* d'avoine
i amido *m* d'avena
e almidón *m* de avena, fécula *f* de avena
d Amylum *n* Avenac, Haferstärke *f*

4831 OAKUM, tow (tex)
f étoupe *f*
i capecchio *m*, stoppa *f*
e estopa *f*
d Werg *n*

4832 OBJECT
f objet *m*
i obietto *m*
e objeto *m*
d Gegenstand *m*, Objekt *m*

4833 OBJECTION
f objection *f*
i obiezione *f*
e objeción *f*
d Einwand *m*, Einwendung *f*, Gegenargument *n*

4834 OBLIGATORY (adj)
f obligatoire (adj)
i obbligatorio (adj)
e obligatorio (adj)
d bindend (adj), verpflichtend (adj)

4835 OBLIQUE (adj)
f oblique (adj)
i obliquo (adj)
e oblicuo (adj)
d quer (adj), schief (adj), schräg (adj)

OBLIQUE HEAD, see 441

4836 OBLIQUITY
f obliquité *f*
i obliquità *f*
e oblicuidad *f*
d Schiefe *f*, Schiefheit *f*, Schräge *f*

OBNOXIOUS (adj), see 2284

4837 OBSERVATION
f observation *f*
i osservazione *f*
e observación *f*
d Beobachtung *f*

4838 OBSERVATION SLIT
f fente *f* d'observation
i fessura *f* d'osservazione
e visera *f*
d Sehschlitz *m*

OBSTACLE, see 3756

OBSTETRICAL PAD (O.B.), see 4504

4839 OBSTRUCTION
f obstruction *f*
i ostruzione *f*
e obstrucción *f*
d Stockung *f*, Verstopfung *f*

4840 OBTAINING
f obtention *f*
i ottenimento *m*
e obtención *f*
d Darstellung *f*, Erzeugung *f*, Gewinnung *f*

4841 OBTURATING RING
f anneau *m* d'obturation
i anello *m* otturatore
e anillo *m* de obturación, anillo *m* de cierre
d Ringschieber *m*, Verschlussring *m*

4842 OCCLUSIVE DRESSING
f pansement *m* occlusif
i bendaggio *m* occlusivo
e apósito *m* oclusivo, cura *f* oclusiva
d Okklusivverband *m*

4843 OCHRE
f ocre *m*
i ocra *f*
e ocre *m*, sie *m*
d Ocker *n*

OCTAGONAL, see 2746

4844 OCTAGONE
f octagone *m*
i ottagono *m*
e octágono *m*
d Achteck *n*

OCTAHEDRAL, see 2747

4845 OCTOVALENT (adj)
f octovalent (adj)
i ottovalente (adj)
e octovalente (adj)
d achtwertig (adj)

4846 OCULUS DEXTER, O.D., right eye
f oeil droit *m*
i occhio destro *m*
e óculo dextro *m*
d rechtes Auge *n*

OCULUS LAEVUS, see 4239

OCULUS SINISTER, see 4239

OCULUS UTERQUE, see 2707

O.D., see 4846

4847 ODONTALGIC DROPS
f gouttes (fpl) odontalgiques
i gocce (fpl) odontalgiche
e gotas (fpl) odontálgicas
d Guttae (fpl) odontalgicae, Tinctura *m* odontalgica, Zahntropfen (mpl)

ODO(U)R, see 3227

ODORANT, see 3229

ODO(U)RLESS (adj), see 3994

OF EACH, see 1

4848 OFF-CENTER PUMP
f pompe *f* à palettes
i pompa *f* rotativa
e bomba *f* excéntrica, bomba *f* de paletas
d Kapselpumpe *f*, Schieberpumpe *f*

OFFER, see 2908

OFFERING FOR SALE, see 1783

OFFICE CODE, see 4827

4849 OFFICIAL PERMISSION
f autorisation *f* officielle
i autorizzazione *f* ufficiale
e autorización *f* oficial
d obrigkeitliche Genehmigung *f*

4850 OFF-PEAK LOAD
f charge *f* normale
i carico *m* normale
e carga *f* normal
d Normalbelastung *f*

4851 OFF-PRINT
f tiré-à-part *m*
i separato *m*
e separada *f*, tirada *f* aparte
d Sonderabdruck *m*

OFFSET LITHOGRAPHY, see 4852

4852 OFFSET PRINTING, offset lithography
f impression *f* offset
i stampa *f* in offset
e impresión *f* offset
d Gummidruck *m*, Offsetdruck *m*

OFF TASTE, see 253

4853 OHMMETER
f ohmmètre *m*
i ohmmetro *m*
e ohmmetro *m*
d Ohmmeter *m*, Widerstandsmesser *m*

4854 OIL
f huile *f*
i olio *m*
e aceite *m*
d Öl *n*

4855 OIL BATH
f bain d'huile *m*
i bagno d'olio *m*
e baño de aceite *m*
d Ölbad *n*

4856 OIL CLOTH
f toile *f* cirée
i tela *f* cerata
e hule *m*, tela *f* encerada
d Öltuch *n*, Wachsleinwand *f*, Wachstuch *n*

OIL FILM, see 3574

4857 OIL IN WATER EMULSION, o/w emulsion
f émulsion huile/eau
i emulsione *f* O/A, emulsione *f* olio in acqua
e emulsión *f* agua en aceite
d Fett-in-Wasser-Emulsion

4858 OIL OF VITRIOL, sulfuric acid
f acide *m* sulfurique
i acido *m* solforico
e ácido *m* sulfúrico
d Acidum *n* sulfuricum, Schwefelsäure *f*

OIL RED IV, see 890

4859 OIL TIGHT (adj)
f imperméable (adj) à l'huile
i impermeabile (adj) all'olio
e impermeable (adj) al aceite
d öldicht (adj)

4860 OIL-CAKE
f tourteau *m*
i torta *f*
e torta *f* (residuo)
d Ölkuchen *m*

4861 OILED PAPER, transparent paper
f papier *m* huilé, papier *m* transparent
i carta *f* oleata
e papel *m* aceitado, papel *m* enaceitado
d Ölpapier *n*

4862 OILED SILK, sericum oleatum
f soie *f* huilée
i seta *f* paraffinata
e seda *f* parafinada
d Ölseide *f*

OILING, see 4390

4863 OILING (text)
f ensimage *m* (text)
i oliatura *f*
e encimage *m*, suavización *f*
d Schmälzen *n* (text)

4864 OINTMENT
f onguent *m*, pommade *f*
i pomata *f*, unguento *m*
e pomada *f*, ungüento *m*
d Salbe *f*, Unguentum *n*

4865 OINTMENT BASE
f excipient *m* pour pommades
i eccipiente *m* per pomate
e excipiente *m* para pomadas
d Salbengrundlage *f*

4866 OINTMENT JAR
f pot *m* à pommade
i vasetto *m* da pomato
e pote *m* para pomadas
d Salbentopf *m*

4867 OINTMENT MILL
f broyeur *m* à pommade
i mulino *m* per unguenti
e molino *m* para pomadas
d Salbenmühle *f*

4868 OINTMENT MIXER
f malaxeur *m* pour pommades
i mescolatore *m* per unguenti, raffinatrice *f* per unguenti
e trituradora *f* de pomadas
d Salbenreibmaschine *f*

4869 OINTMENT PLATE
f plateau *m* à pommades
i piatto *m* per pomate
e plato *m* para pomadas
d Salbenteller *m*

O.L., see 4239

4870 OLEAGINOUS (adj)
f oléagineux (adj)
i oleaginoso (adj), oleoso (adj)
e oleaginoso (adj)
d ölig (adj), ölartig (adj)

4871 OLEAGINOUS BASE
f excipient gras *m*
i eccipiente oleoso *m*
e excipiente graso *m*
d fettige Grundlage *f*

4872 OLEFIN RESIN
f résine *f* oléfine
i resina *f* olefinica
e resina *f* olefinica
d Olefinharz *n*

4873 OLEIC ACID
f acide *m* oléique
i acido *m* oleico
e ácido *m* oleico
d Elainsäure *f*, Ölsäure *f*, Öleinsäure *f*

4874 OLEORESIN, resinous extrudation, soft resin
f oléorésine *f*
i oleoresina *f*
e oleoresina *f*
d Harzfluss *m*, Weichharz *n*

OLEOSACCARUM, see 2792

OLEUM, see 3415

4875 OLEUM CETACEI, sperm oil, spermaceti oil
f huile de blanc de baleine *f*, huile *f* de spermaceti
i olio di spermaceti *m*
e aceite de espermaceti *m*
d Oleum *n* cetacei, Spermöl *n*, Walratöl *n*

OLEUM MAYDIS, see 1992

OLEUM PINI PUMILIONIS, see 3796

OLEUM THEOBROMATIS, see 1193

OLEUM VITRIOLI FUMANS, see 3415

OLIBANUM OIL, see 2846

4876 OLIVE OIL, sweet oil
f huile *f* d'olive

i   olio *m* d'oliva
e   aceite *m* de oliva
d   Olivenöl *n*

ON EDGE, see 2724

4877 "ON PRESCRIPTION ONLY"
    (prescription drug)
f   "à ne délivrer que sur ordonnance"
i   obbligati ricetta, "si richiede la ricetta medica", "da vendersi soltanto dietro presentazione di ricetta medica"
e   "exclusivamente por prescripción", sujeto a receta
d   rezeptpflichtig (adj), verschreibungspflichtig (adj)

ONDATA ZIBETICA, see 4740

4878 ONE-WAY (adj)
f   à voie unique (adj), unidirectionnel (adj)
i   unidirezionale (adj)
e   unidireccional (adj)
d   in einer Richtung

4879 OPACITY
f   opacité *f*
i   opacità *f*
e   opacidad *f*
d   Undurchsichtigkeit *f*

OPAL GLASS, see 4597

4880 OPALESCENCE
f   opalescence *f*
i   iridescenza *f*, opalescenza *f*
e   opalescencia *f*
d   Opaleszenz *f*

OPALESCENT GLASS, see 4597

4881 OPAQUE (adj)
f   opaque (adj)
i   opaco (adj)
e   opaco (adj)
d   undurchsichtig (adj)

4882 OPAQUE COLOUR
f   couleur *f* opaque
i   colore *m* opaco
e   pintura *f* opaca
d   Deckfarbe *f*

4883 OPEN BUBBLE
f   bulle *f* ouverte
i   bolla *f* aperta
e   ampolla *f* abierta
d   offene Blase *f*

4884 OPEN CIRCUIT
f   circuit *m* ouvert
i   circuito *m* aperto
e   circuito *m* abierto
d   offener (Strom) Kreis *m*

OPENING, see 525

OPENING (com), see 4480

4885 OPERATE, to
f   actionner (v), opérer (v)
i   operare (v)
e   accionar (v)
d   betreiben (v), handhaben (v)

4886 OPERATING CONDITIONS
f   conditions de fonctionnement (fpl), conditions (fpl) de service
i   condizioni d'esercizio (fpl), condizioni di funzionamento (fpl)
e   condiciones (fpl) de funcionamiento, condiciones (fpl) de servicio
d   Betriebsbedingungen (npl), Betriebsverhältnisse (npl)

4887 OPERATING COST, operating expenses
f   frais (mpl) d'exploitation
i   spese (fpl) d'esercizio
e   costo *m* de la producción, gastos (mpl) de explotación
d   Betriebskosten (fpl)

4888 OPERATING CYCLE
f   cycle *m* opérationnel, régime *m* de mar‹
i   ciclo *m* operativo
e   régimen *m* de funcionamiento
d   Arbeitsverlauf *m*, Betriebsweise *f*

4889 OPERATING DECK, operating platform
f   plateforme *f* de commande
i   piattaforma *f* di comando
e   plataforma *f* de maniobra
d   Bedienungsbühne *f*

OPERATING EXPENSES, see 4887

4890 OPERATING INSTRUCTIONS *pl*, service instructions *pl*, working instructions *pl*
f   instruction *f* de maniement, instruction *f* de service, notice *f* de réglage
i   istruzioni (fpl) per l'uso, istruzioni (fp di servizio
e   folleto *m* instructor, instrucciones (fp) de manejo, instrucciones (fpl) de servicio

d Bedienungsvorschrift f, Bedienungs-
  anweisung f, Betriebsvorschrift f

4891 OPERATING PANEL
f panneau m de commande
i cruscotto m, quadro m di comando
e tablero m de mando, panel de mando
d Schaltbrett n, Schalttafel f

OPERATING PLATFORM, see 4889

4892 OPERATING PRESCRIPTION
f prescription f de fonctionnement
i prescrizione f di funzionamento
e prescripción f de funcionamiento,
  prescripción f de servicio
d Betriebsvorschrift f

4893 OPERATING TIME, reaction time
f durée f de fonctionnement, durée f
  de réponse, temps m de fonctionnement
i tempo m di funzionamento, tempo m
  d'impedenza, tempo m di reazione
e tiempo m de funcionamiento, tiempo m
  de reacción
d Ansprechzeit f, Laufzeit f

4894 OPERATION
f opération f
i operazione f
e operación f
d Operation f, Verfahren n

4895 OPERATION (OF MOTOR),
  running (of engine)
f fonctionnement m, marche f
i funzionamento m
e funcionamiento m, marcha f
d Gang m, Lauf m

OPERATION CYCLE, see 146

4896 OPERATIONAL RESEARCH
f recherche f opérationnelle
i ricerca f in campo operazionale,
  ricerca f operazionale
e exploración f operacional
d Ablauf-Planungsforschung f,
  betriebliche Verfahrenuntersuchung f,
  B.V.U., Einsatzforschung f,
  Unternehmungsforschung f

OPERATOR, see 669

OPOBALSAM, see 768

OPPOSITION, see 1925

4897 OPTICAL DENSITY
f densité f optique

i densità f ottica
e densidad f óptica
d optische Dichte f

4898 OPTICIAN
f opticien m
i ottico m
e óptico m
d Optiker m

4899 OPTIMUM DOSE
f dose optimale f
i dose ottimale f
e dosis óptima f
d Optimaldosis f

4900 ORAL ROUTE, per os
f voie f orale
i via f orale
e vía f oral
d perorale Darreichung f

4901 ORANGE
f orange m
i arancio m
e naranja f
d Orange n, L-Orange I n

4902 ORANGE (adj)
f orangé (adj)
i aranciato (adj)
e anaranjado (adj)
d orange (adj)

ORANGE PEEL OIL, see 2899

4903 ORANGE RED (adj)
f rouge orangé (adj)
i rosso arancio (adj)
e rojo anaranjado (adj)
d orangerot (adj)

ORCEINE, see 2118

4904 ORDER (gen)
f ordre m
i ordine m
e orden m
d Ordnung f

4905 ORDER (leg)
f arrêté m, mandement m,
  ordonnance f (leg)
i mandato m, ordinanza f
e mandamiento m, ordenanza f
d Erlass m, Verordnung f, Vorschrift f

4906 ORDER OF MAGNITUDE
f ordre m des grandeurs
i ordine m di grandezza

e orden *m* de magnitud
d Grössenordnung *f*

4907 ORDINATE
f ordonnée *f*
i ordinata *f*
e ordenada *f*
d Ordinate *f*

4908 ORE
f minéral *m*
i minerale *m*
e mena *f*, mineral *m*
d Erz *n*

ORELLINE, see 917

4909 ORGAN-NOXIOUS (adj)
f organotoxique (adj)
i organolesivo (adj)
e organo-nocivo (adj)
d organschädlich (adj)

4910 ORGANOLEPTIC TESTING
f examen *m* organoleptique
i esame *m* organolettico
e comprobación *f* organoléptica
d Sinnenprüfung *f*

ORIFICE LAND, see 2412

4911 ORIFICE PLATE, retaining ring
f diaphragme *m* de rétention
i diaframma *m* di ritenzione
e diafragma *f* de retención
d Stauflansch *m*, Stauring *m*

ORIFICE RELIEF, see 2414

4912 ORIGIN
f origine *f*, provenance *f*
i origine *f*
e origen *m*
d Herkunft *f*, Provenienz *f*

4913 ORIGINAL PACKING
f emballage d'origine *m*
i imballaggio originale *m*
e embalaje original *m*
d Originalpackung *f*, O.P.

4914 ORIGINAL SOLUTION
f solution *f* de départ, solution *f* primitive
i soluzione *f* originaria
e solución *f* originaria
d Urlösung *f*

4915 ORIGINAL TITER, titrimetric standard
f titre *m* initial (d'une solution)
i titolo *m* iniziale (di una soluzione)
e prototítulo *m*
d Urtiter *m*

4916 ORTHOGONAL (adj)
f orthogonal (adj)
i ortogonale (adj)
e ortogonal (adj)
d orthogonal (adj), rechtwinklig (adj), winkelrecht (adj)

O.S., see 4239

4917 OSCILLATING AGITATOR
f agitateur *m* oscillant
i agitatore *m* oscillante
e agitador *m* oscilante
d Schwingrührwerk *n*

4918 OSCILLATING CIRCUIT
f circuit *m* oscillant
i circuito *m* oscillante, circuito *m* oscillatorio
e circuito *m* oscilante
d Schwingkreis *m*

4919 OSCILLATING CONVEYER, shaker conveyer
f transporteur *m* à secousses
i alimentatore *m* a scosse, trasportatore a scosse
e transportador *m* vibrante
d Rüttelförderer *m*, Schwingförderer *m*

4920 OSCILLATING GRANULATOR
f granulateur *m* oscillant
i granulatore *m* oscillante
e granulador *m* oscilante
d Schwinggranulator *m*

4921 OSCILLATION
f oscillation *f*
i oscillazione *f*
e oscilación *f*
d Oszillation *f*, Schwingung *f*

4922 OSCILLOSCOPE
f oscilloscope *m*
i oscilloscopio *m*
e osciloscopio *m*
d Oszilloskop *m*

OSMOSIS, see 4549

4923 OSMOTIC PRESSURE
f pression osmotique *f*
i pressione osmotica *f*
e presión osmótica *f*
d osmotischer Druck *m*

O.U., see 2707

4924 OUNCE, oz
f once *f*
i oncia *f*
e onza *f*
d Unze *f*

4925 OUTER FACE
f face *f* extérieure, face *f* externe
i faccia *m* esterna, late *m* esterno, superficie *f* esterna
e cara *f* exterior, lado *m* exterior
d äussere Fläche *f*, Aussenfläche *f*

OUTFIT, see 2888

4926 OUTFLOW, outflux
f écoulement *m*
i efflusso *m*
e descarga *f*, salida *f*
d Ausfluss *m*, Entleerung *f*

OUTFLUX, see 4926

OUTGASING, see 2253

4927 OUTLET
f issue *f* (mach), orifice de sortie *m*, sortie *f* (mach)
i apertura di sfogo *f*, bocca di scarico *f*, buco di scarico *m*, orificio d'efflusso *m*
e agujero de caldera *m*, escape *m*, salida *f*
d Ablauf *m*, Auslass *m*, Auslassloch *n*, Auslassöffnung *f*

OUTLET (com), see 4480

4928 OUTLET PIPE, waste pipe
f tube de sortie *m*
i tubo d'uscita *m*
e caño de descarga *m*, tubo de descarga *m*
d Ausgangsrohr *n*

OUTLET SLEEVE, see 2297

4929 OUTLINE
f contour *m*, profil *m*
i contorno *m*, profilo *m*
e contorno *m*, perfil *m*
d Aussenlinde *f*, Umriss *m*

OUTLOOK, see 1448

4930 OUTPUT
f capacité *f* de produire, débit *m*, puissance *f* d'un moteur, travail *m* utile (d'une machine)
i lavoro *m* utile, portata *f*, potenza *f*, produzione *f*, uscita *f*
e capacidad *f* de producción, efecto *m* útil, potencia *m* (motor), producción *f*, trabajo *m* útil
d Ausstoss *m*, Kraftleistung *f*, Leistung *f*, Produktion *f*

OUTPUT PER HOUR, see 3792

4931 OUTPUT PER SHIFT
f production *f* par équipe
i produzione *f* per squadra
e producción *f* por equipe
d Schichtleistung *f*

4932 OUTSIDE DIAMETER
f diamètre *m* extérieur
i diametro *m* esterno
e diámetro *m* exterior
d äusserer Durchmesser *m*

4933 OUTSIDE CALIPERS
f compas *m* d'épaisseur
i compasso *f* di spessore
e compàs *m* de espesores
d Aussentaster *m*, Greifzirkel *m*, Taster *m*

4934 OUTSIDE TEMPERATURE
f température *f* extérieure
i temperatura *f* esterna
e temperatura *f* exterior
d Aussentemperatur *f*

4935 OVAL (adj)
f ovale (adj)
i ovale (adj)
e oval (adj), ovalado (adj)
d eiförmig (adj), eirund (adj), oval (adj)

4936 OVEN
f four *m*, poêle *m*
i forno *m*, stufa *f*
e horno *m*
d Ofen *m*

4937 OVEN DRYING
f séchage *m* au four
i essiccazione *f* alla stufa
e desecación *f* en el horno
d Ofentrocknung *f*

OVER THE COUNTER PRODUCT, see 4798

4938 OVER-ACIDIFICATION
f suracidification *f*
i superacidificazione *f*
e sobreacidificación *f*
d Übersäuerung *f*

4939 OVERAGE
- f excès *m* compensateur, surdosage *m* intentionnel, surtitrage *m*
- i eccesso *m* compensatore
- e sobredosificación *f* compensadora
- d C.R.A., Compensatio reductionis activitatis, Fabrikationszuschlag *m*, Manipulationszuschlag *m*, Schwundzuschlag *m*

4940 OVERALL DIMENSIONS
- f dimensions (fpl) d'encombrement
- i dimensioni (fpl) d'ingombro, ingombro *m*
- e dimensiones (fpl) extremas
- d Gesamtabmessungen (fpl)

4941 OVERALL LENGTH
- f longueur *f* hors tout, longueur *f* totale
- i lunghezza *f* fuoritutto, lunghezza *f* totale
- e longitud *f* total
- d Gesamtlänge *f*

4942 OVERALL WIDTH
- f largeur *f* hors tout
- i larghezza *f* totale
- e anchura *f* total
- d Gesamtbreite *f*

OVERARM, see 4437

4943 OVERCHARGE, overload, surcharge
- f surcharge *f*
- i sopraccarico *m*, sovraccarico *m*
- e sobrecarga *m*
- d Überlastung *f*

4944 OVERCOOLING, supercooling 1°
- f surrefroidissement *m*
- i surraffreddamento *m*
- e sobreenfriamiento *m*
- d Überkältung *f*, Überkühlung *f*

4945 OVERCORRECTION
- f surcorrection *f*
- i sovracorrezione *f*
- e sobrecorrección *f*
- d Überkorrektur *f*

4946 OVERCURING
- f durcissement *m* excessif, surcuisson *f*
- i indurimento *m* eccessivo
- e sobrecurado *m*
- d Überhärtung *f*

4947 OVERDOSE
- f surdosage *m*
- i iperdosaggio *m*, superdosaggio *m*
- e exceso *m* de dosis
- d Überdosierung *f*

4948 OVERDOSED (adj)
- f surdosé (adj)
- i surdosato (adj)
- e sobredosado (adj)
- d überdosiert (adj)

4949 OVERDRYING
- f surséchage *m*
- i sopraessiccamento *m*
- e sobredesecación *f*
- d Übertrocknung *f*

4950 OVERESTIMATION
- f surestimation *f*
- i sopravalutazione *f*
- e sobreestimación *f*
- d Überschätzung *f*

4951 OVEREXPANSION
- f surexpansion *f*
- i sovraespansione *f*
- e sobreexpansión *f*
- d Überausdehnung *f*

4952 OVERFLOW
- f trop plein *m*
- i troppo pieno *m*
- e sobradero *m*
- d Überlauf *m*

OVERFLOW FLASK, see 3262

OVERFLOW VALVE, see 2824

4953 OVERGROWTH (cryst)
- f prolifération *f*, recouvrement *m* de cristaux
- i proliferazione *f*
- e exuberancia *f*, frondosidad *f*
- d Überwachsung *f*, Wucherung *f*

OVERHEAD EXPENSES, see 2901

4954 OVERHEATING
- f surchauffage *m*, surchauffe *f*
- i surriscaldamento *m*
- e sobrecalentamiento *m*
- d Überheizung *f*

4955 OVERLAPPING
- f chevauchement *m*, recouvrement *m*, superposition *f*
- i accavallamento *m*, sovraposizione *f*
- e recubrimiento *m*, solapo *m*, superposición *f*
- d Überdeckung *f*, Übereinandergreifen *n*, Übergreifen *n*, Überlappung *f*

OVERLOAD, see 4943

OVERPLUS, see 2938

OVERPRESSURE, see 2941

4956 OVERSATURATION, supersaturation
f sursaturation *f*
i soprasaturazione *f*, sovrasaturazione *f*
e sobresaturación *f*
d Übersättigung *f*

4957 OVERT
f non deguisé (adj), patent (adj)
i manifesto (adj), palese (adj)
e abierto (adj), evidente (adj), patente (adj)
d offenbar (adj), offensichtlich (adj)

4958 OVERTIME
f heures (fpl) supplémentaires
i ore (fpl) straordinarie
e horas (fpl) suplementarias
d Überstunden (fpl)

OVERTURE, see 356

4959 OVERVALUE
f plus-value *f*
i plusvalore *m*
e plusvalía *f*
d Mehrwert *m*

4960 OVERVOLT, to, step up, to (elec)
f survolter (v), augmenter (v) le voltage
i elevare la tensione
e elevar (v) (el voltaje)
d (die) Spannung erhöhen (v), überspannen (v) (elec)

4961 OVERWEIGHT
f excès *m* de poids
i sovrappeso *m*
e exceso *m* de peso, sobrapeso *m*
d Mehrgewicht *n*, Übergewicht *n*

OVIFORM (adj), see 2745

o/w EMULSION, see 4857

4962 OWNER, proprietor
f propriétaire *m*
i proprietario *m*
e propietario *m*
d Besitzer *m*, Eigentümer *m*

4963 OX BILE, ox gall
f bile *f* de boeuf
i bile *f* bovina, fiele *f* di bue
e bilis *f* de buey
d Ochsengalle *f*, Rindsgalle *f*

OX GALL, see 4963

4964 OXALACETIC ACID
f acide *m* oxalacétique
i acido *m* ossiacetico
e ácido *m* oxalacético
d Oxalessigsäure *f*

4965 OXALIC ACID
f acide *m* oxalique
i acido *m* ossalico
e ácido *m* oxálico
d Kleesäure *f*, Oxalsäure *f*, Zuckersäure *f* (obs)

4966 OXIDABLE (adj)
f oxydable (adj)
i ossidabile (adj)
e oxidable (adj)
d oxydierbar (adj)

4967 OXIDATION
f oxydation *f*
i ossidazione *f*
e oxidación *f*
d Oxydation *f*, Oxydierung *f*

4968 OXIDATION-REDUCTION POTENTIAL, redox potential
f potentiel *m* d'oxydo-réduction
i potenziale *m* d'ossiriduzione
e potencial *m* de oxido-reducción, potencial *m* redox
d Redoxpotential *n*

4969 OXIDATIVE, oxidizing agent
f agent *m* d'oxydation, oxydant *m*
i agente *m* ossidante, ossidante *m*
e oxidante *m*
d Oxydationsmittel *n*

4970 OXIDE
f oxyde *m*
i ossido *m*
e óxido *m*
d Oxyd *n*

4971 OXIDIZABLE (adj)
f oxydable (adj), oxygenolabile (adj)
i ossidabile (adj)
e oxidable (adj)
d oxydabel (adj), sauerstofflabil (adj)

OXIDIZING AGENT, see 4969

4972 OXOACID, oxyacid
f oxyacide *m*
i ossiacido *m*
e oxiácido *m*
d Sauerstoffsäure *f*

4973 OXY-ACETYLENE BLOW PIPE
f chalumeau *m* oxy-acétylénique
i canello *m* ossiacetilico
e soplete *m* oxiacetilénico
d Azetylen-Gebläse *n*

OXYACID, see 4972

4974 OXYBUTYRIC ACID
f acide *m* oxybutyrique
i acido *m* ossibutirico
e ácido *m* oxibutírico
d Oxybuttersäure *f*

4975 OXYGEN
f oxygène *m*
i ossigeno *m*
e oxígeno *m*
d Sauerstoff *m*

4976 OXYGEN BOMB, oxygen flask
f bombe *f* à oxygène, bouteille *f* d'oxygène
i bombola d'ossigeno
e botella *f* de oxígeno, cilindro *m* de oxígeno
d Sauerstoffbehälter *m*, Sauerstoffflasche *f*

4977 OXYGEN CARRIER
f vecteur d oxygène *m*
i vettore d'ossigeno *m*
e portador de oxígeno *m*
d Sauerstoffträger *m*

4978 OXYGEN CONSUMPTION
f consommation d'oxygène *f*
i consumo d'ossigeno *m*
e consumo de oxígeno *m*
d Sauerstoffverbrauch *m*

OXYGEN FLASK, see 4976

4979 OXYGEN UPTAKE
f absorption d'oxygène *f*
i assorbimento d'ossigeno *m*
e absorción de oxígeno *f*
d Sauerstoffaufnahme *f*

4980 OXYMEL
f oxymel *m*
i ossimele *m*
e ojimiel *m*, oximiel *m*
d Essighonig *m*, Essigsirup *n*, Oxymel *n*, Sauerhonig *m*

4981 OXYSULFURIC ACID
f acide *m* oxysulfurique
i acido *m* ossisolforico
e ácido *m* oxisulfúrico
d Oxyschwefelsäure *f*

OXYTOCIC, see 2715

oz, see 4924

OZOGEN, see 3816

OZOKERITE, see 1424

4982 OZONE, active oxygen
f ozone *m*
i ozono *m*
e ozono *m*
d Ozon *n*

P

4983 PACEMAKER
f marqueur *m* des pas, régulateur *m* des pas, stimulateur *m*
i marcatore *m* di passo, stimolatore *m*
e marcador *m* del paso, stimulador *m*
d Schrittmacher *m*

4984 PACHYCURARE
f pachycurare *m*
i pachicuraro *m*
e paquicurare *m*
d Pachycurare *n*

4985 PACK, to
f garnir (v) un joint
i guarnire (v) un giunto, montare (v) una guarnizione
e guarnir (v) un junto
d eindichten (v), einschichten (v) 2°

4986 PACKAGE, packaging, packing 1°, parcel, pkg
f colis *m*, conditionnement *m*, emballage *m*, paquet *m*
i imballaggio *m*, pacco *m*
e bulto *m*, embalaje *m*, paquete *m*
d Packstoff *m*, Packung *f*, Paket *n*, Verpackung *f*

4987 PACKAGE INSERT
f notice *f* d'accompagnement, notice *f* de propagande, prospectus *m*
i prospetto *m*
e noticia *f* (propaganda), prospecto *m*
d Packungsbeilage *f*, Prospekt *n*, Werbebeilage *f*

4988 PACKAGE VOLUMEN
f volume *m* d'emballage
i volume *m* d'imballaggio
e volumen *m* de embalaje
d Packungsvolumen *n*

PACKAGING, see 4986

PACKED CELL VOLUME, see 3718

PACKED COLUMN, see 3113

PACKED TOWER, see 3113

PACKING 1°, see 4986

4989 PACKING 2°
f garniture *f*
i guarnitura *f*
e empaquetadura *f*
d Dichtungsmittel *n*

PACKING 3°, see 3454

PACKING 4°, see 4110

4990 PACKING BOX, stuffing box
f boîte *f* à garniture, presse-étoupe *f*
i scatola *f* premistoppa, scatola *f* di riempimento
e caja *f* de estopas, prensaestopas *m*
d Stopfbüchse *f*

PACKING CANVAS, see 1156

4991 PACKING CLOTH
f toile *f* d'emballage
i tela *f* da imballaggio
e arpillera *f*, tela *f* para embalar
d Packtuch *n*

4992 PACKING DENSITY
f densité *f* de tassement
i densità *f* d'impacchettamento
e densidad *f* de empaquetadura
d Packungsdichte *f*

4993 PACKING MACHINE
f empaqueteuse *f*, machine à emballer *f*
i imballatrice *f*
e máquina para empaquetar *f*
d Packmaschine *f*

PACKING RING, see 3455

PACKTONG, see 3485

PADDLE, see 922

PADDLE-WHEEL, see 923

4994 PAIL
f seau *m*
i bigonciolo *m*, secchia *f*
e cubeta *f*, pozal *m*
d Kübel *m*, Wassereimer *m*

4995 PAINT
f peinture *f*
i pittura *f*
e capa de pintura *f*, pintura *f*
d Anstrich *m*, Farbe *m*

4996 PAINT REMOVER
f décapant *m* de peinture
i prodotto *m* sverniciante
e decapado *m* de pintura
d Farbenabbeizmittel *n*

PAIR, see 2045

4997 PALET, pallet
 f palette f, plateau m chargeur
 i paletta f
 e bandeja f, plataforma f, platillo m de carga
 d Ladeplatte f, Ladepritsche f, Palette f

PALLET, see 4997

PALLET TRUCK, see 3347

4998 PALLETIZATION
 f palletisation f
 i palettizzazione f
 e amontonamiento m de paletas, apilamiento m de paletas
 d Palettenstapeln n, Stapeln n

4999 PALM BUTTER, palm oil
 f huile f de palme
 i burro m di palma
 e manteca f de palma
 d Palmbutter f, Palmfett n

5000 PALM KERNEL OIL, palm nut oil
 f huile f de noyaux de palme
 i olio m di noce di palma
 e aceite m de palmiche, aceite m de pepita de palma
 d Palmkernfett n, Palmkernöl n

PALM NUT OIL, see 5000

PALM OIL, see 4999

5001 PALMA ROSA OIL
 f essence f de géranium des Indes
 i essenza f di geranio indico, essenza f di palmarosa
 e esencia f de palmarrosa
 d indisches Geraniumöl n, Oleum m Geranii indicum, Palmarosaöl n, Rusaöl n

PALMITIC ACID, see 1433

5002 PAN
 f bassine f
 i piatto m
 e caldera f, perol m
 d Pfanne f

5003 PAN COATING
 f dragéification f à la turbine
 i rivestimento m in bassina
 e confitado m, grageificación f en un "bombo"
 d Dragieren n in Dragierkessel

5004 PAN MILL
 f broyeur m à meules verticales
 i molazza f a ruote verticali

 e molino m de rodillos
 d Kollergang m, Kollermühle f

5005 PAN OF A BALANCE
 f plateau m d'une balance
 i piatto m di bilancia
 e platillo m de balanza
 d Waageschale f

PAN OF A CHOVEL, see 2194

PANE OF GLASS, see 3503

5006 PANEL
 f panneau m, planche f, plaque f
 i lastra f
 e tablero m
 d Platte f

5007 PANTOGRAPH, stork's bill
 f pantographe m
 i becco m di cigogna, pantografo m
 e pantógrafo m
 d Pantograph m, Storchschnabel m

5008 PAPER BAG
 f cornet m en papier, sachet m en papier
 i sacchetto m di carta
 e alcartaz m, bolsa f de papel, cucurucho m, saquito m
 d Papiertüte f, Tüte f

5009 PAPER CHROMATOGRAPHY
 f chromatographie sur papier f
 i cromatografia su carta f
 e cromatografía sobre papel f
 d Papierchromatographie f

5010 PAPER DISK TEST
 f méthode f des disques (antibiogramme)
 i metodo m dei dischetti di carta
 e método m de los discos
 d Papierblättchentest m

5011 PAPER ELECTROPHORESIS
 f électrophorèse f sur papier
 i elettroforesi f su carta
 e electroforesis f sobre papel
 d Papierelektrophorese f

5012 PAPER PULP
 f pâte f de papier
 i pasta f di carta
 e pasta f de papel
 d Papierbrei m

5013 "PAPIER MÂCHÉ"
 f papier m mâché
 i cartapesta f
 e papel m maché
 d Papiermâché n

PARAFFIN JELLY, see 381

5014   PARAFFIN OIL
f   huile *f* de paraffine
i   olio *m* di paraffina
e   aceite *m* de parafina
d   Paraffinöl *n*

PARAFFIN WAX, see 3659

PARAFFINUM, see 3659

PARAFFINUM DURUM, see 3659

PARALACTIC ACID, see 2387

5015   PARALLELEPIPED
f   parallélépipède *m*
i   parallelepipedo *m*
e   paralelepipedo *m*
d   Parallelepipedon *n*, Quader *m*

PARAROSANILIN (CHLORIDE OR ACETATE), see 792

PARCEL, see 4986

5016   PARCHMENT, vellum, vellum paper
f   parchemin *m*
i   pergamena *f*
e   pergamino *m*
d   Pergament *n*, Pergamentpapier *n*

5017   PARENT COMPANY, parent firm
f   maison mère *f*
i   casa *f* madre, impresa *f* madre
e   empresa *f* madre
d   Stammhaus *n*, Stammfirma *f*

PARENT FIRM, see 5017

5018   PARENT SUBSTANCE
f   substance *f* mère
i   sostanza-madre *f*
e   materia *f* madre, sustancia *f* madre
d   Mutterstoff *m*, Muttersubstanz *f*, Stammsubstanz *f*

PARENTAL SOLUTION, see 3979

5019   PARENTERAL PREPARATION
f   préparation *f* à usage parentéral
i   preparazione *f* ad uso parenterale
e   preparación *f* parenteral
d   parenterale Präparation *f*

5020   PARING KNIFE, spreading knife
f   spatule *f*
i   coltello *m* da stendere

e   espátula *f*
d   Streichmesser *n*

5021   PART, portion
f   part *f*, partie *f*
i   parte *f*
e   parte *f*
d   Teil *m*

5022   PART DOSIS, partial dosis
f   dose *f* partielle
i   dose *f* parziale
e   dosis *f* parcial
d   Teildosis *f*

5023   PART IN WEIGHT
f   partie *f* en poids
i   parte *f* in peso
e   parte *f* en peso
d   Gewichtsteil *m*

PARTIAL CONDENSATION, see 2332

PARTIAL DOSIS, see 5022

PARTIAL VACUUM, see 2339

5024   PARTICIPATION
f   participation *f*
i   partecipitazione *f*
e   participación *f*
d   Teilnahme *f*

5025   PARTICLE
f   particule *f*
i   particella *f*
e   partícula *f*
d   Partikel *n*, Teilchen *n*

5026   PARTICLE ACCELERATOR
f   accélérateur *m* de particules
i   acceleratore *m* di particelle
e   acelerador *m* de partículas
d   Teilchenbeschleuniger *m*

5027   PARTICLE SHAPE
f   forme *f* des particules
i   forma *f* delle partícelle
e   forma *f* de las partículas
d   Partikelform *f*, Teilchenform *f*

5028   PARTICLE SIZE
f   dimensions (fpl) des particules
i   grandezza *f* di partícelle
e   dimensión *f* de las partículas
d   Körnchengrösse *f*, Partikelgrösse *f*, Teilchengrösse *f*

5029   PARTICLE-PARTICLE FRICTION
f   friction *f* interparticulaire

5030 PAR-

i   frizione *f* interparticolare
e   fricción *f* interparticular
d   Partikelreibung *f*

5030 PARTITION CHROMATOGRAPHY
f   chromatographie *f* de partage
i   cromatografia *f* di partizione
e   cromatografía *f* de partición,
    cromatografía *f* de reparto
d   Verteilungschromatographie *f*

5031 PARTITION COEFFICIENT
f   coefficient *m* de partage
i   coefficiente *m* di distribuzione
e   coeficiente *m* de distribución
d   Verteilungskoeffizient *m*

PARTITION LINE, see 4659

PARTITIONING, see 2537

5032 PARTS *pl* PER MILLION, p.p.m.
f   parts (fpl) par million
i   parti (fpl) per millione
e   partes (fpl) por millón
d   1 Milligramm per Liter

PASS, see 2162

5033 PASTE
f   pâte *f*
i   pasta *f*
e   pasta *f*
d   Paste *f*

5034 PASTE PAINT, pigment paste
f   pigment *m* en pâte
i   pigmento *m* in pasta
e   pigmento *m* en pasta
d   Farbpaste *f*, Pastenfarbe *f*

5035 PASTE RESIN
f   pâte *f* de résine
i   pasta *f* di resine
e   pasta *f* de resina
d   Pastenharz *n*

PASTEBOARD, see 983

5036 PASTEL COLOR
f   couleur *f* pastel
i   pastello *m*
e   color *m* de pastel
d   Pastellfarbe *f*

5037 PASTEUR-CHAMBERLAND FILTER-CANDLE
f   filtre *m* de Chamberland
i   candelle *f* di Pasteur-Chamberland
e   bujía *f* de Chamberland
d   Chamberland-Kerze, Filterkerze *f*

PASTILLE, see 4384

5038 PASTY, pulpy
f   pâteux (adj)
i   pastoso (adj)
e   pastoso (adj), pulposo (adj)
d   breiartig (adj), breiig (adj), pastenartig (adj), teigartig (adj), teigig (adj)

PASTY MASS, see 4417

5039 PATCH TEST
f   test épicutané *m*
i   prova epicutanea *f*
e   prueba epicutánea *f*
d   Epikutanprobe *f*, Läppchenprobe *f*, Pflasterprobe *f*

5040 PATCHOULI OIL
f   essence *f* de Dilem, essence *f* de patchouli
i   olio *m* di pasciuli
e   esencia *f* de pachuli
d   Patschuliöl *n*

5041 PATENT
f   brevet *m*
i   brevetto *m*
e   patente *f*
d   Patent *n*

5042 PATENT (adj)
f   ouvert (adj), évident (adj)
i   aperto (adj), evidente (adj)
e   abierto (adj), evidente (adj)
d   offen (adj), offensichtlich (adj)

PATENT APPLICATION, see 539

5043 PATENT APPLIED FOR
f   demande *f* de brevet déposée
i   brevetto *m* chiesto
e   patente *f* solicitada
d   angemeldetes Patent *n*

5044 PATENT BLUE V
f   bleu *m* patenté
i   blu patent *m*
e   azul *m* de patente, azul *m* patentado
d   Patentblau *n*, L-Blau 3 *n*

5045 PATENT CLAIM
f   revendication *f* (brevet)
i   rivendicazione *f* (brevetto)
e   reivindicación *f* de patente, reivindicación *f* patentaria
d   Patentanspruch *m*

5046 PATENT HOLDER, patentee
f possesseur *m* du brevet, titulaire *m* du brevet
i titolare *m* di brevetti, concessionario *m* di brevetti
e poseedor *m* de la patente, titular *m* de la patente
d Patentinhaber *m*

5047 PATENT INFRINGEMENT
f violation *f* de brevet
i violazione *f* di brevetto
e infracción *f* de patente
d Patentverletzung *f*

5048 PATENT OFFICE
f office *m* des brevets
i ufficio *m* di brevetti
e oficina *f* de patentes
d Patentamt *n*

5049 PATENT RIGHT
f droits (mpl) de brevet
i diritto *m* di brevetto, esclusività *f* (d'un) brevetto
e derecho *m* de patente, derecho *m* patentario
d Patentrecht *n*, Schutzrecht *f*

5050 PATENT SPECIFICATION
f description *f* de brevet, mémoire *m* descriptif d'invention
i descrizione *f* del brevetto
e descripción *f* de la patente, memoria *f* descriptiva, memoria *f* de patente
d Patentbeschreibung *f*, Patentschrift *f*

PATENT YELLOW, see 4227

5051 PATENTABILITY
f brevetabilité *f*
i brevettabilità *f*
e patentabilidad *f*
d Patentfähigkeit *f*

5052 PATENTABLE (adj)
f brevetable (adj)
i brevettable (adj)
e patentable (adj)
d patentfähig (adj)

5053 PATENTED (adj)
f breveté (adj)
i brevettato (adj)
e patentado (adj)
d patentiert (adj)

PATENTEE, see 5046

5054 PATENT-LIST, patent-roll
f liste *f* des brevets
i registro *m* di brevetti
e registro *m* de patentes
d Patentregister *n*, Patentverzeichnis *n*

PATENT-ROLL, see 5054

PATERNOSTER, see 1126

PATH (TRAJECTORY), see 1455

5055 PATHWAY
f passage *f* (voie de . . .), trajet *m*, voie *f*
i sentiero *m*, tratto *m*, via *f*
e trayecto *m*, vía *f*
d Bahn *f*, Trajekt *m*

PATTERN, see 4637

5056 PAUSE, rest 1°
f pause *f*, repos *m*
i pausa *f*, quiescenza *f*, riposo *m*
e descanso *m*, pausa *f*, reposo *m*
d Pause *f*, Rast *f*, Ruhe *f*

5057 PAVED FLOOR, paved place, pavement
f pavage *m*, pavé *m*
i pavimentazione *f*, selciato *m*
e pavimento *m*
d Pflaster *n*, Pflasterung *f*, Strassenpflaster *n*

PAVED PLACE, see 5057

PAVEMENT, see 5057

5058 PAWL AND RATCHET MECHANISM
f encliquetage *m*
i nottolino *m* d'arresto
e enclavamiento *m*
d Gesperre *n* (mech), Sperrvorrichtung *f*

5059 PAWL MECHANISM
f système *m* de cliquets
i meccanismo *m* da nottolino d'arresto
e sistema *m* de trinquetes
d Klinkensystem *n*

p.c.v., see 3718

p.d., see 5450

5060 PEA STARCH
f amidon *m* de pois
i amido *m* di pisello
e fécula *f* de guisantes
d Amylum Pisi, Erbsenstärke *f*

5061 PEAK 1º
f pointe f (d'une courbe), sommet m (d'une courbe)
i picco m, sommita f
e cuspide f, punta f, punto máximo m
d Gipfelpunkt m, Spitze f (einer Kurve)

5062 PEAK 2º
f valeur f maximale
i valore m massimo
e valor m máximo
d Höchstwert m

5063 PEAK EFFECT
f effet m de pointe
i effetto m massimo
e efecto m máximo, efecto m de punta
d Höchsteffekt m

PEAK LOAD, see 4515

5064 PEAK OF A WAVE
f crête f d'une onde
i cresta f dell'onda
e cresta f de onda
d Wellenberg m

5065 PEAK OUT PUT
f puissance f maximum, puissance f de pointe
i capacità f di cresta
e potencia f máxima
d Spitzenleistung f

PEAK VALUE, see 4518

PEANUT OIL, see 571

"PEAR OIL", see 429

5066 PEAR SHAPED, pyriform
f piriforme (adj)
i piriforme (adj)
e periforme (adj)
d birnenförmig (adj)

PEARL, see 827

PEARL ALUM, see 377

PEARL MOSS, see 1316

PEARL-SHELL, see 4708

PEBBLE CRUSHER, see 752

PEBBLE MILL, see 752

PEBBY (adj), see 3556

5067 PECTIN
f pectine f
i pectina f
e pectina f
d Pektin n, Pektinstoff m

PECTIN SUGAR, see 570

5068 PECTINIC ACID
f acide m pectique
i acido m pectico
e ácido m péctico, ácido m pectínico
d Gallertsäure f, Gelierstoff m, Pektinsäure f

PEDESTIEL, see 788

5069 PEDICLE, peduncle
f pédicule m, pédoncule m
i peduncolo m
e pedúnculo m
d Füschen n, Stiel m

PEDUNCLE, see 5069

5070 PEELABLE PROTECTIVE COATING, strip coating, strippable coating
f revêtement m pelable
i rivestimento m a strappo
e recubrimiento m pelable
d abziehbarer Überzug m

PEELING, see 2953

5071 PEEP HOLE
f trou m de regard
i spia f
e mirilla f
d Schauloch n, Schauöffnung f

5072 PEG, pin (mec), stud, tag 2º
f goupille f
i chiodo m, claviglia f, perno m
e clavija f
d Stift m (mec)

5073 PEG MIXER
f mélangeur m à dents, mélangeur m à tenons
i mescolatore m a denti
e mezclador m de dientes
d Stiftmischer m

PELLET, see 3848

PELLETING MACHINE, see 1822

5074 PELLUCID (adj), transparent (adj)
f transparent (adj)
i trasparente (adj)

e transparente (adj)
d durchsichtig (adj)

PENCIL, see 2064

5075 PENCIL MASS
f masse *f* pour crayons
i massa *f* per candelette
e masa *f* por lápices
d Massa *f* ad bacillos

5076 PENETRATE, to
f pénétrer (v)
i penetrare (v)
e penetrar (v)
d durchdringen (v), eindringen (v)

PENETRATION, see 5121

5077 PENETRATION INDEX
f indice *m* de pénétration
i indice *m* di penetrazione
e índice *m* de penetración
d Durchdringungsgrad *m*, Penetrationsgrad *m*

5078 PENETRATION TEST
f essai *m* de pénétration
i prova *f* di penetrazione
e prueba *f* de penetración
d Durchdringungsversuch *m*, Penetrationsprüfung *f*

5079 PENETRATION VALUE
f degré *m* de pénétration
i grado *m* di penetrazione
e índice *m* de penetración
d Eindringwert *m*

5080 PENETROMETER
f pénétromètre *m*
i penetrometro *m*
e penetrómetro *m*
d Durchdringungsmesser *m*, Penetrationsmesser *m*, Penetrometer *n*

5081 PENETROMETER NEEDLE
f aiguille *f* de pénétration
i ago *m* di penetrometro
e aguja *f* de penetrómetro
d Penetrometernadel *f*

5082 PENTAVALENT (adj)
f pentavalent (adj)
i pentavalente (adj)
e pentavalente (adj)
d fünfwertig (adj)

PEPPERMINT WATER, see 561

5083 PEPTISATOR
f peptisant *m*
i peptizzatore *m*
e peptizador *m*
d Peptisator *m*

5084 PEPTIZATION
f peptisation *f*
i peptizzazione *f*
e peptización *f*
d Peptisation *f*

5085 PEPTONISATION
f peptonisation *f*
i peptonizzazione *f*
e peptonización *f*
d Peptonisierung *f*, Stärkeabbau *m*

5086 PER CAPITA
f par personne, par tête
i per testa
e cabezaje *m*, por cabeza
d je Kopf

5087 PER CENT VOLUME
f pour-cent *m* en volume
i per cento *m* di volume
e porcentaje *m* en volumen
d Volumprozent *m*

PER OS, see 4900

5088 PERACETIC ACID, peroxyacetic acid
f acide *m* peracétique
i acido *m* peracetico
e ácido *m* peracético
d Peressigsäure *f*

5089 PERACID
f peracide *m*
i peracido *m*
e perácido *m*
d Persäure *f*

5090 PERACUTE (adj)
f suraigu (adj)
i acutissimo (adj)
e sobreagudo (adj)
d perakut (adj)

5091 PERBORIC ACID
f acide *m* perborique
i acido *m* perborico
e ácido *m* perbórico
d Perborsäure *f*, Überborsäure *f*

5092 PERCENT SOLUTION
f solution *f* centésimale
i soluzione *f* percentuale

e solución *f* percentual
d prozentuale Lösung *f*

5093 PERCENTAGE
f pourcentage *m*
i percentuale *f*
e porcentaje *m*
d Hundertsatz *m*, Prozentsatz *m*

5094 PERCENTAGE PURITY, purity degree
f degré *m* de pureté
i grado *m* di purezza
e grado *m* de pureza
d Reinheitsgrad *m*

5095 PERCHLORIC ACID
f acide *m* perchlorique
i acido *m* perclorico
e ácido *m* perclórico
d Perchlorsäure *f*, Überchlorsäure *f*

5096 PERCOLATION
f percolation *f*
i percolazione *f*
e coladura *f*, percolación *f*
d Durchseihen *n*, Perkolation *f*

5097 PERCOLATION WITH TWO MENSTRUA
f double percolation *f*
i percolazione *f* doppia (con due solventi)
e percolación *f* doble
d Doppelperkolation *f*

5098 PERENNIAL PLANT
f plante vivace *f*
i pianta perenne *f*, pianta vivace *f*
e planta perenne *f*
d ausdauernde Pflanze *f*, langjährige Pflanze *f*

PERFECT COMBUSTION, see 1806

5099 PERFORABLE STOPPER FLASK
f flacon *m* à bouchon perforable
i fiala *f* con tappo perforabile
e frasco *m* con tapón perforable
d Durchstichflasche *f*

5100 PERFORATED DIAPHRAGM, perforated screen
f diaphragme *m* perforé
i diaframma *m* perforato
e diafragma *m* perforado
d Lochblende *f*

5101 PERFORATED DIAPHRAGM (dist), sieve plate (dist)

f fond *m* perforé
i fondo *m* filtrante
e fondo *m* perforado
d Siebboden *m*, Siebplatte *f*

5102 PERFORATED DISK
f disque *m* perforé
i disco *m* forato
e disco *m* agujereado
d Lochscheibe *f*

5103 PERFORATED PLATE
f plaque *f* perforée
i piastra *f* perforata
e placa *f* perforada
d Lochplatte *f*

PERFORATED SCREEN, see 5100

5104 PERFORATED TAPE, punched tape
f bande *f* perforée
i nastra *f* perforata
e tira *f* perforada
d Lochband *n*, Lochstreifen *m*

5105 PERFORATION, puncture
f percement *m*, perforation *f*
i perforazione *f* (el)
e brecha *f*, perforación *f*
d Durchbruch *m*, Durchlochung *f*, Durchschlag *m*

5106 PERFORMANCE, power of a machine
f performance *f*, production *f*, puissance *f* (d'une machine), rendement *m* (d'une machine)
i efficienza *f* (d'una macchina), potenza *f* (d'una macchina), produzione *f*, rendimento *m* (d'una macchina)
e potencia *f* (de una máquina), rendimiento *m* (de una máquina)
d Leistung *f*

5107 PERFORMIC ACID
f acide *m* performique
i acido *m* performico
e ácido *m* perfórmico
d Perameisensäure *f*

PERFUME, see 3227

5108 PERFUSED ORGAN
f organe *m* perfusé
i organo *m* perfuso
e órgano *m* perfundido
d durchströmtes Organ *n*, perfundiertes Organ *n*

5109 PERIDURAL BLOCK
f anesthésie *f* péridurale

i blocco *m* peridurale
e bloqueo *m* peridural
d Periduralanästhesie *f*

5110 PERILLA OIL, Zegoma oil
f huile *f* de perilla
i olio *m* di perilla
e esencia *f* de albahaca
d Perillaöl *n*

PERIMETER, see 1560

PERINCAL PAD, see 4504

PERIOD, see 2161

PERIOD OF DECAY, see 3634

5111 PERIOD OF PROBATION, probationary period, time of trial, trial period
f période *f* d'essai, temps *m* d'essai
i periodo *m* di prova
e período *m* de ensayo, tiempo *m* de prueba
d Probezeit *f*, Versuchszeit *f*

5112 PERIODIC ACID
f acide *m* périodique
i acido *m* periodico
e ácido *m* periódico
d Perjodsäure *f*, Überjodsäure *f*

5113 PERIPHERY
f périphérie *f*
i periferia *f*
e periferia *f*
d Peripherie *f*

5114 PERISHABLE GOODS *pl*
f marchandises (fpl) périssables
i merci (mpl) deperibili
e mercancias (fpl) perecederas
d verderbliche Waren (fpl)

5115 PERMANENCY, steadiness
f constance *f*, fermeté *f*
i costanza *f*, permanenza *f*, stabilità *f* (del colore)
e constancia *f*, permanencia *f*
d Beständigkeit *f*, Stetigkeit *f*

5116 PERMANENT RED 46
f litholrubine *f*, pigment-rubis *m*
i litorubina *f*, pigmento *m* rosso
e litorubina *f*, rojo C-4 *m*
d LB Rot 2 *n*, Litholrubin *n*, Rubinpigment *n*

5117 PERMANGANIC ACID
f acide *m* permanganique
i acido *m* permanganico
e ácido *m* permangánico
d Hypermangansäure *f*, Übermangansäure *f*

5118 PERMEABILITY
f perméabilité *f*, perméance *f*
i permeabilità *f*
e permeabilidad *f*
d Durchlässigkeit *f*, Permeabilität *f*

5119 PERMEABLE (adj)
f perméable (adj)
i permeabile (adj)
e permeable (adj)
d durchlässig *f*, permeabel *f*

5120 PERMEABLE MEMBRANE
f membrane perméable *f*
i membrana permeabile *f*
e membrana permeable *f*
d durchlässige Membran *f*, permeable Membran *f*

5121 PERMEATION, penetration
f pénétration *f*
i penetrazione *f*, permeazione *f*
e penetración *f*
d Durchdringung *f*, Eindringung *f*, Penetration *f*

5122 PERMEATION COEFFICIENT
f coefficient *m* de perméation
i coefficiente *m* di permeabilità
e coeficiente *m* de permeabilidad
d Durchlassigkeitskoeffizient *m*, Permeationskoeffizient *m*

5123 PERMISSIBLE DOSIS
f dose *f* permise
i dose *f* consentita
e dosis *f* autorizada
d zulässige Dosis *f*

PERMISSIBLE VARIATION, see 347

5124 PERMISSIBLE STRESS, safe working stress
f tension *f* admissible, tension *f* effective
i sforzo *m* ammissibile, sollecitazione *f* ammissibile
e carga *f* admisible, esfuerzo *m* admisible
d Gebrauchsspannung *f*, zulässige Beanspruchung *f*

PERMITTIVITY, see 2418

PERMUTATION, see 2943

5125 PERNITRIC ACID
f acide *m* perazotique, acide *m* pernitrique
i acido *m* pernitrico
e ácido *m* pernítrico
d Übersalpetersäure *f*

5126 PEROXIDE, superoxide
f hyperoxyde *m*, peroxyde *m*
i perossido *m*
e peróxido *m*
d Hyperoxyd *n*, Peroxyd *n*, Superoxyd *n*

5127 PEROXIDE INDEX, peroxide number
f indice *m* des peroxydes
i indice *m* di perossidi
e índice *m* de los peróxidos
d Peroxydzahl *f*

5128 PEROXY COMPOUND
f composé *m* peroxy
i composto *m* perossi
e compuesto *m* peroxo
d Peroxyverbindung *f*

PEROXYACETIC ACID, see 5088

5129 PEROXYDISULFURIC ACID, persulfuric acid 2°
f acide *m* perdisulfurique, acide *m* persulfurique 2°
i acido *m* perdisolforico, acido *m* persolforico 2°
e ácido *m* perdisulfúrico, ácido *m* persulfúrico 2°
d Peroxydischwefelsäure *f*, Perschwefelsäure *f*, Überschwefelsäure *f* 2°

PEROXYMONOSULFURIC ACID, see 1315

5130 PERPENDICULAR (adj), vertical (adj)
f perpendiculaire (adj), vertical (adj)
i perpendicolare (adj), verticale (adj)
e perpendicular (adj), vertical (adj)
d senkrecht (adj), vertikal (adj)

5131 PERSISTENCE
f persistance *f*
i persistenza *f*
e persistencia *f*
d Verweildauer *f*

5132 PERSPIRATION
f perspiration *f*
i perspirazione *f*
e perspiración *f*
d Ausdünstung *f*

PERSULFURIC ACID 1°, see 1315

PERSULFURIC ACID 2°, see 5129

PERUVIAN BALSAM, see 767

5133 PESSARY (obs), vaginal suppository
f ovule vaginal *m*
i ovulo *m* vaginale, pessario *m*
e óvulo vaginal *m*, supositorio *m* vaginal
d Globulus vaginalis, Scheidenzäpfchen *n*, Vaginalkugel *f*, Vaginalzäpfchen *n*

5134 PESTICIDE
f "pesticide" *m*, antidéprédateur *m*
i pesticido *m*
e pesticido *m*, plaguicido *m*
d Pestizid *n*, Schädlingsmittel *n*, Schädlingsvertilgungsmittel *n*

5135 PESTLE
f pilon *m*
i pestello *m*
e majadero *m* de mortar. mango *m*, "mano" de un mortero *f*, pilón *m*
d Pistill *n*, Reiber *m*, Stössel *m*

PET COCK, see 1838

5136 PETRI DISH
f boîte *f* de Pétri
i scatola *f* di Pétri
e placa *f* de Pétri
d Petrischale *f*

5137 PETROLATED GAUZE, petrolatum gauze, vaseline dressing
f gaze vaselinée *f*
i gazza vaselinata *f*
e gasa vaselinada *f*
d Tela vaselinata, Vaselingaze *f*, Vaselinmull *m*

PETROLATUM, see 381

PETROLATUM ALBUM, see 2019

PETROLATUM GAUZE, see 5137

PETROLATUM LIQUIDUM, see 3711

PETROLATUM LIQUIDUM LEVE, see 42

PETROLATUM OIL, see 4276

PETROLEUM, see 2103

5138 PETROLEUM BENZIN, petroleum ether, purified benzin

f éther de pétrole m, gazoline f, rhigolène m
i etere di petroleo m
e bencina de petróleo f, éter de petróleo m
d Aether petrolei, Petroläther m

PETROLEUM ETHER, see 5138

PETROLEUM JELLY, see 381

5139 PHARMACEUTICAL
f produit m pharmaceutique
i prodotto m farmaceutico
e producto m farmacéutico
d pharmazeutischer Produkt n

5140 PHARMACEUTICAL COMPANY
f firme f pharmaceutique
i azienda f farmaceutica
e firma f farmacéutica
d pharmazeutische Gesellschaft f

5141 PHARMACEUTICAL FIELD
f domaine m pharmaceutique
i campo m farmaceutico
e campo m farmacéutico
d pharmazeutisches Gebiet n

PHARMACIST, see 527

PHASE ANGLE, see 4361

5142 PHASE CONTRAST
f contraste m de phase
i contrasto m di fase
e contraste m de fase
d Phasenkontrast m

5143 PHASE CONTRAST MICROSCOPE
f microscope m à contraste de phase
i microscopio m a contrasto di fase
e microscopio m de contraste de fase
d Phasenkontrastmikroskop m

PHENOL, see 1295

5144 PHENOL COEFFICIENT
f coefficient m phénol
i coefficiente m fenolico
e coeficiente m fenólico
d Phenol-Koeffizient m

5145 PHENOL ETHER
f éther m phénolique
i etere m fenolico
e éter m fenólico
d Phenoläther m

5146 PHENOL PLASTIC, phenol resin, phenolplast
f phénoplaste m, résine f phénolique
i fenoplasto m, resina f fenolica
e fenoplasto m, resina f fenólica
d Phenolharz n, Phenolplast n

PHENOL RESIN, see 5146

5147 PHENOLFORMALDEHYDE RESIN
f résine f phénol-formol
i resina f fenolformaldeidica
e resina f de fenolformaldehido
d Phenolformaldehydharz n

5148 PHENOLSULFONIC ACID, sulfocarbolic acid
f acide m benzène-sulfonique, acide m phénylsulfureux
i acido m fenilsolforoso, acido m sulfocarbolico
e ácido m sulfocarbólico
d Carbolsulfosäure f, Karbolschwefelsäure f, Sozolsäure f

5149 PHENOLSULFURIC ACID, phenylsulfuric acid
f acide m phénylsulfurique
i acido m fenilsolforico
e ácido m fenilsulfúrico
d Phenolschwefelsäure f

PHENOPLAST, see 5146

5150 PHENYLACETIC ACID
f acide m phénylacétique
i acido m fenilacetico
e ácido m fenilacético
d Phenylessigsäure f

5151 PHENYLACETOCARBONIC ACID
f acide m phénylacétocarbonique
i acido m fenilacetocarbonico
e ácido m fenilacetocarbónico
d Phenylacetokohlensäure f

PHENYLACROLEIN, see 1545

B-PHENYLACRYLIC ACID, see 1547

5152 PHENYLBUTYRIC ACID
f acide m phénylbutyrique
i acido m fenilbutirico
e ácido m fenilbutírico
d Phenylbuttersäure f

5153 PHENYLCHLOROACETIC ACID
f acide m phénylchloroacétique
i acido m fenilcloracetico
e ácido m fenilcloracético
d Phenylchloressigsäure f

5154 PHENYLCINNAMIC ACID
f acide *m* phénylcinnamique
i acido *m* fenilcinnamico
e ácido *m* fenilcinámico
d Phenylzimtsäure *f*

PHENYGLYCOLIC ACID, see 4455

5155 PHENYLLACTIC ACID
f acide *m* phénylactique
i acido *m* fenillattico
e ácido *m* fenilláctico
d Phenylmilchsäure *f*

PHENYLOC ACID, see 1295

PHENYLSULFURIC ACID, see 5149

5156 PHIAL, vial
f fiole *f*, petit flacon *m*
i fiala *f*
e frasquito *m*, redoma *f*
d Fiole *f*, Fläschchen *n*, Phiole *f*

PHLEBOCLYSIS, see 7307

PHOSPHORESCENCE, see 256

5157 PHOSPHOROUS ACID
f acide *m* phosphoreux
i acido *m* fosforoso
e ácido *m* fosforoso
d phosphorige Säure *f*

5158 PHOTIC ACTIVATION
f activation *f* photique
i attivazione *f* fotica
e activación *f* fótica
d Photo-Aktivierung *f*

PHOTO CELL, see 5159

5159 PHOTOELECTRIC CELL, photo cell
f cellule photoélectrique *f*
i cellula fotoelettrica *f*
e célula fotoeléctrica *f*
d Fotozelle *f*, Photozelle *f*

PHOTO-SENSIBLE (adj), see 4278

5160 PHYSIOLOGICAL SERUM, saline
f sérum physiologique *m*
i siero fisiologico *m*
e suero fisiológico *m*
d physiologische Salzlösung *f*

5161 PICKING, sticking
f adhérence *f*, adhésion *f*, collage *m*
i aderenza *f*, incollamento *m*
e adherencia *f*, pegadura *f*, pegamiento *m*

d Aufkleben *n*, Kleben *n*, Verklebung *f*, Zusammenkleben *n*

5162 PICKING ECCENTRIC
f came *f* de chasse, excentrique *m* de chasse
i bocchetta *f* dello scappamento, eccentrico *m* di cacciata
e excéntrico *m* de expulsión
d Schlagexzenter *n*, Schlagscheibe *f*

PICKING-UP, see 2612

PICKLE ALUM, see 377

PICRIC ACID, see 1293

5163 PIECE GOODS *pl*
f marchandises (fpl) à la pièce
i merci (mpl) in pezzo, tessuti (mpl) in pezzo
e mercancía *f* en bultos, mercancía *f* por pieza
d Stückgut *n*, Stückgüter (npl)

5164 PIECEWORK
f travail *m* à la pièce
i lavoro *m* a cottimo
e trabajo *m* de estuco
d Akkordarbeit *f*, Stückarbeit *f*

PIG (metal), see 3801

PIG BED, see 1346

PIG MOLD (metal), see 3801

5165 PIGEON HOLE
f casier *m*
i casellario *m*
e casillero *m*
d Fach *n* eines Regals

PIGMENT, see 4003

PIGMENT PASTE, see 5034

5166 PILFERPROOF, tamperproof
f inviolable (adj)
i inviolabile (adj)
e inviolable (adj)
d gegen Entnahme gesichert (adj)

5167 PILL
f pilule *f*
i pillola *f*
e píldora *f*
d Pille *m*

5168 PILL COATING
f enrobage des pilules m
i rivestimento delle pillole m
e barnizado de las píldoras m, revestimiento de las píldoras m
d Pillenüberziehen n

PILL COPAIDA, see 1972

5169 PILL FINISHER, pill roller
f pilulier m
i pilloliera f
e pildorero m, afinador m por píldoras
d Pillroller m

5170 PILL KNIFE, pill spatula
f spatule f pour pilules
i spatola f pillolare
e espátula f por píldoras
d Pillenspatel f

5171 PILL MACHINE
f machine f à pilules
i macchina f per pillole
e maquina f por píldoras
d Pillenmaschine f

5172 PILL MASS
f masse pilulaire f
i massa pillolare f
e masa pilular f
d Pillenmasse f

PILL ROLLER, see 5169

PILL SPATULA, see 5170

PILLED DENSITY, see 530

PILLED WEIGHT, see 530

5173 PILLOW
f coussin m, coussinet m
i cuscino m
e cojín m, cojinete m
d Kissen n, Lagerschale f

5174 PILOT LOT
f lot m expérimental
i lotto m di prova
e serie f "cero"
d Nullserie f

PILOT PLANT, see 2977

5175 PILOT PRODUCTION
f production f demi-grande, production f de laboratoire, production f pilote
i produzione f d'avviamento, produzione f preventiva, produzione f sperimentale
e producción f experimental
d Versuchsproduktion f

PILULAR EXTRACT, see 3185

5176 PIMPLE (ON THE COATING)
f boursoufflure f
i bollecina f
e hinchazón m
d Heissformfehler m, Pickel m

PIN, see 5072

5177 PINACOL, tetramethylene glycol
f pinacol m, tétraméthyléthylène glycol m
i tetrametiletilenglicol m
e tetrametilétilenglicol m
d Pinakon n, Tetramethyläthylenglykol n

PINCERS pl, see 4776

5178 PINCH CLAMP, pinch cock, spring clip
f pince f d'arrêt, pince f de Mohr, pince pressante f
i rubinetto m a pinzetta, strozzatubo m a pinza
e espita f apretadora, llave f de pinzas
d Quetschhahn m, Quetschklemme f

PINCH COCK, see 5178

5179 PINE OIL
f huile f de pin
i olio m di pino
e aceite m de pino
d Kienöl n

"PINEAPPLE OIL", see 2914

5180 PINIC ACID
f acide m pinique
i acido m pinico
e ácido f pínico
d Alphaharz n, Fichtensäure f, Pininsäure f

5181 PINK (adj)
f rose (adj)
i rosa (adj), roseo (adj)
e rosado (adj), roseo (adj)
d rosa (adj), rosenrot (adj)

PINK SALT, see 402

5182 PINKISH (adj)
f rosâtre (adj), rosé (adj)
i rosato (adj)
e rojizo (adj), rosaceo (adj)
d rosig (adj), rötlich (adj)

5183 PINOLIN, resin spirit, rosin
      spirit
 f   essence *f* de résine, pinoline *f*
 i   essenza *f* di resina
 e   pinolina *f*
 d   Harzessenz *f*, Harzgeist *m*

5184 PIPE, tube
 f   conduit *m*, tube *m*, tuyau *m*
 i   canale *m*, condotta *f*, tubazione *f*,
      tubo *m*
 e   caño *m*, tubo *m*
 d   Rohr *m*, Röhre *f*, Schlauch *m*, Tube *f*

5185 PIPE BEND
 f   tube *m* coudé
 i   tubo *m* incurvato
 e   tubo *m* curvado
 d   Knierohr *n*, Rohrbogen *m*

5186 PIPE BRANCH
 f   branchement *m* (tube), dérivation *f*
      (tube)
 i   diramazione *f* (tubo)
 e   derivación *f* de tubo
 d   Rohrabzweigung *f*

5187 PIPE BURST
 f   rupture *f* du tube
 i   rottura *f* di tubo, scoppio *m* di tubo
 e   rotura *f* de tubo
 d   Rohrbruch *m*

PIPE CLAMP, see 1725

PIPE COIL, see 1693

5188 PIPE CONNEXION, pipe joint
 f   tubulure *f* de connexion, tuyaux (mpl)
      de raccord
 i   tubazione *m* di raccordo
 e   tubo *m* de conexión
 d   Rohrverbindung *f*

5189 PIPE EXTRUDER
 f   presse *f* à extruder les tubes
 i   estrusore *m* per tubi
 e   extrusionadora *f* para tubos
 d   Rohrpresse *f*

5190 PIPE EXTRUSION DIE
 f   filière *f* pour tubes
 i   filiera *f* per tubi
 e   cabezal *m* de extrusión para tubos
 d   Rohrziehform *f*

PIPE FORMING, see 4459

5191 PIPE HOLDER, pipe stand,
      pipe support

 f   porte-tubes *m*
 i   sopporto *m* per tubi, sostegno *m* per
      tubi
 e   soporte *m* del tubo
 d   Rohrhalter *m*

5192 PIPE HOOK
 f   crochet-étrier *m*
 i   gancio *m* per tubi
 e   gaucho *m* para tubos
 d   Rohrhaken *m*

PIPE JOINT, see 5188

5193 PIPE NETWORK
 f   réseau de canalisation *m*
 i   rete di canalizzazione *f*
 e   red de tuberías *f*
 d   Rohrnetz *n*

5194 PIPE NIPPLE
 f   mamelon *m*, raccord *m*
 i   nipplo *m*
 e   manguito *m*, niple *m*
 d   Rohrnippel *m*

5195 PIPE SECTION
 f   tronçon *m* de tube
 i   segmento *m* di tubo
 e   pedazo *m* de tubo
 d   Rohrlänge *f*, Rohrschuss *m*, Rohr-
      stück *n*

PIPE STAND, see 5191

PIPE SUPPORT, see 5191

5196 PIPE VICE
 f   étau *m* pour tubes
 i   morsa *f* per tubi
 e   tornillo *m* para tubos
 d   Rohrschraubstock *m*

5197 PIPE-BELL, pipe-socket
 f   emboîtement *m*, manchon *m* mandriné
 i   manicotto *m* di tubo
 e   enchufe *m* de tubo, tubo *m* abocardado
 d   Muffenkelch *m*, Rohrmuffe *f* 2º

5198 PIPECLAY
 f   argile *f* apyre, argile *f* réfractaire
 i   argilla *f* per pipe
 e   arcilla *f* refractaria, barro *m*
      refractario, tierra *f* de pipas
 d   Pfeifenerde *m*, Pfeifenton *m*

PIPE-SOCKET, see 5197

PIPET BOTTLE, see 2648

5199 PIPETTE
f pipette *f*
i pipetta *f*
e pipeta *f*
d Pipette *f*, Saugrohr *n*

PIPING (metal), see 3351

PISANG WAX, see 770

5200 PISTON
f piston *m*
i pistone *m*, stantuffo *m*
e émbolo *m*, pistón *m*
d Kolben *m*

5201 PITCH, slope
f inclinaison *f*, pente *f*
i inclinazione *f*, pendenza *f*
e declive *m*, inclinación *f*
d Gefälle *n*

5202 PITCH OF SOUND
f hauteur du son *f*
i altezza tonale *f*
e altura de tono *f*
d Tonhöhe *f*

5203 PITCH TREE
f pitchpin *m*
i pino *m* americano, pitch-pino *m*
e pitchpino *m*
d Harzbaum *m*, Harzkiefer *f*

PITCHER, see 4119

5204 PITCHY (adj)
f poisseux (adj)
i pecioso *m*
e embreado (adj), piceo (adj)
d pechartig (adj), pechschwarz (adj)

5205 PITOT TUBE, Venturi tube
f ajutage *m* de Pitot, tube de Pitot
i tubo *m* di Pitot, tubo *m* di Venturi
e tubo *m* de Pitot
d Pitotrohr *n*, Pitotsches Rohr *n*, Staudüse *f*, Staurohr *n*, Venturidüse *f*, Venturi *n*

5206 PITUITARY INHIBITOR
f frénateur *m* hypophysaire
i frenatore *m* ipofisario
e frenador *m* hipofisario
d Hypophysenhemmer *m*

5207 PIVALIC ACID, trimethylacetic acid
f acide *m* pivalique, acide *m* triméthylacétique
i acido *m* pivalico, acido *m* trimetilacetico
e ácido *m* piválico, ácido *m* trimetilacético
d Pivalinsäure *f*, Trimethylessigsäure *f*

5208 PIVOT
f pivot *m*
i perno *m* di testa, rallino *m*
e pivote *m*
d Zapfen *m*, Spurzapfen *m*

pkg, see 4986

5209 P.L., protected (adj) from light
f à l'abri de la lumière
i al riparo della luce
e protegido (adj) de la luz
d lichtgeschützt (adj)

5210 PLAIN (adj)
f habituel (adj), lisse (adj)
i corrente (adj), liscio (adj)
e corriente (adj), liso (adj)
d einfach (adj), glatt (adj)

5211 PLAIN (adj) (color)
f unicolore (adj)
i di un solo colore
e unicolor (adj)
d einfarbig (adj)

5212 PLAIN FILTER
f filtre sans plis *m*
i filtro liscio *m*
e filtro liso *m*
d glatter Filter *m*

5213 PLAIN PATTERN
f dessin *m* uni
i disegno *m* liscio
e dibujo *m* liso
d glattes Muster *n*

5214 PLAITED FILTER
f filtre plissé *m*
i filtro a pieghe *m*
e filtro plegado *m*
d gefalteter Filter *m*

5215 PLANE
f plan *m* (géométrique)
i piano *m*
e plano *m*
d Ebene *f*, Fläche *f*

5216 PLANE GRINDING SURFACE
f surface de broyage plane *f*
i superficie piana di macinazione *f*
e superficie llana de rozamiento *f*
d flache Reibfläche *f*

PLANE SURFACE, see 2928

5217 PLANETARY GEAR
f engrenage *m* planétaire
i ingranaggio *m* a planetari, sistema *m* planetario
e engranaje *m* planetario, engranaje *m* satélite
d Planetengetriebe *n*, Umlaufgetriebe *n*

5218 PLANETARY MIXER
f mélangeur *m* planétaire
i mescolatore *m* planetario
e mezclador *m* planetario
d Planetmischer *m*

PLANT, see 2900

5219 PLANT (bot)
f plante *f*
i pianta *f*
e planta *f*
d Pflanze *f*

5220 PLANTING, putting, setting
f mise *f* en place, pose *f*
i messa *f*, positura *f*
e colocación *f*
d Einsetzen *n*, Setzen *n*

5221 PLASMOLYSIS
f plasmolyse *f*
i plasmolisi *f*
e plasmolisis *f*
d Plasmolyse *f*

5222 PLASTER
f emplâtre *m*
i cerotto *m*, empiastro *m*
e emplasto *m*, pegado *m*
d Pflaster *n*, Emplastrum *n*

PLASTER IN ROLLS, see 2835

5223 PLASTER MULL, shirting
f toile *f* pour emplâtrer
i taffetà *f* per cerotto
e gasa *f* para emplastos
d Pflastermull *n*, Schirting *n*

PLASTER OF PARIS, see 3623

5224 PLASTER OF PARIS BANDAGE
f bande *f* plâtrée, appareil *m* plâtré
i benda *f* gessata
e vendaje *m* enyesado
d Gipsverband *m*

5225 PLASTIC
f matière *f* plastique, plastique *m*
i materiale *m* plastico, plastico *m*, plastomero *m*
e materia *f* artificial, materia *f* plástica, material *m* plástico
d Kunststoff *m*, plastischer Werkstoff *m*

5226 PLASTIC CANISTER
f coffret *m* en plastique
i scatola *f* di plastica
e canastillo *m* de plástico
d Kunststoffkanister *m*

5227 PLASTIC CLAY, potter's clay
f argile *f* plastique
i argilla *f* plastica
e arcilla *f* para alfareria, arcilla *f* plástica
d Formlehm *m*, Töpfererde *f*

5228 PLASTIC COAT
f enrobage *m* plastifié
i rivestimento *m* plastico
e recubrimiento *m* plástico
d Kunststoffbeschichtung *f*, Kunststoffüberzug *m*

5229 PLASTIC FLOW
f écoulement *m* plastique
i sorrimento *m* plastico
e flujo *m* plástico
d plastisches Fliessen *n*

5230 PLASTIC FOAM
f mousse *f* plastique
i schiuma *f* plastica
e espuma *f* plástica
d Schaumstoff *m*

5231 PLASTIC FOIL
f feuille *f* de plastique
i foglio *m* plastico
e hoja *f* plástica
d Plastikfolie *f*

PLASTICITY, see 4663

5232 PLASTICIZED (adj)
f plastifié (adj)
i plastificato *m*
e plastificado *m*
d plastifiziert (adj), weich (adj)

PLASTICIZED MATERIALS, see 2773

5233 PLASTICIZER
f plastifiant *m*
i plastificante *m*
e plastificante *m*
d Plastifiziermittel *n*, Weichmacher *m*

5234 PLASTICIZING CAPACITY
f capacité *f* de plastification
i capacità *f* di plastificazione
e capacidad *f* de plastificación
d Verflüssigungsleistung *f*

5235 PLATE
f lame *f*, plaque *f*, plat *m*, plateau *m*
i lamina *f*, lastra *f*, vassoio *m*
e chapa *f*, plancha *f*, tabla *f*
d Platte *f*, Scheibe *f*, Tafel *f*, Teller *m*

PLATE CAM, see 2477

5236 PLATE CHAIN CONVEYOR,
tray conveyor
f convoyeur *m* à plateaux
i trasportatore *m* a placche
e transportador *m* de paletas
d Plattenförderer *m*

5237 PLATE COLUMN (dist), plate tower (dist)
f colonne *f* à plateaux, tour *f* à plateaux
i torre *f* a piatti
e columna *f* de platos
d Plattenkolonne *f* (dist)

5238 PLATE CULTURE
f culture *f* sur plaque
i cultura *f* su placca
e cultivo *m* sobre placas
d Plattenkultur *f*

5239 PLATE EXCHANGER
f échangeur *m* à plaques
i scambiatore *m* placche
e trocador *m* de placas
d Plattenaustauscher *m*

5240 PLATE NUMBER (dist)
f nombre *m* de plateaux
i numero *m* delle placche
e número *m* de los platos
d Bodenzahl *f* (dist)

PLATE SPRING, see 3225

5241 PLATE SURFACE
f surface *f* de plaque
i piano *m* di riscontro
e superficie *f* de placa
d Plattenoberfläche *f*

PLATE TOWER, see 5237

PLATE-GLASS, see 4617

5242 PLATEN
f plateau *m*

i piatto *m*, platina *f*
e mandril *m*, plataforma *f*
d Platte *f*, Tiegel *m*

5243 PLATEN AREA
f surface *f* de montage
i superficie *f* del piano
e superficie *f* de los platos
d Aufspannfläche *f*, Plattenfläche *f*

5244 PLATINUM SPONGE, spongy platinum
f mousse *f* de platine
i spugna *f* di platino
e esponja *m* de platino, platino *m* esponja
d Platinmohr *m*, Platinschwamm *m*

5245 PLATTNER MORTAR
f mortier *m* d'Abich
i mortaio *m* di Plattner
e mortero *m* de Plattner
d Plattnerscher Mörser *m*

5246 PLAY
f jeu *m*
i gioco *m*
e juego *m*
d Spiel *n*, Spielraum *m*

5247 PLEASING (adj)
f agréable (adj)
i gradevole (adj)
e agradable (adj), doncel (adj)
d angenehm (adj)

PLEXIGLASS, see 141

PLIABILITY, see 3234

PLIERS, see 4776

5248 PLOT, to
f confronter (v) avec..., construire (v) une courbe, tracer (v) une courbe
i confrontare (v) con..., costruire (v) una curva, tracciare (v) una curva
e confrontar (v) con..., construir (v) una curva, trazar (v) una curva
d auftragen (v), eine Kurve *f* aufzeichnen (v), grafisch darstellen (v), vergleichen (v)

5249 PLUG, stopper
f bouchon *m*, tampon *m*
i tampone *m*, tappo *m*, turracciolo *m*
e tapón *m*
d Pfropfen *m*, Stopfen *m*, Zapfen *m* (Verschluss)

5250 PLUG (el)
f fiche *f*

i spina *f* (el), spina *f* di contatto, tappo *m*
e ficha *f* de contacto
d Stecker *m*, Steckkontakt *m*

PLUG BOX, see 176

5251 PLUMBAGO CRUCIBLE
f creuset *m* en graphite
i crogiolo *m* di grafite
e cresol *m* de grafito
d Graphittiegel *m*, Ipser Tiegel *m*

5252 PLUMBIC ACID
f acide *m* plombique
i acido *m* piombico
e ácido *m* plúmbico
d Bleisäure *f*

5253 PLUMMET
f plomb *m* de sonde, plongeur *m*
i scandaglio *m*
e plomada *f*
d Lot *m*, Senkblei *m*

5254 PLUNGER
f plongeur *m*
i pistone *m* d'iniezione, stantuffo *m* immerso, stantuffo *m* d'iniezione, stantuffo *m* tuffante
e émbolo *m* de inmersión, émbolo *m* sumergido, inmersor *m*, sumergidor *m*
d Plunger *m*, Tauchkolben *m*

5255 PLUNGER MOLDING, transfer molding
f moulage *m* par transfert
i stampaggio *m* per pressofusione
e moldeo *m* por transferencia
d Spritzen *n*, Spritzpressen *n*, Transferpressen *n*

5256 PLUNGER MOLDING PRESS, transfer molding press
f presse *m* de transfert
i pressa *f* da estrudere, pressa *f* "transfert"
e prensa *f* de transferencia
d Spritzpresse *f*

PLUNGER PUMP, see 3338

PLUNGER RETAINER PLATE, see 3336

5257 P.M., protect from moisture
f protégé (adj) contre l'humidité
i protetto (adj) da umidità
e protegido (adj) contra la humedad
d gegen Feuchtigkeit geschützt (adj)

5258 P.M.S., pregnant mare serum
f sérum *m* de jument pleine
i siero *m* di giumenta gravida
e suero *m* de yegua
d Schwangerstutenserum *n*

PNEUMATIC CUSHIONING, see 291

5259 PNEUMATIC GUN
f pistolet *m* pneumatique
i pistola *f* pneumatica
e pistola *f* neumática
d Ausblaspistole *f*

5260 PNEUMATIC SOLENOID
f solenoïde *m* pneumatique
i solenoide *m* pneumatico
e solenoide *m* neumático
d Luftsolenoid *n*

PODOPHYLLUM, see 4520

5261 POINT
f point *m*
i punto *m*
e punto *m*
d Punkt *m*

POINT BOX, see 4254

5262 POINT OF ACTION, point of attack, site of action, working point
f lieu *m* d'action, point *m* d'attaque, point *m* d'impact
i luogo *m* d'azione, punto *m* d'applicazione, punto *m* d'attacco
e lugar *m* de acción, punto *m* de aplicación, punto *m* de ataque, sitio *m* de acción
d Angriffspunkt *m*, Wirkort *m*, Wirkungsort *m*

POINT OF ATTACK, see 5262

POINT OF CONGELATION, see 3377

POINT OF CONVERGENCE, see 3307

5263 POINT OF INTERSECTION
f point *m* d'intersection
i punto *m* d'intersezione
e punto *m* de intersección
d Schnittpunkt *m*

POINT OF SUPPORT, see 3406

5264 POINTED (adj)
f aigu (adj), pointu (adj)
i acuto (adj), appuntito (adj)
e agudo (adj), puntiagudo (adj)
d spitz (adj)

5265 POINTER
f index *m*
i indice *m*
e índice *m*, saeta *f*
d Weiser *m*, Zeiger *m*

5266 POISON
f poison *m*
i veleno *m*
e ponzoña *f*, veneno *m*
d Gift *n*, Toxicum *n*

POISONING, see 4045

5267 POISONOUS (adj), venomous (adj)
f toxique (adj), vénéneux (adj)
i tossico (adj)
e ponzoñoso (adj), tóxico (adj), venenoso (adj)
d giftig (adj)

5268 POLAR COMPOUND
f composé *m* polaire
i composto *m* polare
e compuesto *m* polar
d Polarverbindung *f*

5269 POLISH
f poli *m*
i brunitura *f*, levigatura *f*, pulitura *f*
e bruñido *m*, pulimento *m*
d Politur *f*

POLISHED (adj), see 1085

5270 POLISHER
f agent *m* de polissage
i lucidatore *m*
e pulidor *m*
d Poliermittel *n*

POLISHING, see 1135

5271 POLISHING MACHINE
f machine *f* à polir, polisseuse *f*
i brunitrice *f*, levigatrice *f*
e pulidora *f*
d Polierbock *m*, Poliermaschine *f*, Schleifbock *m*

POLLUTION, see 3909

5272 POLYACRYLIC RESIN
f résine *f* polyacrylique
i resina *f* poliacrilica
e resina *f* poliacrílica
d Polyacrylsäureharz *n*

5273 POLYBASIC ACID
f acide *m* polybasique

i acido *m* polibasico
e ácido *m* polibásico
d mehrbasische Säure *f*

POLYCHROMY, see 4730

5274 POLYENE FATTY ACID, polyinsaturated acid
f acide *m* gras polyénique, acide *m* gras polyinsaturé
i acido *m* grasso polienico
e ácido *m* graso poliénico
d mehrfach ungesättigte Fettsäure *f*, Polyenfettsäure *f*

5275 POLYHYDRIC ALCOHOL, polyvalent alcohol
f alcool *m* polyvalent, polyalcool *m*
i alcool *m* polivalente
e alcohol *m* polivalente
d mehrwertiger Alkohol *m*

POLYINSATURATED ACID, see 5274

5276 POLYPHASE ELECTRIC MOTEUR
f moteur *m* électrique polyphasé
i motore *m* a corrente polifase
e motor *m* de corriente polifásico
d Mehrphasenelektromotor *m*

5277 POLYVALENT (adj)
f polyvalent (adj)
i polivalente (adj)
e polivalente (adj)
d mehrwertig (adj)

POLYVALENT ALCOHOL, see 5275

5278 POLYVINYL RESIN
f résine *f* polyvinylique
i resina *f* polivinilica
e resina *f* de polivinilo, resina *f* polivinílica
d Polyvinylharz *n*

PONCEAU 4R, see 1666

5279 PONDERABLE (adj)
f pondérable (adj)
i ponderabile (adj)
e ponderable (adj)
d wägbar (adj)

5280 POOL
f masse *f* commune
i massa *f* commune
e conjunto *m*, masa *f* común
d gemeinsame Masse *f*

5281 POORLY REACTIVE (adj)
  f inerte (adj) (chem), réagissant faiblement (adj), réagissant paresseusement (adj)
  i inerte (adj) (chem)
  e inactivo (adj), inerto (adj) (chem)
  d reaktionsträge (adj)

5282 POPLIN
  f popeline f
  i popelina f
  e popelina f, poplin m
  d Popelin m, Popeline f, Wollseide f

5283 POPPET VALVE
  f soupape f en champignon
  i valvola f a fungo, valvola f tubolare
  e válvula f de obturador de manguito
  d Rohrventil n, Tellerventil n

5284 PORCELAIN
  f porcelaine f
  i porcellana f
  e porcelana f
  d Porzellan n

5285 PORCELAIN BALL MILL
  f broyeur m à boulets en porcelaine
  i molino m a palle di porcellana
  e molino m de bolas de porcelana
  d Porzellankugelmühle f

PORCELAIN EARTH, see 1501

5286 PORCELAIN FILTER
  f filtre m en porcelaine
  i filtro m di porcellana
  e filtro m de porcelana
  d Porzellanfilter m

5287 PORCELAIN MORTAR
  f mortier m en porcelaine
  i mortaio m di porcellana
  e mortero m de porcelana
  d Porzellanmörser m

5288 PORCELAIN PACKING, Raschig ring, saddle packing
  f anneau m de Raschig
  i anello m di Raschig
  e anillo m de Raschig
  d Porzellanfüllkorper m, Raschigring m, Sattelfüllkorper m

5289 POROSITY, porousness
  f porosité f
  i porosità f
  e porosidad f
  d Porosität

5290 POROUS (adj)
  f poreux (adj)
  i poroso (adj)
  e poroso (adj)
  d durchlässig (adj), löcherig (adj), porös (adj)

POROUS ALUM, see 1845

POROUS PLATE, see 1596

POROUSNESS, see 5289

PORPHYRISATION, see 4728

5291 PORPHYRY MULLER
  f plaque f de porphyre
  i lastra di porfido
  e placa de pórfido
  d Porphyrplatte f

5292 PORPHYRY ROLLER
  f porphyre m (objet), rouleau m de porphyre
  i rullo m di porfide
  e rodillo m de pórfido
  d Porphyrwalze f

5293 PORTERAGE
  f factage m, prix m de transport
  i facchinaggio m, spese di facchinaggio
  e gastos (mpl) de transporte, portaje m
  d Frachtgeld n, Rollgeld n

PORTION, see 5021

5294 POSITION
  f condition f, état m, place f, position f, situation f
  i posizione f, situazione f
  e posición f, puesto m, sitio m
  d Lage f, Stand m, Stellung f

5295 POSITIVE (adj)
  f formel (adj), positif (adj)
  i positivo (adj)
  e indudable (adj), positivo (adj), precioso (adj)
  d ausdrücklich (adj), bestimmt (adj), fest (adj), starr (adj)

POSITIVE DIE, see 4446

POSITIVE MO(U)LD, see 4446

5296 POSITIVE SUMMATION, synergism
  f synergie f
  i sinergia f
  e sinergia f
  d Synergie f, Synergismus m

POSOLOGY, see 2566

5297 POST FORMED MO(U)LDING
f moulage *m* post-formé
i laminato *m* postformato
e laminado *m* postmoldeado
d nachgeformtes Schichtstoffteil *n*

POSTBOARD CONTAINER, see 1306

5298 POST-FORMING SHEET
f feuille *f* postformable
i laminato *m* stampabile
e plancha *f* estratificada moldeable
d formbare Schichtplatte *f*

POSTPONEMENT, see 2279

POT, see 4096

5299 POT LIFE, tank life
f durée *f* de conservation dans le récipient
i durata *f* in vaso
e duración *f* de conservación en recipiente
d Konservierungsdauer *f* im Behälter

5300 POT MILL
f broyeur sphérique *m*
i frantoio sferico *m*
e quebrantador esférico *m*
d Topfmühle *f*

5301 POT PLUNGER, transfer plunger
f piston *m* de transfert
i pistone *m* d'iniezone
e émbolo *m* de transferencia
d Presspritzkolben *m*, Spritzkolben *m* 2°, Transferkolben *m*

POTABLE, see 2628

5302 POTASH, potassium carbonate, K_2CO_3
f carbonate neutre de potassium *m*
i carbonato neutro di potassio *m*
e carbonato neutro de potasio *m*
d Kalium carbonicum *n*, Kaliumkarbonat *n*, kohlensaures Kalium *n*, Potassii carbonas *n*

POTASH LYE, see 1374

5303 POTASSIUM
f potassium *m*, potasse *f*
i potassio *m*
e potasio *m*
d Kalium *n*

5304 POTASSIUM ACETATE, $KC_2H_3O_2$
f acétate *m* de potassium
i acetato *m* di potassio
e acetato *m* de potasio
d essigsaures Kalium *n*, Kalium *n* aceticum, Kaliumazetat *n*

5305 POTASSIUM ACID PHTHALATE, potassium biphthalate
f phtalate *m* de potassium
i ftalato *m* di potassio
e ftalato *m* potásico
d Kaliumphthalat *n*

POTASSIUM ACID TARTRATE, see 2067

POTASSIUM ALUM, see 358

5306 POTASSIUM ARSENITE
f arsénite *m* de potassium
i arsenico *m* di potassio
e arsénico *m* potásico
d Kalium *n* arsenicosum, Kaliumarsenit *n*

5307 POTASSIUM BICARBONATE, $KHCO_3$
f bicarbonate de potassium *m*, carbonate acide de potassium *m*
i carbonato acido di potassio *m*, bicarbonato di potassio *m*
e bicarbonato de potasio *m*, carbonato de potasio *m*
d doppeltkohlensaures Kalium *n*, Kaliumbikarbonat *n*, Kalium bicarbonatum *n*, Potassii bicarbonas

5308 POTASSIUM BICHROMATE, potassium dichromate
f bichromate *m* de potassium
i cromato *m* di potassio
e dicromato *m* potásico
d doppeltchromsaures Kalium *n*, Kaliumbichromat *n*, Kaliumpyrochromat *n*, pyrochromsaures Kalium *n*

5309 POTASSIUM BINOXALATE, sorrel salt
f bioxalate *m* de potassium
i biossalato *m* di potassio
e bioxalato *m* potásico, sal *m* de acedera
d Kalium *n* bioxalicum, Kleesalz *n*, saures Kaliumoxalat *n*, Sauerkleesalz *n*

5310 POTASSIUM BIPHOSPHATE, potassium phosphate,(monobasic)
f phosphate *m* monobasique de potassium
i fosfato *m* monopotassico
e fosfato *m* potásico primario
d Monokaliumdihydrogenphosphat *n*, saures Kaliumphosphat *n*

POTASSIUM BIPHTALATE, see 5305

5311 POTASSIUM BISULFATE
f bisulfate *m* de potassium
i bisolfato *m* di potassio
e bisulfato *m* potásico
d Kaliumbisulfat *n*, Kaliumhydrogensulfat *n*

POTASSIUM BITARTRATE, see 2067

5312 POTASSIUM BORATE
f borate *m* de potassium
i borato *m* di potassio
e borato *m* potásico
d Kaliumborat *n*

5313 POTASSIUM BOROTARTRATE
f borotartrate *m* de potassium
i borotartrato *m* di potassio
e borotartrato *m* potásico
d Boraxweinstein *m*

5314 POTASSIUM BROMATE
f bromate *m* de potassium
i bromato *m* di potassio
e bromato *m* potásico
d bromsaures Kalium *n*, Kalium *n* bromicum, Kaliumbromat *n*

5315 POTASSIUM BROMIDE, KaBr
f bromure de potassium *m*
i bromuro di potassio *m*
e bromuro de potasio *m*
d Bromkalium *n*, Kalii bromidum *n*, Kaliumbromid *n*

POTASSIUM CARBONATE, see 5302

5316 POTASSIUM CHLORATE, Kcl 03
f chlorate de potassium *m*
i clorato di potassio *m*
e clorato de potasio *m*
d chlorsaures Kalium *n*, Kalium chloricum *n*, Kaliumchlorat *n*

5317 POTASSIUM CHLORIDE, Kcl
f chlorure de potassium *m*
i cloruro di potassio *m*
e cloruro de potasio *m*
d Chlorkalium *n*, Kalium chlorid *n*, Kalium chloratum *n*

5318 POTASSIUM CHLOROPALLADATE, potassium palladium chloride
f palladochlorure *m* de potassium
i palladocloruro *m* di potassio
e paladocloruro *m* potásico
d Kaliumchloroplatinat *n*

5319 POTASSIUM CHROMATE
f chromate *m* de potassium
i cromato *m* di potassio
e cromato *m* potásico
d chromsaures Kali *n*, Kaliumchromat *n*

5320 POTASSIUM CITRATE
f citrate *m* de potassium
i citrato *m* di potassio
e citrato *m* potásico
d Kalium *n* citricum, Kaliumzitrat *n*

POTASSIUM COBALTNITRITE, see 1665

5321 POTASSIUM CYANIDE, KCN
f cyanure de potassium *m*
i cianuro di potassio *m*
e cianuro de potasio *m*
d blausaures Kalium *n*, Kalium cyanatum *n*, Kaliumzyanid *n*, Zyankalium *n*

POTASSIUM DICHROMATE, see 5308

5322 POTASSIUM FERRICYANIDE, red prussiate of potash
f ferricyanure *m* de potassium, prussiate *m* rouge
i ferricianuro *m* di potassio
e ferricianuro *m* potásico
d Ferrizyankalium *n*, Kaliumferrizyanid *n*, rotes Blutlaugensalz *n*, Rotkali *n*

5323 POTASSIUM FERROCYANIDE, yellow prussiate of potash
f ferrocyanure *m* de potassium, prussiate *m* jaune
i ferrocianuro *m* di potassio, prussiato *m* giallo
e ferrocianuro *m* potásico, prusiato *m* amarillo
d Gelbkali *n*, gelbes Blutlaugensalz *n*, Kalium *n* ferrocyanatum, Zyankaliumeisen *n*

5324 POTASSIUM FLUORIDE
f fluorure *m* de potassium
i fluoruro *m* di potassio
e fluoruro *m* potásico
d Fluorkalium *n*, Kalium *n* fluoratum, Kaliumfluorid *n*

5325 POTASSIUM FLUOTANTALATE
f tantalifluorure *m* de potassium
i fluotantalato *m* di potassio
e fluotantalato *m* potásico
d Kaliumfluorotantalat *n*

5326 POTASSIUM GUAIACOSULFONATE
f sulfogaiacolate *m* de potassium

i gujacolsolfonato *m* di potassio
e guayacolsulfonato *m* potásico
d guajakolsulfosaures Kalium *n*, Thiokol Ⓡ

5327 POTASSIUM GLYCEROPHOSPHATE
f glycérophosphate *m* de potassium
i glicerofosfato *m* di potassio
e glicerofosfato *m* potásico
d Kalium *n* glycerinophosphoricum

POTASSIUM HYDROXIDE, see 1375

5328 POTASSIUM HYPERMANGANATE, potassium permanganate, $KMnO_4$
f permanganate de potassium *m*
i guajacolsolfonato *m* di potassio
e permanganato de potasio *m*
d Chamäleon Violett *n*, Kaliumpermanganat *n*, Kalium permanganicum *n*, übermangansaures Kali *n*

5329 POTASSIUM HYPOPHOSPHITE
f hypophosphite *m* de potassium
i ipofosfito *m* di potassio
e hipofosfito *m* potásico
d Kalium *n* hypophosphorosum, Kaliumhypophosphit *n*, unterphosphorigsaures Kalium *n*

5330 POTASSIUM IODATE
f iodate *m* de potassium
i iodato *m* di potassio
e iodato *m* potásico
d jodsaures Kalium *n*, Kaliumjodat *n*

5331 POTASSIUM IODIDE, KI
f iodure de potassium *m*
i ioduro di potassio *m*
e yoduro de potasio *m*
d Jodkali *n*, Kaliumjodid *n*, Kalium iodatum *n*, KJ

5332 POTASSIUM IODOPLATINATE
f platine-iodure *f* de potassium
i iodoplatinato *m* di potassio
e iodoplatinato *m* potásico
d Kaliumjodoplatinat *n*

5333 POTASSIUM METABISULFITE, potassium pyrosulfite
f pyrosulfite *m* de potassium
i pirosulfito *m* di potassio
e pirosulfito *m* potásico
d Kalium *n* metabisulfurosum, Kaliumpyrosulfit *n*

POTASSIUM NITRATE, see 4778

5334 POTASSIUM NITRITE
f nitrite *m* de potassium
i nitrito *m* di potassio
e nitrito *m* potásico
d Kalium *n* nitrosum, Kaliumnitrit *n*, salpetrigsaures Kalium *n*

5335 POTASSIUM OXALATE
f oxalate *m* de potassium
i ossalato *m* di potassio
e oxalato *m* potásico
d Kalium *n* oxalicum, Kaliumoxalat *n*

POTASSIUM PALLADIUM CHLORIDE, see 5318

5336 POTASSIUM PERCARBONATE
f percarbonate *m* de potassium
i percarbonato *m* di potassio
e percarbonato *m* potásico
d Kalium *n* percarbonicum, Kaliumperkarbonat *n*, überkohlensaures Kalium *n*

5337 POTASSIUM PERCHLORATE, KCl-04
f perchlorate de potassium *m*
i perclorato di potassio *m*
e perclorato de potasio *m*
d Kalium perchloricum *n*, Kaliumperchlorat *n*, überchlorsaures Kalium *n*

5338 POTASSIUM PERIODATE
f périodate *m* de potassium
i periodato *m* di potassio
e periyodato *m* potásico
d Kaliumperjodat *n*

POTASSIUM PERMANGANATE, see 5328

POTASSIUM PERSULFATE, see 483

5339 POTASSIUM PHENOLSULFONATE
f phénolsulfonate *m* de potassium
i fenolsolfonato *m* di potassio
e fenolsulfonato *m* potásico
d Kaliumphenolsulfonat *n*

5340 POTASSIUM PHOSPHATE, DIBASIC
f phosphate *m* dibasique de potassium
i fosfato *m* bipotassico
e fosfato *m* potásico secundario
d Dikaliummonohydrogenphosphat *n*, Kalium *n* phosphoricum, phosphorsaures Kalium *n*

POTASSIUM PHOSPHATE, MONOBASIC, see 5310

5341 POTASSIUM PHOSPHATE, TRIBASIC
f triphosphate *m* de potassium

i trifosfato *m* di potassio
e fosfato *m* potásico terciario
d Kalium *n* phosphoricum neutrale, neutrales Kaliumphosphat *n*, Trikaliumphosphat *n*

POTASSIUM PYROSULFITE, see 5333

5342 POTASSIUM SALICYLATE
f salicylate *m* de potassium
i salicilato *m* di potassio
e salicilato *m* de potasio
d Kaliumsalicylat *n*

5343 POTASSIUM SILICATE
f silicate de potassium *m*
i silicato di potassio *m*
e silicato de potasio *m*
d Kaliumsilikat *n*, Kalium silicicum *n*, Kaliumwasserglas *n*, kieselsaures Kalium *n*

5344 POTASSIUM STEARATE
f stéarate *m* de potassium
i stearato *m* di potassio
e estearato *m* de potasio
d Kaliumstearat *n*

5345 POTASSIUM SULFATE, SO$_4$K$_2$
f sulfate de potassium *m*
i solfato di potassio *m*
e sulfato de potasio *m*
d Kaliumsulfat *n*, Kalium sulfuricum *n*, Potasii sulfas *n*, schwefelsaures Kalium *n*

POTASSIUM SULFIDE, see 4255

5346 POTASSIUM SULFOCYANATE, KSCN
f rhodanate de potassium *m*, sulfocyanate de potassium *m*
i rodanato di potassio *m*
e rodanato de potasio *m*, sulfocianato de potasio *m*
d Kaliumrhodanat *n*, Kaliumsulfozyanat *n* Kalium rhodanatum *n*, Kaliumrhodanid *n*, Kalium sulfocyanicum *n*, Kaliumsulfocyanid *n*, Kaliumcyanat *n*, Rhodankalium *n*, Schwefelzyankalium *n*

5347 POTASSIUM TARTRATE, soluble tartar
f sel *m* végétal, tartrate *m* neutre de potassium
i tartrato *m* neutro di potassio
e sal vegetal *m*, tartrato neutro de potasio *m*, tártaro soluble *m*
d neutrales weinsaures Kalium *n*, Kaliumtartrat *n*, Kalium *n* tartaricum, Tartarus *m* tartarisatus

5348 POTASSIUM THIOCARBONATE
f thiocarbonate *m* de potassium
i tiocarbonato *m* di potassio
e tiocarbonato *m* potásico
d Kalium *n* sulfocarbonicum, Kaliumthiokarbonat *n*

5349 POTATO FLOUR
f fécule *f* de pommes de terre
i fecola *f* di patate
e fécula *f* de papa, fécula *f* de patata
d Kartoffelmehl *n*

POTATO OIL, see 3083

POTATO SPIRIT, see 3083

5350 POTATO STARCH
f amidon *m* de pomme de terre
i fecola *f* di patate
e fécula *f* de patata
d Amylum Solani *n*, Kartoffelmehl *n*, Kartoffelstärke *f*

POTENCY (hom), see 2449

5351 POTENTIAL DIFFERENCE
f différence *f* de potentiel
i diferenza *f* di potenziale
e diferencia *f* de potencial
d Potentialunterschied *m*, Spannungsdifferenz *f*, Spannungsgefälle *f*

5352 POTENTIAL MEDIATOR
f médiateur *m* de potentiel
i mediatore *m* di potenziale
e mediador *m* de potencial
d Potentialvermittler *m*

5353 POTENTIAL THRESHOLD
f seuil *m* de potentiel
i soglia *f* di potenziale
e umbral *m* de potencial
d Potentialschwelle *f*

POTENTIALIZED ANESTHESIA, see 4768

5354 POTENTIATION, supplemental synergism
f potentialisation *f*
i potenziamento *m*
e potenciación *f*
d Potentialisation *f*, Potenzierung *f*, Verstärkung *f*

5355 POTENTIOMETER
f potentiomètre *m*
i potenziometro *m*
e potenciómetro *m*
d Potentiometer *n*

POTION, see 2616

POTTER'S CLAY, see 5227

POTTERY, see 2087

POTUS, see 2616

POUCH, see 736

POULTICE, see 1359

5356 POUND, lb
f livre (poids) *f*
i libbra *f*
e libra *f*
d Pfund *n*

5357 POUNDING
f bocardage *m*, broiement *m*, pilage *m*
i pestatura *f*
e machacadura *f*, machaqueo *m*
d Stampfen *n*, Zerkleinern *n*

5358 POUNDS PER SQUARE INCH, p.s.i.
f livres (fpl) par pouce carré (pression)
i libbre (fpl) per pollice quadrato (pressione)
e libras (fpl) por pulguda cuadrada (presión)
d Pfund *n* je Quadratzoll (Druck)

5359 POUR, to
f verser (v)
i versare (v)
e varciar (v), verter (v)
d giessen (v)

5360 POUR POINT
f point *m* de coulage
i punto *m* di scorrimento
e punto *m* de fluidez
d Fliesspunkt *m*

POURABILITY, see 1148

5361 POURABLE SEALING COMPOUND
f masse *f* à couler
i massa *f* da colare
e masilla *f* para colar
d Vergussmasse *f*

5362 POURING
f coulage *m*
i colata *f*
e colada *f*
d Guss *m*

5363 POURING CHANNEL
f canal *m* de coulée, rigole *f* de coulée
i canale *m* di colata
e canal *m* de colada
d Abstichrinne *f*, Fuchs *m*, Gusskanal *m*

POUROUT, see 2486

5364 POWDER
f poudre *f*
i polvere *f*
e polvo *m*
d Puder *f*, Pulver *n*, Staub *m*

5365 POWDER BED
f lit *m* de poudre
i letto *m* di polvere
e lecho *m* de polvo
d Pulverbett *n*

5366 POWDER BOX
f boîte *f* à poudre
i scatola *f* da polvere
e cajita *f* para polvos
d Pulverschachtel *f*

5367 POWDER DENSITY
f masse *f* volumique des poudres à mouler
i densità *f* apparente di polvi da stampaggio
e densidad *f* aparente de polvos de moldeo
d Schüttdichte *f* (Presspulver)

5368 POWDER FORM
f état *m* pulvérisant
i forma *f* polverizzata
e forma *f* pulverizada
d Pulverforme *f*

5369 POWDER METAL
f métal *m* fritté
i metallo *m* sinterizzato
e metal *m* sinterizado
d Sintermetall *n*

5370 POWDER SPATULA
f spatule *f* à poudre
i spatola *f* per polveri
e espátula *f* por polvo
d Puderspatel *f*

5371 POWDERED (adj)
f pulvérisé (adj)
i polverizzato (adj)
e pulverizado (adj)
d pulverig (adj), pulverisiert (adj), zerstäubt (adj)

POWDERED EXTRACT, see 2660

5372 POWDERED GLASS TEST
f épreuve *f* du verre pillé
i prova *f* di vetro polverizzato
e ensayo *m* del vidrio pulverizado
d Glaspulverprüfung *f*

5373 POWDERED MATERIAL
f substance *f* pulvérisée
i sostanza *f* polverizzata, materiale *m* polverizzato
e materia *f* polvorosa
d Pulvergut *n*

5374 POWDERY (adj)
f pulvérulent (adj)
i polverulento (adj)
e polvoriento (adj)
d pulverig (adj)

POWER, see 3334

5375 POWER FACTOR
f facteur *m* de puissance
i fattore *m* di potenza
e factor *m* de potencia, factor *m* de rendimiento
d Leistungsfaktor *m*

5376 POWER GAS
f carburant *m* gazeux
i gas *m* per energia motrice
e gas *m* para fuerza motriz
d Kraftgas *n*, Treibgas *n*

POWER OF A MACHINE, see 5106

5377 POWER ROOM
f salle *f* des machines
i sala *f* delle macchine
e sala *f* de máquinas
d Maschinenraum *m*

5378 POWER STROKE
f course *f* motrice
i scoppio *m*
e carrera *f* de trabajo
d Arbeitshub *m*, Expansionshub *m*

POWER SUPPLY, see 3074

p.p.m., see 5032

5379 PRACTICABLE (adj)
f réalisable (adj)
i realizzabile (adj)
e realisable (adj)
d ausführbar (adj)

5380 PRE-AERATION
f pré-aération *f*
i preaerazione *f*
e pré-aireación *f*
d Vorbelüftung *f*

5381 PREADJUSTMENT
f pré-ajustage *m*
i preaggiustaggio *m*
e ajuste *m* previo, preajuste *m*
d Voreinstellung *f*

5382 PREAMPLIFIER
f préamplificateur *m*
i preamplificatore *m*
e preamplificador *m*
d Vorverstärker *m*

5383 PRECALCULATION, previous estimation
f estimation *f* préalable
i precalcolazione *f*
e cálculo *m* previo
d Vorausschätzung *f*, Vorkalkulation *f*

PRECAUTION, see 1379

5384 PRECAUTIONARY MEASURE
f mesures (fpl) de précaution
i precauzioni (fpl)
e medidas (fpl) de precaución
d Vorsichtsmassnahme *f*

5385 PRECIOUS METAL
f métal *m* précieux
i metallo *m* prezioso
e metal *m* precioso
d Edelmetall *n*

5386 PRECIPITABLE (adj)
f précipitable (adj)
i precipitabile (adj)
e precipitable (adj)
d ausfällbar (adj), fällbar (adj)

5387 PRECIPITANT
f précipitant *m*
i precipitante *m*
e precipitante *m*
d Ausfällungsmittel *n*, Fällungsmittel *n*

PRECIPITATE, see 2336

5388 PRECIPITATION
f précipitation *f*
i precipitazione *f*
e precipitación *f*
d Ausfällung *f*

PRECIPITATION VESSEL, see 2215

PRECISION, see 100

5389 PRECISION BALANCE
f balance f de précision
i bilancia f di precisione
e balanza f de precisión
d Feinwaage f

5390 PRECISION GAUGE
f indicateur m de précision
i indicatore m di precisione
e indicador m de precisión
d Feinzeiger m

5391 PRECISION TESTING
f mesure f de haute précision
i misura f di precisione
e medida f de precisión
d Feinmessung f, Feinprüfung f

5392 PRECOATED
f revêtu (adj) à sec
i prescotato (adj), rivestito a secco (adj)
e cubierto (adj) a seco
d trockendragiert (adj)

PRECOMPRESSION, see 2583

5393 PRECOOLING
f pré-refroidissement m, refroidissement préalable m
i preraffreddamento m
e refrigeración previa f
d Vorkühlung f

5394 PRECURSOR
f précurseur m
i precursore m
e precursor m
d Vorläufer m, Vorstufe f

5395 PRECUT BLANC
f ébauche f estampée, flan m estampé
i semilavorato m fustellato
e preforma f estampada
d vorgestanzter Rohling m

5396 PREDICTION
f prédiction f, pronostic m
i predizione f, pronostico m
e predicción f, pronóstico m
d Prognose f, Vorausbestimmung f, Voraussage f

5397 PREDIGESTION
f prédigestion f
i predigestione f
e predigestión f
d Vorverdauung f

5398 PREDISPOSITION
f prédisposition f
i predisposizione f
e predisposición f
d Anlage f

5399 PREFERENTIAL (adj)
f préférentiel (adj)
i preferenziale (adj)
e preferencial (adj)
d bevorzugt (adj)

5400 PREFORM
f préforme f
i preforma f
e preforma f
d Vorformling m

5401 PRE-FORMING
f préformage m
i preformatura f
e preformado m
d Vorpressen n

PREGNANT MARE SERUM, see 5258

5402 PREHEATER
f préchauffeur m
i preriscaldatore m
e recalentador m
d Vorwärmer m

5403 PREHEATING
f préchauffage m
i preriscaldamento m
e precalentamiento m
d Vorwärmen n

5404 PRELIMINARY (adj)
f préliminaire (adj)
i preliminare (adj)
e preliminar (adj)
d vorläufig (adj)

5405 PRELIMINARY TREATMENT, pretreatment, priming
f prétraitement m, traitement m préalable
i pretrattamento m, trattamento m preliminare
e pretratamiento m, tratamiento m preliminar
d Vorbehandlung f

PREMIXED BATCH, see 4493

5406 PREPARATION
f préparation f
i preparazione f
e preparación f, preparado m
d Zubereitung f

PREPARED LARD, see 186

5407 PREPARING
f préparation ƒ
i preparazione ƒ
e preparativo m
d Vorbereitung ƒ

5408 PRESCRIBE, to
f ordonner (v), prescrire (v)
i ordinare (v), prescrivere (v)
e prescribir (v)
d verordnen (v), vorschreiben (v)

5409 PRESCRIPTION, recipe, Rx
f ordonnance ƒ, prescription ƒ
i prescrizione ƒ, ricetta ƒ
e prescripción ƒ, receta ƒ
d Rezept n, Verordnung ƒ

5410 PRESCRIPTION (jur)
f prescription ƒ (jur)
i prescrizione ƒ (jur)
e prescripción ƒ (jur)
d Vorschrift ƒ (jur)

5411 PRESELECTION
f présélection ƒ
i preselezione ƒ
e preselección ƒ
d Vorwahl ƒ, Vorwählung ƒ

5412 PRESENCE
f présence ƒ
i presenza ƒ
e presencia ƒ
d Anwesenheit ƒ

5413 PRESENTATION
f présentation ƒ
i presentazione ƒ
e presentación ƒ
d Darstellung ƒ

5414 PRESERVATION
f conservation ƒ, préservation ƒ
i conservazione ƒ, preservazione ƒ
e conservación ƒ, preservación ƒ
d Erhaltung ƒ, Verhütung ƒ

5415 PRESERVATIVE, preserver
f agent m de conservation, conservateur m, préservateur m
i agente m protettore, conservativo m preservativo m
e agente m de conservación conservador m, preservativo m
d Konservierungsmittel n, Präservierungsmittel n, Schutzmittel n

PRESERVER, see 5415

5416 PRESET, to
f pré-établir (v)
i prestabilire (v)
e preestablecer (v)
d vorher festsetzen (v)

PRESIDENT, see 1440

5417 PRESOAKING, presteeping
f gonflement m préalable
i prerigonfiamento m
e pre-hinchamiento m
d Vorquellen n

5418 PRESS, to
f comprimer (v), serrer (v)
i pressare (v)
e comprimir (v), prensar (v)
d drücken (v), pressen (v)

5419 PRESS
f presse ƒ
i pressa ƒ, strettoio m, torchio m
e prensa ƒ
d Kelter ƒ, Presse ƒ

5420 PRESS BUTTON, push button
f bouton m de pression
i pulsante m
e botón m de contacto, pulsador m
d Druckknopf n

5421 PRESS COATED TABLET
f comprimé ƒ enrobé à sec
i compressa ƒ prescotata, compressa ƒ rivestita a secco
e comprimido m grageado por presión
d Manteltablette ƒ

PRESS COATING, see 1828

5422 PRESS FILTER
f filtre m à pression
i filtro m a pressione
e filtro m de presión
d Druckfilter m, Pressfilter m

5423 PRESS MO(U)LD
f matrice ƒ de presse
i pressa ƒ per formare
e matriz ƒ de prensa, molde m para prensar
d Pressform ƒ

5424 PRESS TOOL
f moule m
i stampo m
e estampa ƒ
d Formstanze ƒ, Presswerkzeug n

PRESS WELDING, see 1171

PRESS-ADVERTISING, see 4773

5425 PRESSED GLASS
f carreau *m* (verre), verre *m* pressé
i vetro *m* pressato, vetro *m* stampato
e vidrio *m* prensado
d Pressglas *n*

5426 PRESSED PIECE
f pièce *f* pressée
i pezzo *m* stampato
e pieza *f* prensada
d Pressling *m*, Pressteil *m*

5427 PRESSED SHEET
f feuille *f* pressée, plaque *f* pressée
i foglio *m* pressato, foglio *m* stampato
e hoja *f* prensada
d gepresste Folie *f*

5428 PRESSING POWER, pressure
f force de compression *f*, pression *f*
i forza di pressione *f*, pressione *f*
e fuerza de presión *f*, presión *f*
d Druck *m*, Pressdruck *m*

PRESSING POMP, see 3338

5429 PRESSION PERCOLATION
f percolation *f* sous pression
i percolazione *f* sotto pressione
e percolación *f* a presión
d Druckperkolation *f*

5430 PRESSION SQUARE INCH, P.S.I.
f pression *f* par "pouce" carré
i pressione *f* per pollice quadrato
e presión *f* al pulgar cuadrato
d Druck *m* pro Quadratzoll

PRESSION STRAIN, see 1837

5431 PRESSOR RESPONSE
f effet *m* sur la tension, réponse *f* tensionnelle
i effetto *m* pressore
e efecto *m* sobre la tensión
d Druckeffekt *m* (ph dyn.)

PRESSURE, see 5428

5432 PRESSURE BAG MOLDING
f moulage *m* au sac sous pression
i pressatura *f* con sacco
e moldeo *m* con saco
d Drucksackverfahren *n*

5433 PRESSURE BOILER
f chaudière *f* à pression
i caldaia *f* a pressione
e caldera *f* de presión, recipiente *m* de presión
d Druckgefäss *n*, Druckkessel *m*

5434 PRESSURE BOTTLE
f bouteille *f* à pression
i bottiglia *f* a pressione
e botella *f* de acero a presión
d Druckflasche *f*

5435 PRESSURE COMPENSATION, pressure equalization
f compensation *f* de la pression, égalisation *f* de la pression
i compensazione *f* della pressione, compenso *f* di pressione
e compensación *f* de la presión
d Druckausgleich *m*

PRESSURE DROP, see 3036

PRESSURE EQUALIZATION, see 5435

PRESSURE EQUALIZING PLATE, see 1370

5436 PRESSURE FERMENTATION
f fermentation *f* sous pression
i fermentazione *f* sotto pressione
e fermentación *f* bajo presión
d Druckgärung *f*

5437 PRESSURE FORMING
f estampage *m*, gaufrage *m*
i pressatura *f*
e estampado *m*
d Drücken *n*, Formstanzen *n*

PRESSURE GAUGE, see 4466

PRESSURE INDICATOR, see 4466

5438 PRESSURE LUBRICATION
f graissage *m* sous pression
i lubrificazione *f* forzata
e engrase *m* a presión
d Druckschmierung *f*

PRESSURE METER, see 4466

5439 PRESSURE NOZZLE
f tuyère *f* de pression
i ugello *m* a pressione
e tobera *f* de presión
d Druckdüse *f*

PRESSURE PACK, see 246

PRESSURE PAD, see 928

5440 PRESSURE PIPE
f conduite *f* forcée
i condotta *f* forzata, tubo *m* di condotta forzata
e caño *m* de presión, tubo *m* de presión
d Druckrohr *n*

PRESSURE REDUCING VALVE, see 1948

5441 PRESSURE REGULATOR
f régulation *m* de pression
i regolatore *m* di pressione
e regulador *m* de presión
d Druckregler *m*

5442 PRESSURE ROLLER
f cylindre *m* de pression
i cilindro *m* spremitore
e cilindro *m* de presión, cilindro *m* compresor
d Presswalze *f*, Presszylinder *m*

5443 PRESSURE SUIT
f vêtement *m* pressurisé
i vestito *m* pressurizzàto
e traje *m* prensado
d Druckanzug *m*

PRESSURE TEST, see 1839

5444 PRESSURE TUBING, vacuum tubing
f tuyau *m* à vide
i condotto *m* a vuoto
e conducto *m* de vacío
d Vakuumschlauch *m*

PRESSURIZED DISPENSER, see 3171

PRESSURIZED PACK, see 246

PRESTEEPING, see 5417

5445 PRESTIGE ADVERTISING
f publicité *f* de prestige
i pubblicità *f* di prestigio
e publicidad *f* de prestigio
d Prestigewerbung *f*

5446 PRE-STRETCHED SHEET
f flan *m* préétiré
i foglio *m* prestirato
e lámina *f* preestirada
d vorgestreckte Folie *f*

5447 PRESUMED STOCK
f inventaire *m* théorique
i inventario *m* teorico
e inventario *m* teórico
d Sollbestand *m*

PRETREATMENT, see 5405

5448 PREVALENCE
f prédominance *f*
i predominanza *f*
e predominio *m*
d Vorherrschen *n*

5449 PREVENTION, prophylaxy (med)
f prévention *f*, prophylaxie *f*
i prevenzione *f*, profilassi *f*
e prevención *f*, profilaxis *f*
d Prophylaxe *f*, Verhütung *f*, Vorbeugung *f*

5450 PREVENTIVE DOSE, protective dose, p.d.
f dose *f* de protection
i dose *f* protettiva
e dosis *f* de protección
d Schutzdosis *f*

5451 PREVENTIVE TREATMENT
f traitement *m* préventif, traitement *m* prophylactique
i trattamento *m* preventivo, trattamento *m* profilattico
e tratamiento *m* profiláctico
d prophylaktische Behandlung *f*

PREVIOUS ESTIMATION, see 5383

5452 PRICE
f prix *m*
i prezzo *m*
e precio *m*
d Preis *m*

5453 PRICE LIMIT
f limite *f* de prix
i limite *m* di prezzi
e límite *m* de los precios
d Preisgrenze *f*

5454 PRICKLE, thorn
f épine *f*, ergot *m*
i nasello *m*, spina (d'innesto) *f*
e espiga *f*, espina *f*, pua *f*, rejo *m*
d Dorn *n*, Stachel *m*

5455 PRICKLY (adj)
f épineux (adj)
i spinoso (adj)
e espinoso (adj)
d stachlig (adj)

5456 PRIMARY
f primaire (adj), primitif (adj)
i primario (adj)
e primario (adj)
d primär (adj), primitiv (adj)

5457 PRIMARY CIRCUIT (el)
f circuit *m* inducteur, circuit *m* primaire
i circuito *m* primario
e circuito *m* excitador
d Erregerkreis *m*, primärer Stromkreis *m*

5458 PRIMARY CURRENT
f courant *m* inducteur, courant *m* primaire
i corrente *f* induttrice, corrente *f* primaria
e corriente *m* primario
d induzierender Strom *m*, Primärstrom *m*

PRIMARY SHAFT, see 2637

PRIME COST, see 2024

5459 PRIMER, first step
f première étape *f*
i stado *m* iniziale
e primer estad *m*
d Vorstufe *f*

PRIMING, see 5405

PRIMING COLOR, see 3596

5460 PRIMING DOSIS
f dose d'attaque
i dose-urto *f*, dose d'attaco
e dosis *f* de ataque
d Stossdosis *f*

5461 PRIMING OF A PUMP
f amorçage d'une pompe *m*
i adescamento di pompa *m*
e cebadura de una bomba *f*
d Ansaugen einer Pumpe *n*

5462 PRINT, printing
f empreinte *f*, impression *f*
i impressione *f*
e impresión *f*
d Abdruck *m*, Druck *m*, Drucken *n*, Eindruck *m*

PRINTING, see 5462

5463 PRINTING OF ILLUSTRATIONS
f impression *f* d'illustrations
i stampa *f* d'illustrazioni
e impresión *f* de ilustraciones
d Illustrationsdruck *m*

5464 PRINTING ROLLER
f rouleau *m* d'imprimerie
i cilindro *m* stampatore
e cilindro *m* prensador, rodillo *m* rotativo
d Druckwalze *f*

5465 PRIORITY
f priorité *f*
i priorità *f*
e prioridad *f*
d Priorität *f*, Vorrang *m*

5466 p.r.n., pro re nata, when necessary
f en cas de besoin
i se ce n'è bisogno
e si es necesario
d wenn es nötig ist

PRO RE NATA, see 5466

5467 PROBABILITY
f probabilité *f*
i probabilità *f*
e probabilidad *f*
d Wahrscheinlichkeit *f*

PROBATIONARY PERIOD, see 5111

5468 PROBLEM
f problème *m*
i problema *m*, quesito *m*
e problema *m*
d Problem *n*

5469 PROCEDURE, proceedings *pl*
working method
f procédure *f*
i procedura *f*, tecnica *f*
e procedimiento *m*
d Arbeitsweise *f*, Prozedur *f*, Verfahren *n*

PROCEEDINGS, see 5469

PROCESS OF MANUFACTURING, see 4473

5470 PROCESSING, working up
f élaboration *f*, mise *f* en oeuvre
i elaborazione *f*, metodo *m* di fabbricazione
e elaboración *f*, procedimiento *m* de trabajo
d Aufbereitung *f*, Bearbeitung *f*, Verarbeitung *f*

PROCESSING TIME, see 2564

5471 PROCUREMENT
f approvisionnement *m*, obtention *f*
i approvvigionamento *f*
e abastecimiento *f*, logro *m*, obtención *f*
d Besorgung *f*, Erwerbung *f*, Verschaffung *f*

5472 PRODUCER
f producteur *m*

i produttore *m*
e productor *m*
d Hersteller *m*, Produzent *m*

5473 PRODUCING COST
f frais *m* de fabrication
i costo *m* di produzione
e coste *m* de fabricación
d Erzeugniskosten *pl*, Herstellungskosten *pl*, Produktionskosten *pl*

5474 PRODUCT
f marchandise *f*, produit *m*, produit *m* fabriqué
i prodotto *m*
e producto *m*, género *m*
d Erzeugnis *n*, Produkt *m*, Ware *f*

5475 PRODUCT OF COMBUSTION
f produit *m* de combustion
i prodotto *m* della combustione
e producto *m* de la combustión
d Verbrennungsprodukt *n*

5476 PRODUCTION
f production *f*
i produzione *f*
e producción *f*
d Erzeugung *f*, Gewinnung *f*, Herstellung *f*, Produktion *f*

PRODUCTION (PROCESS), see 4470

5477 PRODUCTION CAPACITY, productivity
f capacité *f* de production, productivité *f*
i capacità *f* di produzione
e potencia *f* productora, productividad *f*, rendimiento *m* cuantitativo
d Leistungsfähigkeit *f*, Mengenleistung *f*, Produktionsfähigkeit *f*, Produktionskapazität *f*

5478 PRODUCTION DIVISION
f département *m* de production
i servizio *m* di produzione
e sección *f* de producción
d Produktionsabteilung *f*

PRODUCTION LINE, see 3027

5479 PRODUCTION RHYTHM
f cadence *f* de production
i ritmo *m* di produzione
e ritmo *m* de producción
d Produktionsrhythmus *m*

5480 PRODUCTION TIME
f durée *f* de fabrication
i durata *f* di fabbricazione

e duración *f* de fabricación
d Fertigungszeit *f*, Herstellungsdauer *f*

5481 PRODUCTIVENESS, profitableness
f productivité *f*, rentabilité *f*
i produttività *f*
e rentabilidad *f*
d Produktivität *f*, Rentabilität *f*

PRODUCTIVITY, see 5477

5482 PROFESSIONAL (adj)
f professionnel (adj)
i professionale (adj)
e profesional (adj)
d beruflich (adj)

5483 PROFESSIONAL TAX
f contribution *f* des patentes, patente *f*, taxe *f* professionnelle
i patente *f*, tassa *f* d'esercizio
e impuesto *m* profesional, patente *f*
d Gewerbesteuer *n*

5484 PROFILE, section
f profil *m*, section *f*
i profilo *m*, sezione *f*
e perfil *m*, sección *f*
d Profil *m*, Seitenriss *m*

5485 PROFILE BLADE BREAKER
f broyeur *m* à pales profilées
i frantoio *m* a palle profilate
e machacador *m* de palas perfiladas
d Profilscheibenmühle *f*

5486 PROFILING
f profilage *m*
i fresatura *f* a profilo
e perfilado *m*
d Profilierung *f*

5487 PROFIT
f bénéfice *m*, gain *m*
i profitto *m*
e ganancia *f*
d Gewinn *m*

PROFITABLENESS, see 5481

PROGESTATIVE, see 3487

5488 PROGRAMMER
f coordinateur *m* électrique, programmateur *m*
i programmatore *m*
e programador *m*
d Programmgestalter *m*, Programmierer

5489 PROGRAMMING
f programmation f
i programmazione f
e programación f
d Programmierung f, Programmieren n

5490 PROGRESSIVE DOSIS
f dose f progressive
i dose f crescente
e dosis f creciente
d steigende Dosis f

5491 PROJECTED AREA
f surface f projetée de moulage
i superficie f frontale di stampaggio
e superficie f de moldeo proyectada
d Pressfläche f

5492 PROLIFERATION
f prolifération f
i proliferazione f
e proliferación f
d Sprossung f, Wucherung f

5493 PROLONGATION
f prolongation f
i prolungamento m
e prolongación f
d Verlängerung f

PROLONGED TREATMENT, see 4357

5494 PRONENESS
f inclination f, penchant m, posture couchée f
i decubito m, inclinazione f, propensione f, tendenza f
e decúbito m, inclinación f
d Liegen n, Neigung f, Schräge f

5495 PROPAGANDA, publicity
f propagande f, publicité f
i pubblicità f
e publicidad f
d Reklame f, Werbung f

5496 PROPANE, propyl hydride
f propane m
i propano m
e propano m
d Propan n, Propylwasserstoff m

5497 PROPELLANT
f agent propulseur m
i (agente) propulsore m, propellente m
e agente propulsivo, agente propulsor m
d Treibmittel n

5498 PROPER, suitable
f adéquat (adj), approprié (adj)
i adatto (adj), apposito (adj)
e adecuado (adj), apropiado (adj)
d angemessen (adj), geeignet (adj), passend (adj)

5499 PROPERTY
f caractéristique f, propriété f, qualité f
i proprietà f
e característica f, propiedad f
d Eigenschaft f

PROPHYLAXY (med), see 5449

5500 PROPORTION
f proportion f, rapport m de grandeur
i proporzione f
e proporción f
d Grössenverhältnis n

PROPORTION, see also 5637

5501 PROPORTIONATING PISTON
f piston m doseur, sabot m doseur
i pistone m dosatore
e émbolo m dosificador
d Dosierkolben m

PROPORTIONER, see 809

5502 "PROPRIETARY"
f spécialité f pharmaceutique
i specialità f farmaceutica
e especialidad f medicinal
d Spezialität f

5503 PROPRIETARY ARTICLE
f article m breveté, article m exclusif
i articolo m brevettato, articolo m esclusivo
e articulo m patentado, articulo m exclusivo
d Markenartikel m, patentierter Artikel m

PROPRIETOR, see 4962

PROPYL HYDRIDE, see 5496

5504 PROPYLSUCCINIC ACID
f acide m propylsuccinique
i acido m propilsuccinico
e ácido m propilsuccínico
d Propylbernsteinsäure f

PROSPECT, see 1448

5505 PROSPECTUS
f prospectus m

i prospetto *m*
e prospecto *m*
d Prospekt *m*

PROTECT FROM MOISTURE, see 5257

PROTECTED FROM LIGHT, see 5209

5506 PROTECTING SCREEN (tex)
f écran *m* protecteur, treillage *m* protecteur
i griglia *f* di protezione, schermo *m* di protezione
e pantalla *f* protectora
d Schutzgitter *n*

5507 PROTECTION
f protection *f*
i protezione *f*
e protección *f*
d Schützung *f*

5508 PROTECTIVE ACTION, protective effect
f action protectrice *f*, effet protecteur *m*
i azione protettiva *f*
e efecto protectoro *m*
d Schutzeffekt *m*, Schutzwirkung *m*

5509 PROTECTIVE COATING
f enrobage *m* par film, revêtement *m* de protection
i copertura *f* per pellicola, copertura *f* di protezione
e revestimiento *m* protector
d Filmüberzug *m*

5510 PROTECTIVE COLLOID
f colloïde *m* de protection
i colloide *m* protettivo
e coloido *m* protector
d Schutzkolloide *f*

PROTECTIVE DOSE, see 5450

PROTECTIVE EFFECT, see 5508

5511 PROTECTIVE LAYER
f couche *f* protectrice
i strato *m* protettivo
e capa *f* protectora
d Schutzschicht *f*

PROTEIN, see 322

5512 PROTOTYPE
f prototype *m*
i prototipo *m*
e prototipo *m*
d Erstausführung *f*, Prototyp *m*, Urtyp *m*, Vorbild *n*

5513 PROTOXIDE
f protoxyde *m*
i protossido *m*
e protóxido *m*
d Oxydul *n*

5514 PROTRACTED RELEASE, slow release, timed release
f libération *f* retardée
i liberazione *f* protratta
e liberación *f* lenta
d protrahierte Freigabe *f*

PROVENDER, see 463

PROVISIONAL CERTIFICATE, see 4027

5515 PROVISIONAL PATENT
f brevet *m* provisoire
i brevetto *m* provvisorio
e patente *m* provisional
d vorläufiges Patent *n*

5516 PROVISIONAL PRICE
f prix *m* à titre indicatif
i prezzo *m* provvisorio
e precio *m* provisional
d Richtpreis *m*

5517 PROVISIONAL REGULATION, temporary regulation
f disposition *f* provisoire (jur)
i disposizione *f* transitoria
e disposición *f* transitoria
d Übergangsbestimmung *f*

5518 PROXIMATE ANALYSIS
f analyse *f* immédiate
i analisi *f* immediata
e análisis *m* inmediato
d unmittelbare Analyse *f*

PRUSSIC ACID, see 3812

P.S.I., see 5430

p.s.i., see 5358

5519 PUBLIC HEALTH
f santé *f* publique
i sanità *f* pubblica
e sanidad *f* pública
d öffentliche Gesundheitspflege *f*, Sanitätswesen *n*

5520 PUBLICATION
f publication *f*
i pubblicazione *f*
e publicación *f*
d Bekanntmachung *f*, Veröffentlichung *f*

PUBLICITY, see 235, 5495

5521 PUFFING AGENT
f bouffant *m*
i sbuffante *m*
e agente *m* hinchador
d Bauschungsmittel *n*

PUG MILL (ceram), see 2602

5522 PULL CONTACT
f interrupteur *m* à tirette
i interruttore *m* a cordone
e interruptor *m* de tiro
d Zugkontakt *m*

PULL ROD 1°, see 2755

5523 PULL ROD 2°, stretching pulley, tension pulley, tension roll
f cylindre *m* de serrage, galet *m* tendeur, poulie *f* de tension, rouleau *m* tendeur
i puleggia *f* di tensione, rullo *m* tendicinghia, rullo *m* tenditore, rullo *m* tensore
e polea *f* tensora, rodillo *m* tensor
d Spannrolle *f*, Spannscheibe *f*, Spannwalze *f*

5524 PULL SEALING
f scellage *m* par étirement
i saldatura *f* per stiramento
e cierre *f* por estirón
d Abziehverfahren *n* (Ampullen), Abziehzuschmelzung *f*

PULL-BACK SPRING, see 2038

5525 PULL-BACK RAM
f piston *m* de retour
i pistone *m* di ritorno
e émbolo *m* de retroceso
d Rückdrückkolben *m*

5526 PULLEY
f poulie *f*
i puleggia *f*
e polea *f*
d Riemenscheibe *f*

5527 PULP (PAPER)
f pâte *f* (de papier), pulpe *f* (à papier)
i pasta *f* (di carta)
e masa *f* de papel, pulpa *f* de papel
d Papierbrei *m*, Papiermasse *f*, Pulp *m*

5528 PULP MO(U)LDING
f pièce *f* moulée en pulpe agglomérée
i pezzo *m* di massa di carta
e pieza *f* moldeada en pulpa
d Papierbrei-Pressteil *n*

PULPY, see 5038

5529 PULSES *pl*
f légumes (mpl) secs, légumes (mpl) à gousse
i legumi (mpl) secchi
e legumbres (mpl) secos
d Hülsenfrüchte (fpl)

5530 PULVERISATION SYSTEM
f système *m* de pulvérisation
i sistema *m* di polverizzazione
e sistema *f* de pulverización
d Zerstäubungssystem *n*

5531 PULVERULENT
f pulvérulent (adj)
i polverulento (adj)
e finamente pulverizado (adj)
d feinpulverig (adj)

5532 PUMICE
f ponce *f*
i pomice *f*
e pómez *f*
d Bimsstein *m*

5533 PUMP
f pompe *f*
i pompa *f*
e bomba *f*
d Pumpe *f*

5534 PUNCH, to, stamp, to
f découper (v), estamper (v), poinçonner (v)
i punzonare (v)
e estampar (v), punzonar (v)
d stanzen (v)

5535 PUNCH, stamp
f emporte-pièce *m*, poinçon *m*
i punzone *m*, stampino *m*
e punzón *m*, sacabocados *m*
d Locheisen *n*, Lochstempel *m*, Stempel *m*

5536 PUNCH CARD
f carte *f* perforée
i scheda *f* perforata
e ficha *f* perforada, tarjeta *f* perforada
d Lochkarte *f*

5537 PUNCH PRESS
f presse à découper *f*, presse à poinçonner *f*
i pressa per punzonare *f*
e prensa para punzonar *f*, prensa para troquelar *f*, punzonadora *f*, troqueladora *f*
d Lochpresse *f*, Lochstanze *f*, Stanze *f*

5538 PUNCHED PLATE
f tôle f perforée
i lamiera f punzonata
e chapa f perforada
d gelochtes Blech n

PUNCHED TAPE, see 5104

5539 PUNCHEON, puncher
f poinçonneur m, perçoir m
i punzonatrice f
e punzonador m, taladrador m
d Anke f, Buckeleisen n, Locher m, Stanzer m

PUNCHER, see 5539

5540 PUNCHING, stamping
f poinçonnage m
i punzonatura f, stampaggio m
e estampaje m
d Stanzen n, Lochstanzen n

PUNCHING TOOL, see 930

5541 PUNCTABLE MULTI-DOSE CONTAINER
f flacon m multidose à bouchon perforable
i fiala f multidose con tappo perforabile
e frasco m a dosis multiples con tapón perforable
d Durchstichflasche f

5542 PUNCTION
f ponction f
i puntura f
e punción f
d Punktion f

PUNCTURE, see 5105

5543 PUNGENT (adj)
f épicé (adj), piquant (adj)
i mordante (adj)
e picante (adj)
d beissend (adj), würzig (adj)

5544 PURCHASE, purchasing
f achat m, acquisition f, emplette f
i acquisto m, compera f, compra f
e adquisición f, compra f
d Einkauf m

PURCHASE ORDER, see 1181

PURCHASE PRICE, see 1182

PURCHASING DEPARTMENT, see 1180

5545 PURE ACIDE
f acide m pur
i acido m puro
e ácido m puro
d reine Säure f

PURE ALCOHOL, see 31

5546 PURE SUBSTANCE
f substance f pure
i sostanza f pura
e substancia f pura, sustancia f pura
d reines Material n, reine Substanz f

PURE WATER, see 564

PURGATIVE, see 524

5547 PURGATIVE ACTION
f action f purgative
i azione f purgativa
e acción f purgante
d Abführwirkung f

5548 PURGING
f purge f d'air
i evacuazione f dell'aria
e purga f de aire
d Entlüftung f

PURGING COCK, see 2481

5549 PURIFICATION
f dépuration f, purification f
i depurazione f, pulitura f
e depuración f, purificación f
d Reinigung f

5550 PURIFIED (adj)
f purifié (adj)
i purificato (adj)
e purificado (adj)
d gereinigt (adj), rein (adj)

PURIFIED BENZIN, see 5138

PURITY DEGREE, see 5094

5551 PURITY TEST
f essai m de pureté
i saggio m di purezza
e prueba f de pureza
d Reinheitsprobe f, Reinheitsprüfung f

5552 PUSH-BOTTOM CONTROL
f commande f par boutons de pression
i comando m a pulsante
e maniobra f por botón
d Druckknopfbedienung f, Druckknopfsteuerung f

PUSH BUTTON, see 5420

5553 PUSHER
- f poussoir *f*
- i pulsantino *m*
- e pulsador *m*, vástago *m* de presión
- d Abzug *m*, Drücker *m*

PUT IN GEAR, to, see 2858

5554 PUT INTO OPERATION, to
- f mettre (v) en route, mettre (v) en service
- i avviare (v)
- e poner (v) en servicio
- d in Betrieb setzen (v), in Gang bringen (v)

5555 PUT OUT OF GEAR, to
- f désembrayer (v)
- i disbracare (v), disinnestare (v)
- e desembragar (v)
- d ausrücken (v)

5556 PUT OUT OF OPERATION, to
- f arrêter (v) le fonctionnement, mettre (v) hors service
- i mettere (v) fuori servizio
- e interrumpir (v) la marcha
- d ausser Betrieb setzen (v)

5557 PUTREFACTION
- f putréfaction *f*
- i putredine *f*, putrefazione *f*
- e putrefacción *f*
- d Fäule *f*, Fäulnis *n*

PUTTING, see 5220

PUTTING, see 5220

5558 PUTTING INTO FORCE
- f mise *f* en application, mise *f* en vigueur
- i messa *f* in vigore
- e puesta *f* en vigor
- d Inkrafttreten *n*

PUTTING ON THE MARKET, see 1783

PUTTING UP FOR SALE, see 1783

PUTTY, see 4402

PYCNOMETER, see 2320

5559 PYLORIC POUCH
- f poche *f* pylorique
- i tasca *f* pilorica
- e bolsa *f* pilórica
- d Fundusblindsack *m*

PYRIFORM, see 5066

PYROCATECHIN, see 876

PYROCATECHOL, see 876

5560 PYROGALLIC ACID, pyrogallol
- f acide *m* pyrogallique, pyrogallol *m*
- i acido *m* pirogallico, pirogallolo *m*
- e ácido *m* pirogálico, pirogalol *m*
- d Brenzgallussäure *f*, Pyrogallolum *n*, Pyrogallussäure *f*

PYROGALLOL, see 5560

5561 PYROGEN
- f pyrogène *m*
- i pirogeno *m*
- e pirogeno *m*
- d fiebererzeugende Substanz *f*, Pyrogen

5562 PYROGENICITY
- f pyrogénicité *f*
- i pirogenicità *f*
- e pirogenicidad *f*
- d Pyrogenizität *f*

5563 PYROLIGNEOUS ACID, wood vinegar
- f acide *m* pyroligneux, vinaigre *m* de bois
- i acido *m* pirolignico
- e ácido *m* piroleñoso
- d Holzessig *m*, Holzsäure *f*

5564 PYROLYSIS, thermal decomposition
- f pyrolyse *f*
- i pirolisi *f*, piroscissione *f*
- e pirolisis *f*
- d Pyrolyse *f*, thermische Zersetzung *f*

5565 PYROMETER
- f pyromètre *m*
- i pirometro *m*
- e pirómetro *m*
- d Hitzemesser *m*, Pyrometer *n*

PYROMETRIC EFFECT, see 1243

PYROMUCIC ACID, see 3419

5566 PYRORACEMIC ACID, pyruvic acid
- f acide *m* pyruvique
- i acido *m* piruvico
- e ácido *m* pirúvico
- d Brenztraubensäure *f*, Pyrotraubensäure *f*

PYROSULFURIC ACID, see 2542

PYROTARTARIC ACID, see 3528

PYRUVIC ACID, see 5566

Q

q.i.d., see 3362

Q.S., see 5575

5567 QUADRANGLE (adj), quadrilateral (adj)
f quadrangulaire (adj)
i quadrangolare (adj)
e cuadrangular (adj), tetragonal (adj)
d viereckig (adj)

QUADRILATERAL (adj), see 5567

5568 QUADRIVALENCE, tetravalence
f tétravalence f
i tetravalenza f
e tetravalencia f
d Vierwertigkeit f

QUADRUPLE (adj), see 3363

5569 QUALIFICATION
f qualification f
i qualificazione f
e calificación f
d Eignung f, Qualifikation f, Vorbildung f

5570 QUALITY, sort
f qualité f, sorte f
i qualità f
e calidad f, cualidad f
d Beschaffenheit f, Eigenschaft f, Güte f, Qualität f, Sorte f

QUALITY (OF THE METAL), see 3162

5571 QUALITY CONTROL
f contrôle m de qualité
i controllo m di qualità
e comprobación f de la calidad
d Qualitätskontrolle f

5572 QUALITY IMPAIRMENT, quality loss
f détérioration f de la qualité
i deterioramento m di qualità
e deterioración f de calidad
d Güteminderung f

QUALITY LOSS, see 5572

5573 QUANTITATIVE COMPOSITION, quantitative proportion
f composition f quantitative
i composizione f quantitativa
e relación f cuantitativa
d Mengenverhältnis n

5574 QUANTITATIVE DETERMINATION
f dosage m quantitatif
i analisi f quantitativa, dosaggio f quantitativo
e determinación f cuantitativa
d Mengebestimmung f

QUANTITATIVE PROPORTION, see 5573

QUANTITY, see 418

5575 QUANTUM SATIS, Q.S., sufficient quantity
f quantité suffisante
i a sufficienza, quanta basta, q.b.
e cantidad necesaria
d genügend viel

5576 QUARRY
f carrière (de pierre) f
i cava (di pietre) f
e cantera (mina de piedra) f
d Steinbruch m

5577 QUARTER OF A YEAR, three month
f trimestre m
i trimestre m
e trimestre m
d Trimenon m, Vierteljahr n

5578 QUARTERING
f division f en quatre
i squartatura f
e descuartizamiento m
d Vierteilung f

5579 QUARTZ
f quartz m
i quarzo m
e cuarzo m
d Quarz m

5580 QUARTZ TUBE, silica tube
f tube m de quartz
i tubo m di quarzo
e tubo m de cuarzo
d Quarzrohr n

QUATER IN DIE, see 3362

QUENCHING, see 3000

5581 QUENCHING BATH
f bain *m* de durcissement, bain *m* de trempe
i bagno *m* induritore
e baño *m* de temple
d Härtebad *n*

QUERNSTONE, see 1136

QUERY, see 538

5582 QUICK ACTION
f action *f* rapide
i azione *f* rapida
e acción *f* rápida, efecto *m* rápido
d rasche Wirkung *f*

5583 QUICK FERMENTATION
f fermentation *f* accélérée
i fermentazione *f* rapida
e fermentación *f* rápida
d Schnellgärung *f*

QUICK LIME, see 458

5584 QUICK RUN FILTER, rapid filter
f filtre *m* rapide
i filtro *m* rapido
e filtro *m* rápido
d Schnellfilter *m*

5585 QUICK-FREEZING
f congélation *f* rapide
i congelamento *m* rapido
e congelación *f* rápida
d Schnellabkühlung *f*, Tiefkühlung *f*

5586 QUIESCENT TANK
f bassin *m* de décantation
i bacino *m* di decantazione
e recipiente *m* de decantación
d Absitztank *m*

5587 QUILLAJA SAPONARIA, soap tree
f quillaya *m*
i legno *m* di Panama, legno *m* saponario, quillaia *m*
e corteza *f* de Panamá, palo *m* jabón, Quillaya *f*
d Panamarinde *f*, Quillaja *f* saponaria, Seifenbaum *m*

5588 QUINCUNX
f quinconce *m*
i quinconce *m*
e quincuence *m*, tresbolillo *m*
d Fünfpunktanordnung *f*, Quincunxanordnung *f*

QUINOLINE YELLOW, see 2708

5589 QUIRK 1º
f déviation *f* brusque
i deviazione *f* brusca
e desviación *f* brusca
d plötzliche Abweichung *f*

5590 QUIRK 2º (arch)
f doucine *f* (arch)
i scanalatura *f* (arch)
e cimacio *m*, gola *f* (arch)
d Karniesleiste *f*, Kehlleiste *m*

QUIRK 3º, see 3593

5591 QUOTIENT
f quotient *m*
i quoziente *m*
e cociente *m*
d Quotient *m*, Teilzahl *f*

R

5592 RABBIT
f lapin *m*
i coniglio *m*
e conejo *m*
d Kaninchen *n*

5593 RACEMIC (adj)
f racémique (adj)
i racemico (adj)
e racémico (adj)
d razemisch (adj)

5594 RACEMIC TARTARIC ACID
f acide *m* tartrique racémique
i acido *m* tartarico racemico
e ácido *m* tartárico racémico
d Acidum *n* uvicum, Paraweinsäure *f*, Traubensäure *f*, Vogesensäure *f*, d-1-Weinsäure *f*

5595 RACK
f baie *f*, bâti *m*, cadre *m*, châssis *m*, console *f*, support *m*
i base *f*, carcassa *f*, incastellatura *f*, montante *m*, puntello *m*, quadro *m*, sostegno *m*
e armazón *m*, bastidor *m*, caballete *m*, chasis *m*
d Gestell *n*, Rahmen *m*, Ständer *m*

5596 RACKING HOSE, racking tube
f tuyau *m* de transvasement
i tubo *m* di travaso
e tubo *m* de trasiego
d Abfüllrohr *m*, Abfüllschlauch *m*

RACKING TUBE, see 5596

RADIAL ACCELERATION, see 1407

5597 RADIAL BEARING
f roulement *m* transversal
i cuscinetto *m* radiale, cuscinetto *m* posteriore
e cojinete *m* transversal, rodamiento *m* transversal
d Querlager *n*, Radiallager *n*

5598 RADIAL ENGINE
f moteur *m* en étoile
i motore *m* a stella, motore *m* stellare
e motor *m* en estrella, motor *m* radial
d Sternmotor *m*

5599 RADIAL EXPANSION
f expansion *f* radiale
i espansione *m* radiale
e expansión *f* radial
d Radialausdehnung *f*

5600 RADIANT POINT, radiating point
f point *m* radiant
i punto *m* radiante
e punto *m* de radiación, punto *m* radiante
d Strahlpunkt *m*, Strahlungspunkt *m*

RADIATING POINT, see 5600

5601 RADIATION
f rayonnement *m*
i radiazione *f*
e radiación *f*
d Strahlung *f*

5602 RADIATOR
f radiateur *m*
i radiatore *m*
e radiador *m*
d Kühler *m*

RADIO ADVERTISING, see 1097

5603 RADIOACTIVE CONTAMINATION
f contamination *f* radioactive
i contaminazione *f* radioattiva
e contaminación *f* radioactiva
d radioaktive Verseuchung *f*

5604 RADIOACTIVE DECAY, radioactive desintegration
f desintégration *f* radioactive
i disintegrazione *f* radioattiva
e desintegración *f* radioactiva
d Atomzerfall *m*

RADIOACTIVE DESINTEGRATION, see 560(

5605 RADIOACTIVE PILL
f pilule *f* radioactive
i pillola *f* radioattiva
e radio-píldora
d Heidelberger Kapsel *f*, Schlucksender *m*

5606 RADIOOPAQUE MEDIUM
f substance *f* de contraste, substance *f* radio-opaque
i sostanza *f* di contrasto
e medio *m* de contraste, substancia *f* radio-opaca
d Kontrastmittel *n*

5607 RADIOPROTECTIVE AGENT,
 radioprotector
f radioprotecteur *m*, substance *f* radio-
 protectrice
i radioprotettore *m*, sostanza *f* radio-
 protettiva
e radioprotector *m*, substancia *f* radio-
 protectora
d Strahlenschutzmittel *n*, Strahlenschutz-
 stoff *m*

RADIOPROTECTOR, see 5607

5608 RADIUS (math)
f rayon (math)
i raggio *m* (math)
e radio *m*, rayo *m*
d Halbmesser *m* (math), Radius *m* (math)

RADIUS OF CURVATURE, see 867

5609 RAGGED (adj), uneven (adj)
f inégal (adj), irrégulier (adj), non
 uni (adj)
i ineguale (adj), irregolare (adj)
e desigual (adj), escabroso (adj)
d uneben (adj)

5610 RAIL 1º
f barre *f*
i barra *f*, sbarra *f*
e barra *f*
d Stab *m*

5611 RAIL 2º
f rail *m*
i rotaia *f*, guida *f*
e carril *m*, rail *m*, riel *m*
d Schiene *f*

5612 RAILROAD TANK-CAR, tanks,
 tankcar, tankwagon, t.w.
f wagon-citerne *m*
i carro-cisterna *m*, vagone-cisterna *m*
e vagón-cisterna *m*
d Tankwagen *m*, Zisternenwagen *m*

5613 RAIN
f pluie *f*
i pioggia *f*
e lluvia *f*
d Regen *m*

RAIN WATER, see 563

5614 RAISE
f augmentation *f*, hausse *f*
i alzata *m*, ascesa *m*, aumento *m*
e alza *f*, aumento *m*, elevación *f*
d Erhöhung *f*, Steigerung *f*

5615 RAKE CONVEYOR
f convoyeur *m* à râteau
i convogliatore *m* a rastrelli
e transportador *m* a rastro
d Rechenförderer *m*

5616 RAM, rammer
f bélier *m*, dame *f*, mouton *m*
i asta *f* di spinto, mazza *f* meccanica,
 mazzabattente *m*, pestello *m*
e ariete *m*, maza *f*, martinete *m* pisón,
 pilón *m* de martinete
d Bär *m*, Hammerbär *m*, Ramme *f*,
 Rammbär *m*, Rammklotz *m*, Stampfer *m*

RAM EXTRUDER, see 3803

5617 RAMIFICATION
f ramification *f*
i ramificazione *f*
e ramificación *f*
d Ramifizierung *f*, Verästelung *f*,
 Verzweigung *f*

RAMMER, see 5616

5618 RANCID (adj)
f rance (adj), ranci (adj)
i rancido (adj)
e rancio (adj), rancioso (adj)
d ranzig (adj)

5619 RANCIDITY, rancidness
f rancidité *f*
i rancidezza *f*, rancidità *f*
e rancidez *f*, ranciedad *f*
d Ranzidität *f*, Ranzigwerden *n*

RANCIDNESS, see 5619

5620 RANDOM NUMBERS
f nombres (mpl) pris au hasard,
 nombres (mpl) "randomisés"
i numeri (mpl) scelti a casaccio
e números (mpl) de selección fortuita
d Zufallszahlen (fpl)

5621 RANDOM SAMPLE
f échantillon *m* pris au hasard,
 échantillon *m* "randomisé"
i campione *f* a casaccio
e muestra *f* escogida de azar
d Stichprobe *f* (zufällige)

RANDOM SAMPLING, see 5623

5622 RANDOM TEST
f essai *m* au hasard, essai *m* "randomisé"
i campione *m* rilevato
e tanteo *m*
d Stichprobe *f*

5623　RANDOMISATION, random sampling
f échantillonnage *m* au hasard, prise *f* au hazard, "randomisation" *f*
i selezione *f* a casaccia
e selección *f* fortuita
d Verzufälligen *n*, Zufallsauslese *f*

RANGE, see 2559

5624　RANK
f ordre *m* de placement, rang *m*
i rángo *m*
e orden *m* de colocación, rango *m*
d Reihe *f*, Linie *f*

RAPE SEED OIL, see 1720

RAPID FILTER, see 5584

RAPID FILTRATION, see 68

5625　RAPID PROCESS
f méthode *f* rapide
i metodo *m* rapido
e método *m* rápido
d Schnellverfahren *n*

5626　RAPID SERVICE
f service *m* rapide
i servizio *m* rapido, traffico *m* rapido
e tráfico *m* rápido
d Schnellverkehr *m*

5627　RARE EARTHS
f terres rares (fpl)
i terre *f* rare
e tierras (fpl) raras
d seltene Erden (fpl)

RARE GAS, see 3954

5628　RAREFIED
f raréfié (adj)
i rarefatto (adj)
e rarificado (adj)
d verdünnt (adj)

RASCHIG RING, see 5288

5629　RASP, rasping file
f râpe *f*
i raspa *f*
e escofina *f*, raspadera *f*
d Raspel *f*, Reibeisen *n*

5630　RASPING
f râpage *m*
i raspatura *f*
e raspadura *f*
d Abschaben *n*, Schaben *n*

RASPING FILE, see 5629

5631　RAT, Mus rattus
f rat *m*
i ratto *m*
e rata *f*
d Ratte *f*

5632　RATCHET
f encliquetage *m*, rochet *m*
i mottolino *m*
e engranaje *m* de parada, trinquete *m*
d Sperrklinke *f*, Sperrklinkeneinrichtung *f*, Sperrvorrichtung *f*

5633　RATCHET WHEEL
f roue *f* à cliquet, roue *f* à rochet
i ruota *f* a cricco, ruota *f* d'arresto
e rueda *f* de escape, rueda *f* de trinquete
d Klinkenrad *n*, Sperrad *n*

5634　RATE 1°
f impôt *m*, taxe *f*
i imposta *m*, tassa *f*
e contribución *f*, tasa *f*
d Gebühr *n*, Steuer *f*, Taxe *f*

5635　RATE 2°, speed, velocity
f rapidité *f*, vitesse *f*, rythme *m*, allure *f*
i andamento *m*, ritmo *m*, velocità *f*
e modo *m* de andar, rapidez *f*, velocidad *f*
d Gang *m*, Geschwindigkeit *f*, Schnelligkeit *f*

5636　RATE 3°
f cours *m* commercial, prix *m*, tarif *m*
i corso *m* commerciale, prezzo *m*, saggio *m*, tariffa *f*
e curso *m* comercial, precio *m*, tarifa *f*
d Kurs *m* (comm), Preis *m*, Taxe *f*

5637　RATE 4°, proportion
f proportion *f*
i proporzione *f*
e proporción *f*, razón *f*, relación *f*
d Anteil *m*, Proportion *f*, Rate *f*, Verhältnis *n*

5638　RATE 5°
f catégorie *f*, classe *f*, ordre *m*
i categoria *f*, classa *f*, tipo *m*
e rango *m*, tipo *m*
d Kategorie *f*, Klasse *f*

5639　RATE OF COOLING
f vitesse *f* de refroidissement
i velocità *f* di raffreddamento
e rapidez *f* de refrigeración
d Abkühlungsgeschwindigkeit *f*

5640 RATE OF FLOW
f vitesse f de l'écoulement
i velocità f dell'effluso
e velocidad f de flujo
d Fliessgeschwindigkeit f

RATED VALUE, see 798

5641 RATIO
f rapport m
i rapporto m
e razón f (math), relación f (math)
d Verhältnis n

5642 RATIO OF COMPRESSION
f taux m de compression
i grado m di compressione, rapporto m di compressione
e relación f de compresión
d Kompressionsverhältnis n

5643 RATIO OF WEIGHT
f rapport m des poids
i rapporto m in peso
e proporción f en peso
d Gewichtsverhältnis n

RAW (adj), see 1649

5644 RAW MATERIAL, starting material
f matière brute f, matière première f
i materia prima f, materiale m grezzo
e materia prima f, primera materia f
d Ausgangsmaterial n, Rohmaterial n, Rohstoff m

5645 RAW SILK
f soie f crue, soie f grège
i seta f greggia, seta f grezza
e seda f cruda, seda f en rama
d Rohseide f

RAW SUGAR, see 803

5646 RAY
f rayon m (opt)
i raggio m
e rayo m
d Strahl m

5647 RAYLIKE (adj), rayshaped (adj)
f en forme de rayons, radié (adj)
i a forma di raggi(o) (adj), radiale (adj), raggiato (adj)
e en chorros (adj), estrellado (adj), radiado (adj)
d strahlenförmig (adj), strahlig (adj)

RAYON, see 612

RAYSHAPED (adj), see 5647

5648 REACH
f étendue f, portée f, rayon m d'action
i campo m d'azione, portata f, raggio m d'azione
e alcance m, radio m de acción
d Reichweite f

5649 REACTION
f réaction f
i reazione f
e reacción f
d Reaktion f, Rückwirkung f

5650 REACTION KETTLE
f réacteur m (récipient de laboratoire)
i reattore m
e reactor (quim)
d Reaktor m

REACTION TIME, see 4893

5651 REACTION VELOCITY
f vitesse f de réaction
i velocitá f di reazione
e velocidad f de reacción
d Reaktionsgeschwindigkeit f

5652 REACTIVE (adj)
f capable (adj) de réagir
i capace (adj) di reagire
e capaz de reaccionar, reaccionable (adj)
d reaktionsfähig (adj)

5653 REACTIVE AGENT, reagent
f réactif m
i reagente m, reattivo m
e reactivo m
d Reagens n

5654 REACTIVITY
f réactivité f
i reattività f
e reactividad f
d Ansprechbarkeit f, Reaktionsfähigkeit f

5655 READING
f lecture f
i lettura f
e lectura f
d Ablesung f, Deutung f

READING MICROSCOPE, see 1365

READJUSTMENT SPRING, see 2038

5656 READY (adj) FOR USE
f prêt (adj) à l'usage
i pronto (adj) per l'uso

e en estado de funcionamiento, listo (adj) para el uso
d gebrauchsfertig (adj)

REAGENT, see 5653

5657 REAGENT BOTTLE, winchester
f flacon à réactif *m*
i bottiglia *f* per reattivi
e botella *f* por reactivos, frasco *m* de reactivo
d Reagenzflasche *f*, Vorratsflasche *f*

5658 REALIZATION
f réalisation *f*
i realizzazione *f*
e ejecución *f*, realización *f*
d Verwirklichung *f*

5659 REALM
f domaine *m*
i dominio *m*
e dominio *m*, esfera *f*
d Bereich *m*, Gebiet *n*

5660 REAMER
f alésoir *m*
i alesatore *m*, allisciatore *m*, allargatoio *m*
e alesador *m*, escariador *m*
d Antreiber *m*, Auftreiber *m*, Bohrer *m*, Reibahle *f*

5661 REAPPRAISAL
f examen *m* de contrôle, réévaluation *f*
i esame *m* di controllo
e revaluación *f*
d Kontrolluntersuchung *f*, Nachuntersuchung *f*, Wiederbewertung *f*

REAR SHOE 1º, see 1035

5662 REAR SHOE 2º
f bride *f* d'éjecteur
i piastra *f* d'estrazione
e brida *f* de expulsión
d Ausdrückbolzenflansch *m*

5663 REARRANGEMENT (chem)
f réarrangement *m*
i cambiamento di posizione
e reagrupación *f*
d Umgruppierung *f*, Umlagerung *f*

5664 REBOUND
f contrecoup *m*
i contraccolpo *m*, rimbalzo *m*
e contrachoque *m*, contragolpe *m*, resalto *m*
d Aufprall *m*, Rückschlag *m*

5665 REBOUNDING
f rebondissement *m*
i rimbalzo *m*
e rebote *m*
d Zurückschnellen *n*

REBUILT (adj), see 1950

5666 RECEIVER (com)
f destinataire *m*
i ricevitore *m*
e destinatario *m*
d Empfänger *m*

RECEIVER (lab.dist), see 46

5667 RECEPTION
f réception *f*
i collaudo *m*, ricevimento *m*
e recepción *f*
d Empfang *m*

5668 RECEPTOR
f récepteur *m*
i ricevitore *m*
e receptor *m*
d Empfänger *m*, Rezeptor *m*

5669 RECESS
f évidement *m*, renfoncement *m*
i alcova *f*, nicchia *f*, recesso *m*
e cavidad *f*, rebajo *m*, vacío *m*
d Aussparung *f*, Hohlkehle *f*, Vertiefung *f*

RECIPE, see 5409

5670 RECIPROCAL (adj)
f réciproque (adj)
i reciproco (adj)
e recíproco (adj)
d gegenseitig (adj), reziprok (adj), wechselseitig (adj)

RECIPROCATED SCREW INJECTION, see 3985

5671 RECIPROCITY
f réciprocité *f*
i reciprocità *f*
e reciprocidad *f*
d Gegenseitigkeit *f*, Wechselseitigkeit *f*

5672 RECLAIMED RUBBER
f caoutchouc *m* régénéré
i gomma *f* rigenerata
e caucho *m* regenerado
d aufgearbeiter Gummi *m*, regenerierter Gummi *m*

5673 RECOGNITION
f reconnaissance *f*
i riconoscimento *m*
e reconocimiento *m*
d Erkennung *f*

RECOIL, see 722

5674 RE-CONTROL
f contrôle *m* répété, re-contrôle *m*
i ricontrollo *m*
e nuevo control *m*
d Wiederkontrollieren *n*

RECORD 1º, see 4614

5675 RECORD 2º, report
f compte-rendu *m*, rapport *m*
i relazione *f*, resoconto *m*
e informe *m*, relación *f*
d Bericht *m*

5676 RECORD (DOCUMENT)
f acte *m*, document *m*
i documentazione *f*, documento *m*
e documento *m*
d Dokument *n*, Urkunde *f*

5677 RECORDER, recording instrument
f appareil *m* enregistreur, enregistreur *m*
i apparecchio *m* registratore, registratore *m*, strumento *m* registratore
e aparato *m* registrador, registrador *m*
d Registrierapparat *m*, Registrierinstrument *m*, Schreiber *m*, Schreibgerät *n*

RECORDING, see 3111

RECORDING INSTRUMENT, see 5677

5678 RECORDING PAPER, recording strip
f bande *f* d'enregistrement
i nastro *m* registratore
e banda *f* de papel móvil, tira *f* de papel móvil
d Registrierstreifen *m*

RECORDING STRIP, see 5678

5679 RECORDING THERMOMETER
f thermomètre *m* enregistreur
i termometro *m* registratore
e termómetro *m* registrador
d Registrierthermometer *m*

5680 RECOVER, to
f récupérer (v), reprendre (v)
i ricuperare (v), riprendere (v)
e recuperar (v)
d wiedergewinnen (v), zurückgewinnen (v)

5681 RECOVERY
f guérison *f*, récupération *f*
i guarigione *f*, ricuperazione *f*, ricupero *m*, ricovero *m*, ristablimento *m*
e curación *f*, recuperación *f*
d Genesung *f*, Heilung *f*, Rückgewinnung *f*, Wiedergewinnung *f*

5682 RECOVERY PLANT
f installation *f* de récupération
i impianto *m* di ricupero
e instalación *f* de recuperación
d Rückgewinnungsanlage *f*

5683 RECRYSTALLISATION
f recristallisation *f*
i recristallizzazione *f*
e recristalización *f*
d Umkristallisierung *f*

5684 RECTAL CAPSULE
f capsule *f* rectale
i capsula *f* rettale
e cápsula *f* rectal
d Rektalkapsel *f*

5685 RECTANGULAR (adj)
f rectangulaire (adj)
i rettangolare (adj)
e rectangular (adj)
d rechteckig (adj)

5686 RECTIFICATION 1º
f rectification *f*
i rettifica *f* (chem), rettificazione *f* (chem)
e rectificación *f* (chem)
d Läuterung *f* (chem), Rektifikation *f* (chem), Rektifizierung (chem)

5687 RECTIFICATION 2º
f redressement *m*
i raddrizzamento *m* (el), raddrizzatura *f* (el)
e detección *f*, rectificación *f*
d Berichtigung *f*, Gleichrichtung *f*, Richtigstellung *f*

5688 RECTIFIER (dist), rectifying column
f colonne *f* à rectifier
i colonna *f* di rettifica
e columna *f* de rectificación
d Rektifizierkolonne *f*, Rektifiziersäule *f*

RECTIFIER (elec), see 2139

RECTIFYING COLUMN, see 5688

RECTIFYING SECTION, see 2867

5689 RECURRENT (adj)
f récurrent (adj)
i ricorrente (adj)
e recurrente (adj)
d rückläufig (adj), wiederkehrend (adj)

5690 RED (adj)
f rouge (adj)
i rosso (adj)
e rojo (adj)
d rot (adj)

5691 red., redistilled (adj)
f redistillé (adj)
i redistillato (adj)
e redistilado (adj)
d redistilliert (adj)

5692 RED HEAT
f chaleur f rouge
i calore m rosso
e calor m rojo
d Rotglut f

RED PRUSSIATE OF POTASH, see 5322

REDDLE, see 587

REDISTILLED (adj), see 5691

REDOX POTENTIAL, see 4968

5693 REDUCE, to
f réduire (v)
i ridurre (v)
e reducir (v)
d einschränken (v), reduzieren (v)

5694 REDUCED (adj)
f réduit (adj)
i ridotto (adj)
e reducido (adj)
d reduziert (adj)

5695 REDUCER, reducing coupling
f manchon m de réduction
i manicotto m di riduzione
e manguito m de reducción
d Reduzierstück n, Übergangsstück n

5696 REDUCIBLE SALT
f sel m réductible
i sale m riducibile
e sal f reducible
d reduzierbares Salz n

REDUCING AGENT, see 2328

REDUCING COUPLING, see 5695

5697 REDUCING CROSS
f raccord m à 4 voies
i raccordo m a croce
e pieza f de reducción en cruz
d R-Kreuzstück n

5698 REDUCING POWER
f pouvoir m réducteur
i potere m decolorante
e poder m de reducción
d Reduzierfähigkeit f

5699 REDUCING VALVE
f détendeur m
i valvola f di riduzione
e válvula f reductora
d Druckminderventil n, Reduzierventil n

5700 REDUCTION 1°
f réduction f
i riduzione f
e reducción f
d Reduktion f, Verminderung f

REDUCTION 2°, see 2329

5701 REDUCTION GEAR
f démultiplicateur m
i ingranaggio m riduttore
e engranaje m reductor
d Reduktionsgetriebe n, Untersetzungsgetriebe m

5702 REDUCTION PRODUCT
f produit m de réduction
i prodotto m di riduzione
e producto m de reducción
d Abbauprodukt n

REDUCTOR, see 2328

5703 REEL, spool (tex), winder
f bobine f, canette f, dévidoir m, enrouleur m, touret m
i bobina f, navetta f, rocchetto m, spola f
e bobina f, canilla f, carrete m
d Haspel f, Rolle f, Spule f

5704 REFEREE SAMPLE
f échantillon m de référence
i campione m di riferimento, campione m tipo
e muestra f de referencia
d Bezugsmuster n

5705 REFERENCE FIGURES, reference value

- f valeur *f* de référence
- i valore *m* di riferimento
- e cifras (fpl) de referencia, números (mpl) de orientación
- d Anhalt *m*, Anhaltszahlen (fpl), Bezugswert *m*

REFERENCE LINE, see 3100

5706 REFERENCE SOLUTION, standard solution
- f solution *f* étalon, solution de référence, solution *f* standard
- i soluzione *f* di riferimento, soluzione *f* standard
- e solución *f* patrón
- d Bezugslösung *f*, Standardlösung *f*, Vergleichslösung *f*

5707 REFERENCE TEMPERATURE
- f température *f* de référence
- i temperatura *f* di riferimento
- e temperatura *f* de referencia
- d Bezugstemperatur *f*

REFERENCE VALUE, see 5705

5708 REFILLABLE VALVE
- f valvule *f* rechargeable
- i valvola *f* ricaricabile
- e válvula *f* rellenable
- d Nachfüllventil *n*

5709 REFILLING
- f rechargement *m*, remplissage *m* à nouveau
- i rifornimento *m*
- e recargo *m*
- d Ersatzfüllung *f*, Neufüllung *f*

REFINED STEEL, see 350

5710 REFINED SUGAR
- f sucre *m* raffiné
- i zucchero *m* raffinato
- e azúcar *m* de lustre, azúcar *m* refinado
- d Raffinade *f*, Raffinadezucker *m*, raffinierter Zucker *m*

REFINED WOOL FAT, see 187

5711 REFINERY
- f raffinerie *f*
- i raffineria *f*
- e refinería *f*
- d Siederei *f*, Raffinerie *f*

REFLECTING GALVANOMETER, see 4616

5712 REFLECTION, reflexion
- f réflexion *f*
- i riflessione *f*
- e reflexión *f*
- d Reflexion *f*, Rückstrahlung *f*, Zurückstrahlen *n*

5713 REFLECTOR
- f réflecteur *m*
- i riflettore *m*
- e reflector *m*
- d Reflektor *m*, Scheinwerfer *m*

REFLEXION, see 5712

REFLUX, see 721

REFLUX CONDENSER, see 2333

5714 REFLUX RATIO
- f rapport *m* de reflux
- i rapporto *m* di riflusso
- e razón *f* de reflujo
- d Rücklaufverhältnis *n*

5715 REFLUX VALVE
- f soupape *f* de retenue
- i valvola *f* di riflusso
- e válvula *f* de retención
- d Rückschlagventil *n*

5716 REFRACTING POWER, refrangibility
- f réfrangibilité *f*, pouvoir *m* réfrigérant
- i rifrangibilità *f*
- e refrangibilidad *f*
- d Brechkraft *f*, Brechungsvermögen *n*

5717 REFRACTION INDEX, refractive index
- f indice *m* de réfraction
- i indice *m* di rifrazione
- e índice *m* de refracción
- d Brechungsindex *m*, Brechungszahl *f*

REFRACTIVE INDEX, see 5717

REFRACTORY (chem), see 3182

REFRACTORY BRICK, see 3180

REFRACTORY EARTH, see 3181

REFRANGIBILITY, see 5716

5718 REFRIGERATING AGENT
- f réfrigérant *m*
- i refrigerante *m*
- e refrigerante *m*
- d Kältemittel *n*

REFRIGERATOR, see 1960

5719 REFUSAL
f refus *m*
i rifiuto *m*
e repulsa *f*
d Ablehnung *f*, Zurückstellung *f*

5720 REFUSE
f déchets (mpl), rebut *m*
i pula *f*, residuo *m*, scarto *m*
e desechos (mpl)
d Abfall *m*, Ausschuss *m*

5721 REFUSE TANK
f réservoir *m* à déchets
i serbatoio *m* da scarte
e depósito *m* de desperdicios
d Abfallbehälter *m*

5722 REGAIN
f récupération *f*
i ricupero *m*
e recuperación *f*
d Rückgewinnung *f*, Wiedergewinnung *f*

5723 REGENERATE, to
f récupérer (v), régénérer (v)
i riattivare (v), ricuperare (v)
e regenerar (v)
d wiedergewinnen (v)

5724 REGENERATION
f régénération *f*
i rigenerazione *f*
e regeneración *f*
d Auffrischung *f*, Regeneration *f*

REGISTERED NAME, see 1057

5725 REGISTERED TRADE MARK
f marque *f* (de fabrique) déposée
i marchio *m* depositato
e marca *f* de fábrica registrada
d eingetragene Schutzmarke *f*, eingetragenes Warenzeichen *n*

REGISTERING, see 3111

REGISTRATION NUMBER, see 4265

5726 REGISTRY NUMBER
f numéro *m* d'enregistrement
i numero *m* di registrazione
e número *m* de inscripción
d Evidenznummer *f*

REGONOL, see 786

5727 REGULAR CYLINDER
f cylindre *m* de révolution
i cilindro *m* retto
e cilindro *m* circular
d Kreiszylinder *m*

REGULAR REFLECTANCE, see 2471

5728 REGULATING DISC
f disque *m* de réglage
i disco *m* regolatore
e disco *m* de regulación
d Stellscheibe *f*

REGULATING SCREW, see 209

REGULATION, see 210

5729 REGULATION (jur)
f règlement (jur) *m*
i regolamento *m*
e arreglo *m*, reglamento *m*
d Bestimmung (jur) *f*

5730 REGULATOR
f régulateur *m*
i regolatore *m*
e regulador *m*
d Regler *m*, Regulator *m*

REGULATOR (VALVE), see 1948

5731 REHEAT, to
f réchauffer (v)
i riscaldare (v)
e recalentar (v)
d wiedererhitzen (v)

5732 REIMMUNIZING DOSIS
f dose *f* réimmunisante
i dose *f* reimmunizzante
e dosis *f* de reinmunización
d Reimmunisierungsdosis

5733 REINFORCED (adj)
f renforcé (adj)
i rinforzato (adj)
e reforzado (adj)
d verstärkt (adj)

5734 REINFORCED PLASTICS
f plastique *m* renforcé
i plastico *m* rinforzato
e plástico *m* reforzado
d verstärkter Kunststoff *m*

5735 REINFORCEMENT
f renforcement *m*
i rinforzo *m*
e refuerzo *m*
d Stärkung *f*, Verstärkung *f*

5736 REISSUE PATENT
f brevet *m* modifié
i brevetto *m* modificato
e patente *m* modificado
d Abänderungspatent *n*

5737 RELAPSE
f rechute *f*
i ricaduta *f*
e recaída *f*
d Rückfall *m*

5738 RELATED (adj)
f apparenté (adj), connexe (adj)
i connesso (adj), imparentato (adj)
e conexo (adj), emparentado (adj)
d konnex (adj), verwandt (adj)

5739 RELATION
f rapport *m*, relation *f*
i relazione *m*
e proporción *f*, relación *f*
d Beziehung *f*, Verhältnis *n*

5740 RELATIONSHIP
f rapport *m* (entre deux valeurs)
i rapporto *m* (connessione), relazione *f* (connessione)
e conexión *f*
d Zusammenhang *m*

5741 RELAXATION, release from tension
f détente *f*, relâchement *m*, relaxation *f*
i rilassamento *m*
e aflojamiento *m*, relajamiento *m*
d Abspannung *f*, Entspannung *f*

5742 RELAY
f relent *m*
i relè *m*, soccoritore *m*
e relé *m*, relevador *m*
d Relais *n*, Schütz *n*

5743 RELEASE
f cession *f*, libération *f*
i cessione *f* (di medicamento), liberazione *f*
e cesión *f* (de medicamento), liberación *f*
d Abgabe *f*, Freisetzung *f*

RELEASE FROM TENSION, see 5741

5744 RELEASE OF GOODS
f libération *f* de marchandises
i liberazione *f* di merci
e liberación *f* de mercancía
d Freigabe *f*

5745 RELEASE SPRING
f ressort *m* de rappel
i molla *f* a scatto
e muelle *m* de retroceso, resorte *m* antagonista
d Rückstellfeder *f*, Rückzugfeder *f*

5746 RELEASING MECHANISM
f mécanisme *m* de déclenchement, mécanisme *m* de déclic
i dispositivo *m* d'allentamento, meccanismo *m* di disinnesto, meccanismo *m* di sgancio
e dispositivo *m* de desembrague, dispositivo *m* de desenganche, dispositivo *m* de disparo
d Auslösemechanismus *m*, Auslösevorrichtung *f*

5747 RELIABLE (adj), dependable (adj), trustworthy (adj)
f digne de confiance (adj), fiable (adj)
i attendibile (adj), degno di confidenza (adj)
e confiable (adj), digno de confianza (adj)
d zuverlässig (adj)

RELIEF, see 2818

RELIEF VALVE, see 2824

5748 RELUCTANCE (el), reluctancy
f réluctance *f*, résistance *f* magnétique
i riluttanza *f* (magnetica)
e reluctancia *f*
d magnetischer Widerstand *m*, Reluktanz *f*

RELUCTANCY, see 5748

5749 REMAINDER, residue, rest 2º
f résidu *m*, reste *m*
i residuo *m*
e residuo *m*, resto *m*
d Rest *m*, Rückstand *m*

5750 REMANENCE, retentivity
f rémanence *f*
i rimanenza *f*
e remanencia *f*
d Remanenz *f*

5751 REMANENT (adj), residual (adj)
f rémanent (adj), résiduel (adj)
i remanente (adj), residuale (adj)
e residual (adj)
d remanent (adj), zurückbleibend (adj)

5752 REMISSION
f rémission *f*
i attenuazione *f*, remissione *f*
e remisión *f*
d Abnahme *f*, Nachlassen *n*

REMOTE CONTROL, see 2526

5753 REMOVAL, removing, withdrawal
f ablation f, enlèvement m
i asportazione f, eliminazione f, rimozione f
e eliminación f, madanza f, remoción f, retiro m, traslación f
d Beseitigung f, Entfernung f, Fortbringen n

5754 REMOVE, to, withdraw, to
f éloigner (v), enlever (v)
i allontanare (v)
e alejar (v), levantar (v)
d beseitigen (v), wegschaffen (v)

REMOVING, see 5753

REPEAL, to, see 1258

5755 REPEATABILITY, reproducibility
f reproductibilité f
i concordanza f, riproducibilità f
e reproductibilidad f
d Reproduzierbarkeit f

5756 REPEATED (adj)
f répété (adj)
i ripetuto (adj)
e repetido (adj)
d wiederholt (adj)

REPEATED DISTILLATION, see 1692

5757 REPERCUSSION
f répercussion f
i ripercussione f
e repercusión f
d Zurückprallen n, Rückwirkung f

5758 REPETITIVE
f réitère (adj)
i reiterato (adj)
e reiterado (adj)
d wiederholend (adj)

5759 REPLACEMENT, substitution
f remplacement m, substitution f
i sostituzione f
e reemplazo m, substitución f
d Ersetzung f, Substitution f

5760 REPLACEMENT PRODUCT, substitute, succedaneum
f produit m de remplacement, succédané m
i sostitutivo m, succedaneo m, surrogato m
e substitutivo m, succedáneo m
d Ersatzprodukt n, Ersatzmittel n, Surrogat n

5761 REPLICATE (adj)
f replié (adj)
i ripiegato (adj)
e replegado (adj)
d zurückgebogen (adj)

REPORT, see 5675

5762 REPRESENTATION (com)
f représentation f
i rappresentazione f
e representación f
d Vertretung f

REPRESENTATIVE (detailing), see 1918

5763 REPRINT
f réimpression f
i ristampa f
e reimpresión f
d Nachdruck m (typ)

5764 REPROCESS, to (v), rework, to (v)
f retraiter (v), traiter (v) à nouveau
i rilavorare (v)
e tratar (v) de nuevo
d wiederaufarbeiten (v)

REPRODUCIBILITY, see 5755

5765 REPRODUCTION
f reproduction f
i riproduzione f
e reproducción f
d Reproduktion f, Wiedergabe f

REQUEST, see 538

REQUIREMENT, see 4760

5766 RESEARCH
f investigation f, recherche f
i indagine m, ricerca f
e indagación f, investigación f
d Forschung f

5767 RESERVATED NAME
f marque f réservée
i marca f riservata
e marca f reservada
d Vorratszeichen n

5768 RESERVOIR, supply vessel, tank
f citerne f, cuve f, réservoir m
i cisterna f, serbatoio m
e cisterna f, depósito m, estanque m
d Bunker m, Vorratsflasche f, Vorratsgefäss m, Zisterne f

RESIDUAL (adj), see 5751

RESIDUAL GAS, see 3446

5769 RESIDUAL WEIGHT
f poids *m* résiduel
i peso *m* residuo
e peso *m* residual
d Restgewicht *m*

RESIDUE, see 5749

5770 RESILIENT (adj)
f élastique (adj), pliable (adj), souple (adj)
i flessibile (adj), resiliente (adj)
e elástico (adj), flexible (adj)
d biegsam (adj), elastisch (adj), nachgiebig (adj)

5771 RESIN, rosin 1°
f résine *f*
i resina *f*
e resina *f*
d Harz *n*

5772 RESIN CERATE
f cérat *m* de résine
i cerato *m* di resina
e cerato *m* de resina
d Harzcerat *m*

RESIN COPAL, see 467

5773 RESIN MAGMA
f masse *f* résineuse
i massa *f* resinosa
e masa *f* resinosa
d Harzbrei *m*

RESIN OIL, see 1677

5774 RESIN POCKET
f poche *f* de résine
i tasca *f* di resina
e bolsa *f* de resina
d Harznest *n*, Harztasche *f*

5775 RESIN SOAP, sodium resinate
f résinate *m* de soude, savon *m* de résine
i resinato *m* di sodio, sapone *m* di resina
e jabón *m* de resina
d Harzseife *f*, Natriumresinat *n*

RESIN SPIRIT, see 5183

RESIN TOLU, see 768

RESINA LENTISCI, see 3615

5776 RESINATE
f résinate *m*
i resinato *m*
e resinato *m*
d harzsaures Salz *n*, Resinat *n*

RESINIC ACID, see 6

RESINIFICATION, see 3618

5777 RESINOUS (adj), rosiny (adj)
f résineux (adj)
i resinoso (adj)
e resinoso (adj)
d harzähnlich (adj), harzartig (adj)

5778 RESINOUS CEMENT
f mastic *m* résineux
i mastice *m* resinoso
e cemento *m* resinoso
d Harzkitt *m*

RESINOUS EXTRUDATION, see 4874

5779 RESINOUS ODOR
f odeur *f* résineuse
i odore *m* resinoso
e olor *m* resinoso
d Harzgeruch *m*

5780 RESINOUS SUBSTANCE
f substance *f* résineuse
i sostanza *f* resinosa
e substancia *f* resinosa
d Harzstoff *m*

5781 RESISTANCE
f résistance *f*
i resistenza *f*
e resistencia *f*
d Beständigkeit *f*, Festigkeit *f* (mech), Widerstand *m*

5782 RESISTANCE BODY
f corps *m* de résistance
i corpo *m* di resistenza
e cuerpo *m* de resistencia
d Widerstandskörper *m*

RESISTANCE COEFFICIENT, see 1685

5783 RESISTANCE TO ABRASIVE WEAR
f résistance *f* à l'usure
i resistenza *f* al logoramento
e resistencia *f* al desgaste
d Abreibungsfestigkeit *f*, Verschleissfestigkeit *f*, Verschleisshärte *f*

5784 RESISTANCE TO ATMOSPHERIC CORROSION
f résistance *f* à la corrosion atmosphérique
i resistenza *f* alla corrosione atmosferica

e resistencia *f* a la corosión atmosferica
d Witterungsfestigkeit *f*

5785 RESISTANCE TO DEFORMATION, strain strength
f résistance *f* à la déformation
i resistenza *f* alla deformazione
e resistencia *f* a la deformación
d Verformungswiderstand *m*

5786 RESISTANCE TO IMPACT, resistance to shock
f résistance *f* au choc
i resistenza *f* all'urto
e resistencia *f* al choque
d Schlagfestigkeit *f*, Schlagwiderstand *m*

RESISTANCE TO LATERAL BENDING, see 1130

RESISTANCE TO SHOCK, see 5786

RESISTANCE TO SPLITTING, see 4029

5787 RESISTANCE TO VIBRATION
f résistance *f* à l'oscillation
i resistenza *f* alla vibrazione
e resistencia *f* a la vibración
d Schwingungsfestigkeit *f*

5788 RESISTANT (adj) TO ALKALINE
f alcalino-résistant (adj)
i alcalino-resistente (adj)
e alcalino-resistente (adj)
d laugebeständig (adj), laugefest (adj)

5789 RESISTANT TO BOILING
f stable à l'ébullition
i resistente alla bollitura
e resistente a la ebullición, resistente a la cocción
d kochecht (adj), kochbeständig (adj)

5790 RESISTIVITY
f résistivité *f*
i resistività *f*
e resistencia *f* específica, resistividad *f*
d spezifischer Widerstand *m*, Widerstandsfähigkeit *f*

5791 RESOLUTION
f résolution *f*
i risoluzione *f*, risolvenza *f*
e resolución *f*
d Auflösung *f*

5792 RESONANCE
f résonance *f*
i risonanza *f*
e resonancia *f*
d Resonanz *f*, Widerhall *m*

5793 RESORCIN YELLOW
f chrysoïne *f* S, jaune *m* de résorcine
i crisoina S *f*
e tropeolina *f*
d Chrysoine S *n*, L-Gelb 4 *n*, Tropäolin *n*

5794 RESORPTION AGENT
f agent *m* facilitant la résorption
i agente *m* d'assorbimento
e agente *m* de resorción
d Resorptionsvermittler *m*

5795 RESPIRATION
f respiration *f*
i respirazione *f*
e respiración *f*
d Atmung *f*

REST 1º, see 5056

REST 2º, see 5749

5796 REST 3º, support
f appui *m*, support *m*
i appoggio *m*, supporto *m*
e soporte *m*, apoyo *m*
d Ansatz *m*, Lehne *f*, Stativ *n*, Stütze *f*

5797 REST PERIOD
f temps *m* de pause
i tempo *m* di termo, tempo *m* di sospensione
e tiempo *m* de paro
d Haltezeit *f*, Stillstandzeit *f*

5798 RESTING POTENTIAL
f potentiel *m* de repos
i potenziale *m* di riposo
e potencial *m* de reposo
d Ruhepotential *m*

RESTORATIVE REMEDY (pharm), see 7042

RESTORING SPRING, see 2038

5799 RESTRAINED
f contraint (adj), encastré (adj), retardé (adj)
i costretto (adj)
e constreñido (adj)
d gefesselt (adj)

5800 RESTRAINT
f contrainte *f*
i costringimento *m*
e constreñimiento *m*
d Fesselung *f*

5801 RESTRICTED GATING
f injection *f* capillaire
i iniezione *f* capillare

e bebedero *m* capilar
d Punktanguss *m*

5802 RESULT
f résultat *m*
i risultato *m*
e éxito *m*, resultado *m*
d Ergebnis *n*, Resultat *n*

5803 RESUSPENSION
f re-suspension *f*
i resuspensione *f*
e resuspensión *f*
d Wiedersuspendierung *f*

RETAIL PHARMACY, see 528

5804 RETAIL PRICE
f prix *m* de détail
i prezzo *m* al dettaglio, prezzo *m* al minuto
e precio *m* al pormenor
d Einzelhandelspreis *m*, Einzelpreis *m*, Ladenpreis *m*

RETAINER RING, see 175

RETAINING PIN, see 1318

RETAINING RING, see 4911

5805 RETAININGS
f résidus (mpl) de tamisage
i residuo *m* di vagliatura
e residuo *m* de tamizado
d Siebrückstand *m*

RETARDATION, see 2279

5806 RETARDATION OF BOILING
f retard *m* d'ébullition
i ritardo *m* d'ebollizione
e retardo *m* de la ebullición
d Siedeverzug *m*

RETENTIVITY, see 5750

RETICLE, see 2096

5807 RETICULAR (adj)
f réticulaire (adj), réticulé (adj)
i reticolare (adj)
e reticular (adj)
d netzförmig (adj), vernetzt (adj)

5808 RETORT
f cornue *f*
i storta *f*
e retorta *f*
d Kolben *m*, Retorte *f*

5809 RETURN CAM
f came *f* de renvoi
i camma *f* d'inversione
e leva *f* de inversión
d Umsteuerungsknaggen *m*

RETURN CONDENSER, see 2333

5810 RETURN LINE
f tuyauterie *f* de retour
i tubazione *f* di ritorno
e cañería *f* de retorno
d Rückführleitung *f*, Rückleitung *f*

5811 RETURN PIN
f butée *f* de renvoi, goujon *m* de retour, poussoir *m* de rappel
i asta *f* respingente
e espiga *f* de retroceso
d Rückdruckstift *m*, Rückstosstift *m*

RETURN SHOCK, see 722

RETURN SPRING, see 2038

5812 RETURN TRAVERSE
f traverse *f* de rappel
i traversa *f* di ritorno
e traversano *m* de receso
d Rückzugquerhaupt *n*

RETURN VALVE, see 725

5813 RETURNED GOODS, returns
f marchandise *f* rendue
i merce *f* resa, merce *f* di ritorno
e mercancias (fpl) de retorno
d Retour *f*, Rückware *f*

5814 RE-USABLE VALVE
f valve *f* réutilisable
i valvola *f* riusabile
e válvula *f* reusable
d wiederverwendbares Ventil *n*

5815 REVACCINATION
f revaccination *f*
i rivaccinazione *f*
e revacunación *f*
d Revakzination, Wiederimpfung *f*

5816 REVERSAL
f inversion *f*, renversement *m*, retournage *m*
i inversione *f*, risvolta *f*, rovesciamento *n*
e cambio *m* de sentido, inversión *f*
d Rücklauf *m*, Umkehrung *f*, Umstülpung *f*

5817 REVERSAL POINT
f point *m* de renversement

i punto *m* d'inversione
e punto *m* de inversión
d Umkehrpunkt *m*

5818 REVERSAL TIME
f temps *m* d'inversion
i tempo *m* d'inversione
e tiempo *m* de inversión
d Umsteuerzeit *f*

5819 REVERSE MO(U)LD
f moule *m* inversé
i stampo *m* rovescio
e molde *m* invertido
d Mantelform *f*

REVERSE MOLDING, see 4061

5820 REVERSE REACTION
f réaction *f* inverse
i antireazione *f*
e contrarreacción *f*
d Gegenreaktion *f*

5821 REVERSE ROLL COATER
f machine *f* à enduire à rouleaux inversés
i spalmatrice *f* a cilindri controrotanti
e máquina *f* para recubrir por rodillos invertidos
d Umkehrwalzenbeschichter *m*

5822 REVERSE-FLOW ELECTRO-PHORESIS
f électrophorèse *f* à contrecourant
i elettroforesi *f* da retroflusso
e electroforesis *f* de contracorriente
d Gegenstromelektrophorese *f*

5823 REVERSIBILITY
f réversibilité *f*
i riversibilità *f*
e invertibilidad *f*, reversibilidad *f*
d Reversibilität *f*, Umkehrbarkeit *f*

5824 REVERSIBLE (adj)
f réversible (adj)
i reversibile (adj)
e reversible (adj)
d reversibel (adj), umkehrbar (adj)

REVERSIBLE COLLOID, see 2841

5825 REVERSIBLE REACTION
f réaction *f* réversible
i reazione *f* reversibile
e reacción *f* reversible
d umkehrbare Reaktion *f*

5826 REVERSING GEAR
f mécanisme *m* inverseur
i meccanismo *m* invertitore
e mecanismo *m* de inversión
d Wendegetriebe *n*

5827 REVERSION
f renversement *m*
i reversione *f*, ritorno *m*
e reversión *f*
d Rückschlag *m*, Umkehrung *f*

5828 REVOLUTION
f révolution *f*
i giro *m*, rivoluzione *f*
e revolución *f*, rotación *f*
d Umdrehung *f*

5829 REVOLUTION COUNTER, speed counter, speed indicator, speedmeter, tachometer
f compte-tours *m*, compteur *m* des tours, tachymètre *m*
i contagiri *m*, indicatore *m* di velocità tachimetro *m*
e cuentarrevoluciones *m*, taquímetro *m*
d Drehzahlmesser *m*, Drehzähler *m*, Tachymeter *n*, Tourenzähler *m*, Umdrehungszähler *m*

REVOLUTION PER MINUTE, see 4825

5830 REVOLVE, to
f tourner (v) sur une orbite, exécuter (v) un mouvement planétaire
i girare (v)
e dar (v) vueltas
d umlaufen 2° (v) (in weitem Abstand von der Achse)

5831 REVOLVER MACHINE, rotatory machine
f machine *f* rotative
i rotore *m*, macchina *f* rotatoria
e máquina *f* rotatoria
d Rundläufer *m*

5832 REVOLVING (adj), rotary (adj), rotating (adj)
f rotatif (adj), tournant (adj)
i girante (adj), rotante (adj), rotatorio (adj)
e giratorio (adj), rotatorio (adj), rotativo (adj)
d drehend (adj), kreisend (adj), rotierend (adj), umlaufend (adj)

5833 REVOLVING BRUSH
f brosse *f* rotative
i spazzola *f* girante
e escobilla *f* giratoria
d Bürstenwalze *f*, Walzenbürste *f*

5834 REVOLVING DRUM
f tambour *m* rotatif
i tamburo *m* girante
e tambor *m* giratorio
d Drehtrommel *f*

5835 REVOLVING FILTER
f filtre *m* rotatif
i filtro *m* rotante
e filtro *m* giratorio
d Trommelfilter *m*

5836 REVOLVING PLATE
f plaque tournante *f*
i piattaforma girevole *f*
e placa giratoria *f*
d Drehplatte *f*, Drehscheibe *f*

5837 REVOLVING PLATE FEEDER
f alimentateur *m* à plateau tournant
i alimentatore *m* a piatto rotante
e alimentador *m* de placa giratoria
d Aufgabedrehteller *m*

5838 REVOLVING SCREEN
f crible *m* rotatif
i crivello *m* girante
e criba *f* rotatoria
d Siebtrommel *f*

5839 REVOLVING STAGE, revolving table, turntable
f plateau *m* tournant, table *f* tournante
i tavola *f* girevole, tavola *f* rotante
e mesa *f* giratoria, platina *f* giratoria
d Drehtisch *m*

5840 REVOLVING STOOL, swivel stool
f siège *m* mobile
i sgabello *m* girevole, supporto *m* centrale
e sillón *m* giratorio
d Drehstuhl *m*

REVOLVING TABLE, see 5839

5841 REVOLVING TURRET
f tourelle *f* tournante
i torretta *f* girevole
e cabezal *m* revólver, torreta *f* revólver
d Revolverkopf *m*

5842 REWARD
f récompense *f* (refl. conditionné)
i ricompensa *f*
e recompensa *f*
d Belohnung *f*, Vergütung *f*

5843 REWIND ROLL
f rouleau *m* de rebobinage

i rullo *m* riavvolgitore, rullo *m* ribobinatore
e cilindro *m* arrolador, tambor *m* de arrollamiento
d Wickelrolle *f*, Wickelwalze *f*

REWORK, to, see 5764

5844 RHEOLOGY
f rhéologie *f*
i reologia *f*
e reología *f*
d Rheologie *f*

5845 RHEOSTAT
f rhéostat *m*
i reostato *m*
e reóstato *m*
d Regler *m*, Regulierwiderstand *m*, Rheostat *m*

5846 RHIZOME, root-stock
f rhizome *m*
i rizoma *m*
e rizoma *m*
d Rhizom *n*, Wurzelstock *m*

5847 RHOMB
f rhombe *m*
i rombo *m*
e rombo *m*
d Raute *f*, Rhombus *m*

RHOMB(US), see 4385

5848 RHOMBIC (adj), rhomboidal (adj)
f rhombique (adj), rhomboïdal (adj)
i romboidale (adj)
e losangeado (adj), romboidal (adj)
d rautenförmig (adj), rhombisch (adj)

5849 RHOMBOHEDRAL (adj)
f rhomboédrique (adj)
i romboedrico (adj)
e romboédrico (adj)
d rhomboedrisch (adj)

RHOMBOIDAL (adj), see 5848

RIB, see 821

RIBBED (adj), see 3291

5850 RIBBED FUNNEL
f entonnoir *m* cannelé
i imbuto *m* scannelato, imbuto *m* a nervature
e embudo *m* estriado, embudo *m* acanutado
d Riffeltrichter *m*

5851 RIBBED SHEETING
- f tôle *f* nervurée
- i lamiera *f* costolata
- e chapa *m* acostillada
- d gerippte Blechverkleidung *f*

5852 RIBBON
- f ruban *m*
- i nastro *m*
- e cinta *f*
- d Band *n*, Farbband *n*

5853 RIBBON BLENDER
- f mélangeur *m* à ruban
- i mescolatore *m* a nastro
- e mezclador *m* de cintas
- d Bandmischer *m*

5854 RIBBON CABLE
- f câble *m* ruban
- i cavo *m* a nastro
- e cable *m* de cinta
- d Bandkabel *n*

5855 RIBBON SPRING, torsional spring
- f ressort *m* de torsion
- i molla *f* di torsione
- e resorte *m* de torsión
- d Dreh(stab)feder *f*, Torsionsfeder *f*

5856 RICE CHAFF
- f balle de riz *f*
- i lolla di riso *f*, loppa *f*
- e cascabillo de arroz *m*
- d Reisspreu *n*

5857 RICE STARCH
- f amidon *m* de riz, poudre *f* de riz
- i amido *m* di riso
- e almidón *m* de arroz, fécula *f* de arroz
- d Amylum *n* Oryzae, Reisstärke *f*

5858 RICINOLEIC ACID
- f acide *m* ricinoléique
- i acido *m* ricinoleico
- e ácido *m* ricinoléico
- d Rizinusölsäure *f*

5859 RIDER
- f cavalier *m*
- i cavaliere *m*
- e caballero *m*, "reiter" *m*
- d Reiter *m*

RIGHT EYE, see 4846

5860 RIGHT-HAND THREAD
- f pas *m* à droite
- i filettatura *f* destrorsa
- e rosca *f* a derechas
- d rechtsgängiges Gewinde *n*

5861 RIGHTING-REFLEX
- f réflexe *m* de redressement
- i riflesso *m* di raddrizzamento
- e reflejo *m* de enderezamiento
- d Aufrechtstellungs-Reflex *m*

5862 RIGID (adj)
- f rigide (adj)
- i rigido (adj)
- e rígido (adj)
- d hart (adj), starr (adj), unbiegsam (adj)

5863 RIGID BODY
- f corps *m* rigide
- i corpo *m* rigido
- e cuerpo *m* rígido
- d starrer Körper *m*

5864 RIGID DIE
- f moule *m* rigide
- i forma *f* rigida
- e molde *m* rígido
- d starre Form *f*

5865 RIGID PLASTIC
- f plastique *m* rigide
- i plastico *m* rigido
- e plástico *m* rígido
- d starrer Kunststoff *m*

RIM, see 1092

RIND, see 779

5866 RING
- f anneau *m*, bague *f*, cercle *m*
- i anello *m*, ciclo *m*
- e anillo *m*, aro *m*
- d Reif *m*, Ring *m*

5867 RING CHROMATOGRAPHY
- f chromatographie *f* circulaire
- i cromatografia *f* radiale
- e cromatografía *f* radial
- d Ringchromatographie *f*

RING COMPOUND, see 2165

5868 RING FOLLOWER
- f bague *f* filetée
- i anello *m* filettato
- e anillo *m* roscado
- d Gewindering *m*, Gewindestift *m*

5869 RINSER, scourer
- f appareil *m* de curage, appareil *m* de rinçage
- i scortecciatrice *f*, spazzolatrice *f*
- e aparato *m* de enjuagar
- d Spülapparat *m*, Spüler *m*, Wascher *m*

5870 RINSING
f rinçage m
i risciacquatura f
e aclarado m
d Spülung f

5871 RIPE (adj)
f mûr (adj)
i maturo (adj)
e maduro (adj)
d mürbe (adj), reif (adj)

RISE, see 3929

RISER, see 627

5872 RISK
f risque m
i rischio m
e riesgo m
d Risiko n, Gefahr f

RIVER WATER, see 558

RIVET, to, see 1615

5873 RIVET
f rivet m
i ribadito m, chiodo ribadito m
e remache m, roblón m
d Niet m, Niete f

5874 RIVETED JOINT
f assemblage m rivé, assemblage m riveté, joint m rivé, rivure f
i giunto m chiodato
e junta f remachada, junta f roblonada
d Nietverbindung f

ROARING FLAME, see 4796

5875 ROASTING DISH
f plat m de grillage
i piatto m d'arrostimento
e copela f de recocido
d Glühschale f

ROASTING RESIDUE, see 1160

ROCK SALT, see 1786

5876 ROCKER, rocker arm
f balancier m, bascule f, culbuteur m
i bilanciere m, leva f oscillante
e basculador m, palanca f basculante
d Kippe f, Kipphebel m, Schwinghebel m

ROCKER ARM, see 5876

5877 ROCKING MOTION
f mouvement m basculant, mouvement m oscillant
i movimento m oscillante
e movimiento m oscilatorio
d Schaukelbewegung f

ROD, see 712

ROENTGEN RAYS, see 1366

5878 ROLL, to 1°
f laminer (v), rouler (v)
i laminare (v), rollare (v), rotulare (v)
e calandrar (v), girar (v)
d kugeln (v), rollen (v), walzen (v)

5879 ROLL, to 2°, roll-coat, to
f enduire (v) au cylindre
i applicare (v) a rullo
e recubrir (v) por calandria
d mit Walzen aufbringen (v)

ROLL, see 4415

5880 ROLL AND FALL WEAR AND TEAR
f pertes (fpl) par rotation et chute
i perdita f al rotolamento e caduta
e desgaste f por rotación y caída
d Roll-Fall-Verschleiss m

5881 ROLL AND SHOCK WEAR AND TEAR
f pertes (fpl) par rotation-secousses
i perdita f al rotolamento e choc
e desgaste m por rotación y choque
d Roll-Schüttel-Verschleiss m

ROLL CALENDER, see 1046

ROLL COATER, see 1231

ROLL COATING, see 1232

ROLL MILL, see 2172

5882 ROLL MIXER
f mélangeur m à révolution
i mescolatore m a rotolamento
e mezclador m rodamiento
d Walzmischer m

ROLL-COAT, to, see 5879

ROLLED SHEET, see 1235

ROLLER, see 2170

5883 ROLLER BEAM
f porte-cylindres m
i supporto m cilindri

e portacilindro m
d Zylinderbank f, Zylinderbaum m

5884 ROLLER BEARING
f roulement m à galets, palier m à rouleaux
i cuscinetto m a rulli, sopporto m a rulli
e cojinete m a rodillos, cojinete m de rodillos
d Rollenlager n

5885 ROLLER CHAIN
f chaîne f à rouleaux
i catena f a rulli
e cadena f de cilindros, cadena f de rodillos
d Rollenkette f

5886 ROLLER CUTTING AND WINDING-UP MACHINE, slitter
f cylindre fendeur-enrouleur m
i cesoia f bobinatrice a rulli
e cizalla f rotativa
d Rollenschneidmaschine f

5887 ROLLER FRAME
f chariot m de rouleau, râtelier m à rouleau
i sedia a rulli f, sopporto a rulli m
e carro m de rodillo
d Walzenstuhl m

5888 ROLLER GAUZE
f bande f de gaze
i benda f di tela
e bobina f de gasa, venda f de gasa
d Mullbinde f

5889 ROLLER MILL
f homogénéiseur m à cylindres (pommade), malaxeur m à cylindre
i frantoio m a ruoli (per pomate)
e molino m de cilindros para pomadas
d Walzensalbenmühle f

5890 ROLLER-COATED
f recouvert (adj) au rouleau
i rivestito (adj) a rullo
e revestido (adj) por rotación
d walzlackiert (adj)

5891 ROLLING 1°
f roulement m
i roteamento m, rotolamento m
e rodadura f
d Abrollung f, Ausrollen n, Rollen (von Pillen)

5892 ROLLING 2°
f laminage m

i laminazione f
e laminado m
d Walzen n

5893 ROLLING FRICTION
f friction f de roulement, frottement m de roulement
i attrito m volvente
e fricción f de rodadura, fricción f de rotación
d rollende Reibung f, wälzende Reibung f

5894 ROLLING HIDE, rough sheet
f feuille f calandrée (plast)
i foglia f calandrata
e hoja f calandrada
d Fell n (plast), Walzfell n

ROLLING MILL, see 1236

ROLLING PLANT, see 1236

5895 ROLLING RESISTANCE
f résistance f au roulement
i resistenza f al rotolamento
e resistencia f al rodamiento
d Rollfestigkeit f

5896 ROLLING WEAR
f usure f par roulement
i attrito m volvente
e desgaste m por arrollado, desgaste m por rodamiento
d Rollverschleiss m

5897 ROOM DESHUMIDIFIER
f déhumidificateur m des locaux
i deumidificatore m di posto
e deshumidificador m de los locales
d Raumentfeuchter m

5898 ROOM TEMPERATURE
f température ambiante f, température de la chambre f
i temperatura ambiente f
e temperatura ambiente f
d Raumtemperatur f

5899 ROOMINESS, specific volume
f volume m spécifique
i volume m specifico
e volumen m específico
d Räumigkeit f

5900 ROOT
f racine f
i radice f
e raíz f
d Wurzel f

5901   ROOT DIAMETER
f diamètre *m* du noyau de la vis
i diametro *m* del nocciolo della vite
e diámetro *m* del nucleo del tornillo
d Schneckenkerndurchmesser *m*

5902   ROOT GAP
f largeur *f* du cordon de soudure
i larghezza *f* del cordone soldato
e ancho *m* del cordón de saldadura
d Wurzelabstand *m*, Wurzelspalt *m*

ROOT-STOCK, see 5846

ROPE EYE, see 1983

ROSE OIL, see 665

ROSIN 1°, see 5771

ROSIN 2°, see 7

ROSIN OIL, see 1677

ROSIN SPIRIT, see 5183

ROSINY (adj), see 5777

5903   ROT
f pourriture *f*, putréfaction *f*
i putrefazione *f*
e putrefacción *f*
d Fäule *f*, Fäulnis *f*

ROTARY (adj), see 5832

5904   ROTARY BRUSH, wheel brush
f brosse *f* ronde à polir
i spazzola *f* circolare
e cepillo *m* rotatorio, corona *f* de cepillar
d Radbürste *f*, Rundbürste *f*

5905   ROTARY CONVERTER
f commutatrice *f*, convertisseur *m*
i convertitrice *f*
e convertidor *m* de corriente, convertidor *m* de rotativo
d Drehumformer *m*, Einankerumformer *m*

5906   ROTARY CUTTER
f couteau tournant *m*
i coltello rotativo *m*
e cuchillo rotatorio *m*
d Drehmesser *n*, Fräsemesser *n*

5907   ROTARY DISK, rotary shelf
f plateau *m* tournant
i piatto *m* rotante
e plato *m* giratorio
d Drehteller *m*, Pufferteller *m*, Sammelscheibe *f*, Vorrutsscheibe *f*

ROTARY DRYER, see 1412

5908   ROTARY PROCESS
f procédé *m* rotatif
i processo *m* rotatorio
e proceso *m* rotativo
d Rundlaufprozess *m*

ROTARY SHELF, see 5907

ROTARY SHELF DRYER, see 2501

5909   ROTARY SLIDE VALVE
f vanne *f* rotative
i cassetto *m* rotativo
e distribuidor *m* rotativo
d Drehschieber *m*

5910   ROTATABLE BASE
f embase *f* tournante
i treno *m* girevole (auto), carrello *m* girevole (ferr)
e asiento *m* giratorio
d Drehschemel *m*

5911   ROTATE, TO
f tourner *f*, être *f* en rotation
i ruotare *f*
e girar *f* sobre su eje
d rotieren *f* (um die eigene Axe) umlaufen *f*

ROTATING (adj), see 5832

5912   ROTATING DRUM
f tambour *m* tournant
i tamburo *m* rotante
e tambor *m* giratorio, tambor *m* rotatorio
d rotierende Trommel *f*

5913   ROTATING PADDLE
f pale tournante *f*
i pala rotativa *f*
e paleta rotatoria *f*
d Drehschaufel *f*, Laufschaufel *f*

5914   ROTATING PERFORATED DIAPHRAGM, rotating perforated screen
f diaphragme *m* perforé rotatif
i diaframma *m* perforato rotante
e diafragma *m* perforado rotatorio
d rotierende Lochblende *f*

ROTATING PERFORATED SCREEN
see 5914

5915 ROTATIONAL MOLDING,
rotoforming
f moulage *m* par rotation
i formatura *f* a rotazione
e moldeado *m* por rotación rotomoldeado *m*
d Rotationsgiessverfahren *n*, Rotationsschleuderguss *m*, Schleuderguss *m* (für Pasten)

5916 ROTATIONAL VISCOSIMETER
f viscosimètre *m* à mobile tournant
i viscosimetro *m* a rotazione, a torsione
e viscosímetro *m* rotativo
d Rotations-Viskosimeter *n*

5917 ROTATORY DISPERSION
f dispersion *f* rotatoire
i dispersione *f* rotatoria
e dispersión *f* rotativa
d Rotationsdispersion *f*

5918 ROTATORY EVAPORATOR
f évaporateur *m* rotatif
i evaporatore *m* rotante
e evaporador *m* rotativo
d Rotationsverdampfer *m*

5919 ROTATORY GRANULATOR
f machine *f* à granuler rotative
i granulatrice *f* rotativa
e granuladora *f* rotativa
d rotative Granuliermaschine *f*

5920 ROTATORY GRATER
f machine *f* à râper
i raschino *m* rotativo
e máquina *f* para raspar
d Reibmaschine *f*

ROTATORY MACHINE, see 5831

ROTOFORMING, see 5915

ROUGH (adj), see 1649

5921 ROUGH CLOTH, unfulled cloth, unmilled cloth
f drap *m* brut, loden *m*
i loden *m*
e paño *m* de lana no abatanado, loden *m*
d Loden *m*, ungewalkter Wollstoff *m*

5922 ROUGH GRINDING, roughing
f ébauchage *m*
i sbozzatura *f*, sgrossatura *f*
e afilado *m* preliminar

d Schruppen *n*, Vorschleifen *n*

ROUGH SHEET, see 5894

ROUGHING, see 5922

5923 ROUGHNESS
f rugosité *f*
i ruvidezza *f*
e aspereza *f*, rudeza *f*
d Rauhigkeit *f*, Unebenheit *f*

5924 ROUND (adj)
f rond (adj)
i rotondo (adj)
e redondo (adj)
d rund (adj)

5925 ROUND BOTTOMED FLASK
f ballon *m* à fond rond
i pallone *m* a fondo tondo
e matraz *m* redondo
d Rundkolben *m*

ROUND MOLD INSERT (for marking)
see 4484

5926 ROUND OFF, TO
f arrondir (v)
i arrotondare (v), smussare (v)
e redondear (v)
d abrunden (v)

ROUND PLUG FOR MARKING, see 4484

ROUND THREAD, see 4152

5927 ROUNDING
f arrondissage *m*
i arrotondatura *f*, tondeggiamento *m*
e redondeo *m*
d Krümmung *f*, Rundung *f*

5928 ROUTE OF ADMINISTRATION
f voie *f* d'administration
i via *f* d'introduzione, via *f* di somministrazione
e vía *f* de administración
d Darreichungsweg *m*

5929 ROUTINE TESTING
f essai *m* de routine
i prova *f* abituale, prova *f* corrente
e ensayo *m* de rutina, prueba *f* habitual
d Reihenprobe *f*

5930 ROW
f rangée *f*
i fila *f*
e fila *f*
d Reihe *f*

5931 ROYAL JELLY
f gelée f royale
i gelo m reale
e jalea f real
d Bienenkönigin-Futtersaft m

R.P.M., see 4825

RUB ON, TO, see 3927

5932 RUBBER
f caoutchouc m, gomme f
i gomma f
e goma f
d Gummi n

RUBBER BAG MOLDING, see 738

5933 RUBBER BAND, rubber tape
f élastique m, ruban m de caoutchouc
i elastico m, nastro m elastico
e cinta f de goma, elástico m, tira f de goma
d Gummiband n

RUBBER BLANKET SPREADING, see 927

5934 RUBBER BUNG
f tampon m de caoutchouc
i tappo m di gomma
e tapón f de goma
d Gummistopfen m

5935 RUBBER CEMENT
f gomme-mastic, mastic m au caoutchouc
i gomma mastice f, "mastice" m, soluzione f di gomma
e cemento m de caucho, masilla f de caucho
d Kautschukkitt m

5936 RUBBER CYLINDER, rubber roll
f cylindre m de caoutchouc
i cilindro m di gomma
e cilindro m de goma
d Gummiwalze f

5937 RUBBER DISC, rubber washer
f disque m en caoutchouc, rondelle f en caoutchouc
i rondella f di gomma
e anillo m de goma, arandela f de goma, aro m de goma
d Gummiring m, Gummischeibe f, (Unterlegscheibe)

RUBBER GUM, see 3616

5938 RUBBER PRESSURE TUBING
f caoutchouc m à vide
i gomma f da vuoto, tubo m di gomma da vuoto
e manguera f de presión, tubo m flexible de presión
d Druckschlauch m

RUBBER ROLL, see 5936

5939 RUBBER SLEEVE
f manchon m de caoutchouc
i manicotto m di gomma
e manguito m de goma
d Gummimuffe f

RUBBER SPREADING, see 4149

5940 RUBBER STOPPER
f bouchon de caoutchouc m
i tappo di gomma m
e tapón de goma m
d Gummipfropfen m, Gummistopfen m

RUBBER TAPE, see 5933

5941 RUBBER TUBE
f tuyaux m de caoutchouc
i tubo m di gomma
e manguera f de goma, tubo m de goma
d Gummischlauch m

5942 RUBBER VARNISH
f gomme f laque, vernis m en caoutchouc
i vernice f a base di gomma
e barniz m a base de goma
d Gummilack m

RUBBER WASHER, see 5937

RUBBING, see 674

RUBBING OFF, see 18

5943 RUBBLE FILTER
f filtre m à gravier, filtre m à pierraille
i filtro m di ciottoli
e filtro m de gravilla
d Kiesfilter n

5944 RUDDER
f gouvernail m
i timone f di direzione
e timón m
d Ruder n, Steuerruder n

5945 RUDIMENT
f ébauche f (embr), rudiment m
i rudimento f
e rudimiento m
d Anlage f (embr)

RUDIS (adj), see 1649

5946 RULE
f règle f
i regola f
e regla f
d Regel f, Vorschrift f

5947 RUN
f course f, cycle m de marche
i ciclo m di lavoro, marcia f, percorso m
e curso m
d Gang m, Lauf m

5948 RUN IN (mec)
f rodage m
i rodaggio m
e rodaje m (mot)
d Einfahrt f (mec)

5949 RUN OFF, TO
f s'échapper (v), s'écouler (v) (liquide)
i affluire (v), colare (v)
e desbordar (se) (v), rebosar (v)
d fliessen (v), überlaufen (v)

5950 RUNNER
f canal m principal
i canale m principale
e canal m principal, canal m distribuidor
d Angusshauptkanal m, Angussverteiler m, Einlaufkanal m, Einspritzkanal m

RUNNER CLOTH, see 719

5951 RUNNERLESS INJECTION MOLDING
f moulage m par injection directe
i stampaggio m dopo iniezione diretta
e molde m por inyección directa
d angussloses Spritzen n

RUNNING (OF ENGINE), see 4895

5952 RUNNING HOT
f échauffement m (par friction)
i riscaldo m per frizione
e calentamiento m por fricción
d Heisslaufen n, Warmlaufen n

5953 RUNNING TIME, working time
f durée f de fonctionnement, durée f du travail
i durata f di lavorazione, tempo m di lavorazione
e duración f de funcionamiento, tiempo m de trabajo
d Arbeitszeit f, Laufzeit f

5954 RUPTURE
f rupture f
i rottura f
e ruptura f
d Bruch m

RUPTURE NOTCH, see 1064

RUPTURE STRENGTH, see 1075

5955 RUST
f rouille f
i ruggine f
e herrumbre f, orín m
d Rost m

5956 RUSTLESS (adj), rustproof (adj), stainless (adj)
f inoxydable (adj), inrouillable (adj),
i inossidabile (adj)
e inoxidable (adj)
d nichtrostend (adj), rostfrei (adj)

RUSTPROOF (adj), see 5956

RX, see 5409

5957 RYE STARCH
f amidon m de seigle
i amido m di segale
e almidón m de centeno, fécula f de centeno
d Amylum Secales n, Roggenstärke f

S

SACCHARIC ACID, see 3524

5958 SACCHARIN(E)
f saccharine f
i saccharina f
e sacarina f
d Saccharin n, Süsstoff m (raffinierter)

SACHAROLACTIC ACID, see 4722

5959 SACCHAROSE, sucrose
f saccharose m, sucrose m
i saccarosio m, sucrosio m
e sacarosa f
d Rohrzucker m, Saccharose f

5960 SACK FILTER
f filtre m à sac
i filtro m a sacco
e filtro m de saco
d Sackfilter m

5961 SACK-CLOTH, sacking
f toile f à sac
i tela f di imballaggio
e harpillera f, tela f de embalaje
d Sackleinwand f, Sacktuch n

SACKING, see 5961

SACRIFICED, see 4136

5962 SADDLE BLOCK ANESTHESIA
f anesthésie f sacrée
i anestesia f sella
e anestesia f en silla de montar, bloqueo m subdural bajo
d Reithosenanaesthesie f

SADDLE PACKING, see 5288

SAFE (adj), see 3669

SAFE WORKING STRESS, see 5124

5963 SAFETY
f sécurité f
i sicurezza f
e seguridad f
d Sicherheit f

5964 SAFETY APPLIANCE, safety device
f dispositif m de sécurité
i dispositivo m di sicurezza
e dispositivo m de seguridad
d Sicherheitsvorrichtung f

5965 SAFETY CONTROL
f contrôle m de sécurité
i controllo m di sicurezza
e control m de seguridad
d Sicherheitsprüfung f

SAFETY DEVICE, see 5964

SAFETY FUSE, see 2154

5966 SAFETY INSTRUCTIONS, safety regulations
f règlements (m pl) de sécurité
i prescrizioni (f pl) di sicurezza
e prescripciones (f pl) de seguridad
d Sicherheitsvorschriften (f pl)

5967 SAFETY LOCK, safety stop
f verrou m de sécurité
i serratura f di sicurezza
e cierre m de seguridad
d Sicherheitsverschluss m

5968 SAFETY MARGIN
f marge de sécurité f
i margine di sicurezza m
e margen de seguridad m
d Sicherheitsbereich m

5969 SAFETY MEASURE
f mesure f de sécurité
i misura f di sicurezza
e medida f de seguridad
d Sicherheitsmassnahme f, Vorsichtsmassnahme f

SAFETY REGULATIONS, see 5966

SAFETY STOP, see 5967

SAFETY VALVE, see 2824

SAFFLOR CARMINE, see 1322

SAFFLOR RED, see 1322

SAFFLOWER, see 250

SAFFLOWER OIL, see 1323

5970 SAFFRON
f safran m

i zafferano m
e azafrán m
d Safran m

5971 SAG
f flèche f (d'un câble), fléchissement m
i freccia f (el), piegamento m
e comba f, flecha f, hundimiento m
d Durchhang m

5972 SAGO STARCH
f amidon m de sagou
i fecola f di sago
e fécula f de sagu
d Amylum n Sagi, Manihotstärke f, Palmenstärke f, Sagostärke f

SAL VOLATILE, see 400

SAL-AMMONIAC, see 401

5973 SALE
f débit m, vente f
i vendita f
e venta f
d Absatz m, Verkauf m, Vertrieb m

5974 SALE PERMISSION
f autorisation f de vente, permis m de vente
i permesso m di vendita
e permiso m de venta
d Verkaufsbewilligung f

5975 SALES ANALYSIS
f analyse f des ventes
i analisi m di vendite
e análisis m de venta
d Verkaufsanalyse f

5976 SALES CONTROL
f contrôle m des ventes
i controllo m di vendita
e control m de venta
d Verkaufskontrolle f

5977 SALICYLATE
f salicylate m
i salicilato m
e salicilato m
d Salizylat n

5978 SALICYLIC ACID
f acide m salicylique
i acido m salicilico
e ácido m salicílico
d Salyzylsäure f, Spirsäure f

5979 SALIFEROUS (adj), saline (adj), salty (adj)

f salé (adj), salifère (adj)
i salino (adj)
e salado (adj), salino (adj), salobreño (adj)
d salzhaltig (adj), salzig (adj)

SALINE, see 5160

SALINE (adj), see 5979

5980 SALIVA
f salive f
i saliva f
e esputo m, saliva f
d Speichel f

SALPETER, see 4778

5981 SALT
f sel m
i sale m
e sal f
d Salz n

SALT FORMATION, see 3636

SALT ROCK MOSS, see 1316

SALT WATER, see 1049

5982 SALTFREE (adj)
f dessalé (adj)
i dissalato (adj)
e desalado (adj)
d entsalzt (adj), salzfrei (adj)

5983 SALTING OUT
f relargage m
i precipitazione f per aggiunta di sale
e precipitación f por sales
d Aussalzung f

SALTY (adj), see 5979

SALUBRITY, see 3680

5984 SALVE MULL
f gaze f médicamenteuse
i garza f medicata
e gasa f con pomada, gasa f medicada
d Salbenmull n, Unguentum extensum n

5985 SAMPLE, specimen
f échantillon m, spécimen m
i campione m, saggio m
e muestra f, probeta f
d Muster m, Probe f

5986 SAMPLING
f échantillonnage m

    prélèvement *m* des échantillons
i campionamento *m*, campionatura *f*
e muestrario *m*, selección *f* de probetas
d Musternehmen *n*, Musterzug *m*,
    Probenahme *f*

5987 SAMPLING THIEF, thief tube
f sonde *f* de prise d'échantillon
i sonda *f* per campionatura
e sonda *f* para tomar muestros
d Tiefprober *m*

5988 SAND
f sable *m*
i sabbia *f*
e arena *f*
d Sand *m*

SAND BATH, see 762

SAND GLASS, see 1612

SAND SHELL METHOD, see 2088

SANDARAC, see 4123

SANDARACHA, see 4123

5989 SANDBLAST DEVICE
f sableuse *f*
i sabbiatrice *f*, macchina *f* a getto di sabbia
e soplador *m* de chorro de arena
d Sandstrahlgebläse *n*

5990 SANDWICH LAMINATE
f stratifié-sandwich
i laminato *m* sandwich
e estratificado *m* sandwich
d Sandwichschichtstoff *m*

SANDWICH TABLET, see 4188

SANITARY NAPKIN, see 4504

5991 SAP
f sève *f*
i succo *m*, limfa *f*
e savia *f*
d Saft (Holz) *m*

5992 SAPHENOUS VEIN
f veine *f* saphène
i vena *f* safena
e vena *f* safena
d Vena saphena

5993 SAPONIFICATION
f saponification *f*
i saponificazione *f*
e saponificación *f*
d Verseifung *f*

5994 SAPONIFICATION FLASK
f ballon *m* à saponifier
i pallone *m* di saponificazione
e matraz *m* de saponificación
d Verseifungskolben *m*

5995 SAPONIFICATION NUMBER,
    saponification value
f indice *m* de saponification
i numero *m* di saponificazione
e índice *m* de saponificación
d Verseifungszahl *f*

SAPONIFICATION VALUE, see 5995

5996 SAPROPHYTE
f saprophyte *m*
i saprofito *m*
e saprofito *m*
d Saprophyt *m*

SAPWOOD, see 323

SARCOLACTIC ACID, see 2387

S.A.S., see 1845

5997 SATISFY, TO
f satisfaire (v)
i soddisfare (v)
e satisfacer (v)
d befriedigen (v)

5998 SATURATED (adj)
f saturé (adj)
i saturato (adj), saturo (adj)
e saturado (adj)
d gesättigt (adj)

5999 SATURATED ACID
f acide *m* saturé
i acido *m* saturato
e ácido *m* saturado
d gesättigte Säure *f*

6000 SATURATED SOLUTION
f solution saturée *f*
i soluzione saturata *f*
e solución saturada *f*
d gesättigte Lösung *f*

6001 SATURATION
f saturation *f*
i saturazione *f*
e saturación *f*
d Sättigung *f*

6002 SAVING, sparing
f économie *f*, épargne *f*
i economia *f*, risparmio *m*
e ahorramiento *m*, ahorro *m*, economía *f*
d Ersparnis *f*, Sparen *n*

6003 SAVING OF TIME
f économie *f* de temps
i risparmio *m* di tempo
e economia *f* de tiempo
d Zeitersparnis *f*

SAVO(U)R, see 3228

6004 SAW TOOTH CRUCHER
f broyeur *m* à dents de scie
i frantumatore *m* a denti di sega
e quebrantador *m* con dientes de sierra
d Sägezahnbrecher *m*

6005 SAWDUST
f sciure de bois *f*
i segatura *f*
e aserrín *m*, serrín *m*
d Holzmehl *n*, Sägemehl *f*

6006 SAWING
f sciage *m*
i segamento *m*
e aserradura *m*
d Aussägen *n*, Sägen *n*

SAXOLINE, see 381

6007 SCALE 1°
f barbure *f*, écaille *f*, incrustation *f*, squame *f*
i incostatura *f*, scaglia *f*, squama *f*
e escama *f*
d Glühspan *m*, Kesselstein *m*, Schuppe *f*

6008 SCALE 2°
f plateau *m* de balance
i piatto *m* di bilancia
e platillo *m* de balanza
d Waageschale *f*

6009 SCALE 3°
f échelle *f* (math), graduation *f*
i graduazione *f*, scala *f*
e escala *f*, graduación *f*
d Masstab *m*, Skala *f*, Gradeinteilung *f*

6010 SCALE 4° (of color)
f graduation *f* des couleurs
i graduazione *f* di colori
e graduación *f* de colores, matiz *f* de colores
d Abstufung *f* der Farben, Farbenabstufung *f*

6011 SCALE BEAM, sliding weight balance, steel yard
f balance *f* romaine
i bilancia *f* romana, scadera *f*
e balanza *f* romana
d Laufgewichtswaage *f*

6012 SCALE LINE
f marque *f* de graduation
i marca *f* di graduazione
e raya *f* de graduación
d Teilstrich *m*

SCALE OF THERMOMETER, see 6954

6013 SCALE OF VALUES
f échelle *f* des valeurs
i scala *f* di valori
e escala *f* de valores
d Wertskala *f*

SCALING, see 2953

SCALLOPED, see 3933

6014 SCALLOPING
f dentellure *f*, feston *m*
i smerlatura *f*
e festón *m*, recordatura *f*
d Auszackung *f*, Zackenschnitt *m*

SCALY (adj), see 3202

6015 SCAN, TO
f scruter (v)
i scrutare (v)
e escudriñar (v)
d "abtasten" (v)

6016 SCARF JOINT, tapered overlap
f joint *m* en biseau
i giunzione *f* rastremato
e junta *f* en inglete
d Schäftung *f*

SCARLET RED, see 890

6017 SCARLET 6R
f Ponceau *m* 6R
i "Ponceau" 6R *m*
e Punzó *m*, rojo A-5 *m*
d L-Rot 5, Ponceau 6R

SCENT, see 3227

6018 SCHLIEREN SET-UP, striae measuring apparatus
f strioscope *m*

i strioscopio *m*
e estrioscopio *m*
d Schlierenoptik *f*

SCINTILLATION, see 3245

6019 SCINTILLOGRAMME
f scintillogramme *m*
i scintillogramma *f*
e cintigrama *f*
d Szintillogramm *n*

6020 SCISSION VELOCITY
f vitesse *f* de fission
i velocità *f* di fissione
e velocidad *f* de fisión
d Spaltungsgeschwindigkeit *f*

6021 SCISSOR, shears
f cisaille *f*, ciseaux (*m pl*)
i forbici *f pl*
e tigeras *f pl*
d Schere *f*

SCOOP, see 4176

SCOOP CHAIN, see 1126

SCOOP-WHEEL, see 923

SCOPE 1°, see 2559

6022 SCOPE 2°
f but *m*, objectif *m*
i obiettivo *m*, scopo *m*
e fin *m*, objeto *m*
d Ziel *n*

6023 SCORE 1°
f encoche *f*, entaille *f*, trait *m*
i intaccatura *f*, tratto *m*
e entalla *f*
d Einschnitt *m*, Kerbe *f*, Strich *m*

6024 SCORE 2°
f pointage *m*, total *m* des points
i punteggio *m*
e tanteo *m*, tantos *m pl*
d Punktzahl *f*

6025 SCORED TABLET, slotted tabled
f comprimé *m* rainuré, comprimé *m* sécable, comprimé *m* fractionnable
i compressa *f* costolata
e comprimido *m* ranurado
d Tablette *f* mit Bruchkerbe

SCORING, see 2612

SCOURER, see 5869

6026 SCRAPE, TO
f gratter (v), racler (v)
i raschiettare (v), raschinare (v)
e rascar (v), raer (v), raspar (v)
d abschaben (v), schaben (v)

6027 SCRAPER (TOOL)
f racloir *m*, gratte *f*, gratteur *m*, grattoir *m*
i grattatore *m*, raschietto *m*, raschino *m*, sbavatore *m*
e raedera *f*, rascador *m*, raspador *m*, rasqueta *f*
d Abstreicher *m*, Kratzeisen *n*, Schaber *m*, Schabeisen *n*, Schabmesser *n*

6028 SCRATCH, slack
f égratignure *f*,
i graffio *m*, sgraffiatura *f*
e rasguño *m*, raya *f*
d Kratzer *m*, Schramme *f*, Schrapper *m*

6029 SCRATCHING
f rayure *f*
i scalfitura *f*
e rayadura *f*
d Anritzen *n*, Ritzen *n*

6030 SCREEN, sieve, sifter
f tamis *m*, tamiseur *m*
i setaccio *m*, vaglio *m*, vagliatore *m*
e tamiz *m*, tamizador *m*
d Sieb *n*

6031 SCREEN ANALYSIS, sieve analysis
f analyse *f* granulométrique
i analisi *f* di setacciatura
e análisis *f* granulométrica, tamización *f* fraccionada
d Siebanalyse *f*

6032 SCREENING 1°
f criblage *m*, sélection *f*
i selezione *f*, scelta *f*, vagliatura *f*
e selección *f*
d Auslese *f*, Aussuchen *n*, orientierende Bestimmung *f*

6033 SCREENING 2°, shading
f action *f* de diaphragmer
i schermaggio *m*
e pantallado *m*
d Abblendung *f*, Abschirmung *f*

6034 SCREENING DRUM, sieve drum, sizing drum
f crible *m* rotatif, tambour *m* cribleur
i tamburo *m* crivellatore
e tambor *m* cribador
d Siebtrommel *f*

6035 SCREENING MACHINE
f machine *f* à assortir, trieuse *f*
i macchina *f* classificatrice, macchina *f* selezionatrice
e máquina *f* clasificadora, máquina *f* triadora
d Sortiermaschine *f*

6036 SCREENING MATERIAL
f substance *f* à cribler
i materiale *f* da vagliare
e cribado *m*
d Siebgut *n*

6037 SCREW
f vis *f*
i chiocciola *f*, vite *f*
e tornillo *m*
d Schraube *f* ohne Mutter

6038 SCREW BRAKE
f frein à vis *m*
i freno a chiocciola *m*
e freno de tornillo *m*
d Spindelbremse *f*

6039 SCREW CAP, screw plug, screw stopper
f bouchon *m* à vis, vis *f* de fermeture
i bocchettone *m*, capsula *f* a vite, tappo *m* a vite
e tapón *m* a rosca, tornillo *m* de cierre
d Deckelverschraubung *f*, Gewindeschutzstopfen *m*, Schraubenkappe *f*, Schraubendeckel *m*, Verschlusschraube *f*

6040 SCREW CLIP
f vis *f* d'arrêt, vis *f* de pression, vis *f* de serrage
i vite *f* d'arresto, vite *f* di chiusura
e tornillo *m* de apriete, tornillo *m* de sujeción
d Klemmschraube *f*, Stellschraube *f*

6041 SCREW CONNECTION, screw joint
f raccord *m* à vis
i raccordo *m* a vite
e cierre *m* de rosca
d Schraubenverbindung *f*, Verschraubung *f*

SCREW CONVEYOR, see 574

6042 SCREW CORE PIN
f broche *f* à trou fileté
i anima *f* filettata
e pitón *m* roscado
d Gewindestift *m*, Kernlochstift *m* (für Gewinde)

6043 SCREW DRIVER
f tournevis *m*
i cacciavite *m*
e destornillador *m*
d Schraubenzieher *m*

6044 SCREW EXTRUDER
f boudineuse *f* à vis, extrudeuse *f* à vis
i estrudore *m* a vite
e extrusora *f* de husillo
d Schneckenpresse *f*, Schneckenspritzmaschine *f*, Schneckenstrangpresse *f*, Strangpresse *f*

SCREW FEED, see 574

SCREW FEEDER, see 678

SCREW INJECTION, see 3985

SCREW JOINT, see 6041

6045 SCREW PITCH
f pas *m* d'une vis
i passo *m* di vite *m*
e paso *m* de filete, rosca *f* de tornillo *f*
d Gewindegang *m*, Schraubengang *m*

SCREW PLUG, see 6039

SCREW PRESS, see 3300

SCREW STOPPER, see 6039

6046 SCREW-BOLT
f boulon *m* fileté, boulon *m* taraudé
i perno *m* a vite
e perno *m* fileteado
d Schraubenbolzen *m*

6047 SCREW-CAP BOTTLE
f bouteille *f* avec bouchon vissé
i bottiglia *f* a tappo a vite
e botella *f* de tapón roscado
d Schraubflasche *f*

6048 SCREWED PIPE JOINT
f raccord *m* fileté
i giunto *m* filettato
e junta *f* roscada
d Schraubmuffe *f*,

6049 SCREWED SLEEVE, sleeve nut, threaded sleeve
f manchon *m* fileté, manchon *m* à vis
i manicotto *m* filettato
e manguito *m* roscado
d Schraubmuffe *f*, verschraubter Überzieher *m*

6050 SCREWED SOCKET, threaded socket
f emboîtement m à vis, manchon m fileté
i manicotto m filettato
e manguito m roscado
d Schraubmuffe f

6051 SCREWING
f vissage m
i avvitatura f
e atornillamiento m
d Verschrauben n

6052 SCREWING MACHINE
f machine f à visser, visseuse f
i avvitatrice f
e máquina f de atornillar
d Schraubmaschine f, Verschraubmaschine f

6053 SCREW-TOP BOTTLE
f bouteille f à bouchon vissé
i bottiglia f da tappo a vite, bottiglia f da tappo filettato
e botella f con tapón roscado
d Flasche f mit Schraubenkappe, Flasche f mit Schraubenverschluss

SCRUBBER, see 3448

6054 SCRUTINY
f investigation f minutieuse
i esame m minuzioso
e averiguación f
d genaue Untersuchung f

SCRUMMER, see 497

SEA SALT, see 1786

SEA WATER, see 560

6055 SEAL OIL
f huile f de phoque
i olio m di foca
e aceite f de foca
d Seehundsöl n

6056 SEALER
f fixateur m
i fissativo m, turapori m
e fijador m
d Füllermasse f, Schutzanstrich m

6057 SEALING
f fermeture f (d'une ampoule) scellage m, scellement m
i sigillamento m, sigillatura f
e cerradura (de las ampollas) f sellado m, selladura f
d Siegelung f, Verschluss m, Versiegelung f

6058 SEALING COMPOUND
f matériel m d'étanchement
i materiale m di tenuta
e masilla f para juntas
d Dichtungsmasse f

6059 SEALING FILM
f feuille f d'isolement
i foglio m di tenuta
e película f aislante
d Dichtungsfolie f

6060 SEALING JAW
f mâchoire f à scellage
i mascella f sigillatrice
e mandíbula f selladora
d Siegelbacke f

6061 SEALING PROFIL
f profilé m d'étanchéité
i profilato m di guarnizione
e perfil m de cierre
d Dichtungsprofil n

SEALING RUN, see 730

6062 SEALING WAX
f cire f à cacheter
i ceralacca f
e lacre m
d Siegellack m

6063 SEAM WELDING
f soudage m en continu
i saldatura f continua
e soldadura f en cordon
d Nahtschweissen n

6064 SEAMLESS (adj)
f sans couture, sans soudure (met)
i senza costura, senza saldatura
e sin costura
d nahtlos (adj)

6065 SEASONING 1°
f dessèchement m (de bois), mûrissement m, stabilisation f artificielle
i stagionatura f
e desecamiento m de la madera estabilización f artificial
d Ablagerung f, Ausreifung f, Austrocknung f, Zeitigung f

6066 SEASONING 2°
f asaisonnement m, condiment m
i condimento m

e condimento *m*
d Würzstoff *m*

SEBACIC ACID, see 2211

SEBUM BOVINUM, see 846

SEBUM OVILE, see 4743

SEBUM TAURINUM, see 846

SECALE CORNUTUM, see 2892

6067 SECONDARY ACTION
f action *f* secondaire
i azione *f* secondaria, effetto *m* secondario
e efecto *m* secundario
d Nachwirkung *f*

SECONDARY CIRCUIT, see 3949

SECONDARY CURRENT, see 3944

SECONDARY REACTION, see 1898

6068 SECONDARY VALENCE
f valence *f* secondaire
i valenza *f* secondaria
e valencia *f* secundaria
d Nebenvalenz *f*

6069 SECRET OF FABRICATION
f secret *m* de fabrication
i segreto *m* di fabbricazione
e secreto *m* de fabricación
d Betriebsgeheimnis *n*, Fabrikationsgeheimnis *n*

SECTION, see 5484

6070 SECTION (geom)
f section *f*
i sezione *f*
e intersección *f*
d Schnitt *m*

6071 SECTOR OF A CIRCLE
f secteur *m* de cercle
i settore *m* di cerchio
e sector *m* circular
d Kreisausschnitt *m*, Kreissektor *m*

6072 SECURITY 1°
f sécurité *f*, sûreté *f*
i sicurezza *f*
e seguridad *f*
d Sicherheit *f*

6073 SECURITY 2°
f caution *f*, garantie *f*
i cauzione *f*, garanzia *f*
e caución *f*, garantía *f*
d Bürgschaft *f*, Garantie *f*, Kaution *f*, Sicherstellung *f*

6074 SEDATION THRESHOLD
f seuil *m* de sédation
i soglia *f* dell'azione sedativa
e umbral *m* de sedación
d Sedierungsschwelle *f*

6075 SEDATIVE
f sédatif *m*
i sedativo *m*
e sedativo *m*
d Beruhigungsmittel *n*

6076 SEDIMENT, sludge 2°
f dépôt *m*, sédiment *m*
i fanghi *m pl*, sedimento *m*
e asientos *m pl*, sedimento *m*
d Ablagerung *f*, Bodensatz *m*

SEDIMENT (chem), see 2336

6077 SEDIMENTATION, settling
f décantation *f*, déposition *f*, sédimentation *f*
i decantazione *f*, deposizione *f*, sedimentazione *f*
e decantación *f*, deposición *f*, sedimentación *f*
d Absitzen *n*, Dekantation *f*, Sedimentation *f*

6078 SEED
f graine *f*, semence *f*
i seme *f*
e semilla *f*, simiente *f*
d Same *m*, Samenkorn *n*

6079 SEED CRYSTAL
f germe *m* cristallin
i nucleo *m* cristallino
e núcleo *m* cristalino
d Impfkristall *m*, Kristallkeim *m*

6080 SEED LAYER (bact), surface growth (bact)
f voile *m* (culture bactérienne)
i proliferazione *f* batterica
e proliferación *f* bacterica
d Kulturrasen *m*

6081 SEEPAGE
f suintement *m*
i stillicidio *m*, trapelamento *m*
e rezumo *m*

d Sickerung *f*, Träufeln *n*

SEGMENT BENT, see 4346

6082 SEGMENT OF A CIRCLE
f segment *m* circulaire
i segmento *m* circolare
e segmento *m* circular
d Kreisabschnitt *m*, Kreissegment *n*

6083 SEGREGATION, unmixing
f demixtion *f*
i segregazione *f*
e disgregación *f*
d Entmischung *f*

6084 SEISMOGRAPH
f sismographe *m*
i sismografo *m*
e sismógrafo *m*
d Erdbebenmesser *m*, Seismograf *m*

6085 SEITZ FILTER
f filtre *m* d'amiante
i filtro *m* d'asbesto
e filtro *m* de asbesto
d Asbestfilter *n*, Seitzfilter *n*

6086 SEIZE, to (mech)
f gripper (v), s'enrayer (v)
i grippare (v)
e agarrarse (v), agarrotarse (v)
   griparse (v)
d festfressen (v)

6087 SEIZING, seizure (mech)
f grippage *m*, grippure *f*
i grippaggio, grippatura *f*
e acanaladura *f*, agarrotamiento *m*,
   incrustación *f* de arena
d Anfressen *n*, Angreifen *n*, Festfressen *n*,
   Kreischen *n*

6088 SEIZURE (convulsion)
f convulsion *f*
i convulsione *f*
e convulsión *f*
d Krampfanfall *m*, Konvulsion *f*

SEIZURE (mech), see 6087

6089 SELECTING DEVICE, sifting device
f dispositif *m* de triage
i selettore *m*
e dispositivo *m* de selección, montaje *m* de selección
d Auslesevorrichtung *f*

6090 SELECTION
f choix *m*, sélection *f*
i scelta *f*, selezione *f*
e selección *f*
d Auswahl *f*, Selektion *f*

6091 SELECTIVITY
f sélectivité *f*
i selettività *f*
e selectividad *f*
d Selektivität *f*, Trennschärfe *f*

6092 SELENIOUS ACID
f acide *m* sélénieux
i acido *m* selenioso
e ácido *m* selenioso
d selenige Säure *f*

SELERATUS, see 744

SELF-ACTING (adj), see 687

SELF-CATCHING, see 693

SELFDIGESTION, see 686

6093 SELF-DISCHARGE
f décharge *f* spontanée
i autoscarica *f*, scarica automatica
e descarga *f* espontánea
d Selbstentladung *f*

6094 SELF-INDUCTANCE
f autoinduction *f*, coefficient *m* d'autoinduction, coefficient *m* de self-induction, inductance *f* propre
i autoinduzione *f*, selfinduzione *f*
e autoinducción *f*, inducción *f* propia, inductancia *f* propia, self inducción *f*, self inductancia *f*
d Induktivität *f*, Selbstinduktivität *f*

6095 SELF-LOCKING GEAR
f mécanisme *m* d'encliquetage automatique
i ingranaggio *m* d'arresto automatico
e engranaje *m* de cierre automático
d selbstsperrendes Getriebe *n*

SELFLUBRICATION, see 685

6096 SELFOPERATING CONTACT
f contact *m* automatique
i contatto *m* automatico
e contacto *m* automático
d selbstschaltender Kontakt *m*

6097 SELF-STARTER (aut)
f démarreur *m* (auto), moteur *m* de lancement

    i motorino *m* d'avviamento
    e arrancador *m*, dispositivo *m* de arranque
    d Anlasser *m*

SELF-STOPPING, see 693

6098 SELL, TO
    f vendre (v)
    i vendere (v)
    e vender (v)
    d verkaufen (v)

6099 SELL AT LOSS, TO
    f vendre (v) à perte
    i vendere (v) a perdita
    e vender (v) con pérdida
    d mit Verlust verkaufen (v)

6100 SELL ON ACCOUNT, to, sell on credit, to
    f vendre (v) à crédit, vendre (v) à terme
    i vendere (v) a credito, vendere (v) a termine
    e vender (v) al fiado, vender (v) a plazos
    d auf Kredit verkaufen (v), auf Zeit verkaufen (v)

SELL ON CREDIT, TO, see 6100

6101 SELLER
    f vendeur *m*
    i venditore *m*
    e vendedor *m*
    d Verkäufer *m*

6102 SELLING PRICE
    f prix *m* de vente
    i prezzo *m* di vendita
    e precio *f* de venta
    d Verkaufspreis *m*

6103 SELLING RATE (of bills)
    f taux *m* de vente
    i tasso *m* di vendita
    e tasa *m* de venta
    d Briefkurs *m*

6104 SELLING TERMS, terms of sale
    f conditions *f pl* de vente
    i condizioni *f pl* di vendita
    e condiciones *f pl* de venta
    d Verkaufsbedingungen *f pl*

6105 SELLING VALUE
    f valeur *f* vénale
    i valore *m* di vendita
    e precio *m* corriente
    d Verkehrswert *m*

6106 SELVAGE, selvedge
    f lisière *f*
    i cimosa *f*
    e borde *m*, orillo *m*
    d Leiste *f*, Kante *f*

SELVEDGE, see 6106

6107 SEMI-AUTOMATIC (adj)
    f semi-automatique (adj)
    i semiautomatico (adj)
    e semi-automático (adj)
    d halbautomatisch (adj)

6108 SEMI-AUTOMATIC CYCLE
    f cycle *m* semi-automatique
    i ciclo *m* semiautomatico
    e ciclo *m* semiautomático
    d halbautomatischer Presszyklus *m*

6109 SEMI-AXIS
    f demi-axe *m*
    i semi-asse *m*
    e semieje *m*
    d Halbachse *f*

6110 SEMI-CONDUCTOR
    f semi-conducteur *m*
    i semiconduttore *m*
    e semiconductor *m*
    d Halbleiter *m*

SEMI-FINISHED GOODS, see 3633

SEMI-FINISHED PRODUCT, see 3633

6111 SEMI-GREASY
    f demi-gras (adj)
    i semi-grasso (adj)
    e semigraso (adj)
    d halbfett (adj)

6112 SEMI-LIQUID EXTRACT, soft extract, thin extract
    f extrait *m* mou
    i estratto *m* molle
    e extracto *m* blando
    d Dünnextrakt *m*, Extractum tenue

6113 SEMI-OPAQUE (adj), semi-transparent (adj)
    f semi-opaque (adj)
    i semitrasparente (adj)
    e semiopaco (adj)
    d halbdurchsichtig (adj)

6114 SEMI-PERMEABLE (adj)
    f semi-perméable (adj)
    i semipermeabile (adj)
    e semipermeable (adj)

d halbdurchlässig (adj)

6115 SEMI-PERMEABLE MEMBRANE
f membrane semiperméable f
i membrana semipermeabile f
e membrana semipermeable f
d halbdurchlässige Membran f, semi-permeable Membran f

6116 SEMI-POSITIVE MO(U)LD
f moule m semi-positif
i stampo m semipositivo
e molde m semipositivo
d semi-positive Form f

6117 SEMI-RIGID (ajd)
f semi-rigide (adj)
i semirigido (adj)
e semirígido (adj)
d halbstarr (adj)

6118 SEMI-SOLID (adj)
f semi-solide (adj)
i semisolido (adj)
e semisólido (ajd)
d halbfest (adj)

6119 SEMI-TRAILER
f semi-remorque f
i semi-rimorchio m
e semirremolque m
d Sattelschlepper-Anhänger m

SEMI-TRANSPARENT (adj), see 6113

6120 SEMOLINA
f semoule f
i semola f
e sémola f
d Griess m, Nudelgriess m

6121 SENSIBILITY, sensitivity
f sensibilité f, sensitivité f
i sensibilità f
e sensibilidad f
d Empfindlichkeit f

6122 SENSIBILIZATING DOSIS
f dose f sensibilisante
i dose f sensibilizzante
e dosis f reaccionante, dosis f sensibilisante
d Sensibilisierungsdosis f

6123 SENSITIVE (adj)
f sensible (adj)
i sensibile (adj)
e sensible (adj)
d empfindlich (adj)

6124 SENSITIVE TO AIR
f sensible (adj) à l'air
i sensibile (adj) all'aria
e sensible (adj) al aire
d luftempfindlich (ajd)

6125 SENSITIVE TO HEAT
f sensible (adj) à la chaleur
i sensibile (adj) al calore
e sensible (adj) al calor
d hitzeempfindlich (adj)

6126 SENSITIVE TO LIGHT
f sensible (adj) à la lumière
i sensibile (adj) alla luce
e sensible (adj) a la luz
d lichtempfindlich (adj)

6127 SEPARATE, TO
f séparer (v)
i scostare (v), separare (v)
e separar (v)
d scheiden (v), separieren (v), trennen (v), zertrennen (v)

6128 SEPARATE REPRINT
f tiré à part m, tirage m à part
i tirato m a parte
e tirada f aparte, tirada f separada
d Separatdruck m, Sonderabdruck m, Separatum n

6129 SEPARATED, TO BE
f produits $m\,pl$ à séparer
i sostanze $f\,pl$ da separare
e productos $m\,pl$ a separar
d Separanda $n\,pl$

6130 SEPARATING BURETTE
f burette f de séparation
i buretta f separatora
e bureta f separadora, propeta f separadora
d Scheidebürette f

6131 SEPARATING DRUM
f "trommel" m
i tamburo m separatore
e tambor m separador
d Scheidetrommel f

6132 SEPARATING LIQUID
f liquide m de séparation
i liquido m di separazione
e líquido m separador
d Scheideflüssigkeit f, Trennungsflüssigkeit f

6133 SEPARATING PLANT
f installation f de triage

6134 SEPARATING SWITCH
f interrupteur *m* séparateur
i interruttore *m* separatore
e interruptor *m* seccionador, interruptor *m* separador
d Trennschalter *m*

(entries above:)
i impianto *m* di separazione
e instalación *f* de apartado
d Scheideanlage *f*, Sichtungsanlage *f*

SEPARATION, see 59

6135 SEPARATION (chem)
f dissolution *f*, séparation *f*
i disgregazione *f*, separazione *f*
e separación *f* (chem)
d Ausscheidung *f*, Trennung *f*

6136 SEPARATION EFFICIENCY
f pouvoir *m* séparateur (d'une colonne)
i potere *m* separatore (d'una colonna)
e poder *m* de separación (de una colona)
d Trennschärfe *f* der Rektifizierkolonne
   Trennwirkung *f* der Rektifizierkolonne

6137 SEPARATION LINE
f ligne *f* de séparation
i linea *f* divisoria
e línea *f* divisoria
d Trennungslinie *f*

6138 SEPARATION METHOD
f méthode *f* de séparation
i metodo *m* di separazione
e método *m* de separación
d Trennmethode *f*

6139 SEPARATOR
f purgeur *m*, séparateur *m*
i separatore *m*
e colector *m*, separador *m*
d Abscheider *m*, Scheider *m*, Separator *m*, Trenner *m*

6140 SEPARATOR HEAD
f "torpille" *f* (fabrication de plastique)
i testa *f* separatore
e cabeza *f* repartidora
d "Torpedo" *m*, Verteilerkopf *m*

6141 SEPARATORY FUNNEL
f ampoule *f* à decanter, entonnoir *m* à decanter, entonnoir séparateur *m*
i imbuto separatore *m*
e embudo separador *m*
d Scheidetrichter *m*

SEPTUM, see 2396

6142 SEQUENCE
f séquence *f*, succession *f*, suite *f*
i sequenza *f*
e sucesión *f*
d Aufeinanderfolge *f*, Reihenfolge *f*

6143 SEQUENCE OF OPERATIONS
f cycle *m* des opérations
i ciclo *m* d'operazioni
e ciclo *m* de las operaciones
d Arbeitsablauf *m*, Arbeitsverlauf *m*

6144 SEQUENTIAL ANALYSIS
f analyse *f* séquentielle
i analisi *f* sequentiale
e análisis *m* secuencial
d Folgeanalyse *f*

SEQUESTRING PRODUCT, see 1810

6145 SERENDIPITY
f découverte *f* fortuite
i scoperta *f* fortuita
e descubrimiento *f* fortuito
d zufällige Entdeckung *f*

6146 SERGE (tiss)
f serge *f*
i rascia *f*, saia *f*
e sarga *f*
d Serge *f*

6147 SERIAL NUMBER
f numéro *m* de fabrication
i numero *m* di fabbricazione
e número *m* de fábrica
d Fabriksnummer *f*, Werknummer *f*

6148 SERIAL PRODUCT
f produit *m* de série
i prodotto *m* di serie
e producto *m* de serie
d Reihenerzeugnis *n*

SERIAL PRODUCTION, see 808

6149 SERIAL TESTING
f essai *m* en série
i proba *f* seriale
e ensayo *m* serial
d Reihenprobe *f*, Reihenuntersuchung *f*

6150 SERICEOUS (adj), silky (adj)
f soyeux (adj)
i serico (adj)
e sedoso (adj)
d seidenartig (adj), seidig (adj)

6151 SERICIN, tussah silk
f séricine *f*

i   sericina *f*
e   sericina *f*, goma *f* de seda
d   Seidenbast *m*, Seidenleim *m*,
    Serizin *m*

SERICUM OLEATUM, see 4862

6152   SERIES, set
f   assortiment (d'objets) *m*, jeu (d'objets)
    m, série *f*
i   assortimento *m*, serie *f*
e   colección *f*, juego *m*, serie *f*
d   Reihe *f*, Satz (von Gegenständen) *m*
    Serie *f*

6153   SERIES CONNECTION, series
       mounting
f   montage *m* en série
i   collegamento *m* in serie, montaggio
    m in serie
e   connexión *f* en serie, enlace *f* en
    serie
d   Hintereinanderschaltung *f*, Reien-
    schaltung *f*, Serienschaltung *f*

SERIES FABRICATION, see 808

SERIES MOUNTING, see 6153

6154   SERIES OF EXPERIMENT
f   série *f* d'expériences
i   serie *m* di prove
e   serie *f* de ensayos
d   Versuchsreihe *f*

6155   SERIGRAPHY, silk screen printing
f   impression *f* sur soie, sérigraphie *f*
i   serigrafia *f*
e   serigrafía *f*
d   Filmdruck *m*, Serigraphie *f*, Siebdruck *m*

6156   SERPENTINE
f   serpentin *m*
i   serpentino *m*
e   serpentín *m*
d   Schlangenrohr *n*

6157   SERRATION
f   dentellure *f*
i   dentatura *f* a denti di sega
e   corte *m* en zigzag
d   Auszackung *f*

SERRIED, see 1789

6158   SERUM
f   sérum *m*
i   siero *m*
e   suero *m*
d   Serum *m*

6159   SERUM BOTTLE, serum vial
f   ampoule *f* à serum
i   ampolla *f* da siero
e   ampolla *f* de suero
d   Serumampulle *f*

SERUM VIAL, see 6159

6160   SERVICE
f   entretien *m*, fonctionnement *m*,
    service *m*
i   assistenza *f* tecnica, funzionamento *m*,
    servizio *m*
e   asistencia *f*, entretenimiento *m*,
    funcionamiento *m*, servicio *m*
d   Bedienung *f*, Betrieb *m*, Dienst *m*,
    Unterhaltung *f*, Wartung *f*

6161   SERVICE COCK
f   robinet *m* de distribution
i   rubinetto *m* da distribuzione
e   grifo *m* de derivación, grifo *m* de
    distribución
d   Zweighahn *m*

6162   SERVICE CONNECTIONS, working
       connections
f   connexions *f pl* de régime
i   connessioni *f pl* di servizio
e   conexiones *f pl* de servicio
d   Betriebsschaltung *f*

SERVICE INSTRUCTIONS *pl*, see 4890

6163   SERVICE LIFE
f   durée *f* d'utilisation
i   durata *f* d'utilizzazione
e   duración *f* de utilización
d   Nutzungsdauer *f*, Standzeit *f*

SERVICE PERSONNEL, see 667

6164   SERVICE PIPE
f   branchement *m* d'alimentation
i   tubo *m* d'alimentazione
e   caño *m* de empalme, tubo *m* de empalme
d   Anschlussrohr *f*

SERVICE STAFF, see 667

6165   SERVICE WEIGHT
f   poids *m* en ordre de marche
i   peso *m* in ordine di marcia
e   peso *m* en orden de marcha
d   Betriebsgewicht *n*

6166   SERVICEABLE
f   commode (adj), pratique (adj)
i   efficiente (adj), idoneo al servizio (adj)
e   cómodo (adj), servible (adj)

d dienlich (adj), nützlich (adj), zweckmässig (adj)

6167 SERVO-MOTOR
- f servo-moteur *m*
- i servomotore *m*
- e servomotor *m*
- d Hilfsmotor *m*, Servomotor *m*

SESAM OIL, see 872

SET, see 6152

SET OF WEIGHTS, see 1048

6168 SET TO WORK, TO
- f mettre en activité (v), mettre en exploitation (v), mettre en production (v)
- e poner en explotación (v), poner en producción (v)
- d in Betrieb setzen (v)

6169 SETSCREW
- f vis *f* de fixation
- i vite *f* di fissaggio, vite *f* di fermo
- e tornillo *m* de sujeción, Befestigungsschraube

SETTING, see 5220

6170 SETTING KNOB
- f bouton *m* de réglage
- i bottone *m* di regolazione
- e botón *m* de ajuste, botón *m* de regulación
- d Einstellknopf *m*

6171 SETTING POINT (chem), solidification point (chem)
- f point *m* de solidification
- i punto *m* di congelamento, punto *m* di solidificazione
- e punto *m* de solidificación
- d Erstarrungspunkt *m*, Stockpunkt *m*

SETTING TEMPERATURE, see 2135

6172 SETTING TIME
- f durée *f* de la prise, temps *m* de prise
- i durata *f* della presa, tempo *m* di presa
- e período *m* de fraguado, tiempo *m* de fraguado
- d Abbindezeit *f*, Härtezeit *f*

SETTLING, see 6077

6173 SETTLING CHAMBER
- f chambre *f* de sédimentation
- i camera *f* di sedimentazione
- e cámara *f* de sedimentación
- d Absetzkammer *f*

6174 SETTLING DAY
- f jour *m* de liquidation
- i giorno *m* di liquidazione
- e día *m* del vencimiento
- d Fälligkeitstag *m*, Liquidationstag *m*, Stichtag *m*

SETTLING PLANT, see 1588

6175 SETTLING TANK
- f bac *m* de sédimentation, bac *m* de lavage, casse *f*
- i bacino *m* di chiarificazione, cassa *f*
- e caja *f* (de imprenta), estanque *m* de deposición
- d Setzkasten *m*

6176 SETTLING VAT
- f cuve *f* de décantation
- i vasca *f* di sedimentazione
- e tina *f* de sedimentación
- d Absitzbecken *m*, Setzkasten *m*

6177 SEVERAL SETS MACHINE (hos)
- f machine *f* à plusieurs têtes
- i macchina *f* a più teste
- e máquina *f* de varias cabezas
- d Mehrlängenmaschine *f*

6178 SEVERALTY
- f propriété *f* individuelle, propriété *f* non solidaire
- i possessione *f* privativa
- e posesión *f* privativa
- d Sonderbesitz *m*

6179 SEWAGE, waste water
- f eaux *f pl* d'égoûts, eaux *f pl* résiduaires
- i acqua *f* di rifiuto, acqua *f* di spurgo, fognatura *f*
- e aguas *f pl* residuales, desagüe *m*
- d Abwasser *n*, Schmutzwasser *n*

6180 SEWERAGE
- f évacuation *f* des eaux, système *m* d'égoûts
- i sistema *m* di fognatura
- e alcantarillado *m*
- d Kanalisation *f*, Schwemmkanalisation *f*

6181 SEWING YARN
- f fil *m* à coudre
- i filo *m* cucirino
- e hilo *m* de coser
- d Nähgarn *n*

S.G., see 6448

6182 SHACKLE
f anneau *m*, maillon *m*
i grillo *m*, maniglia *f*, maniglione *m*
e eslabón *m*, grillete *m*, malla *f*
d Masche *f*, Schäkel *n*

6183 SHADE
f ombre *f*
i ombra *f*, scuro *m*
e sombra *f*
d Schatten *m*

6184 SHADED
f ombragé (adj)
i ombreggiato (adj)
e sombreado (adj)
d schattiert (adj)

SHADING, see 6033

SHAFT, see 712

6185 SHAFTING, transmission (mach)
f transmission *f*
i trasmissione *f*
e transmisión *f*
d Transmission *f*, Übertragung *f*

6186 SHAG
f peluche *f*
i tessuto *m* felpato
e felpa *f*, peluche *m*, terciopelo *m*
d Plüsch *m*

6187 SHAKE LOTION
f mixture *f* à agiter, suspension *f* à agiter
i mistura *f* ad agitare
e mixtura *f* a agitar, suspensión *f* (mixtura)
d Mixtura agitada s. media Schüttelmixtur *f*

6188 SHAKER
f secoueuse *f*, trembleur *m*
i agitatore *m*, battitore *m*, macchina *f* a scosse, trematore *m*
e agitador *m*, sacudidor *m*, vibrador *m*
d Rüttler *m*, Rüttelmaschine *f*, Schüttelapparat *m*

6189 SHAKER AUTOCLAVE
f autoclave *m* à agitation
i autoclave *m* a scosse
e autoclave *m* a sacudida
d Schüttelautoklav *m*

SHAKER CONVEYER, see 4919

6190 SHAKING BOX
f boîte *f* d'agitation
i scatola *f* d'agitazione
e caja *f* de agitación
d Schüttelkasten *m*

6191 SHAKING CHUTE
f couloir *m* oscillant, couloir *m* à secousses
i canale *m* a scosse
e plano *m* inclinado a secudida, plano *m* inclinado vibratorio
d Schüttelrinne *f*, Schüttelrutsche *f*

6192 SHAKING MIXER
f mélangeur *m* à agitation
i mescolatore *m* ad agitazione
e mezclador *m* vibratorio
d Schüttelmischer *m*

6193 SHAKING MOTION, shaking movement
f mouvement *m* de secousses, mouvement *m* vibratoire
i movimento *m* a scosse
e sacudidura *f*, sacudimiento *m*
d Schüttelbewegung *f*

SHAKING MOVEMENT, see 6193

SHAKING SCREEN, see 4103

SHAKING SIEVE, see 4103

6194 SHAKING SPEED
f vitesse *f* de secousse
i velocità *f* di scossa
e velocidad *f* de sacudida
d Schüttelgeschwindigkeit *f*

6195 SHAKING TABLE
f table *f* vibrante
i tavola *f* vibrante
e mesa *f* vibradora
d Rütteltisch *m*

6196 SHAKING TROUGH
f gouttière *f* à secousses
i canale *m* a scosse
e canal *m* de sacudidas, canal *m* vibratorio, canaleta *f* vibratoria
d Schüttelrinne *f*

6197 SHAMMY (leather), suède
f chamois *m*, daim *m*, suède *m*
i camoscio *m*
e gamuza *f*
d Sämischleder *n*, Waschleder *n*

SHAPE, TO, see 3348

6198 SHAPE
- f forme f, silhouette f
- i figura f, forma (esteriore) f, garbo m
- e forma (exterior) f, figura f
- d Form f, Gestalt

6199 SHAPED CASTING
- f pièce f conformée
- i pezzo m conformato
- e pieza f conformada
- d Formstück n 3°

SHAPED PIECE, see 3353

SHAPELESS (adj), see 416

SHAPING, see 3356

6200 SHARE
- f part f, portion f
- i parte f
- e parte f, porción f
- d Anteil m (Verteilung)

6201 SHARED (adj)
- f partagé (adj)
- i ripartito (adj)
- e repartido (adj)
- d geteilt (adj), verteilt (adj)

6202 SHARING
- f partage m
- i divisione f, spartimento m
- e parte f, reparto m
- d Anteil m, Teilung f

6203 SHARP CORNER
- f angle m aigu
- i angolo m acuto
- e ángulo m agudo, ángulo m vivo
- d scharfer Winkel m, spitzer Winkel m

SHARP EDGE, see 166

6204 SHATTER TEST
- f essai m de fragilité
- i prova f di fragilità
- e prueba f de fragilidad
- d Brüchigkeitsprobe f

6205 SHATTERPROOF (adj)
- f se brisant sans éclats
- i infrangibile (adj)
- e inastillable (adj)
- d splitterfrei (adj)

SHAVING, see 1502

6206 SHAVING, ACT OF
- f rasage m
- i il radere m, raditura f
- e tundido m
- d Abschaben n, Rasieren n, Schaben n

6207 SHEAR BLADE
- f lame f tranchant m
- i lama f della cesoia
- e hoja f de la cizalla, lámina f de cizalla
- d Scherenblatt n

6208 SHEAR STRAIN, shearing strain, shearing stress
- f cisaillement m, effort de cisaillement m
- i sforzo di taglio m
- e esfuerzo de cizallamiento m, esfuerzo cortante m
- d Beanspruchung auf Abscheren f, Beanspruchung auf Schub f, Scherbeanspruchung f, Schubbeanspruchung f

6209 SHEARING ACTION, shearing force, transverse action, transferse force
- f action de cisaillement f, force f de cisaillement
- i azione di taglio f
- e acción cortante f, acción de cizallamiento f
- d Querung f, Scherkraft f, Scherung f, Schub m, Schubkraft

SHEARING FORCE, see 6209

SHEARING STRAIN, see 6208

SHEARING STRENGTH, see 2158

SHEARING STRESS, see 6208

SHEARS, see 6021

6210 SHEATH
- f gaine f
- i coperta f, fodero m, guaina f
- e cubierta f
- d Scheide f

6211 SHEAVE
- f poulie f
- i puleggia f
- e roldana f, garrucha f
- d Laufrad n, Seilscheibe f

6212 SHEET
- f feuille f découpée
- i foglio m, lastra f
- e hoja f, lámina f
- d Folie f, Platte f 2°

6213 SHEET EXTRUDER
f boudineuse *f* à feuilles
i estrusore *m* per lastra
e extruidora *f* de hojas
d Folienmaschine *f*

6214 SHEET FORMING
f formage *m* de feuilles
i formatura *f* di foglie
e conformado *m* de hojas
d Folienverformung *f*

6215 SHEET GAGE, sheet gauge
f épaisseur *f* de feuille
i spessore *m* del foglio
e espesor *m* de hoja
d Folienmass *n*

6216 SHEET GASKET
f rondelle *f* d'étanchéité
i disco *m* di tenuta, guarnizione *f* piana
e aro *m* de empaquetadura
d Dichtungsscheibe *f*

SHEET GAUGE, see 6215

6217 SHEET IRON PORCELAIN ENAMEL
f fer *m* émaillé
i smalto *m* da lamiera
e hierro *m* esmaltado
d Blechemail *n*

6218 SHEET LEAD
f plomb *m* laminé
i lamiera *f* di piombo, piombo *m* in foglie
e plomo *m* laminada
d Bleiblech *n*, Walzblei *n*

6219 SHEET METAL
f plaque *f*, tôle *f*
i lamiera *f*
e chapa *f* metálica, hoja *f* metálica
d Blech *n*, Metallplatte *f*

6220 SHEET RUBBER
f caoutchouc *m* en plaques
i gomma *f* in fogli
e caucho *m* en placas
d Plattengummi *n*

6221 SHEET TIN, tinplate, tinned sheet-iron
f étain *m* en feuilles, fer blanc *m*, tôle *f* étamée
i banda *f* stagnata, lamiera *f* bianca, latta *f*, latta *f* stagnata
e chapa *f* de estaño, hojalata *f*, hoja de lata *f*
d Weissblech *n*, verzinntes Eisenblech *n*

 Zinnblech *n*, Zinnplatte *f*

6222 SHEETER LINES
f lignes *f pl* de tranchage, traces *f pl* de coupe
i rigature *f pl* di taglio
e arrugas *f pl* de corte
d Schneidriefen *f pl*

6223 SHEETING
f bande *f* continue
i foglia *f* continua, pellicola *f* continua
e hoja *f* continua, lámina *f* continua
d Bahn *f* (Kunststoff-Folie), endlose Folie *f*

6224 SHEETING CALENDER
f calandre *f* pour feuilles, tireuse *f* de feuilles
i calandra *f* per foglie
e calandria *f* para hojas
d Folienkalander *m*

SHEET-IRON, see 4080

SHEET-STEEL, see 4080

6225 SHELF
f étagère *f*, rayon (d'une bibliothèque) *m*, tablette *f*
i palchetto *m*, ripiano *m*, scaffale *m*, scansia *f*, tavoletta *f*
e anaquel *m*, aparador *m*, estante *m*
d Fachbrett *n*, Gestell *n*, Regal *n*

6226 SHELF LIFE
f durée de conservation *f* (en stock)
i durata di conservazione *f* (di materiale immagazzinato)
e durada de conservación *f* (en almacén)
d Haltbarkeitsdauer *f*, Lagerfähigkeit *f*

SHELL, see 1334

6227 SHELL MO(U)LD
f moule *m* à coquilles
i forma *f* a guscio
e molde *m* de coquilla
d Giessform *f* $3°$ (für Metallguss), Schalengiessform *f*

SHELL MOLDING, see 2088

6228 SHELL OF A MO(U)LD
f enveloppe *f* du moule
i mantello *m* di forma
e revestimiento *m* de molde
d Formkappe *f*, Formmantel *n*, Überform *f*

6229 SHELLAC
- f gomme-laque *f* (en écailles)
- i gomma-lacca *f*, lacca *f*
- e laca *f*
- d Shellack *m*

6230 SHELTERED FROM LIGHT
- f à l'abri de la lumière
- i al buio, al riparo dalla luce
- e al abrigo de luz, al amparo de luz
- d von Licht geschützt

6231 SHIFT, shifting
- f migration *f*, translation *f*
- i cambiamento *m*, migrazione *f*, trasformazione *f*, trasposizione *f*
- e cambio *m*, migración *f*, traslación *f*
- d Platzveranderung *f*, Verschiebung *f*, Verstellung *f*, Wanderung *f*

6232 SHIFT (of workmen), team, turn
- f "brigade" de travailleurs *f*, équipe de travailleurs *f*
- i turno (di lavoro) *m*
- e turno (de trabajo) *m*
- d Arbeitsschicht *f*, Schicht *f* (Arbeiter), Schichtarbeit *f*

6233 SHIFT OF TEMPERATURE
- f saute *f* de la température
- i sbalzo *m* della temperatura
- e salto *m* de la temperatura
- d Temperatursprung *m*

SHIFTING, see 6231

6234 SHINGLING ROLLS
- f presse *f* à cingler
- i rullo *m* spremitore
- e rodillo *m* compresor
- d Presswerk *n*, Quetschwerk *n*

6235 SHIPMENT, shipt.
- f chargement *m* d'un bateau, embarquement *m*, envoi *m* de marchandises, transport *m* (outre mer)
- i imbarco *m*, spedizione *f*
- e cargamento *m*, embarque *m*
- d Ladung *f*, Lieferung *f*, Sendung *f*

SHIPPING, see 2504

6236 SHIPPING CASK, trade cask
- f fût *m* d'expédition
- i barile *m* da trasporto, fusto *m* da trasporto
- e barril *m* de transporte
- d Versandfass *n*

SHIPPING CONTAINER, see 2505

SHIPT. see 6235

SHIRTING, see 5223

6237 SHOCK ABSORPTION
- f amortissement *m* (des chocs)
- i ammortizzazione *m* degli urti, smorzamento *m* degli urti
- e amortiguación *f*, amortiguamiento *m* (de choques)
- d Stossdämpfung *f*

SHOCK EXCITATION, see 3881

SHOOT, see 1537

6238 SHOP-WINDOW, show-window
- f devanture *f*, vitrine *f*
- i vetrina *f*
- e escaparate *m*, vidriera *f*
- d Ladenfenster *n*, Schaufenster *n*

6239 SHORT ACTING
- f (médicament) à action courte
- i (medicamento) da azione corta
- e (medicamento) de acción corta
- d kurzdauernd (adj)

6240 SHORT ACTING HYPNOTIC
- f hypnotique *m* à action brève
- i ipnotico *m* d'azione corta
- e hipnótico *m* de acción corta
- d Kurznarkotikum *n*

6241 SHORT CIRCUIT
- f court-circuit *m*
- i corto-circuito *m*
- e cortocircuito *m*
- d Kurzschluss *m*

6242 SHORT MO(U)LDING, short shot
- f moulage *m* court, pièce *f* incomplète
- i pezzo *m* incompleto di stampaggio, stampo *m* incompleto
- e "molde *m* corto", molde *m* incompleto
- d nichtausgepresstes Formteil *n*, unausgespritzter Förmling *m*

SHORT SHOT, see 6242

6243 SHORT TERM EFFECT
- f action *f* fugace, effet *m* à court terme
- i azione *f* corta
- e acción *f* corta
- d kurzfristige Wirkung *f*

6244 SHORT TERM TREATMENT
- f traitement *m* à court terme
- i trattamento *m* corte
- e tratamiento *m* corto
- d kurzfristige Behandlung *f*

6245 SHORT WAVE
f onde *f* courte
i onda *f* corta
e onda *f* corta
d Kurzwelle *f*

6246 SHORT WEIGHT
f manque *m* de poids
i calo *m*, peso *m* inferiore
e falta *f* de peso
d Gewichtsabgang *m*, Untergewicht *n*

6247 SHORTAGE
f manque *m*, pénurie *f*
i mancanza *f*, scarsità *f*
e carestia *f*
d Knappheit *f*, Mangel *m*

6248 SHORTCOMING
f déficit *m*, insuffisance *f*
i deficienza *f*, manchevolezza *f*
e defecto *m*, deficiencia *f*, escasez *f*
d Unzulänglichkeit *f*

SHORTENING, see 1958

6249 SHORT-LIVED ISOTOPE
f isotope *m* à courte période, isotope *m* à vie brève
i isotope *m* a vita breve
e isótopo *m* a vida breve, isótopo *m* a vida corte
d kurzlebiger Isotope *m*

6250 SHORTSTROKE PRESS
f presse *f* à faible course
i pressa *f* a corsa corta
e prensa *f* de carrera corta
d Presse *f* mit geringem Hub

6251 SHOT 1°, shot weight
f poids *m* injectable, capacité *f* par coup
i peso *m* dell'iniezione
e peso *m* de una inyectada
d Füllgewicht *n* (Menge für eine Spritzung)

SHOT, see 3989

SHOT CAPACITY, see 4519

SHOT CAPACITY (plast), see 3980

6252 SHOT HOLE
f vermoulure *f*
i tarlo *m*
e picadura *f* de gusanos
d Wurmstich *m*

SHOT WEIGHT, see 6251

6253 SHOULDER
f embase *f*, épaulement *m*
i flangia *f*, spallamento *m*
e espaldilla *f*, espaldón *m*
d Ansatz *m*, Schulter *f*

6254 SHOULDERED BOX
f boîte *f* à épaulement
i scatola *f* a spalla
e caja *f* con reborde
d Schachtel *f* mit Randleiste

6255 SHOVEL
f pelle *f*
i badile *m*, pala *f*
e pala *f*
d Schaufel *f*, Schippe *f*

6256 SHOW FLASK, storage flask
f bouteille *f* de laboratoire
i bottiglia *f* da laboratorio
e botella *f* de laboratorio
d Standflasche *f*, Standgefäss *n*

SHOW-WINDOW, see 6238

SHRED, see 1502

6257 SHRINKAGE
f contraction *f*, ratatinement *m*
i raggrinzamento *m*
e abarquillamiento *m*, encogimiento *m*
d Einschrumpfen *n*, Schrumpfen *n*

6258 SHRINKAGE BLOCK (plast), shrinkage jig (plast)
f conformateur *m*, dispositif *m* de refroidissement
i dispositivo *m* da raffreddamento
e dispositivo *m* de enfriamiento
d Abkühlvorrichtung *f*

SHRINKAGE JIG (plast), see 6258

6259 SHRINKAGE STRESS
f tension *f* de retrait
i tensione *f* di ritiro
e tensión *f* de contracción
d Schrumpfspannung *f*, Schwindspannung *f*

6260 SHRINKHOLE (metal)
f retassure *f*
i risucchio *m*, ritiro *m* (del getto)
e rechupe *m*, poro *m* (metal)
d Lunker *n* (metal), Lunkerung *f*

6261 SHRUB
f arbuste *m*

   i suffrutice *m*, arbusto *m*,
   e arbusto *m*
   d Strauch *m*

6262 SHRUNK-ON SLEEVE
   f mancon *m* fretté
   i manicotto *m* forzato
   e manguito *m* de ajuste por contracción
   d Schrumpfmuffe *f*

6263 SHUNT (el)
   f dérivation *f*, shunt *m*
   i derivazione *f*, "shunt" *m*
   e derivación *f*, shunt *m*
   d Nebenschluss *m*

6264 SHUT DOWN, shut off
   f arrêt *m* de machine
   i arresto *m* (d'un motore), blocco *m* (d'un motore)
   e parada *f* de una máquina
   d Stillegung *f*, Stillsetzung *f*

SHUTT OFF, see 6264

6265 SHUTTLE (tex)
   f navette *f*
   i navetta *f*
   e lanzadera *f*
   d Schiffchen *n*, Weberschiff *n*

6266 SHUTTLE BOX
   f cassette *f* à secousses
   i cassa *f* a scosse, cassetta *f* per navette
   e caje *f* a sacudidas, caja *f* de protección
   d Schüttelkäfig *m*, Schützenkasten *m*

SICCATIVE, see 2355

6267 SICCATIVE VARNISH
   f vernis *m* siccatif
   i vernice *f* siccativo
   e barniz *m* secante
   d Trockenfirnis *m*

SIDE CHAIN, see 4211

6268 SIDE EFFECT
   f accident (dû à un médicament) effet *m* adverse, effet *m* secondaire (nuisible)
   i effetto *m* collaterale
   e accidente *m* producido por un medicamento, efecto *m* accesorio, efecto *m* secundario
   d Nebenwirkung *f*

SIDE OF STATIONARY PLATEN, see 1385

SIDE PART, see 1482

SIDE PIECE, see 1482

6269 SIDE RADICAL
   f radical latéral *m*
   i radicale laterale *m*
   e radical lateral *m*
   d Seitenradikal *m*

6270 SIDE STREAM
   f courant *m* latéral
   i corrente *m* laterale
   e corriente *f* lateral
   d Seitenstrom *m*

6271 SIDE TUBE
   f tube *m* latéral
   i tubo *m* laterale
   e tubo *m* lateral
   d seitlicher Ansatz *m*

6272 SIDE WALL PRESSURE
   f pression *f* sur la paroi latérale
   i pressione *f* di fianca
   e presión *f* sobre pared lateral
   d Seitenwanddruck *m*

6273 SIDE-BAND
   f bande *f* latérale
   i banda *f* laterale
   e banda *f* lateral
   d Seitenband *n*

6274 SIENNA (earth)
   f terre *f* de Sienne
   i terra *f* di Siena
   e tierra *f* de Siena
   d Siena *f*, Sienaerde *f*

SIEVE, see 6030

SIEVE ANALYSIS, see 3562, 6031

SIEVE DRUM, see 6034

6275 SIEVE GRANULATE
   f granulé *m* par tamisage
   i granulato *m* per settaccio
   e granulado *m* por tamizado
   d Lochscheibengranulat *n*

SIEVE PLATE (dist), see 5101

6276 SIEVE RESIDUE
   f résidu *m* de tamisage
   i residuo *m* di stacciatura
   e residuo *m* de tamiz
   d Siebrückstand *m*

SIEVE SHAKER, see 4103

6277 SIEVE TRAY
f plateau *m* perforé
i vassoio *m* di staccio
e bandeja *m* de tamices
d Siebplatte *f*

SIFTER, see 6030

SIFTING, see 1002

SIFTING DEVICE, see 6089

6278 SIGHT HOLE
f "regard" *m*, trou *m* de regard
i foro *m* di spia
e mirilla *f*
d Schauglas *n*, Schauloch *n*

6279 SIGMA-TYPE KNEADER
f mélangeur *m* Werner
i mescolatore *m* Werner
e amasadora *f* Pfleiderer, amasadora *f* Werner
d Pfleiderer *m*, Sigma-Kneter *m*

SIGMA-TYPE KNEADER MIXER, see 743

6280 SIGNAL
f appel *m*, signal *m*
i segnale *m*
e señal *f*
d Signal *n*

6281 SIGNIFICANT
f significatif (adj)
i significativo (adj)
e significativo (adj)
d bedeutsam (adj), signifikativ (adj), wichtig (adj)

SIGNIFICATION, see 4525

6282 SILAGE
f ensilage *m*, ensilotage *m*
i infossamento *m*, il mettere nei silo *m*
e ensilaje *m*
d Silieren *n*

SILESIAN LAWN, see 3382

SILEX, see 3183

6283 SILICA GEL
f gel *m* de silice
i gelo *m* di silice
e gel *f* de silicio
d Silikagel *n*

SILICA TUBE, see 5580

6284 SILICEOUS (adj)
f siliceux (adj)
i siliceo (adj)
e silicio (adj), silícico (adj)
d kieselartig (adj)

6285 SILICIC ACID
f acide *m* silicique
i acido *m* silicico
e ácido *m* silícico
d Kieselsäure *f*

SILICIOUS ALUMINIUM, see 344

SILICO-FLUORIC ACID, see 3831

6286 SILK
f soie *f*
i seta *f*, setola *f*
e seda *f*
d Seide *f*

6287 SILK SATIN
f satin *m* (de soie)
i raso *m* di seta
e satén *m* de seda
d Satin *m*, Seidenatlas *m*

SILK SCREEN PRINTING, see 6155

6288 SILKWORM
f ver *m* à soie
i baco *m* da seta
e gusano *m* de seda
d Seidenraupe *f*, Seidenwurm *m*

6289 SILKWORM GUT
f crin *m* de Florence, crin *m* de Naples, mors *m* à pêche, poil *m* de Messine
i crine *m* di Firenze, filo *m* di Firenze, filo *m* di sutura in seta
e crin *m* de Florencia, hilo *m* de Florencia
d Crina chirurgica *n pl*, Seidenwurmdarm *m*, Silkgut *n*

SILKY (adj), see 6150

6290 SILVER, Ag
f argent *m*
i argento *m*
e plata *f*
d Silber *n*

SILVER BROMIDE, see 579

6291 SILVER CHLORIDE
f chlorure *m* d'argent

i cloruro *m* d'argento
e cloruro *m* argéntico, cloruro *m* de plata
d Chlorsilber *n*, Hornsilber *n*, Kerargyrit *n*, Silberhornerz *n*, Silberkerat *n*

6292 SILVER COATING
f argenture (des pilules) *f*
i argentatura *f*
e plateado (de las pildoras) *m*, plateadura *f*
d Argentur *f*, Silberbelegung *f*, Silberüberziehen *n*, Überziehen mit Silber *n*

6293 SILVER CYANIDE
f cyanure *m* d'argent
i cianuro *m* d'argento
e cianuro *m* de plata
d Silberzyanide *n*, Zyansilber *n*

SILVER GLANCE, see 580

6294 SILVER NITRATE
f azotate *m* d'argent, nitrate *m* d'argent, pierre *f* infernale
i nitrato *m* d'argento
e nitrato *m* de plata, piedra *f* infernal
d Höllenstein *m*, salpetersaures Silberoxyd *n*, Silbernitrat *n*

6295 SILVER PARINGS
f rognure *f* d'argent
i trucioli *m pl* d'argento
e recorte *m* de plata
d Silberblättchen *m pl* (dünne), Silberschabsel *n*

6296 SILVER PLATING, silvering
f argenture *f*
i argentatura *f*
e plateado *m*, plateadura
d Versilberung *f*

6297 SILVERED (adj)
f argenté (adj)
i inargentato (dj)
e plateado (adj)
d versilbert (adj)

6298 SILVER-FOIL
f feuille *f* d'argent
i foglia *f* d'argento
e hoja *f* de plata
d Silberfolie *f*

SILVERING, see 6296

6299 SILVERY (adj)
f argenté (adj)
i argenteo (adj), inargentato (adj)

e argentino (adj), plateado (adj)
d silberartig (adj)

6300 SIMILARITY
f similitude *f*
i similitudine *f*, somiglianza *f*
e semejanza *f*, similitud *f*
d Ähnlichkeit *f*

6301 SIMPLE (adj)
f simple (adj)
i semplice (adj)
e sencillo (adj)
d einfach (adj)

6302 SIMPLIFICATION
f simplification *f*
i semplificazione *f*
e simplificación *f*
d Vereinfachung *f*

6303 SIMULTANEOUS (adj)
f simultané (adj)
i simultaneo (adj)
e simultáneo (adj)
d gleichzeitig (adj)

SINAPISME, see 949

6304 SINGLE CAVITY MO(U)LD, single impression mo(u)ld
f moule *m* à empreinte unique
i stampo *m* ad una impronta
e molde *m* de una cavidad
d Einfachform *f*

6305 SINGLE DOSE
f dose *f* par prise, dose unitaire *f*
i dose *f* individuale, dose unitaria *f*
e dosis *f* individual, dosis *f* única
d einheitliche Dosis *f*, Einzelgabe *f*, Einzeldosis *f*

6306 SINGLE DRUM DRYER
f séchoir *m* à tambour
i essiccatore *m* a cilindro
e secadero *m* de cilindro
d Einwalzentrockner *m*, Einzylindertrockner *m*

SINGLE IMPRESSION MO(U)LD, see 6304

6307 SINGLE SCREW
f vis *f* unique
i vite *f* unica
e husillo *m* único
d Einfachschnecke *f*

6308 SINGLE-FLIGHTED, single-thread
f à un seul filet
i a filetto unico
e de rosca sencilla
d eingängig (adj)

SINGLE-PHASE, see 4698

6309 SINGLE-PHASE MOTOR
f moteur *m* électrique monophasé
i motore *m* a corrente monofase
e motor *m* de corriente monofásica
d Einphasenelektromotor *m*

6310 SINGLE-PURPOSE MACHINE
f machine *f* à usage spécial
i macchina *f* a funzione speciale
e máquina *f* para uso especial
d Einzweckmaschine *f*, Sonderzweckmaschine *f*

SINGLE-THREAD, see 6308

SINK, see 3622

6311 SINK-HOLE, sink-trap
f puisard *m*
i pozzo *m* nero, pozzo *m* di sentina
e lodazal *m*, pileta *f*
d Schlammgrube *f*, Senkgrube *f*, Sickergrube *f*

SINK-TRAP, see 6311

6312 SINTER, TO (met)
f (se) fritter (v)
i sinterizzare (v)
e sinterizar (v)
d sintern (v)

6313 SINTERED (adj)
f fritté (adj)
i sinterizzato (adj)
e sinterizado (adj)
d gesintert (adj)

6314 SINTERED GLASS FILTER
f filtre *m* en verre fritté
i filtro *m* da vetro sinterizzato
e filtro *m* de vidrio sinterizado
d Glassinter *m*, Sinterglasfilter *m*

6315 SINTERED METAL
f métal *m* fritté
i metallo *m* sinterizzato
e metalo *m* sinterizado
d Sintermetall *n*

6316 SINTERER
f fritteuse *f*, machine *f* à fritter
i sinterizzatore *m*
e sinterizador *m*
d Sintermaschine *f*

6317 SINTERING, slag process
f frittage *m*
i sinterizzazione *f*
e sinterizado *m*
d Sintern *n*, Sinterprozess *m*, Sinterung *f*

SINUOUS FLOW, see 2720

6318 SIPHON
f siphon *m*
i sifone *m*
e sifón *m*
d Heber *m*, Saugheber *m*

SITE OF ACTION, see 5262

6319 SIZE
f dimension *f*, format *m*, grandeur *f*, taille *f*
i calibro *m*, dimensione *f*, formato *m*, grandezza *f*, taglia *f*
e dimensión *f*, tamaño *m*
d Format *m*, Grösse *f*

SIZE (adhesive), see 3526

SIZE (text), see 2625

SIZE REDUCTION, see 1112

SIZING, see 3527

SKEIN, see 3653

6320 SKELETAL MUSCLE, striated muscle
f muscle *m* strié
i muscolo *m* striato
e músculo *m* estriato
d gestreifter Muskel *m*, Skelettmuskel *m*

6321 SKELLYSOLVE, technical heptane
f heptane *m* technique
i eptano *m* tecico
e heptano *m* técnico
d technisches Heptan *n*

6322 SKILLED WORKER
f ouvrier *m* qualifié, ouvrier *m* spécialisé
i operaio *m* specializzato
e obrero *m* calificado, operario *m* especializado
d Facharbeiter *m*, Spezialist *m*

6323 SKIMMED MILK
f lait écrémé m
i latte scremato m
e leche desnatada f
d entrahmte Milch f, Magermilch f

SKIMMER, see 497

SKIMMING AGENT, see 2838

6324 SKIN DOSIS
f dose f cutanée
i dose f cutanea
e dosis f cutánea
d Hautdosis f

6325 SKYLIGHT DEVICE
f dispositif m à claire-voie
i lucernario m
e dispositivo m de clara-boya
d Klarsichteinlage f

6326 SLAB
f plaque f
i placca f
e placa f
d Platte f

6327 SLAB OF CHALK
f plaque f de chaux
i placca f di gesso
e placa f de cal
d Kalkplatte f

SLACK, see 6028

SLAG, see 1539

SLAG PROCESS, see 6317

SLAKED LIME, see 1212

SLASH, see 4129

6328 SLATE
f ardoise f
i ardesia f
e pizarra f
d Schiefer m

6329 SLAUGHTER HOUSE
f abattoire m
i marcello m, mattatoio m
e matadero m
d Schlachthaus n

6330 SLEDGE, sledge hammer
f marteau m, masse f (outil)
i mazza f
e mandarria f
d Bohrschläger m, Schmiedehammer m

SLEDGE HAMMER, see 6330

SLEEKNESS, see 2929

6331 SLEEP DEPRIVATION
f privation f expérimentale de sommeil, suppression f du sommeil
i privazione f di sonno
e privación f de sueno
d Schlafentzug m

SLEEP INDUCER, see 3843

SLEEP INDUCING AGENT, see 3843

SLEEPER SCREW, see 1644

SLEEVE NUT, see 6049

6332 SLICE
f tranche f
i fetta f
e rebanada f, tajada f
d Scheibe f, Schnitte f

6333 SLICED FILM, sliced sheet
f feuille f mince tranchée
i foglia f tranciata
e hoja f pelada, hoja f rebanada
d Schälfolie f

SLICED SHEET, see 6333

6334 SLICING
f tranchage m
i tranciatura f
e corte f (acción de cortar), tajadura f
d Schlitzelung f

SLICING MACHINE, see 2155

SLICKNESS, see 2929

6335 SLIDE, TO (v)
f trancher (v)
i tranciare (v)
e rebanar (v)
d schneiden (v) (vom Block)

6336 SLIDE (mt)
f chariot m
i slitta f
e trineo n
d Schlitten m

SLIDE (micr), see 2051

SLIDE GAUGE, see 6341

SLIDE MO(U)LD, see 6339

6337 SLIDE RULE
f règle *f* à calcul
i regolo *m* calcolatore
e regla *f* de cálculo
d Rechenschieber *m*

6338 SLIDE SPRING
f ressort *m* de glissement
i molla *f* di scorrimento
e muelle *m* resbaladizo
d Gleitfeder *f*

SLIDE VALVE, see 3462

SLIDEWAY, see 1537

SLIDING AGENT, see 3272

6339 SLIDING BED MO(U)LD, sliding carriage mo(u)ld, slide mo(u)ld
f moule *m* sur glissière
i stampo *m* a slitta
e molde *m* de corredera
d Schieberform *f*, Schlittenform *f*

6340 SLIDING BOTTOM
f fond *m* à glissière
i fondo *m* a slitta
e fondo *m* corredizo
d Schiebeboden *m*

6341 SLIDING CALIPER, slide gauge, vernier caliper
f pied *m* à coulisse, vernier *m*
i calibro *m* a corsoio
e pie *m* de rey, vernier *m*
d Schieblehre *f*

SLIDING CARRIAGE MOLD, see 6339

6342 SLIDING FRICTION
f frottement *m* de glissement
i attrito *m* radente
e fricción *f* de deslizamiento, rozamiento *m* de resbalamiento
d Gleitreibung *f*

6343 SLIDING JOINT
f joint *m* coulissant, joint *m* par glissement
i giunto *m* a scorrimento
e junta *f* deslizante
d gleitende Werkzeugführung *f*

6344 SLIDING PUNCH
f poinçon *m* coulissant
i punzone *m* scorrevole
e punzón *m* deslizante
d Schiebestempel *m*, Verschiebestempel *m*

6345 SLIDING SURFACE
f surface *f* de glissement
i piano *m* de scorrimento
e superficie *f* de deslizamiento, superficie *f* de resbalamiento
d Gleitfläche *f*

SLIDING WEIGHT BALANCE, see 6011

SLIME, see 4726

SLIPPAGE RESISTANCE, see 2075

6346 SLIPPERY (adj), slippy (adj)
f glissant (adj)
i sdrucciolevole (adj)
e escurridizo (adj), resbaladizo (adj)
d schlüpfrig (adj)

SLIPPY (adj), see 6346

6347 SLIT, TO
f découper (v) en bandes
i tagliare (v) in nastri
e cortar (v) en tiras, hender (v)
d schneiden (v) 3°

SLIT, see 4129

SLITTER, see 5886

SLIVER CALENDER, see 2304

6348 SLOGAN
f devise *f* (commerciale), slogan *m*
i divisa *f* di pubblicità, slogan *m*
e mote *m*, slogan *m*
d Schlagsatz *m*, Schlagwort *n*

SLOPE, see 5201

SLOPE (mec), see 880

SLOPED AGAR (bact), see 261

6349 SLOPPY WATER
f eau *f* usée
i acqua *f* di rifiuto
e aguas *f pl* servidas
d Abwasser *n*

SLOT, see 4811

SLOT DIE, see 3220

SLOT DIE EXTRUDER, see 3224

6350 SLOT DIE EXTRUSION
f extrusion *f* à filière plate

   i   estrusione *f* con testa piana
   e   extrusión *f* con boquilla de ranura ancha
   d   Schlitzpressen *n*

SLOTTED TABLET, see 6025

6351 SLOTTING MACHINE
   f   machine *f* mortaiseuse, machine *f* à mortaiser
   i   mortesatrice *f*, macchina *f* per scanalare, stozzatrice *f*
   e   mortajadora *f* de ranuras
   d   Nutenstossmaschine *f*, Nutenstanzmaschine *f*, Nutenziehmaschine *f*

SLOW RELEASE, see 5514

6352 SLOW RELEASE TABLET, "spansule", timed-release tablet
   f   comprimé *m* à libération lente
   i   compressa *m* a liberazione protratta
   e   comprimido de liberación sostenida, tableta *f* de liberación lenta
   d   Tablette *f* mit gestufter Abgabe

SLUDGE 1°, see 4726

SLUDGE 2°, see 6076

SLUDGE COCK, see 2481

SLUGGING, see 2583

6353 SLUGGING GRANULATION
   f   granulation *f* par compression
   i   granulazione *f* per via secca, granulazione *f* a doppia compressione
   e   granulación *f* por presión
   d   Pressgranulat *n*

6354 SLUSH MO(U)LD
   f   moule *m* à plastisols
   i   forma *f* per plastisol
   e   molde *m* de embadurnado
   d   Giessform *f* 2° (für Pasten)

6355 SLUSH MO(U)LDING
   f   travail *m* des plastisols
   i   lavorazione *f* con plastisol
   e   trabajo *m* con plastisoles
   d   Plastisol-Verarbeitung *f*

6356 SMALL BUSINESS, small scale (production), small scale process
   f   (production) à petite échelle *f*
   i   (produzione) su piccola scala *f*
   e   producción en escala pequeña *f*
   d   Kleinbetrieb *m* 2°, Produktion in kleinem Masstabe *f*

SMALL SCALE (production), see 6356

SMALL SCALE PROCESS, see 6356

6357 SMALL PLANT, small works
   f   petite entreprise *f*
   i   impresa *f* piccola
   e   empresa *f* pequeña
   d   Kleinbetrieb 1° *m*

SMALL WORKS, see 6357

SMELL, see 3227

6358 SMELL (sense of)
   f   odorat *m*
   i   odorato *m*, olfatto *m*
   e   olfato *m*
   d   Geruchssinn *m*

SMELT, see 3425

SMELTER, see 2029

6359 SMELTING PROCESS
   f   procédé *m* de fusion
   i   processo *m* di fusione
   e   procedimiento *m* de fusión
   d   Schmelzverfahren *n*

SMITHSONITE, see 1199

SMOKE, see 3411

SMOKE BLACK, see 911

SMOKED GLASS, see 1755

SMOKING (adj) see 3413

6360 SMOOTH (adj)
   f   lisse (adj), uni (adj)
   i   levigato (adj), liscio (adj)
   e   liso (adj), llano (adj)
   d   eben (adj), glatt (adj)

6361 SMOOTH MUSCLE
   f   muscle *m* lisse
   i   muscolo *m* liscio
   e   músculo *m* liso
   d   glatter Muskel *m*

SMOOTHING 1°, see 4198

6362 SMOOTHING 2°
   f   lissage *m*
   i   lisciatura *f*
   e   alisadura *f*, pulido *m*
   d   Glätten *n* (bei Dragieren), Polieren *n*

6363 SMOOTHING COAT
f revêtement *m* de lissage
i copertura *f* di lissaggio
e recubrimiento *m* de pulimento
d Glanzüberzug *m*

6364 SMOOTHING ROLLS
f rouleaux *m pl* à lisser
i rulli *m pl* spianatori
e rodillos *m pl* de satinado
d Glättwalzen *f pl*

SMOOTHNESS, see 2929

6365 SNAP CAP
f couvercle *m* à ressort
i coperchio *m* a scatto
e tapa *f* de resorte
d Schnappdeckel *m*

SNOW WATER, see 562

6366 SOAKING
f imbibition *f*
i assorbimento *m* di liquido imbibizione *f*
e imbibición *f*
d Durchtränkung *f*, Imbibition *f*

6367 SOAP
f savon *m*
i sapone *m*
e jabón *m*
d Seife *f*

6368 SOAP BOILER
f savonnier *m*
i saponaio *m*
e jabonero *m*
d Seifensieder *m*

SOAP CLAY, see 875

SOAP TREE, see 5587

SOCKET, see 788

SOCKET SCREW, see 341

6369 SOCKET-HEAD SCREW
f vis *f* inbus, vis *f* à six pans creux
i vite *f* a incassatura esagonale
e tornillo *m* con cabeza de vaso
d Inbusschraube *f*

6370 SODA
f carbonate *m* de soude
i carbonato *m* di sodio, soda *f*
e carbonato *m* de sodio, carbonato *m* sódico, sosa *f*
d Soda *n*

6371 SODA LIME
f chaux *f* sodée
i calce *f* sodata
e cal *f* sodada
d Calx *f* sodica, Natronkalk *m*

6372 SODA LYE, solution of caustic soda
f lessive *f* de soude, soude *f* caustique liquide
i liscivia *f* di soda caustica
e lejía *f* de sosa cáustica
d Ätznatronlauge *f*, Natronlauge *f*

6373 SODIUM, Na
f sodium *m*
i sodio *m*
e sodio *m*
d Natrium *n*

SODIUM ALUM, see 1845

6374 SODIUM ALUMINATE
f aluminate *m* de sodium
i alluminato *m* di sodio
e aluminato *m* sódico
d Natriumaluminat *n*, Tonerdenatron *n*

SODIUM ALUMINIUM SULFATE, see 1845

6375 SODIUM ANTIMONIATE
f antimoniate *m* de sodium
i antimoniato *m* di sodio
e antimoniato *m* de sodio
d antimonsaures Natrium *n*

6376 SODIUM ARSENIATE
f arséniate *m* de sodium
i arseniato *m* di sodio
e arseniato *m* de sodio
d arsensaures Natrium *n*, Natriumarseniat *n*

6377 SODIUM ARSENITE
f arsénite *m* de sodium
i arsenico *m* sodico
e arsénito *m* de sodio, arsénito *m* sódico
d arsenigsaures Natrium *n*, Natriumarsenik *n*, Natriumarsenit *n*

6378 SODIUM BENZOATE
f benzoate *m* de sodium
i benzoato *m* di sodio
e benzoato *m* de sodio, sodio *m* benzoato
d benzoesaures Natrium *n*, Natriumbenzoat *n*

6379 SODIUM BICARBONATE
f bicarbonate *m* de sodium
i bicarbonato *m* di sodio
e bicarbonato *m* de sodio, bicarbonato *m* sódico

d doppeltkohlensaures Natrium *n*

6380 SODIUM BICHROMATE
f bichromate *m* de sodium
i bicromato *m* di sodio
e bicromato *m* de sodio
d doppeltchromsaures Natrium *n*, Natriumbichromat *n*

6381 SODIUM BISULPHITE
f bisulfite *m* de sodium
i bisolfito *m* sodico
e bisulfito *m* de sodio, bisulfito *m* sódico
d Natriumbisulfit *n*, doppeltschwefelsaures Natrium *n*

6382 SODIUM CHLORATE
f chlorate *m* de sodium
i clorato *m* di sodio
e clorato *m* sódico
d chlorsaures Natrium *n*, Natriumchlorat *n*

SODIUM CHLORIDE, see 1786

6383 SODIUM CITRATE
f citrate *m* de sodium
i citrato *m* di sodio
e citrato *m* sódico, sodio *m* citrato
d zitronensaures Natrium *n*

6384 SODIUM FLUORIDE
f fluorure *m* de sodium
i fluoruro *m* di sodio
e fluoruro *m* de sodio
d Fluornatrium *n*, Natriumfluorid *n*

6385 SODIUM FORMATE
f formiate *m* de sodium
i formiato *m* di sodio
e formiato *m* sódico
d ameisensaures Natrium *n*

SODIUM HYDROXIDE, see 1376

6386 SODIUM HYPOCHLORITE
f eau *f* de Javel, hypochlorite *m* de sodium
i ipoclorito *m* di sodio
e hipoclorito *m* sódico
d Natriumhypochlorid *n*, unterchlorigsaures Natrium

6387 SODIUM HYPOPHOSPHITE
f hypophosphite *m* de sodium
i ipofosfito *m* di sodio
e sodio *m* hiposfito
d Natriumhypophosphit *n*, unterphosphorigsaures Natrium *n*

6388 SODIUM NITRATE
f nitrate *m* de sodium, salpêtre *m* de sodium, salpêtre *m* du Chili
i nitrato *m* di sodio
e nitrato *m* de sodio, nitrato *m* sódico
d Chilesalpeter *m*, Natriumnitrat *n*, Natronsalpeter *m*

6389 SODIUM NITRITE
f nitrite *m* de sodium
i nitrito *m* di sodio
e sodio *m* nitrito
d Natriumnitrit *n*, salpetrigsaures Natrium *n*

6390 SODIUM OXIDE
f oxyde *m* de sodium
i ossido *m* di sodio
e óxido *m* de sodio
d Natriumoxyd *n*

6391 SODIUM PERBORATE
f perborate *m* de sodium
i perborato *m* di sodio
e perborato *m* sódico
d Natriumperborat *n*, überborsaures Natrium *n*

SODIUM RESINATE, see 5775

6392 SODIUM STANNATE
f stannate *m* de sodium
i stannato *m* di sodio
e estañato *m* sódico, sal *f* de apresto
d Natriumstannat *n*, Sodastannat *n*, zinnsaures Natrium *n*

6393 SODIUM SULPHIDE
f sulfure *m* de sodium
i solfuro *m* di sodio
e sulfuro *m* sódico
d Schwefelnatrium *n*

6394 SODIUM SULPHITE
f sulfite *m* de sodium
i solfato *m* di sodio
e sulfito *m* sódico
d Natriumsulfit *n*, schwefligsaures Natrium *n*

6395 SODIUM THIOSULPHATE
f thiosulfate *m* de sodium
i tiosolfato *m* sodico
e tiosulfato *m* sódico
d Fixiernatron *n*, Natriumthiosulfat *n*

6396 SODIUM TUNGSTATE
f tungstate *m* de sodium
i tungstenato *m* di sodio
e tungstato *m* sódico
d Natriumwolframat *n*, wolframsaures Natrium *n*

6397 SODIUM URANATE
f uranate *m* de sodium
i uranato *m* di sodio
e uranato *m* sódico
d uransaures Natrium *n*

6398 SOFT (adj)
f mou (adj)
i molle (adj)
e blando.
d weich

6399 SOFT CAPSULE
f capsule *f* molle
i capsula *f* flessibile
e cápsula *f* blanda
d Gelatinkapsel *f*, weiche Kapsel *f*

SOFT COPAL, see 466

SOFT EXTRACT, see 6112

6400 SOFT FLOW
f bonne coulance *f*, bonne plasticité *f*
i buona scorrevolezza *f*
e buen flujo *m*
d gute Fliessfähigkeit *f*

SOFT GLASS, see 4166

SOFT RESIN, see 4874

6401 SOFT RUBBER
f caoutchouc *m* mou
i gomma *f* dolce
e goma *f* blanda
d Weichgummi *n*

6402 SOFT SOLDERING, sweating
f soudure *f* à l'étain, soudure *f* tendre
i saldatura *f* a dolce, saldatura *f* a stagno
e soldadura *f* a estaño
d Weichlöten *n*

6403 SOFT WATER
f eau *f* douce
i acqua *f* dolce
e agua *f* blanda, agua *f* dulce
d weiches Wasser *n*

SOFTENER, see 2830

6404 SOFTENING AGENT, water softener
f adoucissant (l'eau) *m*
i agente addolcimento *m*
e agente del desalado *m*, agènte del permutado *m*
d Enthärtungsmittel *n*, Wasserenthärtungsmittel *n*

SOFTENING OF STEEL, see 470

6405 SOFTENING POINT, softness temperature
f point *m* de ramollissement, température *f* de ramollissement
i punto *m* di rammollimento, temperatura *f* di rammollimento
e puncto *m* reblandecimiento, temperatura *f* reblandecimiento
d Erweichungspunkt *m*, Erweichungstemperatur *f*

6406 SOFTNESS INDEX
f indice *m* de fluidité (plast), indice *m* de plasticité, indice *m* de souplesse
i indice *m* di plasticità
e índice *m* de plasticidad
d Weichheitszahl *f*

SOFTNESS TEMPERATURE, see 6405

SOIL, see 3595

6407 SOJOURN TIME, time of direct contact
f temps *m* de séjour
i tempo *m* di soggiorno
e tiempo *m* de estancación
d Verweilzeit *f*

SOL, see 1741

6408 SOLDER
f étain *m* à souder, étain *m* de soudure
i stagno *m* da saldare
e estaño *m* para soldar
d Lötzinn *n*

6409 SOLDERED JOINT
f joint *m* soudé
i linea *f* di saldatura, punto *m* di saldatura
e costura *f* de soldadura, junta *f* estañada, junta *f* de soldadura, punto *m* de soldadura
d Lötfuge *f*, Lötstelle *f*

6410 SOLDERING, welding
f soudage *m*, soudure *f*
i saldatura *f*
e soldadura *f*
d Löten *n*, Lötung *f*, Schweissen *n* Verschweissung *f*

SOLDERING LAMP, see 932

6411 SOLENOID VALVE
f valve f à commande électromagnétique
i valvola f elettromagnetica
e válvula f a mando electromagnético
d elektromagnetisches Ventil n, Magnetventil n

6412 SOLID
f solide m
i solido m
e sólido m
d feste Substanz f

6413 SOLID (adj)
f solide (adj)
i solido (adj)
e sólido (adj)
d fest (adj)

6414 SOLID BODY
f corps m solide
i solido m (corpo)
e cuerpo m sólido
d fester Körper m

SOLID EXTRACT, see 3185

SOLID FAT, see 3656

6415 SOLID PHASE
f phase f solide
i fase f solida
e fase f sólida
d feste Phase f

SOLID SOAP, see 2130

6416 SOLIDIFICATION
f solidification f
i solidificazione f
e solidificación f
d Erstarren n, Erstarrung f

6417 SOLIDIFICATION HEAT
f chaleur f de solidification
i calore m di solidificazione
e calor m de solidificación
d Erstarrungswärme f

6418 SOLUBILITY
f solubilité f
i solubilità f
e solubilidad f
d Löslichkeit f, Solubilität

6419 SOLUBILITY COEFFICIENT
f coefficient de solubilité m
i coefficiente di solubilità m
e coeficiente de solubilidad m
d Löslichkeitskoeffizient m

6420 SOLUBILIZATION AGENT, solubilizer
f agent m de solubilisation, solubilisant m
i solubilizzante m
e solubilizante m
d Lösungsvermittler m

SOLUBILIZER, see 6420

6421 SOLUBLE SALT
f sel soluble m
i sale solubile m
e sal soluble m
d lösliches Salz m

SOLUBLE STARCH, see 430

SOLUBLE TARTAR, see 5347

SOLUTE, see 2522

SOLIDIFICATION POINT (chem), see 6171

6422 SOLUTION, soln.
f solution f
i soluzione f
e solución f
d Lösung f

SOLUTION, adjusted, see 206

SOLUTION, hypotonic, see 3857

SOLUTION OF CAUSTIC POTASH, see 1374

SOLUTION OF CAUSTIC SODA, see 1377, 6372

SOLUTION STRENGTH, see 4809

6423 SOLUTION TEMPERATURE
f température f de dissolution
i temperatura f di soluzione
e temperatura f de solución
d Lösungstemperatur f

6424 SOLVATATION, solvation
f solvatation f
i solvatazione f
e solvatación f
d Solvatation f, Solvatisierung f

SOLVATION, see 6424

SOLN. see 6422

SOLVENT, see 2523

6425 SOLVENT TYPE ADHESIVE
f solvant m collant
i solvente m adesivo
e disolvente m encolante
d Kleblöser m

SOLVOLYSIS, see 4405

6426 SONICATE, TO
f soumettre (v) aux ultrasons "ultrasonner" (v)
i sottoporre (v) agli ultrasuoni
e someter (v) a los ultrasonos
d Ultrabeschallen (v)

6427 SOOT
f noir m de fumée, suie f
i fuliggine f, nero m fumo
e hollín m, negro m de humo
d Russ m, Russchwarz n

SOOTY FLAME, see 4394

SORREL SALT, see 5309

SORT, see 5570

6428 SORTING BELT
f bande f de triage
i nastro m di selezione
e cinta f clasificadora, cinta f selectora
d Leseband n

6429 SORTING TABLE
f table f de triage
i tavola f di cernita
e mesa f clasificadora, mesa f para triar
d Sortiertisch m

6430 SOUND
f son m
i suono m
e sonido m
d Ton m

6431 SOUND INSULATING BOARD
f plaque f isolante contre le bruit
i pannello f fonoisolante
e placa f de aislamiento acústico
d Schalldämpfplatte f

SOUND SIGNAL, see 138

6432 SOURCE OF CURRENT
f source f de courant
i sorgente f della corrente
e fuente f de corriente
d Stromquelle f

6433 SOURCE OF ERROR
f cause f d'erreur
i causa f d'errore
e fuente f de errores
d Fehlerquelle f

SOURCE OF LIGHT, see 4395

6434 SPACE (of time)
f espace m de temps, intervalle m, laps m de temps
i intervallo m, spazio m di tempo
e lapso m de tiempo
d Zeitraum m

6435 SPACE FACTOR
f facteur m de remplissage
i fattore m di riempimento
e factor m de relleno
d Füllfaktor m

SPACE SAVING, see 2719

6436 SPACER, support pillar
f "chandelle" f, colonette f d'écartement
i distanziatore m
e distanciador m
d Abstandsblock m, Abstandssäule f, Distanzstück n, Unterlegstück n

6437 SPACER BLOCK
f bloc m d'écartement
i blocco m distanziatore
e bloque m separador
d Distanzblock m

SPACING, see 4043

6438 SPALLING
f morcellement m
i scheggiatura f
e fragmentación f,
d Zerstückelung f

6439 SPAN
f écartement m, envergure f, portée f
i portata f, scartamento m
e espaciamiento m
d Spanne f, Spannweite f

"SPANSULE", see 6352

SPARING, see 6002

6440 SPARK
f étincelle f
i scintilla f
e chispa f
d Funke m

6441 SPARKLING WINE
f vin *m* mousseux
i vino *m* spumante
e vino *m* espumoso
d Schaumwein *m*

6442 SPASMOGENIC
f spasmogène (adj)
i spasmogenico (adj)
e espasmógeno (adj)
d krampferzeugend (adj)

SPASMOLYTIC, see 517

6443 SPATULA
f spatule *f*
i spatola *f*
e espátula *f*
d Spachtel *m*, Spatel *m*

6444 SPECIALITY (s)
f spécialité *f* (pharmaceutique)
i specialità *f* (farmaceutica)
e especialidad *f* (farmacéutica)
d Arzneispezialität *f*, Spezialität *f*

SPECIES, see 3725

6445 SPECIES (biol)
f espèce *f* (biol)
i spezie *f* (biol)
e especie *f* (biol)
d Gattung *f*

6446 SPECIFIC
f spécifique *m*
i specifico *m*
e específico *m*
d Spezifikum *n*

6447 SPECIFIC CONDUCTIVITY
f conductivité *f* spécifique
i conduttività *f* specifica
e conductividad *f* específica
d spezifische Leitfähigkeit *f*

SPECIFIC EXTINCTION, see 39

SPECIFIC GRAVITY BOTTLE, see 2320

6448 SPECIFIC GRAVITY, specific weight, unit weight, volume weight
f poids spécifique *m*, poids *m* volumétrique
i peso specifico *m*
e peso específico *m*
d Raumgewicht *n*, spezifisches Gewicht *n*, Wichte *f*

6449 SPECIFIC GRAVITY OF ACID
f densité *f* de l'acide

i peso *m* specifico d'acido
e densidad *f* del ácido, densidad *f* específica del ácido
d Säuredichte *f*

SPECIFIC PATHOGEN FREE ANIMAL, see 3484

6450 SPECIFIC REACTION RATE, velocity constand
f constante *f* de vitesse de réaction
i costante *f* di velocità di reazione
e constante *f* de velocidad de reaccion
d Geschwindigkeitskonstante *f*

6451 SPECIFIC SURFACE
f surface *f* spécifique
i superficie *f* specifica
e superficie *f* específica
d spezifische Oberfläche *f*

SPECIFIC VOLUME, see 5899

SPECIFIC WEIGHT, see 6448

6452 SPECIFICATION OF A PATENT
f description *f* de brevet
i descrizione *f* di brevetto, descrizione *f* e rivendicazione
e descripción *f* de patente, memoria *f* de patente
d Patentbeschreibung *f*

SPECIFICATION TEST, see 4503

6453 SPECIFICATIONS
f cahier des charges *m*, description d'une invention *f*, spécification
i capitolato *m*, specificazione *f*
e especificaciones *f pl*, características *pl f*
d Angaben *pl f*, Daten *pl f*, Merkmale *n*, Patentbeschreibung *f*, Spezifikation *f*

6454 SPECIFICATIONS FOR ACCEPTANC
f prescriptions *f pl* pour la réception
i capitolato *m*, specifica *f* per accettazione
e condiciones *f* de verificación, instrucciones *f* de comprobación
d Abnahmebestimmung *f*, Abnahmevorschrift *f*

SPECIFIED SIZE, see 796

SPECIMEN, see 5985

6455 SPECTROGRAM
f spectrogramme *m*
i spettrogramma *f*
e espectrógramo *m*
d Spektrogramm *n*

6456 SPECTRAL DIRECTIONAL REFLECTANCE
f reflectance *f* spectrale
i riflessione *f* spettrale
e reflexión *f* espectral
d spektrale Reflexion *f*

6457 SPECTROPHOTOMETER
f spectrophotomètre *m*
i spettrofotometro *m*
e espectrofotómetro *m*
d Spektrophotometer *n*

6458 SPECTROSCOPIC ANALYSIS
f analyse *f* spectrale
i analisi *f* spettroscopica
e análisis *m* espectral
d Spektralanalyse *f*

6459 SPECTROSCOPY
f spectroscopie *f*
i spettroscopia *f*
e espectroscopia *f*
d Spektrophotoskopie *f*, Spektroskopie *f*

6460 SPECTRUM
f spectre *m*
i spettro *m*
e espectro *m*
d Spektrum *n*

SPECTRUM OF ACTIVITY, see 157

SPECULAR REFLECTANCE, see 2471

SPEED, see 5635

6461 SPEED (of machine), velocity
f vitesse *f*
i velocità *f*
e velocidad *f*, rapidez *f*
d Geschwindigkeit *f*, Schnelligkeit *f*

6462 SPEED CONTROL
f réglage *m* de vitesse
i comando *m* di velocità, controllo *m* della velocità
e regulación *f* de la velocidad
d Geschwindigkeitsregelung *f*

SPEED COUNTER, see 5829

SPEED INDICATOR, see 5829

6463 SPEED VARIATION
f variation *f* de vitesse
i variazione *f* di velocità
e variación *f* de velocidad
d Geschwindigkeitsänderung *f*

SPEEDMETER, see 5829

SPERM OIL, see 4875

SPERMACETI, see 1432

SPERMACETI OIL, see 4875

6464 SPHERE (geom)
f sphère *f*
i sfera *f*
e esfera *f*
d Kugel *f* (geom)

6465 SPHERE OF ACTION
f sphère *f* d'activité
i sfera *f* d'attività
e esfera *f* de actividad
d Wirkungskreis *m*

6466 SPHERICAL (adj)
f sphérique (adj)
i sferico (adj)
e esférico (adj), globular (adj)
d kugelförmig (adj), sphärisch (adj)

6467 SPHERICAL CAP
f calotte *f* sphérique
i calotta *f*
e calota *f*, cubeta *f* esférica
d Kugelhaube *f*, Kugelkalotte *f*, Kugelschale *f*

6468 SPHERICAL CONE
f cône *m* de révolution
i cono *m* sferico
e cuña *f* esférica
d Kugelkeil *m*

6469 SPHERICAL FORM
f forme *f* sphérique
i forma *f* sferica
e forma *f* esférica
d Kugelform *f*

6470 SPHERICAL SECTOR
f secteur *m* sphérique
i settore *m* sferico
e sector *m* esférico
d Kugelausschnitt *m*, Kugelsektor *m*

6471 SPHERICAL SEGMENT
f segment *m* sphérique
i segmento *m* sferico
e segmento *m* esférico
d Kugelabschnitt *m*, Kugelsegment *m*

6472 SPHERICAL SEGMENT SURFACE
f superficie *f* d'une culotte (geom)
i superficie *f* del segmento sferico

e superficie *f* de un segmento esférico
d Kugelsegmentmantel *m*

6473 SPHERICAL SURFACE
f surface *f* sphérique
i superficie *f* sferica
e superficie *f* esférica
d Kugelfläche *f*, Kugeloberfläche *f*

6474 SPICE
f épice *f*
i spezie *f pl*
e especia *f*
d Gewürz *n*

6475 SPIDER
f croisillon *m*, support *m* rotatif
i crociera *f*, telaio *m* rotante
e crucero *m*, soporte *m* giratorio
d Armkreuz *n*, Drehhalter *m*, Drehkreutz *n*

6476 SPIGOT
f ergot *m*, fausset *m*
i zaffo *m*
e espiga *f*
d Zapfen *m*

6477 SPILL, TO
f répandre (v) un liquide
i sventare (v), versare (v)
e derramar (v), trasegar (v), verter (v)
d umgiessen (v), verschütten (v), vergiessen (v)

6478 SPILL
f substance *f* éparpillée
i sparpagliato *m*
e substancia *f* desparramada
d Umhergestreutes *n*

SPINDLE, see 712

6479 SPINDLE CHUCK
f mandrin *m* fusiforme
i mandrino *m* fusiforme
e mandril *m* fusiforme
d Spindelbohrer *m*

6480 SPINNERET, spinning spinneret, spinning nozzle
f filière *f*
i filiera *f*
e tobera *f* de hilar
d Spinndüse *f*

SPINNING NOZZLE, see 6480

SPINNING SPINNERET, see 6480

6481 SPIRAL
f hélice *f*, spirale *f*
i elica *f*, spirale *f*
e espiral *f*
d Spirale *f*, Spirallinie *f*

SPIRAL CONDENSER, see 1856

6482 SPIRAL GEAR
f roue *f* cylindrique hélicoïdale
i ingranaggio *m* a spirale, ingranaggio *m* elicoidale, ruota *f* a denti elicoidali
e rueda *f* cilíndrica helicoidal
d Schraubengetriebe *n*, Schraubenrad *n*

SPIRAL SPRING, see 1621

SPIRIT LEVEL, see 301

6483 SPIRIT VARNISH
f vernis *m* à l'alcool
i vernice *f* ad alcool, vernice *f* a spirito
e barniz *m* a base de alcohol, barniz *m* de alcohol
d Spirituslack *m*

6484 SPLASH, splatter
f éclaboussement *m*, éclaboussure *f*, projection (de liquide) *f*
i pillacchera *f*, spruzzamento *m*, zacchera *f*
e chorro *m*, salpicudara *f*
d Bespritzung *f*, Plätschern *n*, Spritzen *n*

6485 SPLASH APRON, splash-board
f aile *f*, garde-boue *m*
i parafango *m*
e guardabarros *m*
d Kotflügel *m*, Schutzblech *n*

SPLASH GUARD, see 518

SPLASH-BOARD, see 6485

SPLASHING, see 2464

SPLATTER, see 6484

6486 SPLICE
f épissure *f*, ligature *f*
i impiombatura *f*
e ayuste *m*, empalme *m*
d Spleisse *f*, Spleissung *f*

SPLICE (of cable) see 4112

6487 SPLINE
f cannelure *f*

i chiavetta *f*, scanalatura *f*
e alcanaladura *f*
d Nutung *f*, Streifen (aus Holz oder Metall) *m*

SPLINTER, see 1502

SPLINTERY (adj), see 3202

SPLIT, TO, see 1607

6488 SPLIT, split follower
f empreinte *f* mobile
i guancia *f* mobile
e coquilla *f* móvil
d Backeneinsatz *m* (einer Matrize)

SPLIT (adj), see 1608

6489 SPLIT CAVITY
f empreinte *f* à plusieurs pièces
i impronta *f* a tasselli
e matriz *f* partida
d mehrteiliges Gesenk *n*, mehrteilige Matrize *f*

6490 SPLIT CAVITY MO(U)LD, split mo(u)ld
f moule *m* à coins
i stampo *m* a tasselli
e molde *m* compuesto
d mehrteilige Form *f*, zusammengesetztes Werkzeug *m*

SPLIT FOLLOWER, see 6488

6491 SPLIT FOLLOWER MO(U)LD
f moule *m* à coins
i stampo *m* a guance
e molde *m* de cojinete partido
d Backenform *f*

SPLIT MO(U)LD, see 6490

6492 SPLITS
f élément *m* d'un moule
i tasselli *m pl* d'una forma
e partes *f pl* de un molde
d Werkzeugteile *n pl* (Pressform)

6493 SPOIL, TO
f gâter, se
i alterar (v), guastare (v)
e alterar (v), deteriorar (v)
d verderben (v)

6494 SPOILAGE
f détérioration *f*
i deterioramento *m*
e deterioración *f*, deterioro *m*
d Verderb *m*

6495 SPONGE, spongia
f éponge *f*
i spugna *f*
e esponja *f*
d Schwamm *m*

SPONGIA, see 6495

6496 SPONGY (adj)
f spongieux (adj)
i spongioso (adj)
e esponjoso (adj), esponjado (adj)
d schwammartig (adj), schwammig (adj)

SPONGY PLATINUM, see 5244

6497 SPONTANEOUS (adj)
f spontané (adj)
i spontaneo (adj)
e espontáneo (adj)
d freiwillig (adj), spontan (adj)

SPOOL (tex), see 5703

6498 SPOOL ARM
f bras *m* porte-bobines
i braccio *m* per bobine
e brazo *m* portabobinas
d Spulenarm *m*

6499 SPOOL-SHAFT
f pivot *m* de bobine
i brocca *f* della bobina, perno *m* della bobina
e perno *m* de bobina
d Spulenschaft *m*, Spulenspindel *f*, Spulenstab *m*

6500 SPOOLWINDER
f bobinoir *m*
i bobinatoio *m*
e bobinadora *f*
d Spülmaschine *f*

SPOONFULL, see 1667

6501 SPOT TEST
f essai *m* par touches, procédé *m* à la touche
i reazione *f* alla tocca, prova *f* per impronta
e reacción *f* a la mancha, reacción *f* a la torque
d Tüpfelprobe *f*

6502 SPOT WELDING
f soudure *m* par points
i saldatura *f* a punti
e soldadura *f* por puntos

d Punktschweissen n

6503 SPOT YARN
f fil m boutonné
i ritorto m a nodi
e hilo m botonoso, hilo m nudoso
d Knotengarn n, Noppengarn n

SPOUT, see 2486

6504 SPRAY, TO
f projeter (v) par pulvérisation, pulvériser (v)
i spruzzare (v)
e nebulizar (v)
d sprühen (v)

6505 SPRAY
f atomisation f, brouillard m atomisé, pulvérisation f
i atomizzazione f, polverizzazione f, spruzzamento m, spruzzo m
e atomización f, niebla f meona
d Sprühnebel m, Sprühung f, Zerstäuber m, Zerstäubung f, Zerstäubungsmittel n

SPRAY APPARATUS, see 660

6506 SPRAY CHAMBER
f chambre f de diffusion
i camera f di diffusione
e cámara f de difusión
d Diffusionskammer f

SPRAY DIFFUSER, see 660

6507 SPRAY DRYING
f séchage m par atomisation, séchage m par pulvérisation
i essiccamento m a polverizzazione, essiccamento m da spruzzatura
e secamiento m por pulverización
d Sprühtrocknen n, Sprühtrocknung f, Zerstäubungstrocknung f

6508 SPRAY GUN
f pistolet m pulvérisateur
i pistola f per verniciatura a spruzzo, spruzzatore m a pistola
e pistola f para pintura al duco
d Spritzpistole f

6509 SPRAY NOZZLE
f base m de pulvérisation, gicleur m
i ugello m d'atomizzazione
e tobera f pulverizadora
d Zerstäubungsdüse f

6510 SPRAY TEST
f essai m de pulvérisation

i prova f d'erogazione, prova f di polverizzazione
e prueba f de pulverización
d Sprühtest m

6511 SPRAY TOWER, trickling tower, washing tower
f tour f d'arrosage
i torre f d'irrigazione
e torre f de irrigación, torre f de riego
d Rieselturm m

SPRAY WEBBING, see 1676

SPRAYER, see 660

SPRAYING, see 661

SPRAYING NOZZLE, see 3405

6512 SPREAD, TO
f enduire (v) à la brosse, enduire (v) à la racle
i spalmare (v)
e recubrir (v) por extensión
d aufbringen (v) (durch Streichen)

6513 SPREAD
f dispersion f, extension f
i diffusione f, dispersione f, estensione f
e diseminación f, dispersión f, extensión f
d Ausdehnung f, Spannweite f, Verbreitung f, Zerstreuung f

6514 SPREADABILITY
f aptitude f à l'étalement (pommade)
i dispendibilità f, estensibilità f (pomate)
e extensibilidad f (de las pomadas)
d Streichfähigkeit f, Spreitbarkeit f

6515 SPREADBOARD, spreader 2°
f étaleuse f, machine f à étaler, table f à étaler
i soluzionatrice f, spalmatrice f
e banco m de extender, banco m extendedor, extendedora f
d Anlegemaschine f, Anstückelmaschine f

6516 SPREADER, torpedo
f "torpille" f (presse à injection)
i ogiva f
e torpedo m
d Schmierkopf m, Torpedo m, Verteiler m

SPREADER 2°, see 6515

SPREADER (chem), see 2508

6517 SPREADING
f diffusion f, étalement m
i spandimento m
e desplegature f
d Ausbreitung f, Ausdehnung f, Spreitung f

SPREADING AGENT, see 2508

SPREADING KNIFE, see 5020

SPREADING OF PULVER, see 2693

6518 SPRING
f ressort m
i molla f
e muelle m, resorte m
d Feder f, Sprungfeder f

6519 SPRING BALANCE
f balance f a ressort
i bilancia f a molla
e balanza f de resorte
d Federwaage f

SPRING CLIP, see 5178

6520 SPRING RETAINER
f ressort m de retenue
i molla f di fermo
e muelle m de retención, resorte m fijador
d Haltefeder f

SPRING WATER, see 559

6521 SPRINKLER
f arrosoir m, pomme f d'arrosoir
i cipolla f, spruzzatore m
e regadera f
d Benetzer m, Regner m

SPRINKLING, see 634

6522 SPROCKET CHAIN
f chaîne f à barbotins, chaîne f articulée
i catena f articolata
e cadena f articulada
d Gelenkkette f, Laschenkette f

6523 SPROCKET WHEEL
f roue f à cames
i ruota f di catena
e erizo m, rueda f dentada
d Kammrad n, Kettengang m

6524 SPRUE 1°, sprue cone
f "carotte" f (plast), jet m de coulée
i materozza f
e mazarota f
d Anguss m (beim Spritzgiessen), Angusskegel m

6525 SPRUE 2°
f canal m de coulée
i canale m di colata, canale m d'iniezione
e canal m de colada
d Angusskanal m

SPRUE BUSH, see 3063

SPRUE CONE, see 6524

6526 SPRUE EJECTOR, sprue lock pin
f éjecteur m de carotte
i espulsore m della materozza
e espiga f de cierre del bebedero
d Angussdrückstift m

6527 SPRUE EJECTOR BAR
f barre f d'éjection
i asta f d'estrazione
e tirante m de expulsión
d Ausdrückstange f 2°

6528 SPRUE EJECTOR PIN, sprue puller
f accroche-carotte m
i estrattore m della materozza
e extractor m de la mazarota (del bebedero)
d Angussabreisser m

SPRUE LOCK PIN, see 6526

SPRUE PULLER, see 6528

SQU.IN., see 6532

6529 SQUARE (adj)
f carré (adj)
i quadrangolare (adj), quadrangolo (adj), quadrato (adj)
e cuadrado (ajd), cuadrangular (adj), cuadrángulo (adj)
d viereckig (adj)

6530 SQUARE 1°
f carré m
i quadrato m
e cuadrilátero m, cuadrángulo m
d Viereck m

6531 SQUARE 2°, T square
f équerre f
i riga f a T, squadra f
e escuadra f
d Anschlagwinkel m, Reisswinkel m

6532 SQUARE INCH, squ. in.
  f pouce *m* carré (mesure)
  i pollice *m* quadrato (misura)
  e pulgada *f* cuadrata
  d Quadratzoll *m*

6533 SQUARE ROOT
  f racine *f* carrée
  i radice *f* quadrata
  e raíz *f* cuadrada
  d Quadratwurzel *f*

6534 SQUARE THREAD
  f filet *m* carré, filet *m* plat, filet *m* rectangulaire
  i filettatura *m* quadra, filetto *m* quadrangolare
  e filete *m* cuadrado, rosca *f* llana, rosca *f* rectangular
  d flachgängiges Gewinde *n*, Flachgewinde *n*

6535 SQUASHING
  f désintégration *f*, écrasement *m*
  i schiacciamento *m*
  e quebramiento *m*, quebrantadura *f*
  d Quetschen *n*

SQUEEZE-BOTTLE, see 3236

6536 SQUEEZER
  f pince-tube *f*
  i strozzatubo *m*
  e prenza-tubo *m*
  d Quetschklemme *f*

6537 SQUEEZING-MACHINE
  f cingleur *m*, machine *f* à écraser
  i macchina *f* per spremitura
  e máquina *f* per exprimir
  d Quetschmaschine *f*

6538 SQUIRMING
  f retordage *m*, tortillement *m*
  i attorcigliamento *m*, contorcimento *m*
  e enroscamiento *m*, retorcimiento *m*
  d Verwindung *f*, Zwirndrehung *f*, Zwirnung *f*

6539 STABILISATION
  f stabilisation *f*
  i stabilizzazione *f*
  e estabilización *f*
  d Stabilisierung *f*

6540 STABILITY
  f stabilité *f*
  i stabilità *f*
  e estabilidad *f*
  d Beständigkeit *f*, Stabilität *f*

6541 STABILITY TESTING
  f épreuve *f* de stabilité
  i prova *f* di stabilità
  e prueba *f* de estabilidad
  d Haltbarkeitsprüfung *f*

6542 STABILIZER
  f stabilisateur *m*
  i stabilizzatore *m*
  e estabilizador *m*
  d Stabilisator *m*

6543 STABLE (adj) (chem)
  f durable (adj), stable (adj)
  i stabile (adj)
  e durable (adj), estable (adj)
  d dauerhaft (adj), haltbar (adj), stabil (adj)

6544 STABLE EQUILIBRIUM
  f équilibre *m* stable
  i equilibrio *m* stabile
  e equilibrio *m* estable
  d stabiles Gleichgewicht *n*

6545 STACK
  f amas *m*, monceau *m*, tas *m*
  i ammasso *m*
  e hacina *f*, montón *m*, pila *f*
  d Haufen *m*, Stapel *m*

6546 STACKING, stapling 2°
  f empilage *m*, mise *f* en piles
  i accatastamento *m*, ammucchiamento *m*
  e amontonamiento *m*, apilamiento *m*
  d Schichten *n*, Stapeln *n*

6547 STAFF
  f état-major *m*, personnel *m*
  i personale *m*, stato maggiore *m*
  e estado mayor *m*, personal *m*
  d Stab *m* (fig), Personal *n*

6548 STAGE, step
  f degré *m*, marche *f*
  i gradino *m*, scalino *m*, stadio *m*
  e escalón *m*, grado *m*, paso *m*
  d Stufe *f*

6549 STAGE OF DECOMPOSITION, step of decomposition
  f stade *m* de décomposition
  i stadio *m* di decomposizione
  e escalón *m* de descomposición
  d Abbaustufe *f*

6550 STAGGERED (adj)
  f alterné (adj), en quinconce (adj), excentré (adj)
  i sfalsato (adj) a quinconce
  e alternado (adj)
  d abwechselnd (adj)

STAINING POWER, see 2701

STAINLESS (adj), see 5956

6551 STAINLESS STEEL
f acier *m* inoxydable
i acciaio *m* inossidabile, acciaio *m* inox
e acero *m* inoxidable
d nichtrostender Stahl *m*, rostfreier Stahl *m*

STALK, see 712

STAMP, TO, see 5534

STAMP, see 5535

STAMPER 1°, see 1113

STAMPER 2°, see 957

STAMPING, see 5540

STAMPING FOIL, see 3311

STAMPING MACHINE, see 957

STAMPING MOLD, see 2406

STAMPING PRESS, see 957

6552 STAND
f socle *m*, support *m*
i sopporto *m*, sostegno *m*
e soporte *m*, zóco *m*
d Stativ *n*

6553 STANDARD
f norme *f*, standard *m*
i norma *f*, modello *m*, standardo *m*
e estandarte *m*, modelo *m*, norma *f*
d Norm *f*, Standard *m*

6554 STANDARD AGREEMENT OF SERVICE
f contrat-type *m* de travail
i contratto normale di lavoro
e contrato *m* normale de trabajo
d Normalarbeitsvertrag *m*

6555 STANDARD BORE
f alésage *m* normal
i alesaggio *m* normale
e taladro *m* normal
d Einheitsbohrung *f*

6556 STANDARD CANDLE
f bougie *f* normale
i candela *f* normale, candela *f* unità
e bujía *f* normal
d Normalkerze *f*

6557 STANDARD DEVIATION
f écart standard *m*
i deviazione standard *f*, scarto standard *m*
e desviación estandarte *f*
d Standardabweichung *f*

6558 STANDARD DOSIS
f dose *f* standard
i dose *f* standard
e dosis *f* estandarte
d Normdose *f*, Standarddose *f*

6559 STANDARD FRAME
f moule *m* normalisé
i stampo *m* normalizzato
e molde *m* normalizado
d Einheitsstammform *f*, Stammform *f*

6560 STANDARD SHAFT
f arbre *m* normal
i albero *m* normale
e árbol *m* base, árbol *m* normal
d Einheitswelle *f*

STANDARD SOLUTION, see 5706

6561 STANDARD TEST SPECIMEN
f barreau *m* d'essai normalisé
i provetta *f* normalizzata
e probeta *f* normalizada
d genormter Prüfstab *m*

6562 STANDARD UNIT, s.u.
f unité standard *f*
i unità standard *f*
e unidad estandarte *f*
d Standardeinheit *f*

STANDARD VALUE, see 4807

6563 STANDARD WIRE GAUGE, wire gauge (size), B.W.G., S.W.G.
f calibre *m* de fil, jauge *f* de fil, numéro *m* de fil
i calibro *m* per fili
e calibre *m* de alambre
d Drahtdicke *f*, Drahtnorm *f*

STANDARDIZATION, see 4810

6564 STANDARDIZE, TO
f étalonner (v), normaliser (v), standardiser (v)
i normalizzare (v), standardizzare (v)
e estandardizar (v), normalizar (v)
d eichen (v), einstellen (v), kalibrieren (v), normalisieren (v)

6565 STAND-BY LOSS
f perte *f* par combustion au repos

i perdita f di riserva (generatori)
e pérdida f por combustión, merma f por combustión
d Bereitschaftsverlust m

6566 STAND-BY MACHINE
f machine f de réserve
i macchina f ausilaria
e máquina f de reserva
d Reservemaschine f

6567 STANNATE
f stannate m
i stannato m
e estanato m, estannato m
d Stannat m, zinnsaures Salz n

6568 STANNIC ACID
f acide m stannique
i acido m stannico
e ácido m estánnico
d Zinnsäure f

6569 STANNIC CHLORIDE, tin (IV) chloride
f chlorure m d'étain
i cloruro m stannico
e cloruro m de estaño
d Spiritus m fumans Libavii, Stannichlorid n, Zinnbutter f, Zinnchlorid n

6570 STANNIC OXIDE, tin ashes, tin calx
f cendre f d'étain, oxyde m d'étain
i ossido m di stagno
e óxido m de estaño
d Stannioxyd n, Zinnasche f, Zinnkalk m, Zinnoxyd n

6571 STANNIFEROUS (adj)
f stannifère (adj)
i stannifero (adj)
e estannifero (adj)
d zinnhaltig (adj)

6572 STANNOUS CHLORIDE, tin (II) chloride, tin salt
f chlorure m stanneux (bihydraté) protochlorure m d'étain, sel m d'étain
i cloruro m stannoso
e cloruro m estannoso, sal m de estaño
d Stannochlorid n, Zinnchlorür n, Zinnsalz n

6573 STAPLE
f agrafe f
i cavallottino m, fermaglio m, forcella f
e grapón m, picolete m
d Drahtklammer f, Haspe f, Krampe f, Heftklammer f

6574 STAPLE ARTICLE
f article m de première nécessité, article m fondamental, objet m d'utilité
i merce f da stivare
e pieza f de uso
d Gebrauchsartikel m, Stapelartikel m, Stapelware f

6575 STAPLING 1°
f agrafage m, fixage m
i agganciatura f
e fijación f con grapas
d Heftung f

STAPLING 2°, see 6546

6576 STARCH 1°
f amidon m, fécule f
i amido m, fecola f
e almidón m, fécula f
d Amylum n, Stärke f 2°, Stärkemehl f

6577 STARCH 2°, starch paste
f empois d'amidon m, pâte f d'amidon
i salda d'amido f, colla f d'amido
e engrudo m de almidón
d Stärkekleister m

6578 STARCH GEL ELECTROPHORESIS
f électrophorèse f sur gel d'amidon
i elettroforesi f sul gel d'amido
e electroforesis f sobre gelo de almidón
d Stärkegel (elektrophorese) f

STARCH GLYCERITE, see 3532

STARCH GUM, see 2383

STARCH PASTE, see 6577

STARCH SYRUP, see 1995

STARKY (adj), see 427

6579 START (engine), starting
f démarrage m
i avviamento m
e arranque m
d Anfahren n, Anlassen n, Start m

6580 START OF A REACTION
f début m de la réaction
i inizio m della reazione
e comienzo m de la reacción
d Reaktionsanfang m

6581 STARTER LINE
f ligne f de départ
i linea f di partenza (chromatografia)
e línea f de partida
d Starterlinie f

STARTING, see 6579

6582 STARTING CIRCUIT
f circuit *m* de démarrage
i circuito *m* d'avviamento
e circuito *m* de arranque
d Anlasstromkreis *m*, Anlaufstromkreis *m*

STARTING MATERIAL, see 5644

STARTING POSITION, see 3974

STARVATION, see 3797

6583 STATE
f condition *f*, état *m*, situation *f*
i condizione *f*, stato *m*
e condición *f*, estado *m*
d augenblicklicher Zustand *n*, Beschaffenheit *f*, Stand *m* (einer Angelegenheit) Zustand *m*

6584 STATEMENT
f compte-rendu *m*, exposé *m*
i dichiarazione *f*, estratto *m* conto
e informe *m*, relación *f*
d Bericht *m*, Exposé *m*

6585 STATIC CHARGE
f charge *f* électrostatique
i carica *f* elettrostatica
e carga *f* estática
d statische Ladung *f*

6586 STATIC TEST
f épreuve *f* statique
i prova *f* statica
e prueba *f* estática
d statische Prüfung *f*

STATIONARY (adj), see 1138

STATIONARY PART OF THE MOLD, see 1386

6587 STATIONARY PHASE
f phase *f* immobile
i fase *f* stazionaria
e fase *f* estacionaria
d stationäre Phase *f*

STATIONARY PLATEN, see 3195

STEADINESS, see 5115

STEADY (adj), see 1907

6588 STEADY STATE
f état *m* stationnaire
i stato *m* stazionario
e estado *m* estable
d Dauerzustand *m*

6589 STEAM, vapo(u)r
f vapeur *f*
i vapore *m*
e vapor *m*
d Dampf *m*, Wasserdampf *m*

6590 STEAM ADMISSION
f admission *f* de vapeur
i ammissione *f* di vapore
e admisión *f* de vapor
d Dampfzuführung *f*

6591 STEAM AUTOCLAVING
f autoclavage *m* à la vapeur
i autoclavaggio *m* a vapore
e esterilización *f* con vapor
d Dampfsterilisation *f*

STEAM BATH, see 763

6592 STEAM BLOWER
f soufflerie *f* à vapeur
i soffiatore *m* a vapore
e ventilador *m* a vapor
d Dampfgebläse *n*

STEAM DRIER, see 6597

6593 STEAM GENERATOR
f générateur *m* de vapeur
i generatore *m* di vapore
e generador *m* de vapor
d Dampfentwickler *m*

STEAM SEPARATOR, see 6597

6594 STEAM-HEATING
f chauffage *m* à la vapeur
i riscaldamento *m* a vapore
e calefacción *f* a vapor
d Dampfheizung *f*

6595 STEAM JET BLOWER
f souffleur *m* à vapeur
i riscaldatore *m* a getto di vapore
e inyector *m* de vapor
d Dampfstrahlapparat *m*, Dampfstrahlgebläse *n*

6596 STEAM PRESSURE, vapor tension vapour pressure
f pression *f* de la vapeur
i pressione *f* del vapore, tensione *f* di vapore
e presión *f* de vapor
d Dampfdruck *m*, Dampfspannung *f*

6597 STEAM TRAP, steam drier,
steam separator, water separator,
water trap
f sécheur m de la vapeur, séparateur m d'eau
i separatore m del vapore
e secador m de vapor, separador m de agua
d Dampfentwässerungsapparat m, Dampftrockner m, Kondenztopf m, Wasserabscheider m

6598 STEAM UNDER PRESSURE
f vapeur f sous pression
i vapore m a pressione
e vapor m de presión
d gespannter Wasserdampf m

6599 STEARATE
f stéarate m
i stearato m
e estearato m
d stearinsaures Salz n, Stearat n

6600 STEARIC ACID
f acide m stéarique
i acido m stearico
e ácido m esteárico
d Acidum n stearinicum, Stearinsäure f, Talgsäure f

6601 STEEL
f acier m
i acciaio m
e acero m
d Stahl m

6602 STEEL ALLOY
f alliage m d'acier
i acciaio m legato, lega f d'acciaio
e aleación f de acero
d Stahllegierung f

6603 STEEL CYLINDER
f bouteille f en acier, cylindre m en acier
i cilindro m d'acciaio
e botella f de acero, cilindro m de acero
d Stahlflasche f

6604 STEEL PLATE, steel sheet
f tôle d'acier f
i lamiera d'acciaio f
e chapa de acero f
d Eisenblech n, Stahlblech n

6605 STEEL RIBBON, steel strip
f bande f en acier, ruban m en acier
i nastro m d'acciaio, reggia f

e cinta f de acero
d Stahlband n

STEEL ROLLING MILL, see 4079

STEEL SHEET, see 6604

STEEL STRIP, see 6605

STEEL YARD, see 6011

STEELGOODS, see 3668

STEEP (adj), see 25

STEEP AGENT, see 3901

STEEPING AGENT, see 3901

STEM, see 712

STEP, see 6548

STEP BY STEP, see 1184

6606 STEP DOWN, TO
f dévolter (v), réduire (v) la tension
i abbassare (v) la tensione
e rebajar (v) (electr.), reducir (v) (el voltaje)
d abspannen (v), herabtransformieren (v)

STEP OF DECOMPOSITION, see 6549

STEP PISTON, see 2425

STEP UP, TO (electr), see 4960

6607 STEP-BY-STEP ACTION
f action f échelonnée
i azione f graduata
e acción f escalonada
d Stufenwirkung f

6608 STEP-BY-STEP SELECTION
f sélection f pas à pas
i selezione f passo al passo
e selección f paso a paso
d Schrittwahl f

6609 STEP-BY-STEP SWITCH
f commutateur m pas à pas
i interruttore m graduale
e conmutador m paso a paso
d Schrittschalter m

STERCULIA GUM, see 4126

6610 STERILE (adj)
f stérile (adj), stérilisé (adj)

i sterile (adj)
e estéril (adj)
d keimfrei (adj), steril (adj)

6611 STERILIZATION
f stérilisation f
i sterilizzazione f
e esterilisación f
d Sterilisation f, Sterilisierung f

6612 STERNUTATORY AGENT
f sternutatoire m
i ptarmico m, starnutatorio m
e estornutatorio m
d Niesmittel n

6613 STEW, TO
f cuire (v) à l'étuvée, étuver (v)
i stufare (v)
e estofar (v)
d dünsten (v), schmoren (v)

STICK, see 778

STICKABILITY, see 196

STICKING, see 5161

STICKING PLASTER, see 194, 2833

6614 STICKY (adj), tough (adj)
f tenace (adj), visqueux (adj)
i tenace (adj), tiglioso (adj)
e pegajoso (adj), tenaz (adj)
d zähe (adj)

STIFF FLOW, see 3657

6615 STIFFENING
f apprêt m, cati m, catissage m, empois m
i indurimento m, irrigidimento m
e apresto m, aderezo m, engomado m
d Steife f

STIFFENING LIQUID, see 3177

6616 STIFFNESS
f rigidité f
i rigidità f
e rigidez f
d Steifheit f, Steifigkeit f

6617 STILL
f alambic m
i alambico m, lambicco m
e alambique m
d Destillierapparat m, Destillierblase f, Destillierkolben m

6618 STIMULANT (s)
f stimulant m, tonique m
i risvegliante m, tonico m
e corroboranto m, estimulante m, tonico m
d Reizmittel n, Stärkungsmittel n, Stimulans m

6619 STIMULATION
f stimulation f
i stimolazione f
e estimulación f
d Reizung f, Stimulation f

6620 STIMULATION DOSIS
f dose stimulante f
i dose stimulante f
e dosis estimulante f
d Reizdosis f

6621 STIPULATED LOAD
f charge f prescrite
i carico m prescritto
e carga f prescrita
d vorgeschriebene Belastung f

6622 STIPULATION
f clause f, condition f, stipulation f
i stipulazione f
e cláusula f, estipulación f
d Klausel f

STIRRER, see 277

6623 STIRRING
f agitation f
i agitazione f
e agitación f
d Rühren n

STIRRING DEVICE, see 277

6624 STIRRING MACHINE
f agitateur m mécanique, machine f à fouetter, machine f à mélanger
i agitatore m meccanico
e aparato m agitador, mecanismo n batidor
d Rührapparat m, Rührer m, Rührwerk n

6625 STIRRING MIXER
f malaxeur-brasseur m
i mescolatore-agitatore m
e mezclador-agitador m
d Rührmischer m

STITCH, see 4563

6626 STITCH WELDING, tack welding
f soudure f à la molette

i saldatura *f* in punti isolati
e soldadura *f* discontinua
d Heftschweissen *n*

6627 STOCK
f dépôt *m*, stock *m*
i deposito *m*, stock *m*
e almacén *m*, depósito *m*
d Lagerschuppen *m*, Warenlager *n*

6628 STOCK BOTTLE
f grand flacon *m* (pour réserve)
i serbatoio *m* di riserva
e frasco *m* de depósito
d Vorratsflasche *f*

6629 STOCK CONTROL
f contrôle *m* des stocks
i controllo *m* dello stock
e control *m* de stock, control *m* de existencias
d Lagerkontrolle *f*

6630 STOCK SOLUTION
f solution *f* de réserve
i soluzione *f* di riserva
e solución *f* de provisión
d Stocklösung *f*, Vorratslösung *f*

6631 STOCKAGE, storage, storing
f conservation *f*, emmagasinage *m*, entreposage *m*, mise en dépôt *f*, stockage *m*
i conservazione *f*, magazzinaggio *m*, immagazzinamento *m*
e almacenaje *m*, almacenamiento *m*, conservación *f*, reposición *f*
d Aufbewahren *n*, Aufbewahrung *f*, Speicherung *f*, Lagerung *f*

6632 STOCKHOLM TAR, vegetable tar, wood tar
f goudron *m* végétal, goudron *m* de bois
i catrame *m* vegetale, catrame *m* di legna
e alquitrán *m* vegetal, brea *f* de madera, brea *f* vegetal
d Holzteer *m*, Nadelholzteer *m*, Pix *f* liquida

STOCK-TAKING, see 4057

6633 STOICHIOMETRY
f stoïchiométrie *f*
i stechiometria *f*
e estequiometría *f*
d Messkunst *f*, Stöchiometrie *f*

6634 STONE SHELF
f tablette *f* en grès
i mensola *f* di pietra
e estante de piedra *m*
d steinerner Wandtisch *m*, Wandtisch *m*

STONEWARE, see 2087

6635 STOP, TO
f s'arrêter (v), faire arrêter (v), stopper (v)
i chiudere (v), fermare (v), fermarsi (v)
e detener (v), hacer parar (v), parar (v)
d absperren (v), anhalten (v), stillegen (v), stoppen (v)

6636 STOP 1°
f arrêt *m*
i arresto *m*
e parada *f*
d Stillstand *m*

STOP 2°, see 1360

6637 STOP CLOCK, stopwatch
f chronomètre *f* à arrêt
i cronometro *m* a scatto
e reloj *m* de paro
d Stoppuhr *f*

6638 STOP FLOW
f diurèse *f* intermittente
i diuresi *f* intermittente
e diuresis *f* intermitente
d "Stop-flow", unterbrochene Diuresis *f*

6639 STOP LIGHT
f signal *m* d'arrêt
i luce *f* d'arresto
e luz *f* de freno, luz *f* de parada
d Stopplicht *n*

6640 STOP MOTION
f dispositif *m* d'arrêt
i arresto *m* automatico, dispositivo *m* di disimpegno, meccanismo *m* di disinnesto, variatore *m* della velocità di presa
e dispositivo *m* de cierre, dispositivo *m* de desembrague, dispositivo *m* de interrupción
d Abstellvorrichtung *f*, Ausrückvorrichtung *f*

STOP VALVE, see 725

STOPCOCK, see 1672

STOPPER, see 5249

6641 STOPPER INSERTING MACHINE
f bouchonneuse *f*
i tappatrice *f*
e máquina *f* de tapar
d Stöpselmaschine *f*

6642 STOPPERED BOTTLE
f bouteille *f* bouchée
i bottiglia *f* tappada
e botella *f* tapada
d Stöpselflasche *f*

STOPPERED CYLINDER, see 4627

STOPWATCH, see 6637

STORAGE, see 6631

6643 STORAGE CASK
f fût *m* de dépôt
i barile *m* di deposito, fusto *m* di deposito
e barril *m* para almacenar géneros
d Lagerfass *n*

6644 STORAGE CONTAINER, storage tank
f citerne *f* de stockage, cuve-réservoir *f*
i cisterna *f* per l'immagazzinaggio, serbatoio *m* polmone
e tanque *m* de almacenamiento
d Lagertank *m*, Vorratsbehälter *m*, Vorratstank *m*

STORAGE FLASK, see 6256

6645 STORAGE LIFE
f durée *f* de conservation
i durata *f* di conservazione
e duración *f* de conservación
d Aufbewahrungsdauer *f*

STORAGE TANK, see 1732, 6644

6646 STORAGE TEST
f essai *m* de conservation
i prova *f* dell'immagazzinaggio
e ensayo *m* de almacenamiento
d Lagerversuch *m*

6647 STORED BLOOD
f conserve *f* de sang
i sangue *m* conservato
e sangre *m* conservado
d Blutkonserve *f*

6648 STORED SERUM
f sérum *m* conservé
i siero *m* conservato
e suero *m* conservado
d Serumkonserve *f*

6649 STOREHOUSE, warehouse, whse
f entrepôt *m*, magasin *m*
i magazzino *m*
e almacén *m*, depósito *m*
d Lager *n*, Lagerhaus *n*, Speicher *m*, Warenhaus *n*, Warenlager *n*

STORING, see 6631

STORK'S BILL, see 5007

6650 STOVE
f étuve *f*
i stufa *f*
e estufa *f*
d Ofen *m*

STOVE ROOM, see 2672

STOVE TILE, see 2696

6651 STRAIGHT (adj)
f droit (adj), rectiligne (adj)
i diritto (adj), retto (adj)
e derecho (adj), recto (adj)
d gerade (adj), geradlinig (adj)

6652 STRAIGHT BORE
f alésage *m* droit
i alesaggio *m* retto
e taladro *m* recto
d gerade Bohrung *f*

6653 STRAIGHT CHAIN
f chaîne *f* droite
i catena *f* diritta
e cadena *f* derecha
d gerade Kette *f*

STRAIGHT HEAD, see 708

6654 STRAIGHT LINE
f droite *f* (ligne)
i (linea) retta *f*
e (línea) recta *f*
d Gerade *f*

STRAIN! see 1696

6655 STRAIN 1°
f effort (violent), fatigue *f*, travail *m*
i sforzo *m*, sollecitazione *f*
e carga *f*, esfuerzo *m*, trabajo *m*
d Beanspruchung *f*, Inanspruchnahme *f*

6656 STRAIN 2° (bact)
  f souche *f* (bact)
  i stipite *m* (bact), ceppo *m*
  e cepa *f* (bact)
  d Stamm *m* (bact)

6657 STRAIN POINT
  f point *m* de sollicitation
  i punto *m* di sollecitazione
  e punto *m* de solicitación
  d Beanspruchungspunkt *m*

STRAIN STRENGTH, see 5785

STRAINER 1°, see 3136

STRAINER 2°, see 1072

6658 STRAINER BASKET, suction basket, wire basket, wire strainer
  f crépine *f*
  i succhierola *f*
  e coladera *f*
  d Saugkopf *m*, Saugkorb *m*, Siebkorb *m*, Siebkörbchen *n*

STRAINING (filtering), see 1698

6659 STRAINING-FRAME
  f châssis *m* à colature
  i telaio *m* d'ippocrato
  e crucera *f* por filtro de Hipócrates *f*
  d Kolierrahmen *m*, Tenakel *n*

STRAP, see 855

6660 STRAPPING
  f cerclage *m*
  i cerchiatura *f*
  e correaje *m*
  d Abbinden *n*

STRATIFIED TABLET, see 4188

6661 STRATIFY, TO
  f disposer (v) en couches, stratifier (v)
  i stratificare (v)
  e disponer (v) en capas, distribuir (v) en capas, estratificar (v)
  d einschichten (v), schichten (v)

STRATUM, see 4221

6662 STRAW-COLOURED (adj)
  f de couleur paille
  i pagliato (adj)
  e pajado (adj)
  d strohgelb (adj)

6663 STREAK, stria
  f strie *f*
  i riga *f*, stria *f*, striscia *f*
  e estría *f*
  d Schliere *f*

6664 STREAM
  f jet *m*
  i spruzzo *m*
  e chorro *m*
  d Strahl *m*, Strom *m*

6665 STREAM VALVE
  f valve *f* à jet droit
  i valvola *f* di spruzzo
  e válvula *f* de chorro
  d Stromventil *n*

6666 STREAM-LINED SHAPE
  f forme *f* aérodynamique
  i aerodinamicità *f*, forma *f* aerodinamica
  e línea *f* aerodinámica
  d Stromlinie *f*, Stromlinienform *f*

STRECK, see 3629

6667 STREET FITTING
  f raccord *m* de tubes
  i raccordo *m* di tubi
  e pieza *f* de unión de los tubos
  d Rohrübergangsstück *n*

6668 STREET SELLER
  f camelot *m*, colporteur *m*
  i venditore *m* ambulante
  e vendedor *m* ambulante
  d Strassenverkäufer *m*

STRENGTH, see 3334

6669 STRENGTH (met)
  f résistance *f*
  i resistenza *f*
  e resistencia *f*
  d Festigkeit *f*

6670 STRENGTH OF A SOLUTION
  f titre d'une solution *m*
  i titolo d'una soluzione *m*
  e título de una solución *m*
  d Lösungstiter *m*, Titer einer Lösung *m*

6671 STRESS
  f agression *f*, effort *m*, surcharge *f*, travail *m*
  i carico *m*, sollecitazione *f*, tensione *f*
  e carga *f*, esfuezzo *m*
  d Belastung *f*

6672 STRESS BAR
f barre f porteuse, tige f porteuse
i barra f portante, ferro m portante
e barra f portadora
d Trageisen n, Tragstab m, Tragstange f

6673 STRESS CRACKING
f fissure f de contrainte
i fessura f da sforzo
e hendidura f por esfuerzo
d Spannungsriss m

STRETCH, TO, see 2613

6674 STRETCH, stretching
f allongement m
i stiramento m
e alargamiento m
d Anspannung f, Dehnung f, Erweiterung f

STRETCH FORMING, see 2615

STRETCHER BAR, see 2965

STRETCHING, see 6674

6675 STRETCHING FORCE
f force f élastique
i forza f elastica
e fuerza f elástica
d Spannkraft f

6676 STRETCHING PROPERTY,
tensile strength, yield strength
f résistance à la tension f
i forza f tensile, resistenza f alla trazione f
e resistencia f a la tracción
d Zugfestigkeit f, Zerreissfestigkeit f

STRETCHING PULLEY, see 5523

STRIA, see 6663

STRIAE MEASURING APPARATUS, see 6018

STRIATED MUSCLE, see 6320

6677 STRIP
f bande f, bandelette f
i banda f, nastro m
e banda f, faja f, tira f
d Streifen m

STRIP COATING, see 5070

6678 STRIP PACKING
f conditionnement m sous bande plastique
i condizionamento m sotto banda plastica
e accondicionamiento m bajo banda plástica, accondicionamiento m bajo película hermética
d Durchdrückpackung f, Streifenbandpackung f

6679 STRIP-CUTTING MACHINE
f machine f à couper des bandes
i cesoia f per tagli in strisce
e cizalla f para cortar tiras, cizalla f de tira
d Streifenschere f

STRIPPABLE COATING, see 5070

6680 STRIPPER
f démouleur m, décapeur m
i estrattore m (mec), slingottatore m
e deslingotera f, tenallas f
d Abstreifvorrichtung f, Stripper m

6681 STRIPPER PLATE
f plaque f d'éjection
i piastra f di strappamento
e placa f extractora
d Abstreiferplatte f

6682 STRIPPER PLATE MO(U)LD
f moule m à extracteur
i stampo m con piastra di strappamento
e molde m con extractor
d Abstreiferform f

6683 STRIPPING COLUMN, stripping section
f colonne f d'affinage, colonne f de coupellation
i colonna f di distillazione, colonna f d'esaurimento
e columna f de copelación
d Abtriebsäule f

STRIPPING SECTION, see 6683

6684 STRIPPING TEST
f test m d'abrasion cutanée
i prova f d'abrasione cutanea
e prueba f de abrasión cutánea
d Hautabrasionstest m

6685 STROKE
f coup m, choc m
i urto m
e golpe m
d Schlag m, Stoss m

STROKE VOLUME, see 2171

6686 STROMA, supporting tissue
f stroma *m*, tissu *m* de soutien
i stroma *m*, tissuto *m* di sostegno, tessuto *m* interstiziale
e stroma *m*, tejido *m* de sostén
d Stützgewebe *n*

6687 STRONG SOLUTION
f solution forte *f*
i soluzione forte *f*
e solución fuerta *f*
d starke Lösung *f*, reiche Lösung *f*

"STRONG WATER", see 1846

STRONGLY CONCENTRATED ACID, see 3745

STRUCTURAL FORMULA, see 1911

6688 STRUCTURE, texture
f structure *f*, texture *f*
i struttura *f*
e estructura *f*, textura *f*
d Gefüge, *f*, Struktur *f*

STUD, see 5072

6689 STUD-BOLT
f boulon prisonnier *m*, goujon *m*, tourillon *m*
i cavicchio *m*, spinotto *m*, vite prigioniera *f*
e esparrago *m*, prisionero *m*
d Bolzen *m*, Stiftschraube *f*

STUFFER, see 3803

STUFFING BOX, see 4990

STYPTERIA (obs), see 358

STYPTIC, see 3721

s.u., see 6562

SUBARACHNOIDAL INJECTION, see 4050

6690 SUB-ATMOSPHERIC PRESSURE
f pression *f* sous-atmosphérique
i pressione *f* sottoatmosferica
e presión *m* subatmosférica
d atu, Atmosphären-Unterdruck *m*

6691 SUBCELLULAR DISTRIBUTION
f distribution *f* extracellulaire
i distribuzione *f* estracellulare
e distribución *f* extracelular
d extrazellulare Verteilung *f*

SUBCOATING, see 2764

6692 SUBCULTURE (bact)
f repiquage *m* (bact), sous-culture *f*, subculture *f*
i coltura *f* figlia, subcoltura *f*, trapianto *n* di coltura
e cultivo *m* secundario, subcultivo *m*
d Nachkultur *f*, Sekundärkultur *f*, Tochterkultur *f*

SUBCUTANEOUS INJECTION, see 3847

SUBDURAL INJECTION, see 4050

6693 SUBERIC ACID
f acide *m* subérique
i acido *m* suberico
e ácido *m* de alcornoque
d Korksäure *f*, Suberinsäure *f*

SUBLIMATED *pl* OF SULPHUR, see 3273

6694 SUBLIMATION
f sublimation *f*
i sublimazione *f*
e sublimación *f* (quim)
d Sublimation *f*, Sublimierung *f*

6695 SUBLIMINAR DOSE, subthreshold dose
f dose sous-liminaire *f*
i dose subliminare *f*, dose sottoliminare *f*
e dosis subliminar *f*
d unterschwellige Dosis *f*

6696 SUBMITTED
f soumis (adj)
i sottoposto (adj)
e sometido (adj)
d ausgesetzt (adj)

SUBSISTENCE, see 4339

6697 SUBSTITUATED (adj)
f substitué (adj)
i sostituito (adj)
e substituido (adj)
d ersetzt (adj), substituiert (adj)

SUBSTITUTE, see 5760

SUBSTITUTION, see 5759

SUBTHRESHOLD DOSE, see 6695

SUCCEDANEUM, see 5760

6698 SUCCESSIVE COATING
f application *f* de couches successives
i applicazione *f* di strati successivi
e aplicación *f* de capas sucesivas
d Beschichtung *f*

6699 SUCCINIC ACID
f acide *m* succinique
i acido *m* butandioico, acido *m* succinico
e ácido *m* succínico
d Bernsteinsäure *f*, Butandisäure *f*, Succinsäure *f*

6700 SUCKING PUMP, suction pump
f pompe *f* aspirante
i pompa *f* aspirante
e bomba *f* aspirante
d Saugpumpe *f*

6701 SUCKING VALVE, suction valve
f soupape *f* d'admission, soupape *f* d'aspiration
i valvola *f* aspirante
e válvula *f* de aspiración
d Ansaugventil *n*, Saugventil *n*

SUCROSE, see 5959

6702 SUCTION
f aspiration *f*, succion *f*
i aspirazione *f*
e aspiración *f*, succión *f*
d Ansaugen *n*

SUCTION BASKET, see 6658

SUCTION BOTTLE, see 3146

SUCTION FILTER, see 1124

SUCTION FUNNEL, see 1124

6703 SUCTION NOZZLE
f tuyère *f* d'aspiration
i ugello *m* ad aspirazione
e tobera *f* de aspiración
d Saugdüse *f*

6704 SUCTION PIPE
f tuyau *m* d'aspiration
i condotto *m* per l'aspirazione, tubo *m* d'aspirazione
e cañería *f* de aspiración, tubería *f* de aspiración
d Saugleitung *f*

SUCTION PUMP, see 6700

SUCTION VALVE, see 6701

6705 SUDAN RED
f rouge soudan *m*
i rosso sudan *m*
e rojo sudan *m*
d Ceresrot *n*, Sudanrot *n*, L-ext Rot I *n*

SUDORIFIC, see 2395

SUÈDE, see 6197

6706 SUET, tallow
f suif *m*
i sugna *f*
e sebo *m*
d Talg *m*, Unschlitt *n*

SUET (prepared), see 189

6707 SUFFICIENT (adj)
f suffisant (adj)
i bastante (adj)
e suficiente (adj)
d ausreichend (adj)

SUFFICIENT QUANTITY, see 5575

6708 SUGAR
f sucre *m*
i zucchero *m*
e azúcar *m*
d Zucker *m*

6709 SUGAR COATED PILL
f pilule *f* drageifiée
i pillola *f* zuccherata
e pildora *f* azucarado
d mit Zucker überzogene Pille

6710 SUGAR COATED TABLET
f dragée *f*
i confetto *m*
e gragea *f*
d Compressus *m* obductus, Dragée *n* überzogene Tablette *f*, Zuckerdragée *f*

6711 SUGAR COATING 1°
f dragéification *m*
i confettatura *f*
e confitado *m*, grageificación *f*
d Dragieren *n*, Überzuckern *n*

6712 SUGAR COATING 2°
f grossissage *m* (du noyau), montage *m* (du noyau)
i ingrossamento *m* di nucleo, rivestimento *m* di nucleo
e grageado *m*
d Auftragen *n* (bei Dragieren), Überziehen *n* (bei Dragieren)

SUITABLE, see 5498

6713 SULFATE
f sulfate m
i solfato m
e sulfato m
d schwefelsaures Salz n, Sulfat n

6714 SULFHYDRYL VECTOR
f vecteur m de soufre
i tiolovettore f pl
e vector m de azufre
d Schwefelträger m

6715 SULFIDE
f sulfure m
i solfuro m, monosolfuro m
e sulfuro m
d Sulfit n

SULFINDIGOTIC ACID, see 3937

6716 SULFITE
f sulfite m
i solfito m
e sulfito m
d schwefligsaures Salz n, Sulfit m

6717 SULFOACETIC ACID
f acide m sulfoacétique
i acido m sulfoacetico
e ácido m aceticosulfuroso
d Sulfoessigsäure f

SULFOCARBOLIC ACID, see 5148

6718 SULFOCARBONIC ACID,
thiocarbonic acid
f acide m sulfocarbonique, acide m thiocarbonique
i acido m sulfocarbonico, acido m tiocarbonico
e ácido m sulfocarbónico
d Sulfokarbonsäure f, Sulfokohlensäure f Thiokohlensäure f

6719 SULFOCINNAMIC ACID
f acide m sulfocinnamique
i acido m solfociannamico
e ácido m sulfocinámico
d Sulfozimtsäure f

SULFOCYANIC ACID, see 3817

6720 SULFOCYANOGEN, thiocyanogen
f rhodane m, sulfocyanogène m, thiocyanogène m
i tiocianogeno m
e thiocianógeno m
d Rhodan n, Schwefelzyan n, Thiozyan n

6721 SULFONAPHTALIC ACID
f acide m sulfonaphtalique
i acido m solfonaftalico
e ácido m sulfonaftálico
d Naphtalinschwefelsäure f

6722 SULFUR
f soufre m
i solfo m, zolfo m
e azufre m
d Schwefel m, Sulfur n

6723 SULFUR WATER
f eau f hydrosulfurée
i acqua f idrosolforata
e agua f sulfhidrica
d Aqua f hydrosulfurata, Schwefelwasserstoffwasser n

6724 SULFURATED HYDROGEN
f acide m hydrosulfurique, hydrogène m sulfuré
i idrogeno m solforato
e ácido m sulfhídrico
d Wasserstoffsulfid n

SULFURATED POTASH, see 4255

6725 SULFURETTED (adj)
f sulfuré (adj)
i solforato (adj)
e azufrado (adj), sulfatado (adj), sulfur(e)ado (adj)
d geschwefelt (adj)

6726 SULFURIC (adj)
f sulfurique (adj)
i solforico (adj)
e sulfúrico (adj)
d schwefelsauer (adj)

SULFURIC ACID, see 4858

6727 SULFURIC ANHYDRIDE
f anhydride m sulfurique
i anidride f solforica
e anhidrido m sulfúrico
d Schwefelsäureanhydrid n, Schwefeltrioxyd n

SULFURIC ETHER, see 2915

6728 SULFUROUS
f sulfureux (adj)
i solforoso (adj)
e sulfuroso (adj)
d schweflig (adj)

6729 SULFUROUS ACID
f acide m sulfureux

i acido *m* solforoso
e ácido *m* sulfuroso
d schweflige Säure *f*, Schwefligsäure *f*

6730 SULFUROUS WATER
f eau *f* sulfurée
i acqua *f* solforea
e agua *f* sulfurosa
d Schwefelwasser *n*

6731 SUMMARY
f sommaire *m*, résumé *m*
i riassunto *m*, sommario *m*
e resumen *m*, sumario *m*
d Zusammenfassung *f*, Inhaltsangabe *f*

6732 SUMMATION
f addition *f* (math), sommation *f* (math)
i sommatoria *f* (math)
e adición *f* (math), suma *f* total (math)
d Summierung *f*

6733 SUNFLOWER OIL
f huile *f* de tournesol
i olio *m* di girasole
e aceite *m* de sencillas de girasol
d Oleum *n* Helianthi, Sonnenblumenöl *n*

6734 SUNSET YELLOW, FD & C yellow 6
f jaune *m* orangé
i giallo-arancio *m*
e amarillo *m* "puesta de sol", naranja A-I *m*
d Gelborange *m*, L-Orange 2 *m*

6735 SUPERANNUATED (adj)
f périmé (adj)
i perento (adj)
e anticuado (adj)
d veraltet (adj), verjährt (adj)

6736 SUPERCHARGER
f suralimentateur *m*, surcompresseur *m*
i sovralimentatore *m*
e sobrecargador *m*
d Überverdichter *m*, Vorverdichter *m*

SUPERCOOLING 1°, see 4944

6737 SUPERCOOLING 2°, surfusion, undercooling
f surfusion *f*
i soprafusione *f*, sottoraffreddamento *m*
e sobreenfriamiento *m*, sobrefusión *f*, subenfriamiento *m*
d Unterkühlung *f*

6738 SUPERFATTED SOAP
f savon surgras *m*
i sapone sopragrasso *m*
e jabón engrasado *m*
d überfettete Seife *f*

6739 SUPERFICIAL DOSIS, surface dosis
f dose *f* superficielle
i dose *f* superficiale
e dosis *f* superficial
d Oberflächendosis *f*

6740 SUPERHEATER
f surchauffeur *m*
i surriscaldatore *m*
e recalentador *m*
d Überhitzer *m*

SUPEROXIDE, see 5126

SUPERSATURATION, see 4956

6741 SUPERSONIC WAVES, ultrasonic waves
f ultrasons (*m pl*)
i ultrasuoni *m pl*, onde *f pl* ultrasoniche
e ultrasonidos *m pl*
d Ultraschall *m*, Ultraschallwellen *f pl*

SUPERVISION, see 1480

6742 SUPPLEMENT
f supplément *m*
i supplemento *m*
e complemento *m*, suplemento *m*
d Ergänzung *f*, Zugabe *f*, Zusatz *m*

SUPPLEMENTAL SYNERGISM, see 5354

6743 SUPPLEMENTATION
f addition *f* d'un supplément
i addizione *f* d'un supplemento
e adición *f* de un suplemento
d Ergänzung *f*, Zusetzung *f*

SUPPLIER, see 3421

SUPPLY, TO, 2288

SUPPLY, see 2290

6744 SUPPLY CIRCUIT
f circuit *m* d'alimentation
i circuito *m* d'alimentazione
e circuito *m* de alimentación
d Zuleitungsstromkreis *m*

SUPPLY SERVICE, see 4339

SUPPLY VESSEL, see 5768

SUPPORT, see 5796

SUPPORT PILLAR, see 6436

6745 SUPPORTED FLANGE
f raccord *m* à bride
i giunto *m* a flangia
e brida *f* soportada
d Klemmflansch *m*

6746 SUPPORTED SCREW JOINT
f raccord *m* à écrou
i bloccaggio *m* a vite
e bloqueo *m* por tornillo
d Klemmverschraubung *f*

6747 SUPPORTING POINT
f point *m* d'appui
i punto *m* d'appoggio
e punto *m* de apoyo
d Stützpunkt *m*

6748 SUPPORTING SURFACE
f surface *f* d'appui
i superficie *f* d'appoggio
e superficie *f* de apoyo
d Stützfläche *f*

SUPPORTING TISSUE, see 6686

6749 SUPPORTIVE TREATMENT
f traitement *m* de l'état général
i trattamento *m* coadiuvante
e tratamiento *m* de apoyo
d Unterstützungsbehandlung *f*, Unterstützungstherapie *f*

SUPPOSITION, see 646

6750 SUPPOSITORY
f suppositoire *m*
i suppositorio *m*, supposta *f*
e supositorio *m*, úvula *f*
d Darmzäpfchen *n*, Rektalsuppositorium *n*, Suppositorium *n*, Zäpfchen *n*

SUPPRESSION, see 14

SURCHARGE, see 4943

6751 SURETY
f certitude *f*
i certezza *f*
e certeza *f*, seguridad *f*
d Gewissheit *f*, Sicherheit *f*

6752 SURFACE
f face *f* d'un objet, surface *f*
i superficie *f*
e superficie *f*
d Fläche *f*, Oberfläche *f*

6753 SURFACE ACTIVITY
f tensio-activité *f*
i tensioattività *f*
e tensio-actividad *f*
d Oberflächenaktivität *f*

SURFACE DOSIS, see 6739

6754 SURFACE GRINDING MACHINE
f machine *f* à rectifier les surfaces planes, rectifieuse *f* de surface
i rettificatrice *f* per piani, macchina *f* a sfacciare
e máquina *f* rectificadora de superficies, rectificadora *f* de superficies
d Flächenschleifmaschine *f*, Planschleifmaschine *f*

SURFACE GROWTH (bact), see 6080

6755 SURFACE REQUIREMENT
f encombrement *m*
i ingombro *m*
e espacio *m* ocupado, superficie *f* ocupada
d Platzbedarf *m*, Raumbedarf *m*

6756 SURFACE SHEET, top lamination
f strate *m* de surface
i strato *m* esterno
e hoja *f* superficial
d Oberflächenbogen *m*

6757 SURFACE SPRAY
f pulvérisation *f* en surface
i spruzzo *m* di superficie
e pulverización *f* de superficie
d Oberflächensprühung *f*

6758 SURFACE TENSION
f tension superficielle *f*
i tensione superficiale *f*
e tensión superficial *f*
d Oberflächenspannung *f*

6759 SURFACTANT
f agent tensio-actif *f*, surfactant *m*
i agente tensio-attivo *m*
e agente de superficie *m*, agente tensioactivo *m*
d grenzflächenaktiver Stoff *m*, oberflächenaktive Verbindung *f*, Tensid *n*

SURFUSION, see 6737

6760 SURGE
f à-coup *m*, pointe *f* de courant, surtension *f*
i colpo *m* di corrente, sovracorrente *m* momentanea, sovratensione *f*
e sobretensión *f*, supertensión *f*
d Überspannung *f*

SURPLUS, see 2938

6761 SURREPTITIOUS (adj)
f clandestin (adj), subreptice (adj)
i furtivo (adj), nascosto (adj)
e subrepticio (adj)
d heimlich (adj)

6762 SURVEY REPORT
f rapport *m* d'expertise
i certificato *m* di perizio, rapporto *m* peritale
e relación *f* de peritación
d Begutachtung *f*, Sachverständigenbefund *m*

6763 SUSPENDED MATTER
f particules *f pl* flottantes
i particelle *f pl* insolubile
e materia *f* en suspensión
d Schwebestoff *n*

6764 SUSPENDING
f mise *f* en suspension
i sospendimento *m*
e puesta *f* en suspensión
d Suspendierung *f*

SUSPENDING AGENT, see 515

6765 SUSPENSIBILITY
f aptitude *f* à la suspension
i suspensibilità *f*
e suspensibilidad *f*
d Suspendierbarkeit *f*

6766 SUSPENSION
f suspension *f*
i suspensione *f*
e suspensión *f*
d Aufschwemmung *f*, Suspension *f*

6767 SUSPENSION METHOD
f méthode *f* densimétrique
i metodo *m* a suspensione
e método *m* de suspensión
d Schwebemethode *f*

SUSPENSOID, see 4406

6768 SUSTAINED RELEASE
f libération *f* étalée
i cessione *f* protratta
e liberación *f* retrasada, liberación *f* escalonada
d protrahierte Freigabe *f*

6769 SUTURE MATERIAL
f matériel *m* de suture
i materiale *m* da sutura
e material *m* de sutura
d Nahtmaterial *n*

6770 SWAB (bact)
f prélèvement *m* (bact)
i prelevamento *m* (bact), prelievo *m*
e frote *m* (bact), toma *f* (bact)
d Abstrich *m* (bact), Entnahme *f*

6771 SWAGE
f dudgeon *m*
i stampo *m*
e estampado *m*
d Gesenk *m*, Schlagwerk *n*, Stanze *f*

6772 SWALLOWABLE
f ingérable (adj)
i ingeribile (adj)
e ingerible (adj)
d verschluckbar (adj)

6773 SWALLOWED
f avalé (adj), dégluti (adj), ingeré (adj)
i inghiottito (adj)
e deglutido (adj)
d eingeschluckt (adj), verschluckt (adj)

SWANSKIN, see 4684

SWARF, see 3112

SWEATING, see 6402

6774 SWEATING (physiol)
f transpiration *f*, suintement *m*
i trasudamento *m*, trasudazione *f*
e transpiración *f*, transudación *f*
d Schwitzen *f*

6775 SWEEPING ACTION
f balayage *m*
i scopatura *f*
e barrido *m*
d Fegen *n*, Kehren *n*

SWEAT, see 1262

SWEET SCENT, see 3369

SWEET OIL, see 4876

6776 SWEETENER, sweetening-agent
f édulcorant *m*
i edulcorante *m*
e edulcorante *m*
d Süsstoff *m*, Versüssungsmittel *n*

6777 SWEETENING
f adoucissement *m*, édulcoration *f*
i addolcimento *m*
e dulcificación *f*
d Versüssung *f*

SWEETENING AGENT, see 6776

6778 SWELLING
f gonflement *m*
i gonfiezza *f*, rigonfiamento *m*, tumefazione *f*
e hinchazón *f*, imbición *f*
d Schwellung *f*

6779 SWELLING POWER
f pouvoir *m* gonflant
i potere *m* di gonfiamento
e poder *m* de hinchamiento
d Quellvermögen *n*

6780 SWELLING-CAPACITY
f capacité *f* de gonfler
i facoltà *f* di rigonfiamento
e capacidad *f* de hinchazón
d Quellfähigkeit *f*

S.W.G., see 6563

6781 SWINGHAMMER
f marteau batteur *m* d'un broyeur *m*
i martello *m* d'un mulino), percussore *m*
e martillo *m* de percusión, martillo *m* quebrantador
d Schlaghammer *m*

6782 SWIRL CHAMBER, vortex chamber
f chambre *f* à turbulence
i camera *f* di turbolenza
e cámara *f* de turbulencia
d Wirbelkammer *f*

6783 SWIRLING, whirling
f turbulence *f*
i vortice *m*
e turbulencia *f*
d Wirbeln *n*

SWITCH, see 1070

SWITCH STAND, see 4254

6784 SWIRLING STREAM
f courant *m* tourbillonnaire
i corrente *m* vorticoso
e remolino *m*
d Strudel *m*, Wirbelstrom *m*

6785 SWITCHBOARD
f panneau *m* d'interrupteurs, tableau *m* de commutateurs, tableau *m* d'interrupteurs
i quadro *m* della distribuzione, quadro *m* degli interrutori
e cuadro *m* de control, cuadro *m* de distribución
d Schalttafel *f*

SWITCHING OVER, see 1454

6786 SWIVEL LEVER, turning lever
f levier *m* pivotant
i leva *f* girevole
e palanca *f* giratoria
d Schwenkhebel *m*

SWIVEL STOOL, see 5840

SYLVIC ACID, see 6

6787 SYMMETRIC (adj)
f symétrique (adj)
i simmetrico (adj)
e simétrico (adj)
d symmetrisch (adj)

SYMPOSIUM, see 4544

6788 SYNCHRONISM
f synchronisme *m*
i sincronismo *m*
e sincronismo *m*
d Gleichzeitigkeit *f*, Synchronismus *m*

6789 SYNERESIS
f synérèse *f*
i sineresi *f*
e sineresis *f*
d Synärese *f*, Synäresis *f*

SYNERGISM, see 5296

6790 SYNTHETIC RESIN
f résine *f* synthétique
i resina *f* sintetica
e resina *f* sintética
d Kunstharz *n*

SYNTHESIS, see 1137

6791 SYPHON
f siphon *m*
i sifone *m*
e sifón *m*
d Heber *m*, Heberrohr *m*

6792 SYRINGUE
f seringue *f*
i siringa *f*
e jeringa *f*, jeringuilla *f*
d Injektionsspritze *f*, Spritze *f*

6793 SYRUP
f sirop *m*
i sciroppo *m*
e jarabe *m*, sirope *m*
d Sirup *m*

SYSTEMATIC ERROR, see 885

6794 SYSTEMIC TOXICITY
f toxicité *f* générale
i tossicità *f* generale
e toxicidad *f* general
d allgemeine Toxizität *f*

SYSTOLIC OUTPUT, see 1309

T

6795 TAB
- f attache *f*, oreille *f* (techn)
- i aletta *f*
- e lóbulo *m*
- d Lappen *m*

6796 TABLE
- f table *f*, tableau *m*
- i tabella *f*, tavola *f*
- e mesa *f*, tabla *f*, tablilla *f*
- d Tabelle *f*, Tisch *m*

TABLE SALT, see 1786

A TABLESPOONFULL, see 1668

6797 TABLET
- f comprimé *m*
- i compressa *f*, confetto *m*
- e comprimido *m*, tableta *f*, tabletoide *m*
- d Tablette *f*

TABLET COMPRESSING MACHINE, see 1822

6798 TABLET EJECTOR
- f éjecteur *m* des comprimés
- i eiettore *m* di pastiglie
- e eijector *m* de comprimidos
- d Tablettenausstosser *m*, Tablettenejektor *m*

6799 TABLET FORMING
- f fabrication *f* de comprimés
- i comprimitura *f*, fabbricazione *f* delle compresse
- e fabricación *f* de los comprimidos, fabricación *f* de las tabletas
- d Tablettieren *n*

6800 TABLET LINE
- f ligne *f* de fabrication de comprimés
- i catena *f* di fabbricazione dei compressi
- e cadena *f* de fabricación de comprimidos
- d Tablettier-Linie *f*

TABLET PRESS, see 1822

6801 TABLETTING MASS
- f masse *f* à comprimer, masse *f* tablettaire
- i massa *f* per compresse
- e masa *f* por comprimidos
- d Tablettenmasse *f*

TACHOMETER, see 5829

TACK WELDING, see 6626

6802 TACKINESS
- f glutinosité *f*
- i appiccicosità *f*, attaccaticcio *m*
- e pegajosidad *f*
- d Klebrigkeit *f*

TACKY, see 192

TAFFETA, see 4401

6803 TAG 1°
- f marque *f*, étiquette *f*
- i etichetta *f*
- e etiqueta *f*
- d Anhängezettel *m*, Etikett *n*

TAG 2°, see 5072

6804 TAGGED (adj)
- f marqué (adj) (isotope)
- i marcato (adj)
- e rotulado (adj)
- d markiert (adj)

6805 TAGGED COMPOUND
- f produit *m* marqué, substance marquée *f*
- i prodotto *m* contrassegnato, prodotto *m* marcato
- e producto *m* rotulado
- d markierte Verbindung *f*, radioindizierte Verbindung *f*

TAGLORITE, see 875

6806 TAIL FRACTION
- f fraction *f* de queue, produit *m* de queue
- i prodotto *m* di coda, (distillazione frazionata)
- e fracción *f* de cola
- d Siedeschwanz *m*

TAILINGS, see 257

6807 TAILS (distill)
- f résidus *m pl* de distillation
- i prodotti *m pl* di coda (destil)
- e productos *m pl* de cola (destil)
- d Nachlauf *m* (destil)

6808 TAKE UP, TO
- f capter (v)

i captare (v)
e captar (v)
d auffangen (v)

TAKE-AWAY, see 3672

TAKE-OFF, see 3672

TAKE-UP ROLL, see 2617

6809 TALC
f talc *m*
i talco *m*
e talco *m*
d Talk *m*

TALL OIL, see 133

TALLOW, see 6706

6810 TALLOW OIL
f huile *f* de suif
i olio *m* di sego
e aceite *m* de estingia
d Talgöl *n*

TAMPERPROOF, see 5166

6811 TAMPING
f bourrage *m*, damage *m*, pilonnage *m*
i imbottimento *m*, il pestare *m*
e apisonado *m*, apisonamiento *m*, atascadura *f*
d Stampfen *n*

6812 TAN, TO
f tanner (v)
i conciare (v)
e adobar (v), curtir (v)
d gerben (v)

6813 TAN LIQUOR
f liquide de tannage *m*
i liquido conciante *m*
e líquido curtiente *m*, líquido tanante *m*
d Gerbbrühe *f*, Gerblösung *f*

6814 TAN-BARK
f ecorce à tan *f*
i scorza *f* da concia
e corteza *f* curtiente
d Lohe *f*

TANG, see 3044

TANGENT (s), see 1916

6815 TANGENTIAL PRESSURE
f pression *f* tangentielle
i pressione *f* tangenziale
e presión *f* tangencial
d Tangentialdruck *m*

TANGENTIAL SCREW, see 3154

TANGENTIAL STRENGTH, see 2158

6816 TANGIBLE (adj)
f réel (adj), tangible (adj)
i tangibile (adj)
e tangible (adj)
d greifbar (adj)

6817 TANGLE
f enchevêtrement *m*
i arruffio *m*, groviglio *m*
e embrollo *m*, enredo *m*
d Gewirr *n*, Verwicklung *f*

TANK, see 5768

6818 TANK CAPACITY
f capacité *f* du récipient
i capacità *f* di recipiente
e capacidad *f* de depósito
d Behälterinhalt *m*

TANK CAR, see 5612

6819 TANK CRYSTALLIZER
f cristallisoir *m*
i cristallizzatore *m*
e cristalizador *m*
d Kristallisierschale *f*

6820 TANK FURNACE
f four *m* à cuve
i forno *m* a bacino
e horno *m* de cuba
d Wannenofen *m*

TANK LIFE, see 5299

TANK WAGON, see 5612

TANKS, see 5612

6821 TANNATE
f tannate *m*
i tannato *m*
e tanato *m*
d Tannat *n*, Gerbsäuresalz *n*

6822 TANNIC ACID
f acide *m* digallique, acide *m* tannique, tannin *m*
i acido tannico *m*
e ácido tánico *m*
d Acidum gallo-tannicum *n*, Acidum tannicum *n*, Gerbsäure *f*, Tannin *n*

6823   TANNING
f   tannage *m*
i   conciatura *f*
e   curtidura *f*, curtimiento *m*
d   Gerbung *f*

6824   TANNING AGENT
f   agent *m* de tannage
i   sostanze *f* conciante
e   agente *m* conciante
d   Gerbstoff *m*

6825   TANTALATE
f   tantalate *m*
i   tantalato *m*
e   tantalato *m*
d   Tantalat *n*

6826   TANTALITE
f   columbite *f*, niobite *f*, tantalite *f*
i   tantalito *m*
e   tantalita *f*
d   Kolumbit *n*, Tantalit *n*

6827   TA, tantalum
f   tantale *m*,
i   tantalio *m*
e   tantalio *m*
d   Tantal *n*, Tantalum *n*

6828   TANTALUM CARBIDE (TaC)
f   carbure *m* de tantale
i   carburo *m* di tantalio
e   carburo *m* de tantalio
d   Tantalkarbid *n*

6829   TANTALUM CHLORIDE ($TaCl_5$)
f   chlorure *m* de tantale
i   cloruro di tantalio *m*
e   cloruro de tantalio *m*, cloruro tantálico *m*
d   Tantalchlorid *n*, Tantalpentachlorid *n*

6830   TANTALUM PENTOXIDE Ta_2O_5
f   pentoxyde de tantale *m*
i   pentossido di tantalio *m*
e   pentóxido de tantalio *m*
d   Tantalpentoxyd *n*

TAO, see 1672

TAP (electr), see 176

6831   TAP FUNNEL
f   entonnoir *m* à robinet
i   imbuto *m* a rubinetto
e   embudo *m* con llave, embudo cuentagotas *m*
d   Tropftrichter *m*

6832   TAP HOLE, tapping hole
f   oeil *m* de coulée, trou *m* de coulée trou *m* de gueuse
i   foro *m* di colata, foro *m* di spillatura
e   agujero *m* para la colada, piquera *f*, sangradera *f*
d   Abstichloch *n*, Stichloch *n*

TAP WATER, see 1566

6833   TAPE TRANSMITTER
f   transmetteur *m* à bande
i   trasmettitore *m* a nastra
e   transmisor *m* de cinta
d   Bandsender *m*

6834   TAPER
f   cône *m*, conicité *f*, raccord *m* conique
i   conicità *f*, raccordo *m* conico, rastremazione *f*
e   conicidad *f*, cono *m*, retroceso *m*
d   Anzug *m*, Kegel *m*, Konizität *f*, Übergangsstück *n* (konisches)

TAPER (adj), see 1884

6835   TAPER BORE
f   forage *m* conique
i   foro *m* conico, alesaggio *m* conico
e   taladro *m* cónico
d   konische Bohrung *f*

6836   TAPER JOINT
f   joint *m* conique
i   giunto *m* conico
e   junta *f* cónico
d   konisches Übergangsstück *n*

6837   TAPER THREAD
f   filet *m* conique (d'une vis)
i   filettatura *f* conica (d'una vite)
e   filete *m* cónico (de un tornillo)
d   konisches Schneckengewinde *n*

TAPERED (adj), see 1884

6838   TAPERED CAPILLARY
f   capillaire *m* effilé
i   tubo *m* capillare affilato
e   tubo *m* capilar estirado
d   ausgezogenes Kapillarrohr *n*

TAPERED DOSE, see 2235

TAPERED OVERLAP, see 6016

6839   TAPERING DOSAGE
f   posologie *f* dégressive
i   posologia *f* regressiva
e   posología *f* regresiva
d   absteigende Posologie *f*

TAPIOCA STARCH, see 1335

TAPPET, see 1246, 1360

6840 TAPPING (mec)
f taraudage *m*
i filettatura *f*, maschiatura *f*
e roscado *m*, terrajado *m*
d Gewindeschneiden *n*, Innengewinde-Schneiden *n*

6841 TAPPING (met)
f branchement *m*, coulée *f*, dérivation *f* d'une canalisation, perçage *m*, ponction *f*, prélèvement *m*, prise *f* d'eau ou de courant, soutirage *m*
i colata *f*, diramazione *f*, prelevamento *m* presa *f*
e toma *f* derivada, tomada *f*
d Ablassen *n*, Abstich *m*, Abzweigung *f* Entnahme *f*

TAPPING HOLE, see 6832

6842 TAPPING SIDE (met)
f côté *m* de la coulée des scories
i fianco *m* di colata
e lado *m* de sangría (para escorias)
d Abstichseite *f*

6843 TAR
f goudron *m*
i catrame *m*
e alquitrán *f*, brea *f*
d Teer *n*

6844 TAR PITCH
f brai *m*
i pece *m*
e brea *f*, chapopote *m*
d Teerpech *n*

TARE, TO, see 2039

6845 TARE
f tare *f*
i tara *f*
e tara *f*
d Leergewicht *n*, Verpackungsgewicht *n*

6846 TARING
f tarage *m*
i taratura *f*
e calibracipn *f*, destara *f*
d Tarieren *n*

6847 TARNISH, TO
f ternir (v), se ternir (v)
i appannare (v), offuscare (v)
e ajar (v), deslustrar (v), empañar (v)

empercudir (v), obscurecer (v)
d matt werden (v)

6848 TARNISHING, tarnishment
f ternissement *m*
i appannamento *m*
e empañadura *f*
d Anlaufen *n*

TARNISHMENT, see 6848

6849 TARTAR
f tartre *m*, pierre *f* de vin
i tartaro *m*
e tártaro *m*
d Cremor *m* tartari, Weinstein *m*

TARTARIC ACID, see 2456

6850 TARTRATE
f tartrate *m*
i tartrato *m*
e tartrato *m*
d Tartrat *m*, weinsaures Salz *n*

TARTRAZINE, see 3805

TASTE, see 3228

6851 TASTE MASKING
f camouflage *m* du goût, masquage *m* du goût
i correzione *f* del gusto
e enmascaradura *f* del sabor
d Geschmackverdeckung *f*

6852 TASTE THRESHOLD
f seuil *m* du goût
i soglia *f* di gusto
e umbral *m* de gusto
d Geschmacksschwelle *f*

6853 TASTELESS (adj)
f insipide (adj)
i insipido
e insípido
d geschmacklos

TAURINE, see 389

TAUROCHOLIC ACID, see 1522

6854 TAUTOMER
f tautomère *m*
i tautomero *m*
e tautomero *m*
d tautomere Verbindung *f*

6855 TAUTOMERIC CHANGE
f transformation *f* tautomérique

i trasformazione *f* tautomerica
e transformación *f* tautomérica
d tautomere Umwandlung *f*

6856 TAUTOMERIC EQUILIBRIUM
f équilibre *m* tautomérique
i equilibrio *m* tautomerico
e equilibrio *m* tautomérico
d Gleichgewicht *n* der Tautomeren

TAX, see 2697

6857 TAX ON TURNOVER, turnover tax
f impôt *m* sur le chiffre d'affaire
i tassa scambio *f*
e impuesto *m* de circulación
d Umsatzsteuer *n*

6858 T-CONNECTION, tee-junction, tee-piece, three-way pipe
f branchement *m* en T, raccord *m* en T, tube *m* en T
i incrocio *m* a T, raccordo *m* a T
e empalme *m* en T, enchufe *m* en T, pieza *f* en T
d T-Rohr *n*, T-Stück *n*

T.D., see 7043

6859 t.d.s., ter die sumendum, ter in die, three times a day, thrice in a day, t.i.d.
f trois fois par jour
i tre volte al dì
e tres veces por día
d drei mal im Tage

TEAM, see 6232

6860 TEAM WORK
f travail *m* en équipe
i lavoro *m* di squadra
e cooperación *f*
d Zusammenarbeit *f*

6861 TEAR
f larme *f*
i lacrima *f*
e lágrima *f*
d Träne *f*

6862 TEAR RESISTANCE, tearing resistance, tearing strength
f résistance *f* à l'arrachement, résistance *f* à la déchirure, résistance *f* au fendillement, résistance *f* à la rupture
i resistenza *f* alla rottura, resistenza *f* allo strappo, resistenza *f* alla trazione

e resistencia *f* a la desgarradura, resistencia *f* al desgarre, resistencia *f* a la rotura
d Einreissfestigkeit *f*, Reissfestigkeit *f*

6863 TEARABLE PACKAGE, tear-open wrapping
f conditionnement *m* déchirable
i confezionamento *m* a strappo, confezionamento *m* lacerabile
e embalaje *m* desgarrable
d Aufreisspackung *f*

TEARING RESISTANCE, see 6862

TEARING STRENGTH, see 6862

6864 TEARING TEST
f essai *m* de déchirement, essai *m* de déchirure
i prova *f* de lacerazione
e ensayo *m* de desgarramiento
d Reissversuch *m*

TEAR-OPEN WRAPPING, see 6863

A TEASPOONFULL, see 1670

6865 TECHNETIUM, Tc
f technetium *m*
i tecnetio *m*
e tecnecio *m*
d Mansurium *n*, Technetium *n*

TECHNICAL HEPTANE, see 6321

6866 TECHNICAL PARLANCE
f jargon *m* technique
i linguaggio *m* tecnico
e lenguaje *m* técnico
d technische Redeweise *f*

TECHNOLOGY, see 2861

6867 TEDIOUS (adj)
f fatigant (adj)
i faticoso (adj)
e fatigoso (adj)
d ermüdend (adj), langwierig (adj)

TEE-JUNCTION, see 6858

TEEL OIL, see 872

TEE-PIECE, see 6858

TELE-CONTROL, see 2526

TELL-TALE, see 3936

6868 TELLURIC ACID
f acide *m* tellurique
i acido *m* tellurico
e ácido *m* telúrico
d Tellursäure *f*

6869 TELLURIUM, Te
f tellure *m*
i tellurio *m*
e telurio *m*
d Tellur *n*, Te

6870 TELLUROUS ACID
f acide *m* tellureux
i acido *m* telluroso
e ácido *m* telúroso
d tellurige Säure *f*

6871 TELOMER
f télomère *m*
i telomero *m*
e telomero *m*
d Telomer *n*

6872 TEMPER COAL
f carbone *m* de malléabilisation, carbone *m* de recuit
i carbonio *m* di ricottura, carbonio *m* di rinvenimento
e carbón *m* de maleabilización, carbón *m* de recocido
d Temperkohle *f*

6873 TEMPER COLOR
f couleur de revenu *f*, couleur du revient *f*
i colore di rinvenimento *m*
e color de revenido *m*
d Anlassfarbe *f*, Anlauffarbe *f*

6874 TEMPERATURE
f température *f*
i temperatura *f*
e temperatura *f*
d Temperatur *f*

6875 TEMPERATURE CONTROL
f réglage de la température *m*
i regolazione di temperatura *f*
e regulación de temperatura *f*
d Temperaturregelung *f*, Temperaturregulierung *f*

6876 TEMPERATURE DROP
f baisse de la température *f*, chute de la température *f*
i caduta *f* di temperatura
e caída *f* de temperatura, descenso *m* de temperatura
d Temperaturabfall *m*, Temperaturgefälle *n*

6877 TEMPERATURE EQUALIZATION
f égalisation *f* de la température
i equalizzazione *f* della temperatura
e igualación *f* de la temperatura
d Temperaturausgleich *m*

6878 TEMPERATURE RANGE
f échelle *f* des températures
i ambito *m* della temperatura, andamento *m* della temperatura
e campo *m* de temperaturas
d Temperaturbereich *m*

6879 TEMPERATURE RECORDER
f enregistreur *m* de la température
i registratore *m* di temperatura
e registrador *m* de temperatura
d Temperaturregistrierapparat *m*

6880 TEMPERATURE REGULATOR, thermoregulator, thermostat
f régulateur *m* de chaleur thermorégulateur *m*, thermostat *m*
i regolatore *m* di calore, termoregolatore *m*, termostato *m*
e regulador *m* de la temperatura, termoregulador *m*, termóstato *m*
d Temperaturregler *m*, Thermostat *m*, Wärmeregler *m*

6881 TEMPERATURE RISE
f élévation *f* de la température, montée *f* de la température
i aumento *m* della temperatura
e alza *f* de temperatura, elevación de *f* la temperatura, incremento *m* de la temperatura
d Temperaturerhöhung *f*, Temperaturzunahme *f*

6882 TEMPERATURE STRESS, thermal stress
f effort *m* de tension thermique, tension *f* thermique
i tensione *f* termica
e tensión *f* térmica
d thermische Spannung *f*, Wärmespannung *f*

TEMPERED GLASS, see 3658

6883 TEMPERING
f durcissement *m*, trempe *f*
i ricottura *f*, tempra *f*
e revenido *m*, templado *m*
d Anlassen *n*

6884 TEMPERING FURNACE
f four à recuire *m*, four à tremper *m*
i forno di rinvenimento *m*
e horno de revenido *m*
d Anlassofen *m*, Vergüteofen *m*

TEMPLATE, see 4494

TEMPLETE, see 4494

TEMPORARY REGULATION, see 5517

6885 TENACITY (mec), tensile strength
f tenacité *f* (mec)
i resistenza *f* a rottura per trazione, tenacità *f*
e resistencia *f* al reventado, resistencia *f* a la rotura por tracción
d Zerreissfestigkeit *f*

6886 TENDENCY, trend
f orientation *f*, tendance *f*
i orientamento *m*, tendenza *f*
e orientación *f*, tendencia *f*
d Neigung *f*, Orientierung *f*, Streben *n*, Tendenz *f*

TENDER-BARK, see 323

6887 TENSILE (adj)
f extensible (adj), extensile (adj)
i estensibile (adj)
e estirable (adj), extensible (adj)
d dehnbar (adj)

6888 TENSILE FORCE
f force *f* de traction
i forza *f* di trazione
e fuerza *f* de tracción
d Zugkraft *f*

6889 TENSILE STRAIN, tensile stress
f déformation *f* à la tension, effort *m* de tension, effort *m* de traction
i sforzo *m* di trazione, sollecitazione *f* alla trazione
e esfuerzo *m* de tracción
d Reckbelastung *f*, Zugbeanspruchung *f*

TENSILE STRENGTH, see 6676, 6885

TENSILE STRESS, see 6889

6890 TENSILE STRETCH
f allongement *m* à l'étirage
i allungamento *m* al stiramento
e alargamiento *m* por estiramiento
d Zugdehnung *f*

6891 TENSILE TEST
f essai *m* de traction
i prova *f* di trazione
e ensayo *m* de tracción
d Zerreissversuch *m*, Zugversuch *m*

6892 TENSION
f force *f* élastique, tension *f*
i tensione *f*
e tensión *f*
d Spannung *f*

6893 TENSION LEVER
f levier *m* de tension, tendeur *m*
i leva *m* di tenditore, tenditore *m*
e palanca *f* de tensión
d Spannhebel *m*

TENSION PULLEY, see 5523

TENSION ROLL, see 5534

TENT, see 4537

TENTH-NORMAL (adj), see 2223

TEPID (adj), 4392

TEPID WATER, see 565

TER DIE SUMENDUM, see 6859

TER IN DIE, see 6859

6894 TERBIUM, Tb
f terbium *m*
i terbio *m*
e terbio *m*
d Terbium *n*

6895 TERM OF DELIVERY, time of delivery
f délais *m* de livraison
i termine *m* di fornitura
e plazo *m* de entrega
d Lieferfrist *f*, Lieferzeit *f*

TERMINAL (adj), see 2148

6896 TERMOLECULAR REACTION, trimolecular reaction
f réaction *f* trimoléculaire
i reazione *f* trimolecolare
e reacción *f* trimolecular
d trimolekulare Reaktion *f*

6897 TERMS OF PAYMENT
f conditions *f pl* de paiement
i condizioni *f pl* di pagamento
e condiciones *f pl* de pago
d Zahlungsbedingungen *f pl*

TERMS OF SALE, see 6104

6898 TERNARY ACID
f acide *m* ternaire

i acido *m* terziario
e ácido *m* terciario
d Tertiärsäure *f*

6899 TERNARY MIXTURE
f mélange *m* ternaire
i mistura *f* ternaria
e mezcla *f* ternaria
d Dreikomponentengemisch *n*, ternäres Gemisch *n*

6900 TERPENE
f terpène *m*
i terpene *m*
e terpeno *m*
d Terpen *n*

6901 TERPINEOL, $C_{10}H_{17}OH$
f terpinénol *m*
i terpineolo *m*
e terpineolo *m*
d Terpineol *n*

6902 TERPINOLENE
f terpinolène *f*, paramenthadiène *f*
i terpinoleno *m*
e terpinoleno *m*
d Terpinolen *n*

6903 TERTIARY (adj)
f ternaire (adj), tertiaire (adj)
i terziario (adj)
e terciario (adj)
d ternär (adj), tertiär (adj)

6904 TERTIARY ALCOHOL
f alcool *m* tertiaire
i alcool *m* terziario
e alcohol *m* terciario
d tertiärer Alkohol *n*

6905 TERTIARY BASE
f base *f* tertiaire
i base *f* terziaria
e basa *f* terciaria
d tertiäre Base *f*

6906 TERTIARY PHOSPHATE
f orthophosphate *m*
i ortofosfato *m*
e ortofosfato *m*
d dreibasisches Phosphat *n*, Orthophosphat *n*

6907 TERVALENT (adj), trivalent (adj)
f trivalent (adj)
i trivalente (adj)
e trivalente (adj)
d dreiwertig (adj), trivalent (adj)

TESSELLATED (adj), see 1479

TESSELLATED (adj), see 1479

6908 TEST, trial
f épreuve *f*, essai *m*, expérience *f*, test *m*
i collaudo *m*, esperienza *f*, prova *f*, saggio *m*, sperimento *m*, verifica *f*
e ensayo *m*, examen *m*, experiencia *f*, prueba *f*
d Erproben *n*, Probe *f*, Prüfung *f*, Test *m*, Versuch *m*, Versuchsanordnung *f*

6909 TEST BENCH, testing stand
f banc *m* d'essai
i bancale *m* di prova
e banco *m* de ensayo, banco *m* de pruebas, puesto *m* de ensayo
d Prüfstand *m*

6910 TEST CERTIFICATE
f certificat *m* d'épreuve, procès-verbal *m* d'épreuve
i certificato *m* di prova, verbale *m* di collaudo
e dictamen *m* de ensayo, dictamen *m* de verificación, informe *m* de ensayo, protocolo *m* de verificación
d Prüfprotokoll *n*, Prüfungsattest *n*, Prüfungsbericht *m*, Prüfungsprotokoll *n*, Prüfungszeugnis *n*

6911 TEST COCK
f robinet *m* d'essai, robinet *m* de jauge
i rubinetto *m* presa campioni
e grifo *m* de prueba
d Probenehmerhahn *m*, Prüfhahn *m*

TEST CRUCIBLE, see 639

6912 TEST EQUIPMENT
f installation *f* de contrôle, laboratoire *m* d'essai, station *f* d'essai
i stazione *f* di controllo, stazione *f* sperimentale
e instituto *m* de ensayos
d Versuchsanlage *f*

6913 TEST GLASS, test tube
f éprouvette *f*, tube *m* à essai *m*
i provetta *f*, tubo *m* di saggio
e tubo *m* de ensayos, probeta *f*
d Probierglas *n*, Reagenzglas *n*, Reagenzröhrchen *n*

6914 TEST LOAD
f charge *f* d'épreuve, charge *n* d'essai
i carico *m* di prova
e carga *f* de prueba
d Probebelastung *f*, Probecharge *f*

6915 TEST MIXTURE
f mélange *m* d'essai
i mistura *f* di saggio
e mixtura *f* de ensayo
d Probemischung *f*, Testmischung *f*

6916 TEST PAPER
f papier-réactif *m*
i carta-reattiva *f*
e papel-reactivo *m*
d Reagenzpapier *n*

6917 TEST SIEVE
f tamis *m* granulométrique
i vaglio *m* granulometrico
e tamiz *m* granulométrico
d Prüfsieb *n*

6918 TEST TABLE
f table *f* d'essai
i tavola *f* di prova
e mesa *f* de ensayo
d Prüftisch *m*

TEST TUBE, see 6913

6919 TEST TUBE BRUSH
f goupillon *m* à tubes
i arnese *m* per tubi, spazzola *f* per tubi
e escobilla *f* para tubos, limpiador *m* para tubos, limpiatubos *m*
d Röhrenbürste *f*, Röhrenwischer *m*

6920 TEST TUBE CLAMP
f pince *f* à éprouvette
i ganascia *f* per provette, pinza *f* per provette
e pinza *f* para probetas
d Probierglashalter *m*, Reagenzglashalter *m*

6921 TEST TUBE RACK, test tube stand
f porte-tube *m*, support *m* à tubes à essai
i sostegno *m* per provette, supporto *m* per provette
e cradilla *f*, estante *m* de probetas
d Probierglasgestell *n*, Reagenzglasgestell *n*, Reagenzglasständer *m*

TEST TUBE STAND, see 6921

6922 TESTER, testing surveyor
f agent *m* réceptionnaire, vérificateur *m*
i collaudatore *m*
e comprobador *m*, encargado-ensayador *m*
d Annahmebeamter *m*, Prüfer *m*

6923 TESTING
f essayage *m*, étude (d'un produit) *f* examen (d'un produit) *m*, procédure d'essai *f*
i collaudo *m*, esame *m*, procedura di saggio *f*, saggio di prova *m*, studio *m*
e comprobación *f*, ensayo *m*, examen *m*, verificación *f*
d Prüfung *f*

6924 TESTING OF MACHINE
f essai *m* d'une machine
i collaudo *m* d'una macchina
e ensayo *m* de máquinas
d Maschinenprüfung *f*

TESTING STAND, see 6909

TESTING SURVEYOR, see 6922

6925 TETRABASIC (adj)
f tétrabasique (adj)
i tetrabasico (adj)
e tetrabásico (adj)
d tetrabasisch (adj)

6926 TETRAD (adj), tetravalent (adj)
f tétravalent (adj)
i tetravalente (adj)
e tetravalente (adj)
d tetravalent (adj), vierwertig (adj)

6927 TETRAETHYL LEAD, Pb $(C_2H_5)_4$
f plomb-tétraéthyle *m*
i piombo-tetraetile *m*
e plomo tetraetilo *m*
d Bleitetraäthyl *n*, Tetraäthylblei *n*

6928 TETRAETHYL TIN, Sn $(C_2H_5)_4$
f étain-tétraéthyle *m*
i stagno-tetraetile *m*
e estaño-tetraetil *m*
d Tetraäthylzinn *n*

6929 TETRAGONAL SYSTEM (cryst)
f système tétragonal (cryst) *m*
i sistema tetragonale (crist) *m*
e sistema tetragonal *m*
d tetragonales Kristallsystem *n*

TETRAMETHYLENE GLYCOL, see 5177

TETRAVALENCE, see 5568

TETRAVALENT, see 6929

6930 TETRYL, trinitrophenylmethyl-nitramine $(NO_2)_3C_6H_2N(NO_2)CH_3$
f tétranitrodiméthylaniline *f* tétryl *m*

i tetrilo *m*
e tetrilo *m*
d Tetranitromethylanilin *n*,
Tetryl *n*, Trinitrophenylmetrylnitramin *n*

TEXTILE LOUP, see 4309

TEXTILE MAGNIFIER, see 4309

TEXTURE, see 6688

6931 THALLIUM, Tl
f thallium *m*
i tallio *m*
e talio *m*
d Thallium *n*

6932 THAWING
f dégel *m*
i disgelo *m*, sgelo *m*
e descongelación *f*, deshielo *m*
d Auftauen *n*, Auftauung *f*

6933 THAW-POINT
f point *m* de rosée
i punto *m* di disgelo, punto *m* di rugiada
e punto *m* de deshielo
d Fliesspunkt *m*, Tropfpunkt *m*

THEOBROMA OIL, see 1193

6934 THEORETICAL YIELD
f rendement *m* théorique
i rendimento *m* teorico, resa *f* teorica
e rendimiento *m* teorético
d theoretische Ausbeute *f*

6935 THERAPEUTIC ARMAMENTARIUM
f arsenal *m* thérapeutique
i armamentario *m* terapeutico
e armamentario *m* terapéutico
d Arzneischatz *m*, Behandlungsrepertoire *n*, Heilschatz *m*, therapeutisches Armamentarium *n*

6936 THERAPEUTIC DOSE
f dose *f* thérapeutique
i dose *f* terapeutica
e dosis *f* terapéutica
d therapeutische Dosis *f*

THERAPEUTIC INDEX, see 2127

6937 THERAPEUTICAL INDEX
f index *m* thérapeutique
i indice *m* terapeutico
e índice *m* terapéutico
d therapeutischer Index *m*

6938 THERIACA, treacle 2°
f thériaque *f*
i teriaca *f*
e triaca *f*
d Electuarium *n* Theriaca, Theriak *m*

6939 THERMAL BOOSTER
f renforçateur *m* thermique
i rinforzatore *m* termico
e aspirador *m* de vapor, mejorador *m* térmico
d Wärmeverstärker *n*

THERMAL CAPACITY, see 3685

THERMAL CONDUCTIBILITY, see 3697

6940 THERMAL CONDUCTION
f conduction *f* de la chaleur
i conduzione *f* termica, trasmissione *f* di calore
e conducción *f* de calor
d Wärmeleitung *f*

THERMAL DECOMPOSITION, see 5564

6941 THERMAL ENERGY
f énergie *f* thermique
i energia *f* termica
e energía *f* térmica
d Wärmeenergie *f*

THERMAL EXPANSION, see 3688

6942 THERMAL IMPULSE WELDING
f soudage *m* par impulsion thermique
i termosaldatura *f* ad impulsi
e termosoldadura *f* par impulsos
d Wärmeimpulsschweissen *n*

6943 THERMAL INSULATING BOARD
f plaque *f* thermo-isolante
i pannello *m* termoisolante
e placa *f* de aislamiento térmico
d Wärmeisolierplatte *f*

6944 THERMAL RESISTIVITY
f résistivité *f* thermique
i resistività *f* termica
e resistividad *f* calórica
d Wärmewiderstandsfähigkeit *f*

TERMAL STRESS, see 6882

THERMAL TRANSMISSION, see 3696

6945 THERMAL UNIT
f unité *f* de chaleur
i unità *f* di calore
e unidad *f* térmica
d Wärmeeinheit *f*

6946 THERMIONIC GENERATOR
- f générateur *m* thermoélectrique
- i generatore *m* termoelettrico
- e generador *m* termoeléctrico
- d Röhrengenerator *m*

6947 THERMOCOUPLE, thermoelectric cell, thermoelement
- f couple *m* thermoélectrique, thermocouple *m*
- i coppia *f* termoelettrica, termocoppia *f*
- e par *m* termoeléctrico, termoelemento *m*
- d thermoelektrisches Element *n*, Thermoelement *n*

THERMODYNAMIC POTENTIAL, see 2870

THERMO-ELECTRIC CELL, see 6947

6948 THERMOELECTRIC POWER
- f force *f* thermoélectrique
- i forza *f* termoelettrica
- e fuerza *f* termoeléctrica
- d Thermospannung *f*

THERMOELEMENT, see 6947

6949 THERMOFORMING
- f formage *m* à chaud, thermoformage *m*
- i termoformatura *f*
- e termoconformado *m*
- d Thermoverformung *f*

6950 THERMOGRAPH
- f thermographe *m*
- i termografo *m*
- e termógrafo *m*, termómetro *m* registrador
- d Thermograph *m*, Wärmeschreiber *m*

6951 THERMOLABILE (adj)
- f thermolabile (adj)
- i termolabile (adj)
- e termolábil (adj)
- d thermolabil (adj), wärmeunbeständig (adj)

6952 THERMOMETER
- f thermomètre *m*
- i termometro *m*
- e termómetro *m*
- d Thermometer *m*, Wärmemesser *m*

6953 THERMOMETER BULB
- f cuvette *f* du thermomètre
- i bulbo *m* del termometro
- e bola *f* de termómetro
- d Thermometerkugel *f*

6954 THERMOMETRIC SCALE, scale of thermometer
- f échelle *f* du thermomètre, échelle *f* thermométrique *f*
- i scala *f* termometrica
- e escala *f* termométrica
- d Temperaturskala *f*

6955 THERMOPLASTIC
- f thermoplastique *m*
- i termoplastico *m*
- e termoplástico *m*
- d Thermoplast *m*

6956 THERMOPLASTIC MATERIAL, thermoplastic resin
- f matière *f* thermoplastique
- i materia *f* termoplastica
- e materia *f* termoplástica
- d thermoplastischer Presstoff *m*

THERMOPLASTIC RESIN, see 6956

THERMOREGULATOR, see 6880

6957 THERMOSETTING (adj)
- f thermodurcissable (adj)
- i termoindurente (adj)
- e termoendurcible (adj)
- d hitzehärtbar (adj)

6958 THERMOSTABLE (adj)
- f thermostable (adj)
- i termostabile (adj)
- e termostábil (adj)
- d hitzebeständig (adj), thermostabil (adj), wärmebeständig (adj)

THERMOSTAT, see 6880

THICK EXTRACT, see 3185

6959 THERMOSTATIC CHAMBER
- f chambre *f* thermostatique
- i camera *f* termostatica
- e cámara *f* termostática
- d thermostatische Kammer *f*

6960 THICK GLASS
- f verre *m* épais
- i vetro *m* spesso
- e vidrio *m* grueso
- d dickes Glas *n*

6961 THICK WALLED (adj)
- f à paroi épaisse
- i con parete spessa
- e de pared ancha, de pared gruesa
- d dickwändig (adj), starkwändig (adj)

6962 THICKENER (app)
f concentrateur *m* (app)
i addensatore *m* (app)
e concentrador *m* (app), espesador *m* (app)
d Anreicherungsapparat *m*, Eindicker *m* (app)

6963 THICKENER (agent)
f épaississant *m*
i concentratore *m*, ispessente *m*
e agente *m* espesante, espesante *m*, substancia *f* espesante
d Eindicke *f*, Verdicker *m*, Verdickungsmittel *m*

THICKENING, see 4007

6964 THICKENING (by evaporation)
f réduction *f* par évaporation
i concentrazione *f* mediante ebollizione
e concentración *f* por cocción
d Einkochung *f*

6965 THICKNESS
f densité *f*, épaisseur *f*, grosseur *f*
i consistenza *f*, densità *f*, grossezza *f*, spessore *m*, spessezza *f*
e espesor *m*, consistencia *f*
d Dicke *f*

6966 THICKNESS GAGE, thickness gauge, thickness meter
f calibre *m* d'épaisseur
i spessimetro *m*
e compás *m* de espesores, compás *m* de gruesos
d Dickenmesser *m*, Greifzirkel *m*

THICKNESS GUAGE, see 6966

THICKNESS METER, see 6966

THIEF TUBE, see 5987

6967 THIMBLE 1°
f cartouche *f*, dé *m*
i ditale *m*
e dedal *m*
d Buchse *f*, Fingerhut *m*, Zwinge *f*

THIMBLE 2°, see 1983

6968 THIN (adj)
f mince (adj)
i sottile (adj)
e delgado (adj), sútil (adj), tenue (adj)
d dünn (adj)

THIN EXTRACT, see 6112

6969 THIN LAYER CHROMATOGRAPHY
f chromatographie *f* en couche mince
i cromatografia *f* su strato sottile
e cromatografía *f* en capa delgada, cromatografía *f* sobre estrato delgado
d Dünnschichtchromatographie *f*

6970 THINNER
f délayant *m*, diluant *m*
i diluente *m*
e diluente *m*, diluyente *m*
d Streckmittel *n*, Verdünnungsmittel *n*

6971 THINRESS
f minceur *f*
i sottigliezza *f*
e delgadez *f*, finura *f*, tenuidad *f*
d Dünne *f*, Dünnheit *f*

6972 THINNING
f délayage *m*
i (il) diluire *m*
e desleimiento *m*
d Verdünnung *f*

6973 THIN-WALLED (adj)
f à parois minces
i a pareti sottili
e de paredes delgadas
d dünnwandig (adj)

THIOCARBONIC ACID, see 6717

THIOCTIC ACID, see 4324

THIOCYANIC ACID, see 3817

THIOCYANOGEN, see 6719

6974 THIOSTANNIC ACID
f acide *m* thiostannique
i acido *m* tiostannico
e ácido *m* tiostánnico
d Thiozinnsäure *f*

THIOSULFURIC ACID, see 3856

THISTLE BULB, see 2649

THISTLE FUNNEL, see 2649

THISTLE SAFFRON, see 250

6975 THIXOTROPY
f thixotropie *f*
i tixotropia *f*
e tixotropía *f*
d Gel-Sol-Umwandlung *f*, Thixotropie *f*

THOMAS BALSAM, see 768

THORN, see 5454

6976 THOROUGHNESS
f caractère *m* approfondi (d'un travail)
  perfection *f* d'un travail
i completezza *f*, perfezione *f*
e esmero *m*, minuciosidad *f*
d Gründlichkeit *f*, Vollständigkeit *f*

6977 THREAD 1°
f fil *m*
i filo *m*
e hilo *m*
d Faden *m*

THREAD 2°, see 3247

6978 THREAD BREAKAGE
f rupture *f* de fil
i rottura *f* di filo
e rotura *f* de hilo, ruptura *f* de hilo
d Fadenbruch *m*

THREAD COUNTER, see 4309

6979 THREAD FORMING INSERT,
  thread plug
f broche *f* filetée
i spina *f* filettata
e espina *f* roscada
d Einpressgewindestift *m*, Gewindestift *m*

6980 THREAD GAUGE
f calibre *m* pour filets, calibre *m* pour pas de vis
i calibro *m* per filetti, calibro *m* a tampone filettato
e calibre *m* para roscas
d Gewindelehre *f*, Gewindeschablone *f*

6981 THREAD OF THE THERMOMETER
f colonne *f* thermométrique
i colonna *f* termometrica
e columna *f* de termómetro
d Thermometerfaden *m*, Thermometersäule *f*

THREAD PLUG, see 6979

6982 THREADED JOINT
f assemblage *m* par vis
i giunto *m* filettato
e unión *f* roscada
d Verschraubung *f*

THREADED SLEEVE, see 6049

THREADED SOCKET, see 6050

THREADLIKE, see 3110

THREADY (adj), see 3098

THREE MONTHS, see 5577

THREE TIMES A DAY, see 6859

6983 THREE-COLOUR PRINTING,
  trichromy
f impression *f* à trois couleurs, trichromie *f*
i tricromia *f*
e impresión *f* tricrómica, reproducción *f* tricolor, tricromía *f*
d Dreifarbendruck *m*

6984 THREEFOLD (adj), treble (adj), triple (adj), triplicate (adj)
f triple (adj)
i triplice (adj), triplo (adj)
e triple (adj)
d dreifach (adj)

6985 THREE-NECKED FLASK
f flacon *m* à trois tubulures
i pallone *m* con tre colli
e frasco *m* de tres cuellos, balón de tres tubuladores *m*
d Dreihalskolben *m*

6986 THREE-PHASE MOTOR
f moteur *m* électrique trifasé
  motore *m* a corrente trifase
e motor *m* a corriente trifásico
d Dreiphasenelektromotor *m*

6987 THREE-PHASE SYSTEM
f système *m* à trois phases
i sistema *m* a tre fasi
e sistema *f* de tres fases
d Dreiphasensystem *n*

6988 THREE-POLE (adj)
f tripolaire (adj)
i tripolare (adj)
e tripolar (adj)
d dreipolig (adj)

6989 THREE ROLLER MILL
f malaxeur *m* à trois cylindres
i mulino *m* a tre cilindri
e molino *m* de tres láminas, molino *m* de tres rodillos
d Dreiwalzenmühle *f*

THREE-WAY PIPE, see 6858

6990 THREE-WAY STOPCOCK
f robinet à trois voies *m*
i rubinetto a tre vie *m*
e grifo de tres pasos *m*, grifo de tres vías *m*, llave de paso de tres vías *f*
d Dreiweghahn *m*

6991 THRESHOLD
f seuil *m*
i soglia *f*
e umbral *m*
d Schwelle *f*

THRESHOLD DOSE, see 4291

THRICE IN A DAY, see 6859

6992 THROAT
f goulotte *f*
i tramoggia *f* di scarica
e boca *f* de descarga
d Auslaufstutzen *m*

THROAT (met), see 3420

THROAT (of a tube), see 1912

6993 THROTTLE
f registre *m* de vapeur, régulateur *m*
i farfalla *f*
e estrangulador *m*
d Drossel *f*

6994 THROTTLE CONTROL, throttle lever
f manette *f* d'admission de gaz
i acceleratore *m*, comando *m* della leva del gas, leva *f* da gas
e acelerador *m*, mando *m* de gas
d Gashebel *m*, Gaspedal *n*

THROTTLE LEVER, see 6994

THROTTLE VALVE, see 1174

6995 THROTTLED STEAM
f vapeur *f* étranglée
i vapore *m* strozzato
e vapor *m* estrangulado
d gedrosselter Dampf *m*

6996 THROTTLING
f étranglement *m*, serrage *m*
i strozzamento *m*
e estrangulación *f*
d Abdrosselung *f*, Drosselung *f*

6997 THROUGH (s)
f menus *m pl* du crible, passée *f* (du criblage)
i passante *m*
e menudos *m pl* de criba
d Siebdurchlauf *m*, Unterkorn *n*

6998 THROUGHPUT
f débit *m*, fournée *f*, quantité *f* fabriquée
i formata *f*, quantità *f* lavorata

e hornada *f*, cantidad *f* fabricada
d Durchsatz *m*

THROW IN, TO, see 2858

6999 THROWAWAY CONTAINER
f emballage *m* perdu
i imballaggio *m* non restituibile
e embalaje *m* pérdido
d Einwegpackung *f*, verlorene Packung *f* Verlustpackung *f*

THUMB NUT, see 1173

7000 THUMB SCREW, tommy screw, wing screw, winged screw
f vis à ailettes *f*, vis à oreilles *f*
i vite *f* ad alette, vite *f* a testa zigrinata
e tornillo de aletas *m*, tornillo de mariposa *m*, tornillo de orejas *m*
d Flügelschraube *f*

t.i.d., see 6859

TIGHT (adj), see 3726

7001 TIGHTENER (device)
f tendeur *m*
i dispositivo *m* di tensione, tenditore *m*
e dispositivo *m* tensor
d Festspannvorrichtung *f*, Spannvorrichtung *f*

7002 TIGHTNESS
f étanchéité *f*, herméticité *f*
i ermeticità *f*, tenuta *f*
e hermeticidad *f*
d Dichtheit *f*, Dichtigkeit *f*, Undurchlässigkeit *f*

TIL OIL, see 872

7003 TILE
f tuile *f*
i tegolo *m*
e teja *f*
d Dachplatte *f*, Dachziegel *m*, Tonplatte *f*

7004 TILT
f basculement *m*, inclinaison *f*
i avvallamento *m*, inclinazione *f*
e basculado *m*, declive *m*, inclinación *f*, pendiente *f*
d Gefälle *n*, Kippen *n*, Neigung *f*

7005 TILTABLE FURNACE, tilting furnace
f four *m* basculant
i forno *m* rovesciabile

e horno *m* oscilante
d Kippofen *m*

7006 TILTING BASIN
f bassine basculante *f*
i bacino ribaltabile *m*, bacino rovesciamento *m*
e basín volcador *m*, caldero volcador *m*
d Kippkessel *m*

TILTING FURNACE, see 7005

TILTING HEAD PRESS, see 3920

TIME CLOCK, see 668

7007 TIME CONSTANT
f constante *f* de temps
i costante *f* di tempo
e constante *f* de tiempo
d Zeitkonstante *f*

TIME OF DELIVERY, see 6895

TIME OF DIRECT CONTACT, see 6407

TIME OF EXPERIMENTATION, see 2686

TIME OF TRIAL, see 5111

7008 TIME OF WARMING
f temps *m* de réchauffement
i tempo *m* di riscaldamento
e tiempo *m* de caldear
d Anwärmezeit *f*

7009 TIME SWITCH
f commutateur *m* à minuterie électrique
i interruttore *m* a tempo, interruttore *m* orario
e conmutador *m* horario, conmutador *m* intermitente
d Zeitschalter *m*

TIMED RELEASE, see 5514

TIMED RELEASE TABLET, see 6352

7010 TIMING
f chronométrage *m*, mesure du temps *f*
i misùra di tempo *f*
e cronometraje *m*, medición del tiempo *f*
d Zeitmessung *f*

7011 TIN 1°, Sn
f étain *m*
i stagno *m*
e estaño *m*
d Zinn *n*

TIN 2°, see 1254

TIN ASHES, see 6570

7012 TIN BOX, tin can
f boîte en fer blanc *f*
i scatola di latta *f*
e lata *f*
d Blechbüchse *f*, Blechdose *f*

TIN CALX, see 6570

TIN CAN, see 7012

7013 TIN CAP
f capsule *f* d'étain
i capsula *m* di stagno, tappo *m* di stagno
e cápsula *f* de estaño
d Zinnkapsel *f*

TIN (II) CHLORIDE, see 6572

TIN (IV) CHLORIDE, see 6569

7014 TIN CONTENT
f teneur *m* en étain
i tenore *f* di stagno
e contenido *m* de estaño
d Zinngehalt *m*

7015 TIN CUP
f capsule *f* en étain
i capsula *f* di stagno
e cápsula *f* de estaño
d Zinnschale *f*

7016 TIN FILINGS
f limaille *f* d'étain
i limatura *f* di stagno
e limadura *f* de estaño
d Stannum *n* raspatum, Zinnfeilicht *n*, Zinnfeilspäne *m pl*

TIN PLATE, see 6221

7017 TIN PLATING
f étamage *m*, étamure *f*
i stagnatura *f*
e estañado *m*
d Verzinnung *f*

TIN SALT, see 6572

7018 TIN TUBE
f tube *m* en étain
i tubo *m* di stagno
e tubo *m* de estaño
d Zinntube *f*

7019 TINCTURE
f teinture *f*
i tintura *f*
e tintura *f*
d Tinktur *f*

7020 TIN FOIL, tin-leaf
f clinquant *m* d'étain, feuille *f* d'étain
i foglia *f* di stagno, stagnola *f*
e estaño *m* en hojas, hoja *f* de estaño
d Blattzinn *n*, Stanniol *n*, Zinnfolie *f*

TIN-LEAF, see 7020

7021 TINNED
f étamé (adj)
i stagnato (adj)
e estañado (adj)
d verzinnt (adj)

TINNED SHEET-IRON, see 6221

7022 TINNING (met)
f étamage *m*
i stagnatura *f*
e estañadura *f*, azogamiento *m*
d Verzinnung *f*

7023 TINT (text)
f nuance *f* (coloris), teinte *f*
i gradazione *f* di colore, tinta *f*
e matiz *f*, tono *m* de color
d Farbstufe *f*, Farbton *m*, Nuance *f*

TINTED (adj), see 1754

TINTED GLASS, see 1755

7024 TINTING
f nuançage *m*
i tinteggiatura *f*
e matizadura *f*
d Abtönen *n*, Nuancieren *n*, Tonkorrektur *f*

TINTOMETER, see 1757

7025 TIP
f extrémité *f*, bout *m*, pointe *f*
i estremità *f*, punta *f*
e extremo *m*, punta *f*
d Spitze *f*

TIP SEALING (ampules), see 824

7026 TIPPER
f basculeur *m*, culbuteur *m*
i meccanismo *m* di ribaltamento
e basculador *m*, volcador *m*, volquete *m*
d Kipper *m*, Wipper *m*

TISSUE, see 3024

7027 TISSULAR (adj)
f tissulaire (adj)
i tessutale (adj)
e tisular (adj)
d Gewebe

7028 TISSULAR AFFINITY
f affinité *f* tissulaire
i affinità *f* tissulare
e afinidad *f* tisular
d Gewebefreundlichkeit *f*

7029 TISSULAR LIQUID
f liquide *m* tissulaire
i liquido *m* tissurale
e líquido *m* tisular
d Gewebsflüssigkeit *f*

7030 TISSUE PAPER
f papier *m* de soie
i carta *f* di seta
e papel *m* de seda
d Seidenpapier *n*

7031 TITER, titre
f titre *m* (d'une solution)
i titolo *m* d'una soluzione
e título *m* (de una solución)
d Normalität *f*, Titer *m*

TITER OF A SOLUTION, see 4809

7032 TITRANT
f solution *f* titrée
i soluzione *f* titolata, titolante *m*
e solución *f* de titulación
d Titerlösung *f*, Titrierflussigkeit *f*

7033 TITRATION FLASK
f flacon *m* gradué
i bevuta *f* graduata
e frasco *m* graduado
d Titrierkolben *m*

TITRE, see 7031

TITRE OF A SOLUTION, see 4809

TITRIMETRIC STANDARD, see 4915

7034 T-PIECE, T-joint, T-pipe
f joint *m* en T
i pezzo *m* a T
e pieza *f* en T
d T-Stück *n*

TOBOGGAN, see 1537

TOGGLE JOINT, see 2775

TOGGLE LEVER, see 2776

7035 TOGGLE SWITCH
f interrupteur m à levier
i interruttore m a ginocchiera, interruttore m a levetta
e interruptor m de palanca acodillada
d Kniehebelschalter m

TOLERANCE, see 347

7036 TOLERANCE (of a drug)
f tolérance f (d'un médicament)
i tolleranza f (d'un medicamento)
e tolerancia f (de un medicamento)
d Toleranz f (einer Arznei) Verträglichkeit f

7037 TOLERANCE DOSIS
f dose f tolérée
i dose f tolerata
e dosis f tolerada
d Toleranzdosis f

7038 TOLOMAN STARCH
f arrow-root m de Queensland fécule f de Toloman
i fecola f di Toloman
e fécula f de Toloman
d Amylum m Cannae, Arrowrootstärke f (afrikanische), Cannastärke f, Tolomanstärke f

TOMMY SCREW, see 7000

7039 TONE (acous)
f son m, ton m
i tonalità f, tono m
e sonido m, tono m
d Ton m

TONGS, see 4776

7040 TONGUE
f lame f, langue f, languette f
i linguetta f
e lengua f, lengüeta f
d Zunge f

7041 TONGUE (of the balance)
f aiguille f d'une balance
i ago m della bilancia
e fiel m
d Zünglein n der Waage

7042 TONIC, restorative remedy (pharm)
f fortifiant m, reconstituant m, tonique m
i ricostituente m, tonico m
e tónico m
d Roborans m, Stärkungsmittel n, Tonikum n

7043 TONIC DOSIS, T.D.
f dose f tonique
i dose f tonica
e dosis f tónica
d Kräftigungsdosis f, tonische Dosis f

7044 TONICITY OF A SOLUTION
f tonicité d'une solution
i tonicità f d'una soluzione
e tonicidad f de una solución
d Tonizität f einer Lösung

7045 TONING
f nuançage m, virage m
i sfumatura f, viraggio m
e matiz f, viraje m
d Tönen n, Tönung f

7046 TONING BATH (phot)
f bain m de virage
i bagno m di viraggio
e baño m de viraje
d Tonbad n

7047 TONNAGE
f capacité f de chargement, tonnage m
i tonnellaggio m
e tonelaje m
d Ladefähigkeit f, Tonnengehalt n, Tragfähigkeit f

7048 TOOL
f instrument m, outil m
i strumento m
e herramienta f, instrumento m
d Instrument n, Werkzeug n

7049 TOOTH (pl = teeth)
f dent f
i dente m
e diente m
d Zahn m

7050 TOOTH LOCK MIXER
f malaxeur m à disques dentés
i mescolatrice f a dischi dentati
e mezclador m de discos dentados
d Zahnscheibenmischer m

TOOTH-PASTE, see 2325

7051 TOOTH POWDER
f poudre f dentifrice
i polvere f dentifricia
e polvo m dentífrico
d Zahnpulver n

7052 **TOOTHED ATTRITION MILL**, toothed disc mill
f broyeur *m* à disques dentés
i mulino *m* a dischi dentati
e molino *m* de discos dentados
d Zahnscheibenmühle *f*

TOOTHED DISC MILL, see 7052

7053 **TOOTHED ROLLER**
f cylindre *m* à dents, cylindre *m* à pointes, cylindre *m* briseur, cylindre *m* hérissé
i cilindro *m* a spazzola, rullo *m* a spazzola
e cilindro *m* de puntas, cilindro *m* de púas
d Brechwalze *f*, Reisswalze *f*, Stachelwalze *f*

7054 **TOOTHED (wheel) GEARING**
f engrenage *m* à roues dentées
i trasmissione *f* ad ingranaggi, trasmissione *f* a ruote dentate
e engranaje *m* de ruedas dentadas
d Zahnradgetriebe *n*

TOOTHED WHEEL, see 1689

TOOTHED WHEEL WORK, see 3466

7055 **TOP**
f dessus *m*, partie *f* supérieure
i parte *f* superiore
e parte *f* superior
d Oberteil *m*

7056 **TOP BACKING PLATE**
f appui *m* supérieur
i piano *m* di taglio superiore
e chapa *f* superior de soporte
d Stanzauflage *f*

7057 **TOP EJECTION**
f éjection *f* par le haut
i eiezione *f* superiore
e expulsión *f* superior
d Abdrücken *n* von oben, Ausstoss *m* von oben

7058 **TOP FORCE**
f demi-moule *m* supérieur
i semistampo *m* superiore
e semimolde *m* superior
d oberes Formteil *n*

TOP GAS VALVE, see 3649

TOP LAMINATION, see 6756

7059 **TOP ROLLER**
f cylindre *m* de dessus, cylindre *m* supérieur
i cilindro *m* superiore
e cilindro *m* superior
d Oberwalze *f*

7060 **TOPICAL USE**
f emploi *m* local, usage *m* **externe**
i applicazione *f* esterna
e uso *m* externo
d äusserlicher Gebrauch *m*

TORPEDO, see 6516

7061 **TORQUE**, twisting moment
f moment *m* de torsion
i momento *m* rotatorio
e momento *m* de giro, momento *m* de torsión
d Drehmoment *n*, Verdrehungsmoment *n*

7062 **TORSION**, twist
f torsion *f*
i torsione *f*
e torcedura *f*, torcimiento *m*, torsión *f*
d Drall *m*, Drehung *f*, Umwindung *f*, Verdrehung *f*

7063 **TORSION BALANCE**
f balance *f* à torsion
i bilancia *f* di torsione
e balanza *f* de torsión
d Drehwaage *f*, Torsionswaage *f*

7064 **TORSION BAR**
f barre *f* de torsion
i barra *f* di torsione
e barra *f* de torsión
d Drehstab *m*, Torsionsstab *m*

7065 **TORSION TEST**
f essai *m* à la torsion
i prova *f* di torsione
e ensayo *m* de torsión
d Torsionsversuch *m*, Verdrehungsprobe *f*, Verwindungsprobe *f*

TORSION TESTER, see 7068

TORSIONAL SPRING, see 5855

7066 **TORSIONAL STRENGTH**, twisting strength
f résistance *f* à la torsion
i resistenza *f* alla torsione
e resistencia *f* a la torsión
d Drehungsfestigkeit *f*, Torsionsfestigkeit *f*, Verdrehfestigkeit *f*

7067 TORSIONAL STRESS, twisting stress
f tension *f* de torsion
i carico *m* di torsione, sollecitazione *f* a torsione
e tensión *f* de torsión
d Torsionsspannung *f*, Verdrehspannung *f*

7068 TORSION-METER (mec), torsion tester, twist tester
f compteur *m* d'apprêt, torsiomètre *m*
i torsiometro *m*
e indicador *m* de torsión
d Drehungsmesser *m*, Torsionsmesser *m*

7069 TORTOISE SHELL
f écaille *f* de tortue
i tartaruga *f*
e concha *f* de tortuga
d Schildpatt *n*

7070 TORTUOSITY
f tortuosité *f*
i tortuosità *f*
e tortuosidad *f*
d Gewundenheit *f*

TOTAL DOSIS, see 4021

"TOTAL HEAT", see 2870

TOUGH (adj), see 6614

TOUGH RUBBER, see 2713

TOUGHENED GLASS, see 3658

7071 TOUGHNESS
f fermeté *f*, dureté *f*, tenacité *f*
i durezza *f*
e tenacidad *f*
d Härte *f*, Zähigkeit *f*

TOW (tex), see 4831

7072 TOWER
f tour *f*, tourelle *f*
i torre *f*
e torre *f*
d Turm *m*

7073 TOXIC (adj)
f toxique (adj)
i tossico (adj)
e tóxico (adj)
d giftig (adj), toxisch (adj)

7074 TOXIC DOSE
f dose *f* toxique
i dose *f* tossica
e dosis *f* tóxica
d toxische Dosis *f*

7075 TOXIC PRODUCTS
f poisons *m pl*, produits *m pl* toxiques
i prodotti *m pl* tossici, veleni *m pl*
e productos *m pl* tóxicos, venenos *m pl*
d Giftstoffe *m pl*, Venena *n pl*

7076 TOXICITY
f toxicité *f*
i tossicità *f*
e toxicidad *f*
d Giftigkeit *f*, Toxizität *f*

TOXICOMANIA, see 2651

7077 TOXITUDE
f toxitude *f*
i tossitudine *f*
e toxitud *f*
d Süchtigkeit *f*

T-PIECE, see 7034

T-PIPE, see 7034

7078 TRACE
f trace *f*
i traccia *f*
e vestigio *m*
d Spur *f*

7079 TRACE ELEMENT
f élément trace *m*, oligoélément *m*
i elemento-traccia *m*, elemento-vestigio *m*
e elemento de vestigio *m*
d Spurenelement *m*

TRACER 1°, see 3077

7080 TRACER 2°
f traceur *m* isotope
i tracciante *m* isotopico
e trazador *m* isotópico
d Isotopenindikator *m*

TRACER CONTROL, see 3078

7081 TRACING OF A CURVE
f construction *f* d'une courbe
i costruzione *f* d'una curva, tracciamento *m* d'una curva
e trazado *m* de una curva
d Kurvenaufzeichnung *f*

TRACING PAPER, see 603

7082 TRACK
f piste *f*
i pista *f*, via *f*
e vía *f*
d Geleise *n*, Laufbahn *f*

7083 TRACTION
f traction *f*
i trazione *f*
e arrastre *m*, tracción *f*
d Beförderung *f*, Zug *m* (mechanischer)

7084 TRACTION STRENGTH
f résistance *f* à la traction
i resistenza *f* alla trazione
e resistencia *f* a la tracción
d Zugfestigkeit *f*

7085 TRACTION-COMPRESSION RESISTANCE
f résistance *f* à la traction-compression
i resistenza *f* alla trazione-compressione
e resistencia *f* a la tracción-compresión
d Zug- und- Druckfestigkeit *f*

TRADE CASK, see 6236

7086 TRADE LICENCE
f patente *f*
i patente *f*
e licencia *f*, patente *m*
d Gewerbeschein *m*, Patent *n*

TRADE MARK, see 1057

7087 TRADE NAME (of a product)
f nom *m* commercial, nom *m* marchand
i nome *m* commerciale
e nombre *m* comercial, nombre *m* mercante
d Handelsname *m*, Markenname *m*

7088 TRAFFIC SAFETY
f aptitude *f* à la conduite d'une automobile (après une anesthésie)
i attitùdine *f* alla condotta degli automobile (dopo un'anestesia)
e aptitud *f* a la conducción de las automóviles (después una anestesia)
d Verkehrstaugigkeit *f*, Verkehrstüchtigkeit *f*

TRAGACANTH, see 3536

7089 TRAIN (mech)
f système *m* d'engrenages, rouage *m*
i rotismo *m*, treno *m* d'ingranaggi
e engranaje *m*, juego *m* de ruedas
d Getriebe *n*, Räderwerk

7090 TRAINEE
f stagiaire *m*
i borsisto *m*, tirocinante *m*
e pasante *m*
d Lehrling *m*, Praktikant *m*

7091 TRANQUILIZER
f tranquillisant *m*
i tranquillante *m*
e tranquilizador *m*
d Beruhigungsmittel *n*, Tranquillisant *m*

7092 TRANSDUCER
f transducteur *m*, transmetteur *m*
i trasduttore *m*
e transuctor *m*
d Wandler *m*

7093 TRANSFER (s)
f transfert *m*, transmission *f*
i trasbordo *m*, trasmissione *f*
e transferencia *f*, transporte *f*
d Überführung *f*, Übertragung *f*

7094 TRANSFER CHAMBER (plast), transfer pot (plast)
f chambre *f* de compression, chambre *f* de transfert (plast)
i camera *f* di compressione, camera *f* di "transfer"
e cámera *f* de compresión, cámera *f* de transferencia
d Druckkammer *f*, Füllraum *m* (plast), Spritztopf *m*, Füllzylinder *m*

7095 TRANSFER CULL
f culot *m* (presse à transfert)
i culatta *f* (pressa di "transfer")
e culote *m* (prensa de inyección)
d Angusstutzen *m*

7096 TRANSFER MO(U)LD
f moule *m* à transfert
i stampo *m* per pressofusione
e molde *m* de transferencia
d Pressspritzform *f*, Pressspritzwerkzeug *n*, Spritzpresswerkzeug *n*, Transferpresswerkzeug *n*

TRANSFER MOLDING, see 5255

TRANSFER MOLDING PRESS, see 5256

7097 TRANSFER PIPETTE
f pipette *f* jaugée (non graduée)
i pipetta *f* di trasferimento
e pipeta *f* (de una sola medida)
d Vollpipette *f*

TRANSFER PLUNGER, see 5301

7098 TRANSFER PLUNGER RETAINER PLATE
f contreplaque *f* du piston de transfert
i piastra *f* del pistone del "transfer"
e placa *f* de alojamiento del émbolo de transferencia
d Spritzkolbeneinsatzfutter *n*, Spritzkolbenplatte *f*

TRANSFER POT (past), see 7094

7099 TRANSFERABILITY, transmissibility
f transmissibilité *f*
i trasmissibilità *f*
e transmisibilidad *m*
d Übertragbarkeit *f*

7100 TRANSFORMATION
f transformation *f*
i trasformazione *f*
e transformación *f*
d Transformation *f*, Umgestaltung *f*, Umwandlung *f*

TRANSGRESSING, see 2937

TRANSGRESSION, see 3958

7101 TRANSIENT TIME
f délai *m* d'établissement, période *f* transitoire
i periodo *m* transitorio
e período *m* transitorio
d Einschwingzeit *f*

7102 TRANSITION
f transition *f*
i transizione *f*
e transición *f*
d Übergang *m*

TRANSCULENT (adj), see 2394

TRANSMISSIBILITY, see 7099

TRANSMISSION (mach), see 6185

TRANSMISSION GEAR, see 3472

TRANSMISSION SHAFT, see 1893

TRANSPARENCY, see 4280

TRANSPARENT (adj), see 5074

TRANSPARENT COLOUR, see 3518

TRANSPARENT PAPER, see 4861

7103 TRANSPARENT VARNISH
f vernis *m* transparent
i vernice *m* trasparente
e barniz *m* diáfano
d Lasurlack *m*

TRANSPORT CHARGES, see 2023

TRANSPORTABLE (adj), see 4718

7104 TRANSVERSE
f transversal (adj)
i trasversale (adj)
e transversal (adj)
d quergerichtet (adj), transversal (adj)

TRANSVERSE ACTION, see 6209

TRANSVERSE ELASTICITY, see 2770

TRANSVERSE FORCE, see 6209

7105 TRANSVERSE RIB
f nervure *f* transversale
i aletta *f* trasversale, nervatura *f* a croce
e aleta *f* transversal, arista *f* transversal, nervio *m* transversal
d Quergurt *m*, Querrippe *f*

7106 TRANSVERSE SPRING
f ressort *m* transversal
i balestra *f* trasversale, molla *f* trasversale
e muelle *m* transversal, resorte *m* transversal
d Querfeder *f*

7107 TRANSVERSE STRAIN
f force *f* tranchante
i forza *f* di spostamento
e tensión *f* transversal
d Schubbeanspruchung *f*, Schubkraft *f*, Schubspannung *f*

TRANSVERSE STRENGTH, see 868

7108 TRAVELLER (slide)
f curseur *m*
i anellino *m*, cursore *m*
e cursor *m*
d Fliege *f*, Läufer *m*

7109 TRAVELLING CRAB, trolley
f chariot *m*, chèvre *f*
i carrello *m*
e carro *m*
d Katze *f* 2°, Krankatze *f*, Laufkatze *f*

7110 TRAVERSE
f entretoise f, traverse f
i traversa f
e cabezal m superior de una prensa
d Joch n einer Presse, Querhaupt n einer Presse, Traverse f

7111 TRAY
f plateau m
i vassoio m
e placa f, bandeja f
d Tablett n, Servierbrett n, Tasse (Österreich)

TRAY CONVEYOR, see 5236

TREACLE 1°, see 4650

TREACLE 2°, see 6938

7112 TREACLINESS
f glutinosité f
i potere m aderente, viscosità
e glutinosidad f
d Klebrigkeit f

TREATMENT, see 2131

7113 TREATMENT OF CHOICE
f traitement m de choix
i trattamento m d'elezione, trattamento m di scelta
e tratamiento m de elección m
d Behandlung f der Wahl

7114 TREATMENT WITH GAS
f injection f de gaz, traitement m au gaz
i immissione f di gas, iniezione f di gas, trattamento m al gas
e tratamiento m por gaz
d Begasung f

TREBLE (adj), see 6984

TREND, see 6886

TRESTLE, see 2710

TRIAL, see 6908

TRIAL PERIOD, see 5111

TRIAL STATION, see 2977

7115 TRIANGLE
f triangle m
i triangolo m
e triángulo m
d Dreieck m

7116 TRIANGULAR BANDAGE
f bandage m en triangle
i bendaggio m triangolare, mitella f
e vendaje m crucial, vendaje m de Heliodoro, vendaje m en T, vendaje m triangular
d Armtragetuch n, Armtriangel f, Dreiecksverband m

7117 TRIANGULAR FILE
f lime f triangulaire
i lima f a triangolo
e lima f triangular
d Dreikantenfeile f, Dreikantfeile f

7118 TRICHLORACETIC ACID
f acide m trichloracétique
i acido m tricloracetico
e ácido m tricloracético
d Trichloressigsäure f

7119 TRICHLORBUTYRIC ACID
f acide m trichlorbutyrique
i acido m triclorbutirico
e ácido m triclorbutírico
d Trichlorbuttersäure f

TRICHROMY, see 6983

TRICKLING TOWER, see 6511

7120 TRIFLUOROACETIC ACID
f acide m trifluoroacétique
i acido m trifluoroacetico
e ácido m trifluoracético
d Trifluoressigsäure f

7121 TRIGGER
f détente f (d'une arme), gâchette f
i grilletto m, levetta f di sgancio
e gacheta f, gatillo m
d Auslöser m

7122 TRIGGER ACTION
f action f déclenchante
i azione f di scatto
e acción f de disparo
d Auslösungswirkung f, Reaktionseinleitung f

7123 TRIGGER ZONE
f zone f "gachette", zone f de déclenchement
i zona f "grilletto"
e zona f "gatillo"
d Auslösungszone f

7124 TRIM, TO (v)
f ébarber (v)
i sbavare (v)

e desbarbar (v)
d abgraten (v) (durch Schneiden oder Abpressen)

7125 TRIM (adj)
f net (adj), sans bavure
i nitido (adj)
e ajustado (adj)
d sauber (adj), scharf (adj)

TRIMETHYLACETIC ACID, see 5207

7126 TRIMMER
f dispositif *m* de centrage
i dispositivo *m* di centraggio
e dispositivo *m* de centraje
d Trimmer *m*, Zentrierungseinrichtung *f*

TRIMMING, see 2725

7127 TRIMMING CUTTER
f machine *f* à égaliser
i taglierina *f*
e máquina *f* de recortaz
d Beschneidemaschine *f*

7128 TRIMMING PRESS
f presse *f* à ébarber
i pressa *f* per sbavare
e prensa *f* desbarbadora
d Abgratpresse *f*

TRIMOLECULAR REACTION, see 6896

7129 TRINITROACETIC ACID
f acide *m* trinitroacétique
i acido *m* trinitroacetico
e ácido *m* trinitroacético
d Trinitroessigsäure *f*

TRINITROPHENIC ACID, see 1293

TRINITROPHENYLMETHYLNITRAMINE, see 6930

TRIPE (adj), see 6984

7130 TRIPLE BOND
f liaison *f* triple
i legame *m* triplo
e enlace *m* triple
d Dreifachbindung *f*

TRIPLICATE (adj), see 6984

7131 TRIPODE
f trépied *m*
i treppiede *m*
e tripode *m*
d Dreibein *n*, Dreifuss *m*, Stativ *n*

7132 TRITIATED
f tritié (adj)
i tritiato (adj)
e tritiado (adj)
d tritiummarkiert (adj)

7133 TRITIATED WATER
f eau *f* tritiée
i acqua *f* tritiata
e agua *f* tritiada
d Tritiumwasser *n*

7134 TRITURATE, TO
f porphyriser (v), pulvériser (v), triturer (v)
i polverizzare (v), triturare (v)
e pulverizar (v), triturar (v)
d mahlen (v), zerreiben (v), zerstossen (v)

7135 TRITURATION
f trituration *f*
i triturazione *f*, macinazione *f*
e trituración *f*
d Trituration *f*, Verreibung *f*, Zerreibung *f*

7136 TRITURATION (hom)
f trituration *f* (hom)
i triturazione *f* (hom)
e molienda *f*, trituración *f* (hom)
d Trituration *f* (hom)

7137 TRITURATION MIXION
f mixtion *f* par trituration
i mescolatura *f* per triturazione
e mezcla *f* por trituración
d Verreiben *n*

TRIVALENT (adj), see 6907

7138 TRIVIAL NAME, vernacular name
f nom *m* de fantaisie, nom *m* populaire
i nome *m* popolare
e nombre *m* popular
d Trivialname *m*

7139 TROCHE
f pastille à sucer *f*
i pastiglia *f*, tavoletta *f*
e pastilla *f*
d Lutschpastille *f*, Pastilla *f*, Täfelchen *n*, Trochiscus *m*

TROLLEY, see 7109
                2055

7140 TROPICALIZED
f résistant au climat tropical (adj)
i tropicalizzato (adj)

e a prueba de climas tropicales (adj)
d tropenbeständig (adj), tropenfest (adj), tropengeschützt (adj), tropikalisiert (adj)

TROUGH, see 3801

7141 TROUGH CONVEYOR
f transporteur *m* à auges, transporteur à palettes *m*
i convogliatore *m* a nastro concavo
e transportador *m* de cangilones
d Kastenband *n*

7142 TROWELLING
f rebouchage *m* à la truelle
i spalmatura *f* con spatola
e emplastamiento *m* con una llana
d Abspachteln *n*

TRUCK, see 4359

TRUCK LOAD, see 1289

TRUEING, see 3158

TRUNC, see 712

TRUNCATED CONE, see 1882

TRUNNION, see 3607

TRUST, see 1766

TRUSTWORTHY (adj), see 5747

TRYPAN BLUE, see 1880

7143 T-SLOT
f rainure *f* en T
i scanalatura *f* a T
e ranura *f* en T
d Aufspannute *f*, T-Nute *f*

T SQUARE, see 6531

TUBE, see 5184

7144 TUBE CONNECTION, tube joint
f raccord *m* à tuyaux, jonction *f* à tuyaux
i giunto *m* per tubo
e unión *f* de tubos, unión de caños
d Rohrverbindung *f*

7145 TUBE EXTRUSION
f extrusion *f* de gaines
i estrusione *f* di tubolare soffiato
e extrusión *f* de mangas
d Schlauchspritzverfahren *n*

7146 TUBE FILLING
f remplissage *m* de tubes
i intubazione *f*
e intubado *m*
d Tubenfüllung *f*

7147 TUBE FILLING MACHINE
f remplisseuse *f* pour tubes
i riempitrice *f* per tubi
e máquina *f* llena tubos
d Tubenfüllmaschine *f*

7148 TUBE HOLDER, tube tong
f pince *f* à tubes
i pinza *f* di provetta
e pinza *f* de probetas
d Reagenzglashalter *m*, Reagenzglaszange *f*

TUBE JOINT, see 7144

7149 TUBE MILL, tube mortar
f broyeur *m* à tambour
i macinatore *m* a tubo
e molino *m* de tubo, laminador *m* de caños
d Rohrmühle *f*

TUBE MORTAR, see 7149

7150 TUBE RING
f couronne *f* de tubes
i corona *f* di tubi
e círculo *m* de tubos, corona *f* de tubos
d Tubenkranz *m*

TUBE TONG, see 7148

7151 TUBE-END PLUG
f bouchon *m* de tuyau
i tappo *m* per tubi
e tapón *m* de tubo
d Rohrschlussstück *n*

7152 TUBULAR BOILER
f chaudière *f* tubulaire
i caldaia *f* tubolare
e caldera *f* tubular
d Röhrenerhitzer *m*, Röhrenkessel *m*

7153 TUBULAR DIE
f filière *f* annulaire
i filiera *f* anulare
e tobera *f* anular
d Ringdüse *f*

TUBULAR FILM, see 973

7154 TUBULATED FLASK
f flacon *m* tubulé
i boccetta *f* con tubatura

e frasco *m* con tubuladura
d Kolben *m* mit Ansatzrohr

7155 TUBULATED RETORT
f cornue *f* tubulée
i storta *f* tubolare
e retorta *f* tubular
d Röhrenretorte *f*

7156 TUMBLE, TO
f enduire (v) au tonneau
i verniciare (v) a buratto
e recubrir (v) en bombo
d aufbringen (v) (in Lackiertrommeln), trommellackieren (v)

7157 TUMBLER MIXER
f malaxeur *m* à chute libre
i impastatrice *f* a caduta libera
e amasadora *f* de caída libre
d Freifallmischer *m*, Taumelmischer *n*

7158 TUMBLING 1°
f polissage *m* au tambour
i barilatura *f*, politura *f* al tamburo
e pulidura *f* en tambor
d Scheuern *n*, Trommeln *n*

TUMBLING 2°, see 1536

TUN, see 781

7159 TUNGSTATE, tungsten salt
f tungstate *m*
i tungstato *m*
e tungstato *m*, volframato *m*
d Tungstat *n*, Wolframat *n*, Wolframsalz *n*

7160 TUNGSTEN, W
f tungstène *m*, wolfram *m*
i tungsteno *m*, wolframio *m*
e tungsteno *m*, volframio *m*
d Wolfram *n*

TUNGSTEN SALT, see 7159

7161 TUNGSTEN STEEL, wolfram steel
f acier *m* au tungstène
i acciaio *m* al tungsteno
e acero *m* al tungsteno
d Wolframstahl *m*

7162 TUNGSTIC ACID, wolframic acid
f acide *m* tungstique
i acido *m* tungstico, acido *m* wolframico
e ácido *m* túngstico
d Scheelsäure *f*, Wolframsäure *f*

7163 TUNNEL DRIER
f tunnel *m* dessiccateur

i tunnel *m* dessiccatore
e túnel *m* secador
d Kanaltrockner *m*, Trockentunnel *m*

TURBID, see 4727

7164 TURBIDIMETRY
f turbidimétrie *f*
i torbidimetria *f*
e turbidimetría *f*
d Trübungsanalyse *f*

TURBIDITY, see 1632

TURBIDITY POINT, see 1631

7165 TURBINE IMPELLER
f mélangeur *m* à turbine
i mescolatore *m* a turbina
e turbomezclador *m*
d Schaufelradmischer *m*, Schaufelrührer *m*, Turborührer *m*

7166 TURBO DRYER
f turbo-sécheur *m*
i turboessiccatore *m*
e turbodesecador *m*
d Büttnertrockner *m*, Ringetagentrockner *n*

7167 TURBULENCE, vorticity
f turbulence *f*
i turbolenza *f*
e turbulencia *f*
d Durchwirbelung *f*, Wirbelströmung *f*

TURBULENT FLOW, see 2720

7168 TURGID STATE
f turgescence *f*, turgidité *f*
i turgescenza *f*, turgore *m*
e tensión elástica *f*, turgidez *f*, turgencia *f*
d elastische Straffung *f*, Prallheit *f*, Turgeszenz *f*, Turgor *m*

TURMERIC, see 2128

7169 TURMERIC PAPER
f papier *m* au curcuma
i carta *m* alla curcuma
e papel *m* de cúrcuma
d Curcumapapier *n*, Kurkumapapier *n*

TURMERIC YELLOW, see 2120

TURN, see 6232

7170 TURNING (adj)
f rotatif (adj), rotatoire (adj), tournant (adj)
i rotante (adj)

e giratorio (adj), rotatorio (adj)
d drehend (adj), kreisend (adj), rotierend (adj), umlaufend (adj)

7171 TURNING BLADES
f pales *f pl* déflectrices
i deflettori *m pl*
e paletas *f pl* para remover
d Wendeschaufeln *f pl*

TURNING LEVER, see 6786

7172 TURNINGS *pl*
f copeaux *m pl* de tournage, tournures *f pl*
i trucioli *m pl*
e torneaduras *f pl*, virutas *f pl*
d Drehspäne *m pl*, Hobelspäne *f pl*

7173 TURNOVER
f cycle *m* métabolique, "renouvellement" *m*, "rotation" *f*
i ciclo *m* metabolico, rinnovo *m*, scambio *m*
e ciclo *m* metabólico, renovación *m*
d Erneuerung *f*, Umsatz *n* (metabolischer)

7174 TURNOVER (com)
f chiffre *m* d'affaires, roulement *m* (com)
i ciclo *m* d'affari, giro *m* d'affari
e ingresos *m pl* totales, suma *f* del movimiento (com)
d Umsatz *m* (com)

TURNOVER TAX, see 6857

7175 TURNOVER TIME
f temps *m* de renouvellement
i tempo *m* di rinnovo
e tiempo *m* de renovación
d Umsatzzeit *f*

TURNTABLE, see 5839

TURPENTINE, see 3617

7176 TURPENTINE OIL
f huile *f* de térébenthine
i olio *m* di trementina
e aceite *m* de trementina, aguarrás *m*
d Terpentinöl *n*

7177 TURPENTINE VARNISH
f vernis *m* de térébenthine
i vernice *m* di trementina
e barniz *m* en base de trementina
d Terpentinfirnis *m*, Terpentinlack *m*

7178 TURRET (mech)
f revolver *m* (mec), tourelle *f*

i portautensile *m* a stella, torretta *f*
e revólver *m* (mec), torre *f* de torno revólver, torre *f* revólver
d Revolverkopf *m*, Drehbank *f*

TUSSAH SILK, see 6151

7179 TUTONE (adj), twotone (adj), two-color (adj)
f bicolore (adj)
i bicolore (adj), a due colori (adj)
e bicolor (adj), a dos tintas
d zweifarbig (adj)

t.w., see 5612

TWEEZEN, see 3343

TWICE A DAY, see 887

TWIN (cryst), see 4413

7180 TWIN DRIVE
f commande *f* symétrique double
i comando *m* doppio
e accionamiento *m* doble
d Zwillingsantrieb *m*

7181 TWIN MACHINE
f machine *f* jumelée
i macchina *f* a due cilindri
e máquina *f* gemela
d Zwillingsmaschine *f*

7182 TWINE, twisted thread
f ficelle *f*, fil *m* retors, retors *m*
i filo *m* ritorto, ritorto *m*, spago *m*
e hilado *m* retorcido, hilo *m* torcido
d gezwirntes Garn *n*, Twist *m*, Zwirn *m*

TWIST, see 7062

TWIST TESTER, see 7068

7183 TWIST WELDING
f soudage *m* sous agitation
i saldatura *f* ad agitazione
e soldadura *f* rotanda
d Rührschweissung *f*

TWISTED THREAD, see 7182

TWISTING FORCE, see 3335

TWISTING MOMENT, see 7061

TWISTING STRENGTH, see 7066

TWISTING STRESS, see 7067

7184 TWITCH
f secousse *f*
i scossa *f*, scotimento *m*
e sacudida *f*, sacudimiento *m*
d Zuckung *f*

7185 TWO LAYER TABLET
f comprimé *f* à deux couches
i compressa *f* a due strati
e tableta *f* de dos capas
d Zweischichttablette *f*

7186 TWO NECKED BOTTLE
f flacon *m* à double tubulure
i bottiglia *f* a due colli
e botella *f* de dos goletes
d zweihalsige Flasche *f*

TWO-COLOR (adj), see 7179

TWO-DIMENSIONAL (adj), see 888

7187 TWO-DIMENSIONAL CHROMATOGRAPHY
f chromatographie *f* bidimensionnelle
i cromatografia *f* bidimensionale
e cromatografía *f* bidimensional
d zweidimensionale Chromatographie *f*

7188 TOW-PHASE
f diphasé (adj), biphasé (adj)
i bifase (adj)
e bifásico (adj)
d zweiphasig (adj)

7189 TWO-PHASE SYSTEM
f système *m* à deux phases
i sistema *m* a due fasi
e sistema *m* de dos fases
d Zweiphasensystem *n*

TWOTONE (adj), see 7179

7190 TWO-WAY COCK
f robinet *m* à deux voies
i rubinetto *m* a due vie
e espita *f* de dos vías, llave *f* de dos vías
d Durchgangshahn *m*, Zweiweghahn *m*

TYNDALLIZATION, see 3367

U

7191 UHT STERILISATION, uperization
f procédé *m* UHT (ultra haute température,)
   upérisation *f*
i sterilizzazione *f* ad alta pressione
e sterilisación *f* de alta presión
d Hochsterilisierung *f*, Uperisation *f*

7192 ULLAGE 1°
f manque *m* (de liquide),(ce qui manque de liquide pour faire le plein)
i manco *m* (di liquido), (quantità di liquido per completare una botte)
e falta *f* (de líquido)
d Flüssigkeitsmanko *n*, Leckage *f*

7193 ULLAGE 2°
f vidange *f*
i vuotatura *f*
e vaciamiento *m*
d Entleerung *f*, Leerung *f*

ULTIMATE ANALYSIS, see 2790

7194 ULTIMATE EFFECT
f effet *m* final
i effetto *m* finale
e efecto *m* final
d Endeffekt *m*, Endwirkung *f*

ULTIMATE ELONGATION, see 2678

ULTIMATE STEP, see 3149

ULTRA MARINE, see 3381

7195 ULTRAFILTRATION
f ultrafiltration *f*
i ultrafiltrazione *f*
e ultrafiltración *f*
d Ultrafiltration *f*

7196 ULTRA-LOW PRESSURE PACK
f conditionnement *m* à très basse pression
i confezione *f* a bassissima pressione
e envase *m* a ultrabaja presión
d Ultraniederdruckverpackung *f*

ULTRAMICROSCOPE, see 2190

7197 ULTRASHORT (adj)
f ultra-court (adj)
i cortissimo (adj), ultracorto (adj)
e ultracorto (adj)
d ultrakurz (adj)

7198 ULTRASHORT WAVE
f onde *f* ultra-courte
i onda *f* ultra-corte
e onda *f* ultracorta
d Ultrakurzwelle *f*, U.K.W. *f*

7199 ULTRASON
f ultrason *m*
i ultrasuono *m*
e ultrasonido *m*
d Ultraschall *m*

ULTRASONIC WAVES, see 6741

UMBER COLOUR, see 1745

7200 UNBALANCE
f défaut *m* d'équilibrage, déséquilibre *m*
i squilibrio *m*
e defecto *m* de equilibrio, desequilibrio *m*
d Abgleichfehler *m*, Unbalanz *f*

7201 UNBALANCED (ajd)
f déséquilibré (adj)
i squilibrato (adj)
e desequilibrado (adj)
d ausser Gleichgewicht unausgeglichen (adj)

UNBLEACHED WAX, see 1420

7202 UNBREAKABLE (adj)
f incassable (adj)
i infrangibile (adj)
e irrompible (adj)
d bruchsicher (adj), unzerbrechlich (adj)

UNDERCLOTH, see 719

UNDERCOOLING, see 6737

7203 UNDERCURE
f sous-cuisson *f* (plast)
i indurimento *m* insufficiente
e curado *m* incompleto
d Nichtaushärtung *f*

7204 UNDERCUT
f contre-dépouille *f*
i controspoglia *f*, sottosquadro *m*
e contradespulla *f*, contrasalida *f*
d Hinterschneidung *f*, Unterschneidung *f*

7205 UNDERFEEDING
f sous-alimentation *f* d'une machine

7206 UND-

- i sottoalimentazione *f* d'una macchina
- e alimentación *f* insuficiente de una máquina
- d ungenügende Zuführung *f*

UNDERPRESSURE, see 2330

7206 UNDERSATURATED (adj)
- f sous-saturé (adj)
- i sottosaturato (adj)
- e subsaturado (adj)
- d untersättigt (adj)

7207 UNDERVALUATION
- f sous-estimation *f*
- i svalutazione *f*
- e estimación *f* muy baja, menospreciado *m*
- d Unterbewertung *f*, Unterschätzung *f*

UNEVEN (adj), see 5609

UNFULLED CLOTH, see 5921

UNGUENTUM HYDROPHILICUM, see 3827

7208 UNIFORM ACCELERATION
- f accélération *f* uniforme
- i accelerazione *f* uniforme
- e aceleración *f* uniforme
- d gleichmässige Beschleunigung *f*

7209 UNIFORMITY
- f uniformité *f*, régularité *f*
- i uniformità *f*
- e uniformidad *f*
- d Gleichmässigkeit *f*

7210 UNILATERAL (adj)
- f unilatéral (adj)
- i unilaterale (adj)
- e unilateral (adj)
- d einseitig (adj)

UNIPHASE, see 4698

7211 UNIPOLAR (adj)
- f unipolaire (adj)
- i unipolare (adj)
- e monopolar (adj), unipolar (adj)
- d einpolig (adj), unipolar (adj)

7212 UNIT 1°
- f unité *f*
- i unità *f*
- e unidad *f*
- d Einheit *f*

7213 UNIT 2°
- f appareil *m*, bloc *m*, élément *m*, ensemble *m*, groupe *m*
- i aggregato *m*, blocco *m*, gruppo *m*
- e aparejo *m*, bloc(k) *m*, bloque *m*, elemento *m*, grupo *m*
- d Aggregat *n* (ind), Anlage *f*, Block *m*

7214 UNIT MO(U)LD
- f élément *m* interchangeable (moule)
- i matrice *f* intercambiabile
- e molde *m* intercambiale
- d Einsatz *m* (einer Einheitsstampfform), Formeinheit *f*

7215 UNIT OF VALUE
- f unité *f* de valeur
- i unità *f* di valore
- e unidad *f* de valor
- d Werteinheit *f*

7216 UNIT DOSE PACKAGE, unit package
- f conditionnement *m* unitaire, emballage *m* unitaire
- i imballaggio *m* unitario
- e embalaje *m* unitario
- d Casuspackung *f*, Einzelpackung *f*

7217 UNIT PRICE
- f prix *m* unitaire
- i prezzo *m* unitario
- e precio *m* unitario
- d Einheitspreis *m*

UNIT PROCESS TECHNIQUE, see 177

UNIT WEIGHT, see 6448

7218 UNITE, TO
- f (se) ccmbiner (v), unir (v)
- i combinarsi (v), unire (v)
- e combinarsi (v), conectar (v), juntar (v)
- d (sich) vereinigen (v), (sich) verbinden (v)

7219 UNITED STATES PHARMACOPOEIA U.S.P.
- f Pharmacopée *f* des Etats-Unis
- i Farmacopea *f* statunitense
- e Farmacopea *f* estadounidense
- d Pharmakopoe *f* der Vereinigten Staaten Amerikas

UNIVALENT (adj), see 4699

7220 UNLOADING
- f déchargement *m*
- i scaricamento *m*, scarico *m*
- e descarga *f*
- d Ausladen *n*, Ausladung *f*

UNMILLED CLOTH, see 5921

UNMIXING, see 6083

UNPACKED, see 3910

7221 UNPLEASANT (adj)
f déplaisant (adj), désagréable (adj)
i molesto (adj), rincrescevole (adj), sgradevole (adj), spiacevole (adj)
e desagradable (adj)
d unangenehm (adj)

UNPREMEDIATED (adj), see 2995

7222 UNRESTRICTED FLOW
f écoulement *m* libre
i flusso *m* libero
e flujo *m* libre
d ungehemmter Fluss *m*

7223 UNSAPONIFIABLE (adj)
f insaponifiable (adj)
i insaponificabile (adj)
e insaponificable
d unverseifbar (adj)

7224 UNSATURATED (chem) (adj)
f insaturé (adj), non saturé (adj)
i insaturato (adj), non saturato (adj)
e no saturado (adj)
d ungesättigt (adj)

7225 UNSATURATED ACID
f acide *m* non-saturé
i acido *m* insaturato
e ácido *m* no saturado
d ungesättigte Säure *f*

7226 UNSERVICEABLE (adj)
f inutilisable (adj), impropre (adj) au service
i inservibile (adj), non servizievole (adj)
e inutilizable (adj)
d unbrauchbar (adj), unverwendbar (adj)

7227 UNSIZED PAPER
f papier *m* non-collé
i carta *f* non incollata, carta *f* senza colla
e papel *m* no encolado
d ungeleimtes Papier *n*

UNSLAKED LIME, see 458

7228 UNSUPPORTED SHEETING
f feuilles *f pl* sans support
i foglia *f* non supportata
e láminas *f pl* sin soporte
d trägerlose Folie *f*

7229 UNTOWARD EFFECT
f effet *m* adverse, effet *m* perturbateur
i effetto *m* avverso
e efecto *m* perturbador
d Störwirkung *f*

UP TO THE BRIM, see 1093

UPERIZATION, see 7191

7230 UPGRADE GRADIENT, upgrading slope
f élévation *f*
i salita *f*
e elevación *f*
d Steigung *f*

UPGRADING SLOPE, see 7230

7231 UPHOLSTERY
f capitonnage *m*, garnissage *m*, rembourrage *m*
i imbottitura *f*, tappezzeria *f*
e acolchado *f*, tapicería *f*, vestidura *f* (de autos)
d Polsterung *f*

7232 U-PIPE, U-tube
f tube *m* en U
i tubo *m* ad U
e tubo *m* en U
d U-Rohr *n*

UPPER DIE, see 2037

7233 UPPER PLATEN
f plateau *m* supérieur
i piano *m* superiore
e plato *m* superior
d oberer Pressentisch *m*

7234 UPPER PUNCH
f poinçon *f* supérieur
i punzone *m* superiore
e punzón *m* superior
d Oberstempel *m*

UP-STROKE PRESS, see 1039

7235 UPTAKE
f absorption *f*, action d'absorber *f*, action de fixer *f*, captage *m*, captation *f*, fixation *f*
i adsorbimento *m*, captazione *f*, fissazione *f*, presa *f*
e absorción *f*, captación *f*, fijación *f*
d Aufnahme *f*

7236 UP-TO-DATE
f moderne (adj)
i aggiornato (adj)
e al día (adj), moderno (adj)

d heutig (adj), modern (adj), zeitgemäss (adj)

UPWARD MOTION, see 626

7237 URATE
f urate *m*
i urato *m*
e urato *m*
d harnsaures Salz *n*

UREA, see 1292

7238 UREA FORMALDEHYDE RESIN
f résine *f* formolcarbamique
i resina *f* urea-formaldeide
e resina *f* de urea-formaldehido
d Harnstoff-Formaldehyd-Kunstharz *n*

UREOCARBONIC ACID, see 345

7239 URIC ACID
f acide *m* urique
i acido *m* urico
e ácido *m* úrico
d Harnsäure *f*

7240 URINARY EXCRETION
f excrétion *f* urinaire
i escrezione *f* orinaria
e eliminación *f* urinaria, excreción *f* de orina
d Harnausscheidung *f*

URINARY INDICAN, see 3942

7241 URINE CONCENTRATION
f concentration *f* urinaire
i concentrazione *f* urinaria, tasso *m* urinario
e concentración *f* urinaria
d Harnkonzentration *f*

7242 USE
f emploi *m*, utilisation *f*
i impiego *m*
e empleo *m*, uso *m*
d Gebrauch *m*, Verwendung *f*

USUAL DOSE, see 701

USE, see 537

7243 USEFUL LOAD, useful weight
f charge *f* utile, poids *m* utile
i carico *m* utile, carico *m* utilizzatore
e carga *f* útil
d Nutzlast *f*

7244 USEFUL RADIUS
f portée *f* utile
i portata *f* utile, sporgenza *f* utile
e alcante *f* útil
d Leistungsbereich *n*

7245 USEFUL SURFACE
f surface *f* utile
i superficie *f* utile
e superficie *f* útil
d Nutzfläche *f*

7246 USEFUL VOLUME
f volume *m* utile
i capacità *f* utile, volume *f* utile
e volumen *m* útil
d Nutzvolumen *n*

USEFUL WEIGHT, see 7243

7247 USEFULLNESS
f utilité *f*
i utilità *f*
e utilidad *f*
d Brauchbarkeit *f*, Nützlichkeit *f*

U.S.P., see 7219

7248 USUAL DOSE
f dose usuelle *f*
i dose usuale *f*
e dosis usual *f*
d gewöhnliche Dosis *f*

UTILIZATION, see 2982

V

7249 VACCINE
f vaccin *m*
i vaccino *m*
e vacuna *f*
d Impfstoff *m*, Vakzine *f*

7250 VACUUM
f vide *m*
i vuoto *m*
e vacío *m*
d Luftleere *f*, Vakuum *n*

7251 VACUUM CLEANER
f aspirateur *m*
i aspirapolvere *f*
e aspiradora *f*, aspirador *m* de polvo
d Staubsauger *m*

7252 VACUUM DRYING
f dessiccation *f* sous vide
i essiccamento *m* sotto vuoto
e secaje *m* por vacío
d Vakuumtrocknung *f*

7253 VACUUM EVAPORATION
f évaporation *f* sous vide
i evaporazione *f* sotto vuoto
e evaporación al vacío
d Vakuumverdampfung *f*

VACUUM FILTER, see 1124

7254 VACUUM FILTRATION
f filtration *f* par aspiration, filtration *f* sous vide
i filtrazione *f* a vuoto
e filtración *f* a vacío
d Saugfilterung *f*, Vakuumfilterung *f*

VACUUM FLASK, see 3146

7255 VACUUM FORMING
f formage *m* sous vide
i formatura *f* a vuoto
e conformado *m* por vacío, moldeo *m* por vacío
d Saugverfahren *n*, Vakuumverformung *f*

7256 VACUUM GREASE
f graisse *f* de Ramsay
i grasso *m* Ramsay
e grasa *f* Ramsay
d Ramsayfett *n*, Vakuumfett *n*

7257 VACUUM LINE
f canalisation *f* à vide
i circuito *m* a vuoto
e canalización *f* a vacío
d Vakuumleitung *f*

7258 VACUUM METER
f vacuomètre *m*
i indicatore *m* del vuoto, vuotometro *m*
e indicador *m* del vacío, vacuómetro *m*
d Unterdruckanzeiger *m*, Unterdruckmesser *m*, Vakuummesser *m*, Vakuummeter *n*

7259 VACUUM PAN
f récipient *m* à vide
i vasca *f* da vuoto
e vaso *m* de vacío
d Evakuierungskessel *m*

7260 VACUUM PUMP
f pompe à vide *f*
i pompa per vuoto *f*
e bomba para vacío *f*
d Vakuumpumpe *f*

VACUUM TUBE, see 3474

VACUUM TUBING, see 5444

7261 VACUUMISATION
f création *f* d'un vide
i produzione *f* di vuoto, vuotamento *m*
e producción *f* de vacío, vaciamiento *m*
d Evakuation *f*, Evakuierung *f*

7262 VAGARY
f caprice *m*, extravagance *f*, lubie *f*
i capriccio *m*, ghiribizzo *m*
e capricho *m*, extravagancia *f*
d Laune *f*, Unberechenbarkeit *f*

7263 VAGINAL JELLY
f gelée *f* vaginale
i gelatina *f* vaginale
e jalea *f* vaginal
d Vaginalgelee *f*

VAGINAL SUPPOSITORY, see 5133

7264 VAGUE (adj)
f indistinct (adj), vague (adj)
i impreciso (adj), vago (adj)
e indeterminado (adj), indistinto (adj), vago (adj)
d unbestimmt (adj), undeutlich (adj)

7265　VALENCE, valency
f　valence f
i　valenza f
e　cuantivalencia f, valencia f
d　Bindungsfähigkeit f, Valenz f, Wertigkeit f

VALENCY, see 7265

7266　VALERIC ACID
f　acide m valéranique, acide m valérique
i　acido m valerico
e　ácido m valeriánico
d　Baldriansäure f

VALID (adj), see 698

7267　VALIDATION
f　validation f
i　validazione f
e　validación f
d　Gültigkeitserklärung f

7268　VALIDITY
f　validité f
i　validità f
e　validez f
d　Gültigkeit f

7269　VALUABLE (adj)
f　valable (adj)
i　di valore, prezioso (adj)
e　de valor, valioso (adj)
d　geltend (adj), rechtskräftig (adj), wertvoll (adj)

7270　VALUATION
f　appréciation f, estimation f, évaluation f
i　perizia f, stima f, valutazione f
e　evaluación f, valuación f
d　Bewertung f, Schätzung f, Wertbestimmung f

7271　VALUE
f　valeur f
i　valore m
e　valor m
d　Wert m

7272　VALVE
f　soupape f, valve f, valvule f, vanne f
i　valvola f
e　llave f, válvula f
d　Ventil n

7273　VALVE CAP, valve cover
f　bouchon m de soupape
i　cappello m d'una valvola, cuffia f per valvola

e　tapón m de válvula
d　Ventilverschraubung f

VALVE COVER, see 7273

7274　VALVE CUP
f　coupelle f de valve, cuvette f de soupape
i　coppella f di valvola
e　copela f de válvula
d　Ventilträger m

7275　VALVE DISK, valve head
f　plateau m de soupape, tête f de soupape
i　disco m di valvola, piattello m della valvola, testa f della valvola
e　platillo m de válvula
d　Ventilteller m

VALVE HEAD, see 7275

7276　VALVE LEVER, valve rocker
f　basculateur m de soupape, culbuteur m de soupape
i　bilanciere m per valvola
e　balancín m de válvula
d　Ventilschwinghebel m

VALVE ROCKER, see 7276

7277　VALVE SEAT
f　portée f de soupape, siège m de soupape
i　anello m della valvola, sede f della valvola
e　asiento m de válvula
d　Ventilsitz m (im Zylinderkopf)

7278　VALVE SPINDLE, valve stem
f　tige f de soupape
i　alberello m di valvola, stelo m della valvola
e　vástago m de válvula
d　Ventilschaft m, Ventilspindel f

VALVE STEM, see 7278

7279　VALVE TAPPET
f　tige-poussoir f (de soupape)
i　punteria f, punteria f delle valvole
e　botador m, levantaválvulas m, varilla f levantaválvulas
d　Ventilstössel m

VANE, see 922

7280　VANISHING CREAM
f　crème f évanescente
i　crema f evanescente
e　crema f evanescente
d　abwaschbare Salbe f, "vanishing cream"

VANISHING POINT, see 88

VAPO(U)R, see 6580

VAPOR PHASE, see 3451

7281 VAPOR PHASE CHROMATOGRAPHY
f chromatographie f en phase de vapeur
i cromatografia f in fase vapore
e cromatografía f en fase vapor
d Dampfphasenchromatographie f

VAPOR PHASE TAP, see 942

VAPOUR PRESSURE, see 6596

7282 VAPORATING POINT
f point m de vaporisation
i punto m d'evaporazione
e punto m de evaporación
d Verdampfungspunkt m

7283 VAPORIZER
f atomiseur m, pulvérisateur m
i vaporizzatore m
e atomizador m, pulverizador m, vaporizador m
d Zerstäuber m

VAPOUR TENSION, see 6596

7284 VARIABILITY
f variabilité f
i variabilità f
e variabilidad f
d Schwanken n, Veränderlichkeit f

7285 VARIABLE (adj)
f changeant (adj), variable (adj)
i variabile (adj)
e variable (adj)
d veränderlich (adj), wechselnd (adj)

7286 VARIANCE (stat)
f dispersion f (stat), fluctuation f (stat), variance f
i dispersione f (stat)
e dispersión f (estat), fluctuación f (estat)
d mittlere quadratische Abweichung f, Streuung f, Varianz f

7287 VARIATION
f variation f
i variazione f
e variación f
d Änderung f, Variation f

7288 VARIETY
f variété f
i varietà f
e variación f, variedad f
d Abart f, Spielart f

7289 VARNISH, TO
f vernir (v)
i inverniciare (v)
e barnizar (v)
d imprägnieren (v)

VARNISH, see 4169

VARNISHED FABRIC, see 3899

7290 VARNISHED SHEET
f feuille f vernie
i nastro m resinato
e hoja f barnizada
d geharzte Bahn f

7291 VARNISHED WEB
f feuille f imprégnée
i nastro f impregnato
e hoja f impregnada, cinta f barnizada
d imprägnierte Bahn f

7292 VARNISHING
f laquage m, vernissage m
i verniciatura f
e barnizado m
d Lackieren n

7293 VASCULAR BED
f lit m vasculaire
i letto m vasale, letto m vascolare
e lecho m vascular
d Gefässbett n

7294 VASCULAR WALL
f paroi f vasculaire
i parete f vasale
e pared m vascular
d Gefässwand f

VASELINE, see 381

VASELINE DRESSING, see 5137

7295 VASOCONSTRICTOR
f vasoconstricteur m
i vasocostrittore m
e vasoconstrictor m
d gefässverengerndes Mittel n, Vasokonstriktor m

7296 VASODILATOR
f vasodilatateur m
i vasodilatatore m
e vasodilatador m
d gefässerweiterndes Mittel n, Vasodilatator m

VASOLIMENT, see 381

7297 VASOPRESSOR
f vasopresseur *m*
i vasopressore *m*
e vasopresor *m*
d blutdruckerhöhendes Mittel *n*, blutsteigerndes Mittel *n*, Vasopressor *m*

VAT, see 3801

VAULTED (adj), see 573

V-BELT, see 1868

7298 VECTOR
f porteur *m*, vecteur *m*
i vettore *m*
e vector *m*
d Träger *m*, Vektor *m*

VEEGUM (R), see 1740

7299 VEGETABLE EXTRACT
f extrait *m* végétal
i estratto *m* vegetale
e extracto *m* vegetal
d Pflanzenextrakt *m*

7300 VEGETABLE FIBRE
f fibre *f* végétale
i fibra *f* vegetale
e fibra *f* vegetal
d Pflanzenfaser *f*

VEGETABLE IVORY, see 2004

7301 VEGETABLE OIL
f huile *f* végétale
i olio *m* vegetale
e aceite *m* vegetal
d Pflanzenöl *n*

VEGETABLE TAR, see 6632

7302 VEHEMENT (adj)
f véhément (adj)
i veemente (adj)
e ardiente (adj), vehemente (adj)
d heftig (adj), mächtig (adj), ungestüm (adj)

VEHICLE, see 2949

VELLUM, see 5016

VELLUM PAPER, see 5016

VELOCITY, see 5635, 6461

VELOCITY CONSTANT, see 6450

7303 VELOCITY OF FLOW
f vitesse *f* d'écoulement, vitesse *f* de passage
i velocità *f* di flusso, velocità *f* di passaggio
e velocidad *f* de flujo, velocidad *f* de paso
d Durchflussgeschwindigkeit *f*

7304 VELOCITY OF MIGRATION
f vitesse *f* de migration
i velocità *f* di migrazione
e velocidad *f* de migración
d Wanderungsgeschwindigkeit *f*

7305 VELVET
f velours *m*
i tessuto *m* vellutato, velluto *m*
e terciopelo *m*
d Sammet *m*, Samt *m*

7306 VENIPUNCTURE
f ponction *f* veineuse
i puntura *f* d'una vena
e venepunción *f*, venepuntura *f*
d Venenpunktion *f*

7307 VENOCLYSIS, phleboclysis venous infusion
f goutte-à-goutte *m* intraveineux, perfusion *f* veineuse
i fleboclisi
e fleboclisis *f*
d Veneninfusion *f*

VENOMOUS (adj), see 5267

VENOUS INFUSION, see 7307

7308 VENT
f évent *m*, trou *m* d'aération
i sfogatoio *m*, sfogo *m*
e agujero *m* de aire, respiradero *m*
d Abzug *m*, Entlüftungsbohrung *f*

7309 VENTILATION
f ventilation *f*
i ventilazione *f*
e ventilación *f*
d Lüftung *f*

7310 VENTILATION SYSTEM
f système *m* d'aération
i sistema *m* d'aerazione
e sistema *m* de ventilación
d Lüftungssystem *n*

VENTILATOR, see 972

VENTURI TUBE, see 5205

VERDIGRIS, see 247

VERDIGRIS, crystallized, see 1976

7311 VERIFICATION (test)
f vérification *f*
i verifica *f*
e verificación *f*
d Prüfung *f*

VERMILION, see 1544

7312 VERMILLON (color)
f vermillong *m* (couleur)
i vermiglio *m* (colore)
e bermellón *m* (color), bermejo *m* (color)
d Zinnoberrot *m*

VERNACULAR NAME, see 7138

7313 VERNIER
f vernier *m*
i nonio *m*, verniero *m*
e nonio *m*
d Nonius *m*, Vernier *m*

VERNIER CALIPER, see 6341

VERREL, see 3086

VERSATILE MACHINE, see 351

7314 VERSATILITY
f polyvalence *f*, universalité *f* (d'un appareil)
i polivalenza *f*, universalità *f* (d'un apparecchio)
e polivalencia *f*, universalidad *f* (de una maquina)
d Allgemeinheit *f*, Mannigfaltigkeit *f*, Vielseitigkeit *f*

7315 VERTEX
f sommet *m*
i vertice *m*
e vértice *m*
d Scheitel *m*

VERTICAL (adj), see 5130

7316 VERTICAL BOILER
f chaudière *f* verticale
i caldaia *f* verticale
e caldera *f* vertical
d stehender Kessel *m*

VERTICAL MILL, see 1474

7317 VERY COARSE POWDER
f poudre *f* très grossière
i polvere *f* grossolana
e polvo *m* muy grueso
d sehr grobes Pulver *n*

VERY FINE POWDER, see 3170

7318 VESICANT, whealing agent
f vésicant *m*
i vescicante *m*
e vesicante *m*
d Blasenbildner *m*

7319 VESSEL
f récipient *m*, vaisseau *m*, vase *m*
i recipiente *m*, serbatoio *m*, vaso *m*
e recipiente *m*, receptáculo *m*, vaso *m*
d Gefäss *n*

VESSEL WALL, see 1924

7320 VIABILITY
f viabilité *f*
i viabilità *f*
e viabilidad *f*
d Lebensfähigkeit *f*

VIAL, see 5156

7321 VIBRATION
f vibration *f*
i vibrazione *f*
e vibración *f*
d Erschütterung *f*, Vibration *f*

7322 VIBRATING CAPACITOR
f condensateur *m* vibrant
i condensatore *f* vibratore
e condensador *m* vibrante
d Vibrationskondensator *m*

VIBRATING SCREEN, see 4103

VIBRATING SIEVE, see 4103

7323 VIBRATION FREE, vibrationless
f à l'abri de secousses, à l'abri de vibrations, exempt de vibration
i esente di vibrazioni, senza scosse, senza vibrazioni
e exento de vibración
d erschütterungsfrei (adj)

7324 VIBRATION INDICATOR
f indicateur *m* d'oscillation
i indicatore *m* d'oscillazione, indicatore *m* di vibrazione
e indicador *m* de oscilación
d Schwingungsmesser *m*

7325 VIBRATION MILL
f broyeur *m* à secousses
i molino *m* a scosse
e molino *m* sacudidor
d Schwingmühle *f*

7326 VIBRATION RESISTANCE
f résistance *f* à la vibration, résistance *f* aux secousses
i resistenza *f* a scosse
e resistencia *f* a las vibraciones
d Schüttelfestigkeit *f*, Vibrationsfestigkeit *f*

VIBRATIONLESS, see 7323

7327 VIBRATOR
f vibrateur *m*
i vibratore *m*
e vibrador *m*
d Rüttler *m*, Vibrator *m*

7328 VIBRATORY FEEDER
f alimentateur *m* vibrant
i alimentare *m* a scosse, alimentatore *m* vibratorio
e alimentador *m* vibratorio
d Schüttelzuführer *m*

7329 VICINAL (adj)
f adjacent (adj), voisin (adj)
i adiacente (adj)
e vecino (adj)
d benachbart (adj)

VICTUAL, see 331

7330 VIEWPOINT
f point *m* de vue
i punto *m* di vista
e punto *m* de vista
d Gesichtspunkt *m*

7331 VINEGAR
f vinaigre *m*
i aceto *m*
e vinagre *m*
d Essig *m*

7332 VINYL RESIN
f résine *f* vinyle
i resina *f* vinilica
e resina *f* de vinilo
d Vinylharz *n*, Vinylkunstharz *n*

7333 VINYLACETIC ACID
f acide *m* vinylacétique
i acido *m* vinilacetico
e ácido *m* vinilacético
d Vinylessigsäure *f*

7334 VIOLAMINE
f violamine *f*
i violamina *f*
e violamina *f*
d Echtsäureviolett *n*, L-Ext. Violett 2 *n*, Violamin *n*

7335 VIOLET (adj)
f violet (adj)
i violetto (adj)
e violado (adj)
d violett (adj)

7336 VIRUCIDE AGENT, virulicide agent
f virulicide *m*
i virucido *m*
e virucido *m*
d virustätendes Mittel *m*

VIRULICIDE AGENT, see 7336

VIS. see 7340

VIS VIVA, see 4691

7337 VISCERAL RECEPTOR
f récepteur *m* visceral
i ricevitore *m* viscerale
e receptor *m* visceral
d Eingeweiderezeptor *m*

VISCID, see 1901

VISCOLIZING, see 3773

7338 VISCOMETER, viscosimeter
f viscosimètre *m*
i viscosimetro *m*
e viscosímetro *m*
d Viskosimeter *n*, Viskositätsmesser *m*

7339 VISCOSE SILK
f soie *f* viscose
i seta *f* alla viscosa
e seda *f* viscosa
d Viskosekunstseide *f*, Viskoseseide *f*

VISCOSIMETER, see 7338

7340 VISCOSITY, vis.
f viscosité *f*
i viscosità *f*
e viscosidad *f*
d Viskosität *f*, Zähigkeit *f*

VISCOUS, see 1901

7341 VISCOUS DRAG, viscous resistance
f résistance visqueuse *f*
i resistenza viscosa *f*
e resistencia viscosa *f*
d visköser Widerstand *m*

VISCOUS RESISTANCE, see 7341

7342 VISIBILITY
f visibilité f
i visibilità f
e visibilidad f
d Sicht f, Sichtigkeit f

7343 VISUAL ACUITY
f acuité f visuelle
i acuità f visiva
e agudeza f de la visión
d Sehschärfe f

7344 VISUALISATION
f visualisation f
i visualizzazione f
e visualisación f
d Sichtbarmachen n

7345 VITREOUS (adj)
f vitreux (adj)
i vetroso (adj)
e vidrioso (adj), vítreo (adj)
d glasartig (adj)

7346 VOCATIONAL TRAINING
f formation f professionnelle
i formazione f professionale
e formación f profesional
d Berufsausbildung f

VOID (adj), see 2836

7347 VOLATILE (adj)
f volatile (adj)
i volatile (adj)
e volátil (adj), fugaz (adj)
d flüchtig (adj)

7348 VOLATILE CONSTITUENT,
volatile matter
f substances f pl volatiles
i sostanze f pl volatili
e substancias f pl volátiles
d flüchtige Substanzen f pl

VOLATILE MATTER, see 7348

VOLATILE OIL, see 2898

7349 VOLATILE PRINCIPE
f principe m volatile m
i principio m volatile m
e elemento m volátil
d flüchtiges Prinzip n

7350 VOLATILE SALT
f sel m à respirer
i sale m volatile
e sal m volátil
d Riechsalz n

7351 VOLATILITY
f volatilité f
i volatilità f
e volatilidad f
d Flüchtigkeit f

VOLLEY, see 2480

7352 VOLTAGE
f voltage m
i voltaggio m
e voltaje m
d Spannung (Elekt) m

7353 VOLTMETER
f voltmètre m
i voltametro m, voltmetro m
e voltímetro m
d Spannungsmesser m, Voltmeter n

VOLUME 1°, see 1275

7354 VOLUME 2°
f volume m
i volume m
e volumen m
d Rauminhalt m, Umfang m, Volumen n

7355 VOLUME CONTROL
f réglage m du volume, régulateur m
d'amplification
i controllo m del volume, regolatore m
di volume
e regulación f de volumen, regulador m
de la intensidad de sonido, regulador m
del volumen de sonido
d Lautstärkeregelung f, Lautstärkeregler

VOLUME WEIGHT, see 6448

7356 VOLUMETRIC ANALYSIS
f analyse f volumétrique
i analisi f volumetrica
e análisis m volumétrico
d Volumetrie f, volumetrische Analyse f,
volumetrische Titriermethode f

VOLUMETRIC FLASK, see 3547

7357 VOLUMETRIC SOLUTION/ v.s.
f solution f titrimétrique, solution f
volumétrique
i soluzione f volumetrica
e solución f titrimétrica
d volumetrische Lösung f

7358 VOLUTE SPRING
f ressort *m* conique
i molla *f* a bovolo, molla *f* ād elica conica, molla *f* a spirale conica
e muelle helicoidal cónico *m*
d Kegelfeder *f*, Schneckenfeder *f*

VORTEX CHAMBER, see 6782

7359 VORTEX MIXER
f mélangeur *m* à tourbillonnement
i mescolatore *m* a vortice
e mezclador *m* de turbulencia
d Wirbelmischmaschine *f*

VORTEX MOTION, see 2720

7360 VORTEX SEPARATOR
f séparateur *m* à tourbillonnement
i separatore *m* a vortice
e separador *m* de turbulencia
d Wirbelsichter *m*

VORTICITY, see 7167

V-PAD, see 4504

v.s., see 7357

7361 V-SHAPED DOUBLE CYLINDER MIXER
f mélangeur *m* à double cylindre en V
i mescolatore *m* a doppi cilindri a forma di V
e mezclador *m* a doble cilindros en V
d V-förmiger Doppelzylindermischer *m*

VULCANITE, see 2713

7362 VULCANIZED FIBRE
f fibre *f* vulcanisée
i fibra *f* vulcanizzata
e fibra *f* vulcanizada
d Vulkanfiber *f*

7363 VULCANIZED RUBBER
f gomme *f* vulcanisée
i gomma *f* vulcanizzata
e caucho *m* vulcanizado
d vulkanisiertes Gummi *n*

VURILICIDE AGENT, see 7336

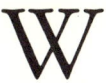

7364 WAFER
f cachet *m*, gaufre *f*
i cialda *f*, ostia *f*
e barquillo *m*, oblea *f*
d Oblate *f*, Waffel *f*

WAGON LOAD, see 1289

7365 WALKING BEAM
f balancier *m*, culbuteur *m*, levier *m* à came
i bilanciere *m*
e balancín *m*
d Schwingbalken *m*

7366 WALL
f mur *m*, paroi *f*
i muraglia *f*, muro *m*, parete *f*
e muro *m*, pared *f*
d Wand *f*, Wandung *f*

7367 WALL SURFACE
f surface *f* des parois, surface *f* pariétale
i superficie *f* delle pareti
e superficie *f* de las paredes
d Wandfläche *f*

7368 WALL THICKNESS
f épaisseur *f* des parois
i spessore *m* della parete
e espesor *m* de la pared
d Wandstärke *f*

WALL-PLUG, see 176

7369 WANDERING
f migration *f*
i migrazione *f*
e desplazamiento *m*
d Wanderung *f*

7370 WARM (adj)
f chaud (adj), tiède (adj)
i caldo (adj)
e caliente (adj)
d warm (adj)

7371 WARPING
f gauchissement *m*, torsion *f*
i distorsione *f*
e abarquillamiento *m*, alabeamiento *m*
d Verwerfung *f*

7372 WASH BOTTLE
f flacon-laveur *m*, pissette *f*
i bottiglia *f* di lavaggio, pissetta *f*, spruzzetta *f*
e matraz *m* de lavado
d Spitzflasche *f*, Waschflasche *f*

7373 WASHABILITY
f lavabilité *f*
i lavabilità *f*
e lavabilidad *f*
d Waschbarkeit *f*

7374 WASHER (packing)
f bague *f* de presse-étoupe, disque *m*, rondelle *f*
i anello *m* di guarnizione, anello *m* premistoppa
e segmento *m* de empaquetadura, aro *m* de junta
d Packring *m*, Packungsring *m*, Unterlagscheibe *f*

WALL-SOCKET, see 176

WAREHOUSE, see 6649

WAREHOUSE WARRANT, see 2292

WARM RESISTANCE, see 3693

WARMED (adj), see 3698

WARMING, see 3701

WARRANTY, see 3603

WASHABLE BASE, see 3825

WASHING (chem), see 2810

WASHING AGENT, see 2369

7375 WASHING MACHINE
f laveuse (machine) *f*, machine à laver *f*
i lavatrice (macchina) *f*
e lavadora (máquina) *f*
d Waschmaschine *f*

7376 WASHING PROCESS, wet process
f voie humide *f*
i via umida *f*
e procedimiento húmedo *m*
d Nass-und-Schlämmverfahren *n*, Nassverfahren *n*

WASHING OUT, see 11

WASHING SOAP, see 2130

WASHING TOWER, see 6511

7377 WASTE
- f déchets *m pl*
- i rifiuti *m pl*
- e rechupe *m*, restos *m pl*
- d Abfall *m*, Abgang *m*

7378 WASTE HEAT
- f chaleur *f* perdue
- i calore *m* perduto
- e calor *m* de escape, calor *m* perdido
- d Abhitze *f*, Abwärme *f*

WASTE IN BURNING, see 3871

WASTE OF MATERIAL, see 4362

WASTE PIPE, see 4928

WASTE WATER, see 6179

7379 WASTER (met)
- f pièce *m* manquée, rebut *m*
- i getto *m* difettoso
- e fundición *f* defectuosa, fundición *f* malograda
- d fehlerhafter Guss *m*, Fehlguss *m*

7380 WATCH GLASS
- f verre *m* de montre
- i vetro *m* d'orologio
- e cristal *m* de reloj
- d Uhrglas *n*

7381 WATER
- f eau *f*
- i acqua *f*
- e agua *f*
- d Wasser *n*

7382 WATER AND MOISTURE PROOF SHEETING
- f feuilles *f pl* imperméables
- i fogli *m pl* impermeabili
- e hojas *f pl* impermeables
- d Dichtungsbahnen *f pl*

7383 WATER BATH
- f bain-marie *m*
- i bagno-maria *m*
- e baño-maria *m*
- d Wasserbad *n*

7384 WATER CHANNEL, water line 1°
- f canal *m* d'eau
- i canale *m* per l'acqua
- e canal *m* de agua
- d Wasserkanal *m*

7385 WATER CIRCULATION
- f circulation *f* d'eau
- i circolazione *f* d'acqua
- e circulación *f* de agua
- d Wasserumlauf *m*

7386 WATER COLUMN
- f colonne *f* d'eau
- i colonna *f* d'acqua
- e columna *f* de agua
- d Wassersäule *f*, WS

7387 WATER DISCHARGE, water drainage, water outlet
- f écoulement *m* de l'eau, évacuation *f* de l'eau
- i scarico *m* d'acqua
- e desagüe *m*, salida *f* de agua
- d Wasserabfluss *m*, Wasserablauf *m*, Wasserabzug *m*

7388 WATER DISTRIBUTION, water supply
- f distribution *f* d'eau
- i approvvigionamento *m* d'acqua
- e abastecimiento *m* de agua, aprovisionamiento *m* de agua
- d Wasserversorgung *f*

WATER DRAINAGE, see 7387

7389 WATER EXTRACTION
- f extraction *f* à l'eau
- i digestione *f* nell'acqua, estrazione *f* nell'acqua
- e extracción *f* por agua
- d Wasserextraktion *f*

7390 WATER ELECTROLYSIS
- f électrolyse *f* de l'eau
- i elettrolisi *f* d'acqua
- e electrólisis *f* de agua
- d Wasserelektrolyse *f*

7391 WATER FEED, water inlet
- f amenée *f* d'eau, arrivée *f* d'eau
- i condotta d'ammissione dell'acqua
- e entrada *f* de agua, suministro *m* de agua
- d Wasserversorgung *f*, Wasserzufluss *m*, Wasserzulauf *m*

WATER FLUSH, see 3289

7392 WATER FOR INDUSTRIAL USE
- f eau *f* industrielle
- i acqua *f* industriale
- e agua *f* industrial
- d Brauchwasser *n*

7393 WATER GAUGE
- f tube *m* de niveau

- i indicatore *m* del livello d'acqua
- e indicador *m* del nivel de agua
- d Wasserstandanzeiger *m*

7394 WATER HARDNESS
- f dureté de l'eau *f*
- i durezza dell'acqua *f*
- e dureza del agua *f*
- d Wasserhärte *f*

7395 WATER IN OIL EMULSION, w/o emulsion
- f émulsion eau/huile
- i emulsione A/O, emulsione *f* acqua in olio
- e emulsión *f* A/O, emulsión *f* agua en aceite
- d Wasser-in-Öl Emulsion *f*

WATER INLET, see 7391

7396 WATER JACKET
- f chemise *f* d'eau, enveloppe *f* d'eau
- i camicia d'acqua *f*, fasciame *m* d'acqua
- e camisa *f* de agua
- d Kühlmantel *m*, Wassermantel *m*

WATER JET PUMP, see 306

7397 WATER LEVEL, water line 2°
- f niveau *m* d'eau
- i livella *f* d'acqua
- e nivel *m* del agua
- d Pegelstand *m*

WATER LINE 1°, see 7384

WATER LINE 2°, see 7397

7398 WATER MAIN, water piping
- f conduite *f* d'eau
- i acquedotto *m*, condotta *f* dell'acqua, conduttura *f* dell'acqua
- e cañería *f* de agua
- d Wasserleitung *f*

7399 WATER MISCIBILITY
- f miscibilité *f* à l'eau
- i miscibilità *f* con acqua
- e miscibilidad *f* con agua
- d Wassermischbarkeit *f*

7400 WATER NUMBER
- f coefficient *m* d'absorption d'eau
- i numero *m* d'acqua
- e indicio *m* de agua
- d Wasserindex *m*

7401 WATER OF CRYSTALLISATION
- f eau *f* de cristallisation
- i acqua *f* di cristallizzazione
- e agua *f* de cristalización
- d Kristallwasser *n*

WATER OUTLET, see 7387

WATER PIPING, see 7398

WATER PRESSURE, see 3834

WATER SEPARATOR, see 6597

WATER SOFTENER, see 6404

7402 WATER SOFTENING
- f adoucissement *m* (de l'eau)
- i addolcimento *m* d'acqua
- e endulzamiento *m* del agua
- d Wasserenthärtung *f*

WATER SOLUBLE (adj), see 3832

WATER SUPPLY, see 7388

WATER TRAP, see 6597

7403 WATER TURBINE
- f turbine *f* hydraulique
- i turbina *f* idraulica
- e turbina *f* hidráulica
- d Wasserturbine *f*

WATERLESS (adj), see 456

7404 WATERPROOF (adj), watertight (adj)
- f imperméable à l'eau
- i stagno all'acqua
- e a prueba de agua, impermeable al agua
- d wasserdicht (adj)

7405 WATER-REPELLING
- f hydrophobe (adj)
- i idrofugo (adj)
- e hidrófugo (adj)
- d hydrophob (adj), wasserabstossend (adj), wasserabweisend (adj)

WATERTIGHT (adj), see 7404

WATERY (adj), see 568

7406 WATTAGE (electr)
- f puissance *f* en watts, wattage *m* (élect)
- i potencia *f* in watt
- e energía *f* vatimétrica
- d Leistungsenergie *f* (in Watt)

WATT-HOUR METER, see 2856

WATTLE, see 3798

7407 WATTMETER
f voltampèremètre *m*, wattmètre *m*
i wattmetro *m*
e vatímetro *m*, watímetro *m*
d Leistungszeiger *m*, Wattmeter *n*

7408 WAVE
f onde *f*
i onda *f*
e onda *f*
d Welle *f*

7409 WAVE LENGTH
f longueur *f* d'onde
i lunghezza *f* d'onda
e longitud *f* de onda
d Wellenlänge *f*

WAVED, see 1634

7410 WAVY (adj)
f ondulé (adj)
i ondulato (adj)
e ondulado (adj)
d wellig (adj)

WAX, see 1419

7411 WAXED (adj)
f ciré (adj)
i incerato (adj)
e encerado (adj)
d gewachst (adj)

7412 WAXY (adj)
f cireux (adj)
i cereo (adj)
e ceráceo (adj), ceroso (adj)
d wachsartig (adj), wachsig (adj)

7413 WAY
f trajectoire *f*, course *f*, voie *f*
i guida *f*, via *f*
e camino *m*, paso *m*, rumbo *m*, ruta *f*, vía *f*
d Bahn *f*, Weg *m*

7414 W.C.C., well-closed container
f récipient *m* bien fermé
i recipiente *m* ben chiuso
e envase *m* bien cerrado
d dicht geschlossener Behälter *m*

7415 WEAK ACID
f acide *m* faible
i acido *m* debole
e ácido *m* débil
d schwache Säure *f*

7416 WEAK DOSIS
f dose *f* faible
i dose *f* piccola
e dosis *f* baja
d niedrige Dosis *f*, schwache Dosis *f*

7417 WEAK GAS
f gaz *m* pauvre
i gas *m* povero
e gas *m* pobre
d Schwachgas *n*

7418 "WEAK POINT" AMPUL
f ampoule *f* à col traité, ampoule *f* autocassable
i fiala *f* a fragilità controllata, fiala *f* con linea di prerottura
e ampolla *f* con línea de prerotura, ampolla *f* de fragilidad controlada
d Knickampulle *f*

WEAK SOLUTION, see 2448

7419 WEAN (s), weanling
f enfant *m* ou animal *m* sevré
i bambino *m* o animale *m* svezzato
e destetado *m*
d abgesetztes Kind *n* oder Tier *n*

7420 WEANING
f sevrage *m*
i slattamento *m*
e ablactación *f*, destete *m*
d Ablaktation *f*, Abstillung *f*

WEANLING, see 7419

7421 WEAR
f usure *f*
i logoramento *m*, usura *f*
e desgaste *m*
d Abbrauch *m*, Abnutzung *f*, Verschleiss *m*

WEAR AND TEAR, see 3386

7422 WEAR RESISTANCE
f résistance *f* à l'usure
i resistenza *f* all'usura
e resistencia *f* al desgaste
d Verschleissfestigkeit *f*, Verschleisswiderstand *m*

WEARING OUT, see 3386

7423 WEAVING
f tissage *m*
i tessitura *f*
e tejeduría *f*
d Weben *n*, Weberei *f*

7424 WEB
- f bande *f* continue de papier
- i nastro *m* continuo di carta
- e tira *f* continua de papel
- d endlose Bahn *f* (Papier)

7425 WEDGE
- f clavette *f*, coin *m*
- i cuneo *m*
- e calce *m*, cuña *f* de partir
- d Spaltkeil *m*, Stellkeil *m*

7426 WEDGWOOD CUP
- f capsule *f* en grès
- i capsula *f* gres
- e cápsula *f* de gres
- d Steingutschale *f*

WEIGH FEEDER, see 2574

7427 WEIGH-FEEDING
- f alimentation *f* pondérale
- i alimentazione *f* ponderale
- e alimentación *f* ponderal
- d Gewichtsdosierung *f*

7428 WEIGHING BURETTE
- f burette *f* de pesée
- i buretta *f* tarata
- e bureta *f* por pesada, probeta *f* por pesada
- d Wägebürette *f*

7429 WEIGHT
- f poids *m*
- i peso *m*
- e peso *m*
- d Gewicht *n*

WEIGHT REDUCING, see 2811

7430 WEIGHTED SAMPLE
- f pesée *f* d'essai
- i pesata *f*
- e pesada *f*
- d eingewogene Menge *f*, Einwaage *f*

7431 WEIGHT-IN-VOLUME, weight-to-volume, W/v
- f poids-volume *m*
- i peso-volume *m*
- e peso-volumen *m*
- d Gewicht-Volumen *n*

WEIGHT-TO-VOLUME, see 7431

WELD, see 4109

WELD LINE, see 3268

7432 WELD MARK
- f ligne *f* d'accolement, ligne *f* de soudure
- i linea *f* di saldatura
- e línea *f* de soldadura
- d Kaltschweissstelle *f*, Schweisslinie *f*

WELD SEAM, see 3268

WELDING, see 6410

7433 WELDING BURNER
- f chalumeau *m* découpeur, chalumeau *m* soudeur
- i becco *m* saldatore, cannello *m* per saldare, ferruminatoio *m*
- e soplete *m* cortante, soplete *m* oxhídrico, soplete *m* oxiacetelénico, soplete *m* para soldar
- d Schneidebrenner *m*, Schweissbrenner *m*

7434 WELDING GUN
- f chalumeau *m*, pistolet *m* à souder
- i cannello *m* per saldare
- e pistola *f* de soldar
- d Schweisspistole *f*

WELL WATER, see 559

WELL-CLOSED CONTAINER, see 7414

7435 WELT
- f couvre joint *m*, trépointe *f*
- i coprigiunto *m*
- e costola *f*, risvolto *m* de lamiera
- d Rollrand *m*

7436 WESTPHAL'S BALANCE
- f balance *f* densimétrique de Mohr
- i bilancia *f* idrostatica di Westphal
- e balanza *f* de Mohr-Westphal
- d Mohr-Westphalsche Waage *f*

7437 WET (adj)
- f humide (adj), mouillé (adj)
- i bagnato (adj), umettato (adj), umido (adj)
- e húmedo (adj), mojado (adj)
- d feucht (adj), nass (adj)

7438 WET GRANULATE
- f granulé *m* par voie humide
- i granulato *n* ad umido
- e granulado *m* por vía húmeda
- d Feuchtgranulat *n*

7439 WET GRANULATOR
- f granulateur *m* par voie humide
- i granulatore *m* ad umedo
- e granulador *m* para húmedo
- d Feuchtgranulierer *m*

7440 WET GRINDING
f broyage *m* humide
i macinazione *f* ad umido
e amolado *m* en mojada
d Nassvermahlung *f*

WET PROCESS, see 7376

7441 WET SPRAY
f pulvérisation *f* humide
i spruzzo *m* bagnato
e pulverización *f* húmeda
d nasse Versprühung *f*

7442 WETTABILITY
f mouillabilité *f*
i bagnabilità *f*, umettabilità *f*
e humectabilidad *f*
d Benetzbarkeit *f*

WETTER, see 2180

7443 WETTING
f mouillage *m*
i umidificazione *f*
e humectación *f*, humectancia *f*
d Benetzung *f*

7444 WETTING AGENT
f mouillant (agent) *m*
i imbibente *m*
e humectante (agent) *m*
d Netzmittel *n*

7445 WETTING SPEED
f vitesse *f* d'humidification
i velocità *f* d'umidificazione
e velocidad *f* de humidificación
d Benetzungsgeschwindigkeit *f*

WHALE OIL, see 976

WHEALING AGENT, see 7318

7446 WHEAT STARCH
f amidon *m* de blé, amidon *m* de froment
i amido *m* di frumento
e almidón *m* de trigo, fécula *f* de trigo
d Amylum *m* Tritici, Weizenstärke *f*

7447 WHEEL
f roue *f*
i ruota *f*
e rueda *f*
d Rad *n*

WHEEL BRUSH, see 5904

WHEEL NAVE, see 3793

WHEN NECESSARY, see 5466

7448 WHIRL BED
f lit *m* d'air, lit *m* de turbulence
i letto *m* di turbolenza
e lecho *m* de turbulencia
d Wirbelbett *n*

WHIRLING, see 6783

WHIRL-SINTERING, see 3282

7449 WHITE (adj)
f blanc (adj)
i bianco (adj)
e blanco (adj
d weiss (adj)

WHITE BEES' WAX, see 935

WHITE BOLE, see 1006, 1501

WHITE MINERAL OIL, see 3711

WHITE PETROLATUM JELLY, see 2109

WHITE SOFT PARAFFIN, see 2019

7450 WHITE SOLID PARAFFIN
f paraffine *f* solide blanche
i paraffina *f* solida bianca
e parafina *f* solida blanca
d Gatsch *m*

WHITE VASELINE, see 2019

7451 WHITE VITRIOL, zinc sulfate
f sulfate *m* de zinc, vitriol *m* blanc
i vetriolo *m* bianco (di zinco)
e sulfato *m* de cinc, vitriolo *m* blanco
d weisses Vitriol *n*, Zinksulfat *n*, Zinkvitriol *n*

WHITE WAX, see 935

WHIRRER, see 1416

WHOLESALE ARTICLE, see 4491

7452 WHOLESALE PRICE
f prix *m* de gros
i prezzo *m* all'ingrosso
e precio *m* de mayor
d Engrospreis *m*

whse, see 6649

WICK, see 4537

WICKER BOTTLE, see 1303

7453 WIDE MOUTHED BOTTLE, wide neck flask
f flacon *m* à col large, flacon *m* à large goulot
i bottiglia *m* a bocca larga, bottiglia *f* da collo largo
e botella *f* de cuello ancho, frasco *m* de gollete ancho
d Maulaffe *m*, Weithalsflasche *f*

WIDE NECK FLASK, see 7453

7454 WIDENING
f élargissement *m*
i allargamento *m*
e ensache *m*
d Ausweitung *f*, Verbreiterung *f*

7455 WIDTH
f largeur *f*
i larghezza *f*
e anchura *f*
d Breite *f*, Weite *f*

7456 WIDTH OF MESH
f grandeur *f* des mailles, largeur *f* des mailles
i apertura *f* delle maglie
e abertura *f* de mallas, tamaño *m* de mallas
d Maschengrösse *f*, Maschenweite *f*

WILKINITE, see 875

WIMBLE, see 678

7457 WINCH, windlass
f cric *m*, treuil *m*
i verricello *m*
e cabrestante *m*, gato *m*, torno *m*
d Winde *f*, Windwerk *n*

WINCHESTER, see 5657

7458 WIND, TO, wind up, to
f embobiner (v), enrouler (v)
i arrotolare (v)
e enrollar (v)
d aufwickeln (v), wickeln (v)

WIND UP, TO, see 7458

WINDER, see 5703

WINDLASS, see 7457

7459 WINDOW DISPLAY
f étalage *m*
i vetrina *f* d'esposizione
e escaparate *m*
d Ladenfenster *n*, Schaufensterauslage *f*

7460 WINDOW GLASS
f verre *m* à vitre
i vetro *m* da finestre
e vidrio *m* para vidrieras
d Fensterglas *n*, Scheibenglas *n*

7461 WIND-SOCK, wind-stocking (aer)
f manche *f* à air
i manica *f* a vento
e manguera *f* de ventilación
d Windsack *m*

WIND-STOCKING (aer), see 7461

WINE LEES, see 581

7462 WINE RED
f lie *f* de vin (couleur)
i rosso vino (adj), vinato (adj)
e borravino (adj), vinoso (adj)/de color del vino
d weinrot (adj)

7463 WINE VINEGAR
f vinaigre *m* de vin
i aceto *m* di vino
e vinagre *m* de vino
d Weinessig *m*

A WINEGLASS, see 2160

WING, see 922

WING SCREW, see 7000

WINGED NUT, see 1173

WINGED SCREW, see 7000

WIPER, see 1246

7464 WIRE
f fil *m* de fer, fil *m* métallique
i filo *m* metallico
e alambre *m*, hilo *m* metálico
d Draht *m*

WIRE BASKET, see 6658

7465 WIRE CLOTH, wire gauze
f toile *f* métallique
i tela *f* metallica
e tela *f* metálica
d Drahtgaze *f*, Drahtgewebe *n*, Metallgaze *f*

WIRE GAUGE, see 6563

WIRE GAUGE, see 7465

WIRE NETTING, see 4568

7466 WIRE RECORDER
f enregistreur *m* sur fil
i registratore *m* sul filo
e registrador *m* sobre hilo
d Drahttongerät *n*

7467 WIRE SCREEN, wire sieve
f tamis *m* métallique
i rete *f* metallica, staccio *m* metallico
e criba *f* metálica, tamiz *m* metálico
d Drahtsieb *n*

WIRE SIEVE, see 7467

7468 WIRE SPIRAL
f serpentin *m* métallique, spirale *f* métallique
i spirale *f* di filo di ferro
e espiral *f* de alambre
d Drahtspirale *f*

WIRE STRAINER, see 6658

7469 WIRING DIAGRAM
f schéma *m* de connexion
i diagramma *m* delle inserzioni, schema *m* delle connessioni
e dibujo *m* de las conexiones
d Schaltschema *n*

WITHDRAW, TO, see 5754

WITHDRAWAL, see 5753

WITHOUT STAGES, see 1926

W/O EMULSION, see 7395

WOLFRAM STEEL, see 7161

WOLFRAMIC ACID, see 7162

7470 WOOD
f bois (materiaux) *m*
i legno *m*, legnamo *m*
e madera *f*
d Holz *n*

7471 WOOD CELLULOSE
f cellulose *f* de bois, lignine *f*, lignocellulose *f*
i cellulosa *f* di legno, lignina *f*
e celulosa *f* de madera, lignina *f*, lignocelulosa *f*
d Holzstoff *m*, Holzzellstoff *m*, Lignin *f*

7472 WOOD FIBRE
f fibre *f* de bois, laine *f* de bois
i fibra *f* di legno, lana *f* di legno
e fibra *f* de madera, lana *f* de madera
d Holzfaser *f*, Holzwolle *f*

WOOD OIL, see 765

7473 WOOD STAND
f support *m* de bois
i sopporte *m* di legno
e pie *m* de madera
d Holzfuss *m*

7474 WOOD SUGAR, xylose
f sucre *m* de bois, xylose *m*
i xilosio *m*
e xilosa *f*
d Holzzucker *m*, Pentosezucker *m*, d-Xylose *m*

WOOD TAR, see 6632

WOOD VINEGAR, see 5563

7475 WOODEN MORTAR
f mortier en bois *m*
i mortaio di legno *m*
e almirez de madera *m*
d Holzmörser *m*

WOOD-PULP PAPER, see 1396

WOODY (adj), see 4288

7476 WOOL
f laine *f*
i lana *f*
e lana *f*
d Wolle *f*

WOOL FAT, see 187

WORK, TO, see 3025

WORK, see 4162

WORK BENCH, see 4165

WORK TABLE, see 4165

WORKING, see 3651

7477 WORKING CAPITAL
f capital *m* d'exploitation, fond *m* de roulement
i capitale *m* circolante, capitale *m* liquido
e capital *m* circulante
d Betriebsvermögen *n*

WORKING CONNECTIONS, see 6162

WORKING COST, see 2024

WORKING CYCLE, see 146

WORKING INSTRUCTIONS *pl*, see 4890

WORKING METHOD, see 5469

WORKING POINT, see 5262

7478 WORKING SPEED
f vitesse *f* de régime, vitesse *f* de travail
i velocità *f* di lavoro
e velocidad *f* de trabajo
d Arbeitsgeschwindigkeit *f*

WORKING TIME, see 5953

WORKING UP, see 5470

7479 WORKSHOP
f atelier *m*
i stabilimento *m*
e taller *m*
d Werkstatt *f*, Werkstelle *f*

WORM, see 2852

WORM CONVEYOR, see 574

7480 WORM CRUSHER
f broyeur à vis sans fin *m*
i frantoio a vite senza fine *m*
e quebrantadora de tornillos sinfín *f*
d Schneckenbrecher *m*, Scheckenräderbrecher *m*

WORM GEAR, see 3717

7481 WORM IMPELLER
f commande *f* par vis sans fin
i impulsore *m* elicoidale
e accionamiento *m* por tornillo sinfín
d Schneckenantrieb *m*

7482 WORM SHAFT
f axe d'une vis sans fin *m*
i asse a vite senza fine *m*
e eje helicoidal *m*
d Schneckenachse *f*

WORM SPRING, see 1621

WORMGUT, see 1362

7483 WORT
f moût *m*
i mosto *m* (di birra)
e caldo *m*, cebada *f* macerada
d Maische *f*

WORT PUMP, see 1559

7484 WOUND HEALING
f cicatrisation d'une plaie *f*
i cicatrizzazione d'una *f* ferita
e curación de una herida *f*
d Wundheilung *f*

7485 WOVEN WIRE CLOTH
f toile *f* métallique
i rete *f* metallica
e tela *f* metálica
d Drahtgewebe *n*

7486 WRAP, TO
f emballer (v), empaqueter (v), envelopper (v), faire (v) un paquet
i avviluppare (v), fasciare (v), involtare (v)
e embalar (v), empaquetar (v), envolver (v)
d einwickeln (v)

7487 WRAPPING
f emballage *m*
i imballaggio *m*
e embalaje *m*
d Verpackung *f*

7488 WRINGBOLT
f serre-joint *m*
i morsetto *m* a vite
e cárcel *m*, cepo *m* de tuerca, tornillo *m* de sujeción
d Schraubzwinge *f*

7489 WRINGER
f essoreuse *f*
i strizzatore *m*
e retorcedera *f*
d Auswindmaschine *f*

WRINKLE, see 2069

7490 WRINKLE PAINT, wrinkling varnish
f vernis *m* à rides
i vernice *f* con effetto raggrinzante
e barniz *m* rizada
d Runzellack *m*, Kräusellack *m*, Schrumpflack *m*

WRINKLING, see 2077

WRINKLING VARNISH, see 7490

7491 WRONG (adj)
f faux (adj), inapproprié (adj)
i falso (adj), improprio (adj)
e falso (adj), inoportuno (adj)
d falsch (adj), unpassend (adj)

W/V, see 7431

X

7492 XANTHENE DYESTUFF
f colorant *m* xanthénique
i colorante *m* xantenico
e colorante *m* xanténico
d Xanthenfarbe *f*

7493 XANTHENOL, xanthydrol
f xanthanol *m*, xanthydrol *m*
i xantanolo *m*
e xantanolo *m*, xanthidrolo *m*
d Xanthydrol *n*

XANTHOPHYL, see 2440

XANTHYDROL, see 7493

X-RAYS, see 1366

7494 XYLANE
f gomme *f* de bois, xylane *m*
i xilano *m*
e xilano *m*
d Holzgummi *m*, Xylan *n*

XYLOSE, see 7474

Y

7495 Y-BRANCH
f bifurcation *f* "culotte" *f*
i tubo *m* diramato ad Y
e tubo *m* en horquilla
d Hosenrohr *n*

7496 YEAST
f levure *f*
i lievito *m*
e levadura *f*
d Hefe *f*

7497 YELLOW (adj)
f jaune (adj)
i giallo (adj)
e amarillo (adj)
d gelb (adj)

7498 YELLOW AMBER
f ambre *m* jaune, karabé *m*
i ambra *f* citrina, ambra *f* flava, ambra *f* fossile, ambra *f* gialla, karabé, succino *m*
e ámbar *m* (amarilla), sucino *m*
d Agtstein *m*, Bernstein *m*, Succinum *n*

YELLOW BEESWAX, see 1420

7499 YELLOW DISCOLORATION
f jaunissement *m*
i ingiallimento *m*
e amarilleo *m*
d Vergelbung *f*

YELLOW PETROLATUM, see 381

YELLOW PRUSSIATE OF POTASH, see 5323

YELLOW RESIN, see 7

YELLOW SOFT PARAFFIN, see 381

YELLOW WAX, see 1420

7500 YIELD
f quantité *f* produite, récolte *f*, rendement *m*
i rendimento *m*, rendita *f*, resa *f*
e cosecha *f*, rédito *m*, rendición *f*, rendimiento *m*
d Ausbeute *f*, Ausbringen *n*, Ertrag *m*, Leistung *f*, produzierte Menge *f*

7501 YIELD POINT, yield value
f limite *f* apparente d'elasticité, limite *f* d'écoulement
i carico *m* di snervamento, limite *m* di snervamento, limite *m* di stiramento
e límite *m* de alargamiento, límite *m* de estirado, límite *m* de resistencia a la tracción
d Fliessgrenze *f*, Streckgrenze *f*

YIELD STRENGTH, see 6676

YIELD VALUE, see 7501

7502 YPERITE
f ypérite *f*
i iperite *f*
e gas *m* de mostaza, yperita *f*
d Lost *m*, Senfgas *n*, Yperit *n*

Z

ZEGOMA OIL, see 5110

7503 ZEIN
f gluten de maïs *m*, maïssine *f*, zeine *f*
i maisina *f*
e maizeina *f*, zeina *f*
d Zein *n*

7504 ZERO
f zéro *m*
i zero *m*
e cero *m*
d Null *f*, Nullwert *m*

ZERO ADJUSTMENT, see 3970

7505 ZERO LINE
f ligne *f* du zéro
i linea *f* di base, linea *f* neutra
e línea *f* cero, línea *f* neutra
d Null-Linie *f*, Nullinie *f*

ZERO POSITION, see 4769

ZERO SETTING, see 3970

ZETA POTENTIAL, see 2785

7506 ZINC
f zinc *m*
i zinco *m*
e cinc *m*, zinc *m*
d Zink *n*

7507 ZINC PLATE
f feuille *f* de zinc
i lastra *f* di zinco
e hoja *f* de cinc
d Zinkplatte *f*

ZINC SULFATE, see 7451

FRANÇAIS

"à ne délivrer que sur ordonnance" 4877
a.a. 1
abaissement 2234, 4377
- du point de congélation 3378
abaisser 2349
abandonner 2
abattement 348
abattoire 6329
abduction 4
aberration 5
- chromatique 1527
- chromosomale 1531
abiétine 8
ablation 5753
ablution 11
abolition 14
abondance 60
abondant 61
abord 545
abortif 15
aboutement 63, 1176
abrasif 17
abri de la lumière, à l' 5209,6230
- de secousses, à l' 7323
- de vibrations, à l' 7323
abroger 1258
abrupt 25
abscisse 28
absence de fièvre, en l' 27
absolu 29
"absolue" des concrètes 30
absorbabilité 38
absorbant 40
absorber 37
absorbeur 40
absorption 44, 7235
- d'oxygène 4979
- de chaleur 3684
- de la lumière 52
absorptivité 39
abus de confiance 62
accélérateur 73
- de particules 5026
accélération 72
- centrifuge 1407
- normale 4803
- uniforme 7208
accéléré 66
acceptation d'une convention 74
accepteur 78
accès 79
accessibilité 80
accession 81
accessoire 535
accessoires 82
accident (dû à un médicament) 6268
accidentel 85, 232, 3359
acclimatation 89
accommodation 90
accompagnement 91
accomplissement 92, 109
accord 93, 94
accorder un brevet 3555
accouplement 2047, 4505
- à griffes 2558
accoupler 4501
accoutumance 89, 172, 3624
accroche-carotte 6528

accroissement 98
accumulation 99
accusé de réception 136
acellulaire 1389
acétaldéhyde 104
acétate basique de cuivre 247
- d'aluminium 361
- d'ammonium 392
- d'isoamyle 429
- de calcium 1201
- de cellulose 1392
- de magnésium 4418
- de potassium 5304
- neutre de cuivre 1976
acétophtalate de cellulose 1393
aceto-tartrate d'aluminium 362
achat 5544
achèvement 1808
aciculaire 111
acide 112
- abiétique 6
- acétique 106
- acétique glacial 3491
- acétoacétique 108
- adipique 197
- allocinnamique 342
- allophanique 345
- aminé 386
- aminoacétique 387
- aminobutyrique 388
- amino-éthylsulfonique 389
- anhydre 457
- antimonique 508
- aromatique 589
- arsénieux 601
- arylbutyrique 614
- aurichlorhydrique 1514
- azothydrique 3806
- azotique 718
- benzène-hexacarboxylique 4545
- benzène-sulfonique 5148
- benzylacétique 3811
- bibasique 2400
- biliaire 892
- binaire 900
- bromhydrique 3808
- bromique 1100
- bromoacétique 1104
- bromoisobutyrique 1103
- bromostannique 1105
- butanoïque 1179
- butyrique 1179
- camphorique 1251
- caprique 1284
- caproïque 1178
- caprylique 1285
- carbamyl-carbamique 345
- carbonique 1296
- carboxylique 1301
- carminique 1313
- carthamique 1322
- cérotique 1426
- cétonique 4131
- chloreux 1519
- chlorhydrique 1505, 3810
- chlorique 1506
- chloroacétique 1513
- chlorocinnamique 1515
- chloromalique 1516

acide chlorostannique 1518
- cinnamique 1547
- cinnamyl-acétique 1546
- citrique 1564
- cocinique 1671
- colophanique 6
- coménique 1775
- cyanacétique 2159
- cyanhydrique 3812
- cyclogéranique 2167
- de Caro 1315
- de Liebermann 342
- décane 2211
- décanedioïque 2211
- décylique 1284
- déhydroacétique 2276
- dehydromucique 2277
- des tonneaux 2388
- dextrogyre 2385
- dibasique 2400
- dibromoacétique 2401
- dibromocinnamique 2402
- dibromosuccinique 2403
- dichloroacétique 2404
- dichlorosuccinique 2405
- diéthylacétique 2422
- digallique 3428, 6822
- dilué 2447
- diméthylsuccinique 2452
- diméthyltartrique 2453
- dioxyphényl acétique 2455
- dioxysuccinique 2456
- dithionique 2543
- élaïostéarique 2793
- éthanolsulfonique 3836
- éthylmalonic 2916
- ethylsulfurique 2917
- eugénique 2919
- faible 7415
- ferrique 3088
- ferrocyanhydrique 3098
- fluorhydrique 3285, 3813
- fluoroacétique 3287
- fluosilicique 3288
- formique 3354
- fortement concentré 3745
- fulminique 3410
- fumant 3414
- furanne-carboxylique 3419
- furfurane-dicarbonique 2277
- furoïque 3419
- gallique 3429
- gallotannique 3428
- glutarique 3528
- gras 3056
- gras libre 3092
- gras polyénique 5274
- gras polysaturé 5274
- guanidino-acétique 3534
- hexadécylique 1433
- n-hexylique 1178
- hexylsulfurique 3729
- homotoluique 3811
- hydrocinnamique 3811
- hydrosulfurique 6724
- hypo-azoteux 3852
- hypoazotique 3851
- hypo-bromeux 3845
- hypochloreux 3846
- hypo-iodeux 3850

acide hypo-nitreux 3852
- hypophosphoreux 3854
- hypophosphorique 3853
- hyposulfurique 2543
- hyposulfureux 3856
- indole-acétique 3940
- indole-butyrique 3941
- indoxylsulfurique 3942
- iodhydrique 3807
- iodique 4065
- iodoacétique 4069
- iodocinnamique 4070
- ipoméique 2211
- iséthionique 389, 3836
- isoamylacétique 4083
- isoamylsulfurique 4084
- isobutyrique 4085
- isocitrique 4086
- isosuccinique 4087
- kermésique 4130
- lactique 4174
- lactique droit 2387
- lévogyre 4258
- lévulinique 4261
- linoléique 4318
- α-lipoïque 4324
- malique 4448
- mandélique 4455
- manganeux 4462
- manganique 4461
- mellique 4545
- mellitique 4545
- mesotartrique 4564
- métasaccharique 4572
- methylstannique 4584
- molybdique 4688
- monobasique 4694
- monobromoacétique 4695
- monochloracétique 4696
- monopersulfurique 1315
- mucique 4722
- naphtalène-sulfonique 4750
- naphtylacétique 4751
- nitreux 4787
- nitrique 718
- nitrosulfurique 4785
- nitrosylsulfurique 4786
- non-saturé 7225
- oléique 4873
- oxalacétique 4964
- oxalique 4965
- oxybutyrique 4974
- oxysulfurique 4981
- palmitique 1433
- paralactique 2387
- paramélique 1775
- parathronique 2917
- pectique 5068
- peracétique 5088
- perazotique 5125
- perborique 5091
- perchlorique 5095
- perdisulfurique 5192
- performique 5107
- périodique 5112
- permanganique 5117
- pernitrique 5125
- persulfurique 1315, 5129
- phénique 1295
- phenylacétique 5150

acide phénylacétocarbonique 5151
- phénylacrylique 1547
- phénylactique 5155
- phénylbutyrique 5152
- phénylcinnamique 5154
- phénylglycolique 4455
- phénylsulfurique 5149
- phénylsulfureux 5148
- phosphoreux 5157
- picrique 1293
- pinique 5180
- pivalique 5207
- platichlorhydrique 1520
- platine-IV-chlorhydrique 1520
- plombique 5252
- polybasique 5273
- propylsuccinique 5504
- prussique 3812
- pur 5545
- pyrogallique 5560
- pyroligneux 5563
- pyromucique 3419
- pyrosulfurique 2542
- pyrotartrique 3528
- pyruvique 5566
- résinique 6
- rhodanique 3817
- ricinoléique 5858
- saccharique 3524
- saccharolactique 4722
- salicylique 5978
- sarcolactique 2387
- saturé 5999
- sébacique 2211
- sélénieux 6092
- silicique 6285
- silicofluorhydrique 3831
- stannique 6568
- stéarique 6600
- subérique 6693
- succinique 6699
- sulfhydrique 3835
- sulfindigotique 3937
- sufoacétique 6717
- sulfocarbonique 6718
- sulfochromique 1532
- sulfocinnamique 6719
- sulfocyanique 3817
- sulfonaphtalique 6721
- sulforicinique 1355
- sulfovinique 2917
- sulfureux 6729
- sulfurique 4858
- sulfurique fumant 3415
- tannique 6822
- tartrique 2456
- tartrique droit 2388
- tartrique lévogyre 4260
- tartrique racémique 5594
- taurocholique 1522
- tellureux 6870
- tellurique 6868
- ternaire 6898
- thiocarbonique 6718
- thioctique 4324
- thiocyanique 3817
- thiostannique 6974
- thiosulfurique 3856
- trichloracétique 7118
- trichlorbutyrique 7119

acide trifluoroacétique 7120
- triméthylacétique 5207
- trinitroacétique 7129
- tungstique 7162
- uréidoformique 345
- urique 7239
- valérianique 7266
- valérique 7266
- vinylacétique 7333
acidification 127
acidimétrie 128
acidité 129
acidorésistance 116
acidulation 132
acier 6601
- au chrome 1530
- au chrome-nickel 4774
- au creuset 2100
- au tungstène 7161
- chromé 1530
- inoxydable 6551
- moulé 1343
- raffiné 350
à-coup 4102, 6760
acquisition 139, 5544
acte 5676
actif 151
actinomètre 144
action 145
- bactériostatique 732
- capillaire 1277
- d'absorber 7235
- de cisaillement 6200
- déclenchante 7122
- de diaphragmer 6033
- de fixer 7235
- échelonnée 6607
- émétisante 2826
- fugace 6243
- protectrice 5508
- purgative 5547
- rapide 5582
- retardée 2280
- secondaire 6067
- tardive 254
actionnement 163, 1776, 2633
actionner 4885
activation 148
- photique 5158
activé 147
activité 156
- antioxydante 510
- impulsive 3907
acuité 165
- visuelle 7343
acyclique 168
acyle 120
adaptateur 2997
adaptation 90, 172, 4500
adapter 171
adapteur 173
additif 202, 203
- alimentaire 3328
addition 181, 893
-(math.) 6732
- d'un supplément 6743
additionnel 202
adéquat 5498
adhérence 190, 5161
- (mec.) 191

adhérent 192
adhésif en feuille 193
adhésion 5161
adhésivité 196
adiabate 2142
adipocire 1432
    198
adjacent 200, 7329
adjonction 203
adjuvant 83, 211
administration d'un médicament
    212
admis 218
admission 214
- de vapeur 6590
admittance 217
admixtion 219
adoption 220
adoucissage 4198
adoucissant 6404
adoucissement 6777
- (de l'eau) 7402
adoucisseur 2830
adraganthe (gomme) 3536
adsorbant 222
adsorbat 221
adsorption 223
adultérant 226
adultération 227
adventice 232
aérosol 244
aerugo 247
affermage 3046
affinage 3172
affinité 249
- tissulaire 7028
affrétage 3380
agar-agar 259
agate 263
agence 268
agencement 3193
agenda 4116
agent (chim) 269
- (dépositaire) 3030
- anti-adhésif 485
- "antifriction" 498
- anti-mousse 497
- antistatique 519
- d'apprêt 3177
- d'endormissement (médicament) 3843
- d'oxydation 4969
- de blanchiment 1086
- de conservation 5415
- de coulance 3272
- de coulance (d'un granulé)
    3519
- de démoulage 4656
- de dispersion 2508
- de fusion 3424
- de polissage 5270
- de prise 3481
- de remplissage 3114
- de séparation 4656
- de solubilisation 6420
- de suspension 515
- de tannage 6824
- de facilitant la résorption
    5794
- propulseur 5497

agent réceptionnaire 6922
- tensio-actif 6759
agglomération 272
aggloméré 270
agglutination 273, 1198
agiter 275
agitateur 277
- contrerotatif 2588
- magnétique 4426
- mécanique 6624
- oscillant 1917
agitation 276, 6623
- à l'air 320
agrafage 6575
agrafe 6573
agrandissement 2864
- (microsc.) 4428
agréable 5247
agrégation 274
agrément 93
agression 6671
aigre (goût) 103
aigu 5264
aiguille 4761
- (d'injection) 4819
- à injection 1267
- d'une balance 7041
- de pénétration 5081
- de tuyère 4819
aile 921, 922, 6485
aimant 4344
air 280
- comprimé 1819
- de circulation 313
- extérieur 652
aire 576
ajournement 201
ajouter 169
ajustable 204
ajustage 210, 3191
ajustement 172
ajuster 171
ajutage de Pitot 5205
alambic 6617
- à compression 1836
album ceti 1432
albumine 322
alcalin 337
alcalino-résistant 5788
alcalino-terre 338
alcali-résistance 336
alcaline 324
alcool absolu 31
- amylique brut 3083
- dénaturé 2314
- éthylique 2911
- méthylique 4580
- monovalent 4697
- polyvalent 5275
- tertiaire 6904
alcoolat 326
alcoolature 327
alcoomètre 328
aldéhyde éthylique 104
alésage 1014
- diagonal 2389
- droit 6652
- normal 6555
alésoir 5660
alignement concentrique 1840

aliment 331, 3327
alimentateur 3073
- à plateau tournant 5837
- concasseur 1071
- goutte à goutte 2626
- vibrant 7328
alimentation 1461
- automatique 692
- continue 1931
- en courant 3074
- par gravité 3572
- pondérale 7427
aliphatique 168
alkannine 324
alliage 349
- d'acier 6602
allonge 173, 343, 2997
- coudée 2143
allongement 2802, 6674
- à l'étirage 6890
- de rupture 2678
allonger 2613
allophane 344
allumage 3870
- par accumulateur 816
allure 5635
- rapide 3739
aloxite 378
altérant 353
altération 352, 3886
alternance 354
- compensatrice 1795
alternatif 355
alternative 356
alterné 6550
aluminate de sodium 6374
alumine 359
aluminium 360
alun d'ammonium 394
- brûlé 1159
- calciné 1159
- de potasse 358
- desséché 1159
- officinal 358
- ordinaire 358
- sodique 1845
alundon 378
alundum 378
alvéolaire 3778
amaigrissement 2811
amaranthe 379
amas 3681, 6545
- de cristaux 1638
ambre 380
- blanc 1432
- jaune 7498
âme 1986
- d'un canon 1014
amélioration 3905
aménagement d'un laboratoire
    90
amendement 384
amenée d'eau 7391
amer (goût) 912
ameublissant 2496
amiante 615
amidon 6576
- d'arrow-root 598
- d'avoine 4830
- d'orge 780

amidon de banane 769
- de blé 7446
- de froment 7446
- de haricot 833
- de lentille 4245
- de maïs 1993
- de manioc 1335
- de pois 5060
- de pomme de terre 5350
- de riz 5857
- de sagou 5972
- de seigle 5957
- iodé 4067
- soluble 430
aminoformiate d'ammonium 395
ammètre 390
ammoniac 391
ammoniaque caustique 1373
amorçage d'une pompe 5461
amorce cristalline 4822
amorphe 416
amortissement 417, 2181
- (des chocs) 6237
- par l'air (balances) 291
- pneumatique 291
amortisseur 2192
- à air 290
amovible 4633, 4718
ampérage 419
ampèremètre 390
amphibole 420
amplificateur 423
amplification 422
amplitude 424
ampoule 425
- à col traité 7418
- à décanter 6141
- à sérum 6159
- autocassable 7418
- buvable 426
- de niveau 4251
- deux pointes 2595
- microcristalline 4589
ampoule-bouteille 3219
ampoule-seringue 1325
amylacé 427
analeptique 432
analgésique 433
analyse 436
- (bibl.) 58
- de contrôle 1478
- de marché 4481
- des ventes 5975
- élémentaire 2790
- granulométrique 6031
- immédiate 5518
- par gouttes 2641
- séquentielle 6144
- spectrale 6458
- volumétrique 7356
analyseur 435
anchusine 324
anesthésie cornéenne 1996
- péridurale 5109
- potentialisée 4768
- sacrée 5962
anesthésique 431
angle 440, 1998
- aigu 6203

angle d'émergence 444
- d'incidence 445
- d'inclinaison 448
- de croisement 452
- de déclinaison 442
- de déclivité 447
- de déphasage 3887
- de dépouille 1890
- de déviation 443
- de frottement 446
- de glissement 451
- de pente 450
- de perte 4361
- de phases 3887
- de pliage 2071
- de réflexion 449
- (de retard) d'hystérésis 3862
- naturel de repos 450
angulaire 453
anhydre 456
anhydride 455
- carbonique 1296
- d'acide 113
- sulfurique 6727
animal axénique 3484
- saigné 941
- témoin 1940
"animé" 466
anion 468
anneau 1724, 5866, 6182
- d'obturation 4841
- (d'une chaîne) 4316
- de cercle 475
- de chaîne 1438
- de garniture 3455
- de gouttière 1983
- de joint 3455
- de Raschig 5288
année commerciale 1163
annonce publicitaire 234
annulation 474, 1259
annuler 1258
anode 476
anodin 3669
anomalie 13
anorexigène 477
anormal 12
anse 773, 3779
antagonisme 481
antalgique 433
antiacide 480
antianémique 3626
anticalcaire 505
anticonceptionnel 1933
anticorps 487
anticorrosif 492
antidéprédateur 5134
antidiarrhéique 225
antidote 494
anti-émulsionnant 516
anti-ferment 496
antifungique 500
anti-givre 488
antigoitreux 502
antihistaminique 503
anti-incrustant 504
antimalarique 506
antimétabolite 507
antimoniate de sodium 6375

antimoussant 497
antimousse 497
antimycotique 500
antioxydant 511
antipaludéen 506
antiperspirant 512
antipyrétique 513
anti-rouille 493
antiseptique 514
antispasmodique 517
antitartre 504
antithermique 513
antithixotropie 520
anti-tussif 522
anxiolytique 486
aplanissement 3226, 4250
aplatissement 3226
apothicaire 527
appareil 529, 535, 7213
- à air chaud 3790
- à calculer 1225
- à corbeille 802
- à graver 2862
- à remplir 3124
- d'éclairage 4284
- de contention pour animaux de laboratoire 464
- de contrôle 4692
- de curage 5869
- de levage 4271
- de manoeuvre 4252
- de rinçage 5869
- élévateur 3762
- enregistreur 5677
- plâtré 5224
appareillage 2378
apparence 533
apparenté 1688, 5738
appel 6280
appendice 534
applicabilité 536
application 537
application au pistolet 661
- de couches successives 6698
apport 1938
appréciation 544, 7270
apprêt 3175, 3526, 6615
- pour tissu 2625
apprêtage 3175
approbation 93, 547
approche 545
approfondi 229
approprié 5498
approvisionnement 5471
approximation 548
appui 834, 836, 5796
- supérieur 7056
apte 10
aptitude 9
- à couler 3271
- à l'accélération 70
- à l'agglomération 757
- à l'étalement (pommade) 6514
- à la conduite d'une automobile (après une anesthésie) 7088
- à la déambulation (après anesthésie) 2206
- à la suspension 6765
apyrogénité 551
aqueux 568

arabinose 570
arasement 4250
arbre 712
- à cames 1252
- de commande 2637
- de transmission 1893
- flexible 3240
- moteur 2637
- normal 6560
- principal 2637, 4438
arbuste 6261
arc 572, 860a
arc-boutant 63
ardoise 6328
aréomètre 578
arête 1162, 1998, 2721, 4122, 6203
- tranchante 2157
- vive 166
argent 6290
- en feuilles 841
- sulfuré 580
argantan 3485
argenté 6297, 6299
argentite 580
argenture 6296
- (des pilules) 6292
argile 1594
- apyre 5198
- plastique 5227
- réfractaire 1447, 5198
argol 581
armature 999, 3193
- d'un aimant 586
- pour haute pression 3751
armatures 3194
armoire frigorifique 1960
aromatique 588
aromatisant 3229
arome 3369
arqué 573
arrangement 93, 594
arrêt 6636
- automatique 693
- de machine 6264
arrêté 4905
arrêter 4348
- le fonctionnement 5556
-, s' 6635
arrière-goût 253
arrière-plan 728
arrivée 596
- à ses fins 664
- d'eau 7391
- de courant 3074
arrondi 3121
arrondir 5926
arrondissage 5927
arrosage 634
arrosoir 6521
arrow-root 597
- de Queensland 7038
arsenal thérapeutique 6935
arséniate 599
- de calcium 1203
- de sodium 6376
arsenic 600
arsénite de potassium 5306
- de sodium 6377
art 602

artefact 607
article (d'une énumération) 2871
- breveté 5503
- de fond 4228
- de première nécessité 6574
- de série 4491
- exclusif 5503
- fait en masse 4491
- fondamental 6574
articulation 606, 4108, 4313
- à rotule 751
articulé 604
artificiel 608
asbeste 615
ascendance 625
ascenseur 2795
askanite 875
aspect 533, 632
aspérité 633
aspersion 634
aspirateur 635, 7251
aspiration 6702
assaisonnement 6066
assemblage 640
- en queue d'aronde 2605
- en queue d'hirondelle 2605
- par vis 6982
- rivé 5874
- riveté 5874
assiette 4347
association 643
associé 642
assortiment 645, 4500
- (d'objets) 6152
assuétude 2331, 2651, 3624
assurance 4020
- contre les accidents 84
astringent 225, 647
asymétrique 648
atelier 7479
- de moulage 4672
- atmosphère 652
atomisation 661, 6505
atomiseur 660, 7283
attache 662, 6795
attaque à l'acide 2910
attention 670, 1311
attestation 671, 1427
attirail 3465
aubier 323
auge 3801
auget 4176
augmentation 3929, 3931, 5614
augmenter le voltage 4960
autoclave à la vapeur 6591
autoclave 682
- à agitation 6189
auto-démarreur 6097
auto-graissage 685
autoinduction 6094
autolyse 686
automatique 687
autorisation 679, 4263
- de vente 5974
- officielle 4849
autorités 680
- officielles 680
auxiliaire 202
aval, en 2609

avalé 6773
avancé 229
avance 228
- automatique 683
avancement 228
avant le repas 64
avantage 230
avantageux 231
avidité 705
avis de réception 135
axe 710, 712
- de la publicité 236
- de rotation 711
- d'une vis sans fin 7482
- latéral 4210
axonge 186
azofuchsine 716
azorubine 716
azotate 717
- d'argent 6294
azote 4784
azotique 4781
azotite 4783

bac 3801
- à décantation 2217
- à refroidissement 1968
- de lavage 6175
- de sédimentation 6175
bagasse 1265
bague 822, 1724, 1983, 3086, 5866
- à billes 754
- d'agrafage 175
- de douille 175
- de presse-étoupe 7374
- filetée 5868
baguette d'apport 3119
- de verre 3504
baie 5595
bain 810
- chaud 3787
- d'air 312
- d'huile 4855
- de bouche 4717
- de durcissement 5581
- de sable 762
- de trempe 5581
- de vapeur 763
- de virage 7046
- réfrigérant 1962
bain-marie 7383
baisse 2640
- de la température 6876
bakélite 741
balance 746
- à main 3648
- a ressort 6519
- à torsion 7063
- d'essai 638
- de précision 5389
- densimétrique de Mohr 7436
- hydrostatique 3833
- romaine 6011
balancier 5876, 7365
- à vis 3300
balayage 3290, 6775
ballast 756
balle 749
- de riz 5856

ballon 758
- à distillation 2531
- à extraction 3004
- à fond plat 1886
- à fond rond 5925
- à saponifier 5994
- de réception 46
- jaugé 3547
banc 858
- d'essai 6909
bandage en triangle 7116
bande 6677
- continue 6223
- continue de papier 7424
- d'absorption 45
- d'enregistrement 5678
- de crêpe 2078
- de gaze 5888
- de transfert 2295
- de triage 6428
- élastique 2761
- élastique adhésive 2759
- en acier 6605
- en souple 719
- latérale 6273
- perforée 5104
- platrée 5224
- sans fin 2851
- transporteuse 1955
bandelette 6677
banderolage 1043
banque de sang 958
barattage 1536
baratte 1535
baratton 2194
barbe 707, 1162
- de maïs 2003
barbotage 1122
barbotteur 1121
barbure 6007
baril 781
barre 778, 5610
- d'éjection 2755, 6527
- de torsion 7064
- porteuse 6672
barreau d'essai normalisé 6561
barrière 784
- hématoencéphalique 964
- hépatique 3724
- méningée 964
barrique 781
bas point d'ébulition, à 4373
bascule 5876
basculateur de soupape 7276
basculement 7004
basculeur 1255, 7026
- de bouteilles 1025
base 787, 788, 790
- (chem.) 789
- absorbante (crême) 53
- acidifiable 126
- de pulvérisation 6509
- hydrophile (pour pommades) 3825
- hydrophobe 3829
- tertiaire 6905
basicité 799
basique 337
basse fluidité 4370
- fréquence 4371

basse tension 4372
bassin 800
- collecteur 1727
- de décantation 1915, 5586
- de trempe 3664
bassine 5002
- à dragéification 1662
- basculante 7006
bathochrome 812
bâti 845, 999, 1333, 5595
bâtiment 2729
batiste 1249
- de coton 813
- de lin 814, 4219
bâton 778
- de rouge à lèvres 4325
battant neuf 1058
batte 843
battement 838
batterie 815
- de chaudières 991
- de machines 4411
batteur 843
Baumé (degrés) 817
baume 761
- de Canada 764
- de diptérocarpe 765
- de Gurjun 765
- de Hongrie 3796
- de la Mecque 766
- de Tolu 768
- du Canada 1256
- du Pérou 767
bavure 1162, 3212, 4122
bec 4816
- à fente 804
- d'un récipient 2486
- de Bunsen 1153
- de lampe 1157
- -de-corbin 1593
bécher (récipient) 828
béchique 522
bélier 5616
bénéfice 5487
bentonite 875
benzoate d'ammonium 396
- de calcium 1204
- de méthyle 4581
- de sodium 6378
berceau 2060
besoin 4760
bétanine 879
beton 1851
beurre d'antimoine 509
- d'étain 1172
- de cacao 1193
biais 880, 885
bibasique 886
bicarbonate d'ammonium 397
- de potassium 5307
- de sodium 6379
bichlorure de mercure 4553
bichromate d'ammonium 404
- de potassium 5308
- de sodium 6380
bicolore 7179
bi-dimensionnel 888
bidon 1254
biellette 1892
bifurcation 4121, 7495

bifurcation (elec.) 1056
bilan déficitaire 233
- passif 233
bilatéral 891
bile de boeuf 4963
billage 755
bille de bois 830
- de verre 3493
billette 896
bimétal 897
bimétallique 898
bioxalate de potassium 5309
biphasé 7188
biphosphate d'ammonium 398
- de calcium 1205
biseau 880
bistre au manganèse 910
- ordinaire 911
bisulfate de potassium 5311
bisulfite de sodium 6381
bisulfure de carbone 1297
bitartrate de potassium 2067
bivalent 916
bixine 917
blanc 7449
- (de) baleine 1432
blancherie 937
blanchiment 938
- au chlore 1510
bleu 977
- anthraquinonique 484
- de méthylène 4583
- foncé 2188
- patenté 5044
- solanthrène RS 484
- trypan 1880
bloc 4396, 7213
- d'écartement 6437
- pour matrice 2409
blocage 955
- automatique 693
- de la jonction neuro-musculaire 4745
bloquer 4348
blutage 1002
bluteau 1001
blutoir 1001
bobine 5703
- (élect.) 1694
- d'électro-aimant 4423
- d'inductance 3946
- d'induction 3947
- de couplage 2048
- en nid d'abeille 3776
- mobile 4721
bobinoir 6500
bocal 4096
- à couvercle vissé 1272
bocardage 5357
bois (matériaux) 7470
boisseau 1673
- étrangleur 1174
boisson 884
boîte 1047
- à épaulement 6254
- à garniture 4990
- à poudre 5366
- d'agitation 6190
- de compas 2622
- de métal 1266

boîte de Pétri 5136
- de vitesse (auto) 3468
- en carton 1306
- en carton ondulé 2015
- en carton pliable 1722
- en fer blanc 7012
- en fonte 1352
- métallique 1254
- pliable en carton 3318
bol 800, 1005
- blanc 1006
- d'Arménie 587
- oriental 587
bolomètre 998
bombé 573
bombe à aérosol 245
- à oxygène 4976
bon de livraison 894
- marché 1477
bonbon 1873
bonbonne à acides 1304
- clissée 1303
- d'acide 114
bonbons 1262
bonde 1672
bonne coulance 3733, 6400
- plasticité 6400
bonus 1008
borate d'aluminium 363
- d'ammonium 393
- de potassium 5312
bord 1013, 2721
- d'appui 3214
bordage 2725
bordeaux (colorant) 379
bordereau d'expédition 895
bordure 1013, 1092
borotartrate de potassium 5313
bossage central 1405
bosselage 2818
bosselé 2815
bosseler 4636
boucheuse 1281
bouchon 5249
- à membrane 2399
- à vis 6039
- casquette 3221
- creux 1273
- de caoutchouc 5940
- de liège 1988, 1990
- de remplissage 3116
- de soupape 7273
- de tuyau 7151
- de verre 3506
- de vidange 2305
- émeri 3506
- froid 1711
- mécanique 4255a
bouchonneuse 6641
bouchon-récipient 1923
boucle 773, 1127
- d'hystérésis 3864
boudin (mec.) 1621
boudiné 3007
boudineuse 2621
- à deux vis 2589
- à feuilles 6213
- à filière plate 3224
- à vis 6044
- à vis multiples 4733

boue 4726
- d'acide 122
bouffant 5521
bougie 1040, 1260
- de Berkefeld 878
- médicinale 2064
- normale 6556
bougie-filtre 3138
bouillon 1106
- de culture 2119
boule 1139
boulette 749
boulon 1000
- fileté 6046
- prisonnier 6689
- taraudé 6046
bourdon 1183
bourrage 4110, 6811
bourrelet 821, 3207
boursoufflure 5176
bout 7025
bouteille 3218
- à bouchon vissé 6053
- à compte-gouttes 2648
- à pression 5434
- avec bouchon vissé 6047
- bouché 6642
- clissée 1303
- d'oxygène 4976
- de laboratoire 6256
- en acier 6603
bouton 1177
- de pression 5420
- de réglage 666, 6170
bovin 1044
boyau 3620
brai 6844
- de résine 7
branche 921
- de levier 583
branchement 1056, 6841
- (tube) 5186
- d'alimentation 6164
- de tuyauteries 1052
- électrique 176
- en T 6858
bras 582
- de levier 583
- porte-bobines 6498
brassée 3048
brasser 4487
brassin 4488
breuvage 884
brevet 5041
- modifié 5736
- provisoire 5515
brevetabilité 5051
brevetable 5052
breveté 5053
bride 1572
- à tuyau 1725
- d'éjecteur 5662
- d'un tube 3207
- de tuyau 1983
- latérale 723
- porte-moule 4660
"brigade" de travailleurs 6232
brillant 1085, 1088, 3522
brin 3094
- de chanvre 3723

brique 1082
- à four 1618
- hollandaise 1618
- réfractaire 3180
- vitrifiée 1618
brisant sans éclats, se 6205
broc 4119
broche 712, 4457
- à insertion 1318
- à trou fileté 6042
- d'éjecteur 2755, 2757
- d'entraînement 152
- de guidage 2607
- filetée 6979
brochure 1009
broiement 5357
bromate de potassium 5314
bromuration 1101
bromure d'aluminium 364
- d'ammonium 399
- d'argent 579
- de calcium 1206
- de potassium 5315
bromyrite 579
bronze de cloches 853
brosse 1114
- ronde à polir 5904
- rotative 5833
brouillard 2638, 3309
- atomisé 6505
- fin 4621
broutage 1476
broyage 2106
- à sec 2662
- humide 7440
broyeur 1069
- à billes de verre 3492
- à boulets 752
- à boulets en porcelaine 5285
- à cônes 1870, 1885
- à cylindres 2108, 2172, 2175
- à dents de scie 6004
- à disques dentés 7052
- à frottement 676
- à galets 752
- à impact 3879
- à mâchoires 4098
- à main 3645
- à marteau 3642
- à meules 676, 4703
- à meules horizontales 2172
- à meules verticales 1474, 5004
- à pales profilées 5485
- à pommade 4867
- à rouleaux 2172
- à secousses 7325
- à tambour 7149
- à vis sans fin 7480
- cônique 1885
- malaxeur 4629
- mécanique 4711
- mélangeur 4629
- sphérique 5300
broyeuse 4703
bruine 2638
brûleur 1157
- à gaz 3440
- à haute pression 3750
- à soufflerie 932
- de Bunsen 1153

BRU- 492

brume 3673
brun 1107
- de Bismarck 909
- de caramel 1110
- de lampe 911
- de Manchester 909
- de Turquie 1161
- fauve 1446
brunâtre 1111
brunissement 1108
brusque 25
brutal 25
budget publicitaire 237
bulbeux 1141
bulle 940, 1117
- d'air 303
- de gaz 3438
- ouverte 4883
bulletin de chargement 895
- de dépôt 2292
- de livraison 894
burette 1155
- de pesée 7428
- de séparation 6130
burin 1504
buse 4816
- à ressort 3253
- de soufflage 970
- du pot d'alimentation 3063
busillon 4816
but 279, 6022
butée 63
- de renvoi 5811
butyrate d'éthyle 2914
butyreux 1175
buvable 2628

cabine 1189
câble 1191, 1982
- (métallique) 1190
- d'alimentation 1896
- de commande 1942
- de raccordement 1896
- ruban 5854
- souple 3237
cachet 428, 7364
cadence de production 5479
cadmium 1194
cadran 2390
cadre 999, 5595
- au contour de l'objet 2614
- conformé 2614
- de matrice 1472
c.a.f. 2021
cage 1195
- à animaux 460
- vitrée 3496
cahier des charges 453
caillot 1628
caisse 1047, 1327
- à recuire 471
caissette 1047
calamine 1199
calandre 1229
- à cylindres 1046
- à quatre cylindres 3361
- d'enduction 1231
- de grainage 2819
- en F 4059
- en Z inclinée 3921

calandre finisseuse 1234
- pour feuilles 6224
calcin 992
calcination 1200
calcul 1227
- de rendement 2025
calculateur (machine) 1255
calculé 1224
caler 4348
calibrage 1239, 2934
calibre 1241, 4494
- à mâles 4447
- d'épaisseur 6966
- de fil 6563
- de tolérance 4294
- mâle 4447
- pour filets 6980
- pour pas de vis 6980
calibrer 1237
calicot 1240
calomel 4553
calorifuge 1708, 4014
calorigène 1244
colorimètre 1245
calotte 1271
- sphérique 6467
came 1246, 1687
- à disques 2477
- de chasse 5162
- de renvoi 5809
camelot 6668
camion 4359
camionnage 1321
camouflage 1250
- du goût 6851
campagne de publicité 238
canal 1455
- d'amenée 546
- d'eau 7384
- d'écoulement (du moule) 2407
- de chauffage 3702
- de coulée 5363, 6525
- principal 5950
canalisation à vide 7257
- d'éclairage 4285
- principale 4433
cancérigène 1305
canette 5703
cannelage 2017
cannelé 3291, 4153
cannelle 1672
cannelure 3541, 3591, 6487
caoutchouc 1269, 5932
- à vide 5938
- chloré 3639
- dur 2713
- en plaques 6220
- mou 6401
- régénéré 5672
capable 10, 2741
- de réagir 5652
- de soutenir la concurrence 1799
capacité calorifique 3685
- d'absorber l'humidité 3840
- d'injection 4519
- d'un récipient 1275
- de charge 1319, 1464
- de chargement 7047
- de combinaison 1767
- de gonfler 6780

capacité de plastification 4548, 5234
- de production 5477
- de produire 4930
- de remplissage 1464
- du récipient 6818
- par coup 6251
capillaire effilé 6838
capillarité 1276
capital d'exploitation 7477
capitonnage 7231
capot 1270
caprice 7269
capsanthine 1286
capsorubine 1286
capsule 1288
- (bot.) 3799
- à évaporation 2923
- d'étain 7013
- dure 3655
- émaillée 2844
- en étain 7015
- en grès 7426
- molle 6399
- rectale 5684
capsuleuse (machine) 1287
captage 7235
captation 7235
capter 6808
capteur de fibres 3095
capuchon 1270, 2050
caractère approfondi (d'un travail) 6976
caractérisation 1290
caractéristique 1457, 3061, 5499
- chromatographique 1528
caractéristiques de l'écoulement 3266
caramel 1110
carbamate d'ammonium 395
carbonate acide de potassium 5307
- basique d'aluminium 365
- de calcium 1207
- de soude 6370
- neutre de potassium 5302
carbone de malléabilisation 6872
- de recuit 6872
carbonisation 1300
carboxyméthylcellulose 1302
carburant gazeux 5376
carbure de chaux 1202
- de tantale 6828
carbyloxime 3410
carcasse 3370
cardage 3625
cardioaccélération 1310
carence 2246
cargaison 1142, 1289, 3379
carmin d'indigo 3938
carminatif 1312
carmoisine 716
carottage d'un bouchon en caoutchouc 1987
" carotte" (plast.) 6524
carraguen 1316
carré 6529, 6530
carreau 3505
- (verre) 5425

carreau de faïence 2696
- (de pierre) 5576
carte 3107
- perforée 5536
cartel 1766
carter de chaînes 1435
carthame 250
carton 983
- d'amiante 616
- ondulé 2014, 3294
cartouche 1324, 6967
cas de besoin, en 5466
caséeux 1331
caséification 1329
casier 5165
cassant 1065, 1094
casse 6175
cassette à secousses 6266
cassonade 1337
catalogue 4334
catalyse 1356
catalyseur 1357
cataphorèse 1358
cataplasme 1359
catéchine 1361
catéchol 876, 1361
catégorie 5638
caterpillar 1362
catgut 1364
cati 6615
cation 1368
catissage 6615
cause d'erreur 6433
caustique 1371, 1372, 2009
caution 6073
cavalier 5859
caverneux 951, 3778
cavitation 1380
cavité 1381
- (empreinte) 1382
ce qui manque de liquide pour
  faire le plein 7192
céline 1432
cellule 1388
- photoélectrique 5159
cellulose 1391
- de bois 7471
cémentation 1399
cendré 1542
cendre 628
cendre d'étain 6570
cendrier 629
centipoise 1404
centrage 330, 1402
centre 1400
- de gravité 1406
- de rotation 1401
centrifugation 1415
céramique 1421
cérat 1422
- de résine 5772
cerclage 6660
cercle 1550, 5866
céréale 1423
cérésine 1424
cérésite 1424
certificat 1427
- d'épreuve 6910
- d'origine 1429
- de la douane 2145

certificat de garantie 3604
- de jaugeage 1428
- intérimaire 4027
- provisoire 4027
certitude 6751
cession 5743
cétone 4132
chaîne 1434
- à augets 1126
- à barbotins 6522
- à godets 1126
- à la Vaucanson 777
- à rouleaux 5885
- à ruban d'acier 777
- articulée 6522
- convoyeuse 1954
- de production 3027
- de remplissage 1030
- droite 6653
- latérale 4211
- longue, a 4352
- motrice 2635
- ramifiée 1055
- sans fin 1363
chaînon 4316
chaleur 3683
- atomique 657
- d'activation 150
- de combustion 3690
- de dissociation 3691
- de solidification 6417
- moléculaire 657
- perdue 7378
- rouge 5692
- sèche 2663
chalumeau 932, 7434
- découpeur 7433
- oxy-acétylénique 4973
- soudeur 7433
chambre 1445
- à circulation d'air 283
- à turbulence 6782
- d'écluse 4349
- d'enrobage 1659
- de charge 3131
- de combustion 1773
- de compression 1827, 7094
- de diffusion 6506
- de dosage 2567, 4574
- de fermentation 3084
- de mélange 4626
- de sédimentation 6173
- de transfert (plast.) 7094
- de trop-plein 2970
- froide 1702
- noire 2191
- thermostatique 6959
chamois 1446, 6197
chamotte 1447
champ 2559, 3101
- d'application 3104
-, de 2724
- magnétique 4425
champignon 3417
chance 1448
chanci 4678
"chandelle" 6436
chanfrein 880
changeant 7285
changement 352

changement d'état 1453
- de couleur 1451, 1748
- de déclivité 1452
- de vitesse 1450
changer 1449
chanvre 3722
chaque, de 1
- oeil 2707
charbon 1646
- animal 461
- bitumineux 915
- de bois 1459
charbonnement 1300
charge 1460, 4340
- (action) 1461
- d'épreuve 6914
- d'essai 6914
- d'un wagon 1289
- de compression 1830
- de flexion 869
- de marche 1319
- de pointe 4515
- de rupture 1073
- de travail 1319
- du moule 4653
- électrostatique 6585
- inerte 756
- normale 4850
- prescrite 6621
- utile 1319, 7243
chargement 1461
- (action) 1463
- d'un bateau 6235
chargeur (d'une machine) 3073
- à trous 1469
chariot 1317, 4437, 6336, 7109
- de rouleau 5887
charnière 3757, 4313
charpente 3370
charpie 4320
chasse d'eau 3289
châssis 2060, 3370, 5595
- à colature 6659
- de matrice 1472
- de moulage 1020
- mobile 3250
chat lombo-médullectomisé
  4383
chaud 3786, 7370
chaudière 990
- à basse pression 4381
- à clarification (sucre)
  1587
- à haute pression 3749
- à pression 5433
- électrique 2782
- tubulaire 7152
- verticale 7316
chaudron 1228
chauffage 3701
- à l'air 299
- à la vapeur 6594
chauffé 3698
chauffer 3682
chaulage 4292
chaux 4290
- caustique 458
- délitée 1212
- éteinte 1212
- hydratée 1212

CHA-

chaux sodée 6371
- vive 458
chef d'équipe 3345
chélation 1483
chélatométrie 1484
chemin de roulement 754
cheminée 1499
chemisage 1334
chemise 1334
- d'eau 1965, 7396
- d'eau froide 1714
- du cylindre 4209
- métallique 4310
chenille 1362
chevalet 2710
chevauchement 4955
chevillage 1003
cheville 1000, 3607, 4747
- taraudée 3599
cheviote 1489
chèvre 2055, 7109
chicane 733
chien 2557
chiffre 3106
- d'affaires 7174
chimie colloïdale 1737
chimiquement pur 1487
chlorage 1511
chlorate de potassium 5316
- de sodium 6382
chloration 1508
chlore 1509
chlorination 1508
chlorophylle 1517
chloropropanol 1512
chlorostannate d'ammonium 402
chlorure d'aluminium 366
- d'ammonium 401
- d'argent 6291
- d'étain 6569
- d'or 1514
- de magnésium 4419
- de potassium 5317
- de sodium 1786
- de tantale 6829
- mercurique 4552
- stanneux 1172
- stanneux (bihydraté) 6572
choc 3877, 6685
- en retour 722
choix 6090
chromate de potassium 5319
chromatographie 1529
- à échange d'ions 4071
- ascendante 621
- bi-dimensionnelle 889, 7187
- circulaire 5867
- continue en couche mince 1932
- d'adsorption 224
- de partage 5030
- descendante 2350
- en couche mince 6969
- en phase de vapeur 7281
- gazeuse 3441
- sur colonne 1763
- sur papier 5009
chromotypie 1533
chromotypographie 1533
chronométrage 7010
chronomètre à arrêt 6637

chronoscope 1534
chrysoïne S 5793
chrysolithe 1256
chute 2640
- de la membrane nictitante 2642
- de la température 6876
- de pression 3036
- de tension 3036
chutes 1503
cicatrisation d'une plaie 7484
cigarette 1538
ciment 1397
cinabre 1544
cinène 1540
cinéol 1541
cinétique 1543
cingleur 6537
cinnamaldehyde 1545
cintrage 860
- et pliage 861
cintre 2141
cintré 573
cintrer 1045
cintreuse 864
circonférence 1560
circuit 1551
- binaire 901
- commercial 2538
- d'alimentation 6744
- de démarrage 6582
- dérivé 1053
- électrique 1552
- fermé 1625
- inducteur 5457
- induit 3949
- oscillant 4918
- ouvert 4884
- primaire 5457
- principal 4434
- secondaire 3949
circulaire 1554
circulation 1557
- croisée 2090
- d'eau 7385
- forcée 3342
- sanguine 961
cire 1419
- à cacheter 6062
- blanche 935
- brute 1420
- de Carnauba 1314
- de paraffine 3659
- de pisang 770
- fossile 1424
- jaune 1420
- minérale 1424
- vierge 1420
ciré 7411
cireux 7412
cisaillage 1326
cisaille 2095, 6021
- volante 3301
cisaillement 6208
cisailler 2149
ciseau 1504
ciseaux 6021
citerne 1563, 5768
- de stockage 6644
citrate d'aluminium 367

494

citrate de calcium 1208
- de potassium 5320
- de sodium 6383
claie de séchage 2670
clairce 1571
clandestin 6761
clapet à air 321
- à billes 760
- de décharge 2309
- de retour 725
clarificant 1586
clarification 1585, 1605
clarté 1589
classe 5638
classification 1591
classique 1949
clause 1592, 6622
clavette 2027, 7425
clavier 4135
claye 3798
clé 4133, 4827
" clearance" 1599
clef 4133
clenche 4204
clepsydre 1612
cliché 953
client 2147
climatisation 285
climatiseur 286
clinquant 3310
- d'étain 7020
cliquet 1360
clivage 1606, 3188
- des comprimés 1282
cliver 1607
cloche 851, 3520
- de verre 852
cloison 2396
cloisonnage 4214
cloquage 2063
clou 4747
clystère 1642
C.M.A. 4509
coacervation 1643
coagulation 1645
coaxial 1664
cobaltnitrite de potassium 1665
cobaye 3612
coche 4093
cochenille 1313
cochon d'Inde 3612
"coctail" 1674
code 1678
coefficient 1679
- couplage 1680
- d'absorption 39, 48
- d'absorption d'eau 7400
- d'accouplement 1680
- d'allongement 1682
- d'autoinduction 6094
- d'élasticité 1681
- d'élasticité de cisaillement 1686
- d'élasticité transversale 1686
- d'expansion 1683
- d'extinction 3001
- d'extinction moléculaire 4649
- de déchet 4364
- de diffusion 2434
- de dilatation 1683

coefficient de distorsion
   harmonique 4795
- de friction 1684
- de frottement 1684
- de partage 5031
- de perméation 5122
- de résistance 1685
- de self-induction 6094
- de solubilité 6419
- de supplantation de Büchi
   (suppositoires) 2514
- phénol 5144
coffret 1266
- en plastique 5226
cohérence 1690
cohésion 1690
cohésivité 1690
cohobation 1692
coin 1998, 7425
coïncidence 1695
col 1912, 4757
- d'une ampoule 4759
- de bouteille 1027
- de cygne 1912
- de douille 1328
colature 1698
"cold-cream" 1704
colis 4986
collage 1399, 3527, 5161
collant 192
colle 3526
- végétale 3529
collecteur 1732
- de tubes 4464
collège 981
coller 3525
collerette d'un tube 3207
collet 3207, 4757
collier 1572, 1724
- à tube 1725
- de serrage (d'un tuyau) 3784
collimateur 1735
collision 3891
collodion 1736
colloïde de protection 5510
- hydrophile 3826
- hydrophobe 3830
- lyophile 2841
- lyophobe 4406
collutoire 1743
collyre 1744
colmatage 1623
colonne 1762
- à fractionner 3368
- à garnissage 3113
- à plateaux 5237
- à rectifier 5688
- à remplissage 3113
- d'absorption 42
- d'affinage 6683
- d'eau 7386
- de concentration 2867
- de coupellation 6683
- thermométrique 6981
colonette d'écartement 6436
colophane 7
colorant 2700
- à mordant 4700
- alimentaire 2726, 3329
- azoïque 714

colorant d'acridine 140
- diazo 908
- insoluble 4003
- xanthénique 7492
colorants et pigments 1753
coloration 1759
- au tambour 2656
coloré 1754
colorimètre 1757
colorimétrie 1758
colporteur 6668
columbite 6826
columbium 1761
combinaison 1765
combiner (se) 7218
combustibilité 1769
combustible 1770
combustion 1771
- complète 1806
comité (bureau) 981
- d'experts 1785
commande 163, 1776, 1939, 2633
- à distance 2526
- à levier 4255
- à palpeur 3078
- double 2676
- par boutons de pression 5552
- par chaîne 1436
- par courroie 856
- par engrenage 3469
- par vis sans fin 7481
- symétrique 7180
commercial 1778
commercialisation 1783
comminution 1112
commissure 1784
commode 6166
commutateur 1070, 1788
- à minuterie électrique 7009
- magnétique 4427
- pas à pas 6609
commutateur-interrupteur 1553
commutation 1454
commutatrice 5905
compact 1789, 3726
compactation 1790
compagnon 642
comparaison 1793
comparabilité 1791
compas d'épaisseur 1241, 4933
- de calibre 1241
compatibilité 1794
compensation 748
- de la pression 5435
compétent 1796
compétitif 1799
complément 203
compléter au volume 4442
complexant 1810
complexométrie 1484
comportement 850
- d'esquive 706
composant 1811
- principal 1494
composé (corps) 1814
- anionique 469
- cationique 1369
- cyclique 2165
- de coordination 1809
- de mercure 4556
- macromoléculaire 3746

composé peroxy 5128
- polaire 5268
composition 1813, 4508
- quantitative 5573
compresse 1818
compresseur d'air 284
- d'air à haute pression 3747
compressibilité 1823
compression 1824
- à froid 1709
- des arêtes 2723
comprimé 6797
- à deux couches 7185
- à implanter 3848
comprimé à libération lente
   6352
comprimé effervescent 2739
- enrobé à sec 5421
- factice 2681
- fractionnable 6025
- multicouche 4188
- rainuré 6025
- sécable 6025
- sous-cutané 3848
- stratifié 4188
comprimer 5418
comptabilité 96
compte 1227
compte-fils 4309
compte-gouttes 2646
compte-rendu 5675, 6584
compte-tours 5829
compteur 2034
- d'apprêt 7068
- d'énergie 2856
- de gaz 3444
- des tours 5829
- Geiger-Müller 3473
concassation 1112
concasseur 1069, 1113
- giratoire 2172
concave 1844
concentrateur (app.) 6962
concentration 1347
- d'un liquide 1848
- d'une solution 4809
- en ions hydrogène 3815
- inhibitrice minimale 4585
- létale 4247
- maximale admissible 4509
- micellaire critique 2086
- molaire 154
- permise maximale 4512
- urinaire 7241
concept 1850
- général 1731
conception 1850
- d'un problème 545
concours (examen) 1800
concrète de pommade 1852
- de châssis 1852
concurrence 1797
condensateur 1274
- de dérivation 1187
- vibrant 7322
condensation 1854
condenseur à écoulement 2743
- à reflux 2333
- à serpentins 1856
- complémentaire 182

CON- 496

condiment 6066
condition 1592, 1857, 1858, 5294, 6583, 6622
- imposée 4760
conditionnement 4986
- à aérosol 245
- à très basse pression 7196
- d'air 285
- déchirable 6863
- pour aérosol 246
- pour hôpitaux 3785
- pressurisé 246
- sous bande plastique 6678
- transparent 1570
- unitaire 7218
conditions de fonctionnement 4886
- de paiement 6897
- de préparation 1861
- de service 4886
- de vente 6104
- de vie 1860
conductance 1862
- apparente 217
conducteur 1865
conductibilité 1862
- calorifique 3697
conduction de la chaleur 6940
conductivité électrique 2778
- spécifique 447
- thermique 3697
conductomètre 1864
conduit 1866, 5184
- d'échappement 2959
- de décharge 2291
conduite 4302
- d'air comprimé 1820
- d'eau 7398
- de gaz comprimé 1821
- de vent 934
- des opérations 4453
- du traitement 4453
- forcée 2296, 5440
- principale 4433
cône 1867, 6834
- de révolution 6468
- de soupape d'admission 216
- lumineux 1872
confiance (en) 1874
configuration 1876
conformateur 1964, 6258
conformément à.... 3911
conformité avec...., en 3911
confronter avec.... 5248
confus 980
congélateur 3374
congélation 1879
- rapide 5585
congestion 1521
conicité 1890, 2610, 6834
coniféroside 8
conimètre 4155
conique 1884
conjonction 1891
conjugaison 1891
connaissance 895
connexe 5738
connexion 1895
connexions de régime 6162
conseil d'administration 984

conservation 1899, 5414, 6631
- au froid 1712
conserve de sang 6647
consistance 1900
consistant 1901
consistomètre 1902
console 1903, 5595
consommateur 1913
consommation 1914
- d'oxygène 4978
- de courant 2138
constance 1905, 5115
- de volume 1906
constant 1907
constante 1908
- de temps 7007
- de vitesse de réaction 6450
- diélectrique 2418
- réticulaire 4215
constituant 1811
constriction 1912
construction 2729
- d'une courbe 7081
construire une courbe 5248
contact automatique 6096
container 1922
contamination radioactive 5603
contenance 1275
- nominale 4789
contestation 1925
contigu 200
continu 1926
continuel 1926
contorsion 2536
contour 4929
contournement 1186
"contraceptif" 1933
contraction 6257
contraint 5799
contrainte 5800
- maximale 4517
contraste de phase 5142
contrat de licence 4264
- de travail 278
contrat-type de travail 6554
contre les aiguilles d'une montre 2036
contrecoup 5664
contre-courant 2040
contre-dépouille 7204
contre-distorsion 2882
contre-écrou 1481, 2035, 4350
contre-épreuve 2043
contre-essai 2043
contefaçon du brevet 3961
contrefort 63
contre-indication 1936
contre-ordre 1259
contre-pente 624
contreplaque 729
contreplaque du piston de transfert 7098
contrepoids 985
contrepoison 494
contre-pression 724
contre-réaction 726
contre-ressort 2038
contre-valeur 2044
- des patentes 5483
contrôle 1480, 1930, 2934, 4693

contrôle administratif 677
- de qualité 5571
- de réception 3925
- de sécurité 5965
- des stocks 6629
- des ventes 5976
- répété 5674
contrôleur 2935
convention 93
conversion 1453
convertisseur 1951, 5905
convoyeur 1953
- à bandes 775
- à courroie 775
- à palettes 2487
- à plateaux 5236
- à râteau 5615
convulsion 6088
convulsivant 1956
coopération 1970
coordinateur électrique 5488
copahu solidifié 1972
copal 467
copeau 1502
copeaux 1503
- de tournage 7172
copie 1980
copieux 61
copolymère 1974
coprécipitation 1979
corde 1190, 1982
- à boyau 1364
- d'un cercle (géom.) 1526
corne 3780
corné 1997
cornet en papier 5008
cornue 5808
- tubulée 7155
corporation 2005
corps 986, 1000
- chauffant électrique 2780
- composé 1815
- creux 3769
- d'un tissu 987
- de filière 2408
- de presse 4435
- de résistance 5782
- du cylindre 4209
- étranger 3344
- flottant 3249
- gazeux 3450
- gras 3053
- liquide 4331
- rigide 5863
- solide 6414
corpuscule suspendu 3249
correction 2006
corrélation 2007, 4041
corroboration 2008
corrodant 2009
corrosif 1372, 2009, 2011
corrosion 2010
cosmétique 2018
cosmoline 2019
cosse 1983
- (bot.) 3799
cote d'ajustement 4300
- effective 158
- limite 4300
- minimum 4610

cote nominale 796
côté buse 1385
- de la coulée des scories 6842
- du plateau mobile 3339
- fermeture 3339
- injection 1385
coton 2028
- cardé 1307
- hydrophile 41
cotonnade 1240
couchage 4189
couche 1655, 4221
- d'émail 1656
- de barrage 785
- de finition 3176
- filtrante 1915
- imperméable 785, 3888
- isolante 4015
- laminée 4193
- limite 1041
- mince 3133
- protectrice 5511
coucher, au 649
coude 860, 2774, 4147
- en segments rapportés 4346
coulage 4231, 5362
coulance 3271
coulant 3275
coulée 6841
- centrifuge 1409
couleur 1746
- de revenu 6873
- du revient 6873
- émail 2843
- opaque 4882
- paille, de 6662
- pastel 5036
- stable 3049
- transparente 3518
coulisse 4314
- de moule 4662
coulisseau 4437
couloir à secousses 6191
- oscillant 6191
coulométrie 2033
coup 3877, 6685
coupage 1326, 2156
coupe 800, 2121
- transversale 2097
coupe-carotte 3460
coupe-circuit 2154
coupelle 639
- à analyse 2123
- de valve 7274
couper 2149
couperet 1524
coupeuse 2155
couplage 2047
- en pont 1084
- par rétroaction 3072
couple 2045
- thermoélectrique 6947
couplé 2046
coupole 2561
courant à basse fréquence 4378
- alternatif 357
- (alternatif) polyphasé 4735
- continu 1909, 2468
- d'air 289

courant d'hystérésis 3863
- de branchement 1054
- de dérivation 1054
- de gaz 3442
- de grille 3580
- inducteur 3102, 5458
- induit 3944
- laminaire 4180
- latéral 6270
- liquide 3265
- primaire 5453
- sanguin 961
- secondaire 3944
- tourbillonnaire 2720, 6784
courbé 873
courbe 2141, 3564
- ascendante 622
- caractéristique 1458
- d'écoulement 3267
- d'extinction 49
- des points d'ébullition 1120
- descendante 2351
- dose-réponse 2573
courber 1045
courbure 860a
couronne 1092
- (géom.) 475
- de tubes 7150
courroie 855
- à chaînons 4317
- articulée 4317
- de commande 2634
- en cuir 4235
- sans fin 2851
- transporteuse 1955
- trapezoïdale 1868
cours commercial 5636
- de fabrication 2049
course 5937, 7413
- d'ouverture du moule 4513
- de fermeture 1627
- libre 3372
- motrice 5378
court-circuit 6241
coussin 5173
- de pression 1370
coussinet 1166, 5173
- à collets 1726
- à filière 3323
coût 2020
-, assurance, fret 2021
couteau 4148
- à fourrage 3308
- à guillotine 3611
- de balance 747
- tournant 5906
couvercle 2050
- à ressort 6365
- du moule 1973
- moulé 4665
couverture (action) 2053
couvre-joint 1170, 7435
couvre-objet 2051
craie 1441
crampon 1616
cran 4093
cranque 1638
craquelé 2057
craquelure 2077
crasser 1539

crayon caustique 1378
- médicamenteux 1040
- médicinal 2064
création 2073
- d'un vide 7261
crème 2066
- de tartre brute 581
- évanescente 7280
crème-émulsion 1704
crémeux 2068
crénelé 3933
crêpe 2062
crépine 6658
crépissure 1650
crétacé 1442
crête 4122
- d'une onde 5064
cretonne 2080
cretons 3575
creuset 2099
- d'essai 639
- en graphite 5251
- filtrant 3139, 3539
creusure 3541
creux 1014, 1381, 3767, 3768, 3801
- (d'une vis) 3591
crevasse 1609, 2081, 3190
crevasser 1456
crevasser, se 1456
criblage 1002, 6032
- à l'air 309
crible 1072
- de triage 644
- fin 3161
- rotatif 5838, 6034
cribleur à air 307
criblure 3169
cric 7457
crin de Florence 6289
- de Naples 6289
crise 2085
cristal 2111
cristallisation 2114
cristallisoir 2115, 6819
cristaux de Vénus 1976
crochet 3779
- de sûreté 3018
crochet-étrier 5192
"crocodile" 1989
croisillon 6475
croissant 2079
cru 2102
cruche 4119
cruchon 4119
cryodessication 3373
cryolithe 2110
cryoscopie 329
cube 2116
cuiller à combustion 2247
cuillère à couler 1348
cuillerée 1667
- à café 1670
- à dessert 1669
- à soupe 1668
- arase 4249
cuir artificiel 609
cuire à l'étuvée 6613
cuisson (plast.) 2133
cuivre 1975

cuivre jaune 1060
culbuteur 5876, 7026, 7365
- de bouteilles 1025
- de soupape 7276
culot 1270
- (presse à transfert) 7095
- à baïonnette 818
"culotte" 7495
culture en stries (sur gélose) 262
- sur plaque 260, 5238
curatif 2125
curcuma 2128
curcumine 2129
cure 2131
curseur 7108
cuticule 2151
cutiréaction 2152
cuve 990, 5768
- à double enveloppe 4092
- à immersion 2461
- de broyage 3582
- de décantation 6176
- de fermentation 3085
cuve-réservoir 6644
cuvette 800, 3801
- d'absorption 47
- d'égouttage 2630
- de soupape 7274
- du thermomètre 6953
cyanamide calcique 1209
cyanate d'ammonium 403
cyanure d'argent 6293
- de calcium 1210
- de mercure 4558
- de potassium 5321
cycle 2161
- de division 2550
- de marche 5947
- de moulage 2134, 4668
- de travail 2163
- des opérations 6143
- métabolique 7212
- opérationnel 4888, 146
- semi-automatique 6108
cyclique 2164
cyclisation (chem.) 2166
cyclone (mec.) 2168
cylindre 2169
- à calibrer 782
- à décantation 2216
- à demi immergé avec râcle inférieure (enduction) 2554
- à dents 7053
- à pointes 7053
- briseur 7053
- broyeur 2058
- cannelé 1018
- concasseur 2107
- d'appui 2184
- de calandre 1230
- de caoutchouc 5936
- de décharge 2303
- de dessus 7059
- de pression 5442
- de révolution 5727
- de serrage 5523
- de sortie 1233, 2304
- délivreur 1233

cylindre doseur 2555
- égoutteur 2185
- en acier 6603
- enducteur 540
- fendeur-enrouleur 5886
- gradué 3546
- hérissé 7053
- mélangeur 4627
- récepteur 2617
- supérieur 7059
- vérificateur 782
cylindrée 2171
cylindres de calibrage 3427

daim 6197
dallage 3261
damage 6811
dame 5616
dame-jeanne 1303
danger 2186
- pour la santé 3679
date contractuelle 1934
- de livraison 1934
- de péremption 2980
- d'utilisation 2980
dé 6967
débit 4930, 5973, 6998
- cardiaque 1309
- d'une pompe 2298
- horaire 3792
débitmètre 3274
débouché 4480
débourbage 1605
débours 1462, 2974
débrayage 1639
débrayer 2488
débris 1503, 3600
débromuration 2208
début de l'ébullition 3971
- de la réaction 6580
décalcificateur 505
décantation 2213, 6077
décanter 2212
décanteur 2214
décantez! 2209
décapage 2910
décapant de peinture 4996
décapeur 6680
décarbonatation 2218
décarburation 2218
décarotter 2255
décentrage 2220
décharge 2479
- (électrique etc.) 2480
- en lueur 3523
- spontanée 6093
déchargement 7220
déchets 1503, 5720, 7377
déchloration 2221
décilitre 2222
déci-normal 2223
déclaration d'absence 2225
déclenchement 2796
- de choc 3948
déclin 2219
déclinaison 2226
décoction 2227
décolorant 939
décoloration 2228, 3033
décomposition 2219, 2229

décompresseur 2232
décongestionnant 2233
déconnecter 2488
decortiqueuse 3800
découpage 2156
découper 2149, 5534
- en bandes 6347
découverte 2491
- fortuite 6145
dédouanement de marchandises 1603
déduction 2237
défaire, se 2478
défaut 2242, 2246, 3034, 3230
- d'équilibrage 7200
- de coulée 1347
- de moulage 4669
- du verre 943
défécation 2241
défectueux 2243
déferrisation 2245
défi 1443
déficience 2246
déficit 233, 6248
déflecteur 733
déflegmateur 2333
déflegmation 2332
déflexion 2249
déformation 2251
- à la tension 6889
- angulaire 454
- élastique 2762
- élastique subséquente 2760
déformer 2250
-, se 2535
dégagement (de gaz) 2253
dégazage 1080, 2253, 2254
dégazeur 3489
dégel 6932
dégénérescence graisseuse 3058
dégivrant 488
dégivreur 488
dégluti 6773
dégorgeoir 2486
dégradation 2256
dégradé 2257
dégraissage 2240
degré 2258, 6548
- d'acidité 2260
- d'approximation 2261
- d'enrichissement de la colonne 2265
- d'humidité 4645
- d'onctuosité 2267
- de cuisson 2259
- de dilution 2263
- de durcissement 2262
- de dureté 2269
- de fiabilité 2271
- de finesse 2266
- de fluidité 2267
- de liberté 2268
- de pénétration 5079
- de précision 2259
- de pureté 5094
- de saturation 2272
- de sécurité 2271
- de siccité 2264
- hydrométrique 2270

déhydranone 2276
délais de livraison 6895
délaminage 1606
délayage 6972
délayant 6970
délégué médical 1918
délétère 2284
déliquescence 2286
délivré (com.) 2289
demande 538, 1569, 2865
- de brevet 539
- de brevet déposée 5043
démarrage 6579
demi-axe 6109
demi-gras 6111
demi-moule supérieur 7058
demi-produit 3633
demi-refroidi, à 3632
demi-vie 3634
demixtion 6083
démolition 1066
démonstration 2312
démontable 2366
démoulant (lubrifiant) (machine à comprimés) 4656
- mêlé à la masse 4038
démouleur 6680
démulsifiant 2313
démultiplicateur 5701
dénaturant 2317
dénaturation 2315
dénaturé 2316
dénominateur 2318
dénomination commune 3482
denrée 3540
dense 3726
densimètre 578
densité 2319, 6965
- apparente 530
- de l'acide 6449
- de masse 530
- de tassement 4992
- en volume 2321
- limite 2322
- optique 4897
dent 1687, 7049
- d'entraînement 152
denté 3933
dentelure 6014, 6157
dentifrice 2325
denture 3934
département 2330
- de production 5478
dépassement 2937
dépendance 2331
dépense d'énergie 2855
dépenses 1462, 2974
dépilatoire 2334
dépistage 2368
déplacement 2513, 4593
- d'air 293
déplaisant 7221
déplétion 2335
dépolissage 2680
- (verre) 3401, 3501
déposer une demande de brevet 3109
déposition 6077
- sous serment 248
dépôt 97, 2336, 2337, 6076, 6627

dépôt de floculat 3259
dépouille 2610
dépoussiérage 2690
dépoussiéré 2692
dépréciation 2338
dépression 2330
dépuratif 2343
dépuration 5549
dépyrogénisation 2344
dérangement 1067, 3035
dérivation 1052, 1186, 2345, 6263
- (tube) 5186
- d'une canalisation 6841
dérivé 2346
dermo-jet 3855
dernière fraction (distillation) 4203
dérouleur 2617
désaccoutumance 2199
désadaptation 4444
désaéré 298
désagréable 2527, 7221
désagrégation 2229, 2497
désalé 2347
désalifié 2347
désapprobation 2475
désavantage 2473, 2618
descendre 2349
description d'une invention 6453
- de brevet 5050, 6452
désembrayer 5555
désengrener 2488
désensibilisation 2354
désentamage 2372
déséquilibre 7200
déséquilibré 7201
déshabitude 2199
déshumidificateur des locaux 5897
déshumidification 2273
déshydratation 2275
désignation 4483
désinfectant 2494
désinfection 2495
désintégrant 2496
désintégrateur 2500
désintégration 1066, 2219, 2497, 6535
- radioactive 5604
désodorisant 2327
désolvaté 2361
désorption 2362
désoufrage 2365
désoxydant 2328
désoxydation 2329
dessalé 5982
desséchant 2355
desséché 2356
- à l'air 315
dessèchement (de bois) 6065
dessiccateur 2358, 2668
dessiccation 2357, 2669
- sous vide 7252
dessin 2359, 2620
- à points et à traits 2577
- publicitaire 241
- uni 5213
dessus 7055
destatisant 2363
destinataire 5666

destinée métabolique 4565
destruction 2364
désulfurage 2365
détacheur 2367
détecteur de radioactivité 4692
détection 2368
détendeur 5699
- automatique 691
détente 5741
- (d'une arme) 7121
détergent 2369
détérioration 2370, 3886, 6494
- de la qualité 5572
détermination 2371
- de la constante diélectrique 2210
détonation 2984
détoxication 2374
deuterium 2373
deux fois par jour 887
- yeux, les 1019
devanture 6238
développement 2376
- (bicyclette) 3467
déversoir 3622
déviation 2377
- brusque 5589
- du complément 1804
dévideur 2617
dévidoir 5703
devis 2908
devise (commerciale) 6348
dévitrification 2379
dévolter 6606
"dewar" 2381
dextrine 2383
dextrogyre 2384, 2386
dextrose 742
diagramme 1470, 3106
dialyse 2392
diamètre 2393
diamètre du noyau (d'une vis) 1036, 5901
- extérieur 4932
- intérieur 4002
- interne 4002
diaphane 2394
diaphorétique 2395
diaphragme 2396
- de rétention 4911
- iris 4077
- perforé 5100
- perforé rotatif 5914
diélectrique 2417
diète 2420
différence de potentiel 5351
différencié 2423
différentiel (méc.) 2424
diffraction 2429
diffractomètre 2430
diffusibilité 2432
diffusion 2433, 6517
digestif 2438
digestion 2437
digne de confiance 5747
dilacéré 2442
dilatabilité 2443
dilatation 2444, 2968
- à la chaleur 3688

dilatation linéaire 4305
- thermique 3688
diluant 2445, 6970
dilué 2446
dilution 2449
dimension 6319
- nominale 4790
dimensions d'encombrement 4940
- des particules 5028
diminution 24, 2234
diphasé 7188
diplogène 2375
diplomé 3544
dipolaire 2463
directeur 4454
directives 2472
disjoncteur 1070, 1553
disparité 2492
disparition 2474
dispersant 2508
dispersion 2510, 6513
- (stat.) 7286
- colloïdale émulsoïde 2842
- rotatoire 5917
disponibilité 696
disponible 697
disposer en couches 6661
dispositif 2378
- à claire-voie 6325
- à zéro automatique 694
- accessoire 662
- additionnel 662
- anti-éclaboussures 518
- anti-giclage 518
- auxiliaire 695
- d'alimentation 3076
- d'arrêt 956, 6640
- d'éclairage 4275
- d'éjection 2753
- d'époussiérage 2691
- de centrage 7126
- de charge automatique 692
- de dosage 2574
- de réception 3672
- de refroidissement 6258
- de réglage 207
- de sécurité 5964
- de serrage 1577
- de triage 6089
- mécanique 4533
disposition (d'un local) 594
- provisoire (jur) 5517
disque 2476, 7374
- cannelé 3292
- de fraisage 4602
- de réglage 5728
- en caoutchouc 5937
- perforé 5102
- pour filtre 3140
- réducteur de pression 734
dissociation 2516
dissocier 1607
dissolution 2518, 6135
dissolvant 2523
dissolvez! 2441
dissous 2521
dissoute 2521
distance 2524
- entre les plateaux 2197

distillat 1853
distillation 2528
- ascendante 2529
- descendante 2530
- fractionnée 3366
- séparatrice 2532
- successive 1692
distorsion 2536
distributeur 2506, 2540
- presse-bouton 3171
- sous pression 3171
distribution 2290, 2537
- à cames 1247
- d'eau 7388
- de charge 4341
- de gaz 3443
- extracellulaire 6691
disubstitué 2541
diurèse intermittente 6638
diurétique 2544
divergence 2547
dividende exceptionnel 1008
diviseur 2552
divisez! 2545
division en quatre 5578
document 5676
documentation 2556, 4337
documents 2556
doigt d'entraînement 1246
domaine 2559, 5659
- d'application 3104
- de recherche 2560
- pharmaceutique 5141
dommage 2177
donateur 2562
données fondamentales 791
donner.....doses. en 2326
donneur 2562
dorure (des pilules) 3490
dosage 2565
- de l'acidité 128
- quantitatif 5574
dose 2571
- additionnelle 184
- anesthésique complète 3408
- clonique 1624
- complète 3407
- curarisante 3676
- curative 2126
- cutanée 6324
- d'attaque 5460
- de maintien 4440
- de protection 5450
- décroissante 2235
- efficace 2733
- élevée 3732
- épilatoire 2877
- érythémateuse 2894
- faible 4369, 7416
- fixe 3196
- forte 3732
- fractionnée 1099
- grenouille 3396
- homéopathique 3771
- initiale 3972
- journalière 2176
- journalière maximale 4510
- létale 3055
- liminaire 4291
- limite 4293

dose maximale 4511
- minimale 4608
- momentanée 4690
- mortelle 3055
- moyenne 701, 4522
- optimale 4899
- par prise 6305
- partielle 5022
- permise 5123
- progressive 5490
- réimmunisante 5732
- sensibilisante 6122
- sous-liminaire 6695
- standard 6558
- stimulante 6620
- superficielle 6739
- thérapeutique 6936
- tolérée 7037
- tonique 7043
- totale 4021
- toxique 7074
- unitaire 6305
- usuelle 701, 7248
doser 2570
doses croissantes 3930
- rapprochées 3384
doseur 809
doseuse 809
douane 2148
doublage 2599
- (text.) 1334
double contrôle 2676
- liaison 2581
- paroi, à 2593
- percolation 5097
doublement 2600
douche 2601
doucine (archit.) 5590
doucissage 3158
douille 1166, 1270, 3765
- à baïonnette 820
- de serrage 1733
doyen 2207
dragée 6710
dragéification 6711
- à la turbine 5003
drap 1629
- brut 5921
draper 2613
draperie 1629
drogue 2650
droit 1569, 6651
- (à payer) 2697
droite (ligne) 6654
droits de brevet 5049
ductilité 2443
dudgeon 6771
duplicata 1980
duplication (math.) 2600
dur 3654
durabilité 2683
durable 2684, 6543
durcir 3661
durcissement 6883
- (plast.) 2133
- de la graisse 3054
- excessif 4946
- par âge 265
durcisseur 3663
durée 2685, 4355

durée d'établissement 7101
- d'utilisation 6163
- de conservation 6645
- de conservation (en stock) 6226
- de conservation dans le récipient 5299
- de fabrication 5480
- de fonctionnement 4893, 5953
- de l'essai 2686
- de la fabrication 2564
- de la prise 6172
- de la vie 4269
- de réponse 4893
- du travail 5953
dureté 3666, 7071
- de l'eau 7394
duromètre 2688
duveteux 3279
dynamo 2702
dynamomètre 2704
dynamomètre pour fibres 3096
dynamomètre pour tissue 1630
dyne 2705
dysfonctionnement 2706

eau 7381
- aromatique (par dissolution) 592
- aromatique concentrée 1846
- aromatique distillée 591
- bouillante 553
- bromée 1102
- chaude 554
- chlorée 1507
- chlorurée 1507
- commune 556
- de chaux 555
- de cristallisation 7401
- de fontaine 559
- de Javel 6386
- de menthe 561
- de mer 560
- de neige 562
- de pluie 563
- de puits 559
- de rivière 558
- de ville 1566
- déminéralisée 2311
- désionisée 2278
- distillée 557
- douce 3385, 6403
- du robinet 1566
- dure 3660
- gazeuse 243
- glacée 552
- hydrosulfurée 6723
- industrielle 7392
- mère 4705
- minérale 4606
- ordinaire 556
- oxygénée 3816
- potable 566
- pure 564
- régale 567
- salée 1049
- sulfurée
- 6730
- tiède 565
- tritiée 7133

eau usée 6349
eau-de-vie 1059
eau-mère 914
eaux d'égoûts 6179
- résiduaires 6179
ébarber 2248, 3211, 7124
ébarbeuse 1163
ébarbure 1162, 4122
ébauchage 5922
-ebauche 952
- (embr.) 5945
- estampée 924, 5395
ébavurer 2248
ébonite 2713
ébouage 3290
ébullition 2714
écaillage 2953
écaille 6007
- de tortue 7069
écaillement des comprimés 1282
- du vernis 4173
écailleux 3202
écarlate 890
- de Biebrich 890
écarotter 2255
écart 2226
- standard 6557
écartement 2524, 3433, 6439
écarter 2478
échange 2943
échangeable 2948
échangeur à plaques 5239
- de chaleur 3687
échantignole 1498
échantillon 5985
- de référence 5704
- médical 4539
- pris au hasard 5621
- "randomisé" 5621
échantillonnage 5986
- au hazard 5623
échappée 1598
échappement 2956, 2961
- à ancre 438
- de l'air 296
échapper, s' 5949
échauffement (par friction) 5952
échéance 2979
échec 3034
échelle (math.) 6009
- de graduation 3549
- des températures 6878
- des valeurs 6013
- du thermomètre 6954
- thermométrique 6954
échelonnement 3542
écheveau 3653
échevette 3653
éclaboussement 6484
éclaboussure 6484
éclairage 4283
- de plafond 1487
éclaircissant 1087
éclaircisseur 1087, 1586
éclat de bois 1502
- de verre 3500
- soudain 1877
éclatement 1165

éclisse 1170
économie 6002
- de place 2719
- de temps 6003
économique 2718
écorce 779
- à tan 6814
écorner 979
écoulement 2742, 3265, 4926
- de l'eau 7387
- de marchandises 1602
- laminaire 4180
- libre 7222
- libre, à 3371
- plastique 5229
- turbulent 2720
écouler, s' (liquide) 5949
écoutille 3670
écran 733
- actinique 143
- luminiscent 143
- protecteur 5506
écrasement 6535
- d'une chaudière 3893
écrou 4828
- à ailettes 1173
- à entailles 1344
- à mâchoire 1590
- à oreilles 1173
- crénelé 1344
- de bloquage 1481
- de fixation 208
- de serrage 1481
- embrayable sur la vis-mère 1590
- molette 4154
- sphérique 753
écrouissage 1715
écuelle 800
écume 3302
édifice 2729
édulcorant 2730, 6776
édulcoration 6777
effacer 2731
effectif 2732
effervescence 2736
effet 145
- à court terme 6243
- adverse 6268, 7229
- calorifique 3686
- contraire 2042
- de battement 3296
- de pointe 5063
- dynamogène 2703
- explosif 2986
- final 7194
- fongicide 501
- incitateur accru 2703
- masquant 4489
- perturbateur 7229
- protecteur 5508
- pyrométrique 1243
- résiduel 254
- secondaire (nuisible) 6268
- sur la tension 5431
- utile 2740
- vibratoire 3296
- vomitif 2826
effeuillage 2953
efficace 2741

efficience 2740
effilé 1884
effluve électrique 3523
effort 6671
- (violent) 6655
- de cisaillement 6208
- de compression 1837
- de compression axiale 1131
- de flambement 1131
- de flexion 869
- de tension 6889
- de tension thermique 6882
- de torsion 3335
- de traction 6889
- maximum 3743
effritement 2497
effusion 2744
égalisation 2882
- de la pression 5435
- de la température 6877
égalisé 2881
égaliser 2880
- à la raclette 2553
égalité d'une surface 2929
égoutter 2382
égratignure 6028
éjecter 2748
éjecteur 2754
- de carotte 6526
- des cendres 631
- des comprimés 6798
éjection 2750
- automatique 690
- par le haut 7057
élaboration 5470
élargissement 1098, 7454
élasticité 2765
- de cisaillement 2770
- de compression 2767
- de flexion 2769
- de masse 2766
- de torsion 2771
- de traction 2768
élastique 5770, 5933
élastique-visqueux 2772
électro-aimant 2788
électrode 2783
électrolyse de l'eau 7390
électrolyte 2786
électromètre absolu 32
électrophorèse 1358
- à contrecourant 5822
- sur disques 2502
- sur gel d'amidon 6578
- sur papier 5011
électuaire 2789
élément 7213
- broyeur 3583
- d'un moule 6492
- de chauffage 3708
- interchangeable (moule) 7214
- trace 7079
élévateur 2795
- à augets 1126
élévation 2794, 7230
- de la température 6881
élever 1010
élicitation 2796
élimination 2797

élixir 2798
ellipse 2799
éloigné 2525
éloigner 5754
élongation 2802
éluant 2803
éluat 2804
élucidation 2805
élution 2806
élutriation 2810
élutrié 2807
émail à la cellulose 1394
emballage 4986, 7487
- collectif 1730
- d'origine 4913
- de transport 2505
- non repris 4365
- perdu 4365, 6999
- pour aliments 3330
- unitaire 7216
emballer 7486
embarquement 6235
embase 6253
- tournante 5910
embobiner 7458
emboîtement 5197
- à vis 6050
embouchure 525
- de la filière 2414
embout de l'aiguille 4762
emboutissage profond 2238
embranchement 4121
embrayage 1593
- à cône 1869
- à disques 4569, 4732
- à friction 3388
- à griffes 2558
- hydraulique 3802
- magnétique 4424
embrayer 2858
embrocation 2820
émeri 2825
émetteur 2828
émission 1096, 2827
emmagasinage 6631
emmenagogue 2829
émousser 979
empaqueter 7486
empaqueteuse 4993
empêchement 3756
empilage 6546
emplacement 4347
emplâtre 5222
- adhésif 194, 2833
- corricide 2832
- en rouleau 2835
- vésicatoire 2834
emplette 5544
emploi 537, 7242
- local 7060
empois 3526, 6615
- d'amidon 6577
empoisonnement 4045
emporte-pièce 930, 5535
empreinte 1382, 3903, 5462
- à plusieurs pièces 6489
- mobile 6488
- rapportée 1383
émulsifiant 2838
émulsification 2830

émulsion 2840
- eau/huile 7395
- huile/eau 4857
émulsoïde 2841
encapsuleuse 1283, 2845
encart volant 3317
encastré 5799
encastrer 3915
encens 2846
enchatonné 4714
enchevêtrement 6817
encliquetage 5058, 5632
encliqueter 4348
enclume 523
encoche 3768, 4811, 6023
encombrement 6755
encrassage 1623
encrassement 1623
- d'un tamis 948
encre 3990
endormisseur 3843
endroit frais 1959
enduction à la brosse 1115
- à la calandre 1232
- à la racle pneumatique 3252
- à la racle sur rouleau 4149
- à la racle sur tablier 927
- au cylindre 1232
- par extrusion 3012
enduire à la brosse 6512
- à la racle 6512
- au cylindre 5879
- au tonneau 7156
enduit 1658, 3615
énergie atomique 656
- cinétique 4142
- d'activation 149
- nucléaire 656
- thermique 6941
enfant ou animal sevré 7419
enfleurage 2857
engin 535
- de levage 4271
engorgement 1521, 1623
- d'un crible 948
engrenage 3466
- à friction 3389
- à roues dentées 7054
- à vis sans fin 3717
- conique 881
- d'avance 3071
- hélicoïdal 3717
- planétaire 5217
engrener 2859
enlèvement 11, 5753
- par lavage 11
enlever 5754
enquête 2865
- sur le marché 4481
s'enrayer 6086
enregistrement 3111
enregistreur 5677
- de la température 6879
- sur fil 7466
enrichissement 2866
enrobage 1658, 2813
- à sec 1828
- des comprimés en suspension dans un courant d'air 310
enrobage des pilules 5168

enrobage final 2847
- par extrusion 3012
- par film 5509
- par immersion 2458
- plastifié 5228
enrouler 7458
enrouleur 5703
ensacheuse 740
ensemble 7213
ensilage 6282
ensilotage 6282
ensimage (text.) 4863
entaille 2150, 6023
entaillé 3933, 4812
entéro-soluble 2869
enthalpie 2870
entonnoir 3418
entonnoir à décanter 6141
- à élutriation 2808
- à plaque filtrante 1124
- à robinet 2649, 6831
- cannelé 5850
- d'alimentation 3075
- de Büchner 1124
- de coulée 3459
- de remplissage 3125
- séparateur 6141
entonnoir-filtre 1124
entraînement 163, 2633
entrée (d'une énumération) 2871
entrelacement 4028
entreposage 6631
entrepôt 2337, 6649
entreprise 2900, 3184
entretien 4439, 6160
entretoise 2094, 7110
énumération 4335
enveloppe d'eau 7396
- du moule 6228
enveloppement (action) 2053
envelopper 7486
envergure 6439
environ 16
environnement 2872
envoi de marchandises 6235
enzyme 2874
enzymopathie 2875
épaisseur 6965
- de feuille 6215
- des parois 7368
épaississant 6963
épaississement 4007
épargne 6002
épart 2094
épaulement 6253
épice 6474
épicé 5543
epiderme 2876
épine 5454
épineux 5455
épissure 4112, 6486
éponge 6495
épongeage 966
époxyde 2878, 2879
épreuve 2976, 6908
- à double feinte 2580
- de compression 1839
- de flexion 870
- de l'humidité, à l' 2183

épreuve de percement 1068
- de précision 101
- de résistance à la chute 2645
- de stabilité 6541
- des matériaux 4503
- du double anonymat 2580
- du verre pilé 5372
- statique 6586
éprouvette 6913
- graduée 3546
épuisement 2960
- à froid 1692
épurateur de gaz 3445
épuration 1599
- de l'air 319
équation 2883
équerre 6531
équiangle 2884
équidistant 2885
équilibrage 2882
équilibration 748
équilibré 2886
équilibre 2887
- acide-base 125
- des membranes 2563
- hydrophile-lipophile 3824
- stable 6544
- tautomérique 6856
équipe de travailleurs 6232
équipement 535, 2888
équivalent 2889
éradication 2890
ergot 1246, 4391, 5454, 6476
- de fixation 1318
- de seigle 2892
Erlenmeyer 1886
erreur 2893
- accidentelle 86
- de calcul 4618
- de mesure 4529
- systématique 886
erythrosine 2895
escompte 348
espace 3433
- de temps 6434
- libre 1604
- mort 1600, 1604, 2202
espèce (biol.) 6445
espèces 3725
esquisse 2359
essai 436, 637, 2976, 6908
- à bille 755
- à blanc 925
- à choc de flambage 3880
- à la goutte 2644
- à la torsion 7065
- au choc 3885
- au flambage 1132
- au hasard 5622
- au tambour 2659
- biologique 906
- comparatif 1792
- d'endurance 2854
- d'étanchéité 4232
- d'une machine 6924
- de charge 4342
- de conservation 6646
- de déchirement 6864
- de déchirure 6864

essai de déformation 2252
- de dureté 3667
- de fatigue 2854
- de flexion à froid 1716
- de flexion par choc 3878
- de fragilité 6204
- de l'humidité 4647
- de laboratoire 4167
- de (longue) durée 2854
- de maquette 4638
- de pénétration 5078
- de ployage 870, 3320
- de pulvérisation 6510
- de pureté 5551
- de réception 76
- de routine 5929
- de rupture 1077
- de traction 6891
- de vieillissement 267
- des matériaux 4503
- du verre 3508
- en climat froid 1703
- en série 6149
- par touches 6501
- "randomisé" 5622
essayage 637, 6923
essence 2898
- concrète 1852
- d'ananas 2914
- d'écorce d'orange 2899
- d'oeillet 1636
- d'Oliban 2846
- d'Ylang-Ylang 1257
- de banane 429
- de canelle de Ceylan 1548
- de canelle de Chine 1336
- de citronelle 1565
- de Dilem 5040
- de géranium des Indes 5001
- de myristique 4746
- de patchouli 5040
- de pin sylvestre 3178
- de Pinus Mugho 3796
- de résine 5183
- de rose 665
- de térébenthine 3617
essencier 3262
essentiel 1492
essorage 966
essoreuse 7489
- (centrifuge) 1412
estampage 929, 5437
estampe multiple 4729
estamper 5534
estampeuse 957
ester 2902
- butyrique 2914
estérification 2905
estérifier 2906
estimable 2907
estimation 541, 543, 7270
- préalable 5383
estimé 2909
établi 858, 4165
établissement 2900, 3184
- du prix de revient 1227, 2025
étagère 6225
étain 7011
- à souder 6408
- de soudure 6408

étain en feuilles 6221
étain-tétraéthyle 6978
étalage 7459
étalement 6517
étaleuse 6515
étalonnage 1239, 4500, 4810
étalonner 1237, 6564
étamage 7017, 7022
étamé 7021
étamine (tissu) 1004
étampe 2406
- supérieure 2037
étamure 7017
étanche 3726, 3890
- à l'air 311
étanchéifiant 4402
étanchéité 7002
état 1858, 5294, 6583
- colloïdal 1739
- pulvérisant 5368
- stationnaire 6588
- terminal 3150
état-major 6547
étau pour tubes 5196
été 3789
étendu 1817
étendue 424, 2559, 5648
éthalate d'éthal 1432
éthanal 104
éthanol 2911
éther 2912
- acétique 107
- de pétrole 5138
- formique 3355
- méthylique 4582
- nitrique 4782
- phénolique 5145
- sulfurique 2915
étincelle 6440
étiquetage 4159
étiqueter 4156
étiquette 4157, 6803
étiqueteuse (machine) 4160
étiré 1884
étirer 2613
- à froid 1717
étoffe 1629
étoupage 3454, 4110
étoupe 4831
étranglement 1912, 6996
- du moule 2415
étrangleur 1174
être en rotation 5911
étude (d'un produit) 6923
- du marché 4481
étui 1327
étuve 2671, 6650
- de séchage 2673
étuver 6613
eucalyptol 1541
eudiomètre 2918
eugénol 2919
euphorisant 2920
eutectique 2921
évacuation 2961
- de l'eau 7387
- des eaux 6180
évaluation 543, 544, 7270
évaporateur 2927
- à flux descendant 3040

évaporateur rotatif 5918
évaporation 2924
- sous vide 7253
évaporer 2922
évent 7308
éventail des doses 2572
évidement 5669
évidence 2930
évident 5042
évier 3622
évolution 2932
exact 102
exactitude 100, 2933
exagéré 2942
examen (d'un produit) 6923
- de contrôle 5661
- organoleptique 4910
excavation 3801
excentré 6550
excentrique 1246, 2716
- de chasse 5162
excès 2938
- compensateur 4939
- de poids 4961
excessif 2942
excipient 2949
- gras 4871
- hydrophobe 3829
- pour pommades 4865
excitant 2950
excitation 2951
- de champ 3103
- par choc 3881
- par impulsion 3881
excrétion 2952
- urinaire 7240
exécuter un mouvement
  planétaire 5830
exécution 92
exemple 2936
exempt de vibration 7323
exercice annuel 1168
exfoliatif 2954
exfoliation 2953
- des comprimés 1282
exigence 4760
exorbitant 2942
expansibilité 2967
expansion 2968
- radiale 5599
expectorant 2973
expédition (de marchandises) 2504
expérience 2975, 2976, 6908
- de contrôle 1944
expert 2978
expertise 543
expiration d'un délai 2979
explication 2981
exploitation 2982
explosibilité 2983
explosion 2984
export 2987
exposé 6584
exposition 2963, 2989
- à la lumière 2990
expression à froid 1709
- d'un liquide 2992
expulser 2748
expulsion 2993

exsanguination 2994
exsudation 3017
- de lubrifiant 4387
extemporané 2995
extenseur (pour feuilles) 2965
extensible 6887
extensile 6887
extension 2968, 2996, 6513
extinction 3000
extirpation 2890
extraction 3003
- à l'eau 7389
extrafin 3187
extraire l'air 2955
extrait 3002
- (bibl.) 58
- américain 385
- ferme 3185
- fluide 385
- liquide 385
- mou 6112
- sec 2660
- végétal 7299
extravagance 7262
extrémité 7025
extrudé 3007
extruder 3006
extrudeuse à vis 6044
extrusion 3011
- à filière plate 6350
- de gaines 7145
- de mélange sec 2667

fabricant 4469
fabrication 4470
- continue 1928
- d'une mousse (plast.) 3305
- de comprimés 6799
- en continu 1927
- en grande quantité 4492
- en masse 4492
- en série 808
fabrique 3907
face antérieure 3308
- d'un objet 6752
- extérieure 4925
- externe 4925
- intérieure 3993
- interne 3993
- postérieure 720
facette 2721
- à biseau 882
facile à manier 4452
facilement combustible 2711
- soluble 2712
facilité 2709
façon 4637
façonnage 3356
façonner 3025, 3348, 4636
factage 2293, 5293
facteur (math.) 3031
- de dissociation 2517
- de puissance 5375
- de remplissage 6435
- humain 3795
facture 893
faculté 9
- d'absorber 38
- d'être absorbé 38
faible poids moléculaire, à 4380

faïence 2087
faille 3190
faim 3797
(faire) bouillir 988
- le vide 2955
- s'arrêter 6635
- un paquet 7486
faisable 3060
faisceau 1151, 3048
- cathodique 1367
- lumineux 829, 4274
faites!3023
- cuire!1981
- infuser!3955
- selon l'art 3093
falsification 227, 3041
fardelage 1043
fardeleuse 1150
farine 3264
- d'avoine 4830
farineux 3045
fatigant 6867
fatigue 6655
fausset 6476
- (de tonneau) 1672
faux 7491
- bois 323
fébrifuge 513
fécule 6576
- de batate 805
- de pommes de terre 5349
- de Toloman 7038
- mexicaine 1993
- soluble 2383
fêlure (dans le verre) 2056
fendillement 2059
fendre, se 1456
fendu 1608, 2057
fente 1609, 2081, 3190, 4129
- d'observation 4838
- de coulée 3067
fer 4078
- blanc 6221
- émaillé 6217
ferment 2874
fermentation 3082
- accélérée 5583
- bulleuse 1119
- effervescente 2737
- sous pression 5436
- tumultueuse 995, 2737
fermeté 5115, 7071
fermeture 1626
fermeture à baïonnette 819
- (d'une ampoule) 6057
- d'un anneau 2166
- du moule 4654
- par gravité 3571
- ralentie du moule 3917
ferricyanure de potassium 5322
ferrocyanure de potassium 5323
ferrugineux 1444
ferrure 3194
feston 6014
festonné 3933
fétide 3091
feuillard 776
feuille 4229
- (de métal) 3312

feuille à marquer 3311
- adhésive 193
- calandrée 1235
- calandrée (plast.) 5894
- d'aluminium 368
- d'argent 6298
- d'étain 842, 7020
- d'isolement 6059
- de cuivre 1977
- de plastique 5231
- de zinc 7507
- découpée 6212
- en souple 719
- extrudée 3008
- extrudée aplatie 4223
- grainée 2816
- imprégnée 7291
- isolante 4016
- laminée 1235
- mince de métal 3310
- mince coulée 1339
- mince tranchée 6333
- pincée 1574
- plastifiée 3241
- plate 3223
- postformable 5298
- pressée 5427
- soufflée 973
- souple 3241
- vernie 7290
- volante 3317
feuilles 3313
- en continu 1930
- imperméables 7382
- sans support 7228
feuilleté 3322, 4181
fiable 5747
fiance 1874
fibranne 613
fibre 3094
- de bois 7472
- de verre 3498
- grillagée 4217
- végétale 7300
- vulcanisée 7362
fibreux 3098
fibrine 3097
- végétale 3529
ficelle 7182
fiche 3107, 5250
fidélité 3099
figure 3106
fil 6977
- à coudre 6181
- boutonné 6503
- de fer 7464
- de laine cardée 1308
- de soudure 3119
- de traction 2623
- de verre 3499
- métallique 7464
- retors 7182
- revêtu d'amiante 618
filage 3011
- au choc 3882
filament 3094
filamenteux 3098
filet 4766
- arrondi 4152
- carré 6534

filet conique (d'une vis) 6837
- moulé 4666
- plat 6534
- rectangulaire 6534
- rond 4152
filetage intérieur 3081
filière 6480
- à fente 3220
- à section constante 2412
- annulaire 7153
- d'extrusion 3013
- de boudineuse 3013
- en éventail 3042
- plate 3220
- pour tubes 5190
filiforme 3110
film 3133
- coulé 1339
fils extrudés 3009
filtrage 3145
filtration accélérée 68
- par aspiration 7254
- sous vide 1698, 7254
- sur gel 3476
filtre 3136
- à air 297, 314
- à gravier 5943
- à membrane 4550
- à pierraille 5943
- à plis 3293
- à pression 5422
- à sac 5960
- à succion 1124
- d'amiante 6085
- de Berkefeld 4456
- de Chamberland 5037
- en porcelaine 5286
- en verre fritté 6314
- peu serré 4234
- plissé 5214
- rapide 5584
- rotatif 5835
- sans plis 5212
filtre-presse 3142
filtrez!1696, 3135
fin 3153
- (d'une réaction) 2848
final 3148
finement floculé 3167
- granulé 3157
- poli 1158
fines 3169
finesse 3163
- de la poudre 3166
- de moulure 3165
fini 3173
finissage 3151, 3175
fiole 5156
- d'Erlenmeyer 1886
firme 3184
- pharmaceutique 5140
fissure 1606, 1609, 2081, 3190
- capillaire 3628
- de contrainte 6673
fixage 6575
fixateur 904, 6056
fixation 662, 3051, 3199, 7235
- du complément 1805
flacon 3218
- à bouchon perforable 5099

FLA-

flacon à col large 7453
- à décantation 2215
- à double tubulure 7186
- à filtration 3146
- à large goulot 7453
- à réactif 5657
- à trois tubulures 6985
- à vide 3146
- additionnel 2998
- clissé 1303
- compressible 3236
- compte-gouttes 2647
- de remplissage 2310
- gradué 3547, 4530, 7033
- multidose à bouchon perforable 5541
- récepteur 46
- tubulé 7154
flacon-laveur 7372
flacon-multidose 4731
flaconnage 1029
flaconneuse 1031
flambage 1129
- (à la flamme) 2469
flambant neuf 1058
flambée 1877
flambement 1129
flamme 3203
- éclairante 4394
- non éclairante 4796
- nue 4748
flan 924
- estampé 5395
- préétiré 5446
flanelle 3210
flasque 723
fléau (d'une balance) 832
flèche (d'un câble) 5971
fléchi 873
fléchissement 5971
fleur 965
fleurs de soufre 3273
flexibilité 3234
flexible 3235
flexion 3243
flint-glass 3248
flocage 3260
flocon 3200
floconneux 3201
floculant 3258
floculation 3259
flottabilité 1154
flottage (procédé par.....) 3263
flottation 3263
fluage 2074, 3011, 3271
- à froid (plast.) 1706
fluctuation 3278
- (stat.) 7286
fluence 3271
fluidifier, se 4328
fluidité 3271
- basse 3657
fluorure de calcium 1211
- de potassium 5324
- de sodium 6384
fluosilicate 3286
flux 2742, 3265, 3297
fluxmètre 3274
foie de soufre potassique 4255

foliacé 3321
fomentation 3326
fonction 4710
fonctionnement 4895, 6160
- continu 1929
fond 1033
- à glissière 6340
- de roulement 7477
- perforé 5101
fondant 3298
fondation 845
fonderie 3360
fondre 4328
fondu 4685
fongicide 3416
fonte 1341, 4546
- de fer 1341
- trempée 1496
forage conique 6835
force 3334
- accélératrice 70
- ascensionnelle 1154
- centrifuge 1411
- centripète 1416
- cohésive 1691
- d'adhérence 191
- d'attraction 673
- d'éjection 2749
- d'impulsion 4691
- de cisaillement 6209
- de compression 1842, 5428
- de fermeture 1581
- de torsion 3335
- de traction 6888
- élastique 6675, 6892
- expansive 2972
- thermoélectrique 6948
- tranchante 7107
- vive 4691
forcé 3341
foret 678, 1015
foreuse 1017, 2627
formage 963, 3350
- à chaud 6949
- à froid 1701
- de feuilles 6214
- par étirement 2615
- sous vide 7255
format 6319
- de base 796
formation 1876, 3350
- (action de former) 1137
- d'un creux 1380
- de croûtes 2109
- de "gâteau" 1197
- de mousse 3303
- de rides 2137
- professionnelle 7346
forme 3106, 6198
- (plast.) 2406
- aérodynamique 6666
- commerciale 1779
- de rayons, en 5647
- des particules 5027
- sphérique 6469
formel 5295
former 3348, 4636
formiate de sodium 6385
formol 3349
formule 3358

formule brute 2831
- développée 1911
- empirique 2831
- globale 2831
fortifiant 7042
fortin 4141
fortuit 3359
four 4936
- à air chaud 3791
- à cuve 6820
- à recuire 3704, 6884
- à sécher 2672
- à tremper 6884
- basculant 7005
fourche 3346, 3779
- articulée 4113
fourchette 3346
fournée 806, 6998
fourneau électrique 2779
fournisseur 3421
fourrage 463
fourreau 1327
foyer (opt.) 3307
fraction 3364
- aliquote 334
- d'une molécule 4641
- de queue 6806
fractionné 3365
fragile 1065, 1094
fragilité 1095
fragment de verre 3500
fragmentation 1112
fragments de coton 1523
fragrance 3369
frais 1462, 2974
- additionnels 183
- d'achat 2022
- d'acquisition 2022
- d'administration 213
- d'enlèvement 2293
- d'exploitation 4887
- de fabrication 4472, 5473
- de factage 3380
- de livraison 2293
- de préparation 4472
- de publicité 239
- de transport 2023, 3380
- généraux 2901
fraisage 4601
franco à bord 3306
- quai 3047
frange 3395
frappe 2037
frein 1050
- à ruban 774
- à vis 6038
frénateur hypophysaire 5206
fréquence 3383
- de battements 839
fret 3379
- aérien 316
frette 1472, 3086
friabilité 1095, 3387
friable 1094
friction 674
- de roulement 5893
- interne 4037
- interparticulaire 5029
- latérale 4212
frit 3394

frittage 6317
fritté 6313
fritter, (se) 6312
fritteuse 6316
froid 1699, 1700
frottement 19, 674
- de glissement 6342
- de roulement 5893
- interne 4037
fructose 3403
fuchsine acide 117
- basique 792
fuite (de liquide ou de gaz) 4231
- d'un récipient 4231
fumant 3413
fumée 3411
furet (zool) 3087
fuseau (text.) 4170
fusel 3083
fusibilité 3422
fusible 2154, 3423
fusion 3425, 4546
- de sociétés 4562
fût 781
- (en fer) 2654
- d'expédition 6236
- de dépôt 6643

gâchette 7121
gain 5487
gaine 6210
galet 749
- de guidage 2184
- tendeur 5523
galet-guide 1320
gallon 3430
galopin 2184
galvanomètre 3431
- à miroir 4616
gamétopathie 1531
gamme 2559
- des couleurs 1749
ganglion lymphatique 4404
ganglioplégique 3432
ganse 3018
gant d'amiante 619
garantie 3603, 6073
garde-boue 6485
garde-boutique 2652
garde-courroie 857
garder au sec! 4127
gargarisme (préparation pour) 3434
garnir un joint 4985
garnissage 1463, 7231
garniture 4989
- (d'une chaudière p. ex.) 3193
- d'étanchéité 3454
- pour femmes 4504
- pour haute pression 3751
garnitures 3194
gâteau 1196
gâter, (se) 6493
gauchir 2250
gauchissement 7371
gaufrage 2818, 5437
gaufre 7364
gaz 3436
- d'éclairage 1647, 3872
- de houille 1647

gaz détonant 2373
- noble 3954
- pauvre 7417
- rare 3954
- résiduel 3446
gaze 3464
- imprégnée 4540
- médicamenteuse 5984
- vaselinée 5137
gazéification 3453
gazeux 3449
gazoline 5138
gazomètre 3456
gel 3475
- d'hydroxyde d'aluminium 371
- de silice 6283
gélatine glycérinée 3531
gélatinisation 3478
gelée 4100
- royale 5931
- vaginale 7263
gélification 3480
- intégrale 1807
gélifié 3479
gélose 259
- inclinée 261
- nutritive 4829
générateur (elec.) 2702
- de vapeur 6593
- thermoélectrique 6946
gérant 3488, 4454
gerbeur à fourche 3347
germe 3483
- cristallin 6079
germicide 3486
gestion 4453
gicleur 4816, 6509
giette 3631
givre 3400
glaçage (au sucre) 3402
glace 3867, 4617
- de vitrage 4617
glacière 1960
glaçure 3517
glissant 6346
glissement 454
glissière de ramassage 2294
glissoir 1537
globe 1139, 3520
- de protection 852
globule 3521
globules sanguins 959
glucose 742
- cristal 1995
gluten 3529
- de maïs 7503
glutinosité 6802, 7112
glycéride d'acide gras 3530
glycérogélatine 3533
glycérolé d'amidon 3532
glycérophosphate de potassium 5327
glycinate d'aluminium 369
glycine 387
glycocolle 387
glycolate de cellulose 1302
gneiss 3535
gobelet 828
godet 800, 1125, 4176

gommage (des dragées) 2764
gomme 1269, 3613, 5932
- à mâcher 1490
- arabique 65
- copale 467
- de bois 7494
- de karaya 4126
- du génévrier 4123
- elemi 2791
- laque 5942
- vulcanisée 7363
gomme-chicle 1490
gomme-laque (en écailles) 6229
gomme-mastic 5935
gomme-résine 3616
gommeux 3619
gondolement 1128
gondoler, se 2535
gonflement 6778
- préalable 5417
gonne 2654
gorge 3541, 3768
- (mec.) 3591
- de fixation 3763
- de roulement 754
goudron 6843
- de bois 6632
- de houille 1648
- minéral 4605
- végétal 6632
gouge 1504
goujon 6689
- (de centrage) 2606
- de retour 5811
goulot d'étranglement 1028
goulotte 2486, 6992
- coudée 1999
- de chargement 4343
goupille 2027, 5072
- de fixation 1318
goupillon (pour bouteilles) 1026
- à tubes 6919
gousse 3799
goût 3228
goutte 2639
- froide 1711
goutte-à-goutte intraveineux 7307
- sous-cutanée 3849
gouttes nasales 1742
- oculaires 1744
- odontalgiques 4847
- pour instillations nasales 1742
gouttière à secousses 6196
gouvernail 5944
gouverne 1939
gradient 3543
graduation 3542, 6009
- des couleurs 6010
gradué 3545
graduel 1184
graduer 1237
grain 1991
- fin 3156
- fin, à 3157
graine 6078
graissage 4390

graissage sous pression 5438
graisse 3053
- alimentaire 2421
- animale 462
- comestible 2727
- de pétrole 2019
- de pieds de boeuf 1123
- de porc 186
- de Ramsay 7256
- de suint hydratée 188
- de suint purifiée 187
- des pâtissiers (pour pâte feuilletée) 1958
- dure 3656
- lubrifiante 4388
- minérale 2019
- non comestible 3953
grand développement 3736
- flacon (pour réserve) 6628
grande onde 4354
- vitesse 3739
grandeur 4431, 6319
- des mailles 7456
- moyenne 4523
granulateur à sec 2661
- oscillant 4920
- par voie humide 7439
granulation 3560
- à sec 2583
- par compression 6353
granule 3561
granulé 3558, 3559
- effervescent 3557
- par tamisage 6275
- par voie humide 7438
granuleux 3556
granulométrie 3562
granulosité 1654
graphique 3564
graphite 3565
grappin 3588
grattage 3567
gratte 6027
gratter 6026
gratteur 6027
grattoir 3566, 6027
gravimétrie 3569
gravitation 3570
gravure à l'acide 2910
grenat 3435
grenu 3556
griffe 1593, 3588
- de loup 1637
grille 1072, 3579
- accélératrice 71
- de séchage 2670
grippage 2612, 6087
gripper 6086
grippure 6087
grisâtre 3578
gros grains, à 1652
grosseur 6965
- (d'un grain) 1654
grossier 1649
grossièreté (d'une poudre) 1654
grossissage (du noyau) 6712
grossissement (opt.) 4429
groupage 3598
groupe 7213
groupement 3598

grumeau 4396
grumeleux 3601
guérison 2132, 5681
gueulard 3420
gueule du moule 3459
guide 3608
gutta-percha 3621
gypse 3623

habituel 5210
hachage 1525
hachoir 1524, 4603
- à viande 3671
halite 1787
hallucinogène 3637
halogène 3638
halogénure 3635
halométrie 3640
hamster (zool) 3643
hausse 3929, 5614
haut 3730
- fourneau 933
- polymère 3737
(haute) fluidité 3733
haute fréquence 3734
- pression 3738
- tension 3741
hauteur 3714
- barométrique 3715
- de la calotte (comprimé) 3716
- du moule 2416
- du son 5202
hélice 6481
hémicrèse 3719
hémolyse 3720
hémostatique 3721
heptane technique 6321
herbe officinale 4542
herméticité 7002
hermétique 311, 3726
hétérogénéité 3727
heures supplémentaires 252, 4958
hexavalent 3728
homogénéiseur à cylindres (pommade) 5889
- rotatif 1738
homogénat 3772
homogénéisation 3773
homolatéral 4076
horloge 1620
- de contrôle 668
- de pointage 668
hornblende 420
hors de propos 4082
hotte de laboratoire 3412
hourdage 1650
huilage 4390
huile 4854
- animale 465
- blanche 936
- brute 2103
- comestible 2728
- d'Andiroba 1291
- d'antimoine 509
- d'arachide 571
- d'olive 4876
- de baleine 976
- de blanc de baleine 4875

huile de cacahuètes 571
- de Carapa 1291
- de Carthame 1323
- de colza 1720
- de copra 1675
- de coton 2032
- de fusel 3551
- de graines de raisin 3563
- de lin 3232
- de maïs 1992
- de navette 1720
- de noisette 3674
- de noix de coco 1675
- de noix du Brésil 1061
- de noyaux de palme 5000
- de palme 4999
- de paraffine 3711, 5014
- de perilla 5110
- de phoque 6055
- de pin 5179
- de pin de montagne 3796
- de pomme de terre 3083
- de ravette 1720
- de résine 1677
- de ricin 1353
- de Safre 1323
- de séparation 4658
- de sésame 872
- de spermaceti 4875
- de suif 6810
- de térébenthine 7176
- de tournesol 6733
- de vaseline 3711
- de vaseline fluide 4276
- essentielle 2898
- éthérée 2898
- hydrogénée 3818
- minérale 4604
- végétale 7301
- volatile 2898
humectage 2179
humectant 4644
humide 7437
humidifiant 2180
humidification 2179
- de l'air 292
humidifier 2178
humidité 2182
- atmosphérique 654
- de l'air 300
hydrate de carbone 1294, 3809
- de magnésie 4420
- de potasse 1375
- de soude 1376
hydrogène 3814
- lourd 2375
- sulfuré 6724
hydrogénolyse 3819
hydrolat 591
hydrolysat 3820
hydrolyse 3821
- acide 118
hydromel 3822
hydromètre 578
hydrométrie 3823
hydrophilie 3828
hydrophobe 7405
hydrosoluble 3832
hydroxyde d'aluminium 370
- de calcium 1212

hydroxyde de magnésium 4420
- de sodium 1376
hygromètre 3838
- à cheveux 3627
hygroscope 3839
hygroscopicité 3840
"hyl" 4141
hypermétabolisant 1244
hyperoxyde 5126
hypersensibilité 3841
hypnagogue 3843
hypnotique 3844
- à action brève 6240
- d'induction 3843
- de durée moyenne 4034
hypochlorite de sodium 6386
hypophosphite d'ammonium 405
- de calcium 1213
- de potassium 5329
- de sodium 6387
hypoxie 3858
hypsogramme 3859
hypsographe 3860
hystérésis 3861
- élastique 2760
hystérésimètre 3866
- à pénétration 3950

ignifugé 3182
ignition 3870
illumination 3873, 4283
imbibition 6366
immalléable 3874
immerger 2457
immersion 2464
immiscible 3875
impact 3877
impédance 531
impénétrable 3890
imperméable à l'air 311
- à l'eau 7404
- à l'huile 4859
- à l'humidité 2183
- à la poussière 2695
- au gaz 3889
implosion 3893
importation 3894
importé 3876
impôt 2697, 5634
- sur le chiffre d'affaire 6857
- sur le revenu 3924
imprégné 3898
imprégner 3897
impression 5462
- à trois couleurs 6983
- d'illustration 5463
- en creux 1978
- en héliogravure 1978
- en photochromie 681
- en plusieurs couleurs 4730
- en taille douce 1978
- offset 4852
- sur soie 6155
impropre au service 7226
impulsion 3906
impur 3908
impureté 3909
inadmissible 3912

inamovible 1138
inanition 3797
inapplicable 4082
inapproprié 7491
inattention 3913
incassable 7202
incidence 3918
incision 2150
inclinaison 5201, 7004
- d'une courbe 2353
- du talus 450
inclination 5494
incliné 880
inclus 3922
incolore 1760
incombustible 3182
incompatibilité 3926
incomplet 2243
inconvénient 2473, 2618
incorporation 2813, 3928
incorporé 1138
incorporer 944
- par malaxage 3927
incrustation 3932, 6007
index 5265
- de perte minimale 4609
- thérapeutique 2127, 6937
indican urinaire 3942
indicateur 3936
- d'oscillation 7324
- de contrôle 4692
- de précision 5390
- de pression 4466
- tout ou rien 3538
indicatif numérique 4827
indication 3935
indice d'acidité 123
- d'estérification 2904
- d'hydroxyle 3837
- d'iode 4068
- de fluidité 6406
- de fluidité au gobelet 2122
- de pénétration 5077
- de plasticité 2122, 6406
- de réfraction 5717
- de saponification 5995
- de souplesse 6406
- des peroxydes 5127
indigo soluble 3938
indigotine 3938
indistinct 980, 7264
indivisible 3939
inductance 3945
- propre 6094
inducteur du sommeil (médicament) 3843
induit 3943
- (élec) 584
- de dynamo 585
indusine 792
industriel 3951
inégal 5609
inerte (chem.) 5281
inexplosible 2985
inflammable 3956
inflammation 3870
infraction 3958
infra-rouge 3959
infroissable 2070
infusion 3962

infusions 3963
ingérable 6772
ingeré 6773
ingrédient 3964
- de charge 1149
inhalation 3965
inhibiteur 3968
inhibiteurs de la coagulation 491
inhibition 3966
- compétitive 1801
initial 3969
initiateur de réaction 3977
injecter 3978
injecteur (tuyère) 3405
- de carburant 3405
- sous pression 3855
injection 3979, 3989
- capillaire 5801
- de gaz 7114
- hypodermique 3847
- intraartérielle 4046
- intracutanée 4047
- intradermique 4047
- intramusculaire 4048
- intrapéritoneale 4049
- intrarachidienne 4050
- intraveineuse 4051
- préplastification à vis 3985
- sous-cutanée 3847
inné 3914
inodore 3994
inoffensif 3669
inorganique 3995
inoxydable 3996, 5956
inrouillable 5956
insaponifiable 7223
insaturé 4800, 7224
inscription 3998
insensible 3999
insertion 234, 4000
insigne 4477
insipide 6853
insolubilité 4004
instabilité 4008
installation 2888, 2900, 3192
- d'aération 317
- d'éclairage 4286
- de chauffage 3705
- de climatisation 286
- de contrôle 6912
- de décantation 1588
- de distillation 2533
- de mise en bouteilles 1032
- de récupération 5682
- de remplissage 3129
- de ruissellement 2631
- de triage 6133
installations 3029
instantané 4009
instillation 4011
instruction 4012
- de maniement 4890
- de service 4890
instrument 3892, 7048
- de mesure 4531
insuffisance 6248
insuffisant 2243
intensification 2863
intensité du courant 419

intensité lumineuse 1261, 2323
interaction 4022
interchangeable 4023
intercouche 4030
interface 4024
interférence 4025
interféromètre 4026
intermédiaire 4032
intermittence, par 4035
intermittent 4035
interrompre 2490
interrupteur 1070
- à levier 7035
- à mercure 4557
- à tirette 5522
- automatique 688
- de commande 1947
- séparateur 6134
interruption 2489
interstice 3433
intervalle 3433, 4043, 6434
- de confiance 1875
intoxication 4045
intrication 4052
introducteur 4053
introduction 4055
- (lit.) 4054
inutilisable 7226
inventaire 4057
- théorique 5447
inverseur bipolaire 2597
inversion 4058, 5816
investigation 2865, 5766
- minutieuse 6054
investissement 4063
inviolable 5166
iodate de calcium 1214
iodate de potassium 5330
iode 4066
iodure d'ammonium 406
- de calcium 1215
- de mercure 4559
- de potassium 5331
ion amphotère 421
- négatif 4764
irrégularité 4081
irrégulier 12, 5609
isogonique 2884
isolant 2417, 4014
isolement 4018
isotonicité 4089
isotope à courte période 6249
- à vie brève 6249
issue (mach.) 4927
ivoire 4090
- végétal 2004
ivoirin 4091

jable 1498
jalon 2195
jante (d'une roue) 1092
jaquette de refroidissement 1965
jargon technique 6866
jauge 1241, 4494
- à coulisse 1242
- ajustable 205
- conformatrice 1964
- de fil 6563
- femelle 3079
- micrométrique 4592

jauger 1237
jaune 7497
- de quinoléine 2708
- de résorcine 5793
jaune orangé 6734
- solide 124
- tartrique 3805
jaunissement 7499
jet 6664
- d'air 281
- de coulée 6524
jeu 1601, 5246
- (d'objets) 6152
- de poids 1048
- du piston (mec.) 1604
jeûne 3052
joint 4107, 4109, 4110
- conique 6836
- coulissant 6343
- de dilatation 2969
- de palier 837
- en baïonnette 819
- en biseau 6016
- en bout 1169
- en T 7034
- par glissement 6343
- plat 1169
- rivé 5874
- soudé 6409
- sphérique 751
jointure 4108
- à genou 2775
jonction à tuyaux 7144
- neuro-musculaire 2853
- par serrage 1573
joue 1482
jour de liquidation 6174
journal 4116
jugement 4118
jumelé 2046
jurisconsulte 4124
jurisprudence 4125
justesse 100

kaolin 1006, 1501
karabé 7498
kieselguhr 877
kilogramme 4140

label 4157
laborantin 4164
laboratoire d'essai 6912
- industriel 3952
labyrinthe 4168
lactose 4175
lacuneux 951
laine 7476
- artificielle 613
- de bois 7472
- de verre 3511
laisser reposer 346
lait 4596
- de chaux 4598
- écrémé 6323
laiteux 4599
laitier 1539
laiton 1060
lame 4148, 5235, 7040
- (de couteau) 920
- (de verre) (micr.) 2051

lame tranchante 6207
lamelle 4178, 4179
lamelleux 3322
laminage 5892
lamination 4189
laminé 4181
laminer 5878
laminoir 1236, 4191
- cannelé 3295
- de fer 4979
lampe 4194
- à filament de charbon 1298
- à souder 932
lancement d'un produit 1783
langue 7040
languette 7040
lanoléine 187
- hydratée 188
lanoline anhydre 187
- hydratée 188
lapin 5592
laps de temps 4199, 6434
laquage 7292
laque 4169
- à enrober 1661
- antiacide 131
- cellulosique 1395
- coloré 1752
- d'acétate 105
- de Chine 4095
- de première couche 3115
lard 186
largeur 7455
- des mailles 7456
- du cordon de soudure 5902
- du filet 4196
- hors tout 4942
- intérieure 1598
laricine 8
larme 6861
latéral 4208
lavabilité 7373
lavement 1642
laveur de gaz 3448
laveuse 7375
laxatif 4220
lecture 5655
léger 4273
législation 4241
légumes à gousse 5529
- secs 5529
lenticulaire 4244
lentille 4243
lessive 4403
- alcaline normal 4804
- de potasse caustique 1374
- de soude 1377, 6372
lessiver 4224
lest 756
lève 1246
levier 4253
- à came 1248, 7365
- à genouillère 2776
- articulé 2776
- brisé 874
- coudé 874
- d'embrayage 1640
- de commande 162
- de tension 6893
- pivotant 6786

lévigation 4257
lévigé 2807
lévogyre 4259
levulose 3403
levure 7496
- minérale 744
liaison (chem.) 903, 4315
- covalente coordonnée 1971
- covalente normale 4805
- croisée 2089
- ionique 4073
- transversale 2089
- triple 7130
liant 904
- pour noyaux (fonderie) 1985
libération 5743
- de base 335
- de marchandises 5744
- étalée 6768
- rapide 3050
- retardée 5514
licence 4263
- d'exportation 2988
- d'importation 3895
lichen d'Islande 3868
lie de vin (couleur) 7462
liège 1988
- aggloméré 271
lieu d'action 5262
lieuse 1150
ligature 6486
ligne 4109, 4302
- d'accolement 7432
- d'union 3268
- de contact 1916
- de départ 6581
- de fabrication de comprimés 6800
- de force 4304
- de référence 3100
- de repère 3100
- de séparation 6137
- de soudure 3268, 7432
- du zéro 7505
- frontière 1042
lignes de tranchage 6222
ligneux 4288
lignine 7471
lignocellulose 7471
limaille 3112
- d'étain 7016
lime 3108
- triangulaire 7117
limitation 4299
limite apparente d'élasticité 7501
- d'ébullition 996
- d'écoulement 7501
- d'écrasement 2105
- d'élasticité 2763
- de charge 4296
- de compression 1829
- de confiance 1875
- de flexion 863
- de fluage 2076
- de mesure 4297
- de prix 5453
- de rupture 1074
limonène 1540
lin 3231

linguette 4311
liniment 4312
linon de coton 3382
lipescense 4322
liporégulation 4323
liquation 4326
liquéfaction 4327
liquéfier 4328
liqueur de macération du maïs 1994
liquide 4329, 4330
- d'imprégnation 3901
- de séparation 6132
- de tannage 6813
- du bain 811
- lubrifiant 4389
- refroidisseur 1966
- tissulaire 7029
lisière 1013, 2722, 4336, 6106
lissage 6362
lisse 2929, 5210, 6360
lisser 3512
liste 4333
- des brevets 5054
listone 3711
lit 845
- d'air 7448
- de coulée 1346
- de filtrage 1915
- de poudre 5365
- de turbulence 7448
- fluide 3283
- vasculaire 7293
litholrubine 5116
littérature 4337
livrable 699
livraison 2290
livré (com.) 2289
livre (poids) 5356
- par pied 3333
livre-journal 4116
livres par pouce carré (pression) 5358
lixiviation 4225
lixivier 4224
localisation 4347
location 3046
loden 5921
logement 845
loi 4218
lointain 2525
longévité 4355
longueur 4242
- d'onde 7409
- de la chaîne (chem.) 1437
- hors tout 4941
- totale 4941
loquet 4204
losange 4385
lot 806
- (de marchandises) 4366
- de fabrication 4471
- expérimental 5174
lotion 4367
- capillaire 3629
loupe 4430
lourd 3710
lubie 7262
lubrifiant 4386

lubrification 4390
lucarne 4006
luisant 1085
lumen 4393
lumière 4272
- du jour 2196
- incidente 3919
- scintillante 3246
luminescence résiduelle 256
luminosité
lunettes de protection 3537
lustrant 4400
lustre 1088, 3522
lustrine 3515
lutage 1399
lutant 4402
lutéine 2440
lycopode 1637
lyophyllisation 3373
lyre de dilatation 2592
lysat 4407

"macaron" 4485
macérateur 4488
macération 4408
macérations 4409
mâche-bouchon 1989
mâchefer 1539
machine 2860
- à additionner 180
- à assortir 6035
- à border 3208
- à calculer 1225
- à cintrer 864
- à comprimés 1822
- à couper 2155
- à couper des bandes 6679
- à écraser 6537
- à égaliser 7127
- à emballer 4993
- à enduire à la brosse 1116
- à enduire à rouleaux 1231
- à enduire à rouleaux inversés 5821
- à étaler 6515
- à fabriquer les sachets 737
- à fondre 1349
- à fouetter 844, 6624
- à fritter 6316
- à grand rendement 3713
- à grande vitesse 3740
- à granuler rotative 5919
- à imprégner 3902
- à injection 3984
- à l'émeri 22
- à laver 7375
- à mélanger 844, 6624
- à monder 3800
- à mortaiser 4704, 6351
- à pétrir 2602
- à plier 864, 3319
- à plusieurs têtes 6177
- à polir 5271
- à rainurer 3592
- à râper 5920
- à rectifier 3584
- à rectifier les surfaces planes 6754
- à sceller en sachets 739
- à secouer 4534

MAC- 512

machine à tailler 2155
- à usage spécial 6310
- à visser 6052
- centrifuge 1412
- de réserve 6566
- jumelée 7181
- mortaiseuse 6351
- rotative 5831
- universelle 351
mâchoire (mec) 1593, 4097
- à filet 3323
- à scellage 6060
- chauffante 3706
- de frein 1051
mâchoires 4776
- d'un broyeur 4099
macle (cryst.) 4413
- de recristallisation 473
macrolide 4414
magasin 2337, 6649
- frigorifique 1713
magdaleon 4415
magenta 792
- acide 117
magma 4417
magnésie 4420
maille 4563
maillechort 3485
mailles fines, à 3168
maillon 1438, 4316, 6182
main d'oeuvre 4161
maintien 4439
maison 3184
- mère 5017
maïssine 7503
maîtresse poutre 1493
majolique 4441
maladie à déclaration
  obligatoire 4815
malate 4445
malaxage 4145
malaxeur 947, 2602
- à ailerons de requin 2596
- à chute libre 7157
- à cône 1871
- à contrecourant 2041
- à cylindre 5889
- à cylindres 2173, 4632
- à deux bras 2578
- à deux cuves 2549
- à disques dentés 7050
- à double cône 2585
- à double pale 2579
- à pales Sigma 743
- à trois cylindres 6989
- pour pommades 4868
malaxeur-brasseur 6625
malaxeur-mélangeur 4146
malléabilité 4449
malléable 2677
maltage 4450
mamelon 5194
manche 3650
- à air 7461
- de remplissage 3130
manchon 1166
- à vis 6049
- chauffant électrique 2781
- conique 1888
- d'eau 1965

manchon de caoutchouc 5939
- de réduction 5695
- fileté 6049, 6050
- fretté 6262
- guide 3609
- mandriné 5197
- refroidisseur 1965
mandement 4905
mandioca 1335
mandrin 1015, 4457
- d'étalement 2966
- de serrage 1576
- fusiforme 6479
manette 3650
- d'admission de gaz 6994
maniable 4452
maniement 3651
manière 4465
manipulation 3651
manivelle 2061
(mano) détendeur 1948
manomètre 4466
manoque de fil 3653
manque 4171, 6247
- (de liquide) 7192
- de poids 6246
manteau 1334
manutention 3651
maquette 2359
maquillage 4443
marbre 4474
marbrer 4712
marbrure 1633
marc (solide) 2991
marchandise 3540, 5474
- en vrac 1143
- invendable 2652
- rendue 5813
- transportée 3379
marchandises à la pièce 5163
- défraîchies 3032
- périssables 5114
marche 4710, 4895, 6548
- à vide 2204
- d'usinage 2162
- rapide 3739
marché 4480
marge 2721
- bénéficiaire 4476
- d'erreur 4295
- de sécurité 5968
- de tolérance 4298
- posologique 2572
marne 4486
maroquin 4701
marque 6803
- de fabrique 1057
- (de fabrique) déposée 5725
- de graduation 6012
- déposée 1057
- distinctive 1457
- réservée 5767
marqué (isotope) 4158, 6804
marquer 4156
marqueur 4479
- des pas 4983
marron 1107
marteau 3641, 6330
- à chute libre 2643
- batteur d'un broyeur 6781

marteau pilon 2643
masquage 1250
- du goût 6851
masse 1142, 4490
- (outil) 6330
- à comprimer 6801
- à couler 5361
- commune 5280
- congelée 1878
- de base 3597
- filtrante 3147
- fondamentale 3597
- informe 4417
- moléculaire 3552
- pâteuse 2603, 4417
- pilulaire 5172
- pour crayons 5075
- résineuse 5773
- tablettaire 6801
- volumique 530
- volumique des poudres à
  mouler 5367
masses plastifiées 2773
massicot 3611
mastic 3615, 4402
- au caoutchouc 5935
- résineux 5778
- résistant aux acides 130
masticatoire 4495
mat 2450, 4507
- non tissé 4802
matériau d'encapsulation 2814
matériaux en vrac 1143
matériel 4502
- d'étanchement 6058
- de remplissage 3117, 3127
- de suture 6769
matière 4502
- brute 5644
- d'adsorption 222
- de remplissage en verre 3502
- en excès 2939
- extractive 3005
- imprégnante 3896
- moulée 4657
- odorante 3229
- plastique 5225
- première 5644
- thermoplastique 6956
- utilisée 3070
matières à mouler 4667
matras 4506
matrice 1382, 2406
- de presse 5423
- fixe 3197
- froide 1705
- inférieure 4374
maximum de tassement 2322
mécanisme d'action 4536
- d'encliquetage automatique
  6095
- de déclenchement 5746
- de déclic 5746
- inverseur 5826
- polyétagé 4737
mèche 1015, 4537
médiateur de potentiel 5352
médicament 2650
- à action courte 6239
- à action prolongée 4351

médication de relais 4044
mélange 945
- (action) 946
- d'essai 6915
- réfrigérant 3376
- ternaire 6899
mélange-maître 4493
mélange-mère 4493
mélanger 944
mélangeur 947
- à agitation 6192
- à caoutchouc 771
- à contrecourant 2041
- à cube 2117
- à cylindres 2173
- à dents 5973
- à dispersion 2512
- à double cylindre en V 7361
- à projection 1413
- à révolution 5882
- à ruban 5853
- à tambour 2658
- à tambour biconique 2584
- à tenons 5073
- à tourbillonnement 7359
- à turbine 7165
- interne à piston (Banbury) 771
- planétaire 5218
- Werner 6279
mélangez! 4246
mélasse 4650
mêler 944
mêlez! 4246
membrane perméable 5120
- semiperméable 6115
mémoire descriptif d'invention 5050
mensuration 4528
mentonnet d'une roue 3207
menus du crible 6997
mercure 4555
- doux 4553
mesurable 2907, 4526
mesure 4527
- (opération de) 4528
- de haute précision 5391
- de sécurité 5969
- du temps 7010
mesures de précaution 5384
métabolisme 4566
- intermédiaire 4033
métabolite 4567
métal de cloches 853
- en feuilles 3312
- fritté 5369, 6315
- léger 4277
- lourd 3712
- précieux 5385
métastable 4573
methanesulfonate de calcium 1216
méthode 4577
- de choix 4579
- de séparation 6138
- densimétrique 6767
- des disques (antibiogramme) 5010
- rapide 5625
méthylcellulose 1390
mettre en activité 6168
- en exploitation 6168

mettre en production 6168
- en route 5554
- en service 5554
- hors service 5556
meulage 2106
meule (pierre) 1136
- à aiguiser 3586
- à user 21
- courante 1474
- en émeri 21
meuleuse 3584
mica 4586
microburette 4588
microcurie 4590
micromètre 4591
microniseur 3280
microscope à contraste de phase 5143
- à fluorescence 3284
- de mesure 1365
mie de pain 4587
miel 3774
migration 4593, 6231, 7369
milieu 4543
- de culture 2120
mince 6968
minceur 6971
minéral 4908
minéral (adj) 3995
minéraloxine 3711
ministère 4612
minium 4613
minutes 4614
miroir 4615
mis en forme 3352
miscibilité 4619
- à l'eau 7399
miscible 4620
mise à l'alignement 330
- à mort 4137
- au point 210
- au point zéro 3970
- en application 5558
- en bouteille 1029
- en circulation 1783
- en cocon 1676
- en dépôt 6631
- en liberté de gaz 2253
- en oeuvre 5470
- en piles 6546
- en place 640, 5220
- en place d'un couvercle 4267
- en suspension 6764
- en vente 1783
- en vigueur 5558
mitigeur 4625
mixtion 946
- per trituration 7137
mixture 945
- à agiter 6187
mobile 4633, 4718
mobilité 4635
mode d'absorption 54
- d'administration 4578
- d'emploi (indication sur le....) 4013
modèle 4637
modeler 4636
modérateur 1174
moderne 7236
modification 352, 1449

modifier 1449
module d'allongement 1682
- d'élasticité transversale 1686
- de glissement 1686
- de masse 1144
mohair 4640
moins-value 2338
moire 4642
moiré 1634, 4643
moirer 4712
moisi 4678
moisissure 4595
moitié inférieure du moule 1037
molaire 4648
molarité 154
molécule 4682
molécule-gramme 3552
moleskine 4683
molesquine 4683
moleté 4153
molleton 4684
molybdate d'ammonium 407
- de plomb 4686
molybdène 4687
moment d'inertie 4689
- de flexion 865
- de torsion 7061
monceau 3681, 6545
monogramme de la marque de qualité 1430
monophasé 4698
monovalent 4699
montage 640, 3192
- (du noyau) 6712
- en pont 1084
- en série 6153
montant 418
monté 4714
monte-charge 2795, 3762
montée 1614
- de la température 6881
"monte-jus" 115
montmorillonite 875
monture 3192, 3764, 4713
morcellement 1112, 6438
mors 4097
- à pêche 6289
mortier 4702
- d'Abich 5245
- de ciment 1398
- en agate 264
- en bois 7475
- en porcelaine 5287
moscouade 2104
motte 4396
moteur 2860
- à engrenage 3470
- de lancement 6097
- électrique à usages multiples 4736
- électrique monophasé 6309
- électrique polyphasé 5276
- électrique trifasé 6986
- en étoile 5598
motte 4396
mou 6398
mouillabilité 7442
mouillage 2179, 7443

MOU- 514

mouillant 4644
- (agent) 7444
mouillé 7437
mouiller 2178
moulage 1345
- à basse pression 1919
- à froid 1709
- à la main 3644
- à poinçon souple 3239
- au contact 1919
- au sac (de caoutchouc) 738
- au sac sous pression 5432
- basse pression 4382
- centrifuge 1409
- court 6242
- en carapace 2088
- en coquille 1495, 2088, 2410
- inversé 4061
- par choc 3883
- par compression 1831
- par immersion 2459
- par injection 2410
- par injection directe 5951
- par rotation 5915
- par transfert 5255
- par transfert à deux pistons 2682
- post-formé 5297
moule 1382, 4652, 5424
- à cavité multiples 4729
- à charnières 3759
- à coins 6490, 6491
- à compression 4677
- à coquilles 6227
- à couteau 3216
- à deux parties rigides 4499
- à double poinçon 2586
- à empreinte unique 6304
- à empreintes différentes 1812
- à extracteur 6682
- à injection 3982
- à la main 3646
- à plastisols 6354
- à transfert 7096
- creux 3770
- de formage 3357
- femelle 3080
- inversé 4060, 5819
- négatif 3080
- normalisé 6559
- positif 4446
- rigide 5864
- semi-positif 6116
- sur glissière 6339
moulé 3352
mouler 4651
moules à gueusets 1346
moulin 4600
- à cylindres 2172
- à main 3645
- à meules verticales 4703
- à pilons 849
- à rouleaux 2172
- colloïdale 1738
mouliste 4655
mousse 3302
- (plastique) 2964
- d'Irlande 1316
- d'Islande 3868
- de platine 5244

mousse marine perlée 1316
- plastique 5230
mousseline 4741
- de coton 813
moût 7483
mouton 5616
- à chute libre 2643
mouture 2106
mouvement 4710, 4720
- accéléré 69
- ascendant 626
- basculant 5877
- brownien 1109
- de secousses 6193
- descendant 2352
- oscillant 5877
- transversal 2098
- vibratoire 6193
moyenne 700, 4521
moyeu 4756
- de roue 3793
mucilage 4723
multiplicateur 3472
muqueuse 4724
muqueux 4725
mur 7366
mûr 5871
muriacite 1787
mûrissement 6065
muscle lisse 6361
- strié 6320
mutation 4742
mutuel 4744
myorelâchant 4738

nacelle de combustion 1772
nacre 4708
naissant 4753
natte 4496
nature (d'une substance) 4755
navette 6265
nébuliseur 660
négligeable 4765
nervure 4237
- transversale 7105
nervuré 3291
net 7125
nettoiement 1597
nettoyage 1597
neuroleptanalgésie 4768
neutralisation 4771
neutron 4772
nid d'abeilles 3775
- d'abeilles, en 3778
nielle 1498
niobite 6826
niobium 1761
nipple 4777
nitrate 717
- d'aluminium 372
- d'argent 6294
- d'argent mitigé 4622
- de calcium 1217
- de chaux 4780
- de magnésium 4421
- de potassium 4778
- de sodium 6388
nitre 4778
nitrile formique 3812
nitrique 4781

nitrite 4783
- de potassium 5334
- de sodium 6389
nitrocalcite 4780
nitrogène 4784
nitromètre 2918
niveau 4248
- (d'eau) 7397
- à bulle d'air 301
nivellement 4250
nocif 2284
noeud 4788
noir 918
- animal 461
- brillant 1089
- de fumée 3437, 6427
noix de palmier 2004
- de robinet 1673
nom 4749
- collectif 1731
- commercial 1780, 7087
- de fantaisie 7138
- déposé 1057
- générique 3482
- marchand 7087
- populaire 7138
nombre 4824
- de plateaux 5240
nombres pris au hasard 5620
- "randomisés" 5620
non-conducteur 2417, 4014
non-déguisé 4957
non-estérifié 4794
non-étanche 4233
non-malléable 3874
non-miscible 3875
non-poreux 4797
non-raffiné 1649
non-reaction 26
non-résineux 4799
non-saturé 4800
non-uni 5609
non-volatile 4801

noria 1126
normalisation 4810
normaliser 6564
normalité 4808
norme 6553
normes industrielles allemandes 2454
note 893
- de pied 3332
notice d'accompagnement 4987
- de propagande 4987
- de réglage 4890
nourriture 3327
noyau 1984
- d'argile 1595
noyer dans 2812
nuançage 7024, 7045
nuance (coloris) 7023
- de couleur 3794
nucléole 4821
nullité 4823
numéro d'enregistrement 5726
- d'immatriculation 4265
- de fabrication 6147
- de fil 6563
numérotage 4826

objectif 6022
- (but) 279
- achromatique 110
objection 1925, 4833
objet 4832
- d'utilité 6574
obligatoire 1843, 4834
oblique 4835
obliquité 4836
obscurcissement 2189
observation 4837
obstacle 3756
obstruction 1623, 4839
obtention 664, 4840, 5471
ocre 4843
octaèdre 2747
octaédrique 2747
octagone 4844
octogonal 2746
octogone 2746
octovalent 4845
oculaire 3022
ocytoxique 2715
odeur 3227
- agréable 3369
- résineuse 5779
odorat 6358
oeil 3018
- de coulée 6832
- droit 4846
- gauche 4239
oeillère (pour lavage d'yeux) 3019
oeillet 3021
office de contrôle 1945
- de vérification 1945
- des brevets 5048
offre 2908
ohmmètre 4853
oléagineux 4870
oléorésine 4874
oléosaccharure 2792
oléum 2542
oligoélément 7079
ombragé 6184
ombre 6183
once 4924
onction 4056
onctuosité 3573
onde 7408
- courte 6245
- ultra-courte 7198
ondulé 2013, 7410
onglet 4623
onguent 4864
opacité 4879
opalescence 4880
opaque 4881
opérateur 669
opération 4577, 4894
- de mélange 4630
- de moulage 4671
- discontinue 807
- lot par lot 807
- manuelle 4467
opérer 4885
opposition 1925
opticien 4898
or en feuilles 840
orange 4901

orangé 4902
orcanettine 324
orcéine 2118
ordonnance 5409
- (leg) 4905
ordonnée 4907
ordonner 5408
ordre 4904, 5638
- (math.) 2559
- d'achat 1181
- de placement 5624
- des grandeurs 4906
oreille (fonderie) 4391
- (techn.) 6795
organe perfusé 5108
organotoxique 4909
orientation 6886
orifice 525
- d'aération 942
- d'émission 2307
- de sortie 4927
origine 4912
orseille 2118
orthogonal 4916
orthophosphate 6906
oscillation 4921
oscilloscope 4922
osmose 4549
ossature 3370
ouate 2028
ourlet 821, 4336
outil 3892, 7048
- à centrer 1403
- à ciseler 1475
outillage 3465, 4143
outremer 3381
ouvert 5042
ouverture 525
- de la matrice 2411
- du moule 2197
- libre 1598
ouvrier qualifié 6322
- spécialisé 6322
ovale 4935
oviforme 2745
ovule vaginal 5133
oxalate d'ammonium 408
- de calcium 1218
- de potassium 5335
oxyacide 4972
oxychlorure de plomb 4227
oxydable 4966, 4971
oxydant 4969
oxydation 4967
oxyde 4970
- acide 113
- d'aluminium 373
- d'étain 6570
- de calcium 458
- de mercure 4560
- de potassium hydraté 1375
- de sodium 6390
- mercureux 4554
oxydométrie par sulfate de cerium 1425
oxygenolabile 4971
oxygène 4975
oxymel 4980
ozocérite 1424
ozone 4982

pachycurare 4984
paillasse (d'un laboratoire) 859
paillasson 4497
paillette 3200
paire 2045
pale 920
- tournante 5913
pales déflectrices 7171
palette 920, 922, 4997
- (d'un malaxeur) 4144
- de baratte 2194
palier 836
- à collets 1726
- à rouleaux 5884
- de l'arbre à cames 1253
- de sortie 2301
pâlissement 3033
palladochlorure de potassium 5318
pallatisation 4998
palmer 4592
palpeur 3077
panier 801
panne 1067, 3035
panneau 3670, 5006
- d'interrupteurs 6785
- de commande 4891
pansement 2624
- médicamenteux 4540
- occlusif 4842
pantographe 5007
papier (paquet en) 1471
- à polir 23
- au curcuma 7169
- cellulosique 1396
- chromo 603
- couché 603
- d'amiante 620
- de soie 7030
- de tournesol 4172
- filtre 3141
- glacé 603, 3516
- huilé 4861
- imprégné 3900
- mâché 5013
- nitré 4779
- non-collé 7227
- ondulé 2084
- plissé 2084
- réactif 6916
- sans fibre 4321
- transparent 4861
papier-buvard 967
papier-émeri 23
papier-filtre 4321
"papillon" (méc.) 1174
- de commande 1174
paquet 4986
par à-coups 4035
- gouttes 1185
- personne 5086
- tête 5086
paraffine 3659
- liquide 3711
- native 1424
- solide blanche 7450
parallélépipède 5015
paramenthadiène 6902
parchemin 5016

PAR-

parechoc 1133
parfum 3227
- absolu 30
paroi 7366
- du récipient 1924
- épaisse, à 6961
- intérieure 4040
- vasculaire 7294
parois minces, à 6973
part 5021, 6200
partage 6202
partagé 6201
participation 5024
particule 5025
particules flottantes 6763
partie 5021
- adaptable 663
- centrale 987
- en poids 5023
- fixe du moule 1386
- mobile du moule 3340
- supérieure 7055
parts par million 5032
pas à droite 5860
- d'une vis 3247, 6045
- irrégulier 4793
passage (voie de....) 5055
passé (du criblage) 6997
passefil 1983
passez!1696
passoire 1697
pastille 4384
- à sucer 7139
pastilleuse 1822
pâte 5033
- de papier 5012, 5527
- d'amidon 6577
- de résine 5035
- dentifrice 2325
patent 4957
patente 5483, 7086
pâteux 2604, 5038
patin de frein 1051
- de pression 928
patron 4494
paupière 4266
pause 5056
pavage 5057
pavé 5057
pectine 5067
pectinose 570
pédicule 5969
pédiculicide 4368
pédoncule 5069
peignage du coton 2029
peigne 1764
- (outil) 1473
peigneuse 1764
peinture 4995
pelle 921, 6255
"pellet" 3848
pellicule 1655, 3133
- gastrosoluble 3458
- graisseuse 3574
pelote 750
peloton 750
peluche 6186
pelucheux 3279
penchant 5494
pendule 1620

pêne à ressort 4204
pénétration 5121
pénétrer 5076
pénétromètre 5080
pentavalent 5082
pente 5201
- ascendante 624
- du talus 450
pentoxyde de tantale 6830
pénurie 6247
pépin 1984
peptisant 5083
peptisation 5084
peptonisation 5085
peracide 5089
perborate de sodium 6391
perçage 1016, 6841
percarbonate de potassium 5336
percement 1016, 5105
perceuse 1017
perchlorate de potassium 5337
perçoir 2406, 5539
percolation 5096
- fractionnée 2548
- sous pression 5429
péréquation des charges 4311
perfection d'un travail 6976
perforation 5105
perforatrice 1017
performance 5106
perfusion veineuse 7307
péril 2186
périmé 6735
périmètre 1560
périodate de potassium 5338
période 2161
- d'essai 5111
- d'incubation 1081
- de radioactivité 3634
- de travail 2163
- transitoire 7101
périphérie 5113
perle 827
- de verre 823, 3493
permanganate de potassium 5328
perméabilité 5118
perméable 5119
perméance 5118
permis 4263
- de vente 5974
permettivité 2418
permutation 1454, 2943
peroxyde 5126
- de manganèse 4460
perpendiculaire 5130
persistance 5131
- de l'écoulement 255
personnel 6547
- de service 667
perspective 1448
perspiration 5132
persulfate d'ammonium 409
- de potassium 483
perte 4360
- accidentelle 87
- au feu 3871
- de chaleur 3689
- de charge 2479
- de substance 4362

perte de temps 4363
- par absorption 51
- par combustion au repos 6565
- par hystérésis 3865
pertes par chute 3937
- par évaporation 2926
- par rotation et chute 5880
- par rotation-secousses 5881
pesée d'essai 7430
"pesticide" 5134
petit bidon 4333
- développement 1038
- flacon 5156
- tonnelet 4128
petite entreprise 6357
petits grains, à 3157
pétrin mécanique 2602
pétrissage 4145
pétrisseuse 2602
pétrole 2103
petroléine 2019
pharmacie de détail 528
pharmacien 527
Pharmacopée des États-Unis 7219
phase continue 2511
- d'usinage 2162
- dispersée 2509
- externe 2511
- gazeuse 3451
- immobile 6587
- initiale 3973
- interne 2509
- liquide 4332
- mobile 4634
- principale 4436
- solide 6415
phénol 1295
- trinitré 1293
phénolsulfonate de calcium 1219
- de potassium 5339
phénoplaste 5146
phosphate d'aluminium 374
- de calcium 1220
- dibasique de potassium 5340
- monobasique de potassium 5310
phosphorescence 256
photomère de flamme 3204
photosensible 4278
phtalate de potassium 5305
pichet 4119
picnomètre 2320
pièce brute 924
- conformée 6199
- coulée 1338
- d'angle 2774
- façonnée 3353
- incomplète 6242
- manquée 7379
- moulée 4664
- moulée en pulpe agglomérée 5528
- moulée en stratifiée 4183
- moulée par injection 3983
- pressée 5426
- profilée 3353
- râtée 2244

pièce usinée 3026
pièces de rechange 2944
- détachées 2944
pied à coulisse 6341
- de loup 1637
pierre à affûter 3586
- à aiguiser 3586
- de vin 6849
- facilitant l'ébullition 994
- infernale 6294
pigment 4003
- en pâte 5034
pigment-rubis 5116
pignon 1689
- de commande 2636
- fou 2184
pilage 5357
pile 815
pilon 5135
pilonnage 6811
pilule 5167
- dragéifiée 6709
- kératinisée 2868
- radioactive 5605
pilulier 5169, 5171
piméléine 2019
pinacol 5177
pince 1572, 3343, 3588, 4776
- (levier) 2094
- à creusets 2101
- à ébarber 3460
- à éprouvette 6920
- à tubes 7148
- à vis 1583
- américaine 1733
- d'arrêt 5178
- de Mohr 5178
- pressante 5178
pincette 4776
pince-tube 6536
pinoline 5183
pipette 5199
- graduée 3548
- jaugée 1238, 2300
- jaugée (non graduée) 7097
piquant 5543
piqûre 3989
piriforme 5066
pissette 7372
piste 7082
pistolet à souder 7434
- pneumatique 5259
- pulvérisateur 6508
piston 5200
- d'éjection 2751
- d'extrusion 3016
- d'injection 3986
- de retour 5525
- de transfert 5301
- différentiel 2425
- doseur 5501
- foulant 3337
- métallique 4570
pitchpin 5203
piton à tige taraudée 3020
pivot 4117, 5208
- de bobine 6499
place 5294
placement de fonds 4063
plan 2359

plan (géométrique) 5215
- de propagande 242
- de séparation du moule 4659
- incliné 1537
- réticulaire (crist.) 4216
planche 982, 5006
- de bord 2193
plancher 3261
plante 5219
- médicinale 4542
- vivace 5098
plaque 5006, 5235, 6219, 6326
- à entailler 4813
- anode 476
- d'échange (dist.) 2945
- d'éjection 2758, 6681
- d'extraction 4270
- de chaux 6327
- de fer 4080
- de fibrociment 617
- de garde 3605
- de montage 174, 1579
- de porphyrie 5291
- de remplissage 3118
- de verre 3503
- fixe du moule 3195
- inférieur (moule) 1035
- intercalée 729
- intermédiaire mobile 3255
- isolante 3579
- isolante contre le bruit 6431
- mobile (du moule) 4719
- motrice 2853
- perforée 1072, 5103
- poreuse 1596
- porte matrice 1384
- porte-poinçon 3336
- pressée 5427
- stratifiée 4187
- supérieure (du moule) 3399
- terminale 2853
- thermoisolante 6943
- tournante 5836
plaquette d'appui 1034
plasmolyse 5221
plasticité 3271, 4663
plastifiant 2830, 5233
plastification à chaud 3206
plastifié 5232
plastique 5225
- à base de caséine 1330
- expansé 2964
- renforcé 5734
- rigide 5865
plastiques alkydes 340
plat 2493, 5235
- de grillage 5875
plateau 5235, 5242, 7111
- à barbotage 1118
- à pommades 4869
- chargeur 4997
- d'une balance 5005
- de balance 6008
- de charge 1469
- de dessiccation 2670
- de fixation 1579, 1580
- de sortie 2306
- de soupape 7275

plateau de touraillage 4138
- de touraille 2670
- élévateur 4270
- flottant 3254
- inférieur 4375
- perforé 6277
- porte-moule 1579, 2413
- supérieur 7233
- tournant 5907, 5839
plateforme de commande 4889
platine-iodure de potassium 5332
plâtre 3623
plein-temps 3409
plexiglass (R) 141
pli 2069, 2082, 3314
pliable 1721, 5770
plieuse 3319
plissement 2077, 3315
pliure 2069, 2082
plomb 4226
- de sonde 5253
- jaune 4686
- laminé 6218
- rouge 4613
- tétraéthyle 6927
plombagine 3565
plongeon d'une courbe 2465
plonger (quelque chose) 2457
plongeur 2546, 5253, 5254
plot de guidage 3631
pluie 5613
- très fine 2638
plus-value 4959
poche 736
- de résine 5774
- de vidange 2630
- pylorique 5559
podophylle 4520
poêle 4936
poids 7429
- atomique 659
- brut 3594
- constant 1910
- de la substance sèche 2666
- en ordre de marche 6165
- gramme-molécule 3554
- injectable 6251
- moléculaire 4681
- mort 2201, 2205
- propre 2201
- résiduel 5769
- spécifique 6448
- utile 7243
- volumétrique 6448
poids-volume 7431
poignée 3587, 4451
poil de chèvre d'angora 4640
- de messine 6289
poinçon 5535
- avec portée 4197
- coulissant 6344
- d'extrusion 3015
- de forçage 3760
- inférieur 4376
- mobile 3256
- plat 3222
- supérieur 7234
poinçonnage 5540
poinçonner 5534

poinçonneur 5539
"poinsot" 4141
point 2576, 5261
- azéotropique 713
- d'appui 3406, 6747
- d'articulation 3406
- d'attaque 5262
- d'ébullition 997
- d'ébullition final 3059
- d'écoulement 3269
- d'égouttement 2632
- d'impact 5262
- d'inflammation 3217
- d'interruption 595
- d'intersection 4042, 5263
- de concours 88
- de congélation 3377
- de coulage 5360
- de coupure 2153
- de décomposition 2230
- de détrempe 472
- de fuite 88
- de fusion 3426
- de fusion d'ascension 623
- de goutte 2632
- de ramollissement 6405
- de renversement 5817
- de rosée 2380, 6933
- de rupture 1063, 1078
- de solidification 6171
- de sollicitation 6657
- de trouble 1631
- de vaporisation 7282
- de vue 7330
- final 2848
- mort 2200
- radiant 5600
pointage 6024
pointe 7025
¬ (d'une courbe) 5061
- à tracer 4484
- de courant 6760
- de la pipette 2484
pointeau 1403
pointu 5264
poison 5266
poisons 7075
poisseux 5204
poli 5269
- d'une surface 2929
- extrafin 1090
police de chargement 895
polir 3512
polissage 1135
- au tambour 7158
- au tonneau 783
polisseuse 5271
pollution atmosphérique 304
- de l'air 304
polyalcool 5275
polychromie 4730
polyéthylène haute pression 3731, 3752
polymérisation en masse 954
polysulfure de potassium 4255
polyvalence 7314
polyvalent 5277
pommade 4864
- hydrophile 3827

pommade sablonneuse 3590
pomme d'arrosoir 6521
pompe 5533
- à acide 119
- à circulation 1555, 1559
- à diaphragme 2398
- à haute pression 3753
- à injection 3988
- à membrane 2398
- à moût 1559
- à palettes 4848
- à vide 7260
- à vide à jet d'eau 306
- aspirante 6700
- aspiratrice 636
- centrifuge 1414
- de circulation 1558
- foulante 3338
ponce 5532
Ponceau 6R 6017
ponction 5542, 6841
- veineuse 7306
pondérable 5279
pont 1083
popeline 5282
porcelaine 1500, 5284
poreux 5290
porosité 5289
porphyre (objet) 5292
porphyrisation 4728
porphyriser 7134
porte à charnière 3758
porte-agrafe 3779
porte-bouteilles 1024
porte-buse 4818
porte-cylindres 5883
portée 5648
- (pont) 6439
- de soupape 7277
- utile 7244
porte-filière 2409
porte-flan 928
porte-poinçon 4458
porte-tube 6921
porte-tubes 5191
porteur 7298
porte-vent 934
portion 6200
- aliquote 334
poser dans 2812
positif 5295
position 5294
- (à) zéro 4769
- de départ 3974
- de repos 4769
- extrême 2849
- neutre 4769
posologie 2566
- dégressive 6839
- échelonnée 2896
possesseur du brevet 5046
possibilité d'application 536
post-cure 251
post-effet 254
postulat 646
posture couchée 5494
pot 4096
- à pommade 4866
- d'injection 3065, 3981
- de cémentation 471

pot de fusion 2099
- silencieux 2958
potable 2628
potassalumite 358
potasse 5303
- caustique 1375
potassium 5303
potentialisation 5354
potentiel absolu 33
- d'oxydo-réduction 4968
- de repos 5798
- électrocinétique 2785
- évoqué 2931
potentiomètre 5355
poterie (de terre) 2087
potion 2616
pouce (mesure) 3916
- carré (mesure) 6532
poudre 5364
- à gros grains 1653
- à mouler 4673
- à saupoudrer 1904
- de remplissage 4252
- de riz 5857
- demi-fine 4639
- dentifrice 7051
- en vrac 1146
- fine 3160
- grossière 1651
- impalpable 2694
- micronisée 3159
- très fine 3170
- très grossière 7317
poulie 5526, 6211
- conductrice 1320
- de tension 5523
pour-cent en volume 5087
pourcentage 5093
pourriture 5903
pourtour 1092
poussée 3877
- de l'eau 3834
poussière 2689
poussoir 5553
- de commande 164
- de rappel 5811
poutre 830
poutrelle 830
pouvoir absorbant 43
- adhérent 191
- agglutinant 905
- analgésique 434
- aphrogène 3304
- calorifique 1243
- cohésif 1691
- colorant 2701
- couvrant 2054
- éclairant 2323
- expansif 2967
- gonflant 6779
- moussant 3304
- réducteur 5698
- réfrigérant 5716
- séparateur (d'une colonne) 6136
pratique 6166
pré-aération 5380
pré-ajustage 5381
préamplificateur 5382
précaution 1379

préchauffage 5403
préchauffeur 5402
précipitable 5386
précipitant 5387
précipitation 5388
- des sels 2348
précipité 2336
- du floculat 3259
- floculaire 3257
précis 102
précision 100, 2933
précompression 2583
précurseur 5394
prédiction 5396
prédigestion 5397
prédisposition 5398
prédominance 5448
pré-enrobage 2764
pré-établir 5416
préférentiel 5399
préformage 5401
préforme 5400
préjudice 2177
prélèvement 6841
- (bact.) 6770
- des échantillons 5986
préliminaire 5404
prémélange 4493
première couche (couleur) 3596
- étape 5459
- vitesse (auto) 1038
préparation 5406, 5407
- à usage parentéral 5019
- coeur-poumon 4399
- de diaphragme (physiol.) 2397
- et délivrance des médicaments 2507
pré-refroidissement 5393
prescription 5409
- (jur) 5410
- de fonctionnement 4892
prescriptions pour la réception 6454
prescrire 5408
présélection 5411
présence 5412
présentation 1876, 2515, 5413
- (d'un médicament) 2568
préservateur 5415
préservation 5414
président 1440
presse 5419
- à barillet 2391
- à blocs 745
- à bras 3647
- à cingler 6234
- à cintrer 866
- à cintrer et former 862
- à compression 1832
- à courber 866
- à course longue 4353
- à découper 5537
- à différentiel 2426
- à double piston 2587
- à ébarber 7128
- à emboutir 826, 3209
- à étirer 2621
- à extruder les tubes 5189

presse à extrusion 3803
- à faible course 6250
- à filer 2621
- à forcer 3761
- à fruits 3404
- à levier 4256
- à main 3647
- à marquer 957
- à piston ascendant 1039
- à plateaux multiples 2198
- à plateaux multiples 2198
- à poinçonner 5537
- à refouler 2621
- à tourelle 2391
- à vis 3300
- ascendante 1039
- basculante 3920
- d'injection 3984
- de moulage 1832
- de transfert 5256
- descendante 2608
- excentrique 2717
- frappeuse 957
- hydraulique 3804
- inclinable 3920
- rapide 3755
- "stuffing" 3803
presser à froid 1719
presse-étoupe 4990
pression 5428
- atmosphérique 655
- d'injection 3987
- de l'eau 3834
- de la vapeur 6596
- de moulage 4674
- de suralimentation 1012
- de verrouillage 1581
- fournie 2302
- hydrostatique 3834
- initiale 3975
- manométrique 3463
- osmotique 4923
- par "pouce" carré 5430
- sous-atmosphérique 6690
- sur la paroi latérale 6272
- sur les arêtes 2723
- tangentielle 6815
pressurage 2992
prêt à l'usage 5656
prétention 1569
prétraitement 5405
preuve 2930
- indirecte 1562
prévention 5449
primaire 5456
prime 1008
primitif 5456
principal 1492
principe amer 913
- volatile 7349
priorité 5465
prise au hasard 5623
- d'air statique 439
- d'eau ou de courant 6841
- d'échantillons pour tests d'acceptation 75
- de courant 176
- de phase vapeur 942
- de sang 963
- directe (auto) 3736

prise en masse 1198, 1807
prisme biréfringent 907
privation 2340
- expérimentale de sommeil 6331
privé d'air 298
prix 5452, 5636
- à titre indicatif 5516
- concurrentiel 1802
- coûtant (de la production) 2026
- d'achat 1182
- d'acquisition 1182
- de détail 5804
- de facture 4064
- de gros 7452
- de l'impression 3904
- de revient 2024, 2026
- de revient de main d'oeuvre 4163
- de transport 5293
- de vente 6102
- global 4397
- imposé 3198
- marqué obligatoire 4478
- moyen 702
- unitaire 7217
probabilité 5467
- maximale 4514
problème 5468
procédé 4577
- à la touche 6501
- basique 793
- de fusion 6359
- direct 2470
- en lit fluide 3281
- manuel 4467
- rotatif 5908
- UHT 7191
procédure 5469
- d'essai 6923
processus d'écoulement 3276
- de diffusion 2435
- de fabrication 4473
procès-verbal d'épreuve 6910
producteur 5472
production 5106, 5476
- à grande échelle 4202, 4492
- à l'échelle industrielle 808
- à la chaîne 4303
- à petite échelle 6356
- commerciale 1782
- continue 1928
- de laboratoire 5175
- de masse 1145
- demi grande 5175
- en petite série 4106
- par équipe 4931
- par lots 808
- pilote 5175
productivité 5477, 5481
produit 1814, 5474
- à demi fini 3633
- actif 155
- adsorbé 221
- alimentaire 3327
- commercial 1781
- concurrent 1798
- de base 790

PRO-

produit de beauté 2018
- de conseil 4798
- de combustion 5475
- de décomposition 2231
- de dégommage 2360
- de fission 3189
- de lavage 2369
- de prescription médicale 2913
- de queue 6806
- de réduction 5702
- de remplacement 5760
- de série 6148
- dérivé 1188
- fabriqué 4468, 5474
- final 2850
- fini 3174
- marqué 6805
- pharmaceutique 5139
- secondaire 1188
- vendu sans ordonnance 4798
produits à séparer 6129
- toxiques 7065
professionnel 5482
profil 4929, 5484
profilage 5486
- à froid 1707
profilé d'étanchéité 6061
- stratifié 4186
- stratifié en U 4182
profiler 3348
profit 871
profondeur 2341
- de pénétration 2342
progestatif 3487
programmation 5489
programmeur 5488
projection (de liquide) 6484
- à la flamme 3206
projet 2359
- de loi 2611
projeter par pulvérisation 6504
prolifération 4953, 5492
prolongation 2996, 5493
- du délai 2999
pronostic 5396
propagande 5495
propane 5496
prophylaxie 5449
proportion 5500, 5673
- de combinaison 1768
- de mélange 4631
propriétaire 4962
propriété 9, 5499
- individuelle 6178
- non solidaire 6178
propriétés colligatives 1734
prorogation 2996
prospectus 3317, 4987, 5505
protection 5507
protégé contre l'humidité 5257
- contre la lumière 4287
protéine 322
- C-réactive 2065
protochlorure d'étain 6572
prototype 5512
protoxyde 5513
provenance 4912
provocation 1443

prussiate rouge 5322
pseudohydrolat 592
publication 5520
publicité 235, 5495
- collective 1729
- de prestige 5445
- médicale 4538
- par la presse 4773
- par T.S.F. 1097
- radiodiffusée 1097
puisard 6311
puissance 2740, 3334
- (d'une machine) 5106
- calorifique 1243
- d'absorption 43
- d'un moteur 4930
- de pointe 5065
- en watts 7406
- maximum 5065
- nécessaire 3997
puits d'aération 308
pulpe (de papier) 5527
- dentaire 2324
pulvérisateur 660, 7283
pulvérisation 661, 6505
- en surface 6757
- humide 7441
- sèche 2664
pulvérisé 5371
pulvériser 6504, 7134
pulvérulent 5374, 5531
pupitre de commande 1941
purgatif 524
purge d'air 5543
purgeur 6139
purification 1597, 5549
purifié 5550
putréfaction 5557, 5903
pyrocatéchine 876
pyrocatéchol 876
pyrogallol 5560
pyrogène 5561
pyrogénicité 5562
pyrolyse 5564
pyromètre 5565
pyrosulfite de potassium 5333

qu'on prenne 1275a
quadrangulaire 5567
quadrillage 3568
quadrillé 1479
quadruple 3363
qualification 5569
qualité 5499, 5570
- inférieure, de 4379
- supérieure, de 3744
quantité 418
- commensurable 1777
- fabriquée 6998
- produite 7500
- suffisante 5575
quantum 418
quartz 5579
quatre fois par jour 3362
queue d'une lime 3044
queues (de distillation) 257
quillaya 5587
quincaillerie 3668
quinconce 5588
-, en 6550

520

quotient 5591
- protéinique 258

rabais 348
rabattable 3316
rabot à moulure 3593
raccord 2997, 5194
- à bride 6745
- à écrou 6746
- à 4 voies 5697
- à tuyaux 7144
- à vis 4777, 6041
- conique 6834
- de charge 1465
- de décharge 2297
- de tubes 6667
- emmanché 4001
- en T 6858
- fileté 6048
- mandriné 4001
raccordement 1895, 4111
racémique 5593
racine 5900
- carrée 6533
racle 1660
- pneumatique 3251
racler 6026
racloir 6027
radiateur 5602
radiation ionisante 4074
radical d'acide 120
- latéral 6269
radié 5647
radioactivité ambiante 2873
radioprotecteur 5607
raffinage 3172
raffinerie 5711
raie d'absorption 50
rail 5611
- de guidage 3606
rainurage 4814
rainuré 3291
rainure 3541, 3591, 4811
- d'échappement 3213
- de secage 1064
- en croix 2092
- en T 7143
rallonge 173, 343
ramification 4121, 5617
rance 5618
ranci 5618
rancidité 5619
"randomisation" 5623
rang 5624
rangée 5930
râpage 5630
râpe 3108, 3566, 5629
rapidité 5635
rapport 5641, 5675, 5739
- (entre deux valeurs) 5740
- d'expertise 6762
- de compression 1833
- de grandeur 5500
- de reflux 5714
- de transmission 3471
- de vitesse 3471
- des poids 5643
raréfié 5628
ras des bords, à 1093
rasage 6206

rat 5631
- musqué 4740
ratatinement 6257
râtelier à rouleau 5887
rayon 582
- (d'une bibliothèque) 6225
- (math.) 5608
- (opt.) 5646
- d'action 5648
- de courbure 867, 2140
- lumineux 829
- thermique 3692
rayonne 612
rayonnement 5601
rayons cathodiques 1366
- de Roentgen 1366
- infra-rouges 3960
- X 1366
rayure 6029
réacteur (récipient de laboratoire) 5650
réactif 5653
- (pour analyser) 437
réaction 5649
réaction à deux phases 2591
- acide 121
- affective conditionnée 1418
- alcaline 339
- basique 794
- caténaire 1439
- d'échange 2946
- d'esquive 2897
- d'éveil 593
- d'identification 3869
- en chaîne 1439
- inverse 5820
- neutre 4770
- réversible 5825
- secondaire 1898
- trimoléculaire 6896
réactivité 5654
réagissant faiblement 5281
- paresseusement 5281
réalisable 5379
réalisation 92, 109, 664, 5658
réarrangement 5663
rebondissement 5665
rebord 1092, 2721, 3207
rebouchage à la truelle 7142
rebut 5720, 7379
récepteur 46, 5668
- viscéral 7337
réception 5667
- des matériaux 3925
rechargement 5709
réchauffé 3693
réchauffement 3701
réchauffer 3682, 5731
réchauffeur d'air 305
recherche 5766
- opérationnelle 4896
rechute 5737
récipient 899, 1922, 7319
- à aérosol 245
- à double paroi 2594
- à vide 7259
- bien fermé 7411
- florentin 3262
- miniature 4607
réciprocité 5671

réciproque 5670
réclamation 1568, 1803
réclame 234
récolte 7500
récompense (refl. conditionné) 5842
reconnaissance 5673
reconnaître 134
reconstituant 7042
reconstruit 1950
re-contrôle 5674
recouvert au rouleau 5890
recouvrement 4955
- de cristaux 4953
- par immersion en lit fluide 3282
recristallisation 5683
rectangulaire 5685
rectification 5686
rectifieuse de surface 6754
rectiligne 6651
recuit 470
recuite 470
recul 722
récupération 5681, 5722
récupérer 5680, 5723
récurrent 5689
redistillé 5691
redoublement 2600
redressement 5687
redresseur 2891
- (elect) 2139
- de courant 1951
réducteur 2328
réduction 5700
- (chem.) 2329
- par évaporation 6964
réduire 5693
- la tension 6606
réduit 5694
réel 6816
réévaluation 5661
reflectance diffuse 2431
- directe 2471
- spectrale 6456
réflecteur 5713
réflexe conditionné 1859
- de redressement 5861
réflexion 5712
reflux 721
réfractaire 3182
réfraction moléculaire 4680
réfractomètre d'Abbe 3
- plongeant 2466
réfrangibilité 5716
réfrigérant 5718
réfrigérateur 1960
- à boules 1140
- complémentaire 182
- de Liebig 4268
réfrigération 1961
refroidi à l'air 287
- par l'air 287
refroidissement 1961
- à basse température 2239
- par évaporation 2925
- par l'air 288
- préalable 5393
refus 5719
"regard" 6278

régénération 5724
- acoustique 137
régénérer 5723
régime alimentaire 2420
- de charge 1467
- de marche 4888
registre de vapeur 1174, 6993
réglable 204
réglage 1939
- automatique 689
- de la température 6875
- de précision 3155, 3186
- de vitesse 6462
- du volume 7355
règle 5946
- à calcul 1226, 6337
règlement (jur.) 5729
règlements de sécurité 5966
régularité 7209
régulateur 5730, 6993
- à papillon 1174
- d'amplification 7355
- de chaleur 6880
- des pas 4983
régulation de pression 5441
réimpression 5763
réitère 5758
relâchant musculaire 4738
relâchement 5741
- musculaire 4739
relais à verrouillage 4206
relargage 5983
relation 5739
- linéaire 4306
relaxation 5741
relent 5742
relève-plateau (balance) 831
relief 2818
réluctance 5748
rémanence 5750
rémanent 5751
remaniement moléculaire 4679
rembourrage 5281
remise (action de remettre) 2290
- douanière 2618
rémission 5752
remplacement 5759
remplissage 1463, 3123
- à froid 1718
- à nouveau 5709
- de tubes 7146
- sous gaz 3132
remplisseuse de bouteilles 1022
- pour tubes 7147
rendement 7500
- (d'une machine) 5106
- horaire 3792
- maximal 4516
- théorique 6934
renfoncement 5669
renforçateur thermique 6939
renforcé 5733
renforcement 5735
renforcer 1010
reniflard 321, 971
renoncer 2
"renouvellement" 7173
rentabilité 5481

REN-

renversement 5816, 5827
répandre un liquide 6477
répartiteur 2540
répartition 2537
- de charge 4341
repasse 4203
repérage 835
répercussion 5757
repère 2195, 2551, 4477
répété 5756
repiquage (bact.) 6692
replié 5761
réponse 478
- retardée 2281
- tensionnelle 5431
repoussage 2818
reprendre 5680
représentation 268, 5762
reproductibilité 5755
reproduction 5765
répugnant 2527
réseau 4766, 4767
- de canalisation 5193
- cristallin 2112
réservoir 5768
- à déchets 5721
- à gaz 3456
- collecteur 1732
- d'emmagasinage 1732
- de trop-plein 2970
- jauge 4575
résidu 5749
- après expression 2991
- de combustion 1774
- de grillage 1160
- de tamisage 6276
- gazeux 3446
résiduel 5751
résidus 257
- de distillation 6807
- de tamisage 5805
- grossiers 3600
résiliation 474, 1259
résilience (met.) 868
résilier 1258
résinate 5776
- de soude 5775
résine 5771
- à alkydes 2903
- à couler 1350
- à esters 2903
- à stratifier 4190
- acrylique 142
- artificielle 610
- coulée 1342
- courbarile 467
- d'aniline 459
- de contact 1920
- de galac 3602
- de guar 786
- de mastic 3615
- de pin 3179
- de Tyr 3179
- durcie 3662
- échangeuse d'ion 4072
- échangeuse d'ions 2947
- époxyde 2879
- fondue 1342
- formolcarbamique 7238
- liquide suédoise 133

résine mixte 4624
- oléfine 4872
- phénol-formol 5147
- phénolique 5146
- polyacrylique 5272
- polyvinylique 5278
- synthétique 6790
- vinyle 7332
résines thermodurcissables 3665
résineux 5777
résinification 3618
résistance 5781, 6669
- à l'arrachement 6862
- à l'éclatement 1164
- à l'écrasement 1834
- à l'oscillation 5787
- à l'usure 5783, 7422
- à la chaleur 3693
- à la compression 1834
- à la compression-flexion 1825
- à la compression-torsion 1826
- à la corrosion atmosphérique 5784
- à la déchirure 6862
- à la déformation 5785
- à la dessiccation 2665
- à la flexion 868
- à la flexion axiale par compression 1075
- à la flexion-torsion 3244
- à la pression 1834
- à la rupture 1075, 6862
- à la stratification 4029
- à la tension 6676
- à la torsion 7066
- à la traction 7084
- à la traction-compression 7085
- à la vibration 7326
- apparente 531
- au choc 3884, 5786
- au cisaillement 2158
- au clivage 4029
- au délaminage 4029
- au délitement 2498
- au fendillement 6862
- au flambage 1130
- au fluage 2075
- au froid 1710
- au frottement 3390
- au nouage 4150
- au pliage 868
- au roulement 5895
- aux secousses 7326
- chimique 1486
- d'isolement 4019
- de la couleur lumière 1756
- diélectrique 2419
- du gel 3477
- interfaciale 1007
- magnétique 5748
- mécanique 4535
- visqueuse 7341
résistant à la chaleur 3709
- à la compression 1840
- à la lumière 4281
- au climat tropical 7140
résistivité 5790

résistivité thermique 6944
résolution 5791
résonance 5792
respiration 5794
- artificielle 611
- assistée 641
- du moule 1080
responsable 4262
ressort 6518
- à lames 4230
- conique 7358
- d'encliquetage 1613
- de bascule 1641
- de flexion 3225
- de glissement 6338
- de pression 1835
- de rappel 2038, 5745
- de retenue 6520
- de torsion 5855
- elliptique 2800
- en spirale 1621, 3630
- feuilleté 4230
- flexible 3225
- hélicoïdal 1621
- plat 3225
- transversal 7106
ressuage 4326
reste 5749
résultat 92, 5802
- à long terme 2282
- éloigné 2282, 4356
- tardif 4356
résumé 58, 6731
re-suspension 5803
rétablissement 2132
retard 2279
- d'ébullition 5806
retardé 5799
retardement 2279, 2283, 4207
- de l'action médicamenteuse 2653
retassure 3351, 6260
réticulaire 5807
réticulation 4767
réticulé 5807
reticulum 2096
retombée radioactive 3038
retordage 6538
retors 7182
retournage 5816
retraiter 5764
rétrécissement de la pièce moulée 4661
rétroaction 3062
- acoustique 137
réunion 4544
revaccination 5815
revendication 1567
- (brevet) 5045
revenue 3923
réversibilité 5823
réversible 5824
revêtement 1334, 1658
- à sec 1828
- coloré 1747
- de lissage 6363
- de protection 5509
- par compression 1828
- par immersion 2458
- par pellicule 3134

revêtement pelable 5070
revêtu à sec 5392
révolution 5828
revolver 7178
rhéologie 5844
rhéostat 5845
rhigolène 5138
rhizome 5846
rhodanate d'ammonium 412
- de potassium 5346
rhodane 6720
rhombe 5847
rhombique 5848
rhomboédrique 5849
rhomboïdal 5848
rigide 5862
rigidité 6616
- diélectrique 2419
rigole 3801
- de coulée 5363
rillons 3575
rinçage 3290, 5870
risque 5872
risques du destinataire, aux 651
rivet 1610, 5873
rivetage 1611
riveter 1615
riveteuse 1617
rivure 5874
robinet 1672
- à deux voies 7190
- à trois voies 6990
- (à voie) capillaire 1278
- d'essai 6911
- de décompression 1838
- de dégommage 1838
- de distribution 6161
- de jauge 6911
- de purge 2481
- de verre 3507
- de vidange 2481
- double 2582
robinet-vanne à pointeau 4763
rochet 5632
rodage 5948
rognure 1502
- d'argent 6295
rognures 1503
rond 5924
rondelle 7374
- d'étanchéité 6216
- de cuir 4236
- de joint 3454, 3455
- en caoutchouc 5937
ronfleur 1183
rosâtre 5182
rose 5181
rosé 5182
roséine 792
"rossignol" 2652
rot 1764
rotatif 5832, 7170
rotation 7173
- à gauche 490
rotatoire 7170
rotor 584
rouage 7098
roue 7447
- à cames 6523

roue à cliquet 5633
- à palettes 923
- à rochet 5633
- commandée 3324
- conique 883
- cylindrique hélicoïdale 6482
- d'angle 883
- de cylindre 2174
- de ventilateur 3043
- dentée 1689
rouge 5690
- Congo 1881
- d'aniline 4416
- de betterave 879
- de cochenille 1666
- de Lyon 4416
- orangé 4903
- Soudan 6705
- van Dyck 4432
rouille 5955
roulage de tube (à partir de plaques) 4459
- des bords 825
rouleau 2170, 4415
- anti-plis 2965
- calandreur 1233
- cannelé 3295
- commandé 1946
- d'imprimerie 5464
- de guidage commandé 1946
- de porphyre 5292
- de rebobinage 5843
- égaliseur 2555
- fou 2184
- guide 3610
- tendeur 5523
rouleaux à lisser 6364
- pinceurs 4775
- presseurs 4775
roulement 5891
- (com.) 7174
- à billes 499
- à galets 499, 5884
- transversal 5597
rouler 5878
rouleuse 864
routinier 1949
ruban 772, 5852
- à plaques 2487
- abrasif 20
- de caoutchouc 5933
- en acier 6605
rubine 792
- S 117
ruche 847
rudiment 5945
rugosité 5923
rupteur 1553
rupture 1165, 5954
- de fil 6978
- du tube 5187
rythme 5635

sable 5988
- à mouler 4673
sableuse 5989
sablier 1612
sabot d'alimentation 3064
- de frein 1051
- doseur 5501

sac 735
saccade 4102
saccades, par 4035
saccharine 5958
saccharose 5959
sachet 736
- deshydratant 2274
- en papier 5008
sacheteuse (machine) 737
sacrifice d'un animal d'expérience 4137
sacrifié 4136
safran 5970
- bâtard 250
- des Indes 2128
saignée à blanc 2994
saillie 4237
saindoux de panne 186
saison chaude 3789
salé 5979
salicylate 5977
- de potassium 5342
salifère 5979
salification 3636
salive 5980
salle des machines 5377
salpêtre 4778
- de sodium 6388
- du Chili 6388
salubrité 3680
salve 2480
sandaraque 4123
sangsue 4238
sans bavure 7125
- couture 6064
- frottement 3393
- joint 4115
- paliers 1926
- poussière 2692
- soudure (met.) 6064
santé 3678
- publique 5519
saponification 5993
saponite 875
saprophyte 5996
sas 4349
- à air 302
sassage 4105
satin (de soie) 6287
- de coton 2031
satinage 3173, 3517
satiner 3512
satisfaire 5997
saturation 6001
saturé 5998
saumure 1049
saupoudrage 2693
saute de la température 6233
sautoir 1641
saveur 3228
savoir-faire 4151
savon 6367
- animal 4201
- d'axonge 4201
- de lessive 2130
- de résine 5775
- dur 2130
- "métallique" 4571
- surgras 6738
savonnier 6368

scellage 6057
- par étirement 5524
- par fusion 824
scellement 6057
- à chaud 3694
schéma de connexion 7469
sciage 6006
scintillement 3245
scintillogramme 6019
scission 3188
sciure de bois 6005
scorie 1539, 1619
scruter 6015
seau 1125, 4994
séchage 2669
- à l'air 294
- au four 4937
- par atomisation 6507
- par pulvérisation 6507
sécheresse 2675
sécheur de la vapeur 6597
séchoir 2668, 2672
- à cylindres 2657
- à disques 2501
- à guirlandes 3090
- à plateaux 2501
- à plis 3090
- à tambour 306
secoueuse 4534, 6188
secousse 4102, 7184
secret de fabrication 6069
- des affaires 1167
secteur de cercle 6071
- sphérique 6470
section 5484, 6070
- (action) 2156
- axiale 709
- conique 1883
- transversale 2097
sécurité 5963, 6072
sédatif 6075
sédiment 2336, 6076
sédimentation 6077
segment circulaire 6082
- sphérique 6471
sel 5981
- à respirer 7350
- anglais 400
- basique 795
- binaire 902
- -ammoniac 401
- d'étain 6572
- de cuisine 1786
- déliquescent 2287
- effervescent 2738
- -gemme 1787
- marin 1786
- métallique d'un acide gras 4571
- réductible 5696
- soluble 6421
- végétal 5347
- volatile 400
sélection 4500, 6032, 6090
- pas à pas 6608
sélectivité 6091
selon modèle 95
semence 6078
semi-automatique 6107
semi-conducteur 6110

semi-opaque 6113
semi-perméable 6114
semi-remorque 6119
semi-rigide 6117
semi-solide 6118
semoule 6120
sens (d'un mot etc.) 4225
- d'une aiguille d'une montre, dans le 1622
sensibilité 6121
sensible 6123
- à l'air 6124
- à l'humidité 4646
- à la chaleur 6125
- à la lumière 4278, 6126
sensitivité 6121
séparateur 6139
- à vent 307
- d'eau 6597
- de poussière à cyclone 1410
- de tourbillon 7360
séparation 2797, 6135
- (chim.) 59
- électrolytique 2787
- par décantation 2810
séparer 6127
séquence 6142
sérançage 3625
serge 6146
séricine 6151
série 6152
- aliphatique 333
- d'expériences 6154
- de poids 1048
- grasse 333
sérigraphie 6155
seringue 6792
- à cartouche 1325
serpentin 1693, 6156
- de réfrigération 1967
- métallique 7468
- réchauffeur 3703
serrage 1575, 6996
serré 1789
serre-câble 1192
serre-flan 928, 1578
- circulaire 1582
serre-joint 7488
serrer 5418
serti 4714
sertissage 825, 2083
sérum 6158
- conservé 6648
- de cheval 3782
- de jument pleine 5258
- physiologique 5160
service 6160
- continu 1929
- d'achat 1180
- d'entretien 4094
- de publicité 240
- officiel 680
- rapide 5626
serviette hygiénique 4504
servo-moteur 6167
sesquicarbonate d'ammonium 400
seuil 6991
- convulsivant 1957
- de potentiel 5353

seuil de sédation 6074
- du goût 6852
seul filet, à un 6308
sève 5991
sevrage 7420
- (des toxicomanes) 2199
shunt 6263
siccatif 2355
siège de soupape 7277
- mobile 5840
signal acoustique 138
- d'arrêt 6639
- sonore 138
significatif 6281
signification 4525
silencieux 2958
silex 3183
silhouette 6198
silicate aluminomagnesien colloïdal 1740
- d'aluminium 375
- d'aluminium hydraté 344
- de potassium 5343
siliceux 6284
silicofluorure 3286
sillon 3591
simili-cuir 609
similitude 6300
simple 6301
simplification 6302
simultané 6303
sinapisme 949
sintérisation en lit fluide 3282
siphon 6318, 6791
sirop 6793
- cristal 1995
- de refonte 1571
sismographe 6084
situation 1858, 4347, 5294, 6583
- légale 4240
S.L.I. 4036
slogan 6348
sociétaire 642
socle 788, 6552
sodium 6373
soie 6286
- artificielle 612
- crue 5645
- d'un couteau 3044
- de montagne 615
- grège 5645
- huilée 4862
- viscose 7339
soin 1311
sol 3261, 3595
solénoïde pneumatique 5260
solide 6412, 6413
solidification 6416
solubilisant 6420
solubilité 6418
- apparente 532
soluble dans l'eau 3832
solution 6422
- à immersion 2460
- ajustée 206
- aqueuse 569
- centésimale 5092
- colloïdale 1741
- composée 1816

solution d'un problème 479
- de départ 4914
- de potasse caustique 1374
- de référence 5706
- de réserve 6630
- décinormale 2224
- diluée 2448
- étalon 5706
- faible 2448
- forte 6687
- gazeuse 3452
- hypertonique 3842
- hypotonique 3857
- isotonique 4088
- mère 4796
- non aqueuse 4791
- normale 4806
- parentérale 3979
- pour injection 3979
- pour revêtement 1663
- primitive 4914
- saturée 6000
- standard 5706
- titrée 7032
- titrimétrique 7357
- type 4806
- volumétrique 7357
solvant 2523
- collant 6425
- de migration 4594
solvatation 6424
solvolyse 4405
sombre 2187
sommaire 6731
sommation (math.) 6732
somme 181
- fixée à forfait 4397
sommet 526, 7315
- (d'une courbe) 5061
son 6430, 7039
sonde de prise d'échantillon 5987
sonnerie 851
sonnette 851
sort métabolique 4565
sorte 5570
sortie (mach.) 4927
- de la filière 2414
souche (bact.) 6656
soudage 6410
- à chaud par conduction 3699
- à la haute fréquence 3735
- à la presse 1171
- à panne chauffante 3700
- au gaz chaud 3788
- en continu 6063
- par friction 3392
- par impulsion thermique 6942
- sous agitation 7183
- sur gabarit 4104
soude caustique 1376
- caustique liquide 6372
soudure 4109, 6410
- à l'arc 575
- à l'étain 6402
- à la molette 6626
- à recouvrement 4200
- autogène 684
- circonférentielle 1561
- d'angle 2002, 3122

soudure de reprise 730
- double 2590
- en bout 1171
- en X 2598
- interne 4039
- par points 6502
- tendre 6402
soufflage (de feuilles) 968
- de corps creux 969
- du verre 3495
soufflerie 854, 931
- à gaz 3439
- à haute pression 3748
- à vapeur 6592
- centrifuge 1408
- d'air 282
- électrique 2777
soufflet (de forge) 854
souffleur à vapeur 6595
- de bouteilles 1021
- de verre 3494
soufflure 3438
soufflures 950
soufre 6721
- en fleurs 3273
- potassique 4255
- végétal 1637
souillure 3909
soumettre aux ultrasons 6426
soumis 6696
- aux ultra-sons 4005
soupape 7272
- à aiguille 4763
- à billes 760
- à boulets 760
- à charnière 1584
- à clapet 1584
- à coude 2001
- à disques 2503
- à gaz 3447
- à siège plan 2503
- à volet 2503
- conique à tiroir 1889
- d'admission 215, 6701
- d'arrêt automatique 691
- d'arrêt coudée 2000
- d'aspiration 6701
- de manœuvre 3649
- de réduction 1948
- de réglage 2971
- de régulateur 2971
- de retenue 725, 5715
- de sortie 2309
- de sûreté 2824
- de trop-plein 2824
- de vidange 975
- différentielle 2428
- en champignon 5283
- réductrice 1948
souple 2677, 5770
source de courant 6432
- de lumière 4279
- lumineuse 4395
souris 4716
sous-acétate de cuivre 247
sous-alimentation d'une machine 7205
sous-cuisson (plast.) 7203
sous-culture 6692
sous-estimation 7207

sous-produit 1188
sous-saturé 7206
soutirage 6841
soutireuse à bouteille 1031
soyeux 6150
sparadrap 194
spasmogène 6442
spasmolytique 517
spatule 5020, 6443
- à poudre 5370
- en corne 3781
- pour pilules 5170
spécialité pharmaceutique 5502, 6444
spécification 6453
spécifique 6446
spécimen 5985
spectre 6460
- d'absorption 55
- d'activité 157
- de résonance magnétique nucléaire 4820
spectrogramme 6455
spectrophotomètre 6457
spectroscopie 6459
sphère 1139, 3520, 6464
- d'activité 6465
sphérique 6466
spirale 3630, 6481
- de chauffage 3707
- métallique 7468
spongieux 6496
spontané 6497
squame 6007
stabilisateur 6542
stabilisation 6539
- artificielle 6065
stabilité 6540
- à la lumière 4282
- de la couleur 1751
- dimensionelle à chaud (Martens-Vicat) 2451
stable 6543
- à l'ébullition 5789
stade de décomposition 6549
- final 3149
stagiaire 7090
standard 6553
standardisation 4810
standardiser 6564
stannate 6567
- de sodium 6392
stannifère 6571
station d'essai 6912
stéarate 6599
- d'aluminium 376
- d'ammonium 410
- de calcium 1221
- de magnésium 4422
- de potassium 5344
stérile 6610
stérilisation 6611
- (à la flamme) 2469
- à haute pression 3754
- par chauffage discontinu 3367
- par flambage 3205
- thermique 3695
stérilisé 6610
sternutatoire 6612

stigmate de maïs 2003
stilli-réaction 2641
stimulant 6618
stimulateur 4983
stimulation 6619
- antidromique 495
- lumineuse intermittente 4036
- photique intermittente 4036
stimulus aversif 704
stipulation 1592, 1857, 6622
stock 6627
stockage 6631
stœchiométrie 6633
stopper 6635
strate continue 4192
- de surface 6756
- intérieur 1986
- laminée 4193
stratégie commerciale 4482
stratification 4222
stratifié 4181, 4185
- moulé sans pression 1917
stratifié-papier 4184
stratifier 6661
stratifié-sandwich 5990
strie 6663
strioscope 6018
stroma 6686
structure 6688
- atomique 658
- en nid d'abeilles 3777
stupéfiant 178, 4752
style de maïs 2003
subculture 6692
sublimation 6694
sublimé corrosif 2012, 4552
subreptice 6761
subsistance 4339
substance à cribler 6036
- alcaline 789
- d'imprégnation 3896
- de ballaste 3117
- de contraste 5606
- de remplissage 3114
- dissoute 2522
- en vrac 1143
- éparpillée 6478
- étrangère 3344
- fondamentale 790
- ionisante 4075
- marquée 6805
- mère 5018
- native 4754
- pulvérisée 5373
- pure 5546
- radio-opaque 5606
- radioprotectrice 5607
- résineuse 5780
substances volatiles 7348
substitué 6697
substitution 5759
suc 4120
- gastrique 3457
succédané 5760
succession 6142
succion 6702
sucre 6708
- brut 2104
- candi 1263
- cassé 4398

sucre cristallisé 2113
- de betterave 848
- de bois 7474
- de canne 1264
- de lait 4175
- de raisin 742
- en morceaux 4398
- en pains 4345
- en poudre 1354
- in(ter)verti 4062
- raffiné 5710
- roux 1337
sucreries 1262
sucre-semoule 3589
sucrose 5959
sudorifique 2395
suède 6197
suffisant 6707
suie 911, 6427
suif 6706
- de bœuf 846
- de mouton 4743
- de mouton purifié 189
suintement 3017, 6081, 6774
suite 6142
- des opérations 2162
suivi 3325
sulfate 6713
- d'aluminium 377
- de cuivre 978
- de fer 3577
- de potassium 5345
- de zinc 7451
sulfite 6716
- d'ammonium 411
- de sodium 6394
sulfocyanate de potassium 5346
sulfocyanogène 6720
sulfogaïacolate de potassium 5326
sulfonate d'alcool gras 3057
- d'ammonium 413
sulfure 6715
- de calcium 1222
- de mercure 1544
- de potasse 4255
- de sodium 6393
sulfuré 6725
sulfureux 6728
sulfurique 6726
superdividende 1008
superficie d'une culotte (geom.) 6472
superfin 3187
superposition 4955
suposition 646
supplément 6742
- de cote (pour compenser le retrait) 1935
support 834, 836, 3192, 3764, 5595, 5796, 6552
- à entonnoirs 3144
- à tubes à essai 6921
- d'éjecteurs 2756
- de bois 7473
- des prisonniers 4205
- rotatif 6475
suppositoire 6750
suppression 14

suppression (d'une maladie) 2890
- du sommeil 6331
suracidification 4938
suraigu 5090
suralimenter 1010
suralimentateur 6736
surcharge 4943, 6671
surchauffage 4954
surchauffe 4954
surchauffeur 6740
surcompresseur 6736
surcorrection 4945
surcuisson 4946
surdosage 4947
- intentionnel 4939
surdosé 4948
surestimation 4950
sûreté 6072
surexpansion 4951
surface 576, 6752
- bombée 2144
- convexe 1952
- courbe 2144
- d'adhérence 577
- d'appui 3214, 4195, 6748
- de broyage conique 1887
- de broyage plane 5216
- de friction 3585
- de frottement 3391
- de glissement 6345
- de la coupe 2093
- de la section 2093
- de montage 5243
- de plaque 5241
- des parois 7367
- elliptique 2801
- lisse 2928
- oblique 880
- pariétale 7367
- projetée de moulage 5491
- spécifique 6451
- sphérique 6473
- utile 7245
surfactant 6759
surfin 3187
surfusion 6737
surgélation 3375
surjet 730
surpresseur 1011
surpression 2941
- atmosphérique 653, 2940
surrefroidissement 4944
sursaturation 4956
surséchage 4949
sursis 2999
surtension 6760
surtitrage 4939
surveillance 1480, 4693
survolter 4960
survolteur 1011
susceptible d'être bouilli 989
suspendre (un processus) 2490
- un mouvement 2698
suspension 6766
- à agiter 6187
symétrique 6787
symposium 4544
synchronisme 6788

synérèse 6789
synergie 5296
synthèse 1137
système à deux phases 7189
- à trois phases 6987
- anticoagulant 491
- construction par blocs 177
- d'aération 7310
- d'égoûts 6180
- d'engrenages 7089
- de cliquets 5059
- de pulvérisation 5530
- des unités de montage 177
- HLB 3824
- tétragonal (cris.) 6929

table 6796
- à étaler 6515
- d'essai 6918
- de la presse 4715
- de laboratoire 859, 4165
- de marbre 4475
- de triage 6429
- tournante 5839
- vibrante 6195
tablette 6225
- à charnière 2072
- à mâcher 1491
- à sucer 4384
- en grès 6634
- rabattable 2072
tableau 6796
- d'interrupteurs 6785
- de bord 2193
- de commutateurs 6785
tablier 550
tabouret 3331
tachymètre 5829
taffetas 4401
taille 2156, 6319
talc 6809
tallöl 133
talon 822, 1724
tambour 2170
- cribleur 2052, 6034
- de commande 1943
- de polissage pour billes 759
- magnétique 4551
- malaxeur 4628
- rotatif 5834
- tournant 5912
tambour-enregistreur 2655
tamis 6030
- à secousses 4103
- à tambour 2052
- à vibration 4103
- en crin de cheval 3783
- fin 3161
- granulométrique 6917
- métallique 7467
- vibrant 4103
tamisage 1002
tamiseur 6030
tampon 5249
- (solution) 1134
- de caoutchouc 5934
- de choc 1133
- de coton 2030
tangible 6816
tannage 6823

tannate 6821
tanner 6812
tannin 6822
tantalate 6825
tantale 6827
tantalifluorure de potassium 5325
tantalite 6826
tapis chenille 1488
- roulant 775
taquet 1360
- d'entraînement 152
tarage 6846
taraudage 6840
tare 6845
tarer 2039
tarière 678
tarif 5636
- à forfait 1147
- dégressif 2427
- différentiel 2427
tartrate 6850
- acide de potassium 2067
- d'ammonium 414
- neutre de potassium 5347
tartrazine 3805
tartre 6849
- (chaudière) 992
tas 3681, 6545
tasse 2121
tassement 1790
taurine 389
tautomère 6854
taux 4248
- de compression 5642
- de vente 6103
- sanguin 960
taxe 2697, 5634
- professionnelle 5483
technetium 6865
technique de moulage 4670
- habituelle 2146
techniques commerciales 4482
technologie 2861
- chimique 1485
teinte 3794, 7023
teinté 1754
teinture 7019
- mère (hom.) 4707
télécommande 2526
télécontrôle 2526
tellure 6869
télomère 6871
température 6874
- ambiante 383, 5898
- d'inflammation 3957
- de congélation 3377
- de décomposition 1079
- de dégradation 1079
- de dissolution 6423
- de durcissement 2135
- de four 4139
- de la chambre 5898
- de peptonisation 1079
- de prise 2135
- de ramollissement 6405
- de référence 5707
- extérieure 4934
- moyenne 703
temps d'arrêt 2699

temps d'épuisement 2962
- d'essai 5111
- d'exposition 2687
- d'incubation 1081
- d'inversion 5818
- de circulation 1556
- de délitement 2499
- de désintégration 2499
- de dissolution 2520
- de durcissement 2136
- de fabrication 2564
- de latence 4177
- de moulage 4676
- de pause 5797
- de prise 2136, 6172
- de réchauffement 7008
- de renouvellement 7175
- de retard 4177
- de séjour 6407
- de travail effectif 161
- mort 2203
- moyen de survie 4524
tenace 6614
ténacité 7071
- (mec.) 6885
tenailles 4776
tendance 6886
tendeur 6893, 7001
teneur en cendres 630
- en étain 7014
- en humidité 4645
tenon 3607, 4117
- de centrage 2607
tensio-activité 6753
tension 6892
- admissible 5124
- d'adhérence 195
- de compression 1837
- de coulée 1351
- de flambage 1131
- de flexion 869
- de retrait 6259
- de rupture 1076
- de torsion 7067
- effective 5124
- superficielle 6758
- thermique 6882
terbium 6894
térébenthine 3617
terminal 3148
ternaire 6903
terne 2450
ternir 6847
-, se 6847
ternissement 6848
terpène 6900
terpiénol 6901
terpinolène 6902
terrain de culture 2120
terre à porcelaine 1501
- cuite 2087
- d'infusoires 877
- d'ombre 1745
- d'ombre brûlée 1161
- de Chypre 1161
- de Fuller 153
- de Sienne 6274
- décolorante 153
- glaise 1594
- réfractaire 3181

terres rares 5627
tertiaire 6903
test 6908
- d'abrasion cutanée 6684
- de vieillissement accéléré 67
- épicutané 5039
tête 3675
- articulée 605
- d'équerre (extrusion) 2091
- d'extrusion 3010
- de boudineuse 3010
- de Maure 910
- de soufflage pour tubes 3014
- de soupape 7275
- droite (extrusion) 708
- du pot 4817
- oblique (de boudineuse) 441
tétrabasique 6925
tétrachlorure de carbone 1299
tétraméthyléthylène glycol 5177
tétranitrodiméthylaniline 6930
tétravalence 5568
tétravalent 6926
tétryl 6930
texture 6688
thallium 6931
thériaque 6938
thermocouple 6947
thermodurcissable 6957
thermoformage 6949
thermographe 6950
thermolabile 6951
thermomètre 6962
- à alcool 325
- à résistance 998
- enregistreur 5679
thermoplastique 6955
thermorégulateur 6880
thermostable 6958
thermostat 6880
thiocarbonate de potassium 5348
thiocyanogène 6720
thiosulfate de sodium 6395
thixotropie 6975
tiède 4392, 7370
tige 712
- de rappel 2752
- de soupape 7278
- porteuse 6672
tige-poussoir (de soupape) 7279
tilleul 4289
timbre 851
tirage à part 6128
tiré à part 4851, 6128
tirefond 1644
tireuse de feuilles 6224
tiroir 2619
tissage 7423
tissu 1629, 3024
- adipeux 199
- conjonctif 1897
- de lin 4308
- de soutien 6686
- de verre 3497
- doublé 727
- enduit 1657
- graisseux 199
- imprégné 3899
- lâche 4358

tissulaire 7027
titrage à blanc 926
titre 1569, 3162
- d'une solution 4809, 6670, 7031
- de pureté 3164
- déclaré 1431
- initial (d'une solution) 4915
- trouvé 159
titulaire du brevet 5046
t.m. 4825
toboggan 1537
toile 1629, 4308
- à sac 5961
- à tamis 1004
- à voile 1268
- cirée 4856
- d'emballage 1156, 4991
- de jute 1156
- de lin 4307
- de tente 1268
- métallique 4658, 7465, 7485
- pour emplâtrer 5223
- transporteuse 1955
- vernie 3899
toison 3233
tôle 4080, 6219
- d'acier 6604
- emboutie 2817
- étamée 6221
- nervurée 5851
- noire 919
- ondulée 2016
- perforée 5538
tolérance 347
- (d'un médicament) 7036
- de réception 77
- fondamentale 797
ton 7039
tonicité d'une solution 7044
tonique 6618, 7042
tonnage 7047
tonneau 781, 2654
"torpille" (fabrication de plastique) 6140
- (presse à injection) 6516
torsiomètre 7068
torsion 7062, 7371
tortillement 6538
tortuosité 7070
total des points 6024
totalisateur 179
touche 4134
tour 7072
- (mec.) 4213
- à ébavurer 3215
- à plateaux 5237
- d'absorption 56
- d'arrosage 6511
- de réfrigération 1969
touraille à sécher 2672
tourelle 7072, 7178
- tournante 5841
touret 5703
tourie (clissée) 1303
- pour acides 115
tourillon 4117, 6689
- (d'essieu) 4758
tour-minute 4825
tournant 5832, 7170

tourner 5911
- sur une orbite 5830
tournesol (réactif) 715
tournevis 6043
tournures 7172
tourteau 1196, 4860
- de filtration 3137
toute vitesse, à 650
toxicité 7076
- générale 6794
toxicomanie 2651
toxique 5267, 7073
toxitude 7077
trace 7078
- de la carotte 3461
tracer une courbe 5248
traces de coupe 6222
traceur isotope 7080
traction 7083
traction-compression 1841
tractus digestif 332, 2439
train d'engrainages 3472
trait 6023
- de division 2551
- de graduation 3550
- distinctif 3061
traitement 2131
- à court terme 6244
- à long terme 4357
- au gaz 7114
- d'urgence 167
- de choix 7113
- de l'état général 6749
- préalable 5405
- préventif 5451
- prolongé 4357
- prophylactique 5451
- sur le terrain 3105
traiter 3025
- à nouveau 5764
trajectoire 7413
trajet 5055
tranchage 6334
tranchant 2157, 6207
tranche 6332
trancher 6335
tranquillisant 7091
transducteur 7092
transfert 7093
- de chaleur 3696
transformateur de produits semi-finis 3028
transformation 7100
- tautomérique 6855
transformer 3348
transition 7102
translation 6231
translucide 2394
transmetteur 7092
- à bande 6833
transmissibilité 7099
transmission 2633, 3467, 6185, 7093
- de chaleur 3696
- par chaîne 1436
- par engrenage 3469
transparence 4280
transparent 5074
transpiration 6774
transport (outre mer) 6235

transport (par eau ou chemin de fer) 3379
- par voie sanguine 962
transportable 4718
transportateur 1953
transporteur 7141
- à courroie 775
- à palettes 7141
- à secousses 4919
transposition moléculaire 4679
transversal 7104
travail 4162, 6655, 6671
- à la chaîne 4303
- à la flexion 869
- à la pièce 5164
- des plastisols 6355
- en équipe 6860
- mécanique 4412
- utile (d'une machine) 4930
traverse 2094, 7110
- d'éjection 2754
- de la presse 4435
- de rappel 5812
trébuchet 638
treillage 4214
- protecteur 5506
treillis 4214
trembleur 6188
trémie 1152
- collectrice 1728
- d'alimentation 1466, 3066, 3075
- de chargement 1466, 3075
- de déversement 2482
trempe 6883
- dure 1497
- en coquille 1495
- glacée 1497
tremper 3661
- (dans un liquide) 2457
trépan 2627
trépied 7131
trépointe 7435
très léger 2285
tréteau 2710
treuil 2055, 3762, 7457
triangle 7115
trichlorure d'antimoine 509
trichromie 6983
trieuse 6035
trimestre 5577
triphosphate de potassium 5341
triple 6984
tripolaire 6988
trisulfure de potasse 4255
triticine 3529
tritié 7132
triturable 3581
trituration 2106, 7135
- (hom.) 7136
triturer 7134
trivalent 6907
trois fois par jour 6859
"trommel" 6131
trompe à eau 306, 3143
tronc de cône 1882
tronçon de tube 5195
tronçonneuse 2155
trop plein 4952
trou 525, 3766
- d'aération 7308

trou d'alimentation 3068
- d'homme 4463
- de coulée 6832
- de gueuse 6832
- de regard 5071, 6278
- de remplissage 3126
trouble 1635, 3673, 4727
trust 1766
tube 5184
- à entonnoir 3125
- à essai 6913
- à pommade 1723, 3242
- à presser 3242
- à vide 3474
- bouilleur 993
- capillaire 1279
- collecteur 3677
- compressible 1723
- condensateur 1855
- coudé 5185
- d'absorption 57
- d'adaptation 173
- d'égouttage 2629
- de connexion 4114
- de niveau 7393
- de Pitot 5205
- de pression 2296
- de quartz 5580
- de refroidissement 1855
- de sortie 4928
- de verre 3509
- digestif 332
- distillateur 2534
- en étain 7018
- en T 6858
- en U 7232
- en verre 3509
- flexible 3238
- latéral 6271
- plongeur 2462
- souple 3238
tubulure d'admission 3120
- de connexion 5188
- de décharge 2297
tué 4136
tuile 7003
tulle 4766
tungstate 7159
- d'ammonium 415
- de calcium 1223
- de sodium 6396
tungstène 7160
tunnel de séchage 2674
- dessiccateur 7163
turbidimétrie 7164
turbidité 1632
turbine à enrobage 1662
- hydraulique 7403
turbo-sécheur 7166
turbulence 6783, 7167
turgescence 7168
turgidité 7168
tussiplégique 522
tuyau 1866, 5184
- à vide 5444
- additionnel 185
- ascendant 627
- d'admission 3992
- d'aspiration 6704
- d'échappement 2959

tuyau de décharge 2299, 2485
- de raccordement 1894
- de refoulement 627
- de remplissage 3128
- de transfert 2308
- de transvasement 5596
- élévateur 627
tuyauterie d'aspiration 3991
- de retour 5810
tuyaux de caoutchouc 5941
- de raccord 5188
tuyère 4816
- d'aspiration 6703
- d'injection 3405
- de pression 5439
tyndallisation 3367
type 4637

ultra-court 7197
ultrafiltration 7195
ultramicroscope 2190
ultrason 7199
"ultrasonner" 6426
ultrasons 6741
uni 6360
unicolore 5211
unidirectionnel 4878
uniformité d'une surface 2929
unilatéral 7210
uniphasé 4698
unipolaire 7211
unir 4501, 7218
unité 7212
- antitoxine 421
- de chaleur 6945
- de dosage 2569
- de valeur 7215
- grenouille 3397
- posologique 2569
- standard 6562
universalité (d'un appareil) 7314
upérisation 7191
uranate de sodium 6397
urate 7237
urée 1292
urgence 2823
usage 537
- externe 7060
usinage par électroérosion 2784
usine 2900
- pilote 2977
usiner 4410
usure 3386
usure 7421
- des comprimés 1282
- par friction 18
- par frottement 675
- par roulement 5896
utile 2741
utilisable 697
utilisation 2982, 7242
utilité 7247

vaccin 7249
vacuomètre 7258
vague 7264
vaisseau 7319
valable 698, 6269
valence 7265
- secondaire 6068

VAL-

valeur 7271
- absolue 35
- approximative 549
- attendue 489
- calorifique 1243
- d'estimation 542
- de plasticité 2122
- de référence 5705
- effective 2734
- estimée 798
- hématocrite 3718
- instantanée 4010
- limite 4301
- maximale 4518, 5062
- nominale 798
- normale 4807
- prévue 489, 798
- réelle 160
- théorique 798
- vénale 6105
validation 7267
validité 7268
valve 7272
- à aiguille 4763
- à billes 760
- à commande électromagnétique 6411
- à glissière 3462
- à jet droit 6665
- à mercure 4561
- doseuse 2575, 4576
- imbouchable 4792
- réutilisable 5814
valvule 7272
- rechargeable 5708
vannage 309
vanne 733, 7272
- à tiroir 3462
- doseuse 3069
- rotative 5909
vapeur 6589
- étranglée 6995
- fluente 3277
- sous pression 6598
vaporiser 2922
variabilité 7284
variable 355, 7285
variance 7286
variation 3278, 7287
- de vitesse 6463
- nychtémérale 1549
- permise 347
variété 7288
vase 7319
- à élutriation 2809
- à filtration chaude 828
- florentin 3262
vaseline jaune 381
- liquide 3711
- officinale 2019
vaselinum 2019
vasoconstricteur 7295
vasodilatateur 7296
vasopresseur 7297
vaste 1817
vecteur 7298
- d'oxygène 4977
- de soufre 6714
véhément 7302
véhicule 2949

veine céphalique 1417
- saphène 5992
velours 7305
vendeur 6101
vendre 6098
- à crédit 6100
- à perte 6099
- à terme 6100
vénéneux 5267
vente 5973
- au comptant 1332
ventilateur 972
- centrifuge 1408
- réfrigérant 1963
ventilateur-aspirateur 2957
ventilation 7309
ventouse 2124
ver à soie 6288
verdet cristallisé 1976
- gris 247
vergeoise 803
vérificateur 2935, 6922
vérification 2934, 7311
- (des livres) 677
vermifuge 482
vermillon (couleur) 7312
vermoulure 6252
vernier 6341, 7313
vernir 7289
vernis 4169
- à immersion 2467
- à l'alcool 6483
- à l'huile de lin 4319
- à la colophane 3614
- à rides 7490
- brillant 1091
- de four 731
- de nacre 4709
- de térébenthine 7177
- en caoutchouc 5942
- incolore 4169
- isolant 4017
- mat 2679
- résistant à l'air 318
- sec 4123
- siccatif 6267
- teinté 1752
- transparent 7103
vernissage 1135, 3513, 7292
vernissé 3514
verre à bouteille 1023
- à glaces 4617
- à vitre 7460
- acrylique 141
- coulé 1340
- de couleur 1755
- de Jéna 4101
- de montre 7380
- dépoli 4498
- durci 3658
- épais 6960
- fumé 1755
- jaune 382
- mat 4498
- opalin 4597
- pour appareils 4166
- pressé 5425
- soufflé 974
- teinté 1755
- trempé 3658

verre vert émeraude 2822
verrée 2160
verrerie 3510
verrou 1000
- de sécurité 5967
verrouillage 1575, 4031
- à baïonnette 819
verrouiller 4348
verser 5359
vert 3576
vert-de-gris 247
vert-émeraude 2821
vertical 5130
vésicant 7318
vésicatoire 2834
vésicule 940
vésuvine 909
vêtement pressurisé 5443
viabilité 7320
viande 4532
vibrateur 1183, 7327
vibration 7321
victuailles 331
vidage 2837
vidange 2837, 7193
vide 2836, 7250
- absolu 34
- élevé 3742
- poussé 3742
- relatif 2339
vieillissement 266
vin médicinal 4541
- mousseux 6441
vinaigre 7331
- aromatique 590
- de bois 5563
- de vin 7463
violamine 7334
violation (leg.) 3958
- de brevet 5047
- de contrat 1062
violet 7335
virage 2848, 7045
- (couleur) 1451, 1750
virole 1733, 3086
virulicide 7336
vis 6037
- à ailettes 7000
- à oeil 3020
- à oreilles 7000
- à pas décroissant 2236
- à plusieurs filets 4734
- à six pans creux 341, 6369
- contrarotatives 1937
- d'amenée 1468
- d'Archimède 574
- d'arrêt 6040
- de butée 209
- de décharge 2305
- de fermeture 6039
- de fixation 6169
- de pression 6040
- de rappel 209
- de réglage 209
- de remplissage 3116
- de serrage 1583, 6040
- inbus 6369
- micrométrique 3154
- sans fin 574, 2852
- sans tête 3599

vis unique 6307
viscosimètre 7338
- à capillaires 1280
- à (chute de) bille 3039
- à mobile tournant 5916
viscosité 7340
visibilité 7342
visiteur médical 1918
visqueux 1901, 6614
vissage 6051
visseuse 6052
visualisation 7344
vitesse 5635, 6461
- (auto) 3467
- d'humidification 7445
- de conduction 1863
- de diffusion 2436
- de dissolution 2519
- de fission 6020
- de l'écoulement 2483, 3270, 5640, 7303
- de migration 7304
- de passage 7303
- de réaction 5651
- de refroidissement 5639
- de régime 7478
- de secousse 6194
- de travail 7478
- finale 3152
- initiale 3976
- minima 4611

vitre 3505
vitreux 7345
vitrine 6238
vitriol blanc 7451
vivres 331
voie 1455, 5055, 7413
- d'accès 545
- d'administration 5928
- d'eau 4231
- humide 7376
- orale 4900
- unique, à 4878
voile 3233
- (culture bactérienne) 6080
voisin 7329
voiturée 1289
volant (mec.) 3299
- à main 3652
volatile 7347
volatilité 7351
volée 2480
volonté, à 170
voltage 7352
voltampèremètre 7407
voltmètre 7353
volume 1142, 7354
- apparent 1148
- d'emballage 4988
- distribution 2539
- en vrac 1148
- injectable 4519

- injecté (plast) 3980
- interne 1275
- moléculaire 3553
- spécifique 5899
- utile 7246
voûte 573
vrac, en 3910

wagon-citerne 5612
wattage 7406
watt-heure-mètre 2856
wattmètre 7407
wolfram 7160

xanthanol 7493
xanthophylle 2440
xanthydrol 7493
xylane 7494
xylose 7474

ypérite 7502

zéine 7503
zéro 7504
- absolu 36
zinc 7506
zone 576
- d'inhibition (bact.) 3967
- de contact 1921
- de déclenchement 7123
- de plastification 4547
- "gâchette" 7123

ITALIANO

abbandonare 2
abbassamento 2234, 4377
- del punto di congelamento 3378
- di tensione 3036
abbassare 2349
- la tensione 6606
abbinato 2046
abbondante 61
abbondanza 60
abbordo 545
abbrunamento 1108
abbuono 348
abduzione 4
aberrazione 5
- cromatica 1527
- cromosomatica 1531
abietina 8
abile 10
abluzione 11
abortivo 15
abrasione 18
abrasivo 17
abrogare 1258
abrogazione 1259
abuso di fiducia 62
accatastamento 6546
accavallamento 4955
accelerato 66
acceleratore 73, 6994
- di particelle 5026
accelerazione 72
- centrifuga 1407
- normale 4803
- uniforme 7208
accensione 3870
- a batteria 816
accerchiamento 2872
accessibilità 80
accessione 81
accesso 79, 545
accessori 82
accettazione (adm.) 74
accettore 78
acciaio 6601
- al cromo 1530
- al nichel-cromo 4774
- al tungsteno 7161
- fuso 1343
- in crogiolo 2100
- inossidabile 6551
- inox 6551
- legato 350, 6602
accidentale 3359
accidentalmente 85
acclimatazione 89, 285
acclimazione 89
accoglitore (di protoni) 78
accomodamento 90
accomodare 171
accompagnamento 91
acconciamento 594
accoppiamento 1895, 2047, 3191, 4505
- controreattivo 3072
- controreazionato 3072
accoppiare 4501
accorciatamento 24
accordo 93, 94
accrescimento 98

accumulo 99
accurato 102
aceite de copra 1675
acellulare 1389
acetaldeide 104
acetato basico di rame 247
- d'alluminio 361
- d'ammonio 392
- d'etile 107
- di calcio 1201
- di cellulosa 1392
- di magnesio 4418
- di potassio 5304
- neutro di rame 1976
aceto 7331
- aromatico 590
- di vino 7463
acetoftalato di cellulosa 1393
acetotartrato d'alluminio 362
aciclico 168
acidaggio 2910
acidificazione 127
acidimetria 128
acidità 129
acido 112
- abietinico 6
- acetico 106
- acetico glaciale 3491
- acetoacetico 108
- adipico 197
- allocinnamico 342
- allofanico 345
- amminoacetico 387
- amminobutirico 388
- amminoetilsolfonico 389
- anidro 457
- antimonico 508
- arilbutirico 614
- aromatico 589
- arsenioso 601
- azotico 718
- benzilacetico 3811
- biliare 892
- binario 900
- bromico 1100
- bromidrico 3808
- bromoacetico 1104
- bromoisobutirico 1103
- bromostannico 1105
- butandioico 6699
- butirico 1179
- canforico 1251
- caprico 1284
- caprilico 1285
- caproico 1178
- carbonico 1296
- carbossilico 1301
- carminico 1313
- cartamico 1322
- cerotico 1426
- chermessico 4130
- chetonico 4131
- cianacetico 2159
- cianidrico 3812
- ciclogeranico 2167
- cinnamalcetico 1546
- cinnamico 1547
- citrico 1564
- clorico 1506
- cloridrico 1505, 3810

acido cloroacetico 1513
- cloroaurico 1514
- clorocinnamico 1515
- cloromalico 1516
- cloroplatinico 1520
- cloroso 1519
- clorostannico 1518
- colofanico 6
- comenico 1775
- cromosolforico 1532
- debole 7415
- deidroacetico 2276
- deidromucico 2277
- destrogiro 2385
- di cocco 1671
- dibasico 2400
- dibromoacetico 2401, 2403
- dibromociannamico 2402
- dicloroacetico 2404
- diclorosuccinico 2405
- dietilacetico 2422
- diluito 2447
- dimetilsuccinico 2452
- dimetiltartarico 2453
- diossifenilacetico 2455
- diossisuccinico 2456
- ditionico 2543
- eleostearico 2793
- etanolsolforico 3836
- etilmalonico 2916
- etilsolforico 2917
- eugenico 2919
- esilsolforico 3729
- fenico 1295
- fenilacetico 5150
- fenilacetocarbonico 5151
- β-fenilacrilico 1547
- fenilbutirico 5152
- fenilcinnamico 5154
- fenilcloracetico 5153
- fenilglicolico 4455
- fenillattico 5155
- fenilsolforico 5149
- fenilsolforoso 5148
- ferrico 3088
- ferrocianidrico 3089
- fluoridrico 3285, 3813
- fluoroacetico 3287
- fluosilicico 3288
- formico 3354
- fosforoso 5157
- fulminico 3410
- fumante 3414
- furoico 3419
- gallico 3429
- glutarico 3528
- grasso 3056
- grasso libero 3092
- grasso polienico 5274
- guanidino-acetico 3534
- idrocinnamico 3811
- idronitrico 3806
- indigosolforico 3937
- indolacetico 3940
- indolbutirico 3941
- indossilsolforico 3942
- insaturato 7225
- iodico 4065
- iodidrico 3807
- iodoacetico 4069

ACI- 536

acido iodocinnamico 4070
- ipobromoso 3845
- ipocloroso 3846
- ipofosforico 3853
- ipofosforoso 3854
- ipoiodoso 3850
- iponitrico 3851
- iponitroso 3852
- iposolforico 2543
- iposolforoso 3856
- isetionico 3836
- isoamiloacetico 4083
- isoamilsolforico 4084
- isobutirico 4085
- isocitrico 4086
- isosuccinico 4087
- lattico 4174
- levogiro 4258
- levulinico 4261
- linoleico 4318
- α-lipoico 4324
- malico 4448
- mandelico 4455
- manganico 4461
- manganoso 4462
- mellitico 4545
- metasaccarico 4572
- metiestannico 4584
- molibdico 4688
- molto concentrato 3745
- monobasico 4694
- monobromacetico 4695
- monocloroacetico 4696
- monopersolforico 1315
- mucico 4722
- muriatico 1595, 3810
- naftalensolfonico 4750
- naftalacetico 4751
- nitrico 718
- nitroso 4787
- nitrosolforico 4785
- nitroso-solforico 4786
- oleico 4873
- ossalico 4965
- ossiacetico 4964
- ossibutirico 4974
- ossisolforico 4981
- ossisuccinico 4448
- palmitico 1433
- paralattico 2387
- paramelico 1775
- pectico 5068
- peracetico 5088
- perborico 5091
- perclorico 5095
- perdisolforico 5129
- performico 5107
- periodico 5112
- permanganico 5117
- pernitrico 5125
- persolforico I° 1315, 5129
- picrico 1293
- pinico 5180
- piombico 5252
- pirogallico 5560
- pirolignico 5563
- piromucico 3419
- pirosolforico 2542
- pirotartarico 3528
- piruvico 5566

acido pivalico 5207
- polibasico 5273
- propilsuccinico 5504
- prussico 3812
- puro 5545
- resinico 6
- ricinoleico 5858
- saccarico 3524
- saccarolarrico 4722
- salicilico 5978
- saturato 5999
- sebacico 2211
- selenioso 6092
- silicico 6285
- silicofluoridico 3288, 3831
- solfidrico 3835
- solfocianico 3817
- solfociannamico 6719
- solfonaftalico 6721
- solforicinicc 1355
- solforico 4858
- solforico fumante 3415
- solforoso 6729
- stannico 6568
- stearico 6600
- suberico 6693
- succinico 6699
- sulfoacetico 6717
- sulfocarbonico 5148, 6718
- tannico 2456, 6822
- tartarico 2456
- tartarico destrogiro 2388
- tartarico inattivo 4564
- tartarico levogiro 4260
- tartarico racemico 5594
- taurocolico 1522
- tellurico 6868
- telluroso 6870
- terziario 6898
- tiocarbonico 6718
- tiocianico 3817
- tioctico 4324
- tiosolforico 3856
- tiostannico 6974
- tricloracetico 7118
- triclorbutirico 7119
- trifluoroacetico 7120
- trimetilacetico 5207
- trinitroacetico 7129
- tungstico 7162
- urico 7239
- valerico 7266
- vinilacetico 7333
- wolframico 7162
- - resistenza 116
acidulazione 132
acile 120
acqua 7381
- aromatica (per dissoluzione) 592
- aromatica concentrata 1846
- bollente 553
- bromata 1102
- calda 554
- clorata 1507
- clorinata 1507
- commune 556
- deionizzata 2278

acqua demineralizzata 2311
- dentifricia 4717
- di calcio 555
- di città 1566
- di cloro 1507
- di cristallizzazione 7401
- di fiume 558
- di fonte 559
- di mare 560
- di menta 561
- di neve 562
- di pioggia 563
- di pozzo 559
- di rifiuto 6179, 6349
- spurgo 6179
- distillata 557
- distillata aromatica 591
- dolce 3385, 6403
- dura 3660
- forte 718
- gassata 243
- gelata 552
- ghiacciata 552
- idrosolforata 6723
- industriale 7392
- madre 4705
- madre salina 914
- minerale 4606
- ossigenata 3816
- potabile 566
- pura 564
- regale 567
- salmastra 1049
- semplice 1787
- solforea 6730
- tepida 565
- tritiata 7133
acquaio 3622
acquavite 1059
acquedotto 7398
acquisizione 139
acquisto 139, 5544
acquoso 568
acre 103
acuità 165
- visiva 7343
acutangolo 166
acutezza 165
acutissimo 5090
acuto 5264
adattamento 90, 172
- (elec.) 4500
adattare 171
adatto 5498
addensamento 1790
addensatore (app.) 6962
addentellato 3934
additivo alimentare 3328
addizionatrice 180
addizione 181
- d'un supplemento 6743
addolcimento 6777
- d'acqua 7402
addolcitore 2830
adempimento 92
aderenza 190, 191, 5161
adescamento di pompa 5461
adesività 196
adesivo 192

AMB-

adiacente 200, 7329
adipe minerale 2019
adipocera 198
adiuvante 211
adragante 3536
adsorbato 221
adsorbente 222
adsorbimento 223, 7235
adulterante 226
adulterazione 227
aerodinamicità 6666
aerosol 244
aerugo cristal 247
affastellamento 1043
affidavit 248
affilato 1884
affinaggio 3172
affinamento 3172'
affine 1688
affinità 249
- tissulare 7028
affitanza 3046
affluire 5949
agar inclinato 261
- nutritivo 4829
agar-agar 259
agata 263
agente (chem.) 269
- (com.) 3030
- addolcimento 6404
- "antifrizione" 498
- complessante 1810
- d'appretto 3177
- d'assorbimento 5794
- di distacco 4656
- di fusione 3424
- di sbozzimatura 2360
- di schiarimento 1586
- di sformatura 4038
- di sospensione 515
- disperdente 2508
- floculante 3258
- gelizzante 3481
- ossidante 4969
- propulsore 5497
- protettore 5415
- riducente 2328
- scolorante 939
- scorrevole 3272
- tensio-attivo 6759
agenzia 268
agganciatura 6575
aggiornamento 201
aggiornato 7236
aggiungi 169
aggiunta 173, 181, 203
- (mec.) 662
- a un miscuglio 219
aggiuntivo 202
aggiustaggio 3193
- iniziale 3970
aggiustamento 210, 3191
- (di livelli) 4250
- di precisione 3155
aggiustare 171
agglomerato 270
- di sughero 271
agglomerazione 272

agglutinamento 1198
agglutinazione 273
aggregato 7213
aggregazione 274
aggruppamento 3598
aghiforme 111
agitare 275
agitatore 277, 6188
- controrotante 2588
- magnetico 4426
- meccanico 844, 6624
- oscillante 4917
agitazione 276, 6623
- all'aria 320
ago 4761
- da iniezione 1267
- della bilancia 7041
- di penetrometro 5081
- per becco 4819
agro 103
aguzzo 111
ala 3207
alambico 6617
- a compressione 1836
alberello di valvola 7278
albero 712
- a camme 1252
- degli eccentrici 1252
- di comando 2637
- di trasmissione 1893
- motore 2637
- normale 6560
- principale 4438
albumen ceti 1432
albumina 322
alburno 323
alcali-resistenzia 336
- volatile 391
alcalino 337
alcalino-resistente 5788
alcalino-terroso 338
alcannina 324
alcool amilico greggio 3083
- assoluto 31
- denaturato 2314
- etilico 2911
- metilico 4580
- monovalente 4697
- polivalente 5275
- terziario 6904
alcoolato 326
alcoolaturo 327
alcoolometro 328
alcova 5669
aldeide cinnamico 1545
alesaggio 1014, 1016
- conico 6835
- diagonale 2389
- normale 6555
- retto 6652
alesatore 5660
alesatrice 1017
alesatura 1016
aletta 922, 6795
- trasversale 7105
alifatico 168
alimentatore 3073
- a piatto rotante 5837
- a scosse 4919, 7328
- frantolo 1071

alimentatore goccia a goccia 2626
- vibratorio 7328
alimentazione 1461
- a gravità 3572
- automatica 692
- elettrica 3074
- ponderale 7427
alimento 331, 3327
allargamento 1098, 7454
allargatoio 5660
allineamento concentrico 1849
allisciatore 5660
allontanare 5754
allucinogeno 3637
allume 358
- calcinato 1159
- crudo 358
- d'ammonio 394
- di potassa 358
- di rocca 358
- sodico 1845
- usto 1159
allumina 359
alluminato di sodio 6374
alluminio 360
- aminoacetato basico 369
allunga 173
- curva 2143
allungamento 2802, 2997
- al stiramento 6890
- di rottura 2678
- longitudinale 4305
allungare 2613
alogenizzazione 3636
alogeno 3638
alogenuro 3635
alometria 3640
alone d'inibizione 3967
alpacca 3485
alta frequenza 3734
- pressione 3738
alta qualità, di 3744
alta tensione 3741
alterar 6493
alterativo 353
alterazione 352
alternamento compensativo 1795
alternanza 354
alternata 355
alternativa 356
altezza 3714
- dello stampo 2416
- della calotta (compressa) 3716
- tonale 5202
alto 3730
- polimero 3737
alto forno 933
alundum 378
alveare 847
alveolare 3778
alzata 5614
amaranto 379
amaro 912
ambe occhi 1019
ambito 2559
- della temperatura 6878
ambra 380

ambra alba 1432
- citrina 7498
- flava 7498
- fossile 7498
- gialla 7498
amfibolo 420
amianto 615
amidaceo 427
amido 6576
- d'arrow-root 598
- d'avena 4830
- d'orzo 780
- di banana 769
- di fagiolo 833
- di frumento 7446
- di granturco 1993
- di lenticchia 4245
- di mais 1993
- di pisello 5060
- di riso 5857
- di segale 5957
- di tapioca 1335
- iodato 4067
- solubile 430
amilogeno 430
ammanco 233
ammassamento 1198
ammasso 3681, 4396, 6545
- di cristalli 1638
ammesso 218
ammettenza (el.) 217
amminoacido 386
ammissione 214
- di vapore 6590
ammoniaca 391
ammontare 418
ammorbidente 2830
ammortamento 417
ammortizzatore 2192
- pneumatico 290
ammortizzazione 2181
- ad aria 291
- degli urti 6237
ammucchiamento 6546
ammuffito 4673
amorfo 416
amovibile 2366
amperaggio 419
amperometro 390
ampiezza 424
amplificatore 423
amplificazione 422
ampolla 425
- a due punte 2595
- da siero 6159
analettico 432
analgesico 433
analisi 436
- (Bibl.) 58
- al setaccio 3562
- alla tocca 2641
- colorimetrica 1758
- di controllo 1478
- di mercato 4481
- di setacciatura 6031
- di vendite 5975
- elementare 2790
- immediata 5518
- quantitativa 5574
- sequenziale 6144

analisi spettroscopica 6458
- volumetrica 7356
analizzatore 435
ancora (el.) 584
- d'elettromagnete 586
- del magnete (el.) 586
ancusina 324
andamento 2376, 5635
- del lavoro 2162
- della temperatura 6878
anellino 7108
anello 3021, 5866
- (d'arresto) 1724
- della valvola 7277
- delle sfere 754
- di catena 1438, 4316
- di guarnizione 3455, 7374
- di Raschig 5288
- di ritenzione 175
- filettato 5868
- interno di protezione 822
- otturatore 4841
- premistoppa 7374
anestesia corneale 1996
- sella 5962
anestetico 431
angolare 453
angolo 440, 1998
- acuto 6203
- d'attrito 446
- d'emergenza 444
- d'incidenza 445
- d'inclinazione 448
- d'incrocio 452
- d'isteresi 3862
- di declinazione 442
- di deviazione 443
- di fase 3887, 4361
- di pendenza 447
- di perdita 4361
- di piegatura 2071
- di riflessione 499
- di scorrimento 451
- di sfasamento 4361
- di sfasamento (el.) mecc.) 3887
- di spoglia 1890
- massimo di declivio 450
anidride 455
- acido 113
- solforica 6726
anidro 456
anima 1014, 1984
- filettata 6042
animale assenico 3484
- di controllo 1940
- salassato 941
anione 468
anno di negozio 1168
annullamento 474, 1259
annuncio 234
anodo 476
anomalia 13
anoressigeno 477
anssiolitico 486
antagonismo 481
antalgico 433
antiacido 480
antiadesivo 485, 4656
antianemico 3626

anticipo (mecc.) 228
anticorpo 487
anticorrosivo 492, 493
antideflagrante 2985
antidiarroico 225
antidistorsione 2882
antidoto 494
antiemulsionante 516
antienzima 496
antiesplosivo 2985
antifungino 3416
antighiaccio 488
antigozzigeno 502
antiincrostante 504
antimalarico 506
antimetabolito 507
antimicotico 500
antimoniato di sodio 6375
antiossidante 511
antiperspirante 512
antipiega 2070
antipiretico 513
antireazione 5820
antiruggine 493
antischiuma 497
antisedimentante 515
antisettico 514
antispasmodico 517
antispruzzo 518
antistaminico 503
antistatico 519
antitissotropia 520
antitosse 522
aperto 5042
apertura 525
- della matrice 2411
- delle maglie 7456
- di carico 3126
- di sfogo 4927
- tra i piani 2197
apice 526
apiressia, in 27
apirogenità 551
appannamento 6848
appannare 6847
appannato 2450
appannatura (di vetri) 3401
apparecchiatura 535
apparecchio 529
- ad aria calda 3790
- d'illuminazione 4284
- da verniciatura 1662
- di controllo 4692
- di controllo della radioattività 4692
- di sollevamento 4271
- per incidere 2862
- per riempimento 3124
- registratore 5677
apparenza 533
appendice 534
appiattamento 3226
appiattimento 3226
appiccicosità 6802
applicabilità 536
applicare a rullo 5879
applicazione di strati successivi 6698
- esterna 7060
appoggio 63, 834, 5796

apporto continuo 1931
apposito 5498
appretto 2625, 3175
apprezzamento 544
approssimazione 548
approvazione 547
approvvigionamento 5471
- d'acqua 7388
- di gaz 3443
appuntito 5264
arabinosio 570
aranciato 4902
arancio 4901
arbusto 6261
arco 572, 860a
-, ad 573
arcuato 573
ardesia 6328
area 576
- della sezione trasversale 2093
areometro 578
argano a cavelletto 2055
argentana 3485
argentatura 6292, 6296
argenteo 6299
argentite 580
argento 6290
- battuto 841
argentone 3485
argilla 1594
- bianca 375
- per pipe 5198
- plastica 5227
- pura 371
- refrattaria 1447
- rubra 587
argolo 581
aria 280
- compressa 1819
- di circolazione 313
- esterno 652
armamentario terapeutico 6935
armatura 999
- (elect.) 584
- a baionetta 820
- ad alta pressione 3751
arnese per tubi 6919
aromatico 588
aromatizzante 3229
arpese 1616
arpione 1360, 3779
arredamento 3192
arredi 3465
arresto 6636
- (di un motore) 6264
- automatico 693, 6640
arricchimento 2866
arricciatura 1650, 2137
arrotolare 7458
arrotondamento 3121
arrotondare 5926
arrotondatura 5927
arrowroot (della Giamaica) 597
arruffio 6817
arseniato 599
- di calcio 1203
- di sodio 6376

arsenico 600
- di potassio 5306
- sodico 6377
arte 602
artefatto 607
articolato 604
articolazione 606, 4108, 4313
- a ginocchiera 2775
articolo all'ingrosso 4491
- brevettato 5503
- di fondo 4228
- di grande serie 4491
- esclusivo 5503
artificiale 608
ascensa 1614
ascensione 1614
ascensore 2795
ascesa 5614
ascia 1524
ascissa 28
asciugamento 2669
asciugatrice 2668
asciutto 2356
asimmetrico 648
asperezza 633
asperità 633
asperisione 634
aspettazione 1448
aspetto 533, 632
aspirapolvere 7251
aspiratore 635
aspiratore-ventilatore 2957
aspirazione 6702
asportazione 5753
aspro 1649
assaggio 637
asse 710
- a vite senza fine 7482
- della propaganda 236
- di rotazione 711
- di sollecitazione 4304
- girovole 711
- laterale 4210
assemblaggio 640
assenza di reazione 26
asservimento 2331
assicurazione 4020
- contro gli infortuni 84
assideramento 3797
assistenza tecnica 6160
associato 642
associazione 643
assoluto 29
- di concreti 30
assorbente 40
assorbilità 38
assorbimento 44
- d'ossigeno 4979
- di calore 3684
- di liquido 6366
- di luce 52
assorbire 37
assorbitore 40
assorzione 44
assortimento 645, 6152
assuefazione 2651, 3624
asta 712, 778
- d'estrazione 6527
- dell'eiettore 2755
- di comando 162

asta di guida 3606
- di spinto 5616
- respingente 5811
astringente 647
astuccio 1327
ate 2940
atmosfera 652
atomizzatore 660
atomizzazione 661, 6505
attaccamento 662
attaccaticcio 6802
attacco 3051
- (electr.) 1895
- a baionetta 818
- chimico 2910
atteggiamento 3886
attendibile 5747
attenuazione 5752
attenzione 670, 1311
attestato 671, 1427
attestazione 671
attinometro 144
attitudine 9
- alla condotta degli automobile (dopo un'anestesia) 7088
- alla deambulazione (dopo un'anestesia) 2206
- d'agglomerarci 757
attivato 147
attivazione 148, 163
- fotica 5158
attività 156
- antiossidante 510
- impulsiva 3907
attivo 151
atto 10
attorcigliamento 6538
attrezzatura 535
attrezzo 3465, 3892
attrito 674
- laterale 4212
- radente 6342
- volvente 5893, 5896
aumento 3929, 5614
- della temperatura 6881
autoclavaggio a vapore 6591
autoclave 682
- a scosse 6189
autocromia 681
autoinduzione 6094
autolisi 686
autolubrificazione 685
automatico 687
autorità 680
- ufficiali 680
autorizzazione 679
- ufficiale 4849
autoscarica 6093
avanzamento (mech.) 228
- automatico 683
avanzato 229
avaria 1067, 3035
avidità 705
avorio 4090
avvallamento 1129, 7004
- (difetto di lamiere) 1128
avvelenamento 4045
avventizio 232
avviamento 6579
avviare 5554

avvicinamento 545
avviluppare 7486
avvisatore (elect.) 4692
avviso 234
avvitatrice 6052
avvitatura 6051
avvolgimento di tubo da foglio 4459
azienda farmaceutica 5140
azionamento con tastator 3078
azione 145
- batteriostatica 732
- cardio-cinetico 1310
- corta 6243
- di scatto 7122
- di taglio 6209
- emetica 2826
- graduata 6607
- mediata 254
- protettiva 5508
- purgativa 5547
- rapida 5582
- reciproca 4022
- ritardata 2280
- secondaria 6067
- tardiva 254
- vomitiva 2826
azocolorante 714
azorubina 716
azoto 4784
azzeramento 3970
- automatico 694
azzurro 977
- di metilene 4583

bacchetta di vetro 3504
bachelite 741
bacinella di ricupero 2630
- per occhi 3019
bacino 800
- ad immersione 2461
- da confettatura 1662
- di chiarificazione 6175
- di decantazione 5586
- di raccolta 1727
- di raffreddamento 1968
- ribaltabile 7006
- rovesciamento 7006
baco da seta 6288
badile 6255
bagassa 1265
bagliore residuo 256
bagnabilità 7442
bagnato 7437
bagno 810
- caldo 3787
- d'aria 312
- d'olio 4855
- di raffreddamento 1962
- di sabbia 762
- di vapore 763
- di viraggio 7046
- galvanico 811
- induritore 5581
bagno-maria 7383
balast 756
balestra 4230
- trasversale 7106
balla 749
ballerino 2185

balsamo 761
- del Peru 767
- della Mecca 766
- di Canada 764
- di Gilead 766
- di Guriun 765
- di Tolu 768
bambino o animale svezzato 7419
banca di sangue 958
bancale di prova 6909
banchina 858
banco 845
- (di laboratorio) 859
- di manovra 1941
banda 6677
- d'assorbimento 45
- laterale 6273
- stagnata 6221
bandaggio 2624
bandella-coprigiunto 1170
barattolo 1254
barba 707, 1162
barenatrice 1017
baricentro 1406
barilatura 7158
barile 781, 4128
- da trasporto 6236
- di deposito 6643
bariletto di'scappamento 2958
barra 778, 5610
- di comando 162
- di torsione 7064
- portante 6672
barriera 784
- cerebrospinale-ematica 964
- ematoencefalica 964
- epatica 3724
base 787, 788, 5595
- (chem.) 789
- acidificabile 126
- terziaria 6905
basetta da perete 723
basicità 799
basico 337
bassa fluidità 4370
- frequenza 4371
bassa tensione 4372
basso punto d'ebollizione, a 4373
bastante 6707
bastoncino caustico 1378
bastone 778
batista 1249, 4219
- di cotone 813
- di lino 814
batocroma 812
batteria 815
- di macchine 4411
battimento 838
battipalo 843
battito irregolare (motore) 1476
battitore 843, 844, 6188
batuffolo di cotone 2030
bava (del foro) 1162
bavatura 3212
bavetta 4122
becco 2486
- a gas 3440

becco ad alta pressione 3750
- di Bunsen 1153
- di cigogna 5007
- di colata 2486
- saldatore 7433
becuccio a farfalla 804
- del gas 3440
becher 828
bechico 522
benda 772, (chem.) 903
- adesiva elastica 2759
- di crespo 2078
- di tela 5888
- elastica 2761
- gessata 5224
bendaggio occlusivo 4842
- triangolare 7116
bentonita 875
benzoato d'ammonio 396
- di calcio 1204
- di metile 4581
- di sodio 6378
"berta" 2643
betanina 879
beton 1851
bevanda 884
beverraggio 884
bevibile 2628
bevuta graduata 7033
bianco 7449
- di balena 1432
bibasico 886
bicarbonato d'ammonio 397
- di potassio 5307
- di sodio 6379
bicchiere 828, 2160
bicloruro di mercurio 4552
bicolore 7179
bicomando 2676
bicromato d'ammonio 404
- di sodio 6380
bidimensionale 888
bidoncino 4338
bidone 1254, 2654
bielletta 1892
bifase 7188
biforcazione 4121
- d'un tubo 1056
bifosfato d'ammonio 398
- di calcio 1205
bigonciolo 4994
bilancia 746
- a mano 3648
- a molla 6519
- d'aggiustaggio 638
- assaggio 638
- di precisione 5389
- di torsione 7063
- idrostatica 4
- idrostatica di Westphal 7436
- romana 6011
bilanciamento 748
bilanciere 832, 5876, 7365
- a vite 3300
- per valvola 7276
bilaterale 891
bile bovina 4963
billetta 896
bimetallico 898
bimetallo 897

biossalato di potassio 5309
biossido di manganese 4460
bipasso 1186
bisello 880
bisolfato di potassio 5311
bisolfito sodico 6381
bisolfuro di carbonio 1297
bissina 917
bistro 911
- manganico 910
bitartrato di potassio greggio 581
bivalente 916
bloccaggio 955, 1575
- a vite 6746
- automatico 693
bloccare 4348
blocco 955, 7213
- (d'un motore) 6264
- della giuntara neuro-miale 4745
- distanziatore 6437
- peridurale 5109
blu 977
- antrachinonico 484
- carico 2188
- d'indantrene 484
- di metilene 4583
- patent 5044
- trypan 1880
bobina (el.) 1694, 5703
- a nido d'ape 3776
- del magnete 4423
- d'accoppiamento 2048
- d'induttanza 3946
- magnetica 4423
- magnetizzante 4423
- mobile 4721
bobinatoio 6500
bocca del forno 3420
- della filiera 2414
- dello spezzamasselli 4099
- di colata 3459
- di riempimento 3120
- di scarico 2486, 4927
boccale 4096
- a coperchio a vite 1272
boccaportella 4463
boccaporto 3670
boccetta a contagocce 2647
- con tubatura 7154
- densimetrica 2320
bocchetta dello scappamento 5162
bocchettone 6039
- di riempimento 3116
- di scarico 2297
bocciolo 1687
bocciuolo 1246
boccola 1166, 3086
- di colata 3063
- di guida 3609
bolarmeno 587
bolla 1117, 1539
- aperta 4883
- d'aria 303
- di gas 3438
bollecina 5176
bolletta di consegna 2292

bolletta doganale 2145
bollibile 989
bollimento 1122
bollire 988
bollitore 990
bolo 1005
- orientale 587
bolometro 998
bomba d'aerosol 245
bombola d'ossigeno 4976
bonifico 348
borato d'alluminio 363
- d'ammonio 393
- di potassio 5312
bordatrice 826, 3208
- universale 3209
bordatura 825, 2725
bordo 1013, 2721
- d'appoggio 3214
- rivoltato (mec.) 822
bordone 830
borotartrato di potassio 5313
borsisto 7090
botte 781
bottiglia 3218
- a bocca larga 7453
- a due colli 7186
- a pipetta 2648
- a pressione 5434
- a tappo a vite 6047
- da collo largo 7453
- da laboratorio 6256
- da tappo a vite 6053
- da tappo filettato 6053
- da vuoto 3146
- di lavaggio 7372
- di nivello 4251
- flessibile 3236
- incannuciata 1303
- per reattivi 5657
- rivestita di vimini 1303
- tappada 6642
bottone 1177
- da tasto 4134
- di controllo 666
- di regolazione 6170
bovino (agg.) 1044
bozza 952
bozzima 2625
bozzolo 4396
braccio 582
- (della bilancia) 832
- di leva 583
- per bobine 6498
brevettabilità 5051
brevettable 5052
brevettato 5053
brevetto 5041
- chiesto 5043
- modificato 5736
- provvisorio 5515
brida 1360, 1572
brillante 1085
brillantezza 3522
brillanza 1088
brina 3400
brinitura 1108
brocca 4119
- della bobina 6499
broccia 4457

brodo 1106
- colturale 2119
bromato di potassio 5314
bromirite 579
bromurazione 1101
bromuro d'alluminio 364
- d'ammonio 399
- d'argento 579
- di calcio 1206
- di potassio 5315
bruciatore 1157
bruco 1362
bruma 3673
brunastro 1111
brunire 3512
brunito a specchio 1158
brunitrice 5271
brunitura 5269
bruno 1107
- caramello 1110
buccia 779, 3799
buccola 1127
bucherellato 3778
buco di scarico 4927
budello 3620
bugnato 2815
buio, al 6230
bulbo del termometro 6953
bulino 1403, 1504
bullone 1000
buon mercato, di 1477
buona scorrevolezza 6400
buono di consegna 894
burattatura 1536
burattazione 1002
buratto 1001
- (stoffa) 1004
buretta 1155
- separatora 6130
- tarata 7428
burraceo 1175
burro di cacao 1193
- di palma 4999
burroso 1175
bussola 1166
- di chiusura 1733
- di serraggio 1733
bustina 736
butirato d'etile 2914

cabina 1189
cacciachiavette 2027
cacciata 3289
cacciavite 6043
" cachet " 428
cadmio 1194
caduta 2640
- brusca (di curva) 2465
- della membrana nittitante 2642
- di pressione 3036
- di temperatura 6876
- di tensione 3036
calamina 1199
calamita 4344
calandra 1229
- a cilindri 1046
- a L rovescia 4059
- a quattro cilindri 3361
- a Z inclinata 3921

calandra di spalmatrice 1231
- per foglie 6224
- spianatrice 1234
calce 4290
- caustica 458
- sodata 6371
- spenta 1212
- viva 458
calcestruzzo 1851
calcinatura 4292
calcinazione 1200
calcografia 1978
calcolato 1224
calcolatrice 1225
calcolo 1227
- del reddito presunto 2025
caldaia 990
- a bassa pressione 4381
- a pressione 5433
- ad alta pressione 3749
- di chiarificazione 1587
- di distillazione 2531
- di tempera 3664
- elettrica 2782
- tubolare 7152
- verticale 7356
calderone 1228
caldo 3786, 7370
calettare 3915
calibrare 1237
calibrazione 1239
calibro 1241, 6319
- a corsoio 6341
- a tapone filettato 6980
- di tolleranza 4294
- femmina 3079
- maschio 4447
- per filetti 6980
- per fili 6563
- piatto 1242
- registrabile 205
calico 1240
- lucidato 3515
calo 6246
calomelano 4553
- vegetale 4520
calore 3683
- atomico 657
- d'attivazione 150
- di combustione 3690
- di dissociazione 3691
- di solidificazione 6417
- perduto 7378
- rosso 5692
- secco 2663
calorifero (a termosifone) 3790
calorigeno 1244
calorimetro 1245
calotta 1271, 6474
cambiamento 352, 6231
- di colore 1451, 1748
- di livelletta 1452
- di pendenza 1452
- di posizione 5663
- di stato 1453
cambiare 1449
cambio 2943
cambio di velocità 3468
camera 1445
- a circolazione d'aria 283

camera d'essiccazione 2672
- del canale di chiusa 4349
- di carica 3131
- di combustione 1773
- di compressione 1827, 7094
- di diffusione 6506
- di dosaggio 2567, 4574
- di macinazione 3582
- di miscela 4626
- di rivestimento 1659
- di sedimentazione 6173
- di transfert 7094
- di turbolenza 6782
- oscura 2191
- refrigerante 1702
- termostatica 6959
camicia 1334
- d'acqua 1965, 7396
- d'acqua fredda 1714
- di raffreddamento 1965
- metallica 4310
camino 1499
camion 4359
camma 1246, 1687
- a dischi 2477
- d'inversione 5809
camoscio 6197
campagna pubblicitaria 238
campana 851
- di protezione 852
- di vetro 852
campanello 851
campionamento 5986
campionatura 5986
- d'accettazione 75
campione 5985
- a casaccio 5621
- di riferimento 5704
- medicale 4539
- rilevato 5622
- tipo 5704
campo 2559, 3101
- d'azione 5648
- di ricerca 2560
- farmaceutico 5141
- magnetico 4425
canale 3801, 5184
- (el.) 1455
- a scosse 6191, 6196
- alimentare 332
canale d'accesso 546
- d'iniezione 6525
- della matrice 2407
- di colata 5363, 6525
- di riscaldamento 3702
- per l'acqua 7384
- principale 5950
- scaricatore 3213
canapa 3722
cancellare 2731
cancellatura 1259
cancerigeno 1305
candeggio 938
- a cloro 1510
candela 1260
- normale 6556
- unità 6556
candela-filtro 3138
candelaggio 1261, 2323
candeletta 1040

candeletta medicata 2064
candelle di Pasteur-Chamberland 5037
cane 2557
cannello 932
- ossiacetilico 4973
- per saldare 7433, 7434
canovaccio 1268
cantina di fermentazione 3084
caolino 1006, 1501
capace 10
- di reagire 5652
capacità 9, 1275
- d'assorbimento 43
- d'iniezione 4519
- di carico 1319, 1464
- di combinazione 1767
- di cresta 5065
- di plastificazione 4548, 5234
- di produzione 5477
- di recipiente 6818
- distributiva 2539
- ed esperienza 4151
- termica 3685
- utile 7246
capecchio 4831
capillarità 1276
capitale circolante 7477
- liquido 7477
capitolato 6453, 6454
capo articolare 605
- operaio 3345
- servizio 4454
capocorda 1983
caposaldo 2195
cappa 800
- (di laboratorio) 3412
- a smeriglio 3506
cappello d'una valvola 7273
cappio 773
cappottatura 1334
capra ad argano 2055
capriccio 7262
caprugine 1498
capsantina 1286
capsorubina 1286
capsula 1288
- a vite 6039
- amilacea 428
- evaporazione 2923
- di stagno 7013, 7015
- dura 3655
- flessibile 6399
- gres 7426
- rettale 5684
- smaltata 2844
capsulatrice 1283, 2845
captare 6808
captatore di fibre 3095
captazione 7235
carafino 4119
caramello 1110
caratello 4128
caratteristica 1457, 3061
- cromatografica 1528
caratteristiche del flusso 3266
caratterizzazione 1290
carbamato d'ammonio 395
carboidrato 1294
carbonato acido di potassio 5307

carbonato basico d'alluminio 365
- d'ammonio 400
- di calcio 1207
- di sodio 6370
- neutro di potassio 5302
carbone 1646
- animale 461
- d'ossa 461
- di legno 1459
- dolce 1459
carbonio di ricottura 6872
- di rinvenimento 6872
carbonizzazione 1300
carbossimetilcellulosa 1302
carburo di calcio 1202
- di tantalio 6828
carcassa 1333, 5595
- della matrice 1472
carda 1764
carenza 2246
carica 1460, 1461, 1463
- dello stampo 4653
- elettrostatica 6585
caricamento 1463
- automatico 692
carico 1142, 3379, 4340, 6671
- completo 1289
- costante 2201
- di compressione 1830
- di flessione 869
- di prova 6914
- di rottura 1073, 1075
- di snervamento 7501
- di torsione 7067
- fisso 2201
- massimo 4515
- morto 2201
- normale 4850
- prescritto 6621
- utile 7243
- utilizzatore 7243
carminativo 1312
carminio d'indaco 3938
carne 4532
carpenteria 3370
carrello 1317, 7109
- girevole (ferr.) 5910
- sollevatore a forca 3347
carro-cisterna 5612
carrucola di guida 1320
carta abrasiva 23
- alla curcuma 7169
- asciugante 967
- assorbente 967
- cellulosica 1396
- d'amianto 620
- da filtro 3141
- di laccamuffa 4172
- di seta 7030
- impregnata 3900
- lucida 603, 3516
- nitrata 4779
- non incollata 7227
- oleata 4861
- ondulata 2084
- patinata 603
- reattiva 6916
- rosata 603
- senza colla 7227

carta senza fibre 4321
- sugante 967
cartamo 250
cartaposta 5013
cartellino 3107
cartello 1766, 4562
carter della catena 1435
- di ghisa 1352
cartina 1471
cartone 983
- d'amianto 616
- ondulato 2014, 3294
cartuccia 1324
casa 3184
- madre 5017
cascami 1503
caseificazione 1329
casellario 5165
caseoso 1331
cassa 1047, 1327, 1450, 6175
- a scosse 6266
- di cementazione 471
cassaforma 1020
cassetta di cartone 1306
- di ricottura 471
- per navette 6266
cassetto 2619
- d'espansione 2971
- rotativo 5909
cassonata 1337
"castina" 3298
casuale 85
cataforesi 1358
catalisi 1356
catalizzatore 1357
catalogo dei prezzi 4334
cataplasma 1359
- senapato 949
catecolo 876
categoria 5638
catena 1434
- a noria 1126
- a rulli 5885
- articolata 777, 6522
- di comando 2635
- di convogliamento 1954
- di fabbricazione dei compressi 6800
- di produzione 3027
- di tazza 1126
- diritta 6653
- Galle 777
- laterale 4211
- lunga, a 4352
- motrice 2635
- ramificata 1055
- senza fine 1363
catenaccio 1000, 4031
catetometro 1365
catgut 1364
cathechina 1361
catione 1368
catrame 6843
- di carbon fossile 1648
- di legna 6632
- minerale 4605
- vegetale 6532
cattiva qualità, di 4379
cattivo risultato 3034
caucciù 1269
- al cloro 3639

caucciù al cloro 3639
causa d'errore 6433
caustico 1372, 2009
cautela 1379
cauzione 6073
cava (di pietre) 5576
cavaliere 5859
cavalletto 2710
- dello scambio 4254
cavallottino 6573
cavia 3612
cavicchio 6689
cavità 1381, 3768
cavitazione 1380
cavo 1191, 3767
- a nastro 5854
- d'attacco 1896
- di comando 1942
- di connessione 1896
- flessibile 3237
- metallico 1190
cellula 1388
- fotoelettrica 5159
cellulosa 1391
- di legno 7471
cementazione 1399
cemento 1397
- antiacido 130
- resistente all'acido 130
ceneraio 629
cenere 628
cenerino 1542
cenerognolo 1542
centinare 1045
centipoise 1404
centramento 1402
centratura 330
centrifugazione 1415
centro 1400
- dei momenti 1401
- di gravità 1406
- di rotazione 1401
ceppo 6656
- d'arresto 1051
cera 1419
- alba 935
- artificiale 1424 3659
- Carnauba 1314
- citrina 1420
- di banana 770
- fianca 935
- flava 1420
- gialla 1420
- greggia 1420
- vergine 1420
ceralacca 6062
ceramica 1421
cerato 1422
- di resina 5772
cerchiatura 6660
cerchio interno d'una ruota 1092
cereale 1423
cereo 7412
cereolo 1040
ceresina 1424
cerniera 3757
cerotto 1422, 5222
- adesivo 194

certezza 6751
certificato 1427
- d'origine 1429
- di garanzia 3604
- di misura 1428
- di perizio 6762
- di prova 6910
- di stazza 1428
- doganale 2145
- provvisorio 4027
cesoia bobinatrice a rulli 5886
- per tagli in strisce 6679
cessione (di medicamento) 5743
- protratta 6768
cesta 801
cesta-rastrelliera 802
cetina 1432
chelatometria 1484
chelazione 1483
chetone 4132
cheviot 1489
chiarezza 1589
chiarificatore 1087, 1586
chiarificazione 1585
- (chem.) 1605
chiavarda 1000
chiave 4133
chiavetta 4133, 6487
- trasversale 2027
chiavistello 4204
chicca 1262
chilo 4140
chilogrammo 4140
chilopond 4141
chimica colloidale 1737
chimicamente puro 1487
chiocciola 6037
chiodare 1615
chiodatura 1611
chiodo 4747, 5072
- ribadito 5873
chiudere 6635
chiusa d'aria 302
chiusura 1626
- a chiavistello 4031
- a gravità 3571
- rallentata (della forma) 3917
cialda 7364
cialdino 428
cianamido di calcio 1209
cianato d'ammonio 403
cianuro d'argento 6293
- di calcio 1210
- di mercurio 4558
- di potassio 5321
ciascun occhio 2707
cibo 3327
cicalino 1183
cicatrizzazione d'una ferita 7484
ciccioli 3575
ciclico 2164
ciclizzazione (chem.) 2166
ciclo 2161, 5866
- d'affari 7174
- d'indurimento 2134
- d'isteresi 3864
- d'operazioni 2162, 6143
- di divisione 2550

ciclo di lavoro 2163, 5947
- di stampaggio 4668
- metabolico 7173
- operativo 146, 4888
- semiautomatico 6108
ciclone 2168
ciera 836
cifra 3106
cifrario 1678
cilindrata 2171
cilindri calibratori 3427
cilindro 2169, 2170
- a spazzola 7053
- acciecatore 2058
- calibrato 782
- calibratore 2555
- d'acciaio 6603
- d'iniezione 3065, 3981
- d'uscita 2303
- della calandra 1230
- di decantazione 2216
- di gomma 5936
- di misura 3546
- graduato 3546
- mescolatore 4627
- retto 5727
- rigato 3295
- scanalato 782, 1018
- scanalato alimentatore 1233
- spremitore 5442
- stampatore 5464
- stiratore 4191
- superiore 7059
ciminiera 1499
cimosa 4336, 6106
cinabro 1544
cinene 1540
cineolo 1541
cinetica 1543
cinghia 855
- a glifi 4317
- abrasiva 20
- ad anello 2851
- articolata 4317
- convogliatrice 1955
- di cuoio 4235
- di trasmissione 2634
- trapezoidale 1868
cingolazione 1362
cingolo 1362
cipolla 6521
circa 16
circolare 1554
circolatore 1559
circolazione 1557
- d'acqua 7385
- forzata 3342
- incrociata 2090
- sanguina 961
circolo 1550
circonferenza 1560
circuito 1551
- a vuoto 7257
- aperto 4884
- binario 901
- chiuso 1625
- commerciale 2538
- d'alimentazione 6744
- d'avviamento 6582
- derivato 4121

circuito di derivazione 1053
- elettrico 1552
- indotto 3949
- oscillante 4918
- oscillatorio 4918
- primario 5457
- principale 4434
- secondario 3949
cisterna 1563, 5768
- di deposito 1732
- per l'immagazzinaggio 6644
citrato d'alluminio 367
- di calcio 1208
- di potassio 5320
- di sodio 6383
classa 5638
classico 1949
classificazione 1591
clausola 1592
claviglia 5072
clessidra 1612
"cliché" 953
cliente 2147
clinker 1618
clisce 953
clistere 1642
clorato di potassio 5316
- di sodio 6382
cloro 1509
clorofilla 1517
cloroprofanolo 1512
clorostannato d'ammonio 402
clorurazione 1508, 1511
cloruro d'alluminio 366
- d'ammonio 401
- d'argento 6291
- di magnesio 4419
- di potassio 5317
- di sodio 1786
- di tantalio 6829
- mercurico 4552
- mercuroso 4553
- stannico 6569
- stannoso 1172, 6572
C.M.C. 4509
coacervazione 1643
coadiuvante 83
coagulato gelatinoso 3475
coagulazione 1645
coagulo 1628
coassiale 1664
cobaltonitrito di potassio 1665
cocciniglia 1313
cochlea alimentatrice 1468
"cocktail" 1674
coclea di trasporto 574
coda di topo 1637
codice 1678
codolo (d'una lima) 3044
coefficiente 1679
- d'accoppiamento 1680
- d'allungamento 1682
- d'assorbimento 39, 48
- d'attrito 1684
- d'elasticità 1681
- d'espansione 1683
- d'estinzione 3001
- d'estinzione molecolare 4649
- di diffusione 2434
- di dilatazione 1683

coefficiente di distorsione
  (accust.) 4795
- di distorsione non lineare
  (elett.) 4795
- di distribuzione 5031
- di permeabilità 5122
- di resistenza 1685
- di rigidità 1686
- di scarto 4364
- di solubilità 6419
- fenolico 5144
coerenza 1690
coesione 1690
coesività 1690
coibente 1708, 2417, 4014
coincidenza 1695
colare 5949
colata 4546, 5362, 6841
- centrifuga 1409
- sotto pressione 2410
colatoio 1697
colatura 1698
colcrèm 1704
"cold cream" 1704
colla 3526
- d'amido 6577
collaggio 2599, 4231
collare 1572, 1724
- per tubi 1725
collatura 3527
collaudatore 6922
collaudo 5667, 6908, 6923
- arrivi 3925
- d'accettazione 76
- d'una macchina 6924
- di materiali 3925
- ricevimenti 3925
collaudatore 6922
collegamento 1895
- a coda di rondine 2605
- a morsetto 1573
- a ponte 1084
- idraulico 3802
- in serie 6153
collettore di tubi 4464
collimatore 1735
collirio 1744
collisione 3891
collo 1912, 4757
- d'una ampolla 4759
- d'una fialetta 4759
- di boccola 1328
- di bottiglia 1027
collodio 1736
collodione 1736
colloide idrofilo 3826
- idrofobo 3830
- liofilo 2841
- liofobo 4406
- protettivo 5510
collutorio 1743
colofonia 7
- esterificata 2903
colonna 1762
- a riempimento 3113
- d'acqua 7386
- d'arricchimento 2867
- d'assorbimento 42
- d'esaurimento 6683
- di distillazione 6683

colonna di frazionamento 3368
- di rettifica 5688
- termometrica 6981
colorante acridinico 140
- alimentario 3329
- azotato 714
- diazoico 908
- insolubile 4003
- per alimenti 2726
- xantenico 7492
coloranti e pigmenti 1753
colorato 1754
colorazione 1759
- a buratto 2656
colore 1746, 2700
- a mordente 4700
- a smalto 2843
- di fondo 3596
- di rinvenimento 6873
- opaco 4882
- solido 3049
- trasparente 3518
colorimetria 1758
colorimetro 1757
colpo di corrente 6760
coltello 747, 4148
-, a 2724
- da foraggio 3308
- da stendere 5020
- rotativo 5906
coltura figlia 6692
- striata 262
- su piastre 260
columbia 1761
comando 163, 1776, 1939, 2633
- a camma 1247
- a distanza 2526
comando a leva 4255
- a pulsante 5552
- ad ingranaggi 3469
- della leva del gas 6994
- di velocità 6462
- doppio 7180
- elicoidale 3717
combinarsi 7218
combinazione 1765
combustibile 1770
combustibilità 1769
combustione 1771
- completa 1806
comitato 981
- d'esperti 1785
commerciale 1778
commissura 1784
communizione 1112
commutatore 1070, 1788
- magnetico 4427
commutazione 1454
comparabilità 1791
comparazione 1793
compasso di spessore 1241, 4933
compatibilità 1794
compattazione 1790
compatto 1789, 3726
compensatore di dilatazione a spirali 2592
compensazione della pressione 5435
compenso di pressione 5435

competente 1796
competitivo 1799
compimento 92, 109, 1808
complemento 203
complessante 1810
complessometria 1484
completare al volume 4442
completezza 6976
componente 1811
comportamento 850
- di salvaguardia 706
composizione 1813
- (typ.) 4508
- quantitativa 5573
composto 1814
- anionico 469
- cationico 1369
- ciclico 2165
- di coordinazione 1809
- di mercurio 4556
- macromolecolare 3746
composto perossi 5128
- polare 5268
compra 5544
comprensivo 1817
compressa 6797
- a due strati 7185
compressa a liberazione protratta 6352
- a strati multiple 4188
- costolata 6025
- di garza 1818
- fittizia 2681
- per innesto 3848
- prescotata 5421
- rivestita a secco 5421
- stratificata 4188
compressatrice 1822
compresse effervescenti 2739
compressibilità 1823
compressione 1824
- a freddo 1709
compressore a capsulismo 1408
- centrifugo 1408
- d'aria 284
- d'aria ad alta pressione 3747
comprimitrice 1822
comprimitura 6799
computo 1227
conca 3801
concavo 1844
concedere un brevetto 3555
concentratore 6963
concentrazione 1847
- d'un liquido 1848
- degli ioni d'idrogeno 3815
- d'una soluzione 4809
- ematica 960
- inibitrice minima 4585
- letale 4247
- massima admissibile 4509
- massima consentita 4509
- massimale permessa 4512
- mediante ebollizione 6964
- micellare critica 2086
- molare 154
- urinaria 7241
conservazione 5414
concessionario di brevetti 5046

CON- 546

concetto 545, 1850
- collettivo 1731
conciare 6812
conciatura 6823
concordanza 5755
concorrenza 1797
concorso (esame) 1800
"concreto" di profumo 1852
condensatore 1274
- d'efflusso 2743
- di derivazione 1187
- di riflusso 2333
- refrigerante a controcorrente 2333
- vibratore 7322
condensazione 1854
condimento 6066
condizionamento d'aria 285
- ospedaliero 3785
- sotto banda plastica 6678
condizione 1857, 1858, 6583
condizioni d'esercizio 4886
- di funzionamento 4886
- di pagamento 6897
- di preparazione 1861
- di vendita 6104
- di vita 1860
condotta 5184
- d'ammissione dell'acqua 7391
- d'aria compressa 1820
- dell'acqua 7398
- di gas compresso 1821
- di scarico 2299
- forzata 2296, 5440
condotto a vuoto 5444
- d'aspirazione 3991
- di spurgo 2291
- per l'aspirazione 6704
conductibilità 1862
- elettrica 2778
- termica 3697
conducimento 4453
conduttanza 1862
conduttività 1862
- specifica 6447
- termica 3697
conduttometro 1864
conduttore 1865
conduttura d'alimentazione 3076
- dell'acqua 7398
- per luce 4285
- principale 4433
conduzione termica 6940
confermazione 2008
confettatura 6711
- per immersione 2458
confetto 1262, 1873, 6710, 6797
confezionamento a strappo 6863
- lacerabile 6863
confezione 1873
- a bassissima pressione 7196
- a pressione 246
- ad aerosol 246
- ospedaliera 3785
confidenza 1874
configurazione 1876
conformatore 1964
conformità con, in 3911
confricazione 19
confrontare con.... 5248

confronto 1793, 4500
confuso 980
congegno 2378
congelamento 1879, 3375
- rapido 5585
congelatore 3374
congelazione 3375
congestione 1521
congiunzione 1891, 4111
- testa a testa 1176
coniatrice 3761
conicità 1890, 2610, 6834
conico 1884
coniglio 5592
conimetro 4155
coniugazione 1891
connessione 1895, 4122
connessioni di servizio 6162
connesso 5738
cono 1867
- d'entrata 216
- luminoso 1872
- sferico 6468
conoscenza tecnica 4151
consegno 2290
consegnabile 699
consegnare 2288
consegnato 2289
conserva a secco 4127
conservativo 5415
conservazione 1899, 6631
- a freddo 1712
consiglio 981
- d'amministrazione 984
consistente 1901
consistenza 1900, 6065
consistometro 1902
consocio 642
consorzio 1766
consumatore 1913
consumo 1914, 4760
- d'energia 2855
- d'ossigeno 4978
- di corrente 2138
- di forza 2855
- per attrito 18
contabilità 96
contafili 4309
contagiri 5829
contagocce 2646
contaminazione radioattiva 5603
contasecondi 1534
contatore 2034
- del gas 3444
- Geiger 3473
contatto automatico 6096
contegno 836
contenitore 1922
- per animali 464
- per dosi multiple 4731
- piccolo 4607
contenuto 1275
- d'umidità 4645
- in ceneri 630
- nominale 4789
contiguo 200
continuo 1926
contorcersi 2535
contorcimento 6538

contorno 1013, 4929
contraccolpo 722, 5664
contrappeso 985
contrassegnare (con etichette) 4156
contrassegno 1457
contrasto di fase 5142
contratto di lavoro 278
- di licenza 4264
- normale di lavoro 6554
contravalore 2044
contravvenzione 3958
contributo 1938
controceptivo 1933
controcorrente 2040
controdado 1481, 2035
controforma di raffreddamento 1964
controindicazione 1936
controllo 1480, 1939, 2934, 4693
- amministrativo 677
- del volume 7355
- della velocità 6462
- dello stock 6629
- di qualità 5571
- di sicurezza 5965
- di vendita 5976
controllore 2935
contropressione 724
controprova 2043
controreazione 726
controrotaia 3606
controspinta 724
controspoglia 7204
convegliatore di trasferimento 2295
convegno 4544
convenzionale 1949
convenzione 93
conversione 1453
convertitrice 1951, 5905
convogliatore a coclea 574
- a nastro 775
- a nastro concavo 7141
- a piastre 2487
- a rastrelli 5615
convulsione 6088
convulsivante 1956
coobazione 1692
cooperazione 1970
copa 2121
copaive "animé" 466
copale 467
coperchio 1270, 2050
- a scatto 6365
- di forma 1973
- fuso 4665
coperta 2050, 6210
copertura 2053, 4267
- a secco 1828
- da film 3134
- di lissaggio 6363
- di protezione 5509
- per estrusione 3012
- per immersione 2458
- per pellicola 5509
copia 1980
copioso 61
copolimero 1974

coppella 2123
- di valvola 7274
coppetta 2124
coppia 2045
- termoelettrica 6947
coppiglia 2027
co-precipitazione 1979
copricatena 1435
copriogiunto 7435
coprioggetto 2051
corda 1190, 1982
- (geom.) 1526
- di minugia 1364
- di trazione 2623
coricarsi, nel 649
corneo 1997
corno 3780
corona 1092
- di tubi 7150
" corpo " (di tessuto) 987
corpo (mec.) 986
- cavo 3769
- composto 1815
- della filiera 2408
- di resistenza 5782
- estraneo 3344
- galleggiante 3249
- gassoso 3450
- liquido 4331
- macinante 3583
- rigido 5863
corporazione 2005
corpuscoli sanguigni 959
corredo 4143
correlazione 2007, 4041
corrente 3275, 5210
- a bassa frequenza 4378
- alternata 357
- alternata polifase 4735
- continua 1909, 2468
- d'aria 289
- d'eccitazione 3102
- d'isteresi 3863
- dell'induttore 3102
- di derivazione 1054
- di griglia 3580
- gassosa 3442
- indotta 3944
- induttrice 5458
- laminare 4180
- laterale 6270
- primaria 5458
- vorticoso 6784
correzione 100, 2006
- del gusto 6851
corroborazione 2008
corrodente 1371, 2011
corrosione 2010
corrosivo 1371, 1372, 2009
corrugazione 2017, 2077
corsa 4710
- dello stampo 4513
- di chiusura 1627
corso commerciale 5636
- della fabbricazione 2049
corteccia 779
cortissimo 7197
corto-circuito 6241
cosmetico 2018

cospargimento 2693
costante 1907, 1908
- di tempo 7007
- di velocità di reazione 6450
- dielettrica 2418
- reticolare 4215
costanza 1905, 5115
- di volume 1906
costi d'acquisto 2022
- d'amministrazione 213
costipamento 1790
costo 2020
-, assicurazione e nolo 2021
- della mano d'opera 4163
- di produzione 5473
costola per rottura (compresse) 1064
costolata in forma di croce 2092
costretto 5799
costringimento 5800
costruire una curva 5248
costruzione d'una curva 7081
costura 4109
cotone 2028
- assorbente 41
- cardato 1307
- greggio 1307
- idrofilo 41
- non assorbente 1307
cotonina 1940
- pesante 2080
coulometria 2033
creazione 2073
crema 2066
- evanescente 7280
cremoso 2068
crespo 2062
cresta 4122
- dell'onda 5064
creta 1441
cretaceo 1442
criccatura 2056
cricco 2055
criceto (zool) 3643
crine di Firenze 6289
criolite 2110
crioscopia 329
crisi 2085
crisoina S 5793
crisolite 1256
cristallizzatore 2115, 6819
cristallizzazione 2114
cristallo 2111
- gemello di ricristallizzazione 473
- geminato 4413
crivellatura 4105
crivello a scosse 4103
- fino 3161
- girante 5838
crociera 6475
crogiolo 2099
- di collaudo 639
- di grafite 5251
- di saggio 639
- per filtrazione 3139
- per fusione 2099
crogiuolo filtrante di Gooch 3539

crollo 1067
cromato di potassio 5308, 5319
cromatografia 1529
- ascendente 621
- bidimensionale 889, 7187
- continua su strato sottile 1932
- da scambio ionico 4071
- di assorbimento 224
- di partizione 5030
- discendente 2350
- gassosa 3441
- in fase vapore 7281
- radiale 5867
- su carta 5009
- su colonna 1763
- su strato sottile 6969
cromotipografia 1533
cronometro a scatto 6637
crosta 779
crudo 2102
crusca 3799
cruscotto 2193, 4891
cubo 2116
cucchiaiata 1667
- arasa 4249
- da caffè 1670
- da dessert 1669
- grande 1668
cucchiaio 1667
- caffè 1670
- da combustione 2247
- da dessert 1669
- da zuppa 1668
- grande 1668
- medio 1669
- piccolo 1670
cucinabile 989
cuffia per valvola 7273
culatta (pressa di transfert) 7095
culla 2060
cultura su placca 5238
cuneo 7425
cuoci 1981
cuoio artificiale 609
cupa 1609
cupola 2561
cura 2131
- (accuratezza) 1311
- postuma 251
curativo 2125
curcuma 2128
curcumina 2129
cursore 7108
- dosatore 3069
curta metallizzata 3312
curva 860, 2141
- a spicchi saldati 4346
- adiabatica 2142
- ascendente 622
- caratteristica 1458
- d'assorbimento 49
- dei punti d'ebullizione 1120
- descendente 2351
- di flusso 3267
- dosi-effetto 2573
curvato 873
curvatrice 864, 3208
curvatura 860a, 2141
curvatura-piegatura 861

cuscinetto 836
- a rulli 499, 5884
- a sfere 499
- dell'albero a camme 1253
- posteriore 5597
- radiale 5597
cuscino 5173
- compensatore di pressione 1370
cuticola 2151
cutireazione 2152

"da vendersi soltanto dietro presentazione di ricetta medica" 4877
dado 4828
- a corona 1344
- a flange 1344
- a galletto 1173
- a intagli per coppiglie 1344
- ad alette 1173
- godronato 1173
- regolatore 208
- sferico 753
- spaccato 1590
- zigrinato 4154
damigiana 1303
- da acidi 114, 1304
danno 2177
dannoso 2284
data di consegna 1934
- di perenzione 2980
dati basici 791
- fondamentali 791
dato numerico 3106
deassorbimento 2362
debromurazione 2208
decalcificante 505
decano 2207
decantare 2212
decantatore 2214
decantazione 2213, 6077
decarbonizzazione 2218
decarburazione 2218
decatramatore 3448
decentramento 2220
decilitro 2222
decinormale 2223
declinazione 2226
declorurazione 2221
decolorazione 2228, 3033
decomposizione 2219, 2229
decompressore 2232
decongestionante 2233
decotto 2227
decozione 2227
decremento 2234
decubito 5494
deduzione 2237
defecazione 2241
deferrizzazione 2245
deficienza 2246, 6248
deflemmatore 2333
deflemmazione 2332
deflessione 2249
deflettore 733
deflettori 7171
deformare 2250
deformarsi 2535
deformazione 2251, 2536

deformazione angolare 454
- dovuta alla compressione 1837
- elastica 2762
- elastica secondaria 2760
degassamento 2253
degassatore 3489
degassificazione 2254
degenerazione adiposa 3058
degno di confidenza 5747
degradato 2257
degradazione 2256
deliquescenza 2286
demiluna 2079
demolizione 1066
demoltiplicatore 3472
demulsificatore 2313
denaturante 2317
denaturato 2316
denaturazione 2315
denominatore 2318
denominazione commune 3482
densimetro 578
densità 2319, 6965
- apparente 530
- apparente di polvi da stampaggio 5367
- d'impacchettamento 4992
- di massa 530
- in volume 2321
- limite 2322
- ottica 4897
denso 3726
dentatura a denti di sega 6157
dente 1687, 7049
- d'arresto 1360
- di trascinamento 152
- trasportatore 152
dentellato 3933
dentellatura 3934
dentifricio 2325
deodorante 2327
deossidante 2328
deossidazione 2329
dependenza 2331
deperimento 3386
depilatorio 2334
depistaggio 2368
deposito 2337, 6627
deposizione 6077
depressione 2339
deprezzamento 2338
depurativo 2343
depuratore 2830
- del gas 3445, 3448
depurazione 5549
derivato 2346
derivazione 1052, 2345, 6263
desalificato 2347
desalificazione 2348
descrizione del brevetto 5050
- di brevetto 6452
- e rivendicazione 6452
desensibilizzazione 2354
desidratazione 2275
desolforazione 2365
desolvato 2361
dessiccazione 2357
destino metabolico 4565
destrina 2383
destrogiro 2384, 2386

destrorso 1622
destrosio 742
desumidificazione 2273
desumidificatore di posto 5897
detergente 2369
deterioramento 2370, 6494
- di qualità 5572
determinazione 2371
- dei costi 2025
detersivo 2369
detossicazione 2374
deuterio 2375
deviazione 2377
- brusca 5589
- di complemento 1804
- standard 6557
devitrificazione 2379
diafano 2394
diaforetico 2395
diaframma 2396
- ad iride 4077
- di rifuzione 4911
- perforato 5100
- perforato rotante 5914
diagramma 1470
- delle inserzioni 7469
dialisi 2392
diametro 2393
- del nocciolo della vite 5901
- del nucleo 1036
- esterno 4932
- interno 1598, 4002
diario 4116
dichiarazione 6584
- d'assenza 2225
- d'averricevuto 136
- giurata 248
dicitura 4483
dielettrico 2417
dieta 2420
difetto 2242, 3230
- d'ermeticità 4231
- di fusione 1347
- di stampaggio 4669
- di vetro 943
difettuoso 2243
differenza di potenziale 5351
differenziale 2423
diffrattometro 2430
diffrazione 2429
diffusibilità 2432
diffusione 2433, 6513
digestione 2437
- nell'acqua 7389
digestivo 2438
digiuno 3052
dilatabilità 2443
dilatazione 2444
- lineare 4305
- termica 3688
dilazione 2279
diluente 2445, 6970
diluire, (il) 6972
diluito 2446
diluzione 2449
dimagramento 2811
dimensione 6319
- nominale 4790
dimensioni d'ingombro 4940
diminuzione 24, 2234

dimostrazione 2312
dina 2705
dinamo 2702
dinamometro 2704
- per fibre 3096
- per tessuti 1630
dipolare 2463
diramazione 1052, 1056, 4121, 6841
- (tubo) 5186
direttiva 2472
direttore 4454
direzione 4453
dirigente 4454
diritto 1569, 6651
- di brevetto 5049
disaccoppiare 2488
disapprovazione 2475
disassuefazione 2199
disbracare 5555
discioglimento 2229
disco 2476
- di pressione 734
- di tenuta 6216
- di valvola 7275
- filtrante 3140
- forato 1072, 5102
- intagliatore 4813
- regolatore 5728
- scanalato 3292
disegno 2359, 2620, 4637
- a punti e tratti 2577
- di legge 2611
- liscio 5213
- pubblicitario 241
disfunzione 2706
disgelo 6932
disgregazione 2497, 6165
disinfettante 2494
disinfezione 2495
disinnestare 2488, 5555
disinnesto 1639
disintegrante 2496
disintegratore 2500
disintegrazione 1066, 2219, 2497
- radioattiva 5604
disostituito 2514
disparità 2492
dispendibilità 6514
disperdente 2508
dispersione 2510, 6513
- (stat.) 7286
- colloidale emulsoide 2842
- rotatoria 5917
disponibile 697
disponibilità 696
dispositivo 535, 2378
- accessorio 662, 695
- da raffreddamento 6258
- d'allentamento 5746
- d'arresto 831, 956
- d'illuminazione 4275
- di capovolgimento 1255
- di centraggio 7126
- di cesellatura 2862
- di disimpegno 6640
- di regolaggio 207
- di sicurezza 5964
- di tensione 7001
- di toglimento 3672

dispositivo di serraggio 1577
- dosatore 809
- meccanico 4533
disposizione 594
- transitoria 5517
dissalato 5982
dissanguamento 2994
dissociazione 2516
distacco di frammenti (d'un tappo di gomma) 1987
distagnatura 2372
distante 2525
distanza 2524
distanziatore 6436
distillato 1853
distillazione 2528
- ascendente 2529
- discendente 2530
- frazionata 3366
- multiple 1692
- separatrice 2532
distorsione 2536, 7371
distributore 2506, 2540
- pressurizzato 3171
distribuzione 2290, 2537
- del carico 4341
- estracellulare 6691
distruzione 2364
disturbo nel funzionamento 1067
ditale 6967
ditta 3184
- fornitrice 3421
diuresi intermittente 6638
diuretico 2544
divergenza 2547
divezzamento 2199
dividendo eccezionale 1008
divisa di pubblicità 6348
divise ! 2545
divisione 6202
divisore 2552
doccia 2601
documentazione 2556, 5676
documento 5676
dogana 2148
dolcezza 2929
dolci 1262
domanda 538, 1569, 2865
- di brevetto 539
dominio 5659
donatore 2562
doppia molla a balestra 2800
doppiaggio 2600
doppiatura 2599
doppio comando 2676
- legame 2581
doratura (delle pillole) 3490
dosaggio 2565
- quantitativo 5574
dosare 2570
- con raschiatore 2553
dosatore 809, 2574
dose 2571
- addizionale 184
- alta 3732
- anestesica piena 3408
- bassa 4369
- "caduta del capo" 3676
- clonica 1624
- consentita 5123

dose crescente 5490
- crescente 3930
- curativa 2126
- cutanea 6324
- d'attacco 5460
- decrescente 2235
- mantenimento 4440
- efficace 2733
- elevata 3732
- epicratica 1099
- epilante 2877
- eritema 2894
- fissa 3196
- forte 3732
- giornale massima 4510
- giornaliera 2176
- individuale 6305
- iniziale 3972
- letale 3055
- liminare 4291
- limite 4293
- massima 4511
- media 701, 4522
- minima 4608
- momentanea 4690
- omeopatica 3771
- ottimale 4899
- parziale 5022
- piccola 4369, 7416
- piena 3407
- protettiva 5450
- rana 3396
- reimmunizzante 5732
- rifratta 1099
- scalare 2235
- sensibilizzante 6122
- sottoliminare 6695
- standard 6558
- stimulante 6620
- subliminare 6695
- superficiale 6739
- supplementare 184
- terapeutica 6936
- tolerata 7037
- tonica 7043
- tossica 7074
- totale 4021
- unitaria 6305
- usuale 7248
- - urto 5460
dosi ravvicinati 3384
dossale 830
droga 2650
due colori, a 7179
- volte al dì 887
duplicato 1980
durabile 2684
durabilità 2683
durata 2685, 4355
- d'esperienza 2686
- d'utilizzazione 6163
- del saggio 2686
- dell'esposizione 2687
- della presa 6172
- della prova 2686
- della vita 4269
- di conservazione 6645
- di conservazione (di materiale immagazzinato) 6226

durata di fabbricazione 2564, 5480
- di lavorazione 5953
- in vaso 5299
durevole 2684
durezza 3666, 7071
- dell'acqua 7394
duro 3654
durometro 2688
duttilita 2443

ebonita 2713
ebullizione 2714
eburneo 4091
eccedenze 2937
eccentrico 1246, 2716
- di cacciata 5162
eccessivo 2942
eccesso 2938
- compensatore 4939
eccipiente 2949
- assorbante 53
- lavabile 3825
- non lavabile 3829
- oleoso 4871
- per pomate 4865
eccitante 2950
eccitazione 2951
- ad impulsi 3881
- di campo 3103
economia 6002
economico 2718
edificio 2729
edulcorante 2730, 6776
effervescenza 2736
effettivo 2732
effetto 145
- avverso 7229
- calorifico 3686
- collaterale 6268
- contrario 2042
- corona 3523
- della capilarità 1277
- di battimento 3296
- di mascheramento 4489
- dinamogenico 2703
- esplosivo 2986
- finale 7194
- fongicido 501
- massimo 5063
- pressore 5431
- secondario 6067
- termico 1243
- utile 2740
- vibratorio 3296
efficace 2741
efficacità 2735
efficiente 2741, 6165
efficienza 2740
- (d'una macchina) 5106
efflusso 2742, 4926
effusione 2744
eiettore 2753
- di ceneri 631
- di pastiglie 6798
eiezione 2750
- superiore 7057
elaborazione 5470
elasticità 2765
- d'allungamento 2768

elasticità d'inflessione 2769
- di compressione 2767
- di massa 2766
- di recisione 2770
- di torsione 2771
elastico 5933
elastico-viscoso 2772
elemento di riscaldamento 3708
- principale 1494
elemento-traccia 7079
elemento-vestigio 7079
elencazione 4335
elenco 4333
elettrocalamìta 2788
elettrodo 2783
elettroforesi 1358
- da retroflusso 5822
- su carta 5011
- su dischi 2502
- sul gel d'amido 6578
elettrolisi d'acqua 7390
elettrolita 2786
elettromagnete 2788
elettrometro assoluto 32
elettuario 2789
elevare 1010
- la tensione 4960
elevatore 2795
- a tazze 1126
elevazione 2794
elica 6481
eliminazione 2797, 5753
- di pirogeno 2344
elisir 2798
ellisse 2799
eluato 2804
eluente 2803
elutriazione 2810
eluzione 2806
emaciazione 2811
emballaggio per alimenti 3330
- trasparente 1570
- unitario 7216
embrocazione 2820
emendamento 384
emettitore 2828
emicresi 3719
emissione 1096, 2827
emmenagogo 2829
emolisi 3720
emostatico 3721
emoteca 958
empiastro 5222
- adesivo 194
emulsionamento 2839
emulsionante 2838
emulsione 2840
- acqua in olio 7395
- A/O 7395
- O/A 4857
- olio in acqua 4857
energia atomica 656
energia cinetica 4142, 4691
- d'attivazione 149
- nucleare 656
- termica 6941
"enfleurage" 2857
enolito 4541
entalpia 2870
ente 2900

enterosolubile 2869
entità di carga 1467
enzimo 2874
enzimopatia 2875
epidermide 2876
epossido 2878
eptano tecnico 6321
epurazione 1599
equalizzare 2880
equalizzato 2881
equalizzazione 2882
- della temperatura 6877
equazione 2883
equiangolo 2884
equidistante 2885
equilibrato 2886
equilibratura 748
equilibrio 2887
- acido-base 125
- di membrana 2563
- idrofilo-lipofilo 3824
- stabile 6544
- tautomerico 6856
equipaggiamento 2888
equivalente 2889
eradicazione 2890
erba medicinale 4542
- strega 1637
erettore 2891
eritrosina 2895
ermeticità 7002
ermetico 311, 3726
erogatore 164
errore 2893
- accidentale 86
- di calcolo 4618
- di misura 4529
- sistematico 885
erto 25
escalazione 3411
esame 2934, 6923
- di controllo 5661
- minuzioso 6054
- organolettico 4910
esattezza 100, 2933
esatto 102
esaurimento 2335, 2960
esaurire 2955
esavalente 3728
esca chimica 672
esclusività d'un brevetto 5049
escrezione 2952
- orinaria 7240
esecuzione 92
esempio 2936
esente di vibrazioni 7323
esfoliante 2954
esfoliazione 2953
esigenza 4760
esito di merci 4480
espansibilità 2967
espansione 2968
- radiale 5599
espellere 2748
esperienza 2975, 6908
- dimostrativa 2976
esperimento 2975, 2976
esperto 2978
espettorante 2973
espirazione 2970
esplosione 2984

esplosività 2983
esportazione 2987
esposizione 2515, 2963, 2989
- alla luce 2990
espressione a freddo 1709
espulsione 2993
- automatica 690
espulsore 2754, 2757
- della materozza 6526
essenza 2898
- d'incenso 2846
- d'Ylang-Ylang 1257
- di canella di Ceylon 1548
- di cannella di Cina 1336
- di citronella 1565
- di garofano 1636
- di geranio indico 5001
- di mugo 3796
- di palmarosa 5001
- di pino pumilio 3796
- di pino silvestre 3178
- di resina 5183
- di rose 665
- di trementina 3617
essenziale 1492
essiccamento 2669
- a polverizzazione 6507
- all'aria 294
- spruzzatura 6507
- sotto vuoto 7252
essiccante 2355
essiccato 2356
- all'aria 315
essiccatoio 2672
essiccatore 2358, 2668
- a cilindri 2657
- a cilindro 6306
- a festoni 3090
- a piatti 2501
essiccatrice 2668
essiccazione 2357
- all'aria 294
- alla stufa 4937
essudazione 3017
- del lubrificante 4387
estemporaneo 2995
estensibile 6887
estensibilità (pomate) 6514
estensione 424, 2996, 6513
estere 2902
- amilacetico 429
esterificare 2906
esterificazione 2905
esteso 1817
estimabile 2907
estimazione 541
estinzione 3000
estratto 3002
- conto 6584
- di consistenza pillolare 3185
- fluido 385
- molle 6112
- secco 2660
- spesso 3185
- vegetale 7299
estrattore 3004
- (mec.) 6680
- della materozza 6528
estrazione 3003
- nell'acqua 7389

estremità 7025
estrudere 3006
estrudere a vite 6044
- con filiera piana 3224
estrusione 3011
- con testa piana 6350
- di mescola in polvere 2667
- di tubolare soffiato 7145
- per urto 3882
estruso 3007
estrusore a due viti 2589
- a pressione 3803
- da testa piana 3224
- multivite 4733
- per lastra 6213
- per tubi 5189
etanolo 2911
etere 2912
- acetico 107
- di petroleo 5138
- etilico 2915
- fenolico 5145
- formico 3355
- metilico 4582
- nitrico 4782
- solforico 2915
eterogeneità 3727
etichetta 4157, 6803
etichettamento 4159
etichettare 4156
etichettatrice 4160
eucaliptolo 1541
eudiometro 2918
euforisante 2920
eugenolo 2919
eutettico 2921
evacuare 2955
evacuazione 2961
- dell'aria 5548
- di gas 2956
evaporare 2922
evaporatore 2927
evaporatore a flusso cadente 3040
evaporatore rotante 5918
evaporazione 2924
- sotto vuoto 7253
evidente 5042
evoluzione 2932

fa! 3023
- infuso! 3955
fabbisogno 4760
- di corrente 2138
fabbrica 2900
fabbricante 4469
fabbricazione 4470
- d'una schiuma 3305
- delle compresse 6799
facchinaggio 2293, 5293
faccia anteriore 3398
- esterna 4925
- interna 3993
- posteriore 720
facetta smussata 882
facilità 2709
facilitazione 2709
facilmente combustibile 2711

facilmente solubile 2712
facoltà 9
- di rigonfiamento 6780
faglia 2081
falce 2079
falla 4231
fallimento 3034
falso 7491
fame 3797
fanghi 6076
fango 4726
- acido 122
fardellatrice 1150
fare bollire 988
- domanda di brevetto 3109
farfalla 1174, 6993
farina 3264
- fossile 877
farinaceo 3045
farinoso 3045
farmacia al dettaglio 528
farmacista 527
farmaco 527, 2650
Farmacopea statunitense 7219
fascetta stringitubo 3784
fasciame d'acqua 7396
fasciare 7486
fasciatrice 1150
fasciatura 1043
fascio 1151, 3048
- catodico 1367
- di luce 4274
- di raggi 829, 4274
fase continua 2511
- di lavoro 2163
- discontinua 2509
- dispersa 2509
- esterna 2511
- gassosa 3451
- iniziale 3973
- interna 2509
- liquida 4332
- mobile 4634
- principale 4436
- solida 6415
- stazionaria 6587
fastagliato 3933
faticoso 6867
fattibile 3060
fatto 2930
fattore (math.) 3031
- d'accoppiamento 1680
- di dissociazione 2517
- di potenza 5375
- di riempimento 6435
- di soppiatamento di Büchi (supposte) 2514
- umano 3795
fattura 893
fecola 6576
- di batata 805
- di patate 5349, 5350
- di sago 5972
- di Toloman 7038
fedeltà 3099
fendersi 1456
fenditura 1609
fenolo 1295
fenolsolfonato di calcio 1219

FEN-

fenolsolfonato di potassio 5339
fenoplasto 5146
feritoia d'ispezione 4006
fermaglio 6573
fermare 6635
fermarsi 6635
fermentazione 3082
- da bolle 1119
- effervescente 995, 2737
- rapida 5583
- sotto pressione 5436
fermento 2874
ferramenta 3668
ferramenti 3194
ferricianuro di potassio 5322
ferro 4078
- a nastro 776
- fuso 1341
- portante 6672
- temprato 1496
ferrocianuro di potassio 5323
ferruginoso 1444
ferruminatoio 7433
fesso 1608
fessura 1606, 3190, 4129, 4811
- d'osservazione 4838
- da sforzo 6673
festonato 3933
fetido 3091
fetta 6332
fiala 5156
- a due punte 2595
- a fragilità controllata 7418
- con linea di prerottura 7418
- con tappo perforabile 5099
- microcristallina 4589
- multidose 4731
- multidose con tappo perforabile 5541
fiamma 3203
- diretta 4748
- fuligginoso 4394
- luminosa 4394
- non luminosa 4796
fiammata 1877
fianco di colata 6842
fiasca di filtrazione 3146
fibbia 1127
fibra 3094
- di canapa 3723
- di legno 7472
- di vetro 3498
- reticolata 4217
- vegetale 7300
- vulcanizzata 7362
fibrina 3097
fibroso 3098
fiducia 1874
figura 3106, 6198
fila 5930
filacci di cotone 1523
filaccia 4320
filamento 3094
filamentoso 3098
filato di vetro 3499
filettatura 6840
- a pane rotondo 4152
- conica (d'una vite) 6837
- destrorsa 5860
- interna 3081

filettatura quadra 6534
- stampata 4666
filetto 4766
- d'una vite 3247
- quadrangolare 6534
- unico, a 6308
fili estrusi 3009
filiera 6480
- a ventaglio 3042
- anulare 7153
- d'estrusione 3013
- di colata 3067
- per soffiatura 970
- per tubi 5190
- piana 3220
filiforme 3110
filo 6977
- cucirino 6181
- d'apporto 3119
- di Firenze 6289
- di lama 2157
- di lana cardata 1308
- di sutura in seta 6289
- metallico 7464
- ritorto 7182
filtra! 3135
filtraggio 3145
filtrazione 3145
- a vuoto 1698, 7254
- accelerata 68
filtri, se 1696
filtro 3136
- a membrana 4550
- a pieghe 3293, 5214
- a pressione 5422
- a sacco 5960
- a vuoto 1124
- d'aria 314
- d'asbesto 6085
- da vetro sinterizzato 6314
- di Berkefeld 878, 4456
- di ciottoli 5943
- di porcellana 5286
- liscio 5212
- non serrato 4234
- per l'aria 297
- rapido 5584
- rotante 5835
filtro-pressa 3142
finale 3148
finezza 3163
- della macinazione 3165
- di macinazione 3166
- di polvere 3166
finissaggio 3175
finitura 3151, 3173
fino 3153
fiocchi fini, a 3167
fioccoso 3201
fiola a base piana 3219
fiore 965
fiorentino 3262
fiori di zolfo 3273
fissaggio 1575, 3051, 3199
fissare 4348
fissativo 6056
fissazione 662, 7235
- di complemento 1805
fissione 3188
fittura 1003

552

flaconcino per uso orale 426
flanella 3210
flangia 2721, 3207, 6253
- portastampo 4660
- tarata 734
fleboclisi 7307
flessibile 1721, 3235, 3240, 5770
flessibilità 3234
flessione 3243
flocculazione 3259
fluidità 3271
- bassa 3657
- elevata 3733
fluido 3275
fluorsilicato 3286
fluoruro di calcio 1211
- di potassio 5324
- di sodio 6384
fluotantalato di potassio 5325
flusso 3265, 3297
- laminare 4180
- libero 7222
- libero, a 3371
- vorticoso 2720
flussometro 3274
fluttuazione 3278
focaccia d'un filtropresso 3137
fodera 1166
- metallica 4310
- per vestiti 4683
fodero 6210
fogli impermeabili 7382
foglia 4229
- calandrata 1235, 5894
- continua 1930, 6223
- d'argento 6298
- di metallo 3312
- di stagno 7020
- estrusa 3008
- flessibile 3241
- goffrata 2816
- non supportata 7228
- piana 3223
- tranciata 6333
fogliaceo 3321
fogliato 3322
foglie 3313
foglio 3310, 6212
- d'alluminio 368
- di tenuta 6059
- fissato 1574
- isolante 4016
- plastico 5231
- pressato 5427
- prestirato 5446
- stampato 5427
- volante 3317
fognatura 6179
fomentazione 3326
fondente 3298
fonderia 3360
fonditrice 3360
fondo 728, 1033
- a slitta 6340
- filtrante 5101
- vecchio di bottega 2652
fongicida 500
foraggio 463
forbici 6021

forcella 3346, 6573
forchetta 3346
- articolata 4113
forma 2406, 3106, 3770
- (esteriore) 6198
- a fondere 1020, 4652
- a guscio 6227
- aerodinamica 6666
- commerciale 1779
- delle particelle 5027
- di raggi(o), a 5647
- fredda 1705
- per plastisol 6354
- polverizzata 5368
- rigida 5864
- sferica 6469
formaldeida liquida 3349
formalina 3349
formare 3348, 4636
formato 3352, 6319
- normale 796
formatura 1345, 3356
- a contatto 1919
- a rotazione 5915
- a stiramento 2615
- a vuoto 7255
- ad anima 2088
- ad immersione 2459
- di foglie 6214
- per urto 3883
formazione 1137, 1876, 3350
- di crateri 2063
- di crosta 2109
- di fiocchi 3259
- di foccacia 1197
- di muschio 3303
- di ritiro 3351
- di schiuma 3303
- professionale 7346
formiato di sodio 6385
formula 3358
- bruta 2831
- di struttura 1911
- empirica 2831
formulazione 3358
fornace 3360
fornaciata 1463
fornata 806, 6998
fornitore 3421
forno 4936
- a bacino 6820
- ad aria calda 3791
- d'arroventamento 3704
- di ricottura 3704
- di rinvenimento 6884
- elettrico 2779
- rovesciabile 7005
foro 525, 3766
- conico 6835
- d'uscita 2486
- di colata 3459, 6832
- di spia 4006, 6278
- di spillatura 6832
fortuito 3359
forza 3334
- acceleratrice 70
- agglutinante 905
- attrattiva 673
- calorifica 1243
- centrifuga 1411, 1416

forza coesiva 1691
- d'adesione 191
- d'espulsione 2749
- di chiusura 1581
- di compressione 1842
- di pressione 5428
- di spostamento 7107
- di torsione 3335
- di trazione 6888
- elastica 6675
- espansiva 2972
- tensile 6676
- termoelettrica 6948
- viva 4691
forzato 3341
fosco 2187
fosfato bipotassico 5340
- d'alluminio 374
- di calcio 1220
- monopotassico 5310
fosforescenza 256
fotometro da fiamma 3204
fragile 1065, 1094
fragilità 1095
fragranza 3369
franco a bordo 3306
- lungo bordo 3047
frangia 3395
frantoio 1069
- a cilindri 2172
- a cono 1885
- a martelli 3642
- a mascella 4098
- a palle profilate 5485
- a ruoli (per pomate) 5889
- a vite senza fine 7480
- sferico 5300
frantumatore 1069, 1113
- a denti di sega 6004
- meccanico 4711
frantumatrice a mole verticali 1474, 4703
- ad urto 3879
frantumazione 1112
frattura 2081
- (punto di) 1063
frazionato 3365
frazione 3364
freccia (el.) 5971
freddo 1699, 1700
fregamento 19
fregata 19
frenatore ipofisario 5206
freno 1050
- a chiocciola 6038
- a corda 774
- a nastro 774
frequenza 3383
- del battimento 839
fresa a disco 4602
fresatura 4601
- a profile 5486
friabile 1094
friabilità 1095, 3387
frigorifico 1960
fritto 3394
frizione 674
- (mot) 1593
- a cono 1869
- a dischi 4569
- a dischi multipli 4732

frizione interna 4037
- interparticolare 5029
- magnetica 4424
frullone 1001
ftalato di potassio 5305
fuchsina acida 117
- basica 792
fuco carageo 1316
fuga 4231
fulero 3406
fuliggine 911, 6427
fulvo 1446
fumante 3413
fumi 3411
fumo 3411
fune 1982
fungo 3417
funzionamento 4895, 6160
- continuo 1929
fuoco (opt) 3307
furetto (zool) 3087
furtivo 6761
fuselöl 3551
fusibile 2154, 3423
fusibilità 3422
fusione 3425
- in conchiglia 1495
fuso 4685
- (text.) 4170
fustella sagomata 930
fustino 4128
fusto 781, 2654
- da trasporto 6236
- di deposito 6643

gabbia 801, 1195
- per animali di laboratorio 460
- vetrata 3496
galleggiabilità 1154
gallone 3430
galoppino 1320, 2184
galvanometro 3431
- a specchio 4616
gambale 3575
gambo di cilindro 3607
gametopatia 1531
gamma di colori 1749
- posologica 2572
ganascia da filettare 3323
- per provette 6920
- riscaldatrice 3706
gancio 3779
- per tubi 5192
ganglio linfatico 4404
ganglioplegico 3432
garanzia 3603, 6073
garbo 6198
gargarismo 3434
garza d'amianto 618
- medicata 4540, 5984
- vaselinata 5137
gas 3436
- di carbone 1647
- illuminante 1647, 3872
- inerte 3954
- nobile 3954
- per energia motrice 5376
- povero 7417
- raro 3954
- residuo 3446
- tonante 2373

GAS-

gassa 3018
gassificazione 3453
gassometro 3456
gassoso 3449
gatto lombo-midollectomisato 4383
gazoso 3449
gazza 3464
gel 3475
gelamento 3401
gelatina 4100
- glicerinata 3531
- vaginale 7263
gelatinizzazione 3478
gel-filtrazione 3476
gelido 3479
galificazione 3480
gelizzazione completa 1807
gelo di silice 6283
- reale 5931
geminato 2046
generatore di vapore 6593
- termoelettrico 6946
gentilizio 625
gerente 3488
germe 3483
- cristallino 4822
germicido 3486
gesso 3623
gettata sistòlica 1309
gettatoio 1537
gettito all'ora 3792
getto 1338
- centrifugo 1409
- d'aria 281
- difettoso 7379
- in acciaio 1343
gherone 4623
ghiacciaia 1960
ghiaccio 3867
ghiaietto 915
ghiera 3086
- d'ago 4762
- di fissaggio 4350
ghiribizzo 7262
ghisa 1341
- temprata 1496
giallo 7497
- di chinolina 2708
- solido 124
giallo-arancio 6734
giavazzo 915
ginocchio (di pluviale) 4147
gioco 1601, 1604, 5246
giornale 4116
giorno di liquidazione 6174
girante 3043, 5832
- di turbina 923
girare 5830
giro 5828
- d'affari 7174
giro-minuto 4825
giudizio 4118
giunta 981
giunto 4107, 4110
- a baionetta 819
- a flangia 6745
- a scorrimento 6243
- chiodato 5874

giunto conico 6836
- di dilatazione 2969
- di prolungamento 343, 2997
- di testa 1169
- filettato 6048, 6982
- idraulico 3802
- per tubo 7144
- sferico 751
giunzione 4107
- rastremata 6016
giureconsulto 4124
giurisprudenza 4125
giustezza 100
gliceride degli acidi grassi 3530
glicerofosfato di potassio 5327
glicerogelatina 3533
glicerolato d'amido 3532
glicina 387
glicinato d'alluminio 369
glicolla 387
glifo 4314
globo 3520
- di protezione 852
globuli sanguigni 959
globulo 3521
glucosio 742
- liquido 1995
glutine 3529
gneiss 3535
gocce, a 1185
- odontalgiche 4847
goccia 2639
goffratrice 2819
goffratura 2818
gola 1028, 3541, 3591, 3768
gomito 860, 2774
gomitolo 750
gomma 1269, 3613, 5932
- al cloro 3639
- d'acacia 65
- da masticare 1490
- da vuoto 5938
- di caraya 4126
- dolce 6401
- dragante 3536
- dura 2713
- elemi 2791
- guar 786
- in fogli 6220
- mastice 3615, 5935
- rigenerata 5672
- vulcanizzata 7363
gomma-lacca 6229
gommaresina 3616
gommato 192
gommatura (confettatura) 2764
gommoso 3619
gonfiezza 6778
gorgogliamento 1122
gorgogliatore 1121
gradazione di colore 7023
gradevole 5247
gradiente 3543
- ascendente 624
gradino 6548
grado 2258
- d'acidità 2260
- d'approssimazione 2261
- d'arricchimento della colonna (dist.) 2265
- d'essiccamento 2264

grado d'indurimento 2262
- d'untuosità 2267
- di Baumé 817
- di compressione 5642
- di diluizione 2263
- di durezza 2269
- di finezza 2266, 3164
- di fluidità 2267
- di libertà 2268
- di mollezza 2267
- di penetrazione 5079
- di precisione 2259
- di purezza 5094
- di saturazione 2272
- di secchiezza 2264
- di sicurezza 2271
- igrometrico 2270
graduale 1184
graduare 1237
graduato 3545
graduazione 3542, 6009
- di colori 6010
graffa per tubi 1725
graffatrice 1617
graffio 6028
grafico 3564
grafite 3565
grammo-molecula 3552
gramola 2602
grana fine, a 3157
- grossolana, a 1652
granato 3435
grandezza 4431, 6319
- di particelle 5028
- media 4523
grano 1991, 3599
- fino 3156
granoso 3556
granulato 3558, 3559
- ad umido 7438
- effervescente 3557
- per settaccio 6275
granulatore a secco 2661
- ad umedo 7439
- oscillante 4920
granulatrice rotativa 5919
granulazione 3560
- a doppia compressione 6353
- per via secca 2583, 6353
granulo 3561
granuloso 3556
grappa 1572, 1616, 3588
grasso 3053
- alimentare 2421
- animale 462
- commestibile 2727
- di maiale 186
- lubrificante 4388
- non commestibile 3953
- per pasticceria 1958
- Ramsay 7256
- solido 3656
- suino 186
grata 3798
gratticciato d'essiccazione 2670
gratticcio 4214
- d'essiccazione 2670
- per essiccamento 4138
gratifica 1008
grattatore 6027

grattuggia 3566
gravimetria 3569
gravitazione 3570
greggio 1649
grembiale 550
grès 2087
grezzo 924, 1649
griffa 1593, 3588
grigiastro 3578
griglia 3579
- acceleratrice 71
- di protezione 5506
grilletto 7121
grillo 6182
grippaggio 6087
grippare 6086
grippatura 2612, 6087
grondaia 2486
grossezza 6965
- di granule 1654
grosso 1649
grossolano 1649
groviglio 6817
grumo 1628, 4396
grumoso 3601
gruppo 7213
- differenziale 2424
- di riscaldamento 3708
guaina 6210
guajacolsolfonato di potassio 5326
guancia 1482
- mobile 6488
guanto d'amianto 619
guardia-cinghia 857
guarigione 2132, 5681
guarnire un giunto 4985
guarnitura 4989
guarnizione di cuscinetto 837
- piana 6216
- premistoppa 3454
guasta 1067
guastare 6493
guasto 3034, 3035
guida 3608, 5611, 7413
guidafili scorrevole 3631
guscio 3799
gusto 3228
guttaperca 3621

idoneo al servizio 6165
idrato di carbone 3809
idrofilia 3828
idrofugo 7405
idrogeno 3814
- pesante 2375
- solforato 6724
idrogenolisi 3819
idrolato 6591
idrolisi 3821
- acida 118
idrolizzato 3820
idromelo 3822
idrometria 3823
idrometro 578
idrosolubile 3832
idrossido d'alluminio 370
- d'ammonio 1373
- di calcio 1212
- di magnesio 4420

idrossido di potassio 1375
- di sodio 1376
ignifugo 3182
ignizione 3870
igrometro 3838
- a capello 3627
igroscopicità 3840
igroscopio 3839
illuminazione 3873, 4283
- dal soffitto 1387
imballaggio 4986, 7487
- collettivo 1730
- di trasporto 2505
- irrecuperabile 4365
- non restituibile 6999
- originale 4913
imballatrice 4993
imbarco 6245
imbellettatura 4443
imbiancamento 938
imbiancatore 939
imbianchimento 938
imbibente 7444
imbibizione 6366
imboccatura 4816
imbottigliatrice 1022, 1031
imbottimento 6811
imbottitura 7231
imbozzolatura 1676
imbutitura 2818
- profonda 2238
imbuto 3418
- a filtro 1124
- a nervature 5850
- a rubinetto 2649, 6831
- collettore 1728
- di Büchner 1124
- di riempimento 3125
- per elutriazione 2808
- scannelato 5850
- separatore 6141
immagazzinamento 6631
immalleabile 3874
immergere 2457
immersione 2464
immiscibile 3875
immissione di gas 7114
- in commercio 1783
impaccio 3756
imparentato 5738
impastamento 4145
impastare 944
impastatore 4629
impastatrice 2602
- a caduta libera 7157
- a doppia elica 2596
- a due bracci 2578
- a due truogoli 2549
impastatrice-mescolatrice 4146
impatto 3877
impedenza 531
impedimento 3756
impenetrabile 3890
impermeabile a gas 3889
- all'olio 4859
- all'umidità 2183
- alla polvere 2695
imperniatura 1003

impianti fissi 3029
impianto 2900
- d'illuminazione 4286
- d'irrigazione 2631
- della caldaia 991
- di candeggio 937
- di condizionamento d'aria 286
- di distillazione 2533
- di formatura 4672   72
- di messa in bottiglie 1032
- di ricupero 5682
- di riempimento 3129
- di riscaldamento 3705
- di separazione 6133
impiastro adesivo 2833
- callifugo 2832
impiego 537, 7242
impiombatura 6486
- (di cavi) 4112
implosione 3893
importato 3876
importazione 3894
imposta 2697, 5634
- sul reddito 3924
impreciso 7264
impregnare 3897
impregnato 3898
impregnatrice 3902
impresa madre 5017
- piccola 6357
impressione 5462
impronta 1382, 3903
- a tasselli 6489
improprio 7491
improvviso 2995
impulso 3906
impulsore elicoidale 7481
impurità 3909
impuro 3908
inalazione 3965
inammissibile 3912
inanizione 3797
inargentato 6297, 6299
inattenzione 3913
inbozzinatura 3527
incamiciatura 1334
incanalatura 4811
incapsulatrice 1287
incassare 2812
incassatura 2818
incastellatura 999, 5595
incastonato 4714
incastonatura 2083, 4713
incastra 3591
incastrare 3915
incastratura 3193
incavo 3591
incerato 7411
inchiesta 2865
- sul mercato 4481
inchiostro 3990
incidenza 3918
incisione all'acqua forte 2910
inclinazione 5201, 5494, 7004
- d'una curva 2353
incluso 3922
incollamento 5161
incollare 3525
incollatura 3527
incolore 1760
incompatibilità 3926

inconcludente 4082
incontro 4110
inconveniente 2473, 2618
incorporare per triturazione 3927
incorporato 1138
incorporazione 2813, 3928
incostatura 6007
incremento 3931
increspatura 2077, 3315
incrinatura 2056
incrocio a T 6858
incrostazione 97, 2813, 3932
- (di caldaia) 992
incudine 523
incurvare 1045
incurvatrice 864
indagine 2865, 5766
indican orinario 3942
indicativo numerico 4827
indicatore 3936
- d'oscillazione 7324
- del livello d'acqua 7393
- del vuoto 7258
- della pressione 4466
- di precisione 5390
- di vibrazione 7324
- velocità 5829
- tutto-o-niente 3538
indicazione 3935
indice 5265
- d'esterificazione 2904
- d'idrossilo 3837
- di penetrazione 5077
- di perossidi 5127, 5128
- di plasticità 6406
- di rifrazione 5717
- di sicurezza assoluta 2127
- di stampabilità 2122
- terapeutico 2127, 6937
indifferente 3999
indigotina 3938
indistinto 980
indivisibile 3939
indizio della perdita minimale 4609
indotto 584, 585, 3943
induramento da invecchiamento 265
indurimento 6615
- (plast.) 2133
- della grassa 3054
- eccessivo 4946
- insufficiente 7203
indurire 3661
induritore 3663
industriale 3951
induttanza 3945
induttore di sonno 3843
induzione di shock 3948
inedia 3797
ineguale 5609
inerte (chem.) 5281
inesattezza 3034
infialatrice 1031
infiammabile 3956
infiammazione 3870
infisso 1333
inflaconamento 1029
informazione all'indietro 3062
- retrograda 3062

infossamento 6282
infrangibile 6205, 7202
infrarosso 3959
infrazione 3958
infusi 3963
infusione 3962
infuso 3962
ingegneria 2861
- chimica 1485
ingeribile 6772
inghiottito 6773
ingiallimento 7499
inglobamento 3928
ingobbatura 1128
ingombro 6755
ingorgamento d'un setaccio 948
ingorgo 1521
ingranaggio 3466
- a planetari 5217
- a spirale 6482
- conico 881
- d'arresto automatico 6095
- del cambio 3472
- del cambio di velocità 1450
- elicoidale 3717, 6482
- riduttore 5701
ingranare 2859
ingrandimento 2864
- (microsc.) 4428
- (opt) 4429
ingrediente 3964
- di carica 1149
ingrossamento di nucleo 6712
ingualcibile 2070
inibitore 3968
inibitori della coagulazione 491
inibizione 3966
- competitiva 1801
iniettare 3978
iniettore 3405
- da pressione 3855
iniezione 3979, 3989
- a vite 3985
- capillare 5801
- di gas 7114
- endorachidea 4050
- endovenosa 4051
- intraarteriale 4046
- intradermica 4047
- intramuscolare 4048
- intraperitoneale 4049
- ipodermica 3847
- sottocutanea 3847
iniziale 3969
iniziatore di reazione 3977
inizio dell'ebollizione 3971
- della reazione 6580
innato 3914
innestare 2858
innesto 1360
- (mot.) 1593
- a cono 1869
- a denti 2558
- a frizione 3388
- a zampa 2558
- magnetico 4424
innocuo 3669
inodore 3994
inoffensivo 3669
inorganico 3995

inossidabile 3996, 5956
inquinamento 3909
- atmosferico 304
insaccatrice 740
insacchettatrice 740
insaponificabile 7223
insaturato 7224
insensibile 3999
inserto 4000
inservibile 7226
inserzione 234, 4000
insipido 6853
insolubilità 4004
instabilità 4008
installazione 2900
- d'aerazione 317
- di riempimento 3129
- di ventilazione 317
- termica 3705
instillazione 4011
- nasale 1742
insuccesso 3034
insudiciamento 1623
insufficienza 2246
intaccatura 2150, 3934, 6023
intagliato 4812
intaglio 1326
intelaiatura 3370
intensificazione 2863
intensità di corrente 419
- luminosa 1261, 2323
intercambiabile 4023, 2948
inerfaccia 4024
interferenza 4022, 4025
interferometro 4026
interlacciamento 4028
intermediario 4032
intermittente 4035
interrompere 2490
interruttore (elect.) 1070
- a cordone 5522
- a ginocchiera 7035
- a levetta 7035
- a mercurio 4557
- a tempo 7009
- automatico 688
- bipolare 2597
- di commando 1947
- graduale 6609
- orario 7009
- separatore 6134
interruzione 2489
interstizio 3433
intervallo 3433, 4043, 6434
intorbidamento 1632
intossicazione 4045
intreccio 4028
intrico 4052
introdutore 4053
introduzione 4054, 4055
intubazione 7146
inumidimento 2179
inumidire 2178
invecchiamento 266
inventario 4057
- teorico 5447
inverniciare 7289
inverniciato 3514

inversione 4058, 5816
investimento 4063
inviluppo 1334
invio 2504
inviolabile 5166
invoglio 2050
involtare 7486
iodato di calcio 1214
iodato di potassio 5330
iodio 4066
iodoplatinato di potassio 5332
ioduro d'ammonio 406
- di calcio 1215
- di potassio 5331
- mercurico 4559
ione anfotero 421
- negativo 4764
iperdosaggio 4947
iperite 7502
ipermetabolizzante 1244
ipersensibilità 3841
ipnagogo 3843
ipnotico 3844
- ad azione mediolenta 4034
- d'azione corta 6240
ipoclorito di sodio 6386
ipodermoclisi 3849
ipofosfito d'ammonio 405
- di calcio 1213
- di potassio 5329
- di sodio 6387
iponitrito 4782
ipossia 3858
ipsografo 3860
ipsogramma 3859
iridescenza 4880
irregolare 12, 5609
irregolarità 4081
irrigidimento 6615
irrelevante 4082
irrorazione 634
iscrizione 3111, 3998
isolamento 4018
isolante 2417
isotonia 4089
isotopo a vita breve 6249
ispessente 6963
ispessimento 4007
ispezione 1480
istantaneo 4009
isteresi 3861
- elastica 2760
isteresigrafo 3866
isteresimetro 3866
- da penetrazione 3950
istruzione 4012
- per l'uso 4013
istruzioni di servizio 4890
- per l'uso 4890
iuta per sacchi 1156

karabé 7498
klinker 1618

labbro 1092, 2721
labirinto 4168
laboratorio industriale 3952
laboristo 4164
lacca 4169, 6229
- colorata 1752

lacca da rivestimento 1661
- del Giappone 4095
laccamuffa 715
lacerato 2442
lacrima 6861
lacunoso 951
lama 920
- della cesoia 6207
- di falciatrice 4148
lambicco 6617
lamella 4178
lamellare 3201, 3322, 4181
lamiera 4080, 6219
- d'acciaio 6604
- bianca 6221
- costolata 5851
- di piombo 6218
- ondulata 2016
- punzonata 5538
- stozzata 2817
lamierino 4080
- nero 919
lamina 4179, 5235
- d'impressione 3311
- di metallo 3310
- intermedia 4030
laminare 4181, 5878
laminato 4185
- di papel 4184
- postformato 5297
- sandwich 5990
- stampabile 5298
laminatoio 1236
- di ferro 4079
laminazione 4189, 5892
- a freddo 1715
lampada 4194
- a filamento a carbono 1298
- per saldare 392
lana 7476
- cardata 1308
- di legno 7472
- di vetro 3511
- mohair 4640
- sintetica 613
lanolina anidra 187
- idrata 188
lanuginoso 3279
lapis 1040
- caustico 1378
lardo 186
larghezza 7455
- del cordone soldato 5902
- totale 4942
laricina 8
lasciare riposare 346
lassativo 4220
lastra 5006, 5235, 6212
- di cristallo 4617
- di ferro 4080
- di fibrocemento 617
- di marmo 4475
- di porfido 5291
- di rame 1977
- di vetro 3503, 3505, 4617
- di zinco 7507
- laminata 4187
late esterno 4925
latenziazione dei medicamenti 2653

laterale 4208
laterizio 1082
lato piano fisso 1385
lato piano mobile 3339
latta 1254, 6221
- stagnata 6221
latte 4596
- di calce 4598
- scremato 6323
latteo 4599
lattiginoso 4599
lattina 1254
lattosio 4175
laureato 3544
lavabilità 7373
lavaggio 11
- nasale 1742
lavatrice (macchina) 7375
lavorare 3025
- all'utensile 4410
lavorazione a catena 4303
- a freddo 1715
- con plastisol 6355
- per elettroerosione 2784
lavoro 4162
- a catena 4303
- a cottimo 5164
- a macchina 4412
- di squadra 6860
- utile 4930
lega 349
- d'acciaio 6602
legame (chem.) 903, 4315
- atomico incrociato 2089
- covalente coordinato 1971
- normale 4805
- interatomico incrociato 2089
- ionico 4073
- trasversale 2089
- triplo 7130
legante 904
- per anime 1985
legge 4218
leggero 4273
legislazione 4241
legnamo 7470
legno 7470
- di Panama 5587
- saponario 5587
legumi secchi 5529
lembo 3207
lente 4243
- acromatico 110
- d'ingrandimento 4430
- d'ingrandimento (per contare fili) 4309
lenticolare 4244
lettera di carico 895
letteratura 4337
letto 845
-, a 649
- di colata 1346
- di polvere 5365
- di turbolenza 7448
- filtrante 1915
- fluidizzato 3283
- vasale 7293
- vascolare 7293
lettura 5655

LEV- 558

leva 3650, 4253
- a camme 1248
- a forcella 2776
- a ginocchio 874, 2776
- a gomito 874
- da gas 6994
- d'innesto 1640
- di blocco 1360
- di comando 162
- di tenditore 6893
- girevole 6786
- oscillante 5876
levetta di sgancio 7121
levigatezza 2929
levigato 2807, 6360
levigatrice 5271
levigatura 5269
- (del vetro) 3158
levigazione 4257
levogiro 4259
levulosio 3403
libbra 5356
libbre per pollice quadrato (pressione) 5353
liberazione 5743
- di basi 335
- di merci 5744
- protratta 5514
- rapida 3050
libro (bot.) 323
licenza 4263
- d'esportazione 2988
- di importazione 3895
lichene islandico 3868
licopodio 1637
lievito 7496
- minerale 744
ligneo 4288
lignina 7471
lima 1162, 3108
- a triangolo 7117
limatura 3112
- di stagno 7016
limfa 5991
limitazione 4299
limite d'ebollizione 996
- d'elasticità 2763
- di carico 4296
- di compressione 1829
- di flessione 863
- di misura 4297
- di prezzi 5453
- di rottura 1074
- di scorrimento 2076
- di snervamento 2076, 7501
- di stiramento 7501
- di tolleranza 4298
- fiduciare 1875
linea 4302
- caratteristica 1458
- di base 7505
- di confine 1042
- di contatto 1916
- di forza 4304
- di giunzione (cassaforma) 4659
- di partenza (cromatografia) 6581
- di produzione 3027
- di riconoscimento 1458

linea di riempimento 1030
- di riferimento 3100
- di saldatura 3268, 4109, 6409, 7432
- divisoria 6137
- limite 1042
- neutra 7505
- principale 4433
- retta 6654
lingotto 896
linguaggio tecnico 6866
linguetta 4311, 7040
linimento 4312
lino 3231
linone 3382
liofilizzazione 3373
liolisi 4405
lipescenza 4322
liporegulazione 4323
liquazione 4326
liquefare 4328
liquefarsi 4328
liquefazione 4327
liquido 4329, 4330
- conciante 6813
- d'impregnazione 3901
- di bagno 811
- di macerazione di granturco 1994
- di separazione 6132
- lubrificante 4389
- refrigerante 1966
- tissurale 7029
lisato 4407
lisciatura 6362
liscio 5210, 6360
liscivia 4403
liscivia alcalina normale 4804
- caustica 1374
- di potassa caustica 1374
- di soda caustica 6372
- di sodio 1377
lisciviare 4224
lisciviazione 4225
listello 2722, 4237
- d'apoggio 928
listino prezzi 4334
litorubina 5116
livella 7397
- a bolla d'aria 301
livellamento 2882, 4250
livello 4248
localizzazione 835, 4347
locazione 3046
loden 5921
logoramento 7421
- per abrasione 675
- per caduta 3037
logorio 3386
lolla di riso 5856
longevità 4355
lontano 2525
loppa 1539, 5856
losanga 4385
lotto 806, 4366
- di fabbricazione 4471
- di prova 5174
lozione 4367
- capillare 3629
- per capelli 3629

lubrificante 4386
- per punzione (ad effetto "anti-presa") 4656
lubrificazione 4390
- forzata 5438
luce 1598, 4272
- d'arresto 6639
- del giorno 2196
- incidente 3919
- scintillante 3246
lucernario 6325
lucidare 3512
lucidato a specchio 1158
lucidatore 5270
lucidatora 1135, 3517
- speculare 1090
lucido 1085
lucro 871
lumen 4393
lunghezza 4242
- d'onda 7409
lunghezza della catena (chem) 1437
- fuoritutto 4941
- totale 4941
luogo d'azione 5262
- fresco 1959
lustrante 4400
lustro 1088, 3522
luteina 2440
luteoide 3487

macchina a due cilindri 7181
- a funzione speciale 6310
- a getto di sabbia 5989
- a più teste 6177
- a scossa 6188
- a scosse 4534, 6188
- a sfacciare 6754
- abrasiva 22
- addizionatrice 180
- ausilaria 6566
- calcolatrice 1225
- centrifuga 1412
- classificatrice 6035
- d'alto rendimento 3713
- da grande velocità 3740
- di grande prestazione 3713
- motrice 2860
- per bordare 3208
- per dividere 4704
- per fondere 1349
- per piegare 864
- per pillole 5171
- per scanalare 6351
- per sprematura 6537
- per tutti i lavori 351
- pettinatrice 1764
- rigatrice 3592
- rotatoria 5831
- scapecchiatrice 1764
- selezionatrice 6035
macerare 4487
macerazione 4408
macerazioni 4409
macina a cilindri 2175
- da mulino 3586
macinatore 1069
- a cilindri 2108
- a tubo 7149

macinazione 2106, 7135
- a secco 2662
- ad umido 7440
macrolido 4414
maddaleone 4415
madreperla 4708
madrevite 4828
magazzinaggio 6631
magazzino 2337, 6649
- frigorifero 1702, 1713
maggiorazione di ritiro 1935
maggiori costi 183
maglia 4563
- di catena 1413, 4316
maglie fine, a 3168
magma 4417
maiolica 4441
maisina 7503
malato 4445
malattia da denunciare 4815
malleabile 2677
malleabilità 4449
malta di cemento 1398
manata (d'erba) 4451
mancanza 2246, 4171, 6247
- di corrente 1067
manchevolezza 6248
manco (di liquido) 7192
mandato 4905
mando per tastatore 3078
mandrino 1015, 4457
- a morsetto 1576
- ad espansione 2966
- fusiforme 6479
maneggevole 4452
maneggiabile 4452
maneggio 3651
manica a vento 7461
- di gonfiaggio 3130
manico 3587, 3650
manicotto 1166
- (di corda metallica) 1983
- conico 1888
- d'unione 4001
- di gomma 5939
- di gonfiamento 3130
- di riduzione 5695
- di tubo 5197
- filettato 6049, 6050
- forzato 6262
maniera 4465
manifattore 4469
manifesto 4957
maniglia 6182
maniglione 6182
manipolo 4451
manipolazione 3651
mano (di pittura) 1655
- a finire 3176
- d'opera 4161
- di finitura 3176
- di smalto 1656
manometro 4466
manovella 2061, 3650
mantello 1334
- di forma 6228
- elettrico di riscaldamento 2781
mantenimento 4439
manufatto 4468

marca 4477
- d'iniezione 3461
- di fabbrica 1057
- di graduazione 2551, 3550, 6012
- riservata 5767
marcato 4158, 6804
marcatore 4479
- di passo 4983
marcello 6329
marchio deposito 1057, 5725
- di conformità 1430
- di fabbrica 1057
marcia 4710, 5947
- a vuoto 2204
- rapida 3739
marezzato 1633, 1634, 4643
marezzo 4642
margine 1013, 2721
- d'errore 4295
- di profitto 4476
- di sicurezza 5968
marmitta di scarico 2958
marmo 4474
marmorizzare 4712
marna 4486
marocchino 4701
marrone 1107
- Bismarck 909
martello 3641
- (d'un mulino) 6781
- stantuffo 2643
mascella (mec) 4097
- sigillatrice 6060
mascheramento 1250
maschiatura 6840
maschio d'estrusione 3015
- del rubinetto 1673
massa 1142, 4396, 4490
- commune 5280
- congelata 1878
- da colare 5361
- di base 3597
- di copaive 1972
- filtrante 3147
- fusa 4546
- pastosa 2603, 4417
- per candelette 5075
- per compresse 6801
- pillolare 5172
- resinosa 5773
mastica 3615
masticatore 2602
masticatorio 4495
mastice 4402, 5935
- resinoso 5778
matasina 3653
matassa 3653
materia colorante 2700
- estrattiva 3005
- prima 5644
- termoplastica 6956
materiale 4502
- basico 790
- d'alimentazione (d'una macchina) 3070
- d'incassatura 2814
- da " ballast " 756
- da sutura 6769
- da vagliare 6036

materiale di riempimento 3127
- di riporto 3117, 3127
- di tenuta 6058
- eccedente 2939
- filtrante 3147
- grezzo 5644
- plastico 5225
- polverizzato 5373
- sciolto 1143
- sospeso 3299
- stampato 4657
materiali da stampaggio 4667
- plastificati 2773
materozza 6524
matita 1040
matraccio 4506
- d'Erlenmeyer 1886
matrice 1382, 2406, 4652
- fissa 3197
- intercambiabile 7214
mattatoio 6329
matto 4507
mattone 1082
- refrattario 3180
maturo 5871
mazza 6330
- meccanica 5616
mazzabattente 5616
mazzeranga 843
meccanismo d'azione 4536
- d'elevazione 4271
- da nottolino d'arresto 5059
- di disinnesto 5746, 6640
- di ribaltamento 7026
- di sgancio 5746
- invertitore 5826
- pluristadio 4737
media 700, 4521
mediatore di potenziale 5352
medicamento 2650
- ad azione prolungata 4351
- da azione corta 6239
- prescritto 2913
medicazione di intervallo 4044
medio 4543
melassa 4650
membrana permeabile 5120
membrana semipermeabile 6115
menabrida 152
mensola 1903, 4147
- di pietra 6634
mercato 4480
merce 3540
- alla rinfusa 1143
- commerciabile 1781
- da stivare 6574
- di ritorno 5813
- di terracotta 2087
- resa 5813
merci deperibili 5114
- in pezzo 5163
- sbiadite 3032
mercurio 4555
mescola 4246
- madre 4493
mescolabile 4620
mescolabilità 4619
mescolamento 946
mescolare 944

mescolatore 947
- a cilindri 2173, 4632
- a cono 1871
- a cono doppio 2585
- a controcorrente 2041
- a cubo 2117
- a denti 5073
- di dispersione 2512
- a doppi cilindri a forma di V 7361
- a nastro 5853
- a rotolamento 5882
- a tamburo 2658
- a turbina 7165
- a vortice 7359
- ad agitazione 6192
- biconico 2584
- centrifugo 1413
- da due pale 2579
- per unguenti 4868
- planetario 5218
- tipo Banbury 771
mescolatore Werner 6279
mescolatore-agitatore 6625
mescolatrice 947
- a dischi dentati 7050
- a operatori paralleli 743
mescolatura per triturazione 7137
messa 5220
- a punto 210
- a zero 3970
- in vendita 1783
- in vigore 5558
metabolismo 4566
- intermediario 4033
metabolito 4567
metallo leggero 4277
- per campane 853
- pesante 3712
- prezioso 5385
- sinterizzato 5369, 6315
metanesolfonato di calcio 1216
metastabile 4573
metilcellulosa 1390
metodo 4577
- a suspensione 6767
- d'elezione 4579
- dei dischetti di carta 5010
- di fabbricazione 5470
- di separazione 6138
- rapido 5625
mettere fuori servizio 5556
- in funzione 6168
- nei silo, il 6282
mezzaluna 4603
mezzano 4032
mezzi 3029
mezzo 4543
mho-metro 1864
mica 4568
microburetta 4588
microcurie 4590
micrometro 4591
- a palmer 4592
micronizzatore 3280
microscopio a contrasto di fase 5143
- di fluorescenza 3284
miele 3774

miglioramento 3905
migrazione 4593, 6231, 7369
minerale 4908
minio 4613
ministero 4612
minugia 1364
miorilassazione 4739
miorilassante 4738
miscela 945
- frigorifera 3376
- tonante 2373
miscelabilità 4619
mischiamento 946
mischiare 944
miscibilità con acqua 7399
miscuglio 945
mistura 945
- ad agitare 6187
- di saggio 6915
- ternaria 6899
misura 4527
- della costante dielettrica 2210
- di precisione 5391
- di sicurezza 5969
- di tempo 7010
- effettiva 158
- minima 4610
- vera 158
misurabile 4526
misurazione 4528
mitella 7116
mobile 4633
mobilità 4635
modano 4652
modellare 4636
modello 4494, 4637, 6553
moderatore pneumatico 290
modificare 1449
modificazione 352
modo d'assorbimento 54
- d'impiego 4013
- di somministrazione 4578
modulo d'elasticità cubica 1144
- d'elasticità tangenziale 1686
moerro 4642
mohair 4640
"moire" 4642
mola 1136, 3586
- smeriglio 21
molare 4648
molarità 154
molatrice 3584
molazza 676
- a ruote verticali 5004
- mescolatrice 4629
molazzatura 4728
molecola 4682
molesto 7221
molibdato d'ammonio 407
- di piombo 4686
molibdeno 4687
molino 4600
- a cilindri 2172
- a getto 3280
- a mano 3645
- a palenti 1474
- a palle 752
- a palle di porcellana 5285
- a pilloni 849

molino a rulli 752, 2172
- a scosse 7325
molla 6518
- a balestra 4230
- a bovolo 7358
- a foglia 3225
- a scatto 5745
- a spirale conica 7358
- ad elica 1621
- ad elica conica 7358
- antagonista 2038
- d'innesto 1641
- di bascula 1641
- di blocco 1613
- di chiusura 1613
- di compressione 1835
- di fermo 6520
- di richiamo 2038
- di ritorno 2038
- di scorrimento 6338
- di torsione 5855
- ellittica 2800
- laminare 3225
- piatta 3225
- ricuperatrice 2038
- spirale 3630
- spiroidale 1621
- trasversale 7106
molle 6398
molletone 4684
mollica di pane 4587
moltiplica 3467
momento d'inerzia 4689
- flettente 865
- rotatorio 7061
mondiglia 3169
monofase 4698
monosolfuro 6715
monovalente 4699
montacarichi 2795, 3762
montaggio 640, 3193, 3199
- in serie 6153
montaliquidi 115
montante 5595
montare una guarnizione 4985
montate 4714
montatura 999, 4713
- (d'occhiali) 1092
mordante 5543
mordente 1372
morsa per tubi 5196
morsetto 1360, 1572, 3587
- a vite 7488
- di cassaforma 4654
mortaio 4702
- d'agata 264
- di legno 7475
- di Plattner 5245
- di porcellana 5287
mortesatrice 4704, 6351
mosto (di birra) 7483
moto 4710
- accelerato 69
- browniano 1109
- laminare 4180
- libero 3372
- turbolento 2720
motore 2860
- a corrente monofase 6309

OLI-

motore a corrente polifase 5276
- a corrente trifase 6986
- a ingranaggi 3470
- a stella 5598
- elettrico per usi diversi 4736
- stellare 5598
motorino d'avviamento 6097
mottolino 5632
movibile 4718
movimento 4720
- a ginocchiera 2775
- a scosse 6193
- ascendente 626
- di discesa 2352
- oscillante 5877
- trasversale 2098
mozione 4710
mozzo della mota 3793
- di ruota 4756
mucchio 3681
mucillagine 4723
mucosa 4724
mucoso 4725
muffa 4595
muffito 4678
Mugolio ® 3796
mulino a ciottoli 752
- a dischi dentati 7052
- a palle 752
- a palle di vetro 3492
- a sassi 752
- a tramoggia 1870
- a tre cilindri 6989
- colloidale 1738
- per unguenti 4867
muraglia 7366
muro 7366
muschio d'Islanda 3868
musco terrestre 1637
muscolo liscio 6361
- striato 6320
mussola 4741
mussolina 4741
mutamento 352, 1449, 1453
mutazione 4742
mutuo 4744

nascente 4753
nascosto 6761
nasello 4391, 5454
nastra perforata 5104
nastro 5852, 6677
- continuo 2851, 7424
- convogliatrice 1955
- d'acciaio 6605
- d'accompagnamento 719
- di selezione 6428
- di trazione 1955
- elastico 5933
- impregnato 7291
- registratore 5678
- resinato 7290
natura d'una sostanza 4755
navetta 5703, 6265
navicella 2123
- di combustione 1772
nebbia 3309
nebbietta 4621

nebulizzatore 660
negligibile 4765
nero 918
- animale 461
- brillante 1089
- d'ossa 461
- fumo 6427
- gas 3437
nerofumo da gas 3437
nervato 3291
nervatura a croce 7105
nesso 1895
nettamento 1597
neuroleptanalgesia 4768
neutralizzazione 4771
neutrone 4772
nicchia 5669
nido d'ape 3775
niobio 1761
nipplo 5194
nitido 7125
nitrato 717
- argentico mitigato 4622
- d'alluminio 372
- d'argento 6294
- di calcio 1217, 4780
- di magnesio 4421
- di potassio 4778
- di sodio 6388
nitrico 4781
nitrito 4783
- d'etile 4782
- di potassio 5334
- di sodio 6389
nitrogeno 4784
nitrometro 2918
noce di palma 2004
nocivo 2284
nodo 4788
nolo 3379
- aereo 316
nome 4749
- collettivo 1731
- commerciale 1780, 7087
- depositato 1057
- generico 3482
- popolare 7138
non eterificato 4794
non gommoso 4799
- malleabile 3874
- poroso 4797
- saturato 4800, 7224
- servizievole 7226
- stagno 4233
- volatile 4801
nonio 7313
non-reazione 26
noria 1126
norma 6553
normalità 4808
normalizzare 6564
normalizzazione 4810
norme industriali tedeschi 2454
nota in calce 3332
nottolino 4204
- d'arresto 1360, 5058
nucleo 1984
- cristallino 4822, 6079
- d'argilla 1595

nucleolo 4821
nullità 4823
numerazione 4826
numeri scelti a casaccio 5620
numero 4824
- d'accettazione 4265
- d'acidità 123
- d'acqua 7400
- d'iodio 4068
- delle placche 5240
- di fabbricazione 6147
- di permesso 4265
- di registrazione 5726
- di saponificazione 5995
nuovo di fabbrica 1058

obbligatiricetta 4877
obbligatorio 1843, 4834
obiettivo 6022
- acromatico 110
obietto 4832
obiezione 4833
obliquità 4836
obliquo 4835
occhiali di protezione 3537
occhiello 773, 3021
occhio 3018
- destro 4846
- sinistro 4239
ocra 4843
oculare 3022
odorante 3229
odorato 6358
odore 3227
- resinoso 5779
- suavo 3369
offuscare 6847
oggetto 279
ogiva 6516
ohmmetro 4853
oleaginoso 4870
oleazione 4390
oleoresina 4874
oleosaccarato 2792
oleoso 4870
oleum 3415
olfatto 6358
oliatura 4863
olio 4854
- animale 465
- candeggiato 936
- commestibile 2728
- cotto 2103
- crudo 2103
- d'arachide 571
- d'avellano 3674
- d'oliva 4876
- di balena 976
- di Carapa 1291
- di cartamo 1323
- di cocco 1675
- di colza 1720
- di cotone 2032
- di foca 6055
- di girasole 6733
- di lino 3232
- di lino cotto 4319
- di linseme 3232
- di mais 1992
- di miristica 4746

OLI- 562

olio di nocciuolo 3674
- di noce del Brasile 1061
- di noce di palma 5000
- di paraffina 3711, 4276, 5014
- di pasciuli 5040
- di perilla 5110
- di piede di bue 1123
- di pino 5179
- di resina 1677
- di ricino 1353
- di scorza d'arancia 2899
- di sego 6810
- di separazione 4658
- di sesamo 872
- di spermaceti 4875
- di trementina 7176
- di vaselina 3711, 4276
- di vinaccioli 3563
- di zafferano bastardo 1323
- essenziale 2898
- greggio 2103
- indurito 3818
- minerale 4604
- vegetale 7301
- volatile 2898
oltremarino 3381
ombra 6183
omogenato 3772
omogeneizzazione 3773
omolaterale 4076
ombreggiato 6184
oncia 4924
onda 7408
- corta 6245
- lunga 4354
- ultra-corte 7198
ondato 4643
onde ultrasoniche 6741
ondulato 2013, 7410
opacità 4879
opacizzazione 2680
opaco 4881
opalescenza 4880
operaio 669
- specializzato 6322
operare 4885
operazione 4894
- a mano 4467
- a piccole quantità 807
- di mischia 4630
- di stampaggio 4671
opposizione 1925
opuscolo 1009
orceina 2118
ordinamento 594
- (d'un laboratorio) 90
ordinanza 4905
ordinare 5408
ordinata 4907
ordine 4904
- (math.) 2559
- d'acquisto 1181
- di grandezza 4906
ore di lavoro straordinario 252
- straordinarie 4958
orecchione (d'asse) 4117
organizzazione d'un mercato 4482
organo di collegamento 3051

organo perfuso 5108
organolesivo 4909
oricello 2118
orientamento 6886
orificio 525
- d'uscita 2307
- d'efflusso 4927
orifizio di spurgo 942
origine 4912
orli circonferenziali (di lamieri) 1561
orlo 821, 1013, 1092, 2722
orneblenda 420
oro battuto 840
orologio 1620
- di controllo 668
ortofosfato 6906
ortogonale 4916
oscillazione 4921
oscilloscopio 4922
oscuramento 2189
oscuro 2187
osmosi 4549
ossalato calcio 1218
- d'ammonio 408
- di potassio 5335
osservazione 4837
- ulteriore (d'un paziente o d'una reazione) 3325
ossiacido 4972
ossicloruro di piombo 4227
ossidabile 4966, 4971
ossidante 4969
ossidazione 4967
ossido 4970
- acido 113
- d'alluminio 373
- di calcio 458
- di mercurio 4560
- di sodio 6390
- di stagno 6570
- idrato d'alluminio 371
- idrato di magnesio 4420
- mercuroso 4554
ossidometria da sulfato di cerio 1425
ossidulo di mercurio 4554
ossigeno 4975
ossimele 4980
ossitossico 2715
ostacolo 3756
ostia 7364
ostruzione 4839
ottaedrico 2747
ottagonale 2746
ottagono 4844
ottenimento 664, 4840
ottico 4898
ottone 1060
ottovalente 4845
ovale 2745, 4935
ovulo vaginale 5133
ozocherita 1424
ozono 4982

pacco 4986
pacfong 3485
pachicuraro 4984
pagliato 6662
paio 2045

pala 921, 6255
- (dell'elica) 920
- dell'impastatrice 4144
- di ruota (idraulica) 922
- rotativa 5913
palchetto 6225
palese 4957
paletta 4176, 4997
- di zangola 2194
palettizzazione 4998
palla 1139
palladocloruro di potassio 5318
pallina di vetro 3493
pallone 758, 3218
- a fondo piatto 1886
- a fondo tondo 5925
- addizionale 2998
- con tre colli 6985
- da estrazione 3004
- di saponificazione 5994
- graduato 3547
palmola 1687
palombaro 2546
palpebra 4266
panello 1196
paniere 801
panna 1067
pannello di comando 1941
- fonoisolante 6431
- termoisolante 6943
panno 1629
pannolino assorbente 4504
- per mestruazione 4504
pantografo 5007
paracatena 1435
paracolpi 1133
parafango 6485
paraffina liquida 3711
- solida 1424, 3659
- solida bianca 7450
paragonabilità 1791
paragone 1793
- (chim.) 4500
parallelepipedo 5015
paranco 3762
paraspruzzi 518
parete 7366
- del recipiente 1924
- divisoria 2396
- doppia, a 2593
- spessa, con 6961
- vasale 7294
pareti sottili, a 6973
parte 5021, 6200
- aliquota 334
- annessa 662
- di molecole 4641
- in peso 5023
- superiore 7055
partecipazione 5024
parti di ricambio 2944
- eguali di ciascuna sostanza, a 1
- per millione 5032
- staccate 2944
particella 5025
particelle insolubile 6763
partita 806
- di merce 1289

passante 6997
passo d'uomo 4463
- di vite 3247, 6045
- variante 4793
pasta 3526, 5033
- dentifricia 2325
- di carta 5012, 5527
- di resine 5035
pastello 5036
pastiglia 4384, 7139
pastigliatrice 1822
pastoso 2604, 5038
patente 5483, 7086
pattino (d'un freno) 1051
pausa 5056
pavimentazione 5057
pavimento 3261
pece 6844
- greca 7
pecioso 5204
pectina 5067
pediculicido 4368
peduncolo 5069
"pellet" 3848
pellicola 2151, 3133
- adesiva 193
- colata 1339
- continua 6223
- gastrosolubile 3458
- soffiata 973
pelo della capra d'Angora 4640
pendenza 5201
penetrare 5076
penetrazione 5121
penetrometro 5080
pennello 2064
pentavalente 5082
pentossido di tantalio 6830
peptizzatore 5083
peptizzazione 5084
peptonizzazione 5085
per cento di volume 5087
- testa 5086
peracido 5089
perborato di sodio 6391
percarbonato di potassio 5336
percentuale 5093
perclorato di potassio 5337
percolazione 5096
- doppia (con due solventi) 5097
- frazionata 2548
- sotto pressione 5429
percorso 5947
percussore 6781
perdita 4360
- (phys.) 4231
- accidentale 87
- al fuoco 3689, 3871
- al rotolamento e caduta 5880
- al rotolamento choc 5881
- calorica 3689
- casuale 87
- di carica 2479
- di riserva (generazione) 6565
- di sostanza 4362
- per assorbimento 51
- per attrito 675
- per isteresi 3865

perdite per evaporazione 2926
perento 6735
perfezione 6976
perforazione 1016
- (el.) 5105
pergamena 5016
pericolo 2186
- per salute 3679
periferia 5113
perimetro 1560
periodato di potassio 5338
periodo 2161
- d'incubazione 1081
- di disintegrazione (fis. atom.) 3634
- di prova 5111
- transitorio 7101
perito 2978
perizia 7270
perla 823, 827
- di vetro 3493
permanenza 5115
permanganato di potassio 5328
permeabile 5119
permeabilità 5118
permeazione 5121
permesso 4263
- di vendita 5974
permettività 2418
permuta 2943
permutabile 2948
perno 5072
- (di centraggio) 2606
- a vite 6046
- d'appoggio 4758
- d'articolazione 3607
- della bobina 6499
- di rotazione 4117
- di testa 5208
- sferico 755
perossido 5126
- di manganese 4460
perpendicolare 5130
persistenza 5131
- del flusso 255
persolfato d'ammonio 409
- di potassio 483
personale 6547
- di servizio 667
perspirazione 5132
pesante 3710
pesata 7430
pesiera 1048
peso 7429
- a secco 2666
- atomico 659
- costante 1910
- dell'iniezione 6251
- grammolecolare 3554
- in ordine di marcia 6165
- inferiore 6246
- lordo 3594
- molecolare 4681
- molecolare basso, a 4380
- morto 2205
- residuo 5769
- specifico 6448
- specifico d'acido 6449
peso-volume 7431
pessario 5133

pestare, il 6811
pestatura 5357
pestello 5135, 5616
pesticido 5134
petrolio greggio 2103
pettinatrice 1764
pettinatura 3625
- del cotone 2029
pettine 1764
- per tagliare viti 1473
pezza centrale 987
pezzi di ricambio 2944
- separati 2944
pezzo a gomito 2775
- a T 7034
- ad angolo 2774
- adattabile 663
- colato 1338
- conformato 6199
- collegamento 1572
- di massa di carta 5528
- di prolungamento 173
- diffettoso 2244
- formato 4664
- incompleto di stampaggio 6242
- laminato stampato 4183
- lavorato 3026
- sagomato 3353
- stampato 4664, 5426
- stampato ad iniezione 3983
piacere, a 170
pialla per femmine 3593
piano 5215
- (di casa) 3261
- d'uscita 2306
- di fissaggio 1580
- di riscontro 5241
- di scorrimento 6345
- di taglio inferiore 1034
- di taglio superiore 7056
- inclinato 1537
- inferiore 4375
- portastampo 1579
- reticolare (crist.) 4216
- superiore 7233
pianta 5219
- medicinale 4542
- officinale 4542
- perenne 5098
- vivace 5098
pianto di decantazione 1588
piastra d'erezione 2758
- d'estrazione 5662
- d'impronta fissa 3195
- del pistone del transfert 7098
- dello stampo 2409
- di base 174
- di base mobile 1035
- di carica 3118
- di protezione 3605
- di strappamento 6681
- flottante 3254
- intermedia 729
- intermedia mobile 3255
- perforata 5103
- portainserti 4205
- portamatrice 1384
- portapunzone 3336

piastra superiore di cassaforma 3399
piastrina eernierata 2072
piastro 2476
- filtrante 3140
piatta 6326
- di gesso 6327
- isolante 3579
piattaforma di comando 4889
- di scarico 2301
- girevole 5836
piattello della valvola 7275
piatto 2493, 5002, 5242
- a campane 1118
- a gorgogliamento 1118
- caricatore 1469
- d'arrostimento 5875
- di bilancia 5005, 6008
- d'una colonna (dist.) 2945
- per pomate 4869
- rotante 5907
picco 5061
piconometro 2320
piede-libbra 3333
piega 20, 69, 2082, 3314
piegafoglio 3319
piegamento 5971
piegato 873
piegatrice 864, 3319
piegatura 825, 3356
- a freddo 1701
pieghettatura 2077
pieno fino all'orlo 1093
pietra caustica 978
- da affilare 3586
- per bollitura 994
pigmento 4003
- in pasta 5034
- rosso 5116
pignone 1689
- demoltiplicato 3472
- di comando 2636
pila 815
pillacchera 6484
pillola 5167
- cheratinizzata 2868
- radioattiva 5605
- zuccherata 6709
pilloliera 5169
pino americano 5203
pinza 3343, 3588
- da crogioli 2101
- di provetta 7148
- per provette 6920
pinze 4776
pinzetta 3343
pioggerella 2638
pioggia 5613
- fine 2638
piombaggine 3565
piombino 4170
piombo 4226
- in foglie 6218
- tetraetile 6927
pioviggina 2638
pipetta 5199
- di trasferimento 7097
- graduata 3548
- tarata 1238, 2300
piriforme 5066
pirocatechina 876

pirogallolo 5560
pirogenicità 5562
pirogeno 5561
pirolisi 5564
pirolusite 4460
pirometro 5565
piroscissione 5564
pirosulfito di potassio 5333
pissetta 7372
pista 7082
pistola per verniciatura a spruzzo 6508
- pneumatica 5259
pistone 5200
- d'espulsione 2751
- d'estrusione 3016
- d'iniezione 3986, 5254, 5301
- di ritorno 5525
- differenziale 2425
- dosatore 5501
- metallico 4570
- premente 3337
pitch-pino 5203
pittura 4995
placca 6326
- d'estrazione 4270
- di gesso 6327
- elevatrice 4270
- isolante 3579
- motrice 2853
- porosa di terracotta 1596
- terminale 2853
plancia di cruscotto 2193
plasmolisi 5221
plasticità 4663
plastico 5225
- di caseina 1330
- rigido 5865
- rinforzato 5734
plastificante 2830, 5233
plastificato 5232
plastomero 5225
platea 845
platina 5242
plusvalore 4959
podofillo 4520
policromia 4730
polietilene ad alta pressione 3731, 3752
polimerizzazione di massa 954
polisolfuro di potassio 4255
politura al tamburo 7158
polivalente 5277
polivalenza 7314
polizza di carico 895
pollice (misura) 3916
- quadrato (misura) 6532
polpa dentaria 2324
polvere 2689, 5364
- a grana grossa 1653
- da cospargere 1904
- da spruzzare 1904
- dentifricia 7051
- di grano fino 3160
- finissima 3170
- grossa 1651
- grossolana 7317
- impalpabile 2694
- micronisato 3159
- moderatamente grossa 4639
- quasi fina 4639
- sfusso 1146

polverina 1471
polverizzare 7134
polverizzato 5371
polverizzatore 660
- di combustibile 3405
polverizzazione 661, 6505
polverulento 5531, 5374
polvo da stampaggio 4673
- di livellamento 4252
pomata 4864
- sabbiosa" 3590
pomice 5532
pompa 5533
- a diaframma 2398
- a filtro 3143
- a getto d'acqua 306
- a membrana 2398
- aspirante 636, 6700
- centrifuga 1414
- circolare 1555
- d'iniezione 3988
- di circolazione 1558
- per acidi 119
- per alta prevalenza 3753
- per. vuoto 7260
- premente 3338
- rotativa 4848
"Ponceau" 6R 6017
ponderabile 5279
ponte 1083
popelina 5282
porcellana 1500, 5284
porcellino d'India 3612
porfirizzazione 4728
porosità 5289
poroso 5290
porta a cerniera 3758
- bottiglie 1024
portafiliera 2408, 2409, 2413
portafiltro 3144
portalampada 3765
porta-punzone 4458
porta-stampo 2413
portata 4930, 5648
- (ponte) 6439
- cardiaca 1309
- di pompa 2298
- utile 7244
portata-minuto 1309
porta-ugello 4817, 4818
portautensile a stello 7178
portello 3670
porzione 4366
posizione 4347, 5294
- di riposo 4769
- finale 2849
- iniziale 3974
- legale 4240
posologia 2566
- regressiva 6839
- scaglionata 2896
possessione privativa 6178
postrefrigeratore 182
postulato 646
potabile 2628
potassa caustica 1375
potassio 5303
potencia in watt 7406
potenza 3334, 4930
- (d'una macchina) 5106
- assorbita 3997

potenziale assoluto 33
- evocato 2931
- d'ossiriduzione 4968
- di riposo 5798
- elettrocinetico 2785
potenziamento 5354
potenziometro 5355
potere aderente 7112
- adesivo 191
- agglutinante 905
- antalgico 434
- assorbente 43
- calorifico 1243
- colorante 2701
- coprente 2054
- decolorante 5698
- di gonfiamento 6779
- schiumogeno 3304
- separatore (d'una colonna) 6136
pozione 2616
pozzo d'aerazione 308
- di sentina 6311
- nero 6311
preaerazione 5380
preaggiustaggio 5381
preamplificatore 5382
precalcolazione 5383
precauzioni 5384
precipitabile 5386
precipitante 5387
precipitato 2336
- fioccoso 3257
precipitazione 5388
- per aggiunta di sale 5983
- radioattiva 3038
precisione 100, 2933
precompressione 2583
precursore 5394
predigestione 5397
predisposizione 5398
predizione 5396
predominanza 5448
preferenziale 5399
preforma 5400
preformatura 5401
pregiudizievole 2284
pregiudizio 2177
prelevamento 6841
- (bact.) 6770
- di sangue 963
prelievo 6770
preliminare 5404
premilamiera 928
premilastra 1582
premio 1008
prenda 1275a
preparato 1814
- cuore-polmone 4399
preparazione 5406, 5407
- ad uso parenterale 5019
- del diaframma 2397
- del malto 4450
- e dispensazione dei medicamenti 2507
preraffreddamento 5393
prerigonfiamento 5417
preriscaldamento 5403
preriscaldatore 5402
- dell'aria 305

prerompitore 2058
presa 6841, 7235
- (elect.) 176
- d'aria statica 439
- diretta 3736
prescotato 5392
prescrivere 5408
prescrizione 5409
- (jur.) 5410
- di funzionamento 4892
prescrizioni di sicurezza 5966
preselezione 5411
presentazione 5413
- d'un medicamento 2568
presenza 5412
preservativo 5415
preservazione 1890, 5414
presidente 1440
presina 1471
press'a poco 16
pressa 5419
- a bilanciere 3300
- a cerniera 3920
- a corsa corta 6250
- a corsa lunga 4353
- a doppio pistone 2587
- a formare 1832
- a freddo 1709
- a giostra 2391
- a piani multipli 2198
- a vite 3300
- ad eccentrico 2717
- ascendente 1039
- da estrudere 5256
- d'iniezione 3984
- dissendente 2608
- idraulica 3804
- inclinabile 3920
- per blocchi 745
- per bordare 826
- per estrusione 2621
- per formare 5423
- per frutti 3404
- per piegare 866
- per piegare e formare 862
- per punzonare 5537
- per sbavare 7128
- per stampigliare 957
- rapida 3755
- rotativa 2391
- "transfert" 5256
pressalamiera 928
pressare 5418
pressatura 5437
- con punzone flessibile 3239
- con sacco 5432
- con sacco (di gomma) 738
- rovescia 4061
pressione 5428
- agli spigoli 2723
- al manometro 3463
- atmosferica 655
- d'iniezione 3987
- del vapore 6596
- di fianca 6272
- di mandata 2302
- di stampaggio 4674
- di superalimentazione 1012
- idrostatica 3834
- initiale 3975

pressione osmotica 4923
- per pollice quadrato 5430
- sottoatmosferica 6690
- tangenziale 6815
pressofusione 2410
pressoio 1177
prestabilire 5416
pretrattamento 5405
preventivo 2908
prevenzione 5449
prezioso 7269
prezzo 5452, 5636
- al dettaglio 5804
- al minuto 5804
- all'ingrosso 7452
- competitivo 1802
- complessivo 4397
- d'acquisto 1182
- d'impressione 3904
- di costo 2024
- di fattura 4064
- di vendita 6102
- fisso di vendita 3198
- marcato 4478
- medio 702
- provvisorio 5516
- unitario 7217
prima di coricarsi 649
- velocità 1038
primario 5456
primo del pasto 64
principale 1492
principio amaro 913
- volatile 7349
priorità 5465
prisma birifrangente 907
privato d'aria 298
privazione 2340
- di sonno 6331
privo d'attrito 3393
prova d'umidità 4647
- di resistenza alla caduta 2645
- seriale 6149
probabilità 5467
- massima 4514
problema 5468
procedimento a letto fluidizzato 3281
- diretto 2470
- manuale 4467
procedura 5469
- di saggio 6923
processo basico 793
- continuo 1927
- di diffusione 2435
- di fabbricazione 4473
- di flottazione 3263
- di flusso 3276
- di fusione 6359
- di lavorazione 4473
- rotatorio 5908
prodotti di coda (destil.) 6807
- tossici 7075
prodotto 5474
- alimentare 3327
- attivo 155
- contrassegnato 6805
- d'impregnazione 3896
- della combustione 5475

prodotto della fissione 3189
- di coda (distillazione frazionata) 6806
- di concorrenza 1798
- di decomposizione 2231
- di riduzione 5702
- di serie 6148
- di venta diretta 4798
- farmaceutico 5139
- finale 2850
- finito 3174
- marcato 6805
- nativo 4754
- semilavorato 3633
- sverniciante 4996
produttività 5481
produttore 5472
produzione 4930, 5106, 5476
- a catena 4303
- a lotti 808
- commerciale 1782
- continua 1928
- d'avviamento 5175
- di massa 1145
- di vuoto 7261
- in grosso 4202
- in massa 4492
- in serie 808, 4303
- in serie piccole 4106
- massima 4516
- oraria 3792
- per squadra 4931
- preventiva 5175
- sperimentale 5175
- su piccola scala 6356
- su vasta scala 4202
professionale 5482
profilare 3348
profilassi 5449
profilato a U 4182
- di guarnizione 6061
- stratificato 4186
profilatura a freddo 1707
profilo 4929, 5484
profitto 871, 5487
profondità 2341
- di penetrazione 2342
profumo 3227, 3229
- assoluto 30
progestanico 3487
progestativo 3487
progetto 2359
- di legge 2611
programma pubblicitario 242
programmatore 5488
programmazione 5489
proliferazione 4953, 5492
- batterica 6080
prolungamento 2996, 5493
pronostico 5396
pronto per l'uso 5656
propaganda medica 4538
propagandista medicale 1918
propano 5496
propellente 5497
propensione 5494
proporzione 5500, 5637
- di combinazione 1768
proposito 2359
proprietà 5499

proprietà colligative 1734
proprietario 4962
proroga del termine 2999
proscingamento 2960
prospettiva 1448
prospetto 3317, 4987, 5505
proteina 322
- C-reattiva 2065
protetto contro la luce 4287
- da umidità 5257
protezione 5507
protocloruro di mercurio 4553
protocollo 4614
protossido 5513
prototipo 5512
protuberanza centrale 1405
prova 637, 2930, 6908
- a doppia ciega 2580
- abituale 5929
- al tamburo 2659
- all'urto 3885
- alla compressione 1839
- alla fatica 2854
- con modello 4638
- corrente 5929
- d'abrasione cutanea 6684
- d'erogazione 6510
- invecchiamento 267
- d'invecchiamento accelerato 67
- del materiale 4503
- dell'immagazzinaggio 6646
- della goccia 2644
- di Brinell 745
- di carico 4342
- di clima freddo 1703
- di curvare a freddo 1716
- di deformazione 2252
- di durata 2854
- di durezza 3667
- di fatica 2854
- di flessione 870, 1132
- di flessione all'urto 3878, 3880
- di fragilità 6204
- di laboratorio 4167
- di lacerazione 6864
- di penetrazione 5078
- di perforazione 1068
- di piegamento 3320
- di polverizzazione 6510
- di precisione 101
- di rottura 1077
- di stabilità 6541
- di tenuta 4232
- di torsione 7065
- di trazione 6891
- di vetro 3508
- di vetro polverizzato 5372
- epicutanea 5039
- in bianco 925
- indiretta 1562
- per impronta 6501
- statica 6586
provetta 6913
- graduata 3546
- normalizzata 6561
provocato 3943
provocazione 1443
ptarmico 6612

pubblicazione 5520
pubblicità 235, 5495
- a mezzo di stampa 4773
- collettiva 1729
- di prestigio 5445
- medica 4538
- per radio 1097
pula 5720
puleggia 5526, 6211
- di tensione 5523
pulitura 1135, 5269, 5549
- a buratto 783
pulizia 1597
pulsante 5420
- di comando 666
pulsantino 5553
punta 7025
- a morsetto 1576
- d'una pipetta 2484
punteggio 6024
puntello 834, 836, 5595
punteria 7279
- delle valvole 7279
punteruolo 1403
punto 2576, 5261
- azeotropico 713
- d'applicazione 5262
- d'appoggio 3406, 6747
- d'arresto 595
- d'attacco 5262
- d'ebollizione 997
- d'evaporazione 7282
- d'infiammabilità 3217, 3957
- d'intersezione 4042, 5263
- d'intorbidimento 1631
- d'inversione 5817
- di congelamento 6171
- di congelazione 3377
- di decomposizione 2230
- di disgelo 6933
- di flusso 3269
- di fuga 88
- di fusione 3426
- di fusione ascendente 623
- di gocciolamento 2632
- di intorbidimento 1631
- di rammollimento 6405
- di ricottura 472
- di rotazione 1401
- di rottura 1078
- di rugiada 2380, 6933
- di saldatura 6409
- di scorrimento 5360
- di solidificazione 6171
- di sollecitazione 6657
- di taglio 2153
- di viraggio 2848
- di vista 7330
- finale 2848
- finale d'ebollizione 3059
- morto 2200
- radiante 5600
puntura 5542
- d'una vena 7306
punzonare 5534
punzonatrice 5539
punzonatura 5540
punzone 5535
- (cesellatura) 1475
- con appoggio 4197

punzone di coniatura 3760
- inferiore 4376
- libero 3256
- piatto 3222
- scorrevole 6344
- superiore 7234
purgante 524
purificato 5550
purificazione 1597
- dell'aria 319
putredine 5557
putrefazione 5557, 5903

quadrangolare 5567, 6529
quadrangolo 6529
quadrante (di strumento) 2390
quadrato 6529, 6530
quadrello di terra cotta 2696
quadro 999, 5595
- degli interrutori 6785
- della distribuzione 6785
- di comando 1941, 4891
- di distribuzione 2193
- di eiezione 2756
quadruplo 3363
qualificazione 5569
qualità 5570
quantità 418
- commensurabile 1777
- di liquido per completare una botte 7192
- lavorata 6998
quarzo 5579
quattro volte al di 3362
quedrettato 1479
quesito 5468
quiescenza 5056
quillaia 5587
quinconce 5588
-, a 6550
quota limite 4300
quoziente 5591
- proteinico 258

raccordo 173, 4121
- a croce 5697
- a gomito 2774
- a T 6858
- a vite 4777, 6041
- conico 6834
- di carico 1465
- di tubi 6667
- filettato 4777
racemico 5593
raddoppiamento 2600
raddrizzamento (el.) 5687
raddrizzatore 2139
raddrizzatura 5687
radere, il 6206
radiale 5647
radiatore 5602
radiazione 5601
- ionizzante 4074
radicale laterale 6269
radice 5900
- quadrata 6533
radio di curvatura 2140
radioattività ambientale 2873
radiodiffusione 1096
radioprotettore 5607

raditura 6206
raffinatrice per unguenti 4868
raffineria 5711
raffreddamento 1961
- a bassa temperatura 2239
- ad aria 288
- ad evaporazione 2925
raffreddato ad aria 287
raggi catodici 1366
- infrarossi 3960
- Roentgen 1366
- X 1366
raggiato 5647
raggio 5646
- (math.) 5608
- catodico 1367
- d'azione 5648
- di curvatura 867
- luminoso 829
- termico 3692
raggrinzamento 6257
raggruppamento 3598
ragioneria 96
rallino 5208
rame 1975
ramificazione 5617
rancidezza 5619
rancidità 5619
rancido 5618
rango 5624
rapporto 5641
- (connessione) 5740
- d'inclinazione 3543
- degli ingranaggi 3471
- di compressione 1833, 5642
- di miscela 4631
- di riflusso 5714
- di trasmissione 3471
- in peso 5643
- peritale 6762
rappresentazione 5762
rarefatto 5628
raschiatore pneumatico 3251
raschiatore stenditore 1660
raschiatura 3567
raschiettare 6026
raschietto 3566, 6027
raschinare 6026
raschino 6027
- rotativo 5920
rascia 6146
raso di cotone 2031
- di seta 6287
raspa 5629
raspatura 5630
rastremato 1884
rastremazione 6834
ratto 5631
rayon 612
razza (di ruota) 582
reagente 5653
- per analisi 437
reale 2732
realizzabile 5379
realizzazione 92, 5658
reattività 5654
reattivo 5653
reattore 5650
reazione 5649
- a catena 1439

reazione a due fasi 2591
- acida 121
- acustica 137
- affettiva condizionata 1418
- alcalina 339
- alla goccia 2641
- alla tocca 6501
- d'identificazione 3869
- di base 794
- di risveglio 593
- di scambio 2946
- di schivamento 2897
- neutra 4770
- reversibile 5825
- secondaria 1898
- trimolecolare 6896
recesso 5669
richiesta 4760
recipiente 899, 1922, 7319
- a doppia parete 2594
- ben chiuso 7414
- di decantazione 2215
reciprocità 5671
reciproco 5670
reclamo 1568, 1803
recristallizzazione 5683
reddito 3923
redistillato 5691
refrattorio 3182
refrigerante 1960, 5718
- a palle 1140
- a serpentino 1856
- di Liebig 4268
reggia 6605
regime continuo 1929
registrabile 204
registratore 5677
- a tamburo 2655
- di temperatura 6879
- sul filo 7466
registrazione 3111
registro 3111
- di brevetti 5054
reglabile 204
regola 5946
regolamento 5729
regolatore 5730
- di calore 6880
- di pressione 5441
- di volume 7355
regolazione 210, 1939
- automatica 689
- di precisione 3155, 3186
- di temperatura 6875
regolo calcolatore 1226, 6337
reiterato 5758
relazione 5675, 5739
- (connessione) 5740
- lineare 4306
relè 5742
- di blocco 4206
remanente 5751
remissione 5752
rendimento 7500
- (du una macchina) 5106
- teorico 6934
rendita 7500
reologia 5844
reostato 5845
repartizione 2537

reparto 2330
- di pubblicità 240
requisito 4760
resa 7500
- teorica 6934
residuale 5751
residui 257, 1503
- radioattivi 3038
residuo 3600, 5720, 5749
- della combustione 1774
- di calcinazione 1160
- di distillazione 4203
- di pigiatura 2991
- di stacciatura 6276
- di vagliatura 5805
resiliente 5770
resilienza 3884
resina 5771
- a contatto 1920
- a scambio ionico 4072
- acrilica 142
- anilinica 459
- artificale 610
- d'abete 3179
- da colare 1350
- da colata 1342
- da fusione 1342
- di copaive 467
- di guaiaco 3602
- elemi 2791
- epossido 2879
- fenolformaldeidica 5147
- fenolica 5146
- indurita 3662
- mista 4624
- olefinica 4872
- per laminati 4190
- poliacrilica 5272
- polivinilica 5278
- scambiatrice d'ioni 2947 4072
- sintetica 610, 6790
- urea-formaldeide 7238
- vinilica 7332
resinato 5776
- di sodio 5775
resine alchidiche 340
- termoindurenti 3665
resinificazione 3618
resinoso 5777
resistente al calore 3709
- alla bollitura 5789
- alla compressione 1840
- alla luce 4281
resistenza 5781, 6669
- a rottura per trazione 6885
- a scosse 7326
- agli acidi 116
- ai colpi 3884
- al caldo 3693
- al calore 3693
- al carico di punto 1130
- al clivaggio 4029
- al freddo 1710
- al fuoco 3693
- al logoramento 5783
- al rotolamento 5895
- al taglio 2158
- all'annodatura 4150
- all'attrito 3390

resistenza all'urto 3884, 5786
- all'usura 7422
- alla compressione 1834
- alla corrosione atmosferica 5784
- alla deformazione 5785
- alla dessiccazione 2665
- alla disintegrazione 2498
- alla flessione 868
- alla flesso-torsione 3244
- alla luce 4282
- alla piegatura 1130
- alla presso-flessione 1825
- alla presso-torsione 1826
- alla rottura 1075, 6862
- alla sfogliatura 4029
- alla tenso-torsione 1826
- alla torsione 7066
- alla trazione 6676, 6862, 7084
- alla trazione-compressione 7085
- alla vibrazione 5787
- allo scollaggio 1077
- allo scoppio 1164
- allo scorrimento 2075
- allo strappo 6862
- apparente 531
- chimica 1486
- d'isolamento 4019
- del colore alla luce 1756
- del gel 3477
- dielettrica 2419
- meccanica 4535
- virtuale 531
- viscosa 7341
resistività 5790
- termica 6944
resoconto 5675
respingente 1133
respirazione 5795
- artificiale 611
- assistita 641
responsabile 4262
restringimento 1824
resuspensione 5803
rete 4766, 4767
- di canalizzazione 5193
- metallica 4568, 7467, 7485
reticella d'amianto 618
reticolare 5807
reticolo 2096, 3568, 4214, 4767
- cristallino 2112
retroreazione 3062
rettangolare 5685
rettifica (chim.) 5686
rettificatrice 3584
- per piani 6754
rettificazione (chim.) 5686
retto 6651
reversibile 5824
reversione 5827
revoca 1259
rialzo 2721
riassunto 6731
riattivare 5723
ribadatura 1611
ribadino 1610
ribadire 1615
ribadito 5873
ribaltatore di bottiglie 1025

ricaduta 5737
ricerca 2368, 5766
- in campo operazionale 4896
- operazionale 4896
ricetta 5409
ricettore 46, 78
ricevimento 5667
ricevitore 5666, 5668
- viscerale 7337
ricevuta 135
richiesta 538
- d'offerta 2865
ricompensa 5842
riconoscere 134
riconoscimento 5673
ricontrollo 5674
ricopertura 1658
- in letto fluidizzato 3282
ricorrente 5689
ricostituente 7042
ricostrutto 1950
ricottura 470, 6883
ricovero 5681
ricuperare 5680, 5723
ricuperazione 5681
ricupero 5681, 5722
ridotto 5694
ridurre 5693
riduttore 2328
riduzione 5700
- (chem.) 2329
- di preso 348
riempimento 3123
- a freddo 1718
- sotto gas 3132
riempitivo 3114
riempitrice per tubi 7147
rifinitura 3151
rifiuti 7377
- radioattivi 3038
rifiuto 5719
riflessione 5712
- diffusa 2431
- regolare 2471
- spettrale 6456
riflesso condizionato 1859
- di raddrizzamento 5861
riflettore 5713
riflusso 721
rifornimento 5709
rifrangibilità 5716
rifrattometro d'Abbe 3
- immerso 2466
rifrazione molecolare 4680
riga 6663
- a T 6531
- d'assorbimento (phys.) 50
rigatura 3591
rigature di taglio 6222
rigenerazione 5724
rigidità 6616
rigido 5862
rigonfiamento 6778
rilassamento 5741
rilavorare 5764
rilievo 2818
riluttanza (magnetica) 5748
rimanenza 5750
rimbalzo 722, 5664, 5665
rimessa 2290

rimestare 4487
rimettere 2288
rimozione 5753
rincrescevole 7221
rinculo 722
rinforzare 1010
rinforzato 5733
rinforzatore termico 6939
rinforzo 5735
rinfusa, alla 3910
rinnovo 7173
rinvio a frizione 3389
riparo della luce, al 5209, 6230
ripartito 6201
ripartitore 2540.
ripercolazione 2548
ripercussione 5757
ripetuto 5756
ripiano 6225
ripido 25
ripiegabile 3316
ripiegato 5761
riposta 478
riprendere 5680
riproducibilità 5755
riproduzione 5765
ripugnante 2527
risalto 2721
riscaldamento 3701
- a vapore 6594
- ad aria 299
- discontinuo 3367
- frazionato 3367
riscaldare 3682, 5731
riscaldato 3698
riscaldatore a getto di vapore 6595
- elettrico 2780
riscaldo per frizione 5952
rischio 2186, 5872
- del destinatario, a 651
risciacquatura 5870
risciacquio 3289
risoluzione 5791
risolvenza 5791
risonanza 5792
risparmio 6002
- di spazio 2719
- di tempo 6003
risposta ritardata 2281
ristabilimento 5681
ristampa 5763
risucchio 6260
risultato 5802
- lontano 4356
- ritardato 2282
- tardivo 2282
risvegliante 6618
risvolta 5816
ritagli 1503
ritardamento 2279
ritardazione 4207
ritardo 2279, 2283
- d'ebollizione 5806
- dell'azione medicamentosa 2653
ritiro (del getto) 6260
- del pezzo stampato 4661
ritmo 5635
- di produzione 5479

ritorno 5827
- acustico 137
ritorto 7182
- a nodi 6503
rivaccinazione 5815
rivelazione 2368
rivendicazione 1567
- (brevetto) 5045
riversibilità 5823
rivestimento 1334, 1658
- a rullo 1232
- a secco 1828
- a strappo 5070
- ad estrusione 3012
- ad immersione 2458
- alla gelatina 3478
- colorato 1747
- con calandra 1232
- da suspensione in aria 310
- delle pillole 5168
- di nucleo 6712
- finale 2847
- in bassina 5003
- per compressione 1828
- plastico 5228
rivestito a rullo 5890
- a secco 5392
rivetto 1610
rivoluzione 5828
rizoma 5846
rocchetto 3946, 5703
- d'induzione 3947
rodaggio 5948
rodanato d'ammonio 412
- di potassio 5346
rodancia 1983
rollare 5878
rombo 4385, 5847
romboedrico 5849
romboidale 5848
rompitore 1069
rondella 3454
- di cuoio 4236
- di giunto 3455
- di gomma 5937
rosa 5181
rosanilina 4416
rosato 5182
roseo 5181
rossetto 4325
rosso 5690
- arancio 4903
- d'alcanna 324
- di barbabietola 879
- di Congo 1881
- sudan 6705
- van Dyck 4432
- vino 7462
rosso-cocciniglia 1666
rotaia 5611
rotante 5832, 7170
rotatorio 5832
rotazione alla sinistra 490
roteamento 5891
rotismo 7089
rotolamento 5891
rotolo 4415
- di cerotto 2835
rotondo 5924
rotore 584, 5831

rottami 1503
rottura 1609, 2081, 5954
- (punto di) 1063
- di filo 6978
- di tubo 5187
rotulare 5878
roventare 3682
rovesciamento 5816
rubinetto 1672
- a due vie 7190
- a pinzetta 5178
- a tre vie 6990
- capillare 1278
- da distribuzione 6161
- di decompressione 1838
- di scarico 2481
- di spurgo 2481
- di vetro 3507
- doppio 2582
rubinetto presacampioni 6911
rudimento 5945
ruggine 5955
rulli premitori 4775
- spianatori 6364
rullo 2170
- a spazzola 7053
- cilindratore 1233
- di guida 1320, 3610
- di porfide 5292
- di sostegno 2184
- di traino 2617
- dosatore 2555
- d'uscita 2304
- folle 2184
- inchiostratore 540
- motore 1946
- riavvolgitore 5843
- ribobinatore 5843
- scanalato 3295
- spremitore 6234
- stenditore 2965
- striato 3295
- tendicinghia 5523
- tenditore 5523
- tensore 5523
ruolo di direzione 1320
ruota 7447
- a cricco 5633
- a denti elicoidale 6482
- a pale 923
- cilindrica 2174
- comandata 3324
- conica 883
- d'angolo 883
- d'arresto 5633
- d'avanzamento 3071
- dentata 1689
- di catena 6523
- diritta 2174
ruotare 5911
ruttore 1553
ruvidezza 5923
ruvido 1649

sabbia 5988
- per formatura 4675
sabbiatrice 5989
sabbionaio 1612
saccarina 5958
saccarosio 1264, 5959

sacchettatrice 737
sacchetto 736
- di carta 5008
- disidrante 2274
sacco 735
sacrificio d'un animale 4137
saggio 5636, 5985, 6908
- biologico 906
- di confronto 1792
- di prova 6923
- di purezza 5551
sagoma 4494
sagomare 3348
sagomatura 3356
saia 6146
sala delle macchine 5377
salamoia 1049
salda d'amido 6577
saldatrice per sacchetti 739
saldatura 4109, 6410
- a dolce 6402
- a gas caldo 3788
- a punti 6502
- a raccordo 3122
- a ricoprimento 4200
- a rovescio 730
- a stagno 6402
- a taglio di contorno 4104
- a X 2598
- ad agitazione 7183
- ad alta frequenza 3735
- all'arco 575
- autogena 684
- circonferenziale (di lamieri) 1561
- con cuneo caldo 3700
- con utensile caldo 3699
- continua 6063
- d'angolo 2002, 3122
- di testa 1171
- doppia 2590
- in punti isolati 6626
- interna 4039
- per frizione 3392
- per fusione 824
- per stiramento 5524
sale 5981
- ammonico 401
- basico 795
- binario 902
- comune 1786
- da cucina 1786
- deliquescente 2287
- effervescente 2738
- riducibile 5696
- solubile 6421
- volatile 499, 7350
salgemma 1787
salicilato 5977
- di potassio 5342
salino 5979
salita 1614, 7230
saliva 5980
salubrità 3680
salva 2480
sandaraca 4123
sangue conservato 6647
sanguisuga 4238
sanità 3678
- pubblica 5519

saponaio 6368
sapone 6367
- anidro 2130
- dei vetrai 4460
- di lardo 4201
- di resina 5775
- duro 2130
- metallico 4571
- sopragrasso 6738
saponificazione 5993
sapore 3228
- residuo 253
saprofito 5996
satinare 3512
saturato 5998
saturazione 6001
saturo 5998
sbalzo della temperatura 6233
sbarra 5610
sbavare 2248, 3211, 7124
sbavatore 6027
sbavatrice 1163
sbavatura 1162, 4122
sbiadimento 3033
sbianca 938
- a cloro 1510
sbiancante 1086
sbianchimento 938
sbocco 525
sbozzatura 5922
sbrinatore 488
sbuffante 5521
scacchi, a 1479
scadenza 2979
scadera 6011
scaffale 6225
scaglia 6007
scagliatura 2953
scaglietta 3200
scaglioso 3201, 3202
scala 6009
- di graduazione 3549
- di valori 6013
- termometrica 6954
scalata 1614
scaldare 3682
scaldato 3698
scalfitura 6029
scalino 6548
scalpello 1504
scambiatore di calore 3687
- placche 5239
scambio 7173
scanalato 3291
scanalatrice 3592
scanalatura 4811, 4814, 6487
- (arch.) 5590
- a T 7143
- di ritegno 3763
scandaglio 5253
scansia 6225
scappamento 2956, 2961
- ad ancora 438
scarica 2480
- automatica 6093
- con bagliore 3523
scaricamento 7220
scaricatore d'aria 295
- elettrostatico 2363

scaricatore inclinato 1537
scarico 2479, 2837, 7220
- d'acqua 7387
- d'aria 295
- dell'aria 296
scarlatto 890
scarpa d'alimentazione 3064
- d'arresto 1051
scarsità 6247
scartamento 6439
scartare 2478
scarti 257
scarto 2244, 2524, 5720
- standard 6557
scartocciatrice 3800
scatola 1047
- a spalla 6254
- d'agitazione 6190
- da polvere 5366
- degli ingranaggi 3468
- di cartone 1306
- di cartone ondulato 2015
- di cartone piegabile 1722
- di compassi 2622
- di latta 1266, 7012
- di montaggio 4143
- di Pétri 5136
- di plastica 5226
- di riempimento 4990
- nera 2191
- piegabile 3318
- premistoppa 4990
scatto 2796
scelta 6032, 6090
scentratura 4444
scheda 3107
- perforata 5536
scheggia di vetro 3500
scheggiatura 6388
schema delle connessioni 7469
schermaggio 6033
schermo 733
- ad iris 4077
- di protezione 5506
- luminescente 143
schiacciamento 6535
schiacciatappi 1989
schiacciatoio 1069
schiarimento 2805
schiuma 3302
- plastica 2964, 5230
schizzo 2359
sciacquatura 3290
sciacquone 3289
scintilla 6440
scintillio 3245
scintillogramma 6019
sciogli! 2441
scioglimento 2518
sciolto 2521
sciorinamento 966
sciroppo 6793
- capillare 1995
- di prima 1995
- filtrato 1571
scissione 3188
scivolante 3519
scivolarella 1537
scivolo angolare 1999
- di raccolta 2294

scivolone 1537
- di carico 4343
scodella 800
scolarazione 2228
scolare 2382
scolatoio 2630
scollaggio 1606
scolorimento 2228, 3033
sconto 348
scopatura 6775
scoperta 2368, 2491
- fortuita 6145
scopo 279, 6022
scoppio 1165, 2984, 5378
- di tubo 5187
scoria 1539, 1619
scornare 979
scorrevolezza 3271
- alta 3733
scorrimento 2074
- plastico (plast.) 1706
scortecciatrice 5869
scorza 779
- da concia 6814
scossa 4102, 7184
scostare 6127
scotimento 7184
screpolare 1456
screpolarsi 1456
screpolato 2057
screpolatura 3190
- capillare 2059, 3628
scrostamento della lacca 4173
scrutare 6015
scuro 6183
sdoganamento di merci 1603
sdrucciolevole 6346
se ce n'è bisogno 5466
secativo 2355
secchezza 2675
secchia 1125, 4994
- di colata 1348
secchio 1125
seconda arte, la 3093
secondo modello 95
sedativo 6075
sede della valvola 7277
sedia a rulli 5887
sedimentazione 6077
- dura 1197
sedimento 2336, 6076
segale cornuta 2892
segamento 6006
segatura 6005
segmento circolare 6082
- di tubo 5195
- sferico 6471
segnale 6280
- acustico 138
segnatore 4479
segno 4477
- di distinzione 1457
sego di bue 846
- di montone 189
- di pecora 4743
segregazione 6083
segreto d'affari 1167
- di fabbricazione 6069
selciato 5057
selettività 6091

selettore 6089
selezione 4500, 6032, 6090
- a casaccia 5623
- passo al passo 6608
selfinduzione 6094
seme 6078
semi-asse 6109
semiautomatico 6107
semiconduttore 6110
semi-grasso 6111
semilavorato 924, 3633
- fustellato 5395
semiperiodo (fis. atom.) 3634
semipermeabile 6114
semiraffreddato 3632
semirigido 6117
semi-rimorchio 6119
semisolido 6118
semistampo fisso 1386
- inferiore 1037
- mobile 3340, 4719
- superiore 7058
semitrasparente 6113
semivita 3634
semola 6120
semplice 6301
semplificazione 6302
senapismo 949
sensibile 6123
- al calore 6125
- all'aria 6124
- alla luce 4278, 6126
sensibilità 6121
sensitivo all'umidità 4646
senso 4525
senso contrario a quello
  delle lancette dell'orologio,
  nel 2036
senso delle lancette dell'oro-
  logio, nel 1622
sentiero 5055
senz'aria 298
- costura 6064
- polvere 2692
- raccordo 4115
- saldatura 6064
- scosse 7323
- vibrazioni 7323
separare 1607, 6127
separato 4851
separatore 6139
- a ciclone 2168
- a vortice 7360
- ad aria 307
- centrifugo della polvere
  1410
- del vapore 6597
separazione 2797, 6135
- (chem.) 59
- elettrolitica 2787
sequenza 6142
sequestrante 1810
serbatoio 5768, 7319 ˙
- da scarte 5721
- di riserva 6628
- dosatore 4575
- polmone 1732, 6644
serbatoio-separatore 2217
sericina 6151
serico 6150

serie 6152
- alifatica 333
- di pesi 1048
- di prove 6154
serigrafia 6155
serpentino 1693, 6156
- di riscaldamento 3703
- refrigerante 1967
serracavo 1192
serrato 1789
serratura di sicurezza 5967
servizi 3029
servizio 6160
- acquisti 1180
- di manutenzione 4094
- di produzione 5478
- rapido 5626
servomotore 6167
seta 6286
- alla viscosa 7339
- artificiale 612
- greggia 5645
- grezza 5645
- paraffinata 4862
setaccio 6030
- fino 3161
setola 6386
setto 2396
- filtrante 3539
settore di cerchio 6071
- sferico 6470
sevo di bue 846
- di pecora 4743
sezione 2156, 2330, 5484, 6070
- assiale 709
- conica 1883
- trasversale 2097
sfaldamento delle compresse
  1282
sfaldatura 1606
sfalsato 6550
sfarfallamento 3245
sfera 1139, 6464
- d'applicazione 3104
- d'attività 6465
sferico 6466
sfiato 1080
sfogatoio 7308
sfogliamento 2953
sfogliatura 1606, 2953
sfogo 7308
sfondo 728
sforzo 6655
- ammissibile 5124
- di rottura 1076
- di taglio 6208
- di trazione 6889
sfregamento 674
sfruttamento 2960
  2982
sfumatura 7045
sgabello 3331
- girevole 5840
sgasatura 1080
sgelo 6932
sgradevole 7221
sgraffiatura 6028
sgrassaggio 2240
sgrassatura 2240
"shunt" 6263

si decanti 2209
- diano tali dosi.... 2326
- richiede la ricetta medica 4877
siccioli 3575
sicurezza 5963, 6072
siero 6158
- conservato 6648
- di cavallo 3782
- di giumenta gravida 5258
- fisiologico 5160
sifone 6318, 6791
sigaretta 1538
sigillamento 6057
sigillatura 6057
- a caldo 3694
significativo 6281
significato 4525
significazione 4525
silenziatore 2958
silicato colloidale d'alluminio e di magnesio 1740
- d'alluminio 375
- d'alluminio idratato 344
- di potassio 5343
- idrato d'alluminio 875
silice 3183
siliceo 6284
similitudine 6300
simmetrico 6787
simposio 4544
simultaneo 6303
sincronismo 6788
sineresi 6789
sinergia 5296
sinistrorso 2036
sinterizzare 6312
sinterizzato 6313
sinterizzatore 6316
sinterizzazione 6317
sintesi 1137
siringa 6792
siringa-cartuccia 1325
sismografo 6084
sistema a due fasi 7189
- a tre fasi 6987
- circolatorio 961
- d'aerazione 7310
- di costruzione per blocchi 177
- di fognatura 6180
- di polverizzazione 5530
- planetario 5217
- tetragonale (crist.) 6929
situazione 1858, 5294
"siviera" 1348
slattamento 2199, 7420
slingottatore 6680
slitta 3608, 6336
- dello stampo 4662
slittamento 454
slittone 4437
slogan 6348
smacchiatore 2367
smaltatura 3517
smalto a finire 3176
- da lamiera 6217
- di cellulosa 1394
smerigliatrice 22
smerigliatura 3401, 4198

smerigliatura di vetro 3501
smeriglio 2825
smerlato 3933
smerlatura 6014
sminuzzamento 1112, 1525
smontabile 2366
smorto 2450
smorzamento 2181
- degli urti 6237
smorzatore 2192
smussare 979, 5926
snodo 606
- a ginocchiera 2775
sobollimento 1122
soccoritore 5742
soda 6370
- caustica 1376
soddisfare 5997
sodio 6373
soffiatore a vapore 6592
- d'aria 282
- del vetro 3494
- elettrico 2777
soffiatrice ad alta pressione 3748
soffiatura 968
soffiatura (di metalli) 950
- del vetro 3495
- di corpi cavi 969
- per gas 3439
soffieria 931
soffietto 854
soffitore di bottiglie 1021
sofisticazione 227, 3041
soglia 6991
- dell'azione sedativa 6074
- di compressione 2105
- di gusto 6852
- di potenziale 5353
soglio convulsivante 1957
solaio 3261
solco 3591
solenoide pneumatico 5260
solfato 6713
- d'alluminio e di potassio 358
- di potassio 5345
- di sodio 6394
solfito 6716
- d'ammonio 411
solfo 6722
solfonato d'alcool grasso 3057
- d'ammonio 413
solforato 6725
solforico 6726
solforoso 6728
solfuro 6715
- d'argento 580
- di calcio 1222
- di sodio 6393
solidale 1138
solidificazione 6416
solidità alla luce 4282
solido 6412, 6413
- (corpo) 6414
sollecitazione 6655, 6671
- a torsione 7067
- al carico di punta 1131
- alla flessione 869
- alla trazione 6889
- ammissibile 5124
- di flessione 1131

sollecitazione massima 3743, 4517
solo colore, di un 5211
solubile nell'acqua 3832
solubilità 6418
- apparente 532
solubilizzante 6420
soluto 2522
soluzionatrice 6515
soluzione 6422
- acquosa 569
- ad immersione 2460
- aggiustata 206
- colloidale 1741
- composta 1816
- d'un problema 479
- debole 2448
- decinormale 2224
- di gomma 5935
- di potassa caustica 1374
- di riferimento 5706
- di riserva 6630
- di rivestimento 1663
- di soda caustica 1377
- diluita 2448
- forte 6687
- gassosa 3452
- iniectabile 3979
- ipertonica 3842, 3857
- isotonica 4088
- madre 4706
- non acquosa 4791
- normale 4806
- originaria 4914
- parenterale 3979
- percentuale 5092
- saturata 6000
- standard 5706
- titolata 7032
- volumetrica 7357
solvatazione 6424
solvente 2523
- adesivo 6425
- migration 4594
somiglianza 6300
somma 181
sommario 6731
sommatoria (math.) 6732
somministrazione 212
sommita 5061
sonda per campionatura 5987
soneria 851
sonnifero 3843
sopporto 3764, 6552
- a rulli 5884, 5887
- di legno 7473
- per tubi 5191
soppressione 14
sopraccarico 4943
sopraelevatore di voltaggio 1011
sopraessiccamento 4949
sopraffino 3187
soprafusione 6737
sopraggito 730
soprassaturazione 4956
sopravalutazione 4950
sorcio 4716
sordina 1613
sorgente della corrente 6432
- di luce 4395

sorgente luminosa 4279, 4395
sorrimento plastico 5229
sorveglianza 1480, 4693
sospendimento 6764
sostanza antiruggine 493
- basica 789
- conciante 6824
sostanze da separare 6129
- di contrasto 5606
- fondamentale 790
- ionisante 4075
- polverizzato 5373
- pura 5546
- radioprotettiva 5607
- resinosa 5780
sostanza-madre 5018
sostanze volatili 7348
sostare 2698
sostegno 5595, 6552
- per provette 6921
- per tubi 5191
sostentamento 4439
sostitutivo 5760
sostituto 6697
sostituzione 5759
sottigliezza 6971
sottile 3153, 6968
sottillissimo 2285
sottoalimentazione d'una macchina 7205
sottoporre agli ultrasuoni 6426
sottoposto 6696
- agli ultrasuoni 4005
sottoprodotto 1188
sottoraffreddamento 6737
sottosaturato 7206
sottosquadro 7204
sottrazione di sangue 963
soverchio 2937
sovraccarico 4943
sovraccosto 182
sovracorrente momentanea 6760
sovracorrezione 4945
sovraespansione 4951
sovralimentare 1010
sovralimentatore 6736
sovramilentato 951
sovraposizione 4955
sovrappeso 4961
sovrapressione 2941
sovrasaturazione 4956
sovratensione 6760
spaccare 1607
spaccatura 1606
spago 7182
spallamento 1601, 6253
spalmare 6512
spalmatrice 6515
- a cilindri 1231
- a cilindri controrotanti 5821
- a lama inferiore 2554
- a spazzola 1116
spalmatura a lama libera 3252
- a lama su cilindro 4149
- a mano 3644
- a nastro 927
- a spazzola 1115
- con spatola 7142
spandimento 6517
sparadrappo 194

sparizione 2474
sparpagliato 6478
spartimento 6202
spasmogenico 6442
spasmolitico 517
spatola 6443
- di corno 3781
- per polveri 5370
- pillolare 5170
spazio di tempo 4199, 6434
- intermedio 1604, 3433
- morto 1600, 2202
spazzola 1114
- circolare 5904
- girante 5833
- per tubi 6919
spazzolatrice 5869
spazzoletta 1026
specchio 4615
specialità (farm.) 5502, 6444
specie 3725
specifica per accettazione 6454
specificazione 6453
specifico 6446
spedizione 6235
sperimento 6908
- di controllo 1944
spermaceti 1432
spesa 2020
spese 1462, 2974
- d'esercizio 2901, 4887
- di fabbricazione 2026, 4472
- di facchinaggio 5293
- di produzione 2026
- di pubblicità 239
- di trasporto 2023, 2293
- di vettura 3380
- maggiori 183
- pubblicitarie 237
spessezza 6965
spessimetro 6966
spessore 6965
- del filetto 4196
- del foglio 6215
- della parete 7368
spettro 6460
- d'assorbimento 55
- d'attività 157
- di risonanza magnetica nucleare 4820
spettrofotometro 6457
spettrogramma 6455
spettroscopia 6459
spezie 6474
- (biol.) 6445
spia 5071
spiacevole 2527, 7221
spianamento 2882
spianatura 4250
spiegazione 2981
spigolo 1498, 1998
spina 5250
- (d'innesto) 5454
- di centratura 2607
- di contatto 5250
- di guida 2607
- di marcatura 4484
- di riferimento 2606
- filettata 3599, 6979

spina porta-inserto 1318
spinoso 5455
spinotto 3607, 6689
spinta di galleggiamento 1154
spira di filo 773
spirale 3630, 6481
- di filo di ferro 7468
- di riscaldamento 3707
spirito di legno 4580
splendore 1088
spoglia 2610
spola 5703
spolverato 2692
spolveratore 2691
spolveratura 2690
spongioso 6496
spontaneo 6497
sporgenza 7244
sportello d'alimentazione 3068
spostamento 2513
- d'aria 293
spreco di tempo 4363
spremitura 2992
sprigionamento di gas 2253
spruzzamento 6484, 6505
spruzzare 661, 6504
spruzzatore 660, 3405, 6521
- a pistola 6508
spruzzatura a fiamma 3206
spruzzetta 7372
spruzzo 6505, 6664
- asciutto 2664
- bagnato 7441
- di superficie 6757
spruzzolo 1026
spugna 6495
- di platino 5244
spurghi di magazzino 2652
spurgo 2837
squadra 6531
squama 6007
squamoso 3202
squartatura 5578
squilibrato 7201
squilibrio 7200
stabile 6543
stabilimento 2900, 7479
- pilota 2977
stabilità 6540
- del colore 1751, 5115
- dimensionale al calore (Martens-Vicat) 2451
stabilizzatore 6542
stabilizzazione 6539
staccabile 2366
staccare la materozza 2255
staccio 1001
- a scosse 4103
- di crine di cavallo 3783
- metallico 7467
stadio 6548
- di decomposizione 6549
- finale 3149
stado iniziale 5459
staffa 1572, 4652
staffa 4652
staffatura 1345
stagionatura 6065
stagione calda 3789
stagnato 7021

STA-

stagnatura 7017, 7022
stagno 3726, 7011
- all'acqua 7404
- all'aria 311
- da saldare 6408
stagnola 842, 7020
stagno-tetraetile 6928
stampa a colori 1533
- autocroma 681
- calcografia 1978
- d'illustrazioni 5463
- in offset 4852
stampaggio 929, 5540
- a bassa pressione 4382
- a pressione 1831
- con pressa a doppio effetto 2682
- dopo iniezione diretta 5951
- per pressofusione 5255
stampare 4651
- a freddo 1719
stampatrice 957
stampino 5535
stampista 4655
stampo 4652, 5424, 6771
- a cerniera 3759
- a coltello 3216
- a compressione 4677
- a controstampo rigido 4499
- a doppio punzone 2586
- a guance 6491
- a mano 3646
- a slitta 6339
- a tasselli 6490
- ad impronte differenti 1812
- ad una impronta 6304
- con piastra di strappamento 6682
- di colata 3770
- di piega 3357
- incompleto 6242
- inferiore 2406, 4374
- multiplo 4729
- negativo 3080
- normalizzato 6559
- per iniezione 3982
- per pressofusione 7096
- positivo 4446
- rovescio 4060, 5819
- semipositivo 6116
- superiore 2037
standardizzare 6564
standardizzazione 4810
standardo 6553
stannato 6567
- di sodio 6392
stannifero 6571
stantuffo 5200
- d'iniezione 5254
- immerso 5254
- tuffante 5254
stanziamento pubblicitario 237
starnutatorio 6612
stato 1858, 6583
- barometrico 3715
- colloidale 1739
- finale 3150
- grezzo 1654
- legale 4240

stato maggiore 6547
- stazionario 6588
stazione di controllo 6912
- sperimentale 2977, 6912
stazzare 1237
stearato 6599
- d'alluminio 376
- d'ammonio 410
- di calcio 1221
- di magnesio 4422
- di potassio 5344
stechiometria 6633
stelo 712
- della valvola 7278
stenditore 2965
sterile 6610
sterilizzazione 6611, 7191
- a fiamma 3205
- ad alta pressione 3754, 7191
- alla fiamma 2469
- col calore 3695
stick 1040
stigmi di granturco 2003
- di mais 2003
stillicidio 6081
stilo 2064
stima 543, 2908, 7270
stimato 2909
stimazione 543
stimolatore 4983
stimolazione 6619
- antidromica 495
- fotica intermittente 4036
stimolo avversivo 704
stipite (bact.) 6656
stipulazione 6622
stiramento 2620, 6674
stirare 2613
stock 6627
stoffa 1629
- marezzata 4642
stoino 4497
stoppa 4831
stoppino 4537
storta 5808
- graduata 4530
- tubolare 7155
stoviglie 2087
stozzatrice 6351
stozzatura (mec.) 3591
strappo 1609, 4102
stratificare 6661
stratificato 4181
- di resina a contatto 1917
stratificazione 4222
strato 1655, 4221
- centrale 1986
- continuo 4192
- di sbarramento 785
- di smalto 1656
- esterno 6756
- impermeabile 3888
- interno 1986
- isolante 4015
- laminato 4193
- limite 1041
- protettivo 5511
strattoio a mano 3647
stretto 3726
strettoio 5419

strettoio a leva 4256
a vite 3300
stria 6663
strioscopio 6018
striscia 6663
strisciatura delle compresse 1282
strizzatore 7489
stroma 6686
strozzamento 6996
strozzatubo 6536
- a pinza 5178
strozzatura 1912
- della forma 2415
- di bottiglia 1027
strumento 3892, 7048
- di corredo 662
- di misura 4531
- registratore 5677
struttura 6688
- a nido d'ape 3777
- atomica 658
struzione 1623
studio 6923
- accelerato dell'immagazzinaggio 67
stuello 4537
stufa 2671, 4936, 6650
- per essiccamento 2673
stufare 6613
stuoia 4496
- non tessuta 4802
stupefacente 4752
stupefiante 178
subcoltura 6692
sublimato corrosivo 2012, 4552
sublimazione 6694
succedaneo 5760
succhierola 6658
succino 7498
succo 4120, 5991
- gastrico 3457
sucrosio 5959
sudorifero 2395
sufficienza, a 5575
suffrutice 6261
sughero 1988
sugna 186, 6706
sugo 4120
sulfato d'alluminio 377
- di ferro 3577
- di rame 978
suolo 3595
suono 6430
superacidificazione 4938
superdosaggio 4947
superficie 576, 6752
- conica di macinazione 1887
- convessa 1952
- curvata 2144
- d'adesione 577
- d'appoggio 3214, 4195, 6748
- d'attrito 3391
- del cilindro 4209
- del piano 5243
- del segmento sferico 6472
- delle pareti 7367
- di frizione 3585
- ellittica 2801
- esterna 4925

superficie frontale di stampaggio 5491
- inclinata 880
- interna 4040
- piana 2928
- piana di macinazione 5216
- sferica 6473
- specifica 6451
- utile 7245
superpressione atmosferica 653, 2940
supplemento 6742
supporto 834, 5796
- a collare 1726
- centrale 5840
- cilindri 5883
- per provette 6921
suppositorio 6750
supposizione 646
supposta 6750
surdosato 4948
surraffreddamento 4944
surriscaldamento 4954
surriscaldatore 6740
surrogato 5760
survoltore 1011
suspensibilità 6765
suspensione 6766
sussistenza 4339
svalutazione 7207
svantaggio 2473, 2618
sventare 6477
sviluppo 2376
svolgitore 2617

tabella 6796
tabletta masticatoria 1491
tacca 2150, 4093
tachimetro 5829
taffetà 194, 4401
- per cerotto 5223
taglia 6319
tagliare 2149
- in nastri 6347
tagliatrice 2155
tagliente 2157
tagliere 4603
taglierina 3611, 7127
- a traslazione 3301
taglio 2156, 2157
- trasversale 2097
talco 6809
tallio 6931
tallöl 133
tallone di copertone 822
tamburo 2170
- crivellatore 6034
- di comando 1943
- di memoria 4551
- frantoio 2107
- girante 5834
- mescolatore 4628
- per filigranatura 2185
- pulitore a sfere 759
- rotante 5912
- separatore 6131
- sgocciolatore 2185
tampone 5249
- (soluzione) 1134
tangibile 6816

tannato 6821
tantalato 6825
tantalio 6827
tantalito 6826
tappatrice 1281, 6641
tappeto cingolato 1488
tappezzeria 7231
tappo 3607, 5249, 5250
- a diaframma 2399
tappo a leva 4255a
- a vite 6039
- cavo 1273
- di gomma 5934, 5940
- di stagno 7013
- di sughero 1990
- freddo 1711
- per tubi 7151
- piatto 3221
- smerigliato 3506
tappo-contenitore 1923
tara 6845
tarare 2039
taratura 1239, 6846
tariffa 5636
tariffa di blocco 1147
- differenziale 2427
tarlo 6252
tartaro 6849
tartaruga 7069
tartrato 6850
- acido di potassio 2067
- d'ammonio 414
- neutro di potassio 5347
tartrazina 3805
tasca 736
- di resina 5774
- pilorica 5559
tassa 2697, 5634
- d'esercizio 5483
- scambio 6857
tasselli d'una forma 6492
tassello d'impronta 1383
- di marcatura 4485
tasso 4248
- di vendita 6103
- ematico 960
- urinario 7241
tastatore 3077
tastiera 4135
tasto 4134
tattica commerciale 4482
taurina 389
tautomero 6854
tavola 982, 6796
- di cernita 6429
- di laboratorio 859
- di prova 6918
- girevole 5839
- vibrante 6195
tavoletta 6225, 7139
tavolo da lavoro 4165
tazza 2121, 4176
tecnetio 6865
tecnica 5469
- abituale 2146
- di formatura 4670
- di stampaggio 4670
tegolo 7003
tela 1629
- cerata 4683, 4856

tela da imballaggio 4991, 5961
- da vele 1268
- di cotone 1240
- di lino 4307, 4308
- di rensa 3382
- d'olona 1268
- metallica 4568, 7465
- per copertura di pareti 1156
telaio 999
- d'Ippocrate 6659
- di fissaggio 1578
- di sostegno 2060
- mobile 3250
- rotante 6475
- sagomato 2614
telecomando 2526
teleregolaggio 2526
tellurio 6869
telomero 6871
temperare 3661
temperatura 6874
- ambiente 383, 5898
- d'accensione 3957
- d'indurimento 2135
- della fornace 4139
- di degradazione 1079
- di presa 2135
- di rammollimento 6405
- di riferimento 5707
- di soluzione 6423
- esterna 4934
- media 703
tempo d'arresto 2699
- d'esaurimento 2962
- d'impedenza 4893
- d'indurimento 2136
- d'inversione 5818
- di circolazione 1556
- di disintegrazione 2499
- di dissoluzione 2520
- di fabbricazione 2564
- di funzionamento 4893
- di lavorazione 5953
- di lavoro effettivo 161
- di presa 6172
- di rinnovo 7175
- di riscaldamento 7008
- di ritardo 4177
- di soggiorno 6407
- di sospensione 5797
- di stampaggio 4676
- di termo 5797
- medio di sopravvivenza 4524
- morto 2203
- pieno 3409
tempra 6883
- dura 1497
tenace 6614
tenacità 6885
tenaglie 4776
tendenza 5494, 6886
tenditore 6893, 7001
tenone 4117
tenore di stagno 7014
tensioattività 6753
tensione 6671, 6892
- d'adesione 195
- di colata 1351
- di ritiro 6259

tensione di vapore 6596
- dovuta al carico di punte 1131
- superficiale 6758
- termica 6882
tenuta 7002
tepido 4392
terbio 6894
teriaca 6938
terminale 3148
termine di fornitura 6895
termocoppia 6947
termoformatura 6949
termografo 6950
termoindurente 6957
termolabile 6951
termometro 6952
- ad alcool 325
- registratore 5679
termoplastico 6955
termoregolatore 6880
termosaldatura ad impulsi 6942
termostabile 6958
termostato 6880
terpene 6900
terpineolo 6901
terpinoleno 6902
terra argillosa 1594
- d'ombra 1745
- d'ombra bruciata 1161
- da infusori 877
- da sbianca 153
- di diatomee 877
- di Siena 6274
- fossile 877
- refrattaria 1447, 3181
terracotta 2087
terraglie 2087
terre rare 5627
terreno di coltura 2120
terriccio 4652
terziario 6903
tessellato 1479
tessitura 7423
tessutale 7027
tessuti in pezzo 5163
tessuto 3024
- accoppiato 727
- adiposo 199
- congiuntivo 1897
- di sostegno 6686
- di vetro 3497
- felpato 6186
- floscio 4358
- impregnato 3899
- interstiziale 6686
- spalmato 1657
- vellutato 7305
testa 3675
- a squadra (estrusione) 2091
- assiale 708
- d'estrusione 3010
- di tubolare soffiato 3014
- di valvola 7275
- obliqua 441
- separatore 6140
testimonianza 671
- (sotto giuramento) 248
tetrabasico 6925

tetracloruro di carbonio 1299
tetrametiletilenglicol 5177
tetravalente 6926
tetravalenza 5568
tetrilo 6930
tiglio 4289
tiglioso 6614
timone di direzione 5944
tindallizzione 3367
tino di miscela e macerazione 4488
tinta 3794, 7023
tinteggiatura 7024
tintura 7019
- di piante fresche 327
- madre 4707
tiocarbonato di potassio 5348
tiocianogeno 6720
tiolovettore 6714
tiosolfato sodico 6395
tipo 5638
tirante dell'eiettore 2755
- per espulsione 2752
tirato a parte 6128
tirocinante 7090
titolante 7032
titolare di brevetti 5046
titolazione a vuoto 926
titolo 1569, 3162
- d'una soluzione 4809, 6670, 7031
- di concessione 4263
- dichiarato 1431
- iniziale (di una soluzione) 4915
- riscontrato 159
titrazione a vuoto 926
tixotropia 6975
togliere il colame 2255
tolleranza 347
- (d'un medicamento) 7036
- d'accettazione 77
- fondamentale 797
tonalità 7039
tondeggiamento 5927
tondeggiante 1141
tonicità d'una soluzione 7044
tonico 6618, 7042
tonnellaggio 7047
tono 7039
topo muschiato 4740
topolino 4716
torbidimetria 7164
torbido 1635, 4727
torchio 5419
- a vite differenziale 2426
- ad eccentrico 2717
tornasole 715
tornio 1015, 4213
- sbavatore 3215
toro 475
torre 7072
- a piatti 5237
- a riempimento 3113
- d'assorbimento 56
- d'irrigazione 6511
- di raffreddamento 1969
- di refrigerazione 1969
torretta 7178
- girevole 5841

torsiometro 7068
torsione 7062
torta 4860
tortuosità 7070
tossicità 7076
- generale 6794
tossico 5267, 7073
tossicomania 2651
tossitudine 7077
totalizzatore 179
traccia 7078
tracciamento d'una curva 7081
tracciante isotopico 7080
tracciare una curva 5248
traffico rapido 5626
trafilare a freddo 1717
trafilatura 2620
tragitto 5055
traiettoria 1455
traliccio 3370, 4214
tramezzo 2396
tramoggia 1152
- d'alimentazione 3066
- di caricamento 1466
- di carico 3075
- di scarica 2482, 6992
trancia 2095, 2155
tranciare 6335
tranciatura 6334
tranquillante 7091
"transfer" 7094, 7095, 7098
transizione 7102
trapanatrice 2627
trapano 2627
trapelamento 6081
trapianto di coltura 6692
trasbordo 7093
trasduttore 7092
trasferimento di calore 3696
trasformatore di prodotti semilavorati 3028
trasformazione 6231, 7100
- molecolare 4679
- tautomerica 6855
traslucido 2394
trasmettitore a nastro 6833
trasmissibilità 7099
trasmissione 3467, 6185, 7093
- (mec.) 2633
- a catena 1436
- a cinghia 856
- a frizione 3389
- a ruote dentate 7054
- ad ingranaggi 7054
- di calore 3696, 6940
- flessibile 3240
trasparente 5074
trasparenza 4280
trasportatore 1953
- a nastro 775
- a placche 5236
- a scosse 4919
trasporto con camion 1321
- per via sanguigna 962
trasposizione 6231
- molecolare 4679
trasudamento 6774
trasudazione 6774
trasversale 7104
trattamento 2131
- al gas 7114

trattamento coadiuvante 6749
- consecutivo 251
- corte 6244
- d'elezione 7113
- di scelta 7113
- in campo 3105
- preliminare 5405
- preventivo 5451
- profilattico 5451
- prolungato 4357
- urgente 167
trattenuta 2237
tratto 6023
- alimentare 332
- digestivo 2439
- distintivo 3061
trave 830, 2094
- d'espulsione 2754
- maestra 1493
traversa 2094, 7110
- dello stampo 4435
- di ritorno 5812
travicello di sostegno 834
trazione 7083
trazione-compressione 1841
tre volte al dì 6859
trematore 6188
treno d'ingranaggi 7089
- di ruote 3472
- girevole 5910
treppiede 7131
triangolo 7115
tricloruro d'antimonio 509
tricromia 6983
trifosfato di potassio 5341
trimestre 5577
triplice 6984
triplo 6984
tripolare 6988
tritacarne 3671
tritamento 1525
tritiato 7132
triturabile 3581
triturare 7134
triturazione 2106, 7135
- (hom.) 7136
trivalente 6907
trivella 678
tronchese 4776
tronchetto da sbavare 3460
tronco di cono 1882
tropicalizzato 7140
troppo pieno 4952
trucioli 1503, 7172
- d'argento 6295
truciolo
  1502
truogolo 3801
"trust" 1766
tubazione 4302, 5184
- di raccordo 5188
- di ritorno 5810
tubo 1866, 5184
- a gomito 2774
- a vuoto 3474
- ad U 7232
- addizionale 185
- capillare 1279
- capillare affilato 6838
- collettore 3677

tubo condensatore 1855
- d'alimentazione 6164
- d'ammissione 3120, 3992
- d'aria 934
- d'aspirazione 6704
- d'assorbimento 57
- d'uscita 4928
- della caldaia 993
- di condotta forzata 5440
- di connessione 4114
- di distillazione 2534
- di giunzione 1894
- di gomma 5941
- di gomma da vuoto 5938
- di Pitot 5205
- di quarzo 5580
- di raccordo 1056, 1894
- di riempimento 3128
- di saggio 6913
- di scappamento 2959
- di scarico 2485
- di stagno 7018
- di trasferimento 2308
- di travaso 5596
- di Venturi 5205
- di vetro 3509
- diramato ad Y 7495
- flessibile 1723, 3238
- flessibile (per pomate) 3242
- immerso 2462
- incurvato 5185
- laterale 6271
- montante 627
- pescante 2462
tubolare appiatita 4223
tuffare 2457
tulle 4766
tumefazione 6778
tungstato 7159
tungstato di sodio 6396
tungsteno 7160
tunnel dessiccatore 2674, 7163
turacciolo 3607, 5249
- di sughero 1988
turapori 6056
turbamento 3673
turbina idraulica 7403
turboessiccatore 7166
turbolenza 7167
turchino 977
turgescenza 7168
turgore 7168
turno (di lavoro) 6232
tutta forza, a 650

ubicazione 4347
ucciso 4136
ufficio acquisti 1180
- di brevetti 5048
- di controllo 1945
ugello 4816
- a fissura 3220
- a pressione 5439
- ad aspirazione 6703
- d'atomizzazione 6509
- di sgocciolatura 2629
- mobile 3253
ugnatura 4623
uguaglianza 2929
ultimazione 1808

ultracorto 7197
ultrafiltrazione 7195
ultramicroscopio 2190
ultrasuoni 6741
ultrasuono 7199
umettabilità 7442
umettante 4644
umettato 7437
umettatore 2180
umettazione 2179
- d'aria 292
umidificazione 7443
umidità 2182
- atmosferica 300, 654
umido 7437
uncino 3779
unguento 4864
- idrofilo 3827
unidirezionale 4878
uniformità 7209
- (d'una superficie) 2929
unilaterale 7210
unipolare 7211
unire 7218
unità 7212
- antitossina 521
- di calore 6945
- di dosaggio 2569
- di valore 7215
- rana 3397
- standard 6562
universalità (d'un apparecchio) 7314
untuosità 3573
unzione 4056
uranato di sodio 6397
urato 7237
urea 1292
urgenza 2823
urto 3877, 4102, 6685
uscita 4930
uso 537
usura 3386, 7421
utensile 3892
- per filettare 1473
utilità 7247
utilizzabile 697
utilizzazione 2982

vaccino 7249
vagliata 3169
vagliatore 6030
vagliatura 309, 1002, 6032
vaglio 6030
- a tamburo 2052
- fino 3161
- granulometrico 6917
- separatore 644
- vibrante 4103
vago 7264
vagone-cisterna 5612
valenza 7265
- secondaria 6068
valevole 698
validazione 7267
validità 7268
valido 698
valle, a 2609
valore 7271
- anticipato 489
- approssimativo 549
- assoluto 35

VAL-

valore d'ematocrito 3718
-, di 7269
- di riferimento 5705
- di stimazione 542
- di vendita 6105
- effettivo 160, 2734
- intrinseco (metallo) 3162
- istantaneo 4010
- limite 4301
- massimo 4518, 5062
- nominale 798
- normale 4807
- teorico 798
- vero 160
valutazione 544, 7270
valvola 7272
- a cassetta conica 1889
- a cerniera 1584
- a disco 2503
- a farfalla 1174
- a fungo 5283
- a mercurio 4561
- a saracinesca 3462
- a sede piana 2503
- a sfera 760
- a spillo 4763
- angolare 2001
- aspirante 6701
- automatica d'espansione 691
- automatica di ritegno 691
- d'ammissione 215
- d'arresto 725
- d'arresto angolare 2000
- d'aspirazione 215
- di gas 3447
- di mandata 2309
- di manovra 3649
- di registro 1174
- di riduzione 5699
- di riflusso 5715
- di ritegno 725
- di scarico 975, 2824
- di scarico d'aria 295
- di sicurezza 2824
- di sfogo 1838
- di spruzzo 6665
- di strozzamento 1174
- differenziale 2428
- dosatrice 2575, 4576
- elettromagnetica 6411
- inercettante 725
- limitatrice della pressione 1948
- mescolatrice 4625
- non otturabile 4792
- per uscita dell'aria 321
- premente 2309
- regolatrice del flusso 1174
- regolatrice della pressione 1948
- rettificatrice 2139
- ricaricabile 5708
- riusabile 5814
- scarico aria 971
- tubolare 5283
vano 525
vantaggio 230
vantaggioso 231
vapore 6589
- a pressione 6598

vapore fluente 3277
- strozzato 6995
vaporizzatore 7283
variabile 355, 7285
variabilità 7284
variatore della velocità di presa 6640
variazione 3278, 7287
- di velocità 6463
- nittemerale 1549
- permessa 347
varietà 7288
vasca a doppia parete 4092
- d'assorbimento 47
- da vuoto 7259
- di chiusa 4349
- di fermentazione 3085
- di sedimentazione 6176
vaselina bianca 2019
- gialla 381
vasetto da pomato 4866
vaso 4906, 7319
- d'espansione 2970
- di Dewar 2381
- per decantazione 2809
vasocostrittore 7295
vasodilatatore 7296
vasopressore 7297
vassoio 5235, 7111
- di riempimento 2310
- di staccio 6277
veemente 7302
veicolo 2949
veleni 7075
veleno 5266
vellutazione 3260
velluto 7305
velo 3233
- d'olio 3574
velocità 5635, 6461
- d'umidificazione 7445
- dell'efflusso 5640
- di conduzione 1863
- di diffusione 2436
- di dissoluzione 2519
- di fissione 6020
- di flusso 3270, 7303
- di lavoro 7478
- di migrazione 7304
- di passaggio 7303
- di raffreddamento 5639
- di reazione 5651
- di scarica 2483
- di scossa 6194
- finale 3152
- iniziale 3976
- minima 4611
vena cefalica 1417
- safena 5992
vendere 6098
vendere a credito 6100
- a perdita 6099
- a termine 6100
vendita 5973
- di liquidazione 1602
- per contanti 1332
venditore 6101
- ambulante 6668

ventilare, il 309
ventilatore 972
- a forza centrifuga 1408
- refrigerante 1963
ventilazione 7309
venuta 596
verbale di collaudo 6910
verde 3576
- eterno 1976
verderame 247
verde-smeraldo 2821
verdetto 247
verga 778
verifica 2934, 6908, 7311
- contabile 677
vermiglio (colore) 7312
vermiglione 1544
vernice 4169
- a base di gomma 5942
- a fuoco 731
- a spirito 6483
- ad alcool 6483
- ad immersione 2467
- all'acetato 105
- brillante 1091
- cellulosica 1395
- con effetto raggrinzante 7490
- d'olio di lino 4319
- di fondo 3115
- di trementina 7177
- isolante 4017
- madreperlacea 4709
- resistente agli acidi 131
- resistente all'aria 318
- siccativo 6267
- sintetica 3614
- trasparente 7103
verniciare a buratto 7156
verniciato 3514
verniciatura 3513, 7292
-"matta" 2679
verniero 7313
verricello 7457
versare 5359, 6477
verticale 5130
vertice 526, 7315
vescicante 7318
vescicatorio 2834
vesicola 940
vestito pressurizzato 5443
vetreria 3510
vetrina 6238
- d'esposizione 7459
vetrino (micr.) 2051
vetriolo bianco (di zinco) 7451
vetro (materiale di riempimento di vetro) 3502
- acrilico 141
- affumicato 1755
- appannato 4498
- colato 1340
- colorato 1755
- d'orologio 7380
- da bottiglia 1023
- da finestre 7460
- di Jena 4101
- di specchi 4617
- dolce 4166
- flint 3248
- giallo-ambra 382

vetro latteo 4597
- opalino
- porcellanato 4597
- pressato 5425
- soffiato 974
- spesso 6960
- stampato 5425
- temprato 3658
- verde smeraldo 2822
vetroso 7345
vettore 7298
- d'ossigeno 4977
via 1455, 7082, 7413
- d'introduzione 5928
- di somministrazione 5928
- orale 4900
- umida 7376
viabilità 7320
vibratore 1183, 7327
vibrazione 7321
vinacce 2991
vinato 7462
vino medicinale 4541
- spumante 6441
violamina 7334
violazione 3958
- d'un brevetto 3961
- di brevetto 5047
- di contratto 1062
violetto 7335
viraggio 7045
- (colore) 1750
- di colore 1451
virola 1733, 3086
virucido 7336
viscosimetro 7338
- a capillare 1280
- a pallina 3039
- a rotazione 5916
- a torsione 5916
viscosità 7112, 7340
viscoso 1901
visibilità 7342
visualizzazione 7344
vite 6037
- a filetti multipli 4734
- a incassatura esagonale 6369
- a legno 1644
- a mordente 1644
- a passo discendente 2236
- a testa esagonale cava 341

- a testa zigrinata 7000
- ad alette 7000
- ad esagono incassato 341
- ad occhiello 3020
- d'arresto 6040
- di bloccaggio 1583
- di chiusura 6040
- di fermo 6169
- di fissaggio 1583, 6169
- di regolaggio 209
- di regolazione 209
- di scarico 2305
- di trasporto 574
- micrometrica 3154
- prigioniera 6689
- senza fine 2852
- senza testa 3599
- unica 6307
viti controrotanti 1937
viveri 331
voce (d'una enumerazione) 2871
volano 3299
volante 3299
volantino 3299, 3317
- a mano 3652
volatile 7347
volatilità 7351
volontà, a 170
voltaggio 7352
voltametro 7353
voltmetro 7353
volume 1142, 7354
- alla rinfusa 1148
- apparente 1148
- d'imballaggio 4988
- d'iniezione (plast.) 3980
- d'iniezione massimo 4519
- molecolare 3553
- specifico 5899
- utile 7246
volume-minuto 1309
vortice 6783
vuotamento 7261
vuotatura 2837, 7193
vuoto 2836, 3768, 7250
- assoluto 34
- parziale 2339
- spinto 3742
vuotometro 7258

wattmetro 7407
wattorametro 2856

wolframiato d'ammonio 415
- di calcio 1223
wolframio 7160

xantanolo 7493
xilano 7494
xilosio 7474

zacchera 6484
zafferano 5970
zaffo 3607, 6476
zangola 1535
zavorra 756
zerbino 4497
zero 7504
- assoluto 36
zigrinato 4153
zinco 7506
zoccolo 788
- (el.) 1270
- a baionetta 818
- d'un freno 1051
zolfo 6722
- sublimato 3273
zona a sezione costante 2412
- d'inibizione 3967
- di contatto 1921
- di plastificazione 4547
- "grilletto" 7123
zuccherini 1262
zucchero 6708
zucchero bastardo 803
- candito 1263
- coloniale 1264
- cotto 1110
- cristallizzato 2113
zucchero d'uva 742
- di barbabietola 848
- di canna 1264
- di grappa 742
- di pectina 570
zucchero grezzo 1337, 2104
- in grani 2113
- in pani 4345
- invertito 4062
- in zollette 4398
- polverizzato 1354
- raffinato 5710
- semolato 3589
zuccheratura 3402

ESPAÑOL

ábaco 4133
abandonar 2
abarquillamiento 6257, 7371
abastecimiento 5471
- de agua 7388
abducción 4
aberración 5
- cromática 1527
- cromosomal 1531
abertura 525
- de mallas 7456
- de relleno 3126
- entre platos 2197
- hombre 4463
abierto 4957, 5042
abietina 8
ablactacion 7420
ablandador de los tapones 1989
ablandocorchos 1989
ablución 11
abolición 14
abolorio 823
abollado 2815
abordajo 545
abortivo 15
abovedado 573
abrasión 18
abrasivo 17
abrazadera 1572
- para tubos 1725
abrigo de luz, al 6230
abrillantado 1158
abrillantor 4400
abrupto 25
abscisa 28
absoluto 29
- de perfume 30
absorbabilidad 38
absorbedor 40
absorbente 40
absorber 37
absorción 44, 7235
- de luz 52
- de oxígeno 4979
- del calor 3684
abstracto (Bibl.) 58
abundancia 60
abundante 61
abuso de confianza 62
acabación 1808
acabado 2625, 3151, 3173
acabamiento 1808, 3175
acanalado 2017, 3291
acanaladura 2017, 3541, 3591, 6087
acarreo 1321, 2293
accesibilidad 80
accesión 81
acceso 79, 545
accesorio 535
accesorios 82
accidente producido por un medicamento 6268
acción 145
- bacteriostática 732
- cardiocinético 1310
- corta 6243
- cortante 6209
- de cizallamiento 6209
- de disparo 7122

acción emética 2826
- escalonada 6607
- purgante 5547
- rápida 5582
- retrasada 2280
accionamiento 163, 1776, 2633
- doble 7180
- por correa 856
- por palpador 3078
- por tornillos sinfín 7481
accionar 4885
aceite 4854
- alimenticio 2728
- animal 465
- blanqueado 936
- bruto 2103
- comestible 2728
- crudo 2103
- de alazor 1323
- de algodón 2032
- de avellana 3674
- de ballena 976
- de cacahuete 571
- de Carapa 1291
- de cártamo 1323
- de castañas de Maranao 1061
- de castor 1353
- de coco 1675
- de colza 1720
- de espermaceti 4875
- de estingia 6810
- de foca 6055
- de fusal 3551
- de linaza 3232
- de maíz 1992
- de mani 571
- de oliva 4876
- de palmiche 5000
- de parafina 5014
- de pepita de palma 5000
- de pepitas de uva 3563
- de pezuñas 1123
- de pino 5179
- de resina 1677
- de ricino 1353
- de sencillas de girasol 6733
- de separación 4658
- de sesamo 872
- de teobroma 1193
- de trementina 7176
- empireumático 3083
- esencial 2898
- esencial de rosa 665
- hidrogenado 3818
- mineral 2103, 4604
- mineral blanco 3711
- mineral blanco liviano 4276
- pesado 2103
- vegetal 7301
- volátil de canela 1548
aceleración 72
- centrífuga 1407
- normal 4803
- uniforme 7208
acelerado 66
acelerador 73, 6994
- de partículas 5026
acelular 1389
acepción 74

aceptación 74
aceptador 78
acercamiento 545
acero 6601
- afinado 350
- al crisol 2100
- al cromo 1530
- al cromoníquel 4774
- al tungsteno 7161
- colado 1343
- cromado al níquel 4774
- fino 350
- inoxidable 6551
acetal-aldehide 104
acetato básico de cobre 247
- cálcico 1201
- de aluminio 361
- de amonio 392
- de celulosa 1392
- de cobre 1976
- de magnesio 4418
- de etilo 107
- de potasio 5304
acetoftalato de celulosa 1393
acetotartrato de aluminio 362
acíclico 168
acicular 111
acidez 129
acidificación 127
ácido 112
- abietínico 6
- acetacético 108
- acético 106
- acético glacial 3491
- acetosulfuroso 6717
- adípico 197
- agálico 3429
- alocinámico 342
- alofánico 345
- altamente concentrado 3745
- amínico 386
- aminoacético 387
- aminobutírico 388
- aminoetansulfónico 389
- anhidro 457
- antimónico 508
- arilbutírico 614
- aromático 589
- arsenioso 601
- biliar 892
- binario 900
- bromacético 1104
- bromhídrico 3808
- brómico 1100
- bromoisobutírico 1103
- bromostánnico 1105
- butírico 1179
- canfórico 1251
- cáprico 1284
- caprílico 1285
- capróico 1178
- carbólico 1295
- carbónico 1296
- carboxílico 1301
- carmínico 1313
- cerótico 1426
- cetílico 1433
- cianacético 2159
- cianhídrico 3812
- ciclogeránico 2167

ácido cinamalacético 1546
- cinámico 1547
- cítrico 1564
- cloracético 1513
- clorhídrico 1505, 3810
- clórico 1506
- cloroáurico 1514
- clorocinámico 1515
- cloromálico 1512, 1516
- cloroplatínico 1520
- cloroso 1519
- clorostánnico 1518
- colofánico 6
- coménico 1775
- de alcornoque 6693
- de coco 1671
- débil 7415
- dehidroacético 2276
- dehidromúcico 2277
- dextrógiro 2385
- dibásico 2400
- dibromacético 2401
- dibromocinámico 2402
- de bromsuccínico 2403
- dicloroacético 2404
- diclorosuccínico 2405
- dietilacético 2422
- digálico 3428
- diluido 2447
- dimetilsuccínico 2452
- dimetiltartárico 2453
- dioxifenilacético 2455
- dioxisuccínico 2456
- ditiónico 2543
- eleomargárico 2793
- estánnico 6568
- esteárico 6600
- etilmalónico 2916
- etilsulfúrico 2917
- eugenólico 2919
- fénico 1295
- fenilacético 5150
- fenilacetocarbónico 5151
- fenilacrílico 1547
- fenilbutírico 5152
- fenilcinámico 5154
- fenilcloracético 5153
- feniglicólico 4455
- fenilláctico 5155
- fenilsulfúrico 5149
- férrico 3088
- ferrocianhídrico 3089
- fluoracético 3287
- fluorhídrico 3285, 3813
- fluorsílico 3288
- fórmico 3354
- fosforoso 5157
- fulmínico 3410
- fumante 3414
- furórico 3419
- gálico 3429
- glutárico 3528
- graso 3056
- graso libro 3092
- graso poliénico 5274
- guanidinacético 3534
- hexilsulfúrico 3729

ácido hidrocinámico 3811
- hidronítrico 3806
- hidrosulfúrico 3835
- hipobromoso 3845
- hipocloroso 3846
- hipofosfórico 3853
- hipofosforoso 3854
- hipoiodoso 3850
- hiponítrico 3851
- hiponitroso 3852
- hiposulfúrico 2543
- indigosulfúrico 3937
- hiposulfuroso 3856
- indolacético 3940
- indolbutírico 3941
- indoxilsulfúrico 3942
- isetiónico 3836
- isoamilacético 4083
- isoamylsulfúrico 4084
- isobutírico 4085
- isocítrico 4086
- isosuccínico 4087
- jódico 4065
- láctico 4174
- levógiro 4258
- levotartárico 4260
- levulínico 4261
- linoléico 4318
- α-lipóico 4324
- málico 4448
- mandélico 4455
- mangánico 4461
- manganoso 4462
- melítico 4545
- mesotartárico 4564
- metasacárico 4572
- metilestánnico 4584
- molíbdico 4688
- monobásico 4694
- monobromacético 4695
- monocloracético 4696
- monopersulfúrico 1315
- múcico 4722
- muriático 1505
- naftalensulfónico 4750
- naftilacético 4751
- nítrico 718
- nitrohidroclórico 567
- nitroso 4787
- nitroso-sulfúrico 4786
- nitrosulfúrico 4785
- no saturado 7225
- oleico 4873
- oxalacético 4964
- oxálico 4965
- oxalsuccínico 4448
- oxibutírico 4974
- oxisulfúrico 4981
- palmítico 1433
- paraláctico 2387
- péctico 5068
- pectínico 5068
- peracético 5088
- perbórico 5091
- perclórico 5095
- perdisulfúrico 5129
- perfórmico 5107
- periódico 5112
- permangánico 5117
- pernítrico 5125

ácido persulfúrico 1315, 5129
- pícrico 1293
- pínico 5180
- pirogálico 5560
- piroleñoso 5563
- piromúcico 3419
- pirosulfúrico 2542
- pirotartárico 3528
- pirúvico 5566
- piválico 5207
- plúmbico 5252
- polibásico 5273
- propilsuccínico 5504
- prúsico 3812
- puro 5545
- quermesínico 4130
- quetónico 4131
- resínico 6
- ricinoléico 5858
- rodanhidríco 3817
- sacárico 3524
- secaroláctico 4722
- salicílico 5978
- saturado 5999
- sebácico 2211
- selenioso 6092
- silícico 6285
- silico-fluorhídrico 3831
- succínico 6699
- sulfhídrico 6724
- sulfocarbólico 5148
- sulfocarbónico 6718
- sulfociánico 3817
- sulfocinámico 6719
- sulfocrómico 1532
- sulfonaftálico 6721
- sulforicínico 1355
- sulfúrico 4858
- sulfúrico fumante 3415
- sulfuroso 6729
- tánico 3428, 6822
- tartárico 2456
- tartárico dextrógiro 2388
- tartárico racémico 5594
- taurocólico 1522
- telúrico 6868
- teluroso 6870
- terciario 6898
- tiociánico 3817
- tióctico 4324
- tiostánnico 6974
- tiosulfúrico 3856
- tricloracético 7118
- triclorbutírico 7119
- trifluoracético 7120
- trimetilacético 5207
- trinitroacético 7129
- túngstico 7162
- ureocarbónico 345
- úrico 7239
- valeriánico 7266
- vinilacético 7333
- yodhídrico 3807
- yódico 4065
- yodoacético 4069
- yodoacinámico 4070
acido-resistencia 116
acidulación 132
ácilo 120
aclarado 5870

aclarador 1087, 1586
aclimatación 89
acolchado 7231
acomodación 90, 4500
acomodamiento 90
acomodar 171
acompañamiento 91
acondicionamiento bajo banda plástica 6678
- bajo película hermética 6678
- de aire 285
- transparente 1570
acoplamiento 640, 1593, 1895, 2047, 4505
- cónico 1869
- de discos 4569
- di discos multiples 4732
- de fricción 3388
- de garras 2558
- hidráulico 3802
- por reacción 3072
- regenerativo 3072
acoplar 2858
acortamiento 24
acostarse, al 649
acostillado 3291
acostumbramiento 89, 3624
acre (gusto) 103
actinómetro 144
activación 148
- fótica 5158
activado 147
actividad 156
- antioxidante 510
- impulsiva 3907
activo 151
acuerdo 93, 94
- con, de 3911
acumulación 99
acuoso 568
acuse de recibo 136
achatado 3226
adaptación 172, 4500
- falsa 4444
adaptador 173
adaptar 171
adaptor curvo 2143
adecuado 5498
adelgazamiento 2811
además de 169
aderezo 6615
adherencia 190, 5161
- (mec.) 191
adhesión 190
adhesividad 196
adhesivo 192
adición 181, 203
- (math.) 6732
- de un suplemento 6743
adipocira 198
aditamento 203
aditivo por alimentos 3328
adjunto 202, 203
administración 212
admisión 214
- de vapor 6590
admitancia 217
admitido 218
admixtión 219
adobar 6812

adopción 220
adormecedor 3843
adquisición 139, 5544
adsorbato 221
adsorbente 222
adsorción 223
aduana 2148
adulteración 227
adulterante 226
adventicio 232
adyacente 200
adyuvante 83, 211
aecho 309
aerofiltro 314
aerosol 244
A.F 3734
afelpado 3279
affidavit 248
afilado 1884
- preliminar 5922
afiladora 3584
afinador por píldoras 5169
afinidad 249
- tisular 7028
aflojamiento 5741
agar-agar 259
agarrarse 6086
agarrotamiento 6087
agarrotarse 6086
ágata 263
agencia 268
agente 2360
- (chem.) 269
- "antifricción" 498
- comisionado 3030
- complejante 1810
- conciante 6824
- de apresto 3177
- de conservación 5415
- de deslizamiento 3272
- de desmoldeo 4656
- de desmoldeo (mezclado a la masa) 4038
- de floculación 3258
- de reducción 2328
- de resorción 5794
- de superficie 6759
- de suspensión 515
- decolorante 939
- del permutado 6404
- espesante 6963
- floculante 3258
- gelificante 3481
- hinchador 5521
- impregnante 3896
- propulsivo 5497
- propulsor 5497
- tensioactivo 6759
agitación 276, 6623
- al área 320
agitador 277, 6188
- doble 2588
- magnético 4426
- oscilante 4917
agitar 275
aglomeración 272, 1198
- de cristales 1638
aglomerado 270
- de corcho 271
aglutinación 273

aglutinante 904
- para machos 1985
agotamiento 2335, 2960
agradable 5247
agregación 274
agrietado 1608
agrietarse 1456
agrio (gusto) 103
agrupación 3598
agua 7381
- aromática (por disolución) 592
- aromática concentrada 1846
- aromática por destilación 591
- caliente 554
- clorada 1507
- clorurada 1507
- común 556
- de bromo 1102
- de cal 555
- de cristalización 7401
- de enjuague 4717
- de fuente 559
- de lluvia 563
- de nieve 562
- de mar 560
- de menta 561
- de río 558
- desionisada 2278
- desmineralisada 2311
- destilada 557
- dulce 3385
- dura 3660
- fuerte 718
- gaseosa 243
- helada 552
- hirviente 553
- industrial 7392
- madre 4705
- madre de sal 914
- mineral 4606
- municipal 1566
- oxigenada 3816
- potable 566
- pura 564
- regia 567
- salida 1049
- simple 1787
- sulfhídrica 6723
- sulfurosa 6730
- tibia 565
- tritiada 7133
aguardiente 1059
aguarrás 7176
aguas residuales 6179
- servidas 6349
agudeza 165
- de la visión 7343
agudo 5264
agugero de taladro 1014
- para la colada 6832
aguja 4761
- de penetrómetro 5081
- para inyección 1267
agujereado 3778
agujereadora 1017
agujero 3766
- de aire 7308
- de alimentación 3068
- de caldera 4927

AGU- 586

agujero de hombre 4463
ahorramiento 6002
ahorro 6002
aire 280
- comprimido 1819
- de circulación 313
- exterior 652
aislador 2417, 4014
- contra el frío 1708
aislamiento 4018
ajar 6847
ajustabile 204
ajustado 7125
ajustar 171
ajuste 210, 3191, 3193, 4500
- de cuentas 677
- previo 5381
álabe de rueda 922
alabeamiento 7371
alabear 2535
alabeo 1128
alagardera 46
alambique 6617
- a compresión 1836
alambre 7464
- de aporte 3119
- de soldar 3119
- revestido de amianto 618
alargamiento 1098, 6674
- de rotura 2678
- por estiramiento 6890
alazor 250
albúmina 322
albura 323
alcali resistencia 336
alcalino 337
alcalino-resistente 5788
alcalino-térreo 338
alcana 324
alcance 2559, 3104, 5648
alcantarillado 6180
alcante útil 7244
alcartaz 5008
alcohol absoluto 31
- amílico en bruto 3083
- de patatas 3083
- denaturado 2314
- etílico 2911
- metílico 4580
- monovalente 4697
- polivalente 5275
- terciario 6904
alcoholado 326
alcoholatura 327
alcoholómetro 328
aldaba 4204
aldehido cinámico 1545
aleación 349
- de acero 6602
alejar 5754
alesador 5660
aleta transversal 7105
alfarería 2087
alfénido 3485
algodón 2028
- cardado 1307
- hidrófilo 41
alicates 4776
alifático 168
alimentación 1461

alimentación automática 692
- continua 1931
- de corriente 3074
- insuficiente de una máquina 7205
- ponderal 7427
- por gravedad 3572
alimentador 3073
- de placa giratoria 5837
- gota a gota 2626
- quebrantador 1071
- vibratorio 7328
alimento 331, 3327
alisado 1016, 4198
- diagonal 2389
alisamiento 1014
alisar 3512
alma 1014
almacén 2337, 6627, 6649
almacenaje 6631
almaceniamiento 6631
almáciga 3615
almidón 6576
- de arroz 5857
- de avena 4830
- de cebado 780
- de centeno 5957
- de maíz 1993
- de trigo 7446
- soluble 430
- yodato 4067
almirez 4702
- de madera 7475
almohada compensadora de presión 1370
alpaca 3485
alquitrán 6843
- de hulla 1648
- mineral 1648, 4605
- vegetal 6632
alrededor de 16
alta frecuencia 3734
- presión 3738
- tensión 3741
alteración 352
alterativo 353
alternación 354
- compensatoria 1795
alternado 6550
alternante 355
alternativa 356
alto horno 933
- polimero 3737
- vacío 3742
altura 3714
- barométrica 3715
- de tono 5202
- del casquete (comprimido) 3716
- del molde 2416
alucinatozio 3637
alumbrado 3873, 4283
- de techo 1387
alumbre 358
- amónico 394
- desecado 1159
- potásico 358
- quemado 1159
- seco 1159
- sódico 1845

alúmina 359
aluminio 360
alundum 378
alveolado 3778
alza 5614
- de temperatura 6881
allanamiento 4250
amalgamación comercial 4562
amaranto 379
amargo 912
amarilleo 7499
amarillo 7497
- Al 124
- A-2 3805
- A-3 2708
- de cúrcuma 2129
- "puesta de sol" 6734
amarillo-quinollina 2708
amasador con aletas 2596
- de artesa doble 2549
- para caucho 771
amasador-dispersador 2512
amasadora (máquina) 2602
- con paletas Sigma 743
- de caída libre 7157
- de doble brazo 2578
- de rodillos 4632
- Pfeiderer 6279
- Werner 6279
amasadora-mezcladora 4146
amasadura 4145
amasamiento 4145
ámbar 380
- (amarilla) 7498
ambiente 2872
ambos ojos 1019
amianto 615
amiláceo 427
amolado en mojada 7440
- en seco 2662
amoldado 3352
amoldamiento 1345
amoniaco 391
amontonamiento 6546
- de paletas 4998
amorfo 416
amortiguación 2181, 6237
- neumática 291
- por aire 291
amortiguador 2192
- por aire 290
amortiguamiento (de choques) 6237
amortización 417
amparo de luz, al 6230
amperaje 419
amperímetro 390
ampliación (opt) 4429
amplificación 422
- (microsc.) 4428
amplificador 423
amplificar 1010
amplio 1817
amplitud 424
ampolla 425
- abierta 4883
- bebible 426
- con línea de prerotura 7418
- de dos puntas 2595
ampolla de fondo plano 3219

ampolla de fragilidad
   contralada 7418
- de suero 6159
- microcristalífera 4589
ampolla-jeringa 1325
ampolleta 1612
analéptico 432
analgésico 433
análisis 436
- colorimétrico 1758
- de control 1478
- de mercado 4481
- de venta 5975
- elemental 2790
- granulométrica 3562, 6031
- inmediato 5518
- ponderal 3569
- por gotas 2641
- secuencial 6144
- volumétrico 7356
analizador 435
anaquel 6225
anaranjado 4902
ancho del cordón de saldadura 5902
anchura 7455
- de luz 1598
- del filete 4196
- interior 4002
- total 4942
anestesia corneal 1996
- en silla de montar 5962
- potenciada 4768
- vigil 4768
anestésico 431
anexo 534
anfíbol 420
anfibolita 420
angostura 1028
angular 453
ángulo 440, 1998
- agudo 6203
- de cruzamiento 452
- de declinación 442
- de declive 447
- de desviación 443
- de diferencia de fase 3887
- de doblado 2071
- de emergencia 444
- de fase 3887
- de fricción 446
- de histéresis 3862
- de incidencia 445
- de inclinación 448
- de inclinación de talud 450
- de la conicidad 1890
- de pérdida 4361
- de reflexión 449
- di resbalamiento 451
- de rozamiento 446
- de salida 444
- de talud 450
- vivo 6203
anhídrido 455
- de ácido 113
- sulfúrico 6727
anhidro 456
anillo 5866
- adaptador 175
- de cadena 4316

anillo de cierre 4841
- de círculo 475
- de cojinete a bolillas 754
- de empaquetadura 3455
- de goma 5937
- de obturación 4841
- de Raschig 5288
- de rodamiento de bolas 754
- de sujeción 1582
- fijo 1724
- roscado 5868
animal axénico 3484
- de control 1940
- sangrado 941
anión 468
ánodo 476
anomalía 13
anoréxico 477
anormal 12
antagonismo 481
antes de acostarse 649
- de la comida 64
antiácido 480
antiadhesivo 485
antianémico 3626
antibociogeno 502
anticipo (mech.) 228
anticongelante 488
anticongestivo 2233
anticorrosivo 492
anticuado 6735
anticuerpo 487
antidiarréico 225
antídoto 494
anti-emulsionante 516
antienzima 496
antiespasmódico 517
antiestático 519
antihistamínico 503
anti-incrustante 504
antimalárico 506
antimetabolito 507
antimicótico 500
antioxidante 493, 511
antiperspirante 512
antipirético 513
antiséptico 514
antisubstancia 487
antitixotropia 520
anulación 474, 1259
anular 1258
anuncio 234
anxiolítico 486
añadase 169
añadido 173
añadidura 343
apagado 2187, 2450
aparador 6225
aparato 529, 535, 662, 2378
- adicional 662
- agitador 6624
- a cesta de control de desintegración 802
- de aire caliente 3790
- de enjuagar 5869
- de iluminación 4284
- de transmisión 3472
- emisor 2828
- para alumbrado 4275
- registrador 5677

aparato suplementario 662
aparear 4501
aparejo 7213
- de control 4692
apariencia 533
apelmazamiento 1790
apellido 4749
apéndice 534
apestañado 825
apilamiento 6546
- de paletas 4998
apirogenidad 551
apisonado 6811
apisonamiento 6811
aplanado 3226, 4198
aplazamiento 201
aplicabilidad 536
aplicación 537
- de capas sucesivas 6698
aportación 1938
aporte 1938
apósito oclusivo 4842
apoyo 834, 836, 5796
apreciación 544
apresto 2625, 3175, 3192, 6615
apretura 1912
aprobación 93, 547
apropiado 5498
aprovechamiento 2982
aprovisionamiento de agua 7388
- de gas 3443
aproximación 548
aptitud 9
- a la aglomeración 757
- a la conducción de las automóviles (después una anestesia) 7088
- al paseo (después una anestesia) 2206
apto 10
arabinosa 570
arandela 3454
- de cuero 4236
- de goma 5937
- de guarnición 3455
árbol 712
- base 6560
- de accionamiento 2637
- de impulsión 2637
- de levas 1252
- de transmisión 1893
- flexible 3240
- motor 2637
- normal 6560
- principal 4438
arbusto 6261
arcilla 1594
- blanca 1006, 1501
- de China 1501
- para alfarería 5227
- plástica 5227
- refractaria 3181, 5198
- roja 587
arco 572, 860a
arcosoldadura 575
ardiente 7302
area 576
arena 5988
- de moldeo 4675

areómetro 578
argamasa 1398
ariete 5616
arista 707, 1998, 2721
- transversal 7105
- viva 166
armadura 999
- (elect.) 584
- de alta presión 3751
- de imán 586
armaduras 3194
armamentario terapéutico 6935
armario frigorífico 1960
armazón 2060, 3370, 5595
aro 5866
- de empaquetadura 6216
- de goma 5937
- de hierro 1733
- de junta 7374
aromático 588
arpillera 1156, 4991
arrabio 1341
arrancador 6097
arrancar 1456
arranque 6579
arrastre 7083
arreglo 594, 5729
arriendo 3046
arrollador 1233
arropamiento 2053
arrowroot 597
arrufadura 2081
arrugación 2077
arrugado 2137
arrugamiento 2077
arrugas de corte 6222
arrumbamiento 835
arseniato 599
- cálcico 1203
arsénico 600
- potásico 5306
arte 602
artefacto 607
artesa 3801
- de doble pared 4092
articulación 606, 4108, 4313
- de rótula 2775
articulado 604
artículo de fondo 4228
- de una enumeración 2871
- en serie 4491
- exclusivo 5503
- patentado 5503
artificial 608
asa 773
asbesto 615
ascención 1614
ascendencia 625
ascenso 1614
ascensor 2795
aseguración 4020
aseguramiento 4020
aserradura 6006
aserrín 6005
asiento de la matriz 1383
- de válvula 7277
- giratorio 5910
asientos 6076
asimétrico 648
asistencia 6160

asistente de laboratorio 4164
aspecto 533, 632
asperción 634
aspereza 633, 5923
aspero 1649
aspiración 6702
aspirador 635
- de polvo 7251
- de vapor 6939
aspiradora 7251
associación 643
associado 642
astil 832
- de balanza 832
astilla de vidrio 3500
astringente 47
atadora 1150
atadura 662
ataralgesia 4768
atascadura 6811
atascamiento de una criba 948
atención 670, 1311
aterciopelado 3279
atestación 671
atmósfera 652
atomizador 7283
atornillamiento 6051
aumentar el voltaje 1010
aumento 3929, 3931, 5614
ausencia de fiebre, en 27
autoclave 682
- a sacudida 6189
autoinducción 6094
autolisis 686
autolubricación 685
automático 687
autoretención 693
autoridad oficial 680
autoridades 680
autorización 679
- oficial 4849
auxiliar 83
avance 228
- automático 683
avanzado 229
aventadora 307
avería 1067, 3035
averiguación 6054
avidez 705
aviso 234
- de recibo 135
ayuno 3052
azafrán 5970
azafranillo 250
ázoe 4784
azogamiento 7022
azorubina 716
azúcar 6708
- bastardo 803
- cande 1263
- cristalizado 2113
- cuadradillo 4398
- de cana 1264
- de lustre 1345, 5710
- de pectina 570
- de remolacha 848
- de uvas 742
- en pancitos 4398
- en terrones 4398
- invertido 4062

azúcar mascabado 1337, 2104
- molido 1354
- refinado 5710
- refinado en pilones 4345
- semolado 3589
azufrado 6725
azufre 6722
- sublimado 3273
azul 977
- A-1 484
- A-2 3938
- de indantreno 484
- de metileno 4583
- de patente 5044
- oscuro 2188
- patentado 5044
- trypan 1880
azulejo 2696

bagazo 1265
bailarín 2185
bakelita 741
baja calidad, de 4379
- frecuencia 4371
- tensión 4372
bajar 2349
bajo punto de ebullición, de 4373
bala 749, 1139
balancín 1246, 1892, 7365
- de válvula 7276
balanza 746
- de mano 3648
- de Mohr-Westphal 7436
- de precisión 5389
- de torsión 7063
- hidrostática 3833
- romana 6011
balasto 756
balde 1125
balón de destilación 2531
- de tres tubuladores 6985
bálsamo 761
- de Gilead 766
- de Gurjun 765
- de Tolú 768
- del Canadá 764
- del Perú 767
ballesta (muelle) 4230
- doble 2800
bancada 845
banco 858
- (de laboratorio) 859
- de ensayo 6909
- de extender 6515
- de pruebas 6909
- de sangre 958
- de trabajo 4165
banda 6677
- continua (para estratificados) 4192
- de papel móvil 5678
- lateral 6273
bandeja 4997, 7111
- de carga 1469
- de tamices 6277
bañera de inmersión 2461
baño 810
- caliente
- de aceite 4855
- de aire 312

baño de arena 762
- de refrigeración 1962
- de temple 5581
- de vapor 763
- de viraje 7046
baño-maria 7383
barato 1477
barba 707
barboteo 1122
barniz 4169
- a base de goma 5942
- aislante 4017
- al acetato 105
- al fuego 731
- brillante 1091
- celulósico 1395
- de aceite de linaza 4319
- de colofonia 3614
- de fondo 3115
- de inmersión 2467
- de nácar 4709
- diáfano 7103
- en base de trementina 7177
- japonés 4095
- mate 2679
- resistente al aire 318
- rizada 7490
- secante 6267
barnizado 3513, 3514, 7292
- de las pildoras 5168
barnizadora de rodillos 1231
barnizar 7289
barquillo 7364
barquinazo 4102
barra 778, 5610
- de expulsión 2754
- de labios 4325
- de torsión 7064
- portadora 6672
barrena 678, 2627
barrera 784
- hematoencefálica 964
- hematomiélica 964
- hepática 3724
barrica 4338
barrido 6775
barril 781, 2654
- de transporte 6236
- para almacenar géneros 6643
barrilito 4128
barro de ácido 122
- refractario 3181, 5198
basa terciaria 6905
basculado 7004
basculador 5876, 7026
- de botellas 1025
base 787, 788
- (chem.) 789
- absorbible (por pomadas) 53
- acidificable 126
basicidad 799
básico 337
basin volcador 7006
bastidor 999, 5595
- conformado 2614
- de expulsión 2756
- de tensado 1578
basto 1649

batería 815
batido 1634
- (de leche) 1536
batidor 843
batidora 843, 844
batista 1249, 4219
- de algodón 813
- de lino 814
batocrómo 812
bebedero capilar 5801
bebida 884
bencina de petróleo 5138
bentonita 875
benzoato cálcico 1204
- de amonio 396
- de metilo 4581
bequico 522
bermejo (color) 7312
bermellón 1544
- (color) 7312
betanina 879
bibásico 886
bicarbonato de amonio 397
- de potasio 5307
bicloruro de mercurio 4552
bicolor 7179
bicromato de amonio 404
bidimensional 888
bidón 1254
biela 1892
bifásico 7188
bifosfato cálcico 1205
- de amonio 398
bifurcación 1056, 4121
bilateral 891
bilis de buey 4963
bimetal 897
bimetálico 898
bioensayo 906
bioxalato potásico 5309
bióxido de manganeso 4460
bisel 880
bistre 911
- mangánico 910
bisulfato potásico 5311
bitartrato de potasio 2067
bivalente 916
bixina 917
blanco 7449
blanqueado 938
blanqueador 1086
blanqueo 938
- con cloro 1510
blanquería 937
bloc 7213
bloque 7213
- conformador 1964
- de la boquilla 4818
bloquear 4348
bloqueo 955
- de la junta mioneural 4745
- peridural 5109
- por tornillo 6746
- subdural bajo 5962
bobina 5703
- (elec.) 1694
- de acoplamiento 2048
- de electroimán 4423
- de gasa 5888
- de inducción 3947

bobina de inductancia 3946
- de nido de abeja 3776
- giratoria 4721
- móvil 4721
- panal de abejas 3776
boca 525, 2486
- de descarga 6992
- de horno 3420
- de quebrantador 4099
bodega de fermentación 3084
bol arménico 587
- blanco 1006
- rojo 587
bola de termómetro 6953
boletín de entrega 2292
- de garantía 3604
bolilo (text.) 4170
bolita 827
bolo 1005
bolómetro 998
bolsa 736
- de papel 5008
- de resina 5774
- pilórica 5559
bomba 5533
- aspirante 636, 6700
- centrífuga 1414
- circulatoria 1555
- de aerosol 245
- de agua 3143
- de alta presión 3753
- de circulación 1558
- de chorro de agua 306
- de diafragma 2398
- de inyección 3988
- de paletas 4848
- de presión 3338
- excéntrica 4848
- impelente 3338
- para "caldo" 1559
- para vacío 7260
- por ácido 119
bombilla de filamento de carbón 1298
"bombo" 1662
bombona 1303
- para ácido 1304
bonbón 1262
boquete 525
boquilla 2486
- cuentagotas 2629
- de extrusión 3013
- de ranura ancha 3220
- de retención 2415
- de soplado 970
- de sujeción 1733
- en cola de pez 3042
borato de aluminio 363
- de amonio 393
- potásico 5312
borde 106, 1013, 1092
- de rebaba 3214
- reforzado 822
- vivo 2721
bordón 3207
borne con espiga roscada 1583
borotartrato potásico 5313
borrar 2731
borravino 7462
bosquejo 952

botador 7279
botarel 63
botarete 63
botella 3218
- con cuenta-gotas 2648
- con tapón roscado 6053
- de acero 6603
- de acero a presión 5434
- de cuello ancho 7453
- de dos goletes 7186
- de laboratorio 6256
- de nivel 4251
- de oxígeno 4976
- de tapón roscado 6047
- de vacío 3146
- flexible 3236
- por reactivos 5657
- tapada 6642
botica 528
boticario 527
botón 1177
- de ajuste 6170
- de contacto 5420
- de mando 666
- de maniobra 666
- de regulación 6170
brazo 832, 582
- amasador 920
- de palanca 583
brea 6843, 6844
- de madera 6632
- mineral 1648
- vegetal 6632
brecha 5105
brida 3207
brida de expulsión 5662
- de manguera 3784
- de sujeción del molde 4660
- laterale 723
- soportada 6745
brillante 1085
brillantez 1088
brillo 1088, 3522
- de plata 580
broca 2627
bromato potásico 5314
bromuración 1101
bromuro argéntico 579
- cálcico 1206
- de aluminio 364
- de amonio 399
- de plata 579
- de potasio 5315
bronce de campanas 853
bruma 3673
bruñido 1108, 5269
bruñir 3512
bruto 1649
buen olor 3369
bujía 1260, 2064
- de Chamberland 5037
- filtrante 3138
- medicinal 1040
- normal 6556
bulboso 1141
bulón 1000
bulto 1142, 4396, 4986
bullir 988
burbuja 1117
- de aire 303

burbuja de gas 3438
burbujeo 1122
burdo 1649
bureta 1155
- por pesada 7428
- separadora 6130
buril 1504
burlete 821
butirato de etilo 2914
buzo 2546

caballero 5859
caballete 2710, 5595
cabeza 3675
- articulada 605
- repartidora 6140
cabezaje 5086
cabezal 3675
- de extrusión 708, 3010
- de extrusión para mangas 3014
- de extrusión para tubos 5190
- oblicuo (de extrusión) 441
- revólver 5841
- superior de la prensa 4435
- superior de una prensa 7110
- transversal de extrusión 2091
cabina 1189
cable 1190, 1191, 1982
- de cinta 5854
- de conexión 1896
- de empalme 1896
- de mando 1942
- de tracción 2623
- flexible 3237
- metálico 1190
cabrestante 7457
cabria 3762
cada cosa la misma cantidad, de 1
cadena 1434
- articulada 777
- de cangilones 1126
- de cilindros 5885
- de fabricación de comprimidos 6800
- de producción 3027
- de rodillos 5885
- derecha 6653
- larga, de 4352
- lateral 4211
- motriz 2635
- ramificada 1055
- sin fin 1363
cadmio 1194
cado ojo 2707
caída 2640
- brusca (de una curva) 2465
- de la membrana nictitante 2642
- de partículas radioactivas 3038
- de presión 3036
- de temperatura 6876
caja 1047, 1327, 1333
- (de imprenta) 6175
- a sacudidas 6266
- con reborde 6254
- de agitación 6190

caja de cadena 1435
- de cartón 1306
- de compases 2622
- de compresión 1827
- de estopas 4990
- de maniobra 4254
- de moldeo 1020
- de protección 6266
- de recocer 471
- de velocidad (auto) 3468
- guarda-cadena 1435
- superior (molde) 1973
cajita de cartón ondulado 2015
- para polvos 5366
- plegable 1722
- plegada 3318
cajón 2619
cal 4290
- apagada 1212
- cáustica 458
- viva 458
calamina 1199
calamita 4344
calandrar 5878
calandria 1229
- de cilindros 1046
- de cuatro cilindros 3361
- de gofrado 2819
- de recubrimiento 1231
- de satinar 1234
- en F 4059
- en Z inclinada 3921
- para hojas 6224
calce 7425
calcina 992
calcinación 1200
calculado 1224
cálculo 1227
- de errores 4618
- de gastos 2025
- erróneo 4618
- previo 5383
caldera 990, 5002
- de alta presión 3749
- de baja presión 4381
- de clarificación 1587
- de presión 5433
- eléctrica de vapor 2782
- tubular 7152
- vertical 7316
caldero de colado 1348
- volcador 7006
calderón 1228
caldo 1106, 7483
- de cultivo 2119
calefacción 3701
- a vapor 6594
- por aire 299
calentado 3698
calentador eléctrico 2780
- previo de aire 305
calentamiento 3701
- por aire 299
- por fricción 5952
calentar 3682
calibración 1239, 6846
calibrar 1237
calibre 1241, 4494
- ajustable 205
- de alambre 6563

calibre de compás 1242
- de horquilla 3079
- de láminas 4447
- de tolerancia 4294
- límite 4294
- micrométrico 4592
- para roscas 6980
- pie de rey 1242
- plano 1242
calicó 1240
calidad 5570
- superior, de 3744
calido 3786
caliente 3786, 7370
calificación 5569
cáliz 828
calomelano 4553
calor 3683
- atómico 657
- de activación 150
- de combustión 3690
- de disociación 3691
- de escape 7378
- perdido 7378
- rojo 5692
- seco 2663
calorigene 1244
calorímetro 1245
calota 1271
cama 1246
- de discos 2477
cámara 1445
- de aire circulante 283
- de carga 3131
- de combustión 1773
- de compresión 7094
- de dosificación 2567, 4574
- de esclusa 4349
- de mezcla 4626
- de quebrantadura 3582
- de refrigeración 1702
- de revestimiento 1659
- de sedimentación 6173
- termostática 6959
- de transferencia 7094
- de turbulencia 6782
- frigorífica 1702
- obscura 2191
cambiable 2948
cambiador de calor 3687
cambiar 1449
cambio 2943, 6231
- de color 1451, 1748
- de declive 1452
- de sentido 5816
- del estado 1453
camino 1455, 7413
camión 4359
camisa 1334
- de agua 1965, 7396
- de agua refrigerante 1714
- de refrigeración 1965
- del cilindro 4209
- metálica 4310
- refrigeradora 1965
campaña 851, 3520
- de cristal 852
- de chimenea 3412
- de humos 1499
- de protección 852

campaña propagandística 238
- publicitaria 238
campo 2559, 3101
- de investigación 2560
- de temperaturas 6878
- farmacéutico 5141
- magnético 4425
camuflaje 1250
canal 1455
- de acceso 546
- de agua 7384
- de calefacción 3702
- de colada 3459, 5363
- de descarga 2291
- de la boquilla 2407
- de la tobera 2407
- de sacudidas 6196
- distribuidor 5950
- principal 5950
- vibratorio 6196
canaleta vibratoria 6196
canalización a vacío 7257
- principal 4433
canalón 3622
canastillo 1266
- de plástico 5226
canceladura 1259
cancelar 1258
cancerígeno 1305
candelilla 2064
- medicamentosa 1040
canilla 1672, 5703
- (elec.) 1694
cántaro 4119
cantera (mina de piedra) 5576
cantidad conmensurable 1777
- constante 1908
- fabricada 6998
- necessaria 5575
canto 1092, 1998, 2721
-, de 2724
cáñamo 3722
cañería 4302
- de agua 7398
- de aspiración 6704
- de retorno 5810
caño 2486, 5184
- adicional 185
- de desagüe 2485
- de descarga 627, 2462, 4928
- de empalme 185, 1894, 6164
- de impulsión 2296
- de presión 5440
caolín 1006, 1501
capa 1334, 1655, 4221
- de aislamiento 4015
- de cubrición 3176
- de esmalte 1656
- de grasa 3574
- de parada 785
- de pintura 1658, 4995
- divisoria 1041
- filtrante 1915
- impermeable 3888
- interior 1986
- intermedia 4030
- límite 1041
- protectora 5511
capacidad 9, 1275
- absorbente 43

capacidad calorífica 3685
- de carga 1319, 1464
- de combinación 1767
- de depósito 6818
- de expansión 2967
- de flujo 3271
- de hinchazón 6780
- de inyección 4519
- de plastificación 4548, 5234
- de producción 4930
capataz 3345
capaz 10, 2741
- de competir 1799
- de reaccionar 5652
caperuza 1270
- (de escape de gases) 3412
capilaridad 1276
capital circulante 7477
capricho 7262
capsantina 1286
cápsula 1288
- (bot.) 3799
- amilacea 428
- de estaño 7013, 7015
- de gres 7426
- de hierro esmaltado 2844
- dura 3655
- para evaporación 2923
- rectal 5684
capsuladora 2845
captación 7235
captador de las fibras 3095
captar 6808
capuchón 1270
cara exterior 4925
carácter distintivo 3061
característica 1458, 5499
- cromatográfica 1528
características del flujo 3266
característico 1457
caracterización 1290
caramelo 1110
carbamato de amonio 395
carbón 1646
- animal 461
- bituminoso 915
- de maleabilización 6872
- de recocido 6872
- vegetal 1459
carbonato amónico 400
- básico de aluminio 365
- cálcico 1207
- de potasio 5307
- neutro de potasio 5302
carbonización 1300
carboxylmetilcelulosa 1302
carburo cálcico 1202
- de tantalio 6828
carcassa 1333
cárcel 7488
cardete 247
carestia 6247
carga 1460, 1461, 4340, 6655, 6671
- admisible 5124
- automática 692
- de compresión 1830
- de prueba 6914
- de rotura 1073
- de ruptura 1073

carga de un carro 1289
- del molde 4653
- estática 6585
- inútil 756
- máxima 4515
- muerta 2201
- normal 4850
- prescrita 6621
- útil 1319, 7243
cargadero 3420
cargamento 1463, 6235
carmín de índigo 3938
carminativo 1312
carne 4532
carragoén 1316
carrera de abertura del molde 4513
- de trabajo 5378
- libre 3372
carretada 1289
carrete 5703
- de excitación 4423
- de panal 3776
- del electroimán 4423
carril 5611
carro 1317, 2055, 3631, 7109
- de rodillo 5887
- estibador 3347
cartamina 1322
cartamo 250
cárter de fundición 1352
cartón 983
- de amianto 616
- ondulado 2014, 3294
cartucho 1324
casa frigorífica 1713
casación 474
cascabillo de arroz 5856
cáscara (bot.) 3799
caseación 1329
caseoso 1331
casillero 5165
casquete 1270
casquillo 1166, 1983
- de bayoneta 818
- de guía 3609
cassave 1335
castaña 1303
casual 85
cataforesis 1358
catálisis 1356
catalizador 1357
catálogo 4334
cataplasma 1359
catequina 1361
catgut 1364
catión 1368
caución 1379, 6073
caucho 1269
- clorado 3639
- en placas 6220
- regenerado 5672
- vulcanizado 7363
caudal de una bomba 2298
cáustico 1371, 1372, 2009
cautela 1379
cavernoso 951
cavidad 1381, 3768, 5669
cavitación 3768
cebada macerada 7483

cebadura de una bomba 5461
cebo químico 672
cedazo 1001
celebro de ballena 1432
celosia 4214
célula 1388
- fotoeléctrica 5159
celulosa 1391
- de madera 7471
cementación 1399
cemento 1397
- de caucho 5935
- resinoso 5778
- resistente a los ácidos 130
cenicero 629
ceniciento 1542
ceniza 628
centelleo 3245
centeno corniculato 2892
centipoise 1404
centrado 330, 1402
centrífuga 1412
centrifugación 1415
centro 1400
- de gravedad 1406
- de rotación 1401
ceñizo 3798
cepa (bact.) 6656
cepillo 1114
- rotatorio 5904
cepo de tuerca 7488
cera 1419
- amarilla 1420
- blanca 935
- de abejas 1420
- de abejas blanqueada 935
- de Carnauba 1314
- de palma 1314
- de pisang 770
- mineral 1424
- non blanqueada 1420
ceráceo 7412
cerámica 1421
cerato 1422
- de resina 5772
cerca de 16
cereal 1423
ceresina 1424
cernido 1002
cernidor por aire 307
cero 7504
- absoluto 36
ceroso 7412
cerradura 4031
- (de las ampollas) 6057
certeza 6751
certificado 1427
- de aduana 2145
- de medida 1428
- de procedencia 1429
- interino 4027
- provisional 4027
cesión (de medicamento) 5743
cesta 801
cesto 801
cestribo 63
cianamido cálcico 1209
cianato de amonio 403
cianuro cálcico 1210
- de mercurio 4558

cianuro de plata 6293
- de potasio 5321
cíclico 2164
ciclisación (chem.) 2166
ciclo 2161
- de división 2550
- de histéresis 3864
- de las operaciones 6143
- de moldeo 2134, 4668
- de trabajo 146, 2162
- metabólico 7173
- semiautomático 6108
ciclón 2168
cierre 1626
cierre de estribo 4255a
cierre por estirón 5524
- por fusión 824
- de bayoneta 819
- de rosca 6041
- de seguridad 5967
- por gravedad 3571
cierre retardado del molde 3917
cifra 3106
cifras de referencia 5705
cigarillo 1538
cilindrada 2171
cilindro 2169, 2170
- acanalado 782, 3295
- aplanador 4191
- arrolador 5843
- calibrado 782
- circular 5727
- compresor 5442
- de acero 6603
- de alimentación 3065
- de decantación 2216
- de estirage acanalado 1018
- de expulsión 2304
- de goma 5936
- de inyección 3981
- de oxígeno 4976
- de presión 5442
- de púas 7053
- de puntas 7053
- de salida 1233, 2303
- escurridor 2185
- estriado 3295
- graduado 3546
- inferior 1018
- mezclador 4627
- prensador 5464
- superior 7059
- triturador 2058
cilindros de calibrado 3427
cimacio 5590
cimbrear 1045
cinabrio 1544
cinc 7506
cincel 1504
cincelito 1475
cineno 1540
cineol 1541
cinética 1543
cinta 772, 5852
- barnizada 7291
- de absorción 45
- de acero 6605
- de alimentación 2295
- de goma 5933

cinta sinfín 1954
- transferidora 2295
- transportadora 1955
cintigrama 6019
circuito 1551
- abierto 4884
- binario 901
- cerrado 1625
- comercial 2538
- de alimentación 6744
- de arranque 6582
- derivado 1053
- eléctrico 1552
- excitador 5457
- inducido 3949
- oscilante 4918
- principal 4434
- secundario 3949
circulación 1557
- cruzada 2090
- de agua 7385
- forzada 3342
- sanguínea 961
circular 1554
círculo 1550
- de tubos 7150
circumferencia 1560
cisterna 1563, 5768
citrato cálcico 1208
- de aluminio 367
- potásico 5320
cizalla 2095
- de tira 6679
- para cortar tiras 6679
- rotativa 5886
- volante 3301
claridad 1589
clarificación 1585, 1605
clarificador 1586
clase 2559
clásico 1949
clasificación 1591
cláusula 1592, 6622
clave 4133
clavija 2027, 2064, 5072
- (de ajuste) 2606
- de arrastre 152
- de retenida 1318
- de sujeción 1318
clavo 4747
clepsidra 1612
cliente 2147
clinker 1618
clisé 953
clister 1642
clorato de potasio 5316
cloro 1509
clorofila 1517
cloropropanolo 1512
clorostannato amónico 402
cloruración 1508, 1511
clorurado 1511
cloruro amónico 401
- argéntico 6291
- de aluminio 366
- de estaño 6569
- de magnesio 4419
- de plata 6291
- de potasio 5317
- de sodio 1786

cloruro de tantalio 6829
- estannoso 1172, 6572
- mercúrico 4552
- mercurioso 4553
- tantálico 6829
coacervación 1643
coagulación 1645
coágulo 1628
coaxial 1664
cobaltonitrito potásico 1665
cobayo 3612
cobre 1975
cociente 5591
- proteinico 258
coconización 1676
cóctel 1674
cochinilla 1313
"cocho" (Amer.) 2652
código 1678
codo 860, 2774, 4147
- de unión 2775
coeficiente 1679
- de absorción 39, 48
- de acoplamiento 1680
- de alargamiento 1682
- de desperdicio 4364
- de difusión 2434
- de dilatación 1683
- de distorsión 4795
- de distribución 5031
- de elasticidad 1681
- de expansión 1683
- de extinción 3001
- de extinción molecular 4649
- de fricción 1684
- de frotamiento 1684
- de permeabilidad 5122
- de resistencia 1685
- de rozamiento 1684
- fenólico 5144
cognante 1688
cogucho 1337, 2104
coherencia 1690
cohesión 1690
- entre estratos 4029
cohesividad 1690
cohobación 1692
coincidencia 1695
cojín 5173
cojinete 836, 5173
- a rodillos 5884
- a bolillas 499
- antifricción 499
- de collar 1726
- de rodillos 5884
- del árbol de levas 1253
- para filetear 3323
- transversal 5597
cola 3526
- (dist.) 4203
- de lima 3044
- vegetal 3529
colada 5362
- centrífuge 1409
- sobre presión 2410
coladera 6658
colado 1698
coladura 3527, 5096
"cold cream" 1704
colección 6152

colector 1732, 6139
- de tubos 3677, 4464
colimador 1735
colindante 200
colirio 1744
colisión 3891
colmena 847
colocación 3193, 4347, 5220
- (de capitales) 4063
colodión 1736
colofónia 7
coloido hidrófilo 3826
- hidrófobo 3830
- liofilo 2841
- liofobo 4406
- protector 5510
color 1746, 2700
- de fondo 3596
- de pastel 5036
- de revenido 6873
- del vino, de 7462
- diáfano 3518
- estable 3049
- sólido 3049
coloración 1759
colorante 2700
- azóico 714
- corrosivo 4700
- de acridina 140
- diazóico 908
- insoluble 4003
- mordiente 4700
- por alimentos 2726, 3329
- xanténico 7492
colorantes y pigmentos 1753
coloreado 1754
- en tambor 2656
colorimetria 1758
colorímetro 1757
columbio 1761
columna 1762
- concentradora 2867
- de absorción 42
- de agua 7386
- de copelación 6683
- de cuerpos de relleno 3113
- de fraccionamiento 3368
- de platos 5237
- de rectificación 5688
- de relleno 3113
- de termómetro 6981
colunario 1742
colutorio 1743
- bucal 4717
collar 1724, 3207
- de suspensión 1192
collar de tubo 1725
comba 5971
combado 573
combadura 1128
combinación 1765
combinarse 7218
combustibilidad 1769
combustible 1770
combustión 1771
- completa 1806
comercial 1778
comido 3327
comienzo de ebullición 3971
- de la reacción 6580

comisura 1784
comité 981
- de expertos 1785
cómodo 6166
compactación 1790
compacto 1789, 3726
comparabilidad 1791
comparación 1793, 4500
compás calibrador 1241
- de espesores 4933, 6966
- de gruesos 6966
compatibilidad 1794
compensación 748
- de la presión 5435
competencia 1797
competente 1796
competitivo 1799
complemento 6742
completar a volumen 4442
complexante 1810
complexometria 1484
componente 1811
comportamiento 850
- de efugio 706
composición 1813, 4508
compra 5544
compresa 1818
compresibilidad 1823
compresión 1824
- en las aristas 2723
compresor de aire 284
- de aire de alta presión 3747
compresora para comprimidos 1822
comprimido 6797
- de capas múltiples 4188
- estratificado 4188
- ficticio 2681
- grageado por presión 5421
- para implantación 3848
- perlingual 4311
- ranurado 6025
comprimir 5418
comprobación 6923
- de la calidad 5571
- organoléptica 4910
comprobador 6922
compuesto 1814
- aniónico 469
- catiónico 1369
- cíclico 2165
- complejo 1809
- de mercurio 4556
- macromolecular 3746
- peroxo 5128
- polar 5268
compuestos de moldeo 4667
- plastificados 2773
cómputo 1227
cóncavo 1844
conceder una patenta 3555
concentración 1847
- de hidrogen iones 3815
- de iones de hidrógeno 3815
- de un líquido 1848
- de una solución 4809
- inhibidora minimal 4585
- letal 4247
- maximal admitida 4509
- maximal permitida 4512

concentración micelar crítica 2086
- por cocción 6964
- urinaria 7241
concentrador (app.) 6962
concepción 545
concepto 1850
- colectivo 1731
concordancia 94
"concreto" de perfume 1852
concurso 1800
conclusión 1112
concha 800
- de tortuga 7069
condensación 1854
condensador 1274
- de derivación 1187
- de escape 2743
- de reflujo 2333
- vibrante 7322
condensor complementario 182
condición 1857, 6583
condiciones de funcionamiento 4886
- de pago 6897
- de preparación 1861
- de servicio 4886
- de venta 6104
- de vida 1860
condimento 6066
conducción de calor 6940
conducta 850, 4453
conductancia 1862
- aparente 217
conductibilidad 1862
- térmica 3697
conductividad 1862
- eléctrica 2778
conducto 1866
- de vacío 5444
conductómetro 1864
conductor 1865
conectar 7218
conejillo de Indias 3612
conejo 5592
conexión 1895, 4111, 5740
- de carga 1465
- eléctrica 176
- en puente 1084
- en serie 6153
conexiones de servicio 6162
conexo 5738
confección 1873
confiable 5747
confianza 1874
configuración 1876
confirmación 2008
confitado 5003, 6711
confite 1262
conformado con distensión 2615
- de hojas 6214
- en frío 1701
- por soplado 968
- por vacío 7255
conformador 1964
conformar 3348
conformidad con, en 3911
confrontar con.... 5248
confuso 980
congelación 1879, 3375
- a baja temperatura 2239

congelación rápida 5585
congelador 3374
congestión 1521
conglomeración 1198
conicidad 2610, 6834
cónico 1884
conímetro 4155
conjugación 1891
conjunción 1891
conjunto 5280
- de máquinas 4411
conminución 1112
conmutación 1454
conmutador 1788
- horario 7009
- intermitente 7009
- paso a paso 6609
cono 1867, 6834
- de admisión 216
- de luz 1872
- de válvula de admisión 216
- luminoso 1872
- truncado 1882
conocimiento de cargamento 895
- de embarque 895
- técnico 4151
consentimiento 93
conservación 1899, 5414, 6631
- por el frío 1712
conservador 5415
conservar a seco 4127
consistencia 1900, 6965
consistómetro 1902
consola 1903
consorcio 1766
constancia 1905, 5115
- de volumen 1906
constante 1907, 1908
- de la rejilla 4215
- de tiempo 7007
- dieléctrica 2418
constreñido 5799
constreñimiento 5800
construir una curva 5248
consumición 1914
consumidor 1913
consumo 1914
- de corriente 2138
- de energía 2855
- de oxígeno 4978
contabilidad 96
contacto automático 6096
contador 2034
- de gas 3444
- de vatio-horas 2856
- Geiger 3473
contaminación radioactiva 5603
contenido 1275
- de estaño 7014
- en cenizas 630
- nominal 4789
contenedor por animales 464
contestación 478, 1925
continuo 1926
contorneo 1186
contorno 4929
contracción del molde 4661
contraceptivo 1933
contracorriente 2040

contrachoque 5664
contradespulla 7204
contrafuorte 63
contragolpo 5664
contraindicación 1936
contrapartida 2044
contrapeso 985
contraplaca inferior 1034
contrapresión 724
contraprueba 2043
contrarreacción 726, 5820
contrasalida 7204
contraste de fase 5142
contrato de licencia 4264
- de trabajo 278
- normale de trabajo 6554
contratuerca 1481, 2035, 4350
contravalor 2044
contrefuerte 63
contribución 5634
controcarril 3606
control 1480, 1939, 2934, 4693
- a distancia 2526
- administrativo 677
- de existencias 6629
- de seguridad 5965
- de stock 6629
- de venta 5976
- doble 2676
contusion 1112
convencional 1949
convenio 93
conversión 1453
convertidor 1951
- de corriente 5905
- rotativo 5905
convulsión 6088
convulsivante 1956
cooperación 1970, 6860
copa 828, 2121
copal blando 466
copela 2123
- de fusión 2099
- de recocido 5875
- de válvula 7274
copia 1980
copioso 61
copo 3200
copolimero 1974
coposo 3201
co-precipitación 1979
copulación 2047
coquilla 4652
corchete 3021, 4391
corcho 1988
- aglomerado 271
cordobán 4701
cordon angular (de soldadura) 2002
cordones extrudos 3009
córneo 1997
cornezuelo de centeno 2892
corona de cepillar 5904
- de tubos 7150
corporación 2005
corpúsculos de la sangre 959
correa 855
- acompañante 719
- articulada 4317
- de cuero 4235
- de transmisión 2634

correa en V 1868
- sinfín 2851
- transportadora 1955
- trapezoidal 1868
correaje 6660
corrección 2006
corredera 4314
- del molde 4662
correlación 2007, 4041
corriente 3275, 3297, 5210
- alterna 357
- continua 1909, 2468
- de aire 289
- de baja frecuencia 4378
- de excitación 3102
- de gas 3442
- de histéresis 3863
- de rejilla 3580
- derivada 1054
- inducida 3944
- inductora 3102
- laminar 4180
- lateral 6270
- polifasia 4735
- primario 5458
- vertiginosa 2720
- violenta de agua para llenar 3289
corroboración 2008
corroboranto 6618
corrosión 2010
corrosivo 2009, 2011
cortacircuito 2154
cortadora 2155, 3611
- de forrajes 3308
cortafrío 1504
cortante 2157
cortar 2149
corte 1326
- en zigzag 6157
- transversal 2097
corteza 779
- curtiente 6814
- de Panamá 5587
cortocircuito 6241
cosecha 7500
cosmético 2018
coste 2020
- aumentado 183
- de fabricación 5473
- de mano de obra 4163
- seguro y flete 2021
costo de la producción 4887
costola 7435
costos de impresión 3904
costra 779
costura 4109
- circular 1561
- de separación 1784
- redoblada 730
coulometría 2033
coyuntura 606
cradilla 6921
creación 2073
creciente 2079
crecimiento 98, 3931
crema 2066
- evanescente 7280
- fría 1704
- refrescante 1704

crémor de potasio 2067
- de tártaro 581
- tartrato 581
cresol de grafito 5251
crespón 2062
cresta 1162, 4122
- de onda 5064
creta 1441
cretáceo 1442
cretona 2080
criba 1072
- clasificadora 644
- de tambor 2052
- de vaivén 4103
- metálica 7467
- rotatoria 5838
cribado 4105, 6036
cribla fina 3161
crin de Florencia 6289
criolita 2110
crioscopia 329
crisis 2085
crisol 2099
- de ensayo 639
- de Gooch 3539
- (de placa) filtrante 3139
- filtrante 3539
crisólito 1256
cristal 2111
- de espejo 4617
- de reloj 7380
- de roca 3248
- embrionario 4822
cristaleria 3510
cristalización 2114
cristalizador 2115, 6819
cromato potásico 5319
cromatografía 1529
- ascendente 621
- bidimensional 889, 7187
- continua sobre capa delgada 1932
- de adsorción 224
- de intercambio iónico 4071
- de partición 5030
- de reparto 5030
- descendente 2350
- en capa delgada 6969
- en columna 1763
- en fase vapor 7281
- gaseosa 3441
- radial 5867
- sobre estrato delgado 6969
- sobre papel 5009
cromotípia 1533
cronometraje 7010
crucera por filtro de Hipocrates 6659
crudo 2102
cuadrangular 5567
cuadrante 2390
cuadriculado 1479
cuadro 999
- de control 6785
- de distribución 2193, 6785
- de maniobra 2193
- sinóptico 1470
cuadruple 3363
cualidad 5570
cuantidad 418

CUA-

cuantivalencia 7265
cuarteamiento 2059
cuarzo 5579
cuba 3801
- de fermentación 3085
- de macerar 4488
cubertura 4267
cubeta 800, 1125, 3801, 4994
- de absorción 47
cubierta 1270, 6210
- de gelatine 3478
- moldeada 4665
cubierto a seco 5392
cubo 2116
- de la rueda 3793
- de rueda 4756
cubrejunta 1170
cubreobjetos 2051
cucurucho 5008
cuchara 4176
- de combustión 2247
- de mordazas 3588
cucharada 1667
- arrasada 4249
- grande 1668
- media 1669
cucharadita 1670
cucharón 4176
- de colado 1348
cuchilla 4148
- dosificadora 1660
- flotante 3251
cuchillo 4148
- de balanza 747
- rotatorio 5906
cuélese 1696
cuello 1912, 4757
- de botella 1027
- de manguita 1328
- de un ampula 4759
cuenca de la cuchara 800
cuenta de gastos 2025
cuentagotas 2646
cuentahilos 4309
cuentarrevoluciones 5829
cuentasegondas 1534
cuerda 1982
- (geom.) 1526
- de tripa 1364
cuerno 3780
cuero artificial 609
- inglés 4683
cuerpo 986
- compuesto 1815
- de la boquilla 2408
- de resistencia 5782
- del cilindro 4209
- dieléctrico 2417
- extraño 3344
- gaseiforme 3450
- gaseoso 3450
- líquido 4331
- rígido 5863
cuézase 1981
cuidado 1311
culote (prensa de inyección) 7095
cultivo en estrías 262
- en placas 260
- secundario 6692

cultivo sobre placas 5238
cumplimiento 92
cuña 2060, 3607
- de partir 7425
- móvil 3250
cupla 1166
cúpula 2561
cura 2131, 2132
- oclusiva 4842
curación 2131, 2132, 5681
- de una herida 7484
curado (plast.) 2133
- incompleto 7203
curativo 2125
cúrcuma 2128
curcumina 2129
curiel 3612
curso 5947
- comercial 5636
- de fabricación 2049
- de trabajo 2162
cursor 7108
curtidura 6823
curtimiento 6823
curtir 6812
curva 2141, 3564
- ascendente 622
- característica 1458
- de absorción 49
- de dosis-efecto 2573
- de flujo 3267
- de los puntos de ebulición 1120
- descendente 2351
- en segmentos soldados 4346
curvado de placas (para fabricar tubos) 4459
- y doblado 861
curvadora 864
curvatura 860a, 2141
cuspide 5061
cutícula 2151
cutirreacción 2152
cuy (amer.) 3612

chamota 1447
chapa 1254, 3312, 4080, 5235
- acostillada 5851
- canelata 2016
- de acero 6604
- de estaño 6221
- forjada 2817
- inferior de soporte 1034
- metálica 6219
- ondulada 2016
- perforada 5538
- protectora 3605
- superior de soporte 7056
chapaleta de retención 725
chapopote 6844
charnela 3757, 4313
charneta 3757
chártula 1471
chasis 999, 5595
- de la matriz 1472
chaveta 2027
cheviot 1489
chicharrones 3575
chimínea 1499

choque 3877
chorrera 2486
chorro 6664
- de aire 281
chorros, en 5647

dador 2562
damajuana 1303
- para ácido 114, 1304
dañino 2284
daño 2177
dar forma 3348
- tales dosis 2326
- vueltas 5830
data de perención 2980
datos básicos 791
- fundamentales 791
debromuración 2208
decano 2207
decantación 2213, 6077
decantar 2212
decántese! 2209
decapado de pintura 4996
decarbonización 2218
decilitro 2222
decinormal 2223
declaración de ausencia 2225
declinación 2226
declive 5201, 7004
decloruración 2221
decocción 2227
decoloración 2228
decomposición 2229
decolorante 939
decremento 2234
decúbito 5494
dedal 6967
deducción 2237
defecación 2241
defecto 2242, 2246, 3230, 6248
- de colada 1347
- de equilibrio 7200
- de fundición 1347
- de moldeo 4669
- de vidrio 943
defectuoso 2243
deficiencia 2246, 6248
déficit 233
deflegmación 2332
deflegmador 2333
deflexión 2249
deformación 2251
- angular 454
- elástica 2762
- elástica secundaria 2760
deformar 2250
degeneración adiposa 3058
- grasa 3058
deglutido 6773
degradación 2256
degradado 2257
dejar 2
- descansar 346
delantal 550
delgadez 6971
delgado 6968
delicuescencia 2286
demanda 538, 1569, 2865, 4760
demiluna 2079

demostración 2312
demulgador 2313
denaturado 2316
denominación común 3482
denominador 2318
densidad 2319
- aparente 530
- aparente de polvos de moldeo 5367
- de empaquetadura 4992
- de masa 530
- en volumen 2321
- límite 2322
- óptica 4897
denso 3726
dentado 3933, 3934
dentellado 3933
departamento 2330
- de manutención 4094
- de publicidad 240
dependencia 2331
depilatorio 2334
deposición 6077
deposito 97, 2337, 5768, 6627, 6649
- colector 1727
- de desperdicios 5721
- de incrustaciones 3932
depreciación 2338
depresión 2339
depuración 1599, 5549
depurativo 2343
derecho 1569, 6651
- de patente 5049
- patentario 5049
derivación 1052, 2345, 6263
- de tubo 5186
derivado 2346
dermorreacción 2152
derrame 4231
derrubamiento 1067
desacoplar 2488
desacoplo 1639
desacostumbramiento 2199
desagradable 2527, 7221
desagüe 6179, 7387
desalado 2347, 5982
desalificación 2348
desangramiento 2994
desaparición 2474
desaprobación 2475
desarollo 2376, 2932
desatinado 4082
desbarbar 2248, 3211, 7124
desbarbadora 1163
desbordar 5949
descalcificante 505
descanso 5056
descarga 2749, 2480, 4926, 7220
- de efluvios 3523
- espontánea 6093
descargador electroestático 2363
descartar 2478
descender 2349
descenso 2234
- de temperatura 6873
descentración 2220

descentrado 2220
descoloramiento 938, 3033
descomposición 1066, 2219
descompresor 2232
desconchadura 2953
descongelación 6932
descongelador 488
descortezadora 3800
descripción de la patente 5050
descuartizamiento 5578
descubrimiento 2368, 2491
- fortuito 6145
descuento 348
descuido 3913
desdoblamiento 1066
desecación 2357, 2669
- en el horno 4937
desecado 2356
desecador 2358
desecamiento 6065
desecante 2355
desecativo 2355
desechos 1503, 5720
desembocadura 525
desembolso 2974
desembragar 2488, 5555
desembrague 1639
desempolvador 2691
desempolvoramiento 2690
desencadenamiento del choque 3948
desencalante 505
desengomador 2360
desengrasado 2240
desengrase 2240
desensibilización 2354
desenvolvimiento 2932
deseo 4760
desequilibrado 7201
desequilibrio 7200
desesteñado 2372
desestratificación 1606
desfalco 2237
desferrización 2245
desfiguración 2536
desfiladero 1028, 3541
desgarro 3190
desgasado 2253
desgasador 3489
desgaseado 1080
desgasificación 2253, 2254
desgaste 3386, 7421
- por abrasión 18
- por arrollado 5896
- por caída 3037
- por fricción 18, 675
- por frote 18, 675
- por roce 675
- por rodamiento 5896
- por rotación y caída 5880
- por rotación y choque 5881
deshabituación 2199
deshelador 488
deshidratación 2275
deshielo 6932
deshojadura (agr.) 2953
deshumectación 2273
deshumidificador de los locales 5897
designación 4483

desigual 5609
desincrustante 504
desinfección 2495
desinfectante 2494
desintegración 1066, 2219, 2497
- radioactiva 5604
desleido 2446
desleimiento 6972
deslingotera 6680
deslizamiento 454
deslizante 3519
deslustrado 3401
deslustrar 6847
desmochar 979
desmoldeante 4656
desmontable 2366
desnaturalización 2315
desnaturalizante 2317
desnaturante 2317
desnivel 2353
desodorante 2327
desolvado 2361
desorpción 2362
desoxidación 2329
desoxidante 2328
despacho 4480
- en aduana 1603
desperdicios 1503
desplazamiento 454, 2513, 7369
- de aire 293
despliegue 2996
desportillar 979
despreciable 4765
despreciar 2478
despullado 1884
destara 6846
destarar 2039
destetado 7419
destete 7420
destilación 2528
- ascendente 2529
- descendente 2530
- fraccionaria 3366
- separadora 2532
destilado 1853
destinatario 5666
destino metabólico 4565
destornillador 6043
destrucción 2364
desulfuración 2365
desventaja 2473, 2618
desviación 2377
- brusca 5589
- de complemento 1804
- estandarte 6557
desvio 2377
desvitrificación 2379
detección 2368, 5687
detector de radioactividad 4692
detergente 2369
deterioración 2370
- de calidad 5572
deterioro 2370, 3886
determinación 2371
- cuantitativa 5574
- de la acidez 128
determinable 2907
detonación 2984
detoxicación 2374
deuterio 2375

DEX-

dextrina 2383
dextrógiro 2384, 2386
dextrorrotación 1622
dextrorso 1622
dextrosa 742
día, al 7236
- del vencimiento 6174
diáfano 2394
diaforético 2395
diafragma 2396
- de retención 4911
- iris 4077
- perforado 5100
- perforado rotatorio 5914
diagrama 1470
dialisis 2392
diámetro 2393
- del nucleo del tornillo 1036, 5901
- exterior 4932
- interior 1598, 4002
diario 4116
dibujo 2359, 2620, 4637
- a punto y coma 2577
- de las conexiones 7469
- liso 5213
- publicitario 241
dicromato potásico 5308
dictamen de ensayo 6910
- de verificación 6910
diente 1360, 1687, 7049
dieta 2420
diferencia de potencial 5351
diferencial 2423
- (mec.) 2424
difracción 2429
difractómetro 2430
difusibilidad 2432
difusion 2433
digestión 2437
digestivo 2438
digno de confianza 5747
dihidroxiaminoacetato de aluminio 369
dilacerado 2442
dilatabilidad 2443
dilatación 2444
- lineal 4305
- térmica 3688
dilución 2449
diluente 2445, 6970
dilugente 6970
diluido 2446
diluyente 2445
dimensión de las partículas 5028
dimensiones extremas 4940
dina 2705
dínamo 2702
dinamómetro 2704
- por fibras 3096
- por tejido 1630
dipolar 2463
dirección 4453
directiva 2472
director 4454
disco 2476
- agujereado 5102
- de filtro 3140
- de fresar 4602
- de regulación 5728

disco estriado 3292
- ranurador 4813
- reductor de presión 734
diseminación 6513
diseño 2359, 4637
disfunción 2706
disgregación 2497, 6083
disintegrador 2500
disintegrante 2496
disminución 2234
disociación 2516
disociar 1607
disolución 2518
disolvente 2523
disolver 2441
disparidad 2492
disparo 2796
dispensación 2507
dispersante 2508
dispersidologia 1737
dispersión 2510, 6513
- (estat.) 7286
- coloidal emulsoide 2842
- rotativa 5917
disponer en capas 6661
disponibilidad 696
disponible 697
disposición 90, 594
- transitoria 5517
dispositivo 2378
- de alumbrado 4284
- de aprieta 1577
- de arranque 6097
- de centraje 7126
- de cierre 6640
- de control 4692
- de desembrague 5746, 6640
- de desenganche 5746
- de disparo 5746
- de elevación 4271
- de enfriamiento 6258
- de interrupción 6640
- de parada 956
- de seguridad 5964
- de selección 6089
- fijador (de los brazos de la balanza) 831
- mecánico 4533
- regulador 207
- suplementario 695
- tensor 7001
- transmisor 3472
dispositivos 3029
distancia 2524
distante 2525
distintivo 1457
distorsión 2536
distribución 2537, 2290
- de cargas 4341
- extracelular 6691
distribuidor 2506, 2540
- de levas 1247
- prensado 3171
- rotativo 5909
distribuir en capas 6661
disubstituido 2541
disuelto 2521
disulfuro de carbono 1297
disyuntor 1070
diuresis intermitente 6638

diurético 2544
divergencia 2547
dividasa 2545
división de la escala 3542
divisor 2552
dobladora 864
doblaje 2599
doble pared, de 2593
documentación 2556, 4337
documento 5676
dominio 5659
donador 2562
doncel 5247
dorado (de las pildoras) 3490
dos metales, de 898
- tintas, a 7179
- veces por día 887
dísificación 2565
dosificador 809, 2574
dosificar 2570
- con rasqueta 2553
dosis 2571
- anestética plena 3408
- autorizada 5123
- baja 4369, 7416
- "caída de la cabeza" 3676
- clónica 1624
- creciente 5490
- crescientes 3930
- curativa 2126
- de ataque 5460
- de mantenimiento 4440
- de protección 5450
- de reinmunización 5732
- de sostén 4440
- decreciente 2235
- diaria 2176
- diaria máxima 4510
- eficaz 2733
- elevada 3732
- epilante 2877
- eritema 2894
- estandarte 6558
- estimulante 6620
- fija 3196
- fraccionada 1099
- homeopática 3771
- inicial 3972
- letal 3055
- liminar 4291
- límite 4293
- máxima 4511
- media 701, 4522
- mínima 4608
- momentánea 4690
- óptima 4899
- parcial 5022
- plena 3407
- rana 3396
- reaccionante 6122
- refracta 1099
- sensibilisante 6122
- subliminar 6695
- superficial 6739
- suplementaria 184
- terapéutica 6936
- tolerada 7037
- tónica 7043
- total 4021
- tóxica 7074

dosis umbral 4291
- usual 7248
- vecinas 3384
droga 2650
ductibilidad 2443
ducha 2601
- nasal 1742
dulce 1262, 1873
dulcificación 6777
duplicación 2600
duplicado 1980
durabilidad 2683, 4269, 4355
durable 2684, 6543
duración 2685, 4269, 4355
- de conservación 6645
- de conservación en recipiente 5299
- de fabricación 2564, 5480
- de funcionamiento 5953
- de utilización 6163
- del ensayo 2686
- efectiva de trabajo 161
durada de conservación (en almacén) 6226
duradero 2684
dureza 3666
- del agua 7394
duro 3654
durómetro 2688

ebonita 2713
ebullición 2714
ebúrneo 4091
ecbólico 2715
eclisa 1170
economía 6002
- de espacio 2719
- de tiempo 6003
económico 2718
ecuación 2883
echamiento de agua 3289
edificio 2729
edulcorante 2730, 6776
efectivo 2732
efecto 145
- accesorio 6268
- calorífico 3686
- capilar 1277
- contrario 2042
- de disfraz 4489
- de punta 5063
- dinamógeno 2703
- explosivo 2986
- final 7194
- fungicido 501
- máximo 5063
- perturbador 7229
- protectoro 5508
- rápido 5582
- secundario 254, 6067, 6268
- sobre la tensión 5431
- tardio 254, 2282
- útil 2740, 4930
- vibratorio 3296
efervescencia 2736
eficacidad 2735
eficaz 2741
eficiencia 2740

eficiente 2741
efusión 2742, 2744
eje 710, 712
- de publicidad 236
- de rotación 711
- helicoidal 7482
- lateral 4210
ejector 2754
ejecución 109, 5658
ejemplo 2936
ejercicio anual 1168
elaboración 5470
elaborar 3025
elasticidad 2765
- de corte 2770
- de la (com)presión 2767
- de masa 2766
- de torsión 2771
- de tracción 2768
- flexional 2769
elástico 5770, 5933
elástico-viscoso 2772
electrodo 2783
electroforesis 1358
- de contracorriente 5822
- sobre discos 2502
- sobre gelo de almidón 6578
- sobre papel 5011
electroimán 2788
electrólisis de agua 7390
electrolito 2786
electrómetro 390
- absoluto 32
electuario 2789
elemento 7213
- de calefacción 3708
- de carga 3127
- de molienda 3583
- de vestigio 7079
- principal 1494
- térmico 3708
- volátil 7349
elevación 2794, 3714, 5614, 7230
- de temperatura 6881
elevada fluidez 3733
elevado 3730
elevador 2795
- a presión 115
- de cadena 1126
- de tensión 1011
- de voltaje 1011
elevar (el voltaje) 4960
eliminación 2797, 5753
- de los pirógenos 2344
- de orina 7240
- urinaria 7240
elipse 2799
elixir 2798
elongación 2802
eluante 2803
eluato 2804
elucidación 2805
elución 2806
elutriación 2810
emanación 2742
embalaje 4986, 7487
- colectivo 1730
- de transporte 2505
- desgarrable 6863
- original 4913

embalaje para botar 4365
- para hospitales 3785
- perdido 6999
- por alimentos 3330
- unitario 7216, 7218
embalar 7486
embarque 6235
émbolo 5200
- de extrusión 3016
- de inmersión 5254
- de inyección 3986
- de retroceso 5525
- de transferencia 5301
- diferencial 2425
- impelente 3337
- dosificador 5501
- metálico 4570
- sumergido 5254
embotellado 1029
embragar 2858
embrague 1593
- cónico 1869
- de discos 4569
- de discos múltiples 4732
- magnético 4424
embreado 5204
embrocación 2820
embrollo 6817
embudo 3418
- acanulado 5850
- con llave 6831
- cuentagotas 6831
- de Büchner 1124
- de carga 3075
- de colada 3459
- de filtrar 1124
- de relleno 3125
- de succión 1124
- estriado 5850
- goteador 2649
- por decantar 2808
- separador 6141
embutición profunda 2238
embutidera 2037
emenagogo 2829
emisión 2827
- (radio) 1096
emisor 2828
empalmadura 1176
empalme 173, 4112, 4121
- en T 6858
empañadura 6848
empañar 6847
empaquetadura 3454, 4989
empaquetar 7486
emparejado 2046
emparentado 5738
empercudir 6847
emplastamiento con una llana 7142
emplasto 5222
- adhesivo 194, 2833
- callicida 2832
- en magdaleón 2835
- vesicante 2834
empleo 537, 7242
emplomado de cables 4112
empresa 2900
- madre 5017
empuje ascensional 1154

empuje de una bomba 2298
emulgador 2838
emulgente 2838
emulsificación 2839
emulsión 2840
- agua en aceite 4857, 7395
- A/O 7395
encajar 2812, 3915
encaladura 4292
encapuchonadora 1283
encargado-ensayador 6922
encendido por pilas 816
encendimiento 3870
encerado 7411
encimage 4863
enclavamiento 5058
enclavar 4348
enclavijado 1003
encogimiento 6257
encolado (grageado) 2764
encoladura 3527
encolar 3525
encorvado 873
encorvadura 2141
encorvar 1045
encruzamiento 4028
enchufe 173, 176
- de aguja 4762
- de tubo 5197
- en T 6858
endentar 2859
endulzamiento del agua 7402
endurecedor 3663
endurecer 3661
endurecimiento (plast.) 2133
- de la grasa 3054
- por envejecimiento 265
energía atómica 656
- cinética 4142
- de activación 149
- necesaria 3997
- nuclear 656
- térmica 6941
- vatimétrica 7406
enfardadora 1150
enfermedad de notificación obligatoria 4815
enflaquecimiento 2811
enfloración 2857
enfoque 210
enfriamiento 1961
enfundadora 1334
engarce 2083
engargoladura 3591
engastado 4714
engaste 2083
engomado 6615
engomadora por cepillo 1116
engranaje 3466, 3472, 7089
- cónico 881, 883
- de cambio de velocidad 1450
- de cierre automático 6095
- de parada 5232
- de ruedas dentadas 7054
- de ruedas de fricción 3389
- de tornillo sin fin 3717
- helicoidal 3717
- planetario 5217
- reductor 5701
- satélite 5217

engranar 2859
engrandecimiento 2864
- (opt.) 4429
engrase 4390
- a presión 5438
engrudo de almidón 6577
enjimelgado 2046
enjuagadura 3290
enlace (chem.) 903
- (chem.) 4315
- cruzado 2089
- doble 2581
- en serie 6153
- iónico 4073
- transversal 2089
- triple 7130
enlazamiento 4028
enlucido 1650
enmascaradura del sabor 6851
enmascaramiento 1250
enmienda 384
enmohecido 4678
ennegrecimiento 1108
enredo 6817
enrejado 4214
- metálico 4568
enriquecimiento 2866
enrollar 7458
ensacadora 740
ensache 7454
ensambladura en cola de milano 2605
ensanchador 2965
ensanchamiento 1098
ensayo 637, 2976, 6908, 6923
- a la flexión per choque 3880
- acelerado de almacenamiento 67
- al tambor 2659
- comparativo 1792
- de almacenamiento 67, 6646
- de carga 4342
- de deformación 2252
- de desgarramiento 6864
- de doblado en frío 1716
- de envejecimiento 267
- de estanqueidad 4232
- de fatiga 2854
- de flexión por impacto 3878
- de la dureza 3667
- de laboratorio 4167
- de larga duración 2854
- de máquinas 6924
- de materiales 4503
- de modelo 4638
- de pandeo 1132
- de percusión 1068
- de plegado 3320
- de recepción 76
- de rutina 5929
- de sobrecarga 4342
- de torsión 7065
- de tracción 6891
- de vidrio 3508
- del vidrio pulverizado 5372
- en vacío 925
- esclerométrico 3667
- serial 6149
ensilaje 6282
ensuciamiento 1623, 3909

ensuciamiento atmosférico 304
entalpia 2870
entalla 4811, 6023
entalladura 2150, 4129, 4811
entalladura 1498
enterosoluble 2869
entrada de agua 7391
- del moldeo 3459
- hombre 4463
entramado 3370
entrega 2290
entregable 699
entregado 2289
entregar 2288
entretenimiento 6160
enumeración 4335
envase a presión 246
- a ultrabaja presión 7196
- aerosol 246
- bien cerrado 7414
- clínico 3785
- con tapa roscada 1272
- miniatura 4607
- "multidosis" 4731
envejecimiento 266
envenenamiento 4045
envío 2504
- agrupado 3598
envoltura 1334
envolver 7486
enzima 2874
enzimopatia 2875
epidermis 2876
epóxido 2878
equiángulo 2884
equidistante 2885
equilibración 748
equilibrado 2886
equilibrar 2880
equilibrio 2882, 2887
- ácido-base 125
- de las membranas 2563
- estable 6544
- hidrófilo-lipófilo 3824
- tantomérico 6856
equipo 2888, 3192
equivalente 2889
eradicación 2890
erector 2891
eritrosina 2895
erosión 3386
error 2893
- accidental 86
- de medición 4529
- en el cálculo 4618
- sistemático 885
esbozo 952
escabón 4316
escabroso 5609
escala 6009
- circular 2390
- de colores 1749
- de graduación 3549
- de valores 6013
- termométrica 6954
escalón 6548
- de descomposición 6549
escalonamiento 3542
escama 6007
escamado 2953

escamoso 3202
escaparate 6238, 7459
escape 2956, 2961, 4927
- de aire 295, 296, 1080
- de áncora 438
escarcha 3400
escariador 5660
escarlata 890
escarpado 25
escasa fluidez 4370
escasez 6248
escobilla 1026
- giratoria 5833
- para tubos 6919
escodado de la laca 4173
esofina 5629
escoria 1530, 1619
escotado 4812
escotilla 3670
escuadra de talud 450
escuadrar 979
escudriñar 6015
esencia 2898
- de albahaca 5110
- de cananga 1257
- de canela de Ceilán 1548
- de canela de la China 1336
- de citronela 1565
- de clavel 1636
- de corteza de naranja 2899
- de incienso 2846
- de mirística 4746
- de pachuli 5040
- de palmarrosa 5001
- de pino de montaña 3796
- de pino silvestre 3178
- de rosa 665
- de trementina 3617
- de Ylang-Ylang 1257
esencial 1492
esfera 1139, 5659
esfuerzo 6671
- admisible 5124
- cortante 6208
- de cizallamiento 6208
- de compresión 1837
- de flexión 1131
- de pandeo 1131
- de presión 1837
- de ruptura 1076
- de torsión 3335
- de tracción 6889
- máximo 3743, 4517
- por flexión 869
eslabón 6182
- (de cadena) 1438
esmalte de celulosa 1394
esmeril 2825
esmerilado 2680
- de vidrio 3501
esmero 6976
espaciado 2524
espacio de movimiento 1604
- de tiempo 4199
- muerto 1600, 1604, 2202
- ocupado 6755
espaldilla 6253
espaldón 6253
esparadrapo 194
esparrago 6689
espasmógeno 6442

espasmolítico 51.
espátula 5020
- de asta 3781
- de cuerno 3781
- niveladora 1660
- por píldoras 5170
- por polvo 5370
especialidad medicinal 5502
especias 3725
espectro de absorción 55
- de actividad 157
- de resonancia magnética
  nuclear 4820
espejo 4615
esperma ceti 1432
- de ballena 1432
espesador (app.) 6962
espesamiento 4007
espesante 6963
espeso 1901
espesor 6965
- de hoja 6215
- de la pared 7368
espiche 1672
espiga 1000, 3607, 5454
- de expulsión 2755
- de guía 2607
- de retroceso 5811
- roscada 3599
espina 5454
- roscada 6979
espinoso 5455
espiral de alambre 7468
- de calefacción 3707
espita 1672
- apretadora 5178
- de dos vías 7190
- de purga 2481
espolvoreo 2693
esponja de platino 5244
espulsor 2757
espuma 3302
- plástica 5230
esputo 5980
essecativo 2355
estabilidad 6540
- a la luz 4282
- del color 1751
- dimensional 2451
estabilización 6539
- artificial 6065
estabilizador 6542
estable 6543
estación calurisa 3789
estadia 2699
estadio final 3149
estado 1858, 6583
- coloidal 1739
- final 3150
- de funcionamiento, en 5656
- estable 6588
- mayor 6547
estalido 1165
estampa 2406, 5424
- inferior 4374
- superior 2037
estampado 929, 5437, 6771
estampadora 957
estampaje 5540
estampar 5534

estanato 6567
estancación 1521
estanco 3726
estandardización 4810
estandardizar 6564
estandarte 6553
estannato 6567
estannifero 6571
estaño-tetraetil 6928
estanque 5768
- de deposición 6175
estante 6225
- de piedra 6634
- de probetas 6921
estañado 7017, 7021
estañadura 7022
estaño 7011
- en hojas 842, 7020
estearato 6599
- cálcico 1221
- de aluminio 376
- de amonio 410
- de potasio 5344
- magnésico 4422
estequiometría 6633
éster 2902
- isoamilacético 429
estera 4496
- sin tejer 4802
esterificación 2905
esterificar 2906
estéril 6610
esterilisación 6611
- a alta presión 3754, 7191
- a la llama 2469, 3205
- con vapor 6591
- discontinua 3367
- por calor 3695
- por recocido 3205
- raccionada 3367
- térmica 3695
estigma de maíz 2003
estimación 541, 543
- muy baja 7207
estimado 2909
estimulación 6619
- antidrómica 495
- fótica intermitente 4036
estimulante 6618
estímulo aversivo 704
estíptico 3721
estipulación 6622
estirable 6887
estirado (met.) 2620
- en frío 1715
estirar 2613
- en frío 1717
estofar 6613
estopa 4110, 4831
estorbe 3756
estornutatorio 6612
estrangulación 6996
estrangulador 6993
estrategia comercial 4482
estratificación 4222
estratificado 4184, 4185
estratificado con resina de
  contacto 1917
- de papel 4184
- sandwich 5990

estratificar 6661
estrato 1655, 4221
- impermeable 785, 3888
- interior 1986
- laminado 4193
estrechamiento 1912
estrellado 5647
estría 3591, 6663
estriado 2017
estrificado 4181
estrioscopio 6018
estropajo 1121
estructura 6688
- atómica 658
estructura de nido de abeja 3777
estruir 3006
estrujadura 2992
estrujamiento 2992
estrusión de mezcla seca 2667
estuco 3623
estuche 1327
- de dibujo 2622
- no recuperable 4365
estudio de mercado 4481
estufa 2671, 6650
- de secar 2673
- secadora 2673
estupefaciente 4752
estupefactivo 178
etanol 2911
éter 2912
- acetico 107
- de petróleo 5138
- etílico 2915
- fenólico 5145
- fórmico 3355
- metílico 4582
- mítrico 4782
- sulfúrico 2915
etiqueta 4157, 6803
etiquetado 4159
eucaliptol 1541
eudiómetro 2918
euforisante 2920
eugenol 2919
eutético 2921
evacuación 2961
- de aire 295, 296
evacuador de cenizas 631
evaluación 543, 544, 7270
evaporación 2924
- al vacío 7253
evaporador 2927
- de flujo descendiente 3040
- rotativo 5918
evaporar 2922
evidente 4957, 5042
evolución 2932
exactitud 100, 2933
exacto 102
examen 6908, 6923
- de cuentas 677
excavación 3768
excedencia 2937
exento de fricción 3393
- de polvo 2692
- de vibración 7323
excéntrica 1246
excéntrico 2716
- de expulsión 5162

excesivo 2942
exceso 2938
- de dosis 4947
- de material 2939
- de peso 4961
excipiente 2949
- graso 4871
- lavable 3825
- non lavable 3829
- par pomadas 4865
excitación 2951
- de impulso 3881
- del campo 3103
excitante 2950
exclusa de aire 302
"exclusivamente por prescripción" 4877
excreción 2952
- de orina 7240
exfoliación 2953
exfoliativo 2954
"exhauster" 635
exigencia 4760
éxito 5802
expansibilidad 2443
expansión 2968
- radial 5599
expectorante 2973
expedición 2504
experiencia 2975, 6908
- doble ciega 2580
experimento 2976
- de control 1944
experto 2978
expiración 2979
explicación 2981
exploración operacional 4896
explosibilidad 2983
explosión 1165, 2984
exportación 2987
exposición 2963, 2989
- a la luz 2990
expresión en frío 1709
expulsar 2748
expulsión 2993
- automática 690
- superior 7057
extemporáneo 2995
extender 1010
extensibilidad (de las pomadas) 6514
extensible 6887
extensión 424, 2996, 6513
- por arrastramiento 2074
extinción 3000
extracción 3003
- de sangre 963
- por agua 7389
extracto 3002
- blando 6112
- duro 3185
- espeso 3185
- firmo 3185
- flúido 385
- líquido 385
- pilular 3185
- seco 2660
- vegetal 7299
extractor de aire 635
extravagancia 7262
extremo 7025
extruido 3007

extruidora de hojas 6213
extrusión 3011
- de mangas 7145
- por choque 3882
extrusionadora para tubos 5189
extrusión-laminación 3012
extrusor con boquilla de ranura ancha 3224
extrusora de husillo 6044
- de husillos multiplos 4733
exuberancia 4953
exudación 3017
- de lubri(fi)cante 4387
eyección 2750
eyector 2753
- de comprimidos 6798

fábrica 2900
fabricación 4470
- de las tabletas 6799
- de los comprimidos 6799
- en continuo 1927
- en serie 808
fabricante 4469
fábrica-pilota 2977
fabriquero 4469
faceta biselada 882
facilidad 2709
fácilmente combustible 2711
- soluble 2712
factible 3060
factor (math.) 3031
- de desplazamiento de Büchi (supositorios) 2514
- de disociación 2517
- de potencia 5375
- de rendimiento 5375
- humano 3795
factura 893
faja 3048, 6677
- de lijar 20
fajamiento 1043
falsificación 3041
falso 7491
falta 4171
- (de líquido) 7192
- de atención 3913
- de peso 6246
- de reacción 26
falla 3034, 3035
fango 4726
- de ácido 122
farináceo 3045
farmacéutico 527
farmacia 528
Farmacopea estadounidense 7219
fascículo 1009
fase abierta 2509
- cerrada 2511
- de trabajo 2163
- dispersa 2509
- estacionaria 6587
- externa 2511
- gaseosa 3451
- interna 2509
- líquida 4332
- móvil 4634
- principal 4436
- inicial 3973

fatigoso 6867
fécula 6576
- de arrowroot 598
- de arroz 5857
- de avena 4830
- de batata 805
- de cebado 780
- de centeno 5957
- de guisantes 5060
- de habichuelas 833
- de lentejas 4245
- de maíz 1993
- de manioc 1335
- de maranta 597, 598
- de papa 5349
- de patata 5349, 5350
- de plátano 769
- de sagu 5972
- de Toloman 7038
- de trigo 7446
- soluble 430
fecha de entrega 1934
- de perención 2980
- de vencimiento 2979
felpa 6186
fenol 1295
fenolsulfonato cálcico 1219
- potásico 5339
fenoplasto 5146
fermentación 3082
- bajo presión 5436
- de burbujas 1119
- efervescente 995, 2737
- rápida 5583
fermento 2874
ferricianuro potásico 5322
ferrocianuro potásico 5323
ferruginoso 1444
festón 6014
fétido 3091
fibra 3094
- de cáñamo 3723
- de madera 7472
- de vidrio 3498
- enrejada 4217
- vegetal 7300
- vulcanizada 7362
fibrina 3097
fibroso 3098
ficha 3107
- de contacto 5250
- perforada 5536
fidelidad 3099
fiel 7041
figura 3106, 6198
fijación 662, 1575, 3051, 3199, 7235
- con grapas 6575
- de complemento 1805
fijador 904, 6056
fijo 1907
fila 5930
- concéntrica 1849
filamento de vidrio 3499
filete 2722
- cónico (de un tornillo) 6837
filetere 1473
filiforma 3110
filtración a vacío 7254
- acelerada 68

filtración por aspiración 1698
filtraje! 3145
filtrese 3135
filtro 3136
- de aire 297, 314
- de asbesto 6085
- de Berkefeld 878, 4456
- de Gooch 3539
- de gravilla 5943
- de membrana 4550
- de porcelana 5286
- de presión 5422
- de saco 5960
- de succión 1124
- giratorio 5835
- liso 5212
- llovediro 4234
- plegado 3293, 5214
- prensa 3142
- rápido 5584
fin 279, 6022
final 3148
finamente granulado 3157
- pulverizado 5531
fineza 3163
- de moldura 3165
- de polvo 3166
fino 3153
finura 3163, 6971
firma 3184
- farmacéutica 5140
fisión 3188
flambeo 1129
flamigero 1770
flanela 3210
fleboclisis 7307
fleco 3395
flecha 5971
fleje de acero 776
- de hierro 776
flete 3379
- aérea 316
flexibilidad 3234
flexible 3235, 5770
flexión 3243
flocado 3260
floculación 3259
floculento 3201
floculos finos, de 3167
flor 965
- de azufre 3273
flotabilidad 1154
flotación (preparación por...) 3263
fluctuación 3278
- (estat.) 7286
fluencia 2074, 3271
fluidez baja 3657
- en frio (plast.) 1706
flujo 3265, 3297
- laminar 4180
- libre 7222
- libre, de 3371
- plástico 5229
- turbulento 2720
- vertiginoso 2720
flujómetro 3274
fluorsilicato 3286
fluoruro cálcico 1211
- potásico 5324

fluotantalato potásico 5325
fluyente 3275
foco 3307
fogata 1877
foliaceo 3321
folleto 1009
- instructor 4890
fomentación 3326
fomento 3326
fondo 728, 1033
- perforado 5101
forjable 2677
forma 3106
- (exterior) 6198
- comercial 1779
- de las partículas 5027
- pulverizada 5368
formación 1137, 1876, 3350
- de arrugas 3315
- de cavidad 1380
- de cráteres 2063
- de espuma 3303
- de grietas 2059
- de hueco 1380
- de sal 3636
- de tortada (o de torta) 1197
- de una costra 2109
- profesional 7346
formaldehido líquido 3349
formalina 3349
formato normal 796
formiato de etilo 3355
fórmula 3358
- bruta 2831
- empirica 2831
- estructural 1911
forrado 4189
forrador 4310
forraje 463
forro (text.) 1334
- metálico 4310
fortín 4141
fortuito 3359
forzado 3341
fosfato de aluminio 374
- de calcio 1220
- potásico primario 5310
- potásico secundario 5340
- potásico terciario 5341
fosforescencia 256
fotómetro de llama 3204
fracaso 3034
fracción 3364
- de cola 6806
- de una molécula 4641
fraccionario 3365
frágil 109
fragmentación (de un tapón de caucha) 1987
frágil 1065, 1094
fragilidad 1095
fragrancia 3369
fraguado (plast.) 2133
franco a bordo 3306
- al costado del buque 3047
franja 3395
frasca de filtrar 3146
frasco 3218
- a dosis múltiples 4731

FRA-

frasco a dosis múltiples con tapón perforable 5541
- con tapón perforable 5099
- con tubuladura 7154
- cuentagotas 2647
- de depósito 6628
- de empalme 2998
- de gollete ancho 7453
- de reactivo 5657
- de tres cuellos 6985
- florentino 3262
- gotera 2647
- graduado 3547, 7033
frasquito 5156
frecuencia 3383
- de pulsación 839
fregadero 3622
frenador hipofisario 5206
freno 1050
- de cinta 774
- de tornillo 6038
fresado 4601
friabilidad 1095, 3387
friable 1094
fricción 19, 674, 3567
- de rodadura 5893
- de rotación 5893
- interna 4037
- interparticular 5029
- lateral 4212
friega 674
frío 1699, 1700
frito 3394
frondosidad 4953
frotación 19
frotador 3566
frotamiento 674
frote 6770
fructosa 3403
ftalato potásico 5305
fucsina ácida 117
- básica 792
fuelle 854
fuente 2493
- de luz 4395
- luminosa 4279, 4395
fuerza 3334
- adhesiva 191
- atractiva 673
- centrífuga 1411
- centrípeta 1416
- de cohesión 1691
- de eyección 2749
- de expansión 2972
- de presión 1842, 5428
- de tracción 6888
- elástica 6675
- explosiva 2986
- motriz 4691
- necesaria 3997
- termoeléctrica 6948
- viva 4691
fuga 4231
fugaz 7347
funcionamiento 4895, 6160
- continuo 1929
fundente 3298, 3424
fundición 1341, 3360, 4546
- centrífuga 1409
- de acero 1343
- defectuosa 7379

fundición defectuosa 7379
- dura 1496
- malograda 7379
fundido 4685
fundir 4328
fungicide 500, 3416
fusibilidad 3422
fusible 2154, 3423
fusión 3425, 4546

gacheta 7121
gafas de protección 3537
galipodio 3179
galón 3430
galvanómetro 3431
- con espejo 4616
gametopatia 1531
gammagrama 6019
gamuza 6197
ganancia 5487
gancho 3779
ganglio linfático 4404
gangliopléjico 3432
garantía 3603, 6073
garfio 3779
garganta 3541
gárgara 3434
gargarismo 3434
gárgol 1498, 3591
garra 1593
garrafón 1303
garrucha 6211
gas 3436
- de alumbrado 1647, 5872
- de mostaza 7502
- detonante 2373
- fulminante 2373
- noble 3954
- para fuerza motriz 5376
- pobre 7417
- residual 3446
gasa 3464
- con pomada 5984
- de cerner 1004
- medicada 5984
- para emplastos 5223
- vaselinada 5137
gaseoso 3449
gasificación 3453
gasómetro 3456
gasto 2020
gastos 1462, 2974
- adicionales 183
- de acarreo 2293
- de administración 213
- de adquisición 2022
- de envío 3380
- de explotación 4887
- de fabricación 4472
- de publicidad 239
- de transporte 2023, 3380, 5293
- generales 2901
gatillo 4204, 7121
gato 2055, 7457
- lombo-medulectomisado 4383
gaucho para tubos 5192
gel 3475
- de hidróxido de aluminio 371
- de silicio 6283

gelado 3479
gelatina 4100
- glicerinada 3531
gelatinización 3478
gelatinizado 3478
gel-filtración 3476
gelificación 3480
- completa 1807
gelosa inclinada 261
- nutritiva 4829
generador 2702
- de vapor 6593
- termoeléctrico 6946
género 5474
gerente 3488, 4454
germen 3483
germicida 3486
gestión 4453
giración a la izquierda 490
girar 5878
- sobre su eje 5911
giratorio 5832, 7170
glicerado de almidón 3532
gliceride de los ácidos grasos 3530
glicerito de almidón 3532
glicerofosfato potásico 5327
glicerogelatina 3533
glicina 387
glicocina 387
glicocola 387
glicolamina 387
globo 3520
glóbulo 3521
globulos sanguíneos 959
glucosa 742
- líquida 1995
gluten 3529
glutinosidad 7112
gneis 3535
gobierno 1939
gofrado 2818
golpe 3877, 6685
goma 1269, 3613, 5932
- arabica 65
- copal 467
- de almidón 2383
- de karaya 4126
- de limón 2791
- de seda 6151
- endurecida 2713
- esterculia 4126
- guar 786
- para mascar 1490
gomorresina 3616
gomoso 3619
gorrón 3607, 4117
- de eje 4758
gota 2639
- a gota 1185
gotas odontálgicas 4847
gotear 2382
grabado 2910
grabadora 2862
gradiente 3543
- de elevación 624
grado 2258, 6548
- de acidez 2260
- de aproximación 2261
. grado de Baumé 817

grado de dilución 2263
- de dureza 2269
- de endurecimiento 2262
- de enriquecimiento (de la colona) (dist.) 2265
- de fineza 3164
- de finura 2266
- de fluidez 2267
- de humedad 2270, 4645
- de libertad 2268
- de ontuosidad 2267
- de precisión 2259
- de pureza 5094
- de saturación 2272
- de seguridad 2271
- de sequedad 2264
- higrométrico 2270
graduación 1239, 3542, 6009
- automática a cero 694
- de colores 6010
graduado 3544, 3545
graduador 578
gradualmente 1184
grafito 3565
gragea 6710
grageado 6712
- por inmersión 2458
- por presión 1828
grageador 1662
grageificación 6711
- en un "bombo" 5003
gramo molécula 3552
grampa 1572, 1616
gran velocidad 3739
granate 3435
graneado 3556
granel, en 3910
granete 1403
granito veteado 3535
grano 1991
- fino 3156
- fino, de 3157
- grueso, de 1652
granoso 3556
granulación 3560
- a seco 2583
granulado 3558, 3559
- efervescente 3557
- oscilante 4920
- por tamizado 6275
- por vía húmeda 7438
granulador a seco 2661
- para húmedo 7439
granuladora rotativa 5919
gránulo 3561
grapa 1616, 1725
- para cable 1192
grapón 6573
grasa 3053
- alimenticia 2421
- animal 462
- comestible 2727
- de carnero 189
- de lana 187
- de lana hidratada 188
- de lana refinada 187
- lubrificante 4388
- non comestible 3953
- para tortos 1958
- Ramsay 7256

grassilla 4123
gravimetría 3569
gravitación 3570
greda 1441
gredoso 1442
gres 2087
grieta 1609, 2081, 3190
- capilar 3628
grietado 2057
grifo 1672
- capilar 1278
- de derivación 6161
- de descarga 2481
- de distribución 6161
- de prueba 6911
- de purga 2305
- de tres pasos 6990
- de tres vías 6990
- purgador 2481
grillete 6182
gripado 2612
gripajo 2612
griparse 6086
grisaceo 3578
grosería 1654
grosero 1649
grueso 1649
grumo 4396
grumoso 3601
grupo 7213
- de máquinas 4411
guanto de amianto 619
- de asbestos 619
guardabarros 518
guardacabos 1983
guarda-correas 857
guarnición 3454
guarniciones 3194
guarnir un junto 4985
guayacolsulfonato potásico 5326
guía 3608
gusano de seda 6288
gustillo 253
gusto 3228
gutapercha 3621

hábil 10
habilidad 9
habituación 89, 3624
hacedero 3060
hacer el vacío 2955
- escapar 2955
- parar 6635
hacienda 2900
hacina 6545
hágase 3023
- según el arte 3093
halita 1787
halógeno 3638
halogenuro 3635
halometría 3640
haluro 3635
hámster (zool) 3643
harina 3264
- fósil 877
harinoso 3045
harnero 1001
- de selección 644
harpillera 5961

hasta arriba 1093
haz 1151
- luminoso 4274
hebilla 1127
hebra 3094
hebroso 3098
hechura 3356
heladera 1960
helado 3479
hemicresis 3719
hemolisis 3720
hemostático 3721
hender 1607
henderse 1456
hendido 1608, 2057
hendidura 1606, 4129, 4811
- capilar 3628
- de colada 3067
- de los comprimidos 1282
- por esfuerzo 6673
herméticidad 7002
hermético 311, 3726
herrajes 3194
herramienta 3892, 7048
- perfilada 930
herramientas 3465
herrumbre 5955
hervible 989
hervir 988
heterogeneidad 3727
hexaedro 2116
hexavalente 3728
hidrato cálcico 1212
- de aluminio coloidal 371
- de carbono 1294
- de magnesio 4420
- sódico 1376
hidrocarburo 3809
hidrofilia 3828
hidrófugo 7405
hidrógeno 3814
- pesado 2375
hidrogenólisis 3819
hidrolado 591
hidrolato 591
hidrolisato 3820
hidrólisis 3821
- ácida 118
hidrometría 3823
hidrómetro 578
hidromiel 3822
hidrosoluble 3832
hidróxido de aluminio 370
- de amonio 1373
- de calcio 1212
- de potasio 1375
- de sodio 1376
- magnésico 4420
hielo 3867
hierba medicinal 4542
hierro 4078
- colado 1341
- esmaltado 6217
higado de potasio 4255
higrómetro 3838
higroscopicidad 3840
higroscopio 3839
hilado retorcido 7182
hilas 4320
hilo 6977

hilo de coser 6181
- de Florencia 6289
- de lana cardata 1308
- de metalo 7464
- torcido 7182
hinchazón 5176, 6778
hipermetabolisante 1244
hipersensibilidad 3841
hipnagogo 3843
hipnótico 3844
- de acción corta 6240
- de acción media 4034
hipodermoclisis 3849
hipofosfito cálcico 1213
- de amonio 405
- potásico 5329
hipsograma 3859
hisopo 1026
histéresis 3861
histeresímetro 3866
- de penetración 3950
hoja 920, 4229, 6212
- aislante 4016
- barnizada 7290
- calandrada 1235, 5894
- continua 1930, 6223
- de aluminio 368
- de cinc 7567
- de cobre 1977
- de estaño 7020
- de fibrocemento 617
- de garantía 3604
- de la cizalla 6207
- de lata 6221
- de pala 2194
- de un laminado 4193
- extruida 3008
- flexible 3241
- gofrada 2816
- impregnada 7291
- metálica 3310, 3312, 6219
- para estampar 3311
- plástica 5231
- prensada 5427
- rebanada 6333
- suelta 3317
- superficial 6756
- volante 3317
hojalata 6221
hojas 3313
- impermeables 7382
hojuela de aluminio 368
hollín 911
homogenato 3772
homogeneización 3773
homolateral 4076
hondura 2341
hongo 3417
horas suplementarias 252, 4958
hormigón 1851
hornablenda 420
hornada 806, 6998
hornblenda 420
horno 4936
- de aire caliente 3791
- de cuba 6820
- de cuba 6820
- de revenido 6884
- de revenir 3704
- de secar 2672
- eléctrico 2779

horno oscilante 7005
- para recocer 3704
horquilla 3346
- articulada 4113
hoyo para cenizas 629
huenco 3767, 3768
- de la matriz 2411
huecograbado 1978
hule 4856
humbre 3797
humeante 3413
humectabilidad 7442
humectación 7443
- de aire 292
humectancia 7443
humectante 2180, 4644
- (agent) 7444
humectar 2178
humedad 2182
- del aire 300, 654
humedecer 2178
húmedo 7437
humidificación 2179
humo 3411
hundimiento 2464, 5971
hurón (zool) 3087
husillo de paso decreciente 2236
husillo-madre 1590
husillos de giro contrario 1937
hygrómetro capilar 3627
hypoxia 3858

ignición 3870
ignífugo 3182
igualación 2882
- de la temperatura 6877
igualado 2881
igualar 2880
iluminación 3873, 4283
imán 4344
imbición 6778
impacto 3877
impedancia 531
impedimento 3756
impermeable a la humedad 2183
- al aceite 4859
- al agua 7404
- al aire 311
- al gas 3889
- al polvo 2695
impervio 3890
implosión 3893
importación 3894
importado 3876
importe 418
impregnado 3898
impregnar 3897
impresión 5462
- (tipográfica) 3903
- autocrómica 681
- de ilustraciones 5463
- en colores 1533
- offset 4852
- tricrómica 6983
impuesto 2697
- de circulación 6857
- profesional 5483
- sobre rentas 3924
impulsión 3906

impulsión por cadena 1436
impulso 2633
impureza 3909
impuro 3908
inactivo 5281
inadmisible 3912
inanición 3797
inaplicable 4082
inarrugable 2070
inastillable 6205
incerción 234
incidencia 3918
inclinación 5201, 5494, 7004
inclusión 4000
incluso 3922
incoloro 1760
incompatibilidad 3926
inconductible 4014
inconveniente 2473, 2618
incorporación 2813, 3928
incorporado 1138
incorporar por trituración 3927
incremento 3931
- de la temperatura 6881
incrustación 992
- de arena 6087
indagación 2865, 5766
indeterminado 7264
indiana engomada 3515
indicación 3935
indicaciones 4012
indicador 3936
- de oscilación 7324
- de precisión 5390
- de torsión 7068
- del nivel de agua 7393
- del vacío 7258
- todo-o-nada 3538
indican de la orinas 3942
índice 5265
- de ácido 123
- de éster 2904
- de fluidez en vaso 2122
- de hidróxilos 3837
- de los peróxidos 5127
- de penetración 5077, 5079
- de refracción 5717
- de saponificación 5995
- de yodo 4068
- terapéutico 2127, 6937
indicio de agua 7400
- de la pérdida minimal 4609
indigencia 3797
índigo-carmín 3938
indigotina 3938
indistinto 980, 7264
indivisible 3939
inducción propia 6094
inducido 584, 585, 3943
inductancia 3945
- propia 6094
inductor de sueño 3843
indudable 5295
industrial 3951
inerto (chem.) 5281
inestabilidad 4008
inexplosible 2985
inflamable 3956

inflamación 3870
informe 5675, 6584
- de ensayo 6910
infracción 3958
- de patente 5047
infra-rojo 3959
infúndase! 3955
infusión 3962
infusiones 3963
ingeniería 2861
ingerible 6772
inglete 4623
ingrediente 3964
ingresos totales 7174
inhalación 3965
inhibición 3966
- competitiva 1801
inhibidor 3968
inhibidores de la coagulación 491
iniciador de reacción 3977
inicial 3969
inmersión 2464
inmersor 5254
inmezclable 3875
inmiscible 3875
innato 3914
innocuo 3669
inodoro 3994
inofensivo 3669
inopia 3797
inoportuno 7491
inorgánico 3995
inoxidable 3996, 5956
insaponificable 7223
inscripción 3998
insensible 3999
inserción 4000
- (del molde) para grabar 4485
insípido 6853
insolubilidad 4004
inspección 1480, 4693
inspector 2935
instalación 2900
- calorífera 3705
- calorífica 3705
- de acondicionamiento del aire 286
- de alumbre 4286
- de apartado 6133
- de calderas 991
- de deposición 1588
- de destilación 2533
- de llenadora de botellas 1032
- de recepción 3672
- de recuperación 5682
- de relleno 3129
- de riego 2631
- de ventilación 317
- para calefacción 3705
instalaciones 3029
instantáneo 4009
instilación 4011
instituto de ensayos 6912
instrucción 4012
instrucciones de manejo 4890
- de servicio 4890
instrumento 3892, 7048
- de medición 4531

insuficiencia 2246
intensidad de corriente 419
- de la corriente de carga 1467
- luminosa 1261, 2323
intensificación 2863
interacción 4022
intercambiador de iones 2947
interesado 642
interfacie 4024
interferencia 4025
interferómetro 4026
intermediario 4032
intermitente 4035
interrumpir 2490
- la marcha 5556
interrupción 2489
interruptor 1070
- automático 688
- bipolar 2597
- de mando 1947
- de palanca acodillada 7035
- de tiro 5522
- en mercurio 4557
- magnético 4427
- seccionador 6134
- separador 6134
intersección 6070
intersticio 3433
intervalo 3433, 4043
intoxicación 4045
intrincación 4052
intrincamiento 4052
introducción 4054, 4055
introductor 4053
intubado 7146
inutilizable 7226
invariabilidad de volumen 1906
invención 2491
inversión 4058, 5816
inventario 4057
- teórico 5447
invertibilidad 5823
investigación 2865, 5766
inviolable 5166
inyección 3979, 3989
- con husillo 3985
- hipodérmica 3847
- intraarterial 4046
- intradérmica 4047
- intramuscular 4048
- intraperitoneal 4049
- intrarraquidea 4050
- intravenosa 4051
- subcutánea 3847
inyectar 3978
inyector (de chorro) 3405
- de vapor 6595
- por presión 3855
iodato potásico 5330
iodoplatinato potásico 5332
ion anfótero 421
ion negativo 4764
irregular 12
irregularidad 13, 4081
irrompible 7202
isógono 2884
isotonia 4089
isótopo a vida breve 6249
- a vida corte 6249

jable 1498
jabón de resina 5775
- duro 2130
- engrasado 6738
- graso 4201
- metálico 4571
jabonadura 3303
jalea 4100
- de petróleo 381
- de petróleo blanca 2019
- real 5931
- vaginal 7263
jarabe 6793
- capilar 1995
jaspeado 1633
jaspear 4712
jaula 1195
- de vidrio 3496
- por animales de laboratorio 460
jeringa 6792
jeringa-cartucho 1325
jeringuilla 6792
jeve 358
juego 1601, 5246, 6152
- de herramientas 4143
- de pesas 1048
- de ruedas 7089
jugo 4120
- gástrico 3457
juicio 4118
junta 981, 3454, 4107, 4109, 4110, 4544
- cónico 6836
- de cojinete 837
- de dilatación 2969
- directiva 984
- en inglete 6016
- remachada 5874
- roblonada 5874
- roscada 6048
juntar 7218
juntera 3593
juntura 4107, 4111
jurisconsulto 4124
jurisprudencia 4125
justedad 100

kilogramo 4140
kilopond 4141

laberinto 4168
laboratorio industrial 3952
laca 4169, 6229
- al acetato 105
- brillante 1091
- de color 1752
- de fondo 3115
- de revestimiento 1661
- resistente a los acidos 131
lacmus 715
lacre 6062
lacteo 4599
lactosa 4175
lado, de 2724
- anterior 3398
- de inyección 1385
- de sangria (para escorias) 6842
- del semimolde móvil 3339

LAD- 608

lado exterior 4925
- interno 3993
- posterior 720
ladrillo 1082
- holandès 1618
- refractario 1618, 3180
- vitrificado 1618
lágrima 6861
lámina 6212
- calandrada 1235
- continua 6223
- cortante 920
- de cizalla 6207
- extruida 3008
- plana 3223
- preestirada 5446
- soplada 973
- tensada 1574
laminado 3322, 4181, 4185,
  4189, 5892
- estratificado 4187
- en frío 1715
- postmoldeado 5297
laminador 1236
- de caños 7149
- de hierro 4079
láminas sin soporte 7228
laminilla 4178, 4179
lámpara 4194
- de filamento de carbón 1298
- para soldar 932
- soplete 932
lana 7476
- artificial 613
- de Angora 4640
- de madera 7472
- de vidrio 3511
- mohair 4640
- regenerada 613
lanolina anhidra 187
- hidrata 188
lanoso 3279
lanzadera 6265
- de combustión 1772
laña 1616
lápiz cáustico 1378
- de labios 4325
- medicamentoso 1040
lardo 186
laricina 8
lastre 756
lata 1254, 7012
lateral 4208
latón 1060
laucha 4716
lavabilidad 7373
lavado 11
- nasal 1742
lavador de gas 3448
lavadora (máquina) 7375
lavaje del mineral 1605
lavativa 1642
lavoplatos 3622
laxante 4220
lazo 773, 3018
- de dilatación 2592
lectura 5655
lechada de cal 4598
leche 4596
lechino 4537

lecho 845
- de colada 1346
- de filtrar 1915
- de polvo 5365
- de turbulencia 7448
- fluidizado 3283
- vascular 7293
lechoso 4599
legislación 4241
legumbres secos 5529
lejano 2525
lejía 4403
- alcalina normal 4804
- de potasa cáustica 1374
- de sosa cáustica 1377
- madre 914
lengua 7040
lenguaje técnico 6866
lengüeta 7040
lenoso 4288
lente 4243
- acromático 110
lenticular 4244
leonado 1446
leva 1246
- de inversión 5809
levadura 7496
levantar 5754
levantaválvulas 7279
levigación 4257
levigado 2807
levógiro 4259
levulosa 3403
ley 4218
liberación 3050, 5743
- de álcali 335
- de mercancía 5744
- escalonada 6768
- lenta 5514
- retrasada 6768
libra 5356
libras por pulgada cuadrada
  (presión) 5358
licencia 4263, 7086
licenciado 3544
licopodio 1637
licuación 4326, 4327
licuefacción 4327
licuefacer 4328
lienzo 1629, 4307
liga 349
ligadura 662
ligadura coordinada covalente
  1971
- covalente normal 4805
ligazón 662
ligero 4273
lignina 7471
lignocelulosa 7471
lijante 17
lima 3108
- triangular 7117
limadura de estaño 7016
limaduras 3112
limalla 3112
limitación 4299
límite 1013
- de ajuste 4300
- de alargamiento 7501
- de aplastamiento 1829

límite de carga 4296
- de compresión 1829
- de confidencia 1875
- de ebullición 996
- de elasticidad 2763
- de error 4295
- de estirado 7501
- de flexión 863
- de fluencia 2076
- de los precios 5453
- de medida 4297
- de resistencia a la rotura
  1074
- de resistencia a la tracción
  7501
limpiabotellas 1026
limpiador para tubos 6919
limpiatubos 6919
limpieza 1597
línea adiabática 2142
- aerodinámica 6666
- cero 3100, 7505
- de absorción 50
- de alimentación 3076
- de alumbrado 4285
- de contacto 1916
- de envasado 1030
- de fuerza 4304
- de llenado 1030
- de partida 6581
- de producción 3027
- de referencia 3100
- de separación del molde 4659
- de soldadura 7432
- divisoria 1042, 6137
- neutra 7505
- para fragmentación
  (comprimidos) 1064
- recta 6654
lingotera 4652
lingüeta 4311
linimento 4312
lino 3231
linón 3382
liofilización 3373
lipescencia 4322
liporegulación 4323
líquido 4329, 4330
- curtiente 6813
- de baño 811
- de impregnación 3901
- de maceración de maíz 1994
- lubricante 4389
- por inyección 3979
- refrigerante 1966
- separador 6132
- tanante 6813
- tissular 7029
liquen de Irlanda 1316
- de Islandia 3868
lisato 4407
liso 5210
lista 4333
listel 2722
listo para el uso 5656
listón 2722
lisura 2929
literatura 4337
litorubina 5116
lixiviación 4225

lixiviar 4224
lóbulo 6795
locación 3046
localización 4347
loción 4367
- capilar 3629
loden 5921
logro 5471
lona 1268
longitud 4242
- de la cadena (chem.) 1437
- de onda 7409
- total 4941
losange 4385
losangeado 5848
lote 806, 4366
- de fabricación 4471
loza fina 2087
lubricación 4390
lubricante 4386
- para punziones (máquina para comprimir) 4656
luciente 1085
lucro 871
lugar de acción 5262
- frío 1959
lumen 4393
luminescencia 256
luminosidad 1261
lupa 4430
lustre 1088, 3522
lustrina 3515
luz 1598, 4272
- centellante 3256
- de freno 6639
- de parada 6639
- de prensa 2197
- del día 2196
- incidente 3919
- natural 2196
llama 3203
- libre 4748
- luminosa 4394, 4796
llamarada 1817
llanta 1092
llatón 896
llave 4133, 7272
- de compresión 1838
- de dos vías 7190
- de escape 2305, 2481
- de paso de tres vías 699.
- de pinzas 5178
- de vidrio 3507
- doble 2582
llegada 596
llenador 3124
llenadora de botellas 1022, 1031
llenadura 3123
- (de ampollas) con adición de gaz 3132
- a frío 1718
llovizna 2638
lluvia 5613
- fina 2638

maceración 4408
maceraciones 4409
macerar 4487
macla (cryst.) 4413
- de recristalización 473
macrolido 4414

macropolimero 3737
machacador de palas perfiladas 5485
machacadora 1069, 1113
machacadura 5357
machaqueo 5357
macho 1984
- con superficie de rebaba 4197
- del grifo 1673
- flotante 3256
madanza 5753
madeja 3653
madera 7470
maduro 5871
magdaleon 4415
magnitud 4431
maizina 7503
majaderilla 4170
majadero de mortar 5135
malato 4445
maleabilidad 4449
maleable 2677
malteado 4450
malla 4563, 6182
- de cadena 4316
mallas finas, de 3168
mandamiento 4905
mandíbula 4097
- calefaciente 3706
- selladora 6060
mando 163, 1776, 1939
- a distancia 2526
- de gas 6994
- doble 2676
- por levas 1247
- por palanca 4255
mandril 1015, 4457, 5242
- de expansión 2965, 2966
- de extrusión 3015
- de garras 1576
- de sujeción 1576
manecilla 3650
manejable 4452
manejo 3651
manera 4465
manganesa pirolusita 4460
mango 3650, 5135
mango 3650
manguera de goma 5941
- de presión 5938
- de ventilación 7461
manguito 1166, 5194
- calentador eléctrico 2781
- cónico 1888
- de ajuste, por contracción 6262
- de enchufe 4001
- de goma 5939
- de guía 3609
- de reducción 5695
- del bebedero 3063
- roscado 6049, 6050
manija 3650
maniobra por botón 5552
manipulación 3651
manivela 2061, 3650
mano de obra 4161
- de un mortero 5135
manojo 4451

manómetro 4466
manteca de antimonio 509
- de cacao 1193
- de cerdo 186
- de coco 1675
- de palma 4999
- endurecida 3656
mantecoso 1175, 2068
mantenimiento 4439
mantequera 1535
manubrio 3587
manzana de mayo 4520
maqueta 2359
maquillaje 4443
máquina agavilladora 1150
- agitadora 844
- batidora 844
- calculadora 1225
- clasificadora 6035
- de alto rendimiento 3713
- de atornillar 6052'
- de calcular 1225
- de comprimidos 1822
- de esmerilar 22
- de fabricar saquitos 737
- de gran capacidad 3713
- de impregnar 3902
- de moldeo 1349
- de moldeo por inyección 3984
- de reborbeador 3208
- de recortaz 7127
- de reserva 6566
- de sumar 180
- de tapar 6641
- de trabajo 2860
- de varias cabezas 6177
- elevadora 4271
- gemela 7181
- llena-tubos 7147
- llenadora 3124
- motriz 2860
- para cerrar bolsas 739
- para curvar 864
- para doblar 864
- para llenado de cápsulas 1287
- para empaquetar 4993
- para llenar botellas 1031
- para raspar 5920
- para recubrir con cuchilla inferior 2554
- para recubrir por rodillos invertidos 5821
- para tapar 1281
- per pillole 5169, 5171
- rectificadora de superficies 6754
- removedora 844
- rotatoria 5831
- rotuladora 4160
- soplante 931
- soplante centrífuga 1408
- sumadora 180
- triadora 6035
- universal 351
maquinado por electroerosión 2784
marca 4477
- comercial 1057
- de calidad 1430

marca de entrada 3461
- de fábrica 1057
- de fábrica registrada 5725
- de graduación 2551
- registrada 1057
- reservada 5767
marcado 4158, 4480
marcador 4479
- del paso 4983
marcar 4156
marcha 4710, 4895
- de fabricación 2049
- directa 3736
- en vacío
- libre 3372
- rápida 3739
marfil 4090
marga 4486
margen 1013, 1092, 2559
- de confianza 1875
- de seguridad 5968
- de tolerancia 4298
- del beneficio 4476
- posológico 2572
mármol 4474
marroquín 4701
martillado en frío 1715
martillo 3641
- de percusión 6781
- quebrantador 6781
martinete de caída 2643
- de caída libre 2643
- pisón 5616
masa 1142, 4490
- común 5280
- congelada 1878
- de base 3597
- de copaiba 1972
- de papel 5527
- filtrante 3147
- fundida 4546
- helada 1878
- pastosa 2603
- pilular 5172
- por comprimidos 6801
- por lápices 5075
- resinosa 5773
masilla 3615
- de caucho 5935
- para colar 5361
- para juntas 4402, 6058
masticatorio 4495
mastique 3615
matado 4136
matar de un animal de experiencia 4137
mate 2187, 2450, 4507
materia artificial 5225
- en suspensión 3249, 6763
- extractiva 3005
- madre 5018
- plástica 5225
- polvorosa 5373
- prima 5644
- suspendida 3249
- termoplástica 6956
material 4502
- a granel 1143

material de alimentación (de una máquina) 3070
- de inclusión 2814
- de relleno 3117, 3127
- de sutura 6769
- plástico 5225
matiz 7023, 7045
- de colores 6010
matizadura 7024
matraz 758, 4506
- de Erlenmeyer 1886
- de lavado 7372
- de saponificación 5994
- graduado 3547, 4530
- para extracción 3004
- redondo 5925
matricero 4655
matriz 1382, 2406
- de prensa 5423
- fija 3197
- fría 1705
maula 2652
mayólica 4441
mayor 1492
maza 5616
mecanisar 4410
mecanismo batidor 6624
- de acción 4536
- de inversión 5826
- de multiplicación 3472
- de sumar 179
- escalonado 4737
mecha 4537
mechero 1157
- de Bunsen 1153
- de gas 3440
- de ranuras 804
mediador de potencial 5352
medible 4526
medicación de intervalo 4044
medicamento 2650
- de acción corta 6239
- de acción prolongada 4351
- prescrito 2913
- recetado 2913
medición 4528
- del tiempo 7010
medida 4527
- de la constante dieléctrica 2210 2210
- de precisión 5391
- de seguridad 5969
- efectiva 158
- interior 4002
- límite 4300
- mínima 4610
- real 158
medidas de precaución 5384
medio 535, 4521, 4543
- de contraste 5606
- de dispersión 2511
mejora 3905
mejorador térmico 6939
mejoramiento 3905
melado purificado 1571
melaza 4650
membrana permeable 5120
- semipermeable 6115
memoria de patente 5050
- descriptiva 5050

mena 4908
menoscablo 2177, 3886
menospreciado 7207
ménsula 1903
mensurable 2907, 4526
menudos de criba 6997
mercadería 3540
mercancía 3540
- a granel 1143
- en bultos 5163
- por pieza 5163
mercancías de retorno 5813
- marchitas 3032
- perecederas 5114
mercantilización 1783
mercurio 4555
merma 4231
- por calcinación 3871
- por combustión 6565
mesa 6796
- de aparatos 1941
- de ensayo 6918
- de la prensa 4715
- de laboratorio 859, 4165
- de mando 1941
- de trabajo 4165
- giratoria 5839
- inferior 4375
- vibradora 6195
metabolismo 4566
- intermedio 4033
metabolito 4567
metal en hojas 3312
- ligero 4277
- liviano 4277
- pesado 3712
- precioso 5385
- sinterizado 5369
metane-sulfonato cálcico 1216
metastable 4573
metilcelulosa 1390
método 4577
- de administración 4578
- de elección 4579
- de los discos 5010
- de separación 6138
- de suspensión 6767
- rápido 5625
mezcla 945
- básica 4493
- de metales 349
- frigorífica 3376
- por trituración 7137
- ternaria 6899
mezclador 947
- a doble cilindros en V 7361
- cónico 1871
- de cilindros 2173
- de cintas 5853
- de cubo 2117
- de dientes 5073
- de discos dentados 7050
- de doble cono 2585
- de pala doble 2579
- de rodillos 4632
- de tambor 2658
- de tambor de doble cono 2584
- de proyección 1413
- de turbulencia 7359
- interno con piston 771

mezclador planetario 5218
- por contracorriente 2041
- rodamiento 5882
- vibratorio 6192
mezcladora 947
mezclador-agitador 6625
mezcladura 946
mezclar 944, 4246
mézclese 4246
mica 4586
microbureta 4588
microcurie 4590
micrómetro 4591
micronizador 3280
microscopio de contraste de fase 5143
- de fluorescencia 3284
- de medición 1365
miel 3774
miga del pan 4587
migración 4593, 6231
mineral 4908
minio 4613
ministerio 4612
minuciosidad 6976
mioneura 2853
miorelajante 4738
miorresolución 4739
mirilla 4006, 5071, 6278
miscibilidad 4619
- con agua 7399
miscible 4620
mixtura 945
- a agitar 6187
- de ensayo 6915
modelado 1345
modelaje 3356
modelar 4636
modelo 4494, 4637, 6553
moderno 7236
modificación 352
modificar 1449
modo de absorción 54
- de andar 5635
- de empleo 4013
módulo de la elasticidad de cortadura 1686
- de la elasticidad transversal 1686
- de masa 1144
moho 4595
mohoso 4678
mojado 4743, 7437
mol 3552
molar 4648
molaridad 154
molde 2406
- a mano 3644
- abatible 3759
- compuesto 1812
- con extractor 6682
- corto 6242
- de bisagras 3759
- de compresión 4677
- de conformado 3357
- de coquilla 6227
- de doble macho 2586
- de fundición 4652
- de rebaba 3216
- de transferencia 7096

molde incompleto 6242
- intercambiable 7214
- invertido 4060, 5819
- macho 4446
- manual 3646
- multiple 4729
- negativo 3080
- normalizado 6559
- para colada 3770
- para el prensado 1831
- para inyección 3982
- para prensar 5423
- por compresión 1831
- por inyección directa 5951
- positivo 4446
- rígido 5864
- semipositivo 6116
- y contramolde rígidos 4499
moldeado 4657
- por rotación 5915
moldeadora 1832
moldear 4651
moldeo 3356
- a baja presión 4382
- con macho elástico 3239
- con saco 5432
- con saco elástico 738
- invertido 4061
- por cáscara 2088
- por contacto 1919
- por choque 3883
- por impacto 3883
- por inmersión 2459
- por soplado 968, 969
- por transferencia 5255
- por transferencia con moldo doble 2682
- por vacío 7255
moldurera 3593
molécula 4682
moleteado 4153
moletón 4684
molibdato amónico 407
- de plomo 4686
molibdeno 4687
molienda 2106, 7136
molino 4600
- a cilindros 2172
- coloidal 1738
- de bolas 752
- de bolas de porcelana 5285
- de bolas de vidrio 3492
molino de chorro 3280
- de cilindros para pomadas 5889
- de cono 1870, 1885
- de discos dentados 7052
- de fricción 676
- de mano 3645
- de martillos 3642
- de muelas 4703
- de muelas verticales 1474, 4703
- de percusión 849
- de rodillos 2172, 5004
- de tres láminas 6989
- de tres rodillos 6989
- de tubo 7149
- mecánico 4711
- mezclador 4629

molino para pomadas 4867
- sacudidor 7325
momento de flexión 865
- de giro 7061
- de inercia 4689
- de torsión 7061
monofásico 4698
monopolar 7211
monovalente 4699
montacargas 2795
montado 4714
- de nucleo (grageado) 2764
montaje 640, 3192
- de selección 6089
"montajugos" 116
montecargas 3762
montón 3681, 6545
montura 4713
mordaza 1482, 4097
- de freno 1051
mordiente 1371
- corrosivo 1372
moreno 1107
mortajadora 4704
mortero 4702
- de ágata 264
- de cemento 1398
- de Plattner 5245
- de porcelana 5287
motor 2860
- a corriente trifásico 6986
- de corriente polifásico 5276
- de engranaje 3470
- de gran velocidad 3740
- eléctrico para uso multiple 4736
- en estrella 5598
- radial 5598
movibilidad 4635
móvil 4633, 4718
movimiento 4710, 4720
- acelerado 69
- ascendente 626
- browniano 1109
- de cierre 1627
- descendente 2352
- oscilatorio 5877
- transversal 2098
muaré 4642
mucílago 4723
mucosa 4724
mucoso 4725
mudanza 1449, 4742
muela 1136
- de afilar 3586
- de amolar 3586
- de esmerilar 21
- de lijar 21
muelle de flexión 3225
- de láminas 4230
- de palanca 1641
- de retroceso 2038, 5745
- de trinquete 1613
- helicoidal 1621
- helicoidal cónico 7358
- transversal 7106
muesca 4093
- de sujeción 3763
muestra 5985
- de referencia 5704

muestra escogida de azar 5621
- medical 4539
muestrario 5986
mulón (Amer.) 1121
multiplicación 3467
multiplicador 3472
muñon 3607, 4117
muro 7366
muselina 4741
musgo islándico 3868
- marino 1416
- perlado 1316
mutación 4742
mútuo 4744

nácar 4708
naciente 4753
naranja 4901
- A-I 6734
naturalez de una substancia 4755
neblina 4621
necesidad 4760
negro 918
- animal 461
- brillante 1089
- de humo de gas 3437
nervio 4237
- transversal 7105
neucocina 1666
neuroleptanalgesia 4768
neutralización 4771
neutron 4772
nido de abejas 3775
niebla 3309
- meona 2638
niobio 1761
niple 4777, 5194
nitrato 717
- cálcico 1217, 4780
- de aluminio 372
- de plata mitigado 4622
- de potasio 4778
- magnésico 4421
nítrico 4781
nitrito 4783
- potásico 5334
nitro 4778
nitrógeno 4784
nitrómetro 2918
nivel 4248
- de burbuja (de aire) 301
- del agua 7397
- sanguineo 960
nivelación 4250
no estanco 4233
- esterificado 4794
- miscible 3875
- saturado 4800, 7224
- volátil 4801
nocivo 2284
nodriza de arcilla 1595
no-maleable 3874
nombre 4749
- colectivo 1731
- comercial 1780, 7087
- genérico 3482
- mercante 7087
- popular 7138
nonio 7313

noria 1126
norma 6553
normalidad 4808
normalización 4810
normalizar 6564
normas industriales alemanas 2454
nota 893
- al pie 3332
- de entrega 894
notación 4483
noticia (propaganda) 4987
núcleo 1984
- cristalino 6079
- de arcilla 1595
nucléolo 4821
nudo 4788
- corredizo 3018
nuevo control 5674
- de fábrica 1058
nuez de palma 2004
nulidad 4823
numeración 4826
numerador 4479
número 4824
- de fábrica 6147
- de inscripción 5726
- de los platos 5240
- de permiso 4265
- de reconocimiento 4827
números de orientación 5705
- de selección fortuita 5620

objeción 4833
objetivo 279
objeto 279, 4832, 6022
oblea 428, 7364
oblicuidad 4836
oblicuo 4835
obligatorio 1843, 4834
obscurecer 6847
obscurecimiento 2189
obscuro 2187
observación 4837
- ulterior (de un paciente o de una reacción) 3325
obstáculo 3756
obstrucción 1623, 4839
obtención 664, 4840, 5471
ocre 4843
octaédrico 2747
octagonal 2746
octágono 2746, 4844
octovalente 4845
ocular 3022
óculo dextro 4846
- izquierdo 4239
odorante 3229
oficina de comprobación 1945
- de control 1945
- de patentes 5048
ohmmetro 4853
ojal 773, 3021
- de cable 1983
ojera 3019
ojete 3021, 4391
ojimiel 4980
ojo 3018
oleaginoso 4870
oleoresina 4874

oleosacaruro 2792
olor 3227
- resinoso 5779
olla 990, 4096
onda 7408
- corta 6245
- larga 4354
- ultracorta 7198
ondulado 2013, 7410
onza 4924
opacidad 4879
opaco 4881
opalescencia 4880
operación 4894
- de mezcla 4630
- de moldeo 4671
- en lotes 807
- intermitente 807
- manual 4467
operador 669
opérculo 2050
oposición 1925
óptico 4898
opúsculo 1009
orchilla 2118
orden 4904
- (math.) 2559
- (de colocación) 5624
- de compra 1181
- de magnitud 4906
ordenada 4907
ordenanza 4905
oreo 966
organisación de un mercado 4482
órgano perfundido 5108
organo-nocivo 4909
orientación 6886
orificio 525
- de escape 2307
- de purga 942
- de relleno 3126
- de salida 2307
origen 4912
orillo 4336, 6106
orín 5955
orla 821, 1013
oro en hojas 840
- foliado 840
ortofosfato 6906
ortogonal 4916
oruga 1362
orujo 2991
osadura 3370
oscilación 4921
osciloscopio 4922
oscuro 2187
osmosis 4549
oval 4935
ovalado 4935
oviforme 2745
ovillo (de hilo) 750
óvulo vaginal 5133
oxalato cálcieo 1218
- de amonio 408
- potásico 5335
oxiácido 4972
oxicloruro de plomo 4227
oxidable 4966, 4971
oxidación 4967

oxidante 4969
óxido 4970
- ácido 113
- de aluminio 373
- de calcio 458
- de estaño 6570
- de etileno 2878
- de mercurio 4560
- mercurioso 4554
oxidometria de sulfato de cerio 1425
oxígeno 4975
oximiel 4980
ozono 4982
ozoquerita 1424

pajado 6662
pala 921, 6255
paladocloruro potásico 5318
palanca 832, 4253
- acodada 874, 2776
- acodillada 2776
- basculante 5876
- de embrague 1640
- de mando 162
- de tensión 6893
- excéntrica 1248
- giratoria 6786
palastro 4080
paleta 920
- de la amasadora 4144
- de rueda 922
- rotatoria 5913
paletas para remover 7171
palmer 4592
palo 778
- jabón 5587
palpador 3077
pan de oro 840
- de plata 841
pana 3035
pandeo 1128
panel de mando 4891
pantalla 143
- actínica 143
- de choque 733
- luminiscente 143
- protectora 5506
pantallado 6033
pantógrafo 5007
paño 1629
- de lana no abatanado 5921
paños para la regla 4504
papel abrasivo 23
- aceitado 4861
- amianto 620
- couché 603
- charolado 603, 3516
- de celulosa 1396
- de cúrcuma 7169
- de esmeril 23
- de estaño 842
- de filtro 3141
- de lustre 603
- de seda 7030
- de tornasol 4172
- de vidrio 23
- enaceitado 4861
- impregnado 3900
- maché 5013

papel nitrado 4779
- no encolado 7227
- ondulado 2084
- satinado 603, 3516
- secante 967
- sin hilas 4321
- sin hiluza 4321
papeleta 3107
papel-reactivo 6916
paquete 4986
paquicurare 4984
par 2045
- termoeléctrico 6947
parachoques 1133
parada 6636
- automática 693
- de una máquina 6264
parafina 3659
- blanda 381
- dura 3659
- líquida 3711
- solida 3659
- solida blanca 7450
paralelepipedo 5015
parar 2698, 6635
pardo 1107
- Bismarck 909
pardusco 1111, 3578
pared 7366
- ancha, de 6961
- de la vasija 1924
- divisoria 2396
- gruesa, de 6961
- vascular 7294
paredes delgadas, de 6973
pareja 2045
párpado (del ojo) 4266
parrilla aislante 3579
parte 5021, 6200, 6202
- adaptable 663
- alicuota 334
- en peso 5023
- final del canal de la tobera 2412
- superior 7055
partes por millón 5032
partición 2537
participación 5024
partícula 5025
partida de fabricación 4471
pasada de soldadura 3268
pasador 1697
- (de ajuste) 2606
pasante 7090
paso 1028, 6548, 7413
- de filete 6045
- de rosca 3247
- de un tornillo 3247
- irregular 4793
pasta 5033
- de papel 5012
- de resina 5035
- dentífrica 2325
pastilla 4384, 7139
pastoso 2604, 5038
patentabilidad 5051
patentable 5052
patentado 5053
patente 4957, 5041, 5483, 7086
- modificado 5736

patente provisional 5515
- solicitada 5043
pavimento 5057
pectina 5067
pedazo de tubo 5195
pedernal 3183
pediculicido 4368
pedúnculo 5969
pegado 5222
pegadura 5161
pegajosidad 6802
pegajoso 192, 6614
pegamiento 5161
pegar 3525
peinado de algodón 2029
peinadora 1764
peinaje 3625
peine 1473
película 2151, 3133
- adhesiva 193
- aislante 6059
- colada 1339
- de manga extendida 4223
- gastrosoluble 3458
peligro 2186
pelo de cabra de Angora 4640
peluche 6186
peludo 4497
pendiente 7004
penetración 5121
penetrar 5076
penetrómetro 5080
pentavalente 5082
pentóxido de tantalio 6830
pepita 1984
peptización 5084
peptizador 5083
peptonización 5085
perácido 5089
percarbonato potásico 5336
perclorato de potasio 5337
percolación 5096
- a presión 5429
- dividida 2548
- doble 5097
- fraccionada 2548
pérdida 4231, 4360
- casual 87
- de calor 3689
- de carga 2479
- de substancia 4362
- de tiempo 4363
- de valor 2338
- por absorción 51
- por calcinación 3871
- por combustión 6565
- por histéresis 3865
pérdidas por evaporación 2926
perecuación de las cargas 4341
perfil 4929, 5484
- de cierre 6061
- en U 4182
- estratificado 4186
perfilado 5486
- a frío 1707
perfilar 3348
perforación 5105
perforado 1016
perforadora 1017
perfume 3227, 3229

pergamino 5016
periferia 5113
- de un círculo 1560
periforme 5066
perímetro 1560
período 2161
- de ensayo 5111
- de fraguado 6172
- de trabajo 2163
- transitorio 7101
perjudicial 2284
perjuicio 2177, 3886
perla 823
- de vidrio 3508
permanencia 5115
permanganato de potasio 5328
permeabilidad 5118
permeable 5119
permiso 4263
- de venta 5974
- de exportación 2988
- de importación 3895
permitido 218
permutación 2943
perno 1360, 4117
- de arrastre 152
- de guía 2607
- fileteado 6046
perol 5002
peróxido 5126
perpendicular 5130
perro 2557
persio 2118
persistencia 5131
- del flujo 255
personal 6547
- de servicio 667
perspectiva 1448
perspiración 5132
persulfato di amonio 409
- potásico 483
perturbación 1067
peryodato potásico 5338
pesada 7430
pesado 3710
pesalicores 578
pesillo 638
peso 7429
- a granel 530
- atómico 659
- bruto 3594
- constante 1910
- de una inyectada 6251
- (en estado) seco 2666
- en montón 530
- en orden de marcha 6165
- específico 6448
- máximo inyectable 4519
- molar 3554
- molecular 4681
- molecular bajo, a 4380
- muerto 2201, 2205
- propio 2201
- residual 5769
peso-volumen 7431
pesticido 5134
pestillo 4204
petición 538
- de patente 539
petrolato 381

petrolato blanco 2019
- líquido 3711
- líquido espeso 3711
- líquido liviano 4276
petroleina 381
petróleo 2103
pez griega 7
piano inclinado de recojida 2294
picadora de carne 3671
picadura 1525
- de gusanos 6252
picante 5543
picaporte 4204
piceo 5204
picnómetro 2320
pico 2486
picolete 6573
pie de madera 7473
piedra cáustica 978
- de molino 1136
- saliente 1903
piedricilla de ebullición 994
pie-libra 3333
pieza adicional 343
- añadida 343
- bruta 924
- central 987
- colada 1338
- conformada 6199
- de injerto 1052
- de prolongación 173, 2997
- de reducción en cruz 5697
- de unión de los tubos 6667
- de uso 6574
- defectuosa 2244
- en T 6858, 7034
- fabricada 3026
- fundida 1338
- hueca 3769
- inyectada 3983
- moldeada 4183, 4664
- moldeada en pulpa 5528
- perfilada 3353
- prensada 5426
- trabajada 3026
piezas de recambio 2944
- de repuesto 2944
pigmento 4003
- en pasta 5034
pila 3801, 6545
- para templar 3664
píldora 5167
- azucarada 6709
- quaratinizada 2868
pileta 6311
pilón 5135
- de martinete 5616
pinolina 5183
pintura 4995
- de esmalte 2843
- opaca 4882
pinza 3343
- de probetas 7148
- para molde 4654
- para probetas 6920
pipeta 5199
- (de una sola medida) 7097
- aforada 2300
- calibrada 1238

pipeta graduada 3548
piquera 6832
pirocatequina 876
pirogalol 5560
pirogenicidad 5562
pirogeno 5561
pirolisis 5564
pirómetro 5565
pirosulfito potásico 5333
piso 3261
pisón 4437
pistola de soldar 7434
- neumática 5259
pistón 5200
- de expulsión 2751
- de extrusión 3016
- de inyección 3986
pitchpino 5203
pitón roscado 3599, 6042
pivote 3607, 4117, 5208
placa 7111
- de aislamiento térmico 6943
- de alojamiento de la matriz 1384
- de alojamiento de las machos 3336
- de alojamiento del émbolo de transferencia 7098
- de burbujas 1118
- de carga 3118
- de fijación 174, 1580
- de intercambio (dist.) 2945
- de mármol 4475
- de Pétri 5136
- de pórfido 5291
- de retención 4205
- de Rouget 2853
- de salida 2306
- de sujeción 1579
- de vidrio 3501, 3505
- deflectora 733
- delantera del molde 3399
- elevadora 4270
- expulsión 2758
- extractora 6681
- fija del molde 3195
- giratoria 5836
- intermedia 729
- intermedia móvil 3255
- motora 2853
- perforada 1072, 5103
- porosa de arcilla 1596
- porta-molde 2409
- rebatible de doblado 2072
- terminal 2853
- trasera de sujeción del molde 1035
plaguicido 5134
plancha 982, 5235
- de estaño 842
- estratificada moldeable 5298
- negra 919
plano 2620, 5215
- de deslizamiento 1537
- inclinado 1537
- inclinado a secudida 6191
- inclinado angular 1999
- inclinado vibratorio 6191
- reticulado (crist.) 4216

planta 5219
- de experimentación 2977
- medicinal 4542
- perenne 5098
- piloto 2977
plantilla 1241
- de contracción 1964
plantillo 4494
planura 2929
plasmolisis 5221
plasticidad 4663
plástico de caseina 1330
- espumoso 2964
- reforzado 5734
- rígido 5865
plastificado 5232
plastificante 2830, 5233
plata 6290
- de Alemania 3485
- en hojas 841
plata meneses 3485
plataforma 4997, 5242
- de descarga 2301
- de maniobra 4889
plateado 6296
plateado (de las píldoras) 6292
plateadura 6292
platillo de balanza 5005, 6008
- de carga 4997
- de válvula 7275
platina giratoria 5839
platino esponja 5244
plato de tostadero 4138
- flotante 3254
- giratorio 5907
- grande 2493
- para pomadas 4869
- superior 7233
plazo 2279
- de entrega 1934, 6895
- de pago 2979
plegable 1721
plegadizo 604
plegado 873, 2082
plegador 1233
plegadora 3319
pliegue 2069, 2082, 3314
plomada 5253
plombagina 3565
plomo 4226
- laminada 6218
plomo tetraetil 6927
plusvalía 4959
poción 2616
poder 3334
- adherente 191
- aglutinante 905
- antialgico 434
- cohesivo 1691
- colorante 2701
- conductor específico 2418
- cubriente 2054
- de absorción 43
- de cubrición 2054
- de hinchamiento 6779
- de reducción 5698
- de separación (de una colona) 6136
- espumante 3304
- expansivo 2967

podofilo 4520
poinsot 4141
polea 5526
- de guía 1320
- loca 2184
- tensora 5523
policromia 4730
polietileno de alta presión 3731, 3752
polimerización en masa 954
polisulfuro de potasio 4255
polivalencia 7314
polivalente 5277
polución de la atmósfera 304
polvo 2689, 5364
- a granel 1146
- a granos gruesos 1653
- de grano fino 3160
- de moldeo 4673
- dentífrico 7051
- entrefino 4639
- finissimo 3170
- grueso 1651
- impalpable 2694
- micronisado 3159
- muy fino 3170
- muy grueso 7317
- nivelador 4252
- para tortas 744
- por espolvorear 1904
- semifino 4639
polvoriento 5374
pomada 4864
- hidrófila 3827
pómez 5532
ponderable 5279
poner en explotación 6168
- en producción 6168
- en servicio 5554
ponzoña 5266
ponzoñoso 5267
popelina 5282
poplin 5282
por cabeza 5086
- grados 1184
porcelana 1500, 5284
porcentaje 5093
- en volumen 5087
porción 806, 4366, 6200
porfirización 4728
poro (metal) 6260
porosidad 5289
poroso 5290
porta-boquilla 2409, 4817
porta-botellas 1024
portacilindro 5883
portador de oxígeno 4977
porta-filtro 3144
portaje 5293
portalámpara 3765
- de bayoneta 820
portamandril 4458
portamolde 2413
portaobjeto 2051
portatobera 2409
poseedor de la patente 5046
posesión privativa 6178
posición 4347, 5294
- cero 4769
- final 2849

posición inicial 3974
- legal 4240
positivo 5295
poso de aire 308
- de ventilación 308
posología 2566
- escalonada 2896
- regresiva 6839
postulado 646
potable 2628
potasa cáustica 1375
potasio 5303
pote 4096
- para pomadas 4866
potencia 3334
- (de una máquina) 5106
- (motor) 4930
- aceleradora 70
- adherente 191
- calorífica 1243
- de absorción 43
- de expansión 2972
- horaria 3792
- luminosa 2323
- máxima 5965
- necesaria 3997
- productora 5477
potenciación 5354
potencial absoluto 33
- de óxidoreducción 4968
- de reposo 5798
- electro-cinético 2785
- evocado 2931
- redox 4968
potenciómetro 5355
potente 2741
pozal 4994
pré-aireación 5380
preajuste 5381
preamplificador 5382
precalentador de aire 305
precalentamiento 5403
precaución 1379
precio 5452, 5636
- al pormenor 5804
- corriente 6105
- de adquisición 1182
- de competencia 1802
- de compra 1182
- de coste 2024
- de coste (de producción) 2026
- de factura 4064
- de mayor 7452
- de venta 6102
- de venta al publico 4478
- fijo de venta 3198
- global 4397
- medio 702
- provisional 5516
- unitario 7217
precioso 5295
precipitable 5386
precipitación 5388
- por sales 5983
precipitado 2336
- floculado 3257
precipitante 5387
precisión 100
precompresión 2583

precursor 5394
predicción 5396
predigestión 5397
predisposición 5398
predominio 5448
preestablecer 5416
preferencial 5399
preforma 924, 5400
- estampada 5395
preformado 5401
pre-hinchamiento 5417
preliminar 5404
premezcladura 4493
prensa 5419
- a tornillo 3300
- curvadora 866
- de bloques 745
- de carrera corta 6250
- de carrera larga 4353
- de doble émbola 2587
- de estampar 957
- de extrusión 2621
- de extrusión (hidráulica) 3803
- de extrusión de husillo doble 2589
- de mano 3647
- de moldeo por compresión 1832
- de palanca 4256
- de plato inferior móvil 1039
- de plato superior móvil 2608
- de platos múltiples 2198
- de rebordear 826, 3209
- de tornillos diferenciales 2426
- de transferencia 5256
- desbarbadora 7128
- dobladora 866
- excéntrica 2717
- frutas 3404
- galletara 1832
- hidráulica 3804
- inclinable 3920
- para acuñar 3761
- para comprimidos 1822
- para doblar y perfilar 862
- para empastillar 1822
- para punzonar 5537
- para tabletas 1822
- para troquelar 5537
- rápida 3755
- rebordeadora 826, 3209
- revólver 2391
prensado en frío 1709
prensadura en frío 1709
prensaestopas 4990
prensar 5418
- en frío 1719
preparación 5406
- corazón-pulmón 4399
- del diafragma 2397
- parenteral 5019
- entrega de medicamentos 2507
preparado 5406
preparativo 5407
prerevestimiento de las grageas 2764

prescribir 5408
prescripción 5409, 5410
- de funcionamiento 4892
- de servicio 4892
prescripciones de seguridad 5966
preselección 5411
presencia 5412
presentación 2515, 5413
- de medicamento 2568
preservación 5414
preservativo 5415
presidente 1440
presión 5428
- al pulgar cuadrato 5430
- atmosférica 655
- de cierre 1581
- de empuje 2302
- de inyección 3987
- de moldeo 4674
- de superalimentación 1012
- de vapor 6596
- en las aristas 2723
- hidráulica 3834
- inicial 3975
- manométrica 3463
- osmótica 4923
- sobre pared lateral 6272
- subatmosférica 6690
- tangencial 6815
presupuesto 2908
- publicitario 237
pretensión 1443
pretratamiento 5405
prevención 5449
prima 1008
- velocidad (auto) 1038
primario 5456
primer estad 5459
primera materia 5644
principal 1492
principio amargo 913
- elemental 790
prioridad 5465
prisionero 6689
prisma birrefringente 907
privación 2340
privado de aire 298
probabilidad 5467
- maximal 4514
probeta 5985, 6913
- con pico 828
- graduada 3546
- normalizada 6561
- por pesada 7428
- separadora 6130
problema 5468
procedimiento 4577, 5469
- básico 793
- de espumación 3305
- de trabajo 5470
- en lecho fluidizado 3281
- húmedo 7376
- manual 4467
proceso 4577
- de difusión 2435
- de fabricación 2162, 4473
- de flujo 3276
- directo 2470
- rotativo 5908

producción 4930, 5476
- comercial 1782
- de masa 1145
- de vacío 7261
- en gran escala 4202, 4492
- en grupo 808
- en serie 1928
- en serie continua 4303
- en serie pequeña 4106
- experimental 5175
- máxima 4516
- por equipe 4931
productividad 5477
producto 5474
- activo 155
- alimenticio 3327
- antiespumante 497
- comercial 1781
- de concurrencia 1798
- de decomposición 2231
- de fisión 3189
- de la combustión 5475
- de reducción 5702
- de serie 6148
- fabricado 4468
- farmacéutico 5139
- final 2850
- natural 4754
- rotulado 6805
- semicobado 3633
- sin receta 4798
- terminal 3174
productor 5472
productos a separar 6129
- de cola (destil.) 6807
- tóxicos 7075
profesional 5482
profilaxis 5449
profundidad 2341
- de penetración 2342
progestágeno 3487
programa publicitario 242
programación 5489
programador 5488
projecto de ley 2611
proliferación 5492
- bactérica 6080
prolongación 5493
promedio 700
pronóstico 5396
propano 5496
propiedad 5499
propiedades coligativas 1734
propietario 4962
proporción 5500, 5637, 5739
- de composición 1768
- de mezcla 4631
- en peso 5643
prórroga del plazo 2999
prospecto 3317, 4987, 5505
protección 5507
protegido contra la humedad 5257
- contra la luz 4287
- de la luz 5209
proteína 322
- C-reactiva 2065
protocolo 4614
- de verificación 6910
prototipo 5512

prototítulo 4915
protóxido 5513
proveedor 3421
proyección a.la llama 3206
proyecto 2359
prueba 2930, 6908
- al choque 3885
- de abrasión cutánea 6684
- de agua, a 7404
- de Brinell 755
- de clima frío 1703
- de climas tropicales, a 7140
- de compresión 1839
- de envejecimiento accelerado 67
- de estabilidad 6541
- de flexión 870
- de fragilidad 6204
- de humedad 4647
- de imprenta 1839
- de la gota 2644
- de laboratorio 4167
- de penetración 5078
- de precisión 101
- de pureza 5551
- de resistencia a la caída 2645
- de rotura 1077
- de vidrio 3508
- doblemente ciega 2580
- en vacío 925
- epicutánea 5039
- estática 6586
- habitual 5929
- indirecta 1562
prusiato amarillo 5323
pulido de vidrio 3501
pua 5454
publicación 5520
publicidad 235, 5495
- colectiva 1729
- de prestigio 5445
- médica 4538
- por prensa 4773
- por radio 1097
puente 1083
puerta de charnela 3758
puesta en cero 3970
- en suspensión 6764
- en venta 1783
- en vigor 5558
puesto 5294
- al costado del vapor 3047
- de ensayo 6909
- emisor 2828
pulgada 3916
pulido a alto brillo 1158
- de vidrio 3499
- en tambor 783
- fino 1090, 3158
pulidor 5270
pulidora 5271
pulidura en tambor 7158
pulimentado 1135
pulimento 1135, 5269
- a alto brillo 1090
pulir 3512
pulpa de papel 5527
- dental 2324
pulposo 5038

pulsación 838
pulsador 164, 5420, 5553
- de maniobra 666
pulverización 661
- a la llama 3206
- de superficie 6757
- húmeda 7441
- seca 2664
pulverizado 5371
pulverizador 660, 7283
- por impacto 3879
pulverizar 661, 7134
punción 5542
puncto de decomposición 2230
- de fusión ascendente 623
punta 5061, 7025
- de la pipeta 2484
- de templado 472
puntero de inyección 4819
puntiagudo 5264
punto 2576, 5261
- azeotrópico 713
- de alineación 88
- de alineamiento 88
- de aplicación 5262
- de apoyo 3406, 6747
- de articulación 3406
- de ataque 5262
- de cierre 2153
- de congelación 3377
- de cortadura 2153
- de deshielo 2380, 6933
- de ebullición 997
- de enturbiamento 1631
- de evaporación 7282
- de fluidez 3269, 5360
- de fractura 1063
- de fusión 3426
- de giro 1401, 3406
- de gota 2632
- de goteo 2632
- de inflamación 3217, 3957
- de interrupción 595
- de intersección 4042, 5263
- de inversión 5817
- de mira 88
- de radiación 5600
- de referencia 2195
- de rotura 1078
- de solicitación 6657
- de solidificación 3377, 6171
- de viraje 2848
- de vista 7330
- final 2848
- final de ebullición 3059
- máximo 5061
- muerto 2200
- radiante 5600
puntualidad 2933
punzó 6017
punzón 1403, 5535
- de cabeza plana 3222
- de presión 3760
- grabador 4484
- inferior 4376
- superior 7234
punzonador 5539
punzonadora 5537
punzonar 5534
puño 3587

purga de aire 5548
purgador 2481
purgante 524
purificación 5549
- de aire 319
purificado 5550
purificador de gas 3445
putrefacción 5557, 5903

quatro veces por día 3362
quebradizo 1065, 1094
quebrantador con dientes de sierra 6004
- de cono 1885
- de martillos 3642
- esférico 5300
quebrantadora de mandíbulas 4098
- de tornillos sinfín 7480
quebratamiento de los comprimidos 1282
quelación 1483
quelatometria 1484
quemador 1157
- de alta presión 3750
- de gas 3440
quetona 4132
Quillaya 5587
química de los coloides 1737
quimicamente puro 1487
quincalla 3668
quincuence 5588
quiselgur 877
quitamanchas 2367
quitar los tapones 2255

racémico 5593
racor de aspiración 3991
radaje 1320
radiación 5601
- ionisante 4074
radiado 5647
radiador 5602
radical de ácido 120
- lateral 6269
radio 5608
- de acción 5648
- de curvatura 867, 2140
radioactividad ambiente 2873
radio-píldora 5605
radioprotector 5607
raedera 6027
raedor 17
raer 6026
ragado 1608
rail 5611
raíz 5900
raja 2056
rajadura capilar 3628
rajar 1607
rajarse 1456
rallador 3566
ralladuras 3169
ramificación 4121, 5617
rampa de carga 4343
rancidez 5619
ranciedad 5619
rancio 5618
rancioso 5618

rango 5624, 5638
ranura 3591, 4811
- de escape 3213
- de sujeción 3763
- en forma de cruz 2092
- en T 7143
ranuradora 3592
ranuradura 4814
rapidez 5635, 6461
- de refrigeración 5639
rarificado 5628
rascador 6027
rascar 6026
rasgo 3061
rasguño 3190, 6028
raspadera 5629
raspador 3566, 6027
raspadura 3169, 5630
raspar 6026
rasqueta 1660, 6027
rastrilladora 1764
rastrillaje 3625
rata 5631
ratón 4716
- almizclero 4740
raya 6028
- de graduación 3550, 6012
rayadura 6029
rayo 582, 5608, 5646
- catódico 1367
- de calor 3692
- de luz 829
- térmico 3692
rayón 612
rayos catódicos 1366
- infra-rojos 3960
- Roentgen 1366
- X 1366
razón 5637
- (math.) 5641
- de reflujo 5714
reacción 5649
- a la gota 2641
- ácida 121
- afectiva condicionada 1418
- alcalina 339
- básica 794
reacción bifásica 2591
- consecutiva 1898
- de cambio 2946
- de despertar 593
- de escape 2897
- de identificación 3869
- en cadena 1439
- neutra 4770
- reversible 5825
- secundaria 1898
- trimolecular 6896
reaccionable 5652
reactividad 5654
reactivo 5653
- por análisis 437
reactor (quim.) 5650
reagrupación 5663
real 2732
realisable 5379
realización 92, 109, 5658
rebaba 1162, 3212, 4122
rebaja 348
- de la aduana 2618

rebajamiento 4377
- del punto de congelación 3378
rebajar (electr.) 6606
rebajo 5669
rebordeado 825
rebordeadora 3208
rebordeamiento 2725
rebolsar 5949
rebote 722, 5665
recaída 5737
recalentador 5402, 6740
recalentar 5731
recambiable 4023
recargo 5709
recepción 5667
receptáculo 1727, 7319
receptor 46, 5668
- visceral 7337
receta 5409
recipiente 899, 1922, 7319
- colector 1732, 2630
- de clarificación 2214
- de decantación 2215, 5586
- de doble pared 2594
- de dos caras 2594
- de fondo plano 1886
- de paso 2970
- de presión 5433
- florentino 3262
reciprocidad 5671
recíproco 4744, 5670
reclamación 1567, 1568, 1803
recocido 470
recodo 860
recogedor 2630
- de polvo (de torbellino) 1410
recompensa 5842
reconocer 134
reconocimiento 5673
reconstruido 1950
recordatura 6014
recristalización 5683
rectangular 5685
rectificación 5687
- (chem.) 5686
- fina 3158
rectificador 2139
rectificadora 3584
- de superficies 6754
recto 6651
recubrimiento 1658, 4955
- con azúcar 3402
- final 2847
- pelable 5070
- plástico 5228
- por calandria 1232
- por cepillo 1115
- por cuchilla flotante 3252
- por cuchilla sobre cinta 927
- por cuchilla sobre rodillo 4149
- por extrusión 3012
- por inmersión 2458
- por presión 1828
- por rodillo 1232
recubrir en bombo 7156
- por calandria 5879
recuperación 5681, 5722
recuperar 5680

recurrente 5689
rechupe 3351, 6260, 7377
red 4766, 4767
- cristalina 2112
- de alambre 4568
- de tuberías 5193
redistilado 5691
rédito 7500
redondear 5926
redondeo 5927
redondo 5924
reducción 5700
- (chem.) 2329
reducido 5694
reducir 5693
- (el voltaje) 6606
reductor 2328
reemplazo 5759
refinación 3172
refinadura 3172
refinería 5711
reflector 5713
reflejo condicionado 1859
- de enderezamiento 5861
reflexión 5712
- difusa 2431
- dirigida 2471
reflujo 721
reforzado 5733
reforzar 1010
refracción molecular 4680
refractario 3182
refractómetro de Abbe 3
- de inmersión 2466
refrangibilidad 5716
refrigeración 1961
- a baja temperatura 2239
- por aire 288
- por evaporación 2925
- previa 5393
refrigerado por aire 287
refrigerador 1960
- complementario 182
- de bolas 1140
- de Liebig 4268
- en serpentín 1856
refrigerante 5718
- de reflujo 2333
refuerzo 5735
regatón 3086
regeneración 5724
- acústica 137
regenerar 5723
régimen de funcionamiento 4888
registrador 5677
- de nivel 3860
- de temperatura 6879
- sobre hilo 7466
registro 3111
- de patentes 5054
regla 5946
- deslizante 1226
reglamento 5729
regulación 210
- automática 689
- de precisión 3155, 3186
- de temperatura 6875
- de volumen 7355
- fina 3155

regulador 5730
- de la intensidad de sonido 7355
- de la temperatura 6880
- de presión 5441
- del volumen de sonido 7355
- dosificador 3069
reimpresión 5763
reinvindicación 1567
- de patente 5045
- patentaria 5045
"reiter" 5859
reiterado 5758
reja 3579
rejilla 2670
- aceleradora 71
rejo 5454
relación 5637, 5675, 5739, 6584
- (math.) 5641
- cuantitativa 5573
- de compresión 1833, 5642
- de engranaje 3471
- de peritación 6762
- de transmisión 3471
- linear 4306
relajamiento 5741
relé 5742
- de cierre 4206
relevador 5742
relieve 2818, 4237
relixiviación 2548
reloj 1620
- de agua 1612
- de arena 1612
- de control 668
- de paro 6637
- de péndola 1620
reluctancia 5748
relleno 1463, 3123
- de vidrio 3502
- frío 1711
remachado 1611
remachadora 1617
remachar 1615
remache 1610, 587**3**
remanente 3600
remedio contra la toz 522
remesclar 4487
remisión 5752
remoción 5753
remojar 2178
remolino 6784
rendición 7500
rendija 4129
rendimiento 7500
- (de una máquina) 5106
- cuantitativo 5477
- por hora 3792
- teorético 6934
renovación 7173
renta 3923
rentabilidad 5481
reología 5844
reóstato 5845
repartido 2537, 6201
repartidor 2540
reparto 6202
repercolación 2548
repercusión 5757

repetido 5756
replegable 3316
replegado 5761
reposición 6631
reposo 5056
representación 5762
- gráfica 3564
reproducción 5765
- tricolor 6983
reproductibilidad 5755
repugnante 2527
repujado 2818
repulsa 5719
requerimiento 4760
requisito 4760
resabio 253
resalto 5664
resbaladizo 6346
residual 5751
residuo 3600, 5749
- calcáreo 992
- calcinados 1160
- de la combustión 1774
- después de expresión 2991
- de tamiz 6276
- de tamizado 5805
residuos 257
- radioactivos 3038
resina 5771
- acrílica 142
- alquídica 2903
- colada 1342
- curbaril 467
- de anilina 459
- de cambio ionico 4072
- de contacto 1920
- de enebro 4123
- de fenolformaldehido 5147
- de guayaco 3602
- de pino 3179
- de polivinilo 5278
- de urea-formaldehido 7238
- de vinilo 7332
- dura 3662
- elemi 2791
- endurecida 3662
- epoxídica 2879
- fenólica 5146
- intercambiadora de iones 4072
- mixta 4624
- olefinica 4872
- para colar 1350
- para estratificados 4190
- poliacrílica 5272
- polivinílica 5278
- sintética 610, 6790
resinas alquídicas 340
- termoendurables 3665
resinato 5776
resinificación 3618
resinoso 5777
resistencia 5781, 6669
- a la abrasión 3390
- a la anudadura 4150
- a la compresión 1834
- a la compresión-flexión 1825
- a la compresión-torsión 1826
- a la contracción 2075

resistencia a la corosión atmosférica 5784
- a la cortadura 2158
- a la deformación 5785
- a la desestratificación 1007
- a la desgarradura 6862
- a la desintegración 2498
- a la deslaminación 1007
- a la exfoliación 1007
- a la flexión 868
- a la flexión-torsión 3244
- a la formación de hendiduras 4029
- a la luz 4282
- a la rotura 1075, 6862
- a la rotura por tracción 6885
- a la ruptura 1075
- a la tensión-flexión 1825
- a la torsión 7066
- a la tracción 6676, 7084
- a la tracción-compresión 7085
- a la tracción-torsión 1826
- a la vibración 5787
- a las vibraciones 7326
- al arrastramiento 2075
- al calor 3693
- al cizallamento 2158
- al choque 3884, 5786
- al desecamiento 2665
- al desgarre 6862
- al desgaste 5783, 7422
- al frío 1710
- al frote 3390
- al golpe 3884
- al impacto 3884
- al pandeo 1130
- al reventado 6885
- al reventamiento 1164
- al rodamiento 5895
- de aislamiento 4019
- del color (a la luz) 1756
- del gel 3477
- dieléctrica 2419
- específica 5790
- mecánica 4535
- química 1486
- viscosa 7341
resistente cocción 5789
- a la compresión 1840
- a la ebullición 5789
- a la lu**z** 4281
- al calor 3709
resistividad 5790
- calórica 6944
resolución 5791
resonancia 5792
resorte antagónico 2038
- antagonista 5745
- de compresión 1835
- de palanca 1641
- de torsión 5855
- espiral 1621, 3630
- hélico 1621
- transversal 7106
respiración 5795
- artificial 611
- asistida 641
respiradero 7308
responsable 4262

respuesta 478
- retrasada 2281
resquebradura 1606
resquebrajado 2057
resto 5749
restos 257, 7377
restricción 1912
resultado 5802
- alejado 4356
- tardío 2282
resumen 6731
resumo 6081
resuspensión 5803
retardación 2279, 2283, 4207
- de la acción (de los medicamentos) 2653
- de la ebullición 5806
retazos de algodón 1523
retención automática 693
reticular 5807
retículo 2096, 3568
retiro 5753
retorcedera 7489
retorta 5808
- tubular 7155
retraso 722, 2279
retroacción acústica 137
retroceso 722, 6834
retrorreacción 3062
revacunación 5815
revaluación 5661
revenido 6883
reventazón 1165
reversibilidad 5823
reversible 5824
reversión 5827
revestido por rotación 5890
revestimiento 1334, 1658
- a seco 1828
- colorado 1747
- de extrusión 3012
- de las píldoras 5168
- de molde 6228
- por inmersión 2458
- por película 3134
- por suspensión en aire 310
- protector 5509
revisor 2935
revolución 5828
revólver 7178
riego 634
riel 5611
- de deslizamiento 3606
- de guía 3606
riesgo 2186, 5872
- del destinatario, al 651
- para la salud 3679
rigidez 6616
- dieléctrica 2419
rígido 5862
rincón 1998
río arriba 2609
risvolto de lamiera 7435
ritmo de producción 5479
rizoma 5846
roblar 1615
roblón 1610, 5873
roblonado 1611
roce 19

rodadura 5891
rodaje (mot.) 5948
rodamiento antifricción 499
- de bolas 499
- transversal 5597
rodanato de amonio 412
- de potasio 5346
rodillo 2170
- aplanador 4191
- compresor 6234
- corredero 1946
- de aplicación 540
- de calandria 1230
- de desbobinado 2617
- de dosificación 2555
- de guía 1320
- de pórfido 5292
- de tracción 2617
- guía 3610
- guía accionado 1946
- loco 2184
- rotativo 5464
- tensor 5523
rodillos de compresión 4775
rodondeado 3121
rojizo 5182
rojo 5690
- A-I 716
- A-3 379
- A-4 1666
- A-5 6017
- A-6 2895
- anaranjado 4903
- C-4 5116
- de anilina 4416
- de Congo 1881
- naftol S 379
- sudan 6705
- van Dyck 4432
roldana 6211
rombo 4385, 5847
romboédrico 5849
romboidal 5848
rompeespumas 497
rosaceo 5182
rosado 5181
rosario de cangilones 1126
rosca a derechas 5860
- de tornillo 6045
- de varias entradas 4734
- interna 3081
- moldeada 4666
- múltiple 4734
- prisoniera 3607
- redonda 4152
roscado 6840
roseo 5181
rotación 5828
rotativo 5832
rotatorio 5832, 7170
rotomoldeado 5915
rotor 584
rotulado 4158, 6804
rotura de hilo 6978
- de tubo 5187
rozamiento 674, 3567
- interno 4037
- lateral 4212
rudeza 5923
rudimiento 5945

rueda 1196, 7447
- cilíndrica 2174
- cónica 883
- de accionamiento 2636
- de álabes 923
- de aletas de ventilador 3043
- de avance 3071
- de escape 5633
- de máquina soplante 3043
- de paletas 923
- de trinquete 5633
- dentada 1689, 6523
- dirigida 3324
- volante 3299
rulo 2170
rumbo 7413
ruptor 1553
ruptura 5954
- de hilo 6978
ruta 7413

sabor 3228
sacabocado 930
sacabocados 5535
sacarina 5958
sacarosa 1264, 5959
saco 735, 736
sacrificado 4136
sacudida 4102, 7184
sacudidas, a 4035
sacudidor 6188
sacudidora 4534
sacudidura 6193
sacudimiento 6193, 7184
sacta 5265
sal 5981
- amónica 401
- básica 795
- binario 902
- común 1786
- de acedera 5309
- de estaño 6572
- delicuescente 2287
- efervescente 2738
sal gema 1787
- reducible 5696
- vegetal 5347
- volátil 400, 7350
sala de máquinas 5377
salado 5979
salicilato 5977
- de potasio 5342
salida 4926, 4927
- de agua 7387
- de aire 295
- de la boquilla 2414
salido al comercio 1783
salino 5979
salitre 4778
saliva 5980
salmuera 1049
salobreño 5979
salpicadura 6484
salto de la temperatura 6233
salubridad 3680
salud 3678
salva 2480
sámago 323
sandaraca 4123
sangradera 6832

sangre conservado 6647
sanguijuela 4238
sanidad 3680
- pública 5519
saponificación 5993
saprofito 5996
saquito 5008
- deshidratante 2274
sarga 6146
satén de algodón 2031
- de seda 6287
satinado 3517, 4198
satisfacer 5997
saturación 6001
saturado 5998
savia 5991
sebo 6706
- de buey 846
- de carnero 189, 4743
- ovino 4743
- vacuno 846
secadero 2668, 2672
- de cilindros 2657
- de cinta colgante 3090
- de discos 2501
- de platos 2501
secado 2669
- al aire 315
- por aire 294
- por congelación 3373
secador 2668
- de vapor 6597
secaje por vacío 7252
secamiento 966
- por aire 294
secante 2355
sección 2156, 2330, 5484
- axial 709
- cónica 1883
- de comparas 1180
- de producción 5478
- transversal 2097
secreto de fabricación 6069
- de negocios 1167
sector circular 6071
seda 6286
- artificial 612
- cruda 5645
- en rama 5645
- parafinada 4862
- viscosa 612, 7339
sedativo 6075
sedimentación 6077
sedimento 2336, 6076
sedoso 6150
segmento circular 6082
- de empaquetadura 7374
- esférico 1271
segnalador 3936
seguridad 1874, 5963, 6072, 6751
seguro 4020
- contra accidentes 84
selección 4500, 6032, 6090
- de probetas 5986
- de probetas para aceptación 75
- fortuita 5623
- paso a paso 6608
selectividad 6091
self inducción 6094

self inductancia 6094
sellado 6057
- en caliente 3694
selladura 6057
sello 428
semi-automático 6107
semiconductor 6110
semieje 6109
semienfriado 3632
semigraso 6111
semilla 6078
semimolde fijo 1386
- inferior 1037
- móvil 3340, 4719
- superior 7058
semiopaco 6113
semiperíodo de vida 3634
semipermeable 6114
semirígido 6117
semirremolque 6119
semisólido 6118
semi-vida 3634
sémola 6120
sensibilidad 6121
sensible 6123
- a la humedad 4646
- a la luz 4278, 6126
- al aire 6124
- al calor 6125
(en) sentido contrario de las agujas del reloj 2036
- de las agujas del reloj, en el 1622
señal 1457, 4477, 6280
- acústico 138
separable 2366
separación 59, 1606, 2797
- (chem.) 59, 6135
- electrolítica 2787
- por decantación 2810
separador 6139
- de agua 6597
- de turbulencia 7360
separar 6127
separata 4851
sequedad 2675
sericina 6151
serie 6152
- alifática 333
- "cero" 5174
- de ensayos 6154
- grasa 333
serigrafía 6155
serpentín 1693, 6156
- de calefacción 3703
- refrigerador 1967
serrín 6005
servible 6166
servicio 6160
- continuo 1929
- ininterrumpido 1929
servomotor 6167
sesgadura 880
sesgo 880
seta 3417
sendohidrolado 592
seudohidroíato 592
sferetta 827
shunt 6263

síntesis 1137
si es necesario 5466
sifón 6318, 6791
significación 4525
significado 4525
significativo 6281
sil 4843
silenciador 2958
silicato coloidal de aluminio y de magnesio 1740
- de aluminio 375
- de aluminio hidratado 344
- de potasio 5343
silícico 6284
silicio 6284
sillón giratorio 5840
simétrico 6787
simiente 6078
simil-cuero 4683
simposio 4544
sin aire 298
- costura 6064
- de fricción 3393
- junta 4115
- polvo 2692
- poros 4797
- resina 4799
sinapismo 949
sincronismo 6788
sineresis 6789
sinergía 5296
sinterización en lecho fluidizado 3282
síntesis 1137
sirope 6793
sisa 3526
sismógrafo 6084
sistema de caja de construcciones 177
- de dos fases 7189
- de pulverización 5530
- de tres fases 6987
- de trinquetes 5059
- de unidades de montaje 177
- de ventilación 7310
- tetragonal 6929
sitio 4347, 5294
- de acción 5262
- de rotura 1063
situación 1858
sobra, de 2942
sobradero 4952
sobre 736
- modelo 95
- muestras 95
sobreacidificación 4938
sobreagudo 5090
sobrecalentamiento 4954
sobrecarga 2941, 4943
sobrecargador 6736
sobrecargar 1010
sobrecorrección 4945
sobrecurado 4946
sobredesecación 4949
sobredosado 4948
sobredosificación compensadora 4939
sobreenfriamiento 4944, 6737
sobreestimación 4950
sobreexpansión 4951

sobrefusión 6737
sobrepeso 4961
sobrepresión 2941
- atmosférica 653
sobresaturación 4956
sobretensión 6760
socio 642
soda cáustica 1376
solapo 4955
soldadura a tope 1171
soldadura angular 2002, 3122
- autógena 684
- con cuña caliente 3700
- con elemento de calefacción 3699
- con gas caliente 3788
- de recubrimiento 4200
- discontinua 6626
- doblada 2590
- en cordon 6063
- en X 2598
- interna 4039
- por alta frecuencia 3735
- por fricción 3392
- por presión 1171
- por puntos 6502
- redoblada 730
- rotanda 7183
- sobre plantilla 4104
solenoide neumatico 5260
solicitar una patente 3109
solicitud 538
- de patente 539
solubilidad aparente 532
soluble en agua 3832
solución 479
- acuea 569
- acuosa 569
- ajustada 206
- coloidal 1741
- compuesta 1816
- de provisión 6630
- de revestimiento 1663
- de titulación 7032
- débil 2448
- decinormal 2224
- diluída 2448
- fuerta 6687
- gaseosa 3452
- hipertónica 3842
- hipotónica 3857
- inyectable 3979
- isotónica 4088
- madre 4706
- no acuosa 4791
- normal 4806
- originaria 4914
- patrón 5706
- percentual 5092
- pobre 2448
- por inmersión 2460
- saturada 6000
- titrimétrica 7357
soluto 2522
solvente de migración 4594
solvólisis 4405
soma 181
sombra 6183
sombreado 6184
sometido 6696

sometido
a los ultrasonidos 4005
sonda para tomar muestros 5987
sonido 7039
soplado de vidrio 3495
soplador de aire 282
- de botellas 1021
- de chorro de arena 5989
- de vidrio 3494
sopladuras 950
soplete 932
- cortante 7433
- de alta presión 3748
- de gas 3439
- eléctrico 2777
- oxhídrico 7433
- oxiacetilénico 4973, 7433
- para soldar 7433
soplo 931
soporte 834, 3764, 5796, 6552
- collarín 1726
- de la boquilla 4817
- de filtro 3144
- del tubo 5791
sosa cáustica 1376
sostén 836
sostenimiento 4439
stimulador 4983
stroma 6686
suarda (lana) 187
suavización 4863
suavizante 2830
subcultivo 6692
subenfriamiento 6737
subida 1614
subíndice 3332
sublimación (quim.) 6694
sublimado corrosivo 2012, 4552
subproducto 1188
subrepticio 6761
subsaturado 7206
subsistencia 4339
substancia adsorbida 221
- básica 789
- de carga 1139
- de impregnación 3896
- de relleno 3114
- disuelta 2522
- espesante 6963
- fundamental 790
- ionisante 4075
- madre 5018
- pura 5546
- radio-opaca 5606
- radioprotectora 5607
- resinosa 5780
substancias volátiles 7348
substitución 5759
substituido 6697
substitutivo 5760
succedáneo 5760
succión 6702
sucesión 6142
suciedad 3909
sucino 7498
sucio 3908
sudorífico 2395
suelo 3261, 3595
suero 6158

suero conservado 6648
- de caballo 3782
- de yegua 5258
- fisiológico 5160
suficiente 6707
sujeción 1575, 3051
sujetador 928
sujeto a receta 4877
sulfatado 6725
sulfato 6713
- de aluminio 377
- de cinc 7451
- de cobre 978
- de hierro 3577
- de potasio 5345
sulfito 6716
- amónico 411
sulfocianato de potasio 5346
sulfonato de alcohol graso 3057
- de amonio 413
sulfur(e)ado 6725
sulfúrico 6726
sulfuro 6715
- cálcico 1222
- de mercurio 1544
- de plata 580
- de potasio 4255
sulfuroso 6728
suma del movimiento (com.) 7174
- total (math.) 6732
sumario 6731
sumergidor 5254
sumergir 2457
suministro 7391
- de fuerza 3074
superficie 576, 6752
- adherente 577
- cónica de rozamiento 1887
- convexa 1952
- curva 2144
- curvada 2144
- de apoyo 4195, 6748
- de fricción 3391, 3585
- de frotamiento 3391
- de la sección transversal 2093
- de las paredes 7367
- de los platos 5243
- de moldeo proyectada 5491
- de placa 5241
- de rebaja 3214
- de rozamiento 3391
- elíptica 2801
- interior 4040
- lisa 2928
- llana de rozamiento 5216
- ocupada 6755
- útil 7245
superfino 3187
superposición 4955
supertensión 6760
suplemento 6742
suposición 646
supositorio 6750
- vaginal 5133
supresión 14
- atmosférica 2940
surtido 645
surtimiento 645

suspensibilidad 6765
suspensión 6766
- (mixtura) 6187
sustancia madre 5018
- pura 5546
sustituible 4023
sútil 6968
sutilísimo 2285
sutura circular 1561

tabique 2396
tabla 982, 5235, 6796
tablero 2193, 5006
- de mando 4891
tableta 6797
- de dos capas 7185
- de liberación sostenida 6352
- de mascar 1491
- efervescente 2739
tabletoide 6797
tablilla 6796
taburete 3331
tafetán 4401
- inglès 104
tajaderea 4603
tajadero 1524
taladrado 1016
taladrador 5539
taladradora 1017
taladro 678, 1014, 2627
- cónico 6835
- normal 6555
- recto 6652
talco 6809
talio 6931
taller 7479
taller de blanqueo 937
- de moldeo 4672
tallo 712
tallöl 133
tamaño de mallas 7456
- medio 4523
- nominal 4790
- normal 796
tambor 2170
- almacenador 4551
- cribador 6034
- de arrollamiento 5843
- de bolas 759
- de mando 1943
- giratorio 5834, 5912
- magnético 4551
- mezclador 4628
- quebrantador 2107
- registrador 2655
- rotatorio 5912
- separador 6131
tamiz 6030
- a sacudidas 4103
- en crin 3783
- fino 3161
- granulométrico 6917
- metálico 7467
- vibrante 4103
tamización 1002
- fraccionada 6031
tamizador 6030
tampón (solución) 1134
tanato 6821
tangible 6816

tanque de almacenamiento 6644
- de decantación 2217
- de dosificación 4575
tantalato 6825
tantalio 6827
tantalita 6826
tanteo 5622, 6024
tantos 6024
tapa 2050
tapadera 2050
tapador 2050
tapicería 7231
tapioca 1335
tapiz oruga 1488
tapón 5249
- a rosca 6039
- contenidor 1923
- de algodón 2030
- de corcho 1990
- de diafragma 2399
- de goma 5934, 5940
- de relleno 3116
- de tubo 7151
- de válvula 7273
- esmerilado 3506
- hueco 1273
- plano 3221
taquímetro 5829
tara 6845
tardanza 2283
tarifa 5636
- a destajo 1147
- graduada 2427
tarjeta perforada 5536
tártaro 6849
- soluble 5347
tartrato 6850
- ácido de potasio 581
- de ammonio 414
- neutro de potasio 5347
tartrazina 3805
tarugo 3607
tasa 2697, 4248, 5634
- de venta 6103
taurina 389
tautomero 6854
taza 2121
tecla 4134
teclado 4135
técnica de moldeo 4670
- usual 2146
técnico 6865
tecnologia 2861
- química 1485
teja 7003
tejeduría 7423
tejido 1629, 3024
- adiposo 199
- conectivo 1897
- de lino 4308
- de sostén 6686
- de vidrio 3497
- flojo 4358
- forrado con plástico 727
- impregnado 3899
- recubierto 1657
- suelto 4358
tela 1629
- adhesiva 194
- de cedazo 1004

tela de embalaje 5961
- de lino 4307
- de yute 1156
- encerada 4856
- engomada 3515
- metálica 7465, 7485
- para embalar 4991
- pintada 3899
telecontrol 2526
telemando 2526
telemaniobra 2526
telomero 6871
telurio 6869
temperatura 6874
- ambiente 383, 5898
- de curado 2135
- de descomposición 1079
- de fraguado 2135
- de inflamación 3957
- de peptonización 1079
- de referencia 5707
- de tostación 4139
- exterior 4934
- media 703
- reblandecimiento 6405
templado 470, 4392, 6883
temple en concha 1495
- por enfriamiento 1497
tenacidad 7071
tenacillas 4776
tenallas 6680
tenaz 6614
tenazas 4776
- para crisoles 2101
- para desbarbar 3460
tendencia 6886
tensio-actividad 6753
tensión 6892
- de adherencia 195
- de colada 1351
- de contracción 6259
- de torsión 7067
- elástica 7168
- por compresión 1837
- superficial 6758
- térmica 6882
- transversal 7107
tenue 6968
tenuidad 6971
teñido 1754
- en tambor 2656
terbio 6894
terciario 6903
terciopelo 6186, 7305
terebentina 3617
terminal 3148
- de cable 1192
término medio 700
termoconformado 6949
termoelemento 6947
termoendurecible 6957
termógrafo 6950
termolábil 6951
termómetro 6952
- de alcohol 325
- registrador 5679, 6950
termoplástico 6955
termoregulador 6880

termosoldadura por impulsos 6942
termostábil 6958
termóstato 6880
terpeno 6900
terpineolo 6901
terpinoleno 6902
terrajado 6840
terreno de aplicación 3104
- nutritivo 2120
terrón 4396
- de filtración 3137
testigo en blanco 925
testimonio 671
tetón central 1405
tetrabásico 6925
tetracloruro de carbono 1299
tetragonal 5567
tetrametiletilenglicol 5177
tetravalencia 5568
tetravalente 6926
tetrilo 6930
textura 6688
tiempo de agotamiento 2962
- de caldear 7008
- de circulación 1556
- de curado 2136
- de desintegración 2499
- de disolución 2520
- de exposición 2687
- de fabricación 2564
- de fraguado 6172
- de funcionamiento 4893
- de incubación 1081
- de inversión 5818
- de latencia 4177
- de moldeo 4676
- de paro 5797
- de prueba 5111
- de renovación 7175
- de trabajo 2163, 5953
- de transcurrido 2564
- medio de supervivencia 4524
- muerto 2203
- perdido 2203
- pleno 3409
tienta 4537
tierra arcillosa 1594
- de diatomeas 877
- de fuller 153
- de infusorios 877
- de pipas 5198
- de Siena 6274
- de sombra (color) 1745
- descolorante 153
- refractaria 1447
tierras raras 5627
tigeras 6021
tilo (árbol) 4289
timbre de llamada 851
timón 5944
tina de sedimentación 6176
- para caldo 4488
tindalización 3367
tinta 3990
tinte 3794
tintura 2700, 7019
- de plantas frescas 327
- madre 4707
tiña 3801

tiocarbonato potásico 5348
tiocianógeno 6720
tipo 4637, 5638
tira 6677
- continua de papel 7424
- de goma 5933
- de papel móvil 5678
- perforada 5104
tirada aparte 4851, 6128
- separata 6128
tirafondo 1644
tirante 830
- de expulsión 2755
tisular 7027
titulación en blanco 926
titular 4156
- de la patente 5046
título 1569, 3162, 3998
- (de una solución) 4809, 6670, 7031
- bajo, de 4379
- declarado 1431
- encontrado 159
tixotropía 6975
tobera 4816
- anular 7153
- de aspiración 6703
- de combustible 3405
- de inyección 3405
- de presión 5439
- de soplado 970
- deslizable 3253
- hendida 3220
tobogán 1537
tocho 896
toda velocidad, a 650
tolerancia 347
- (de un medicamento) 7036
- de aceptación 77
- de contracción 1935
- fundamental 797
tolva 1152, 2486
- de alimentación 3066
- de carga 1466, 3075
- de descarga 2482
- de recolección 1728
- móvil de alimentación 3064
toma (bact.) 6770
- de aire 439
- derivada 6841
tomada 6841
tomar 1275a
tonel 781, 2654
tonelaje 7047
tonicidad de una solución 7044
tónico 6618, 7042
tono 7039
- de color 7023
tope 1133
torcedura 7062
torcida 4537
torcimiento 7062
tornasol 715
torneaduras 7172
tornillo 1000, 6037
- aprisionador 1583
- con cabeza hundida hexagonal 341
- con ojal 3020

tornillo con ojete 3020
- de ajuste 209
- de aletas 7000
- de apriete 1583, 6040
- de Arquimedes 574
- de cierre 6039
- de filete múltiple 4734
- de mariposa 7000
- de orejas 7000
- de sujeción 1583, 6040, 6169, 7488
- micrométrico 3154
- para tubos 5196
- sinfín 574, 2852
- transportador 574, 1468
torno 4213, 7457
- desbarbator 3215
torre 7072
- de absorción 56
- de refrigeración 1969
- de riego 6511
- de torno revólver 7178
- refrigerante 1969
- revólver 7178
torreta revólver 5841
torsión 7062
torta 1196
- (residuo) 4860
tortuosidad 7070
toscamente granulado 1652
tosco 1649
tosquedad 1654
tostadero 2672
tostado 1200
toxicidad 7076
- general 6794
tóxico 5267, 7073
toxicomania 2651
toxitud 7077
trabajar 3025
trabajo 4162, 6655
- de estuco 5164
- de máquina 4412
- en cinta continua 1928, 4303
- en serie 4303
- mecánico 4412
- por hora 3792
- útil 4930
tracción 7083
tracción-compresión 1841
tracto digestivo 2439
tráfico rápido 5626
tragacanto 3536
tragaluz 3670
tragante 3420
traje prensado 5443
trama 3568
tranquilizador 7091
transductor 7092
transferencia 7093
transformación 1453, 7100
- molecular 4679
- tautomérica 6855
transformador de los semiproductos 3028
transición 7102
translúcido 2394
transmisibilidad 7099
transmisión 3467, 6185
- calórica 3696

transmisión de calor 3696
- friccional 3389
- por cadena 1436
- por engranaje 3469
transmisor de cinta 6833
transparencia 4280
transparente 5074
transpiración 6774
transportador 1953
- a rastro 5615
- de cangilones 7141
- de cinta 775
- de cinta de placas 2487
- de correa 775
- de paletas 5236
- vibrante 4919
transporte 7093
- en camión 1321
- por vía sanguínea 962
- térmico 3696
transposición molecular 4679
transudación 6774
trapos de algodón 1523
traslación 5753, 6231
tratamiento 2131
- corto 6244
- de apoyo 6749
- de elección 7113
- por gas 7114
- preliminar 5405
- profiláctico 5451
- prolongado 4357
- sobre terreno 3105
- ulterior 251
- urgente 167
tratar de nuevo 5764
travesaño 2094
- de receso 5812
traviesa 2094
trayecto 5055
trazado de una curva 7081
trazador isotópico 7080
trazar una curva 5248
trementina 3617
tres veces por día 6859
tresbolillo 5588
triaca 6938
triángulo 7115
tricloruro de antimonio 509
tricromía 6983
trimestre 5577
trineo 1317
trinquete 4204, 5632
- de parada 1360
tripa 3620
triple 6984
tripode 7131
tripolar 6988
tritiado 7132
triturable 3581
trituración 2106, 7135
- (hom.) 7136
triturador 1069
- de bolas 752
trituradora 2500
- cilíndrica 2172
- de bolas 752
- de cilindros 2108, 2175
- de mandíbulas 4098
- de muelas verticales 1474

trituradora de pomadas 4868
triturar 7134
trivalente 6907
trocador de placas 5239
troceados de algodón 1523
trocisco 4384
tromba de agua 306, 3143
tronco 712
- de cono 1882
tropeolina 5793
troqueladora 957, 5537
"trust" 1766
tubería 4302
- de aire comprimido 1820
- de aspiración 6704
- de gas comprimido 1821
tubito 1166
tubo 1866, 5184
- abocardado 5197
- adicional 185
- ascencional 627
- capilar 1279
- capilar estirado 6838
- colector 3677
- compresible 1723
- comprimible 3242
- curvado 5185
- de absorción 57
- de admisión 3992
- de aire 934
- de condensación 1855
- de conexión 5188
- de cuarzo 5580
- de desagüe 2485 2486
- de descarga 2299, 4928
- de destilación 2534
- de empalme 1894, 6164
- de enlace 4114
- de ensayos 6913
- de escapa 2959
- de estaño 7018
- de goma 5941
- de humo 993
- de inmersión 2462
- de Pitot 5205
- de presión 2296, 5440
- de relleno 3128
- de trasiego 5596
- de vacío 3474
- de vidrio 3509
- digestivo 332
- elevador 627, 2462
- en horquilla 7495
- en U 7232
- flexible 3238
- flexible de presión 5938
- hervidor 993
- lateral 6271
- para pomada 3242
- transferidor 2308
tubuladura de aspiración 3991
- de descarga 2297
- de entrada 3120
- de relleno 3120, 3130
tuerca 4828
- alada 1173
- con entalles 1344
- corona 1344
- de fijación 208

tuerca de mariposa 1173
- de oreja 1173
- del husillo 1590
- esférica 753
- ranurada 4154
tul 4766
tundido 6206
túnel de secado 2674
- secador 7163
tungstato 7159
- cálcico 1223
tungsteno 7160
turbia 3673
turbidez 1632
turbidimetría 7164
turbina hidráulica 7403
turbio 1635, 4727
turbodesecador 7166
turbomezclador 7165
turbulencia 6783, 7167
turgencia 7168
turgidez 7168
turno 354
- (de trabajo) 6232
turrión 3607

ultracorto 7197
ultrafiltración 7195
ultramar 3381
ultramicroscopio 2190
ultrasonido 7199
ultrasonidos 6741
umbra calcinada 1161
umbral 6991
- convulsivante 1957
- de aplastimiento 2105
- de gusto 6852
- de potencial 5353
- de sedación 6074
unción 4056
ungüento 4864
- "arenoso" 3590
unicolor 5211
unidad 7212
- antitoxina 521
- de dosaje 2569
- de valor 7215
- estandarte 6562
- rana 3397
- térmica 6945
unidireccional 4878
uniformidad 7209
unilateral 7210
unión 643, 662, 1895, 4111
- de canos 7144
- de tubos 7144
- esférica 751
- prisionera 1573
- roscada 6982
- soldada a tope 1169
unipolar 7211
univalente 4699
universalidad (de una máquina) 7314
untuosidad 3573
uña 1593
- de arrastre 152
urato 7237
urea 1292
urgencia 2823

USO-

uso 537, 7242
- externo 7060
utensilios 3465
utilidad 7247
utilizable 697, 2732
úvula 6750

vaciado 2837
vaciamiento 2335, 2961, 7193, 7261
vacilación 3245
vacío 2836, 5669, 7250
- parcial 2339
- perfecto 34
- relativo 2339
vacuna 7249
vacuno 1044
vacuómetro 7258
vago 7264
vagonada 1289
vagón-cisterna 5612
vajilla de cristal 3510
valencia 7265
- secundaria 6068
validación 7267
validez 7268
válido 698
valioso 7269
valor 7271
-, de 7269
- absoluto 35
- approximado 549
- de hematocrito 3718
- efectivo 160, 2734
- estimado 798
- estimativo 542
- instantáneo 4010
- límite 4301
- maximal 4518
- máximo 5062
- momentáneo 4010
- normal 4807
- presumido 798
- previsto 489
- teórico 798
valoración 543
valuación 7270
válvula 7272
- automática de expansión 691
- automática de retención 691
- de admisión 215
- de aguja 4763
- de aire 321
- de ángulo 2001
- de aspiración 6701
- de bola 760
- de caja cónica 1889
- de cierre 725
- de cierre angular 2000
- de corredera 3462
- de charnela 1584
- de chorro 6665
- de disco 2503
- de empaje 2309
- de escape 975
- de estrangulación 1174
- de gas 3447
- de maniobra 3649
- de mariposa 1174
- de mercuric 4561

válvula de obturador de manguito 5283
- de paso 2824
- de plato 2503
- de purga 975
- de reducción 1174
- de retención 725, 5715
- de seguridad 2824
- de ventosa 971
- de rincón 2001
- diferencial 2428
- distribuidora 3462
- dosadora 4576
- dosificadora 2575
- esférica 760
- globa 760
- mezcladora 4625
- no obstruible 4792
- reductora 5699
- reductora de la presión 1948
- reguladora 2971
- rellenable 5708
- reusable 5814
- roncadora 971
vapor 6589
- de presión 6598
- estrangulado 6995
- fluente 3277
vaporizador 7283
vaporizar 2922
vara 778
- de palanca 583
varciar 5359
variabilidad 7284
variable 355, 7285
variación 3278, 7287, 7288
- angular 454
- de velocidad 6463
- nictémeral 1549
- permitida 347
variedad 7288
varilla de aportación 3119
- de soldar 3119
- de vidrio 3504
- levantaválvulas 7279
- roscada 3599
vasija de enfriamiento 1968
- para evaporación 2923
vaso 7319
- (contenido de un) 2160
- de decantación 2809
vaso de Dewar 2381
- de laboratorio 828
- de relleno 2310
- de vacío 7259
vasoconstrictor 7295
vasodilatador 7296
vasopresor 7297
vástago de expulsión 2752
- de presión 5553
- de válvula 7278
vasto 1817
vatímetro 7407
vecino 7329
vector 7298
- de azufre 6714
vehemente 7302
vehículo 2949
vejiga 940
vejigatorio 2834

vejioso 951
velo 3233
velocidad 5635
- (auto) 3467
- de conducción 1863
- de difusión 2436
- de disolución 2519
- de fisión 6020
- de flujo 3270, 5640, 7303
- de humidificación 7445
- de migración 7304
- de paso 7303
- de reacción 5651
- de sacudida 6194
- de salida 2483
- de trabajo 7478
- final 3152 .
- inicial 3976
- máxima 3736
- mínima 4611
vena cefálica 1417
- safena 5992
vencimiento 2979
vendaje 2624
- crucial 7116
- de heliodoro 7116
- elástico 2761
- en T 7116
- enyesado 5224
- triangular 7116
venda 772
- adhesiva elástica 2759
- de crespón 2078
- de gasa 5888
- impregnada 4540
- medicinal 4540
vendedor 6101
- ambulante 6668
vender 6098
- a plazos 6100
- al fiado 6100
- con pérdida 6099
veneno 5266
venenos 7975
venenoso 5267
venepunción 7306
venepuntura 7306
venta 5973
- al contado 1332
- de liquidación 1602
ventaja 230
ventajoso 231
ventilación 7309
ventilador 972
- a vapor 6592
- aspirante 2957
- centrífugo 1408
- de succión 2957
- refrigerador 1963
ventosa 2124
verano 3789
verde 3576
verde-esmeralda 2821
verdete 247
verificación 6923, 7311
- de recepción 3925
vermifugo 482
vernier 6341
vertedero 3622
verter 5359

vertical 5130
vértice 526, 7315
vesicante 7318
vesícula 940
vestidura (de autos) 7231
vestigio 7078
yetear 4712
vía 1455, 5055, 7082, 7413
- de administración 5928
- oral 4900
viabilidad 7320
vibración 7321
- (de un motor) 1476
vibrador 1183, 6188, 7327
victoria escarlata 1666
vidriera 6238
vidriero 3494
vidrio acrílico 141
- ahumado 1755
- amaril 382 .
- colado 1340
- colorado 1755
- de aumento 4430
- de Jena 4101
- duro 3658
- grueso 6960
- mate 4498
- opaco 4498
- opalino 4597
- para botellas 1023
- para vidrieras 7460
- por aparatos 4166
- prensado 5425
- soplado 974
- templado 3658
- teñido 1755
- verde esmeralda 2822
vidrioso 7345
viga 830
- maestra 1493
- principal 1493
vigilancia 1480, 2934, 4693
vinagre 7331
- aromático 590

- de vino 7463
vinagrillo 590
vino medicinal 4541
vinoso 7462
violación de contrato 1062
- de patente 3961
violado 7335
violamina 7334
viraje 7045
- (color) 1750
virola 1733, 3086
virucido 7336
viruta 1502
virutas 7172
viscosidad 7340
viscosímetro 7338
- a bola 3039
- capilar 1280
- rotativo 5916
viscoso 1901
visera 4838
visibilidad 7342
visitador médical 1918
visualisación 7344
vítreo 7345
vitriolo blanco 7451
- verde 3577
vitualla 331
víveres 331
volante 3299
- de mano 3652
volátil 7347
volatilidad 7351
volcador 1255, 7026
volquete 7026
voltaje 7352
voltímetro 7353
voluntad, a 170
volumen 1142, 7354
- a granel 1148
- aparente 1148
- de distribución 2539
- de embalaje 4988
- de embolada (plast) 3980

- específico 5899
- inyectado (plast) 3980
- molecular 3553
- útil 7246
volumen-minuto (corazón) 1309
v.p.m. 4825
vueltas por minuto 4825

watímetro 7407
watthorímetro 2856
wolframiato 7159
− amónico 415
− cálcico 1223
wolframio 7160

xantanolo 7493
xanthidrolo 7493
xantofilo 2440
xilano 7494
xilosa 7474

yeso 3623
yodato cálcico 1214
yodo 4066
yoduro cálcico 1215
- de amonio 406
- de potasio 5331
- mercúrico 4559
yperita 7502
yunque 523

zambullir 2457
zapata de freno 1051
zarzo 2670
zeina 7503
zinc 7506
zócalo 788, 6552
zona de contacto 1921
- de inhibición 3967
- de plastificación 4547
- "gatillo" 7123
zumbador 1183
zuncho 3086

DEUTSCH

aa 1
abändern 1449
Abänderung 352, 384, 4742
Abänderungspatent 5736
Abart 7288
Abbau 1066, 2256
Abbauprodukt 2231, 5702
Abbaustufe 6549
Abbautemperatur 1079
Abbé-Refraktometer 3
Abbestellung 1259
Abbiegung 2249
Abbinden 6660
Abbindezeit 6172
Abblasen 3033
Abblättern 2953
Abblätterung 2953
Abblätterungsmittel 2954
Abblendung 6033
Abbrand 1160, 3871
Abbrauch 7421
abdampfen 2922
Abdämpfen 2924
Abdampfschale 2923
Abdämpfvorrichtung 2927
Abdarrhorde 4138
Abdarrtemperatur 4139
Abdeckplatte 2051
Abdestillierung 2532
Abdrosselung 6996
Abdruck 5462
Abdrücken von oben 7057
Abduktion 4
Abdunsten 2924
Aberration 5
Abfall 2640, 5720, 7377
Abfallbehälter 5721
Abfälle 1503
Abflachung 3226
Abflammen 2469
Abflussgeschwindigkeit 2483
Abflusskühler 2743
Abflussnute 3213
Abführmittel 524
- (leichtes) 4220
Abführwirkung 5547
Abfüllgefäss 2310
Abfüllpipette 2300
Abfüllrohr 5596
Abfüllschlauch 5596
Abfüllstrasse 1030
Abgabe 1783, 5743
Abgaberutsche 2294
Abgabeschurre 2294
Abgang 257, 4121, 4231, 7377
Abgänge 1500
abgeschrecktes Glas 3658
abgesetztes Kind oder Tier 7419
abgestuft 1184, 2257
abgestufte Dosis 2235
abgiessen 2212
Abgiessen 2213
Abgleichfehler 7200
Abgratbank 3215
abgraten (auf der Drehbank) 3211
- (durch Schneiden oder Abpressen) 7124
Abgratmaschine 1163

Abgratpresse 7128
Abguss 3622, 4652
Abhängigkeit 2331
Abhitze 7378
Abietin 8
Abietinsäure 6
Abirrung 5
abkanten 979
Abkantwinkel 2071
abklappbar 3316
Abklärgefäss 2214
Abklemmungsvorrichtung 1577
Abkneifzange 3460
Abkochung 2227
Abkömmling 2346
Abkühlung 1961
Abkühlungsgeschwindigkeit 5639
Abkühlvorrichtung 1964, 6258
Abkürzung 24
Ablagerung 2336, 6065, 6076
Ablaktation 7420
Ablasschraube 2305
Ablassen 6841
Ablasshahn 2481
Ablassöffnung 942
Ablasstopfen 2305
Ablasstutzen 2297
Ablassventil 975
Ablauf 4927
- (einer Frist) 2979
Ablauf-u.-Planungsforschung 4896
ablegen 2478
Ablehnung 5719
Ableitkondensator 1187
Ableitung 2345
Ablenkplatte 733
Ablenkung 2249
Ablenkungswinkel 443
Ablesung 5655
Ablieferungsschein 2292
Abmagerung 2811
Abnahme 2234, 2335, 5752
Abnahmebestimmung 6454
Abnahmeprüfung 3925
Abnahmetoleranz 77
Abnahmeversuch 76
Abnahmevorrichtung 3672
Abnahmevorschrift 6454
abnehmbar 2366
Abneigungsstimulus 704
Abnutstchen 1698
Abnutzung 3386, 7421
- durch Abrieb 18
- durch Schmirgeln 18
- durch Reibung 675
Abplattung 3226
Abquetschfläche 3214
Abquetschform 3216
Abquetschrand 3214
Abreibung 3169
Abreibungsfestigkeit 5783
Abreiter 4103
Abrieb 18, 675, 3169
Abriebfestigkeit 3390
Abriebsel 3169
Abrollung 5891
Abrollwalze 2617
abrunden 5926

Abrundung 3121
Abrutschplatte 1537
Absatz 1783, 5973
- (com.) 4480
Absatzgebiet 4480
absatzweise Operation 807
abschaben 6026
Abschaben 5630, 6206
Abschaffung 14
abschattiert 2257
Abschätzung 543, 544
Abschäumungsmittel 2838
Abscheider 6139
abscheulich 2527
Abschirmung 6033
Abschmelzverfahren (Ampullen) 824
abschneiden 2149
Abschrecken 1497
absente febre 27
Absetzen 4257
absetzen lassen 346
Absetzgebühr 2293
Absetzkammer 6173
Absicht 279
Absitzbecken 6176
Absitzen 6077
Absitztank 5586
absolut 29
absolute Luftleere 34
absoluter Alkohol 31
- Elektrometer 32
- Nullpunkt 36
absolutes Vakuum 34
Absolutwert 35
Absondern 59
Absonderung 59, 2516
Absorbentum 40
Absorbierbarkeit 38
absorbieren 37
Absorption 44
Absorptionsband 45
Absorptionsbase für Salben 53
Absorptionsfähigkeit 43
Absorptionskoeffizient 39, 48
Absorptionskolonne 42
Absorptionsküvette 47
Absorptionslinie 50
Absorptionsmittel 40
Absorptionsmodus 54
Absorptionsrohr 57
Absorptionsspektrum 55
Absorptionssturm 56
Absorbtionsverlust 51
Absorptionsvermögen 43
Abspachteln 7142
Abspaltung 1606
- (der Tabletten) 1282
Abspaltung von Gummistücken beim Durchstechen eines Gummiverschlusses 1987
abspannen 6606
Abspannung 5741
absperren 6635
Absperrhahn 1672
Absperrventil 725
- (automatisches) 691
Abspülung 11
Abstand 2524, 3433, 4043

ABS-

Abstandsblock 6436
Abstandssäule 6436
abstehen lassen 346
absteigende Chromatographie 2350
- Dosis 2235
- Posologie 6839
Abstellvorrichtung 6640
Abstich 6841
Abstichloch 6832
Abstichrinne 5363
Abstichseite 6842
Abstillung 7420
Abstrahlungswinkel 449
Abstreicher 6027
Abstreiferform 6682
Abstreiferplatte 6681
Abstreifmesser 1660
Abstreifvorrichtung 6680
Abstreifwalze 2555
Abstrich (bact.) 6770
Abstufung 3542
- der Farben 6010
abstumpfen 979
Abszisse 28
"abtasten" 6015
Abteilung 2330
Abtönen 7024
Abtöten 2364
Abtraufe 2486
abtreibend 15
Abtriebsäule 6683
Abtrocknung 966
abtröpfeln 2382
Abwärme 7378
Abwärtsbewegung 2352
abwärtsgehende Destillation 2530
Abwärtskurve 2351
abwaschbare Salbe 7280
Abwaschung 11
Abwasser 6179, 6349
abwechselnd 6550
Abwechslung 354
Abweichung 5, 2226, 2377, 2547
Abwickelwalze 2617
Abwischung 966
abziehbarer Überzug 5070
Abziehen auf Flaschen 1029
Abziehverfahren (Ampullen) 5524
Abziehzuschmelzung 5524
Abzug 348, 2237, 5553, 7308
- für Abgase 3412
Abzugshängebank 2301
Abzugskanal 2291
Abzugsplattenband 2487
Abzugsschrank 3412
Abzugswalze 1233, 2617
Abzugszylinder 1233
Abzweigung 1052, 4121, 6841
- (elec.) 1056
- (Strom) 1053
Acetessigsäure 108
Achat 263
Achatmörser 264
Achromat 110
Achse 710, 712
Achsenschnitt 709
Achszapfen 4758

Achteck 4844
achteckig 2746
achtflächig 2747
achtseitig 2747
achtwertig 4845
Acidum amygdalicum 4455
- carbolicum 1295
- gallo-tannicum 6822
- hydrochloricum 1505
- muriaticum 3810
- nitricum 718
- stearinicum 6600
- sulfuricum 4858
- tannicum 6822
- tartaricum (DAB) 2388, 2456
- uvicum 5594
Acylgruppe 120
Addiermaschine 180
Addierwerk 179
Additiv 203
Adeps induratus 3656
- lanae anhydricus 187
- lanae cum aqua 188
- solidus 3656
- suillus 186
adern 4712
Äderung 1633
Adhäsion 190
Adhäsionskraft 191
Adiabate 2142
adiabatische Kurve 2142
Adipinsäure 197
Adsorbat 221
Adsorption 223
Adsorptionschromatographie 224
Adsorptionsmittel 222
A.E. 521
Aequivalenzpunkt 2848
Aerosol 244
Aerosolpackung 245, 246
Aerugo 247
Aether butyricus 2914
- petrolei 5138
Affidavit 248
Affinität 249
Agar-agar 259
Agartang 259
Agentur 268
agglomeriert 270
Agglutination 273
Aggregat 7213
Agitation 276
Agtstein 7498
Ähnlichkeit 6300
Akaziengummi 65
Akklimatisation 89
Akkommodation 90
Akkordarbeit 5164
Akridinfarbstoff 140
Akrylglas 141
Akrylharz 142
Aktinometer 144
Aktionsmekaniusmus 4536
aktiv 151
Aktivationsenergie 149
aktiviert 147
Aktivierung 148
Aktivierungsenergie 149
Aktivierungshitze 150

Aktivität 156
Akuität 165
akustische Rückkopplung 137
Akzelleration 72
Akzeptor 78
Alaun 358
Albumin 322
Albumin-Globulin-Quotient 258
aliphatisch 168
Aliquot 334
Alkaliabgabe 335
Alkalibeständigkeit 336
Alkalifestigkeit 336
alkalisch 337
alkalische Reaktion 339
- Substanz 789
Alkannarot 324
Alkannin 324
Alkoholatur 327
Alkoholauszug 326
Alkoholmeter 328
Alkydharze 340
allgemein brauchbare Maschine 351
allgemeine Toxizität 6794
- Unkosten 2901
Allgemeinheit 7314
Allophan 344
Allophansäure 345
Allozimtsäure 342
Alpharharz 5180
Alraunwurzel 4520
Alterans 353
Altern 266
Alternative 356
Alterungshärtung 265
Alterungsprüfung 267
Alumen ammoniatum 394
- pulmosum 615
- ustum 1159
Alumina hydrata 370
Aluminium 360
- acetico-tartaricum 362
- aceticum 361
- boricum 363
- bromatum 361
- chloratum 366
- citricum 367
- hydroxydatum 370, 371
- nitricum 372
- oxydatum 373
- phosphoricum 374
- sulfuricum 377
Aluminiumazetat 361
Aluminiumazetotartrat 362
Aluminiumborat 363
Aluminiumchlorid 366
Aluminiumfolie 368
Aluminiumglycinat 369
Aluminiumkarbonat 365
Aluminiumnitrat 372
Aluminiumoxyd 373
Aluminiumphosphat 374
Aluminiumsilikat 375
Aluminiumstearat 376
Aluminiumsulfat 377
Aluminiumzitrat 367
Amboss 523
Ambra 380

Ameisenäther 3355
Ameisensäure 3354
Ameisensäurenitrit 3812
ameisensaures Natrium 6385
Amiant 615
Aminoaethansulfonsäure 389
Aminobuttersäure 388
Aminoessigsäure 387
Aminosäure 386
Ammoncarbamate 395
Ammoniak 391
Ammoniakalaun 394
Ammoniakgas 391
Ammonium aceticum 392
- benzoicum 396
- bicarbonicum 397
Ammonium bichromicum 404
- biphosphoricum 398
- boricum 393
- carbonicum 400,
- chloratum 401
- hypophosphoricum 405
- jodatum 406
- molybdaenicum 407
- muriaticum 401
- oxalicum 408
- persulfuricum 409
- rhodanatum 412
- sesquicarbonicum 400
- stearinicum 410
- sulfurosum 411
- tartaricum 414
- wolframicum 415
Ammoniumalaun 394
Ammoniumazetat 392
Ammoniumbenzoat 396
Ammoniumbikarbonat 397
Ammoniumbiphosphat 398
Ammoniumborat 393
Ammoniumbromid 399
Ammoniumcarbamat 395
Ammoniumchlorid 401
Ammoniumhypophosphit 405
Ammoniumjodid 406
Ammoniummolybdänat 407
Ammoniumoxalat 408
Ammoniumpyrochromat 404
Ammoniumrhodanat 412
Ammoniumstearat 410
Ammoniumsulfit 411
Ammoniumsulfonat 413
Ammoniumtartrat 414
Ammoniumwolframat 415
Ammoniumzyanat 403
amorph 416
Amortisation 417
Amperemeter 390
Amperezahl 419
Amphibol 420
Amplifikation 422
Amplitude 424
Ampulle 425
Ampullenhals 4759
amtliches Kennzeichen 4265
Amtsstelle 680
Amylalkohol (roher) 3083
Amylogen 430
Amylum 6576
- Avenac 4830
- Batatae 805

Amylum Cannae 7038
- Hordli 780
- iodatum 4067
- lentis 4245
- Maidis 1993
- Manihot 1335
- Marantae 597, 598
- Musae 769
- Oryzae 5857
- Phaseoli 833
- Pisi 5060
- Sagi 5972
- Secales 5957
- Solanin 5350
- solubile 430
- Tritici 7446
Amyrinharz 2791
ana 1
Analeptikum 432
Analgeticum 433
analgetische Wirkung 434
Analysator 435
Analyse 436
Anästhetikum 431
Andecken (bei Dragieren) 2764
Änderung 352, 7287
Andirobaöl 1291
aneinanderfolgende Dosen 3384
Aneinanderfügung 1176
Aneinanderreiben 674
anerkennen 134
Anfahren 6579
anfänglich 3969
Anfangsdosis 3972
Anfangsdruck 3975
Anfangsgeschwindigkeit 3976
anfeuchten 2178
Anfeuchtung 2179
Anforderung 4760
Anfrage 2865
Anfressen 6087
Anfressung 2010
Anfügung 662
Anfuhr (mit Karren) 1321
Angaben 6453
angeboren 3914
angegebener Titer 1431
Angebot 2908
angemeldetes Patent 5043
angemessen 5498
angenehm 5247
angepasste Lösung 206
Angewöhnung 89
Angorawolle 4640
Angoraziegewolle 4640
Angreifen 6087
angrenzend 200
Angriffspunkt 5262
angstlösendes Mittel 486
Anguss (beim Spritzgiessen) 6524
Angussabreisser 6528
Angussabschneider 3460
Angussbüchse 3063
Angussbüchsenhalter 4817
Angussdrückstift 6526
Angusshauptkanal 5950
Angusskanal 6525
Angusskegel 6524
angussloses Spritzen 5951

Angussteg 3459
Angussstelle 3461
Angussstutzen 7095
Angussverteiler 5950
Anhalt 5705
anhalten 6635
Anhaltszahlen 5705
Anhängezettel 6803
Anhäufung 99, 272, 274
Anhydrid 455
Anilinharz 459
Anilinrot 4416
animalische Kohle 461
Animegummi 467
Animeharz 466
Anion 468
anionaktive Verbindung 469
Anke 5539
Anker 584, 585
Ankergang 438
Ankerhemmung 438
Ankunft 596
Anlage 534, 594, 2378, 2900, 5398, 7213
- (Embr.) 5945
- (Geld) 4063
Anlassen 6579, 6883
Anlasser 6097
Anlassfarbe 6873
Anlassofen 6884
Anlassstromkreis 6582
Anlauf 1360
Anlaufen 6848
Anlauffarbe 6873
Anlaufstromkreis 6582
Anlegemaschine 6515
anliegend 200
Annäherung 545, 548
Annäherungsgrad 2261
Annahme 214, 220, 646
- (adm.) 74
Annahmebeamter 6922
annullieren 1258
Annullierung 474, 1259
Anode 476
Anomalie 13
Anordnung 594
Anorecticum 477
anorganisch 3995
anpassen 171
Anpassen 4500
Anpassung 89, 172, 4500
Anprall 3891
Anregungsmittel 2950
anreiben 3927
Anreiber 5660
Anreibung 4367
Anreicherung 2866
Anreicherungsapparat 6962
Anritzen 6029
Ansammlung 99
Ansatz 97, 152, 173, 5796, 6253
- (chem.) 3358
Ansatzflasche 2998
Ansatzrohr 185
Ansatzstück 173, 343
Ansäuern 132
Ansäuerung 127
Ansaugen 6702
- einer Pumpe 5461

Ansaugstutzen 3991
Ansaugventil 6701
Anschaffungskosten 2022
Anschaffungspreis 1182
Anschlag 1360, 4097
Anschlagwinkel 6531
Anschluss 1895, 4111
Anschlusskabel 1896
Anschlussleitung 1896
Anschlussrohr 1894, 4114, 6164
Anschnitt 4093
Anschoppung 1521
Anspannung 6674
Ansprechbarkeit 5654
Ansprechzeit 4893
Anspruch 1567, 1569
Anstaltspackung 3785
Anstellwinkel 445
Anstrebkraft 1416
Anstrich 1658, 4995
Anstückelmaschine 6515
Antagonismus 481
Anteil 5637, 6202
- (Verteilung) 6200
- einer Molekel 4641
Anthelminticum 482
Anthophyllit 420
Anthrachinonblau 484
Antiadhäsionsmittel 485
antianämisch 3626
Antidiarrhöikum 225
Antidotum 494
Antiemulgierungsmittel 516
Antihistamin 503
antikonzeptionelles Mittel 1933
Antikörper 487
Antimetabolit 507
Antimoniumchlorur 509
Antimonsäure 508
antimonsaures Natrium 6375
Antimontrichlorid 509
Antioxydationsmittel 511
Antiperspirans 512
Antipyretikum 513
Antischaummittel 497
Antiseptikum 514
Antispasmodikum 517
Antistatikum 519
Antithermikum 513
Antihixotropie 520
Antitoxineinheit 521
Antiweinsäure 4564
Antrag 538
Antrieb 163, 2633
Antriebsaktivität 3907
Antriebsgestänge 2636
Antriebskette 2635
Antriebsrad 2636
antriebssteigernde Wirkung 2703
Antriebswelle 2637
Antwort 478
Anwachsen 98
Anwärmezeit 7008
Anwendbarkeit 536
Anwendung 537
Anwendungsbereich 3104
Anwendungsgebiet 3104
Anwesenheit 5412

Anzahl 4824
Anzeige 234, 3935
Anzeiger 3936
Anziehungskraft 673
Anzug 2610, 6834
Apfelsäure 4448
apfelsaures Salz 4445
Apfelsinenschalenöl 2899
Apotheke 528
Apotheker 527
Apparat 529, 2378
Apparatetisch 1941
Apparatur 535
Appetitzügler 477
Appositionszone 1921
Appretur 2625, 3173
Appreturmittel 3177
Aqua bromata 1102
- destillata aromatica 591
- hydrosulfurata 6723
- medicata 592
- mineralis 4606
- regis 567
Aquat 569
äquivalent 2889
Arabinose 570
arabisches Gummi 65
Aräometer 578
Arbeit 4162
Arbeitsablauf 6143
Arbeitsgang 2162
Arbeitsgeschwindigkeit 7478
Arbeitshub 5378
Arbeitskräfte 4161
Arbeitsmaschine 2860
Arbeitsperiode 146, 2163
Arbeitsschicht 6232
Arbeitsspiel 2163
Arbeitstisch 4165
Arbeitsverlauf 4888, 6143
Arbeitsvertrag 278
Arbeitsweise 5469
Arbeitszeit 5953
Archimedische Spirale 574
Argal 581
Argentan 3485
Argentit 580
Argentur 6292
Argilla alba 1006
- rubra 587
Arm 582
Armatur 584
Armaturen 3194
Armaturenbrett 2193
arme Lösung 2448
Armkreuz 6475
Armtragetuch 7116
Armtriangel 7116
Arnotta 917
Aroma 3369
aromatisch 588
aromatische Säure 589
aromatisches destilliertes Wasser 591
- Öl 2898
Arretiervorrichtung (Waage) 831
Arrowroot 597
Arrowrootstärke (afrikanische) 7038

Arrowrootstärke (brasilianische) 805
- (westindische) 598
Arsen 600
arsenige Säure 601
Arsenigsäure 601
arsenigsaures Natrium 6377
- Salz 599
arsensaures Natrium 6376
Artefakt 607
Arylbuttersäure 614
Arznei 2650
Arzneikonfekt 1873
Arzneikraut 4542
Arzneikugel 1005
arzneilicher Verbandstoff 4540
arzneiliches Wasser 592
Arzneimischung 1674
Arzneimittel 2650
Arzneimittelwerbung 4538
Arzneimittelzubereitung und Abgabe 2507
Arzneipflanze 4542
Arzneischatz 6935
Arzneispezialität 6444
Arzneistäbchen 1040
Arzneiträger 2949
Arzneitrank 2616
Arzneiwein 4541
Ärztebesucher 1918
Ärztemuster 4539
ärztlich vorgeschriebenes Mittel 2913
Asbest 615
Asbestdrahtnetz 618
Asbestfilter 6085
Asbesthandschuh 619
Asbestpapier 620
Asbestpappe 616
Asbestzementplatte 617
Asche 628
Aschejektor 631
Aschengehalt 630
Aschengrube 629
Äschern 4292
aschgrau 1542
Assoziation 643
astringent 647
asymmetrisch 648
Aszendenz 625
Atembeihilfe 641
Äthanol 2911
Äther 2912
ätherisches Öl 2898
Äthoxylinharz 2879
Äthylalkohol 2911
Äthylapfelsäure 2916
Äthyläther 2915
Äthylazetat 107
Äthylmalonsäure 2916
Äthylschwefelsäure 2917
Atmosphäre 652
Atmosphären-Überdruck 653, 2940
Atmosphären-Unterdruck 6690
atmosphärische Feuchtigkeit 300, 654
atmosphärischer Druck 655
Atmung 5795
Atombau 658

Atomenergie 656
Atomgewicht 659
Atomregen 3038
Atomwärme 657
Atomzerfall 5604
atu 6690
atü 653, 2940
Ätzammoniak 1373
Ätzen 2910
ätzend 1371, 2011
Ätzkali 1375
Ätzkalilauge 1374
Ätzkalk 458, 4290
Ätzmittel 1372, 2009
Ätznatron 1376
Ätznatronlauge 1377, 6372
Ätzquecksilber 2012
Ätzstein 978
Ätzstift 1378
Ätzstoff 1372
Ätzsublimat 2012
Ätzung 2910
"auf eigene Gefahr" 651
Aufbau 1137
Aufbereitung 5470
Aufbewahren 6631
Aufbewahrung 6631
Aufbewahrungsdauer 6645
Aufblättern 1606
Aufbrausen 2736
aufbringen (durch Streichen) 6512
- (in Lackiertrommeln) 7156
Aufdeckung 2368
Aufeinanderfolge 6142
auffallendes Licht 3919
auffangen 6808
Auffangschale 2630
Auffangtrichter 1728
Auffassung 545
Auffinden 2368
Aufforderung 1443
Auffrischung 5724
Aufgabedreheller 5837
Aufgabetrichter 1466
aufgearbeiter Gummi 5672
aufgeben 2
Aufglühen 1877
Aufguss 3962
aufheben (eine Bewegung) 2698
Aufhebung 14
Aufheller 1086, 1087, 1586
Aufkleben 5161
(auf)kochen 988
Auflöckerungsmittel 2496
Auflösung 2518, 5791
Auflösungsflüssigkeit 2949
Aufmachung 4443
Aufmerksamkeit 670, 1311
Aufnahme 7235
- (adm.) 74
aufnehmendes Mittel 2949
Aufprall 5664
Aufrechtstellungs-Reflex 5861
Auftreiber 5660
Aufreisspackung 6863
aufsaugen 37
aufsaugende Substanz 40
Aufschrift 4157
Aufschwemmung 2840, 6766

Aufsetzteil 663
Aufsicht 1480
Aufsichtsrat 984
Aufspannfläche 5243
Aufspannkörper (vorderer) 3399
Aufspannplatte 1579
Aufspannute 7143
Aufspritzen 661
aufsprudeln 2736
Aufsprühen 634
aufsteigende Chromatographie 621
- Destillation 2529
Aufsteigrohr 627, 2462
Aufsteller 2891
Aufstieg 1614
Aufstreuen 2693
Auftauen 6932
Auftauung 6932
auftragen 5248
Auftragen (bei Dragieren) 6712
Auftragkalander 1231
Auftragwalze 540
auftreiben 1010
Auftreten 3918
Auftrieb 1154
Aufwallen 1122
Aufwallung 2736
Aufwand 1914, 2974
Aufwärtsbewegung 626
Aufwärtskurve 622
aufwickeln 7458
Aufzählung 4335
Aufzeichnung 3111
Aufzug 2795, 3762
Auge 3018
augenblicklich 4009
augenblicklicher Zustand 6583
Augenblickswert 4010
Augenlid 4266
Augenschale 3019
Augentropfen 1744
Ausarbeitung 2376
Ausbau 1808
Ausbeute 7500
Ausbeuteln 1002
Ausbietung 1783
Ausblaspistole 5259
Ausblutung 2994
Ausbreitung 2433, 2996, 6517
Ausbringen 7500
ausdauernde Pflanze 5098
Ausdehnbarkeit 2443
Ausdehnung 2968, 2996, 6513, 6517
Ausdehnungsfuge 2969
Ausdehungskoeffizient 1683
Ausdehnungskraft 2967
Ausdehnungswert 2967
Ausdehnungsvermögen 2967
Ausdrückbalken 2754
Ausdrückbolzen 2755
Ausdrückbolzenflansch 5662
ausdrücken 2748
Ausdrückkolben 2751
ausdrücklich 5295
Ausdruckplatte 2758
Ausdrückrahmen 2756
Ausdrückstange 2752, 6527
Ausdrückstift 2757

Ausdrücktube 3242
Ausdünstung 5132
Auseinandergehen 2547
Ausfall 2706
ausfällbar 5386
Ausfallquote 4364
Ausfallswinkel 449
Ausfällung 5388
Ausfällungsmittel 5387
Ausflockung 3259
- (von Kolloiden) 1645
Ausfluss 2742, 4926
Ausflussöffnung 942
Ausflussrohr 2485
Ausfuhr 2987
ausführbar 3060, 5379
Ausfuhrbewilligung 2988
Ausfuhrgenehmigung 2988
Ausführung 92
Ausführzylinder 2304
Ausfütterung (text.) 1334
Ausgabe 2974
Ausgangsdruck 2302
Ausgangsmaterial 5644
- (zugeführtes Material) 3070
Ausgangsrohr 4928
Ausgangsstellung 3974
Ausgasung 2253
ausgebaucht 2815
ausgebosselt 2815
ausgeglichen 2881, 2886
Ausgeglichenheit 2882
ausgeliefert 2289
ausgelöst 3943
ausgesetzt 6696
ausgetrocknet 2356
ausgewogen 2886
ausgezogenes Kapillarrohr 6838
Ausgleich 748, 2006, 2882
ausgleichen 2885
ausgleichende Alternierung 1795
Ausgleichsgetriebe 2424
Ausglühen 3205
Ausguss 2486, 3622
Ausgussrohr 2299
Ausgussventil 2309
Aushärtung (plast.) 2133
Aushärtungsgrad 2262
Aushauen 929
Aushöhlung 1381, 3591, 3768
Aushungerung 3797
Auskleidung (von Behältern) 1334
Auskommen 4339
auskuppeln 2488
Auskuppeln 1639
Ausladen 7220
Ausladetafel 2306
Ausladung 7220
Auslage 2515, 2974
Auslass 4927
Auslassloch 4927
Auslassöffnung 4927
Auslassventil 2309
Auslauf 2486
Auslaufen 4231
Auslaufpipette 2300
Auslaufspitze (Pipette) 2484
Auslaufstutzen 6992
auslaugen 4224

AUS-

Auslaugen 4225
Auslaugung 3003, 4225
Ausleger 582
Auslegerarm 582
Auslegeschrift 539
Auslese 6032
Auslesevorrichtung 6089
Auslieferung 2290
Auslöschung 3000
Auslösemechanismus 5746
Auslöser 7121
Auslösevorrichtung 5746
Auslösung 1639, 2796
Auslösungsmittel 3977
Auslösungswirkung 7122
Auslösungszone 7123
Ausmass 4431
Ausmündung 2486
Ausnutzung 2982
Auspressen 2992
Auspuff 2827, 2956, 2961
Auspuffer 2959
Auspuffrohr 2959
Auspufftopf 2958
auspumpen (Luft) 2955
Auspumpen 2961
Ausrechnung 1227
ausreichend 6707
Ausreifung 6065
Ausrollen 5891
Ausrottung 2890
ausrücken 5555
Ausrückvorrichtung 6640
Ausrüstung 2888, 3175, 3193
Ausrüstungsteile 82
Aussägen 6006
Aussalzung 5983
Ausschalter 1553
Ausscheidung 2797, 2952, 6135
Ausschlag (der Magnetnadel) 2249
Ausschlagsweite 424
Ausschuss 981, 5720
Ausschwitzen 3017
Aussehen 533, 632
Ausseigerung 4326
Aussenfläche 4925
Aussenlehre 4447
Aussenlinie 4929
Aussenluft 652
Aussentaster 4933
Aussentemperatur 4934
ausser Betrieb setzen 5556
- Gleichgewicht 7201
äussere Fläche 4925
äusserer Durchmesser 4932
äusserlicher Gebrauch 7060
Aussetzung 2989
Aussicht 1448
Aussparung 5669
Ausstanzen (Rohlinge) 929
Ausstattung 2888, 3193
Ausstellung 2963, 2989
Ausstoss 2750, 4930
- von oben 7057
Ausstosser 2754
Ausstosskraft 2749
Ausstossung 2993
Austrahlung 2827
Ausstrahlungskoeffizient 2434

ausstreichen 2731
Ausströmregler 1174
Ausströmung 2742
Ausströmungsöffnung 2307
Aussuchen 6032
austarieren 2039
Austausch 2943
austauschbar 2948
Austauschboden (dist.) 2945
Austauscherharz 2947
Austauschreaktion 2946
Austriebsnute 3213
Austrittswinkel 444
Austrocknung 2357, 6065
Ausverkauf 1602
Auswahl 645, 6090
Auswaschen 11
auswechselbar 2948, 4023
Ausweichreaktion 2897
Ausweitung 7454
auswerfen 2748
Auswerfer 2753, 2754
Auswertung 2982
Auswindmaschine 7489
auswischen 2731
Auswurfvorrichtung 2753
Auszackung 6014, 6157
Ausziehen (mit fetten Ölen) 2857
Auszug 3002
- aus frischen Pflanzen 327
Autochromdruck 681
Autodigestion 686
autogene Lötung 684
autogenes Schweissen 684
Autogenschweissung 684
Autoklav 682
Autolyse 686
automatisch 687
automatische Nulleinstellung 694
- Regelung 689
- Zuführung 692
- Zuleitung 692
automatischer Ausstoss 690
- Schalter 688
- Vorschub 683
automatisches Expansionsventil 691
Axongia porcina 186
Azeotroppunkt 713
Azetatlack 105
Azetessigsäure 108
Azetylen-Gebläse 4973
Azidimetrie 128
Azidität 129
Azofarbstoff 714
Azoimid 3806
Azorubin 716
Azotometer 2918
azyklisch 168

Bacillus (pharm.) 1040
Backe (mec.) 4097
Backen 1198
Backenbrecher 4098
Backeneinsatz (einer Matrize) 6488
Backenform 6491
Backenfutter 1472

Backfett 1958
Backpulver 744
Backstein 1082
Bad 810
Badflüssigkeit 811
Bagasse 1265
Bahn 5055, 7413
Bahn (Kunststoff-Folie) 6223
Bähung 3326
Bajonettfassung 820
Bajonettsockel 818
Bajonettverschluss 819
Bakelit 741
bakteriostatische Wirkung 732
Baldriansäure 7266
Balken 830
Balkenwert 3370
Ball 749
Ballast 756
Ballaststoff 756
Ballon 758
Ballungsfähigkeit 757
Balsam 761
Balsamicum 761
Balsamum Gurjunae 765
Bananenstärke 769
Bananenwachs 770
Banbury-Mischer 771
Band 772, 5852
Bandabzugwalze 2304
Bandbremse 774
Bandeisen 776
Bandförderer 775
Bandkabel 5854
Bandkette 771
Bandmischer 5853
Bandsender 6833
Bandstahl 776
Bär 5616
Bärlapp 1637
Barometerstand 3715
Bart 1162
Barverkauf 1332
Base (chem.) 789
Basenanteil 1368
Basis 788
basisch 337
basische Eigenschaft 799
- Reaktion 794
basisches Salz 795
- Verfahren 793
Basizität 799
Bastand 3715
Bastern 803
Basterzucker 803
Batist 1249, 4219
Batistleinwand 814
Batistmusselin 813
Batterie 815
Batteriezündung 816
Bau 2729
Baugerippe 3370
Baukastensystem (Fabrikbauten) 177
Baumé-Grad 817
Baumharz 2791
Baumwollatlas 2031
Baumwollbatist 813
Baumwolle 2028
Baumwollkämmerei 2029

Baumwollsamenöl 2032
Baumwollsatin 2031
Baumwollschnitzel 1523
Bauschungsmittel 5521
Beanspruchung 6655
- auf Abscheren 6208
- auf Schub 6208
Beanspruchungspunkt 6657
Beanstanden 1925
Beanstandung 1568, 1803
bearbeiten 3025
- (mit einer Maschine) 4410
Bearbeitung 172, 5470
Bearbeitungszeit 2564
Beatmung 611
Becherfliesszeit 2122
Becherglas 828
Becherkettenförderer 1126
Becherwerk 1126
Bechikum 522
Bedarf 4760
Bedeckung 4267
bedeutsam 6281
Bedeutung 4525
Bedienung 6160
Bedienungsanweisung 4890
Bedienungsbühne 4889
Bedienungsknopf 666
Bedienungsmann 669
Bedienungsmannschaft 667
Bedienungspersonal 667
Bedienungspult 1941
Bedienungsrad 3652
Bedienungsvorschrift 4890
bedingte affektive Reaktion 1418
bedingter Reflex 1859
Bedingung 1857
Bedrucken 4159
Beeinträchtigung 2177
Beetenrot 879
Befestigung 662, 3051
Befestigungsschraube 6169
Befeuchtung 2179
Beflocken 3260
Beförderung 7083
befriedigen 5997
Begasung 7114
Begierde 705
Beglaubigung 671
Begleiterscheinung 91
begossen 4643
Begriff 1850
Begutachtung 6762
Behälter 899, 1327, 1922
Behälterstopfen 1923
Behandlung 2131
- der Wahl 7113
Behandlungsrepertoire 6935
Behälterinhalt 6818
Behörden 680
beide Augen 1019
Beigabe 203
Beilage 534
Beilagezettel 3317
Beimengung 219
Beimischung 219, 3928
Beiprodukt 1188
Beispiel 2936
beissend 5543

Beitrag 1938
Beitritt 81
Beiwerk 662
Beiwert 1679
Beizenfarbstoff 4700
Bekanntmachung 5520
belanglos 4082
Belastung 1463, 4340, 6671
Belastungsgrenze 4296
Belastungsprobe 4342
Belastungsspitze 4515
Beleganalyse 1478
Beleuchtung 3873, 4283
Beleuchtungsanlage 4286
Beleuchtungsapparat 4284
Beleuchtungseinrichtung 4275
Beleuchtungsstärke 2323
Belichtung 2990
Belichtungsdauer 2687
Belichtungszeit 2687
Belieben, nach 170
Belohnung 5842
Belüftungsanlage 317
benachbart 7329
Benehmen 850
Benetzbarkeit 7442
Benetzer 6521
Benetzung 7443
Benetzungsgeschwindigkeit 7445
Benetzungsmittel 4644
Bentonit 875
Benutzung 2982
benzoesaures Ammonium 396
- Methyl 4581
- Natrium 6378
Benzolhexakarbonsäure 4545
Benzophenol 1295
Beobachtung 4837
Berappen 1650
berechnet 1224
Berechnung 541, 1227
Bereich 576, 2559, 5659
Bereitschaftsverlust 6565
Bergflachs 615
Bergmehl 877
Bericht 5675, 6584
Berichtigung 384, 2006, 5687
Berieselungsanlage 2631
Berkefeldfilter 878, 4456
Bernstein 380, 7498
Bernsteinsäure 6699
Berstdruckfestigkeit 1164
Bersten 1165
Berstfestigkeit 1164
beruflich 5482
Berufsausbildung 7346
Beruhigungsmittel 6075, 7091
Berührungsgrenze 1916
Beschaffenheit 1858, 4755, 5570, 6583
beschallt (mit Ultraschallen) 4005
Bescheinigung 671, 1427
Beschichten 1658
Beschichtung 6698
Beschickung 1461, 1463
Beschickungstrichter 3066
Beschläge 3194
Beschleuniger 73
beschleunigt 66

beschleunigte Bewegung 69
Beschleunigung 72
Beschleunigungsgitter 71
Beschleunigungsvermögen 70
Beschneidemaschine 7127
Beschränkung 24
Beschwerde 1803
Beschwerungsmittel 1149
beseitigen 5754
Beseitigung 5753
Besitzer 4962
Besorgung 5471
Bespritzen 634
Bespritzung 6484
Besserung 3905
Bestand 418
Beständigkeit 1905, 5115, 5781, 6540
- gegen Chemikalien 1486
Bestandteil 1811, 3964, 4502
bestätigen 134
Bestätigung 671, 2008
Besteck 1327
bestimmbar 2907
bestimmt 5295
Bestimmung 541, 2371
- (jur.) 5729
Bestrahlungsdauer 2687
Bestrahlungszeit 2687
Bestreuungspulver 1904
Betanin 879
Betätigung 1776
Betäubungsmittel 178
Beton 1851
Betrag 418
betreiben 4885
Betreuung 4453
Betrieb 2900, 6160
Betrieb setzen, in 5554, 6168
betriebliche Verfahrensuntersuchung 4896
Betriebsbedingungen 4886
Betriebsgeheimnis 6069
Betriebsgewicht 6165
Betriebskosten 4887
Betriebslabor 3952
Betriebslaboratorium 3952
Betriebsschaltung 6162
Betriebsstörung 1067
Betriebsverhältnisse 4886
Betriebsvermögen 7477
Betriebsvorschrift 4890, 4892
Betriebsweise 4888
Bett 845
Beugung des Lichts 2429
Beugungsfestigkeit 868
Beugungsmesser 2430
Beulfestigkeit 1130
Beutel 736
Beutelgaze 1004
Beutelpackmaschine 740
Beutelschliessmaschine 739
Beutelvorrichtung 1001
bevorzugt 5399
Bewahrung 1899
bewässert 4643
beweglich 4633, 4718
bewegliche Formplatte 4719
- Phase 4634
- Rolle 2184

bewegliche Werkzeughälfte 4719
- Zwischenplatte 3255
beweglicher Formrahmen 3250
- Stempel 3256
bewegliches Formteil 3340
Beweglichkeit 4635
Bewegung 4710, 4720
Beweis 2930
Bewertung 7270
Bewurf 1650
bezeichnen 4156
Bezeichnung 4483
Bezettelungsmaschine 4160
Beziehung 5739
Bezugslinie 3100
Bezugslösung 5706
Bezugsmuster 5704
Bezugspunkt 2195
Bezugstemperatur 5707
Bezugswert 5705
Bias (stat.) 885
Biegebeanspruchung 869
Biegebruchfestigkeit 868
Biegefestigkeit 868
Biegegrenze 863
Biegemaschine 864
biegen 1045
Biegen und Abkanten 861
- von Rohren aus Platten 4459
Biegepresse 866
Biegeprobe 870
Biegespannung 869
Biege- und Formpresse 862
-- und Torsionsfestigkeit 3244
Biegeversuch 870
biegsam 3235, 5770
biegsame Welle 3240
biegsames Kabel 3237
- Rohr 3238
Biegsamkeit 3234
Biegung 860, 3243
Biegungselastizität 2769
Biegungsfeder 3225
Biegungsmoment 865
Bienenkönigin-Futtersaft 5931
Bienenkorb 847
Bildsamkeit 4663
Bildung 1137, 3350
billig 1477
Billigung 547
Bimetall 897
Bimsstein 5532
binäres Salz 902
Binärsäure 900
Binärstrom 901
Bindebalken 1493
Bindefestigkeit 1007
Bindegewebe 1897
Bindemittel 904
bindend 4834
Bindevorrichtung 1150
Bindung 903
Bindungsfähigkeit 1767, 7265
Bindungskraft 1691
Bindungsvermögen 905
biologische Bestimmungsmethode 906
- Prüfung 906
Birne 1139

birnenförmig 5066
Bisamratte 4740
Bismarckbraun 909
Bister 910
bitter 912
Bitterlauge 914
Bittersäure 1293
Bitterstoff 913
Bixin 917
blähungtreibendes Mittel 1312
Bläschen 940, 1117
Blasdüse 970
Blase 1117
- (im Metall) 950
Blasebalg 854
Blasenbildner 7318
Blasengärung 1119
Blasenpflaster 2834
Blasfolie 973
blasig 951
Blasrohr 934, 4816
Blasverfahren 969
Blasverformung (von Folien) 968
Blatt 920, 4179, 4229
blattartig 3321
Blättchen 4178
Blätter 3313
Blattfeder 4230
Blattgold 840
Blattgrün 1517
blättrig 3322
Blattsilber 841
Blattzinn 842, 7020
blau 977
L-Blau 1 483
L-Blau 2 3936
L-Blau 3 5044
L-ext Blau 6 3381
Blaubrenner 1153
blaues Vitriol 978
Blausäure 3812
blausaures Kalium 5321
Blech 4080, 6219
Blechbüchse 7012
Blechdose 7012
Blechemail 6217
Blechkanne 1254
Blechversandgefäss 1266
Blei 4226
Bleiblech 6218
Bleichanstalt 937
Bleichen 938
Bleicherde 153
Bleicherei 938
Bleichmittel 939
Bleichsäure 1506
Bleichverfahren 938
Bleisäure 5252
Bleitetraäthyl 6927
Blindtitration 926
Blindversuch 925
Block 7213
blockieren 4348
Blockierung 955
- der neuromuskulären Überleitung 4745
Blockpolymerisation 954
Blume 965
Blutbank 958
blutdruckerhöhendes Mittel 7297

Blüte 965
Blutegel 4238
Blutentnahme 963
Bluthirnschranke 964
Blutkonserve 6647
Blutkonzentration 960
Blutkörperchen 959
Blutkreislauf 961
Blutliquorschranke 964
Blutspiegel 960
blutsteigerndes Mittel 7297
Blutstillungsmittel 3721
Bluttransport 962
Bock 2710
Boden 1033
- (dist.) 2945
Bodensatz 2336, 6076
Bodenzahl (dist.) 5240
Bogen 572, 1045
bogenförmig 573
Bogenpfeiler 63
Bogenrohr 2774
Bogenschweissen 575
Bohnenstärke 833
Bohrarbeit 1016
Bohren 1016
Bohrer 678, 1015, 2627, 5660
Bohrloch 1014
Bohrmaschine 1017
Bohrschläger 6330
Bohrung 1014
Bolometer 998
Bolus 1005
- alba 1006
- Armenia 587
Bolzen 1000, 3607, 6689
Bonbons 1262
Bonus 1008
Boraxweinstein 5313
Bord 1092
Bördelmaschine 3208
Bördeln 825, 2725
Bördelpresse 826, 3200
Borke 779
Borte 1013
Börtelung 2725
Böschungswinkel 450
Bossierarbeit 2818
Bottich 3801
Bougie 1040
bovin 1044
Branntwein 1059
brasilianisches Nussöl 1061
brauchbar 697
Brauchbarkeit 7247
Brauchwasser 7392
braun 1107
bräunlich 1111
Braunsche Wärmebewegung 1109
Braunstein 4460
braunstichig 1111
Bräunung 1108
Braunverfärbung 1108
Brause 2601
Brausegranulat 3557
brausende Flamme 4796
Brausepulver 2738
Brausesalz 2738
Brausetablette 2739

Brecher 1069
Brechermaul 4099
Brechkammer 3582
Brechkraft 5716
Brechtrommel 2107
Brechungsindex 5717
Brechungsvermögen 5716
Brechungszahl 5717
Brechwalze 2058, 7053
Brechwirkung 2826
breiartig 5038
breiig 5038
Breite 7455
Breithalter 2965
Breitschlitzdüse 3220
Breitspritzanlage 3224
Bremsbacke 1051
Bremse 1050
Bremsschuh 1051
brennbar 1770
Brennbarkeit 1769
Brenner 1157
Brennkammer 1773
Brennpunkt 3307
Brennrohr 1265
Brennwert 1243
Brenzcatechin 876
Brenzgallussäure 5560
Brenzschleimsäure 3419
Brenztraubensäure 5566
Brenzweinsäure 3528
Brett 982
Briefkurs 6103
Brillantschwarz 1089
Brinellprobe 755
bröcklig 1094
Bröckligkeit 3387
Bromaluminium 364
Bromammonium 399
Bromessigsäure 1104
Bromieren 1101
Bromirit 579
Bromisobuttersäure 1103
Bromkalium 5315
Bromsäure 1100
bromsaures Kalium 5314
Bromsilber 579
Bromwasser 1102
Bromwasserstoffsäure 3808
Broschüre 1009
Bruch 5954
- (math.) 3364
Bruchbeanspruchung 1076
Bruchdehnung 2678
Bruchfestigkeit 1075
Bruchfestigkeitsgrenze 1078
brüchig 1094
Brüchigkeit 1095, 3387
Brüchigkeitsprobe 6204
Bruchkerbe 1064
Bruchlast 1073
Bruchprobe 1077
bruchsicher 7202
Bruchspannung 1076
Bruchstelle 1063
Bruchteil 3364
Bruchversuch 1077
Brücke 1083
Brückenschaltung 1084
Brunnenwasser 559

Bruttoformel 2831
Bruttogewicht 3594
Brutzeit 1081
Bücherrevision 677
Buchführung 96
Büchnerfilter 1124
Büchnertrichter 1124
Buchse 1166, 6967
Büchse 1047, 1166, 1254
Buckeleisen 5539
Bügelkanal 2412
Bügellänge 2412
Bügelverschluss 4255a
Bund 1724
Bündel 1151, 3048
Bündelmaschine 1150
Bündeln 1043
Bündler 1150
Bunker 1152, 5768
Bunsenbrenner 1153
Buntdruck 1533
Bürette 1155
Bürgschaft 6073
Bürste 1114
Bürstenstreichmaschine 1116
Bürstenwalze 5833
Büschel 1151
Butancarbonsäure 197
Butandisäure 6699
Butteräther 2914
butterähnlich 1175
Butterfass 1535
butterig 1175
Buttersäure 1179
Buttersäureäthylester 2914
Büttnertrockner 7166
Butylessigsäure 1178
Butyrum antimonii 509
- cacao 1193
- stanni 1172
B.V.U. 4896

Cadmium 1194
Calamina 1199
Calcaria hydrata 1212
Calcaria usta 458
Calcium benzoicum 1204
- hypophosphoricum 1213
- iodatum 1215
- jodicum 1214
- sulfuratum 1222
Calciumhydroxyd 1212
Calciumoxyd 458
Calx sodica 6371
Campfersäure 1251
Canangaöl 1257
Cannastärke 7038
C.A.P. 1393
Caprinsäure 1284
Capronsäure 1178
Caprylsäure 1285
Capsantin 1286
Capsorubin 1286
Capsula amylacea 428
Carapafett 1291
Carbolsulfosäure 5148
Carbonsäure 1301
Carboxymethylcellulose 1302
Carminativum 1312
Carminum 1313

Carmosin 716
Carnaubawachs 1314
Carosche Säure 1315
Carrageen 1316
Carthamus tinctorius 250
Cassiaöl 1336
Casuspackung 7216
Catgut 1364
Cathechin 1361
Celluloseglycolat 1302
Centipoise 1404
Cera alba 935
- Carnauba 1314
- flava 1420
Cerat 1422
Cereolus 1040
Ceresrot 6705
Cerimetrie 1425
Cerotinsäure 1426
Cetaceum 1432
Cetraria islandica 3868
Cetylsäure 1433
Ceylonzimtöl 1548
Chamäleon Violett 5328
Chamberland-Kerze 5037
chamois 1446
Charakterisieren 1290
Charge 806
chargeweise Produktion 808
Chassis 999
Chelatbildung 1483
Chelation 1483
Chelatometrie 1484
chemisch rein 1487
chemisches Lockmittel 672
Chemischgelb 4227
Chentilleteppich 1488
Cheviot (Tuch) 1489
Chilesalpeter 6388
chinesisches Zimtöl 1336
Chinolingelb 2708
Chlor 1509
Chloraluminium 366
Chlorammon 401
Chlorammonium 401
Chlorantimon 509
Chlorapfelsäure 1516
Chlorbleiche 1510
Chloren 1511
Chloressigsäure 1513
Chlorieren 1511
Chlorierung 1508
chlorige Säure 1519
Chlorkalium 5317
Chlorkautschuk 3639
Chlormagnesium 4419
Chlornatrium 1786
Chlorophyllum 1517
Chlorsäure 1506
chlorsaures Kalium 5316
- Natrium 6382
Chlorsilber 6291
Chlorwasser 1507
Chlorwasserstoffsäure 1505, 3810
Chlorzimtsäure 1515
chromatische Abweichung 1527
Chromatographie 1529

CHR- 640

chromatographisches Kennzeichen 1528
Chromnickelstahl 4774
chromosomale Aberration 1531
Chromotrop 716
chromsaures Kali 5319
Chromschwefelsäure 1532
Chromstahl 1530
Chronoskop 1534
Chrysoine 5793
Cineolum 1541
Cinnabaris 1544
Cinnamalessigsäure 1546
Cinnamylaldehyd 1545
Citronellöl 1565
Citronensäure 1564
C.M.C. 2086
Cochenille 1313
Cochenillerot 1666
Cocktail 1674
Compensatio reductionis activitatis 4939
compressus mandicalibis 1491
- obductus 6710
Conditum 1873
Confectio 1873
Confectiones 1262
Conspergens 1904
Caulometrie 2033
Cp. 1404
C.R.A. 4939
C-reactives Protein 2065
Creme 2066
Cremer tartari 2067, 6849
Crepon 2062
Cretonne 2080
Crina chirurgica 6289
Cuprum aceticum 1976
- subaceticum 247
Curcumapapier 7169
Cyanessigsäure 2159
Cyanwasserstoffsäure 3812
Cyclogeraniumsäure 2167

Dachplatte 7003
Dachziegel 7003
Damenbinde 4504
Dampf 6589
Dampfbad 763
Dampfdruck 6596
Dampfdruckapparat 682
Dampfentwässerungsapparat 6597
Dampfentwickler 6593
Dampfgebläse 6592
Dampfheizung 6594
Dampfphase 3451
Dampfphasenchromatographie 7281
Dampfspannung 6596
Dampfsterilisation 6591
Dampfstrahlapparat 6595
Dampfstrahlgebläse 6595
Dampftrockner 6597
Dampfzuführung 6590
Dämpfung 2181, 3966
Darm 3620
darmlösliche Pille 2868
Darmsaite 1364
Darmspülung 1642

Darmzäpfchen 6750
Darrblech 2670
Darrboden 2670, 4138
Darrbühne 2672
Darre 2672
Darreichung 212
Darreichungsform 2568
Darreichungsweg 5928
Darrhorde 2670
Darstellung 4840, 5413
Daten 6453
Dauer 2685
Dauerbetrieb 1929
Dauerdosis 4440
dauerhaft 2684, 6543
Dauerhaftigkeit 2683
Dauerprobe 2854
Dauerprüfung 2854
Dauerversuch 2854
Dauerzustand 6588
Daumen 1687
Decarbonisierung 2218
Deckaustrich 3176
Deckel 2050
Deckelglas 1272
Deckelverschraubung 6039
Decken (bei Dragieren) 2764
Deckenbeleuchtung 1387
Deckenbildung (der Tabletten) 1282
Deckfarbe 4882
Deckglas 2051
Deckkraft 2054
Decoctum 2227
Defekation 2241
Deflektor 733
Deflexion 2249
Deformationsprobe 2252
Deformierung 2251
Defroster 488
dehnbar 6887
Dehnbarkeit 2443
Dehnung 2444, 2802, 2968, 6674
Dehnungsausgleicher 2592
Dehnungselastizität 2768
Dehnungsfuge 2969
Dehnungskoeffizient 1682
Dehnungszahl 1682
Dehydroessigsäure 2276
Dehydroschleimsäure 2277
Dekan 2207
Dekantation 6077
dekantiere! 2209
dekantieren (chem.) 2212
Dekantieren 2213
Dekantierglas 2215, 2809
Dekantiertrichter 2808
Dekantierzylinder 2216
Dekarbonisierung 2219
Deklination 2226
Deklinationswinkel 442
Dekompressionsventil 1838
Dekompressor 2232
Demijohn 1303
demineralisiertes Wasser 2311
Demulgator 2313
denaturiert 2316
denaturierter Alkohol 2314
Denaturierung 2315
Denaturierungsmittel 2317

Dephlegmator 2333
Dephlegmieren 2332
Depilatorium 2334
Depotpräparat 4351
Depurativum 2343
Depyrogenisierung 2344
Derivat 2346
Desensibilisierung 2354
Desinfektion 2495
Desinfektionsmittel 2494
Desintegrator 2500
Desodorierungsmittel 2327
desolvatisiert 2361
Desorption 2362
Desoxydationsmittel 2328
Desoxydieren 2329
Dessertlöffel voll, ein 1669
Destatisator 2363
Destillat 1853
Destillation 2528
Destillationsanlage 2533
Destillierapparat 6617
Destillierblase 2531, 6617
Destillierkolben 2531, 6617
Destillierrohr 2534
destilliertes Wasser 557
Detergentium 2369
Detonation 2984
Deuterium 2375
deutsche Industrie-Norm 2454
Deutung 5655
Dewargefäss 2381
Dextrin 2383
dextrogyr 2384
Dextrose 742
Dezentrieren 2220
Dezentrierung 2220
dezinormal 2223
Diagramm 1470
Dialyse 2392
Diamantfuchsin 792
Diameter 2393
Diaminblau 1880
Diaphoretikum 2395
Diaphragmapumpe 2398
Diät 2420
Diatomeenablagerung 877
Diätylessigsäure 2422
Diazofarbstoff 908
Dibrombernsteinsäure 2403
Dibromessigsäure 2401
Dibromzimtsäure 2402
Dichlorbernsteinsäure 2405
Dichloressigsäure 2404
dicht 3726
- geschlossener Behälter 7414
Dichte 1900, 2319
Dichtefläschchen 2320
Dichtemesser 578
Dichtheit 7002
Dichtheitsprüfung 4232
Dichtigkeit 7002
Dichtung 3454, 4110
Dichtungsbahnen 7382
Dichtungsfolie 6059
Dichtungskitt 4402
Dichtungsmasse 6058
Dichtungsmittel 4989
Dichtungsprofil 6061
Dichtungsring 3455

Dichtungsscheibe 3454, 6216
Dichtungsstoff 4402
dick 3601
Dicke 6965
Dickenmesser 6966
dickes Glas 6960
Dickextrakt 3185
dickflüssig 1901
Dicktuch 4684
dickwändig 6961
Dichtwerden 4007
Diele 3261
Dielektrizitätskonstante 2418
Dielektrizitätskonstantenmessung 2210
dienlich 6166
Dienst 6160
Differentialkolben 2425
Differentialpresse 2426
Differentialschraubenpresse 2426
Diffraktion 2429
diffuse Rückstrahlung 2431
Diffusion 2433
Diffusionsgeschwindigkeit 2436
Diffusionskammer 6506
Diffusionsvermögen 2432
Diffusionsvorgang 2435
Digerieren 2437
Digestion 2437
Digestivum 2438
Dikaliummonohydrogenphosphat 5340
Dilatationsfuge 2969
Dilutio 2449
Dimethylbernsteinsäure 2452
Dimethylweinsäure 2453
DIN 2454
o-Dioxybenzol 876
Dioxybernsteinsäure 2456
Dioxyphenylessigsäure 2455
diplomiert 3544
Dipol 2463
direkter Gang 3736
Direktgang 2470
Direktive 2472
Direktor 4454
Disintegrator 2496
Disk 2476
Diskrepanz 2492
Dispensieren 2507
Dispergens 2508
disperse Phase 2509
Dispersionskneter 2512
Dispersionsmittel 2508, 2511
Dissoziation 2516
Dissoziationsfaktor 2517
Dissoziationswärme 3691
distant 2525
Distanzblock 6437
Distanzstück 6436
Distillierkolben 4506
disubstituiert 2541
Dithionsäure 2543
Diurektikum 2544
Divergenz 2547
Divisor 2552
Docht 4537
Docke 3653
Dokument 5676

Dokumentation 2556
Dokumente 4337
Dom 1405
Donnangleichgewicht 2563
Doppelarmkneter 2578
Doppelbindung 2581
Doppelbindversuch 2580
doppelbrechendes Prisma 907
Doppelhahn 2582
Doppelkegelmischer 2585
Doppelkegel-Trommelmischer 2584
Doppelkolbenpresse 2587
Doppellötung 2590
doppelmetallisch 898
Doppelmuldenkneter 2549
Doppelmutter 1481, 4350
Doppelperkolation 5097
Doppelrührwerk 2588
doppeltsaures Ammonium 397
Doppelschalter 2597
Doppelschaufelkneter 2579
Doppelschneckenform 2586
Doppelschneckenpresse 2589
Doppelsteuerung 2676
doppeltchromsaures Kalium 5308
- Natrium 6380
doppelter Blindversuch 2580
doppeltkohlensaures Kalium 5307
- Natrium 6379
doppeltschwefelsaures Natrium 6381
Doppelwandgefäss 2594
doppelwändig 2593
Doppelwandtrog 4092
Dorn 4457, 5454
Dornhalterung 4458
Dose 2571
Dosenbereich 2572
Dosenlehre 2566
Dosiereinheit 2569
dosieren 2570
- mit Abstreifmesser 2553
Dosierkammer 2567, 4574
Dosierkolben 5501
Dosiermaschine 809
Dosierschieber 3069
Dosiertank 4575
Dosierung 2565
Dosierungsaggregat 809
Dosierventil 2575
Dosiervorrichtung 809, 2574
Dosierwalze 2555
Dosis letalis 3055
- maxima 4511
- media 701
- minima 4608
- refracta 1099
- totalis 4021
Dosis-Effekt-Kurve 2573
Dragée 6710
Dragieren 6711
- in Dragierkessel 5003
Dragierkammer 1659
Dragierkessel 1662
Dragierlack 1661
Dragierlösung 1663
Draht 7464

Drahtdicke 6563
Drahtgaze 7465
Drahtgewebe 7465, 7485
Drahtklammer 6573
Drahtnetz 4568
Drahtnorm 6563
Drahtseil 1190
Drahtsieb 7467
Drahtspirale 7468
Drahttongerät 7466
Drahtzylinder 2185
Drall 7062
Drehachse 711
Drehbank 4213, 7178
drehend 5832, 7170
Drehfutter 1015
Drehhalter 6475
Drehkraft 3335
Drehkreutz 6475
Drehmesser 5906
Drehmoment 7061
Drehplatte 5836
Drehpunkt 1401
Drehroller 1236
Drehschaufel 5913
Drehscheibe 5836
Drehschemel 5910
Drehschieber 5909
Drehspäne 7172
Drehspule 4721
Drehstab 7064
Dreh(stab)feder 5855
Drehstuhl 5840
Drehteller 5907
Drehtisch 5839
Drehtrommel 5834
Drehumformer 5905
Drehung 7062
Drehungselastizität 2771
Drehungsfestigkeit 7066
Drehungsmesser 7068
Drehwaage 7063
Drehzahl 4825
Drehzähler 5829
Drehzahlmesser 5829
drei mal im Tage 6859
dreibasisches Phosphat 6906
Dreibein 7131
Dreieck 7115
Dreiecksverband 7116
dreifach 6984
Dreifachbindung 7130
Dreifarbendruck 6983
Dreifuss 7131
Dreihalskolben 6985
Dreikantenfeile 7117
Dreikantfeile 7117
Dreikomponentengemisch 6899
Dreiphasenelektromotor 6986
Dreiphasensystem 6987
dreipolig 6988
Dreiwalzenmühle 6989
Dreiweghahn 6990
dreiwertig 6907
Drillich 1268
Drillmaschine 2627
Drillungselastizität 2771
Droge 2650
Drossel 6993
Drosselklappe 1174

Drosselspule 3946
Drosselung 6996
Drosselventil 1174
Druck 3903, 5428, 5462
- pro Quadratzoll 5430
Druckanzug 5443
Druckausgleich 5435
Druckausgleichsplatte 1370
Druckbeanspruchung 1837
Druckbelastung 1830
Druckbirne 115
Druckdestillierkolben 1836
Druckdüse 5439
Druckeffekt (ph-dyn.) 5431
Druckelastizität 2767
drücken 5418
Drucken 5462
Drücken 5437
Drücker 1177, 5553
Druckfall 3036
Druckfass 116
Druckfeder 1835
druckfest 1840
Druckfestigkeit 1834
Druckfilter 5422
Druckflasche 5434
Druckgärung 5436
Druckgasausschluss 1821
Druckgefäss 5433
Druckkammer 7094
Druckkessel 5433
Druckkissen 1370
Druckknopf 5420
Druckknopfbedienung 5552
Druckknopfsteuerung 5552
Druckkosten 3904
Druckkraft 1842
druckloses Pressen 1919
Druckluft 1819
Druckmesser 4466
Druckminderventil 1948, 5699
Druckpackung 246
Druckperkal 1240
Druckperkolation 5429
Druckprobe 1839
Druckpumpe 3338
Druckreduzierventil 1948
Druckregler 5441
Druckrohr 2296, 5440
Drucksackverfahren 5432
Druckschlauch 5938
Druckschmierung 5438
Druckspannung 1837
Druckspray-Injektor 3855
Druck-und-Biegefestigkeit 1825
Druck-und-Torsionsfestigkeit 1826
Druckverteilungsplatte 1370
Druckvolumen (plast.) 3980
Druckwalze 5464
Druckzeit 4676
Druckzerstäuberdose 3171
Druckzerstäuberpackung 246
Drusenöl 3563
Dry-Blend-Strangpressen 2667
Duft 3369
Dulcibletta 1491
dünsten 6613
dunkel 2187
dunkelblau 2188

Dunkelkammer 2191
Dunkelraum 2191
dünn 6968
dünndarmlöslich 2869
dünndarmlösliche Pille 2868
Dünne 6971
Dünnextrakt 6112
Dünnheit 6971
Dünnschichtchromatographie 6969
dünnwandig 6973
Dunst 3673
Duplex-Pressverfahren 2682
Duplikat 1980
Duplizierung 2600
Durchbiegung 3243
Durchbruch 5105
durchdringen 5076
Durchdringung 5121
Durchdringungsgrad 5077
Durchdringungsmesser 5080
Durchdringungsversuch 5078
Durchdrückpackung 6678
Durchflussgeschwindigkeit 7303
durchführbar 3060
Durchführung 92
Durchgangshahn 7190
durchgebogen 873
Durchgelierung 1807
Durchhang 5971
durchlässig 5119, 5290
durchlässige Membran 5120
Durchlässigkeit 5118
Durchlässigkeitskoeffizient 5122
durchlaufende Dünnschicht-Chromatographie 1932
Durchlaufzeit 2564
Durchlochung 5105
Durchmesser 2393
Durchsatz 6998
durchscheinend 2394
Durchschlafsmittel 4034
Durchschlag 5105
Durchschlagsfestigkeit 2419
Durchschlagsprobe 1068
Durchschlagswiderstand 2419
Durchschmelzung 4039
durchschneiden 2149
Durchschnitt 700, 4521
Durchschnittspreis 702
Durchseihen 5096
durchsichtig 5074
Durchsickern 4231
Durchsieben 309, 1698
Durchstichflasche 5099, 5541
durchströmtes Organ 5108
Durchtränkung 6366
Durchwirbelung 7167
Dusche 2601
Düse 4816
Düsenaustritt 2414
Düsenblock 4818
Düsenflansch 3399
Düseninjektor 3855
Düsenkanal 2407
Düsenkörper 2408
Düsennadel 4819
Düsenpasstück 4817
Düsenplatte 2408, 3399

Dyn 2705
Dynamo 2702
Dynamometer 2704

eben 6360
Ebene 5215
ebene Fläche 2928
Ebenheit 2929
Ebonit 2713
echte Farbe 3049
echtes Karmin 1313
Echtgelb 124
Echtsäureviolett 7334
Eckabsperrventil 2000
Ecke 1998
Ecknaht 2002
Eckstück 2774
Eckventil 2001
ED 6305
Edelgas 3954
Edelkunstharz 1342
Edelmetall 5385
Edelstahl 350
Effektivmass 158
Effektivwert 160, 2734
Effusion 2744
eichen 1237, 6564
Eichen 1239
Eichschein 1428
Eichung 1239
eidliche Bestätigung 248
eiförmig 2745, 4935
Eigenheit 3061
Eigengewicht 2201, 2205
Eigenschaft 3061, 5499, 5570
Eignung 5569
Eimer 1125
Eimerkette 1126
ein Milligramm per Liter 5032
Einankerumformer 5905
Einatmen (von Arzneien) 3965
einbasische Säure 4694
Einbau 640, 3928
Einbettmaterial 2814
Einbettung 2813
Einbrennlack 731
Einbusse-Index 4609
eindampfen 2922
Eindampfgefäss 2927
eindichten 4985
Eindichtung 1848
Eindicke 6963
Eindicker 6962
Eindickung 4007
eindringen 5076
Eindringtiefe 2342
Eindringung 5121
Eindringwert 5079
Eindruck 5462
eindrücken 2858
Eindruckhysteresimeter 3950
Einengung 1848
einer Richtung, in 4878
einfach 5210, 6301
einfaches Wasser 556, 1787
Einfachform 6304
Einfachschnecke 6307
Einfahrt (mec.) 5948
Einfall 3918
Einfallswinkel 445

einfalzen 3915
einfarbig 5211
Einfassung 2725
Einflössung 4011
Einfressung 2010
einfügen 3915
Einfuhrbewilligung 3895
Einführer 4053
Einfuhrgenehmigung 3895
Einführung auf den Markt 1783
Einfüllöffnung 3126
Einfüllschraube 3116
Einfülltrichter 3125
eingängig 6308
eingebaut 1138
eingebeult 2815
eingefasst 4714
eingeschliffener Stopfen 3506
- Stöpsel 3506
eingeschlossen 3922
eingeschluckt 6773
eingespannte Folie 1574
eingetragene Schutzmarke 5725
eingetragenes Warenzeichen 5725
Eingeweiderezeptor 7337
eingewogene Menge 7430
eingreifen 2859
Eingusskanal 3459
Eingussrohr 2299
Eingussstutzen 3120
Einheit 7212
einheitliche Dosis 6305
Einheitsbohrung 6555
Einheitspreis 7217
Einheitsstammform 6559
Einheitswelle 6560
Einkauf 5544
Einkaufsabteilung 1180
Einkerbscheibe 4813
Einklang 93
Einknicken 1128
Einknickung 1128
Einkochung 6964
Einkommen 3923
Einkommensteuer 3924
Einlasskegel 216
Einlassrohr 3992
Einlassventil 215
Einlassventilkegel 216
Einlaufkanal 5950
Einlaufpipette 2300
Einleiten 4055
Einleitung 4054
Einlieferungsschein 2292
Einölen 4390
Einpackung 2053
Einpassen 4500
Einphasenelektromotor 6309
einphasig 4698
einpolig 7211
Einpressgewindestift 6979
Einreibemittel 4312
Einreibung 2820, 4056
Einreissfestigkeit 6862
Einrichtung 90, 2378, 2888, 2900, 3192
Einrichtungen 3029
Einsackmaschine 740

Einsatz (einer Einheitsstampfform) 7214
Einsatzforschung 4896
Einsatzfutter (eines Stempels) 3336
Einsatzteile 2944
einschichten 2812, 4985, 6661
Einschlafmittel 3843
Einschluss 4000
Einschmelzen 3425
Einschnitt 6023
Einschnürung 1912
einschränken 5693
Einschränkung 4299
Einschrumpfen 6257
Einschwingzeit 7101
einseitig 7210
Einsetzen 5220
Einspannrahmen 1578
Einspannung 1575
Einspannung (mec.) 3199
Einspritzdruck 3987
Einspritzdüse 3405
Einspritzkanal 5950
Einspritzpumpe 3988
Einspritzung 3979
Einspritzungsflüssigkeit 3979
Einspritzvolumen (plast.) 3980
einstellbar 204
einstellbare Lehre 205
einstellen 6564
Einstellknopf 809, 6170
Einstellskala 3549
Einstellung 210, 1939
eintauchen 2457
Eintauchen 2464
Eintauchrefraktometer 2466
Eintauchrohr 2462
Einteilung 1591
Eintragung 3111
Eintreten 3918
Eintrocknen 2669
Eintröpfelung 4011
Einverleibung 3928
Einwaage 7430
Einwalzentrockner 6306
Einwand 4833
Einwegpackung 4365, 6999
Einweichung 4408
Einwendung 4833
einwertig 4699
einwertiger Alkohol 4697
einwickeln 7486
Einwirkung 145, 3891
Einzeldosis 6305
Einzelgabe 6305
Einzelhandelspreis 5804
Einzelpackung 7216, 7218
Einzelpreis 5804
Einzelteile 2944
Einzweckmaschine 6310
Einzylindertrockner 6306
eirund 4935
Eis 3867
Eisen 4078
Eisenblausäure 3089
Eisenblech 4080, 6604
Eisencyanwasserstoffsäure 3089

Eisengraphit 3565
Eisenguss 1341
eisenhaltig 1444
Eisenplatte 4080
Eisenring 1733
Eisensäure 3088
Eisensulfat 3577
Eisenvitriol 3577
Eiserzeuger 3374
Eisessig 3491
Eisessigsäure 3491
Eisgenerator 3374
Eispunkt 3377
Eisschrank 1960
Eisstein 2110
Eiswasser 552
Eiweissgerinnung 1645
Eiweisskörper 322
Elainsäure 4873
Eläostearinsäure 2793
elastisch 5770
elastische Deformation 2762
- Düse 3253
- Formänderung 2762
- Nachwirkung 2760
- Straffung 7168
elastischer Heftpflasterverband 2759
- Verband 2761
elastisches Polymer 2773
Elastizität 2765
Elastizitätsgrenze 2763
Elastizitätshysteresis 2760
Elastizitätskoeffizient 1681
Electuarium 2789
- Theriaca 6938
elektrische Leitfähigkeit 2778
elektrischer Heizkörper 2780
- Heizmantel 2781
- Ofen 2779
elektrisches Leitungsvermögen 2778
Elektrodampfkessel 2782
Elektrode 2783
elektroerosive Bearbeitung 2784
Elektrogebläse 2777
Elektrolyt 2786
elektrolytische Trennung 2787
Elektromagnet 2788
elektromagnetisches Ventil 6411
Elektrophoresis 1358
Elementaranalyse 2790
Elemiharz 2791
Eleosaccharum 2792
Elfenbein 4090
elfenbeinfarbig 4091
Elfenbeinnuss 2004
Eliminierung 2797
Elixir 2798
Ellipse 2799
Ellipsenfläche 2801
Elliptikfeder 2800
Eluat 2804
Eluieren 2806
Eluierungsmittel 2803
Elution 2806
Elutionsmittel 2803

Emailbelag 1656
Emailfarbe 2843
Emaillenschale 2844
Emailschicht 1656
Emission 2827
Emitter 2828
Emolliens 2830
Empfang 5667
Empfänger 5666, 5668
empfängnisverhüttendes Mittel 1933
Empfangsanzeige 135
Empfangsbestätigung 136
empfindlich 6123
Empfindlichkeit 6121
empirische Formel 2831
Emplastrum 5222
- adhesivum 194
Emulgator 2838
Emulgierung 2839
Emulgierungsmittel 2838
Emulsion 2840
emulsionskolloidale Dispersion 2842
End.... 3148
Endausrüstung 3175
Endausstrich 3176
Endeffekt 7194
Enderzeugnis 2850
Endgeschwindigkeit 3152
Endlage 2849
endlose Bahn (Papier) 1930, 7424
- Folie 6223
- Pressbahnen 4192
endloser Riemen 2851
endloses Band 2851
Endprodukt 2850, 3174
Endpunkt 2848
Endstadium 3149
Endstellung 2849
Endumhüllung 2847
Endwirkung 7194
Endzustand 3150
Enema 1642
Energieverbrauch 2855
Enfleurage 2857
englisches Leder 4683
- Pflaster 194
Englischgelb 4227
Englischleder 4683
Engpass 1028
Engrospreis 7452
Entartung 2315
entblutetes Tier 941
Entbromung 2208
Entchlorung 2221
Entdeckung 2491
Enteisenung 2245
Enteisungsanlage 488
Entfärben 2228
Entfärbung 2228
Entfärbungsmittel 939
entfernt 2525
Entfernung 2524, 5753
Entfettung 2240
Entfeuchtung 2273
entflammbar 3956
Entformungsmittel 4038, 4656
Entfroster 488

Entgaser 3489
Entgasung 2253, 2254
entgegen dem Uhrzeigersinn 2036
Entgiftung 2374
Entglasung 2379
entgraten 2248, 2255
Enthaarungsmittel 2334
Enthalpie 2870
Enthärten 470
Enthärtungsmittel 6404
entionisiertes Wasser 2278
Entkalkungsmittel 505
Entkeimung 2495
entkuppeln 2488
Entladung 2479, 2480
Entlastung 2479
Entlastungsventil 2824
Entläusungsmittel 4368
entleeren 2955
Entleerung 2837, 2961, 4926, 7193
Entlüfter 635, 972
entlüftet 298
Entlüftung 5548
- (einer Pressform) 1080
Entlüftungsbohrung 7308
Entmischung 6083
Entnahme 6770, 6841
Entölung 2240
entrahmte Milch 6323
entsalzt 2347, 5982
Entsalzung 2348
Entschäumer 497
Entschlackungsgrube 629
Entschlichtungsmittel 2360
Entschwefelung 2365
Entspannung 5741
Entstäuber 2691
Entstaubung 2690
entstehend 4753
Entwässern 2275, 2332
Entwässerung 2275
Entwertung 2338
Entwicklung 2376, 2932
Entwicklungszeit 1681
Entwöhnung 2199
Entwurf 2359
Entziehung 2340
Entzug 2340
Entzündung 3870
Entzündungstemperatur 3957
Enzym 2874
Enzymopathie 2875
Epikutanprobe 5039
Epilationsdosis 2877
Epoxyd 2878
Epoxydharz 2879
Erbsenstärke 5060
Erdalkali 338
Erdbebenmesser 6084
(Erd)boden 3595
Erdmoos 1637
Erdnussöl 571
Erdöl 2103
Erdwachs 3659
- (gereinigtes) 1424
Erfahrung 2975
- (technische) 4151
Erfordernis 4760

Erfüllung 92
Ergänzung 1808, 6742, 6743
Ergebnis 5802
Erguss 2744
Erhaltung 1899, 4439, 5414
Erhaltungsdosis 4440
erhärten 3661
Erhebung 2865
erhitzen 3682
Erhitzung 3701
Erhöhung 2794, 2863, 3929, 5614
Erkennung 5673
Erklärung 2805, 2981
Erkundigung 2865
Erlangung 664
Erlass 4905
Erlaubnis 679
Erlenmeyerflasche 1886
Erlenmeyerkolben 1886
Ermittlung 2368
ermüdend 6867
Ermüdungsversuch 2854
Erneuerung 7173
Erproben 6908
Erregerkreis 5457
Erregerstrom 3102
Erregung 2951
Erreichnung 664
Ersatzfüllung 5709
Ersatzmittel 5760
Ersatzprodukt 5760
Erschöpfung 2960
Erschöpfungszeit 2962
Erschütterung 7321
erschütterungsfrei 7323
ersetzt 6697
Ersetzung 5759
Ersparnis 6002
Erstarren 6416
erstarrte Masse 1878
Erstarrung 1879, 6416
Erstarrungspunkt 3377, 6171
Erstarrungswärme 6417
Erstausführung 5512
erste Qualität 3744
erster Gang 1038
Ertrag 7500
erwärmt 3698
Erwärmung 3701
Erwartungswert 489
Erweichungsmittel 2830
Erweichungspunkt 6405
Erweichungstemperatur 6405
Erweiterung 1098, 6674
Erwerbung 139, 5471
Erythemdosis 2894
Erythrosin 2895
Erz 4908
Erzeugnis 5474
Erzeugniskosten 5473
Erzeugung 4840, 5476
erzwungen 3341
es ist zu machen 3023
Essenz 2898
Essig 7331
Essigaldehyd 104
Essigäther 107
Essighonig 4980

Essigsäure 106
essigsaure Tonerde 361
Essigsäureamylester 429
Essigsäureäthylester 107
essigsaures Ammonium 392
- Kalium 5304
- Kupfer (basisch) 247
- Kupferoxyd (neutral) 1976
- Magnesium 4418
Essigsirup 4980
essig-weinsaure Tonerde 362
Esslöffel voll, ein 1668
Ester 2902
Esterbildung 2905
Estergummi 2903
Esterharz 2903
Esterifikation 2905
Esterzahl 2904
Etagenpresse 2198
Etikett 4157, 6803
etikettieren 4156
Etikettiermaschine 4160
Eudiometer 2918
Eugenol 2919
Eugensäure 2919
Eukalyptol 1541
eutektisch 2921
Evakuation 7261
Evakuierung 7261
Evakuierungskessel 7259
Evidenznummer 5726
Exaktheit 100
Exhauster 635, 2957
Exkretion 2952
Expansion 2968
Expansionsgefäss 2970
Expansionshub 5378
Expansivkraft 2972
Expectorans 2973
Expectorantium 2973
Expedition 2504
Experiment 2975, 2976
Explodierbarkeit 2983
Explosion 2984
explosionssicher 2985
Explosivität 2983
Exportieren 2987
Exposé 6584
Exsiccator 2358
Extinktion 3000
Extinktionskoeffizient 3001
Extinktionskurve 49
Extraktion 3003
Extraktionskolben 3004
Extraktivstoff 3005
Extractum fluidum 385
- siccum 2660
- spissum 3185
- tenue 6112
Extrahieren 3003
Extrakt 3002
Extraktivstoff 913
Extraktstoff 3005
extrazellulare Verteilung 669
Extruder 2621
Exzenterpresse 2717
exzentrisch 2716

Fabrik 2900
Fabrikant 4469

Fabrikat 4468
Fabrikationsgang 2049
Fabrikationsgeheimnis 6069
Fabrikationskosten 4472
Fabrikationszuschlag 4939
Fabrikmarke 1057
fabriksmässig 3951
fabrikneu 1058
Fabriknummer 6147
Fabrikware 4468
Facette 2721
Fach eines Regals 5165
Facharbeiter 6322
Fachbrett 6225
Facturapreis 4064
Faden 3094, 6977
Fadenbruch 6978
fadenförmig 3110
Fadenkreuz 2096
Fadennetz 2096
Fadenzähler 4309
fähig 10
Fähigkeit 9
fahrbar 4718
Faktor (math.) 3031
Faktur 893
Fall 2353
fällbar 5386
Fallen 2640
Fallgewicht 985
Fallhammer 2643
Fälligkeitstag 6174
Fallstromverdampfer (Wieland) 3040
Fällungsmittel 5387
Fallverschleiss 3037
Fallversuch 2645
falsch 7491
Fälschung 227, 3041
Fälschungsmittel 226
Falte 2069, 2082, 3314
Faltenbildung 2077
Faltenfilter 3293
Fältern 2083
Faltfilter 3293
Faltprobe 3320
Faltschachtel 1722, 3318
Faltversuch 3320
Falz 3314, 3591
Falzapparat 3319
Falzmaschine 3319
Fango 4726
Farbband 5852
Farbbeständigkeit 1756
Farbe 1746, 2700, 4995
Farbechtheit 1756
Färbedistel 250
Färben 1759
Farbenabbeizmittel 4996
Farbenabstufung 6010
Farbenänderung 1748
Farbendruck 1533
Farbenhaltbarkeit 1751
Farbenmesser 1757
Farbenreihe 1749
Farbentferner 4996
Farbenüberzeug 1747
Farbenwandlung 1748
farbig 1754
farbiges Glas 1755

Färbkraft 2701
farblos 1760
farbloser Lack 4169
Farbpaste 5034
Farbstoff 2700
Farbstoffe 1753
Farbstufe 7023
Farbton 3794, 7023
Farbumschlag 1451, 1750
farbvertiefend 812
Faser 3094
Faserfänger 3095
Faserfestigkeitsmesser 3096
faserig 3098
faserloses Papier 4321
Faserstoff 3097
Fass 781, 2654
Fässchen 4128, 4338
Fassonteil 3353
Fassonwerkzeug (zum Stanzen) 930
Fasstest 2659
Fassung 999, 1270, 3764, 4713
Fassungraum 1275
Fasten 3052
Fäule 2219, 5557, 5903
Fäulnis 5557, 5903
F.D. 3396
Feder 6518
Federalaun 615
Federplattenpumpe 2398
Federwaage 6519
Federweiss 615
Fegen 6775
Fehlanpassung 4444
Fehlen 4171
Fehler 2242, 2893
Fehlergrenze 4295
fehlerhaft 2243
fehlerhafter Guss 7379
- Pressling 2244
Fehlerquelle 6433
Fehlerrechnung 4618
Fehlguss 7379
Feile 3108
Feilenangel 3044
Feilicht 3112
Feilspäne 3112
fein 3153
Feine 3162
Feineinstellung 3155
feiner Nebel 4621
feinflockig 3167
Feingehalt 3162
Feingewicht 3162
Feinheit 3163
- eines Pulvers 3166
Feinheitsgrad 2266, 3164
Feinkorn 3156
feinkörnig 3157
feinkörniges Pulver 3160
feinmaschig 3168
Feinmessung 5391
Feinprüfung 5391
feinpulverig 5531
Feinregelung 3155
Feinregulierung 3155
Feinschleifen 1090, 3158
Feinsieb 3161
Feinstblech 919

feinste Pulverisierung 4257
Feinstellschraube 3154
feinstes Pulver 3170
Feinung 3172
Feinwaage 5389
Feinzeiger 5390
Feld 3101
Feldbehandlung 3105
Felderregung 3103
Felge 1092
Fell (plast.) 5894
Felsenmoos 1316
Fensterglas 7460
Ferment 2874
Fermentierung 3082
fern 2525
Fernausschluss 2526
Fernbedienung 2526
Fernlenkung 2526
Fernsteuerung 2526
Fernüberwachung 2526
Ferrizyankalium 5322
Ferrozyankupfer 4432
Ferrozyanwasserstoffsäure 3089
Fertigbearbeitung 3151
fertige nach der Regel der Kunst 3093
fertiges Präparat 3174
Fertigmachen 3151
Fertigstellung 3173
Fertigungsreihe 806
Fertigungszeit 5480
Fesselung 5800
fest 5295, 6413
feste Phase 6415
- Substanz 6412
fester Körper 6414
- Verkaufspreis 3198
festfressen 6086
Festfressen 6087
Festigkeit 5781, 6669
Festigkeitsgrenze 1074
Festspannvorrichtung 7001
feststehend 1138
feststehende Formplatte 3195
- Werkzeughälfte 3195
feststehendes Formteil 1386
Feststellung 2368
Festwert 1908
Fett 3053
Fettalkoholsulfonat 3057
Fettdegeneration 3058
Fettentartung 3058
Fettgewebe 199
Fetthärtung 3054
fettige Degeneration 3058
- Grundlage 4871
Fett-in-Wasser-Emulsion 4857
Fettreihe 333
Fettsäure 3056
Fettsäureglyzerinester 3530
Fettschicht 3574
Fettseife 4201
Fettstoff 3053
Fettumsatzsteuerung 4323
Fettwachs 198
feucht 7437
Feuchter 2180
Feuchtgranulat 7438

Feuchtgranulierer 7439
Feuchtigkeit 2182
Feuchtigkeitsanzeiger 3839
Feuchtigkeitsaufnahmevermögen 3840
feuchtigkeitsbeständig 2183
feuchtigkeitsempfindlich 4646
feuchtigkeitsfest 2183
Feuchtigkeitsgehalt 2270, 4645
Feuchtigkeitsgrad 2270
Feuchtigkeitsmesser 3838
Feuchtigkeitsprobe 4647
Feuchtstoff 2180
feuerbeständig 3182
feuerfest 3182
feuerfeste Erde 3181
- Tonerde 378
feuerfester Stein 3180
feuergefährlich 3956
Feuerstein 3183
Feuerton 1447
Fibrin 3097
fibrös 3098
Fichtenharz 3179
Fichtennadelöl 3178
Fichtensäure 5180
fiebererzeugende Substanz 5561
Fiebermittel 513
Figur 3106
Film 3133
Filmdragierung 3134
Filmdruck 6155
Filmüberzug 5509
Filter 3136
Filterbett 1915
Filterflasche 3146
Filtergestelle 3144
Filtergut 3137
Filterkerze 3138, 5037
Filterkuchen 3137
Filtermasse 3147
Filterplatte 3140
Filterpresse 3142
Filterpumpe 3143
Filterrückstand 3137
Filtersieb 3140
Filterstativ 3144
Filtertiegel 3139, 3539
filtriere! 3135
Filtrierpapier 3141
Filtrierstutzen 3144
Filtriertrichter 1124
Filtrierung 3145
Fingerhut 6967
Fiole 5156
Firma 3184
Firnis 4169
Fischschwanzbrenner 804
Fischschwanzdüse 3042
Fischschwanzkneter 2596
Fittings 3194
fixe Dosis 3196
Fixiernatron 6395
F-Kalander 4059
Flachbeutelmaschine 737
Flachbodenampulle 3219
Fläche 5215, 6752
flache Reibfläche 5216
Flächeninhalt 576
Flächenschleifmaschine 6754

Flachfolie 3223
flachgängiges Gewinde 6534
flachgelegte Schlauchfolie 4223
Flachgewinde 6534
Flachkopfpfropfen 3221
Flachkopfstempel 3222
Flachs 3231
Flackereffekt 3245
Flambieren 2469
Flamme 3203
Flammenphotometer 3204
Flammensterilisation 3205
Flammpunkt 3217, 3957
Flammspritzen 3206
Flanell 3210
Flansch 3207
Fläschchen 5156
Flasche 3218
- mit Schraubenkappe 6053
- mit Schraubenverschluss 6053
Flaschenbehälter 1024
Flaschenbläser 1021
Flaschenfüllanlage 1032
Flaschenfüllen 1029
Flaschenfüllmaschine 1022, 1031
Flaschenglas 1023
Flaschenhals 1027
Flaschenumkipper 1025
Flaschenverschluss 4255a
Flattereffekt 3296
Flatterwirkung 3296
Fleck 3230
Fleckmittel 2367
Fleisch 4532
Fleischbrühe 1106
Fleischmilchsäure 2387
Fleischwolf 3671
flexibel 3235
Flexibilität 3234
Fliege 7108
Fliehkraft 1411
Fliessarbeit 1928, 4303
Fliessband 1954
Fliessbandarbeit 4303
Fliessbandproduktion 4303
Fliessbett 3283
Fliessdrücken 3011
Fliessdruckpresse 2621
fliessen 5949
Fliessen 3265
fliessend 3275
fliessendes Band 1954
Fliessfähigkeit 3271
Fliessfabrikation 1928
Fliessfertigung 1928, 4303
Fliessgeschwindigkeit 3270, 5640
Fliessgrenze 7501
Fliesskurve 3267
Fliesspapier 967
Fliesspunkt 3269, 5360, 6933
Fliessregulierungsmittel 3272
Fliessvermögen 3271
Fliessvorgang 3276
Flimmereffekt 3245
Flimmerlicht 3246
Flintglas 3248
Flocke 3200

flockig 3201
flockiger Niederschlag 3257
Flockmittel 3258
Flor 2062
florentiner Flasche 3262
Flotation 3263
flüchtig 7347
flüchtige Substanzen 7348
flüchtiges Öl 2898
- Prinzip 7349
Flüchtigkeit 7351
Fluchtpunkt 88
Flugblatt 3317
Flügelmutter 1173
Flügelschraube 7000
Fluidextrakt 385
Fluoressigsäure 3287
Fluoreszenzmikroskop 3284
Fluorkalium 5324
Fluorkalzium 1211
fluorkieselsaures Salz 3286
Fluornatrium 6384
Fluorsäure 3813
Fluorsiliciumwasserstoff 3288
Fluorsilikat 3286
Fluorwasserstoff 3285
Fluorwasserstoffsäure 3285, 3813
Flur 3261
Fluss 3265, 3297
flussabwärts 2609
Flusssäure 3285, 3813
Flussharz 467
flüssig 4330
flüssige Phase 2511
flüssiger Auszug 385
- Körper 4331
flüssiges Paraffin 3711
Flüssigkeit 4329
Flüssigkeitskupplung 3802
Flüssigkeitsmanko 7192
Flüssigkeitsphase 4332
Flussmittel 3298, 3424
Flusspat 1211
Flusswasser 558
Flusszusatz 3298
Flusszuschlag 3298
Fokus 3307
Folgeanalyse 6144
Folgereaktion 1898
Folie 3310, 6212
Folienkalander 6224
Folienmaschine 6213
Folienmass 6215
Folienverformung 6214
Fomentum 3326
Förderband 775, 1955
Förderer 1953
Förderkette 1953
Förderschnecke 574
Form 3106, 4652, 4677, 6198
Formalin 3349
Förmänderung 2251, 2536
Format 6319
Formaufspannplatte 2413
formbare Schichtplatte 5298
Formbarkeit 4663
Formbeständigkeit (Martens-Vicat) 2451
Formbett 4494

Formblock 2409
Forme 2406
Formeinheit 7214
Formel 3358
Formelbild 1911
formen 4636
Formenbauer 4655
Formenschussverzögerung 3917
Formenteilebene 4659
Formentrennmittel (Tablettiermaschine) 4656
Formenverschluss 4654
Formgebung 3350, 3356
Formhalteflansch 2413, 4660
Formhöhe 2416
formierte Kappe 4665
formierter Deckel 4665
Formkappe 6228
Formkasten 1020
Formlehm 5227
formlos 416
Formmantel 6228
Formmaskenverfahren 2088
Formmassen 4667
Formöffnung 2197, 3420
Formöffnungshub 4513
Formplatte 3197
Formpresse 1832
Formrahmen 1472
Formsand 4675
Formschliesskraft 1581
Formstanze 5424
formstanzen 3348
Formstanzen 5437
Formstoff 4657
Formstück 3026, 6199
Formtechnik 4670
Formteil 3353, 4664
Formunterteil 1382
Formwerkzeug 3357, 4677
Formylsäure 3354
Formzeit 4676
Forschung 5766
Forschungsgebiet 2560
Fortbringen 5753
fortgeschritten 229
Fotozelle 5159
Fotus 3326
Fracht 3379
Frachtbrief 895
Frachtgeld 3380, 5293
Frachtkosten 3380
Frachtschein 895
Frachtspesen 3380
Fraktion 3364
Fraktionieraufsatz 3368
Fraktionierkolonne 3368
fraktioniert 3365
fraktionierte Destillation 3366
- Perkolation 2548
- Sterilisation 3367
Fraktionierturm 3368
•Franse 3395
Fräsemesser 5906
Fräsen 4601
Frässcheibe 4602
frei (ab) Kai 3047
- (ab) Ufer 3047
- an Bord 3306

freie Fettsäure 3092
- Flamme 4748
Freifallhammer 2643
Freifüllmischer 7157
freifliessend 3371
Freigabe 5744
Freiheitsgrad 2268
Freilauf 3372
Freisetzung 5743
freiwillig 6497
Fremdkörper 3344
Fremdstoff 3344
Frequenz 3383
Fressen 2612
fressend 2011
Frettchen 3087
Frette 3086
Fries 4684
Frist 2279
Fristverlängerung 2999
Froschdosis 3396
Froscheinheit 3397
Fruchtpresse 3404
Fruchtgeld 3403
Fruktose 3403
Fuchs 5363
Fuchsin (basisch) 792
Fuchsinsäure 117
Fuge 1784, 4107, 4109
füge zu 169
fugenlos 4115
Fühler 3077
Fühlersteuerung 3078
Fühlstift 3077
Führer 3631
Fuhrlohn 2293
Führung 3608
Führungsbüchse 3609
Führungskanal 2412
Führungsrolle 1320
Führungsstift 2607
Füllanlage 3129
Füllansatz 3130
Fullererde 153
Füllermasse 6056
Füllfaktor 1144, 6435
Füllform 4446
Füllgewicht (Menge für eine Spritzung) 6251
Füllgut 4653
Füllkonstante 530, 1144
Füllkörpersäule 3113
Füllmasse 3117
Füllmaterial 3117, 3127, 4653
Füllmittel 3114, 3127
Fülloch 3126
Füllöffnung 3126
Füllplatte 3118
Füllraum 1827, 3131, 7094
Füllraumform 4446
Füllraumkonizität 2610
Füllrohr 3128
Füllrumpf 3075
Füllschraube 3116
Füllschuh 3064
Füllstück 1166
Füllstutzen 3120
Fülltablett 1469
Fülltrichter 1466, 3066, 3075
Füllung 3123

Füllung mit Begasung 3132
Füllungsapparat 3124
Füllvolumen 1148, 4519
Füllzylinder 3065, 7094
Fundusblindsack 5559
Fünfpunktanordnung 5588
fünfwertig 5082
Fungus secalis 2892
Funke 6440
Funktionsstörung 2706
Furche 3541
Füschen 5069
Füselöl 3083
Fusion 3425
Fusionspunkt 3426
Fussblattwurzel 4520
Fussboden 3261
Fussdecke 4497
Fussnote 3332
Fuss-Pfund 3333
Futter 1166
Futteral 1327
Futterschneidemaschine 3308

Gabe 2571
- eines Medikamentes 212
Gabel 3346
Gabelschubwagen 3347
Gabelstapler 3347
Gallengerbstoff 3428
Gallensäure 892
Gallert 4100
Gallertfestigkeit 3477
Gallertsäure 5068
Gallone 3430
Gallussäure 3429
Galmei 1199
Galvanometer 3431
Gametopathie 1531
Gang 3467, 4710, 4895, 5635, 5947
- bringen, in 5554
- eines Gewindes 3247
Gangart 4710
Gangführer 3631
Ganglienblocker 3432
Garantie 3603, 6073
Garantieschein 3604
Garantiezeugnis 3604
Gärbottich 3085
Gärbütte 3085
Gardjanbalsam 765
Gärhaus 3084
Gärkeller 3084
Gärraum 3084
Garschaum 3565
Gärung 3082
Gas 3436
Gasbehälter 3456
Gasblase 3438
Gasbrenner 3440
Gaschromatographie 3441
Gasfalle 57
gasförmig 3449
gasförmiger Körper 3450
Gasgebläse 3439
Gashebel 6994
Gaslösung 3452
Gasometer 3456

Gaspedal 6994
Gasphase 3451
Gasreiniger 3445
Gasrest 3446
Gasruss 3437
Gasstrom 3442
Gasuhr 3444
gasundurchlässig 3889
Gasventil 3447
Gasversorgung 3443
Gaswaschapparat 3448
Gaswascher 3448
Gaszähler 3444
Gatsch 7450
Gattung 6445
Gattungsname 3482
Gaufrierkalander 2819
Gaze 3464
Gebäude 2729
Geber 2562
Gebiet 5659
Gebläse 931
- (Brenner) 932
geblasenes Glas 974
Gebläserad 3043
geblättert 3322, 4181
gebleichtes Öl 936
gebogen 873
gebrannte Schwarzerde 1161
gebrannter Alaun 1159
gebrannter Kalk 458
gebraten 3394
Gebrauch 537, 7242
Gebrauchsanweisung 4013
Gebrauchsartikel 6574
gebrauchsfertig 5656
Gebrauchsspannung 5124
Gebühr 2697, 5634
Gedärme 3620
gediegen 2684
gedrängt 1789
gedrosselter Dampf 6995
geeignet 5498
Gefahr 2186, 5872
Gefälle 3543, 5201, 7004
Gefällezuführung 3572
Gefällswinkel 447
Gefällwechsel 1452
gefalteter Filter 5214
gefärbt 1754
gefärbtes Glas 1755
Gefäss 3218, 7319
Gefässbett 7293
gefässerweiterndes Mittel 7296
gefasst 4714
gefässverengerndes Mittel 7295
Gefässwand 1924, 7294
gefesselt 5799
geflammt 1634
Gefnerapparat 3374
geformt 3352
Gefriermischung 3376
Gefrierpunkt 3377
Gefrierpunktserniederung 3378
Gefriertrocknung 3373
Gefüge 6688
gefundener Titer 159
gegen Entnahme gesichert 5166
- Feuchtigkeit geschützt 5257
Gegenanalyse 1478

Gegenanzeige 1936
Gegenargument 4833
Gegenbeziehung 4041
Gegendruck 724
Gegenfeder 2038
Gegenferment 496
Gegengewicht 985
Gegengift 494
gegenläufige Anregung 495
- Schnecken 1937
Gegenmutter 1481, 2035, 4350
Gegenreaktion 5820
gegenseitig 4744, 5670
Gegenseitigkeit 5671
Gegenstand 4832
Gegenstrom 2040
Gegenstromelektrophorese 5822
Gegenstrommischer 2041
Gegenstromspule 3947
Gegentest 2043
Gegenwert 2044
Gegenwirkung 481, 2042
gegliedert 604
gegossene Folie 1339
gegossenes Formteil 1338
Gehalt 1275
- einer Lösung 4809
gehärtetes Glas 3658
- Öl 3818
geharzte Bahn 7290
Gehäuse 1333, 1435
Gehrung 4623
Geigenharz 7
Geiger-Zähler 3473
Geisslersche Röhre 3474
gekerbt 4812
gekreuzte Bindung 2080
- Durchblutung 2090
gekrümmte Fläche 2144
Gel 3475
Gelatinieren 3478
Gelatinierung 3478
Gelatinkapsel 6399
Gelatin-Überziehung 3478
Gelatinum glycerinatum 3531
Gelatum aluminihydroxid 371
gelb 7497
L-Gelb 1 124
L-Gelb 2 3805
L-Gelb 3 2708
L-Gelb 4 5793
L-Gelb 7 2129
Gelbbleierz 4686
gelbes Blutlaugensalz 5323
- Glas 382
- Vaseline 381
- Wachs 1420
Gelbguss 1060
Gelbildung 3480
Gelbkali 5323
Gelborange 6734
Gelbwurz 2128
Gelee 4100
Geleise 7082
Gelenk 606, 4108, 4313
Gelenkgabel 4113
gelenkig 604
Gelenkkette 777, 6522
Gelenkkopf 605
Gelenkpunkt 3406

Gelenkverbindung 606
Gel-Filtration 3476
Gelierstoff 5068
geliert 3479
gelierung 3480
Gelierungsmittel 3481
gelochtes Blech 5538
gelöschter Kalk 1212
gelöst 2521
gelöster Stoff 2522
Gelöstes 2522
Gel-Sol-Umwandlung 6975
geltend 7269
gemäss 3911
Gemeinkosten 2901
gemeinsame Masse 5280
Gemeinschaftswerbung 1729
Gemisch 945
genau 102
genaue Untersuchung 6054
Genauigkeit 100, 2933
Genauigkeitsgrad 2259
Genauigkeitsprüfung 101
Generalien 2901
Generator 2702
Genesung 2132, 5681
genormter Prüfstab 6561
genügend viel 5575
Geoger-Zähler 3473
genügend viel 5575
geopfert 4136
gepresste Folie 5427
gepresster Kork 271
gepresstes Gewinde 4666
Gerade 6654
gerade 6651
- Bohrung 6652
- Destillation 2529
- Kette 6653
geradlinig 6651
gerändelt 4153
Gerät 529, 3465, 3892
Geräte-Glas 4101, 4166
Gerätschaft 3465
Gerbbrühe 6813
gerben 6812
Gerblösung 6813
Gerbsäure 3428, 6822
Gerbsäuresalz 6821
Gerbstoff 6824
Gerbung 6823
gereinigt 5550
gereinigter Weinstein 2067
Gergelimöl 872
gerichtete Rückstrahlung 2471
gerieft 3291, 4153
geriffelt 3291
gerillt 3291
geringes Fliessvermögen 4370
Gerinnsel 1628
gerinnungshemmendes System 491
Gerippe 3370
gerippt 3291
gerippte Blechverkleidung 5851
geronnen 3601
Gerstenstärke 780
Geruch 3227
geruchlos 3994

Geruchssinn 6358
Gerüst 3370
Gesamtabmessungen 4940
Gesamtbreite 4942
Gesamtlänge 4941
gesättigt 5998
gesättigte Lösung 6000
- Säure 5999
Geschäft 3184
Geschäftsführer 3488, 4454
Geschäftsgeheimnis 1167
Geschäftsjahr 1168
geschätzt 2909
geschichtet 4181
geschlämmt 2807
geschlossener Stromkreis 1625
Geschmack 3228
geschmacklos 6853
Geschmacksschwelle 6852
Geschmacksverdeckung 6851
geschmeidig 2677
geschmolzen 4687
geschwefelt 6725
Geschwindigkeit 5635, 6461
Geschwindigkeitsänderung 6463
Geschwindigkeitskonstante 6450
Geschwindigkeitsregelung 6462
Gesenk 1382, 2406, 6771
Gesenkeinsatz 1383
Gesetzentwurf 2611
Gesetzgebung 4241
Gesichtspunkt 7330
gesintert 6313
gespalten 1608
gespannter Wasserdampf 6598
Gesperre (mech.) 5058
gespritzte Folie 3008
gesprungen (Glas) 2057
Gestalt 6198
gestalten 4636
Gestaltung 1876
Gestehungskosten 2024, 2026, 4472
Gestehungspreis 2024, 2026
Gestell 999, 2060, 3764, 5595, 6225
gestreifter Muskel 6320
(ein) gestrichener Löffel voll 4249
Gesuch 538
Gesundheit 3678
gesundheitliche Gefahr 3679
geteilt 6201
geteilte Perkolation 2548
getötet 4136
Getränk 884
Getreideerzeugnis 1423
Getriebe 3467, 7089
Getriebegehäuse 3468
Getriebekasten 3468
Getriebemotor 3470
Getriebenes 2818
getriebenes Eisen 2817
getrocknet 2356
gewachst 7411
Gewähr 3603
Gewährleistung 3603
Gewährschaft 3603

gewässert 4643
Gewebe 1629, 3024, 7027
Gewebefestigkeitsprüfer 1630
Gewebefreundlichkeit 7028
Geweberand 4336
Gewebsflüssigkeit 7029
gewellt 1634, 2013
Gewerbeschein 7086
Gewerbesteuer 5483
Gewicht 7429
Gewichtsabgang 6246
Gewichtsanalyse 3569
Gewichtsdosierung 7427
Gewichtskonstanz 1910
Gewichtssatz 1048
Gewichtssteine 1048
Gewichtsteil 5023
Gewichtsverhältnis 5643
Gewicht-Volumen 7431
Gewinde 3247
Gewindebacke 3323
Gewindegang 6045
Gewindelehre 6980
Gewindering 5868
Gewindeschablone 6980
Gewindeschneiden 6840
Gewindeschutzstopfen 6039
Gewindestift 3599, 5868, 6042, 6979
Gewindesträhler 1473
Gewinn 5487
Gewinnspanne 4476
Gewinnung 4840, 5476
Gewirr 6817
Gewissheit 6751
gewöhnliche Dosis 7248
gewöhnliches Wasser 556
Gewöhnung 3624
gewölbt 573
Gewundenheit 7070
gewürfelt 1479
Gewürz 6474
Gewürzessig 590
gewürzhaft 588
gezackt 3933
gezwirntes Garn 7182
Gibbsche Wärmefunktion 2870
Gicht 3420
Giessbett 1346
giessen 5359
Giesserei 3360
Giessfolie 1339
Giessform 4652
- (für flüssige Kunststoffe) 3770
- (für Metallguss) 6227
- (für Pasten) 6354
Giessharz 1342
Giessling 1338
Giessloch 3068, 3459
Giessmaschine 1349
Giessung 1345
Gift 5266
giftig 5267, 7073
Giftigkeit 7076
Giftstoffe 7075
Gileadbalsam 766
Gingelylöl 872
Gipfelpunkt 5061

Gips 3623
Gipsverband 5224
Girlandentrockner 3090
Gitter 3579, 4214
Gitterfaser 4217
Gitterkonstante 4215
Gitterstrom 3580
Glacépapier 603
Glanz 1088, 3522
glänzend 1085
Glanzerz 580
Glanzfirnis 1091
Glanzkattun 3515
Glanzlack 1091
Glanzleinwand 3515
Glänzmittel 4400
Glanzpapier 603, 3516
Glanzschleifen 1135
Glanzüberzug 6363
Glas voll, ein 2160
glasartig 7345
Glasblasen 3495
Glasblaser 3494
Gläserbürste 1026
Glasfaden 3499
Glasfaser 3498
Glasfehler 943
Glasfüllkörper 3502
Glasgerät 3510
Glasgewebe 3497
Glasglocke 852
Glashahn 3507
Glaskasten 3496
Glaskolben 758
Glaskugel 3493
Glaskugelmühle 3492
Glaslamelle 2051
Glasperle 823, 3493
Glasprüfung 3508
Glaspulverprüfung 5372
Glasröhre 3509
Glasscheibe 2051, 3503, 3505
Glasschliff 3501
Glassinter 6314
Glassplitter 3500
Glasstab 3504
Glasstange 3504
Glasstöpsel 3506
Glasur 3402, 3513, 3517
Glasware 3510
Glaswolle 3511
glatt 5210, 6360
Glätte 2929
glatte Fläche 2928
glätten 3512
Glätten 4198
- (bei Dragieren) 6362
glatter Filter 5212
- Muskel 6361
glattes Muster 5213
Glattheit 2929
Glättkalander 1234
Glättwalzen 6364
Glättwerk 1234
gleich weit entfernt 2885
gleichachsig 1664
gleicheckig 2884
gleichem Abstand, im 2885
gleichen Teilen, zu 1

Gleichgewicht 2887
- der Tautomeren 6856
gleichmässige Beschleunigung 7208
Gleichmässigkeit 7209
Gleitmittel 3272
Gleichrichter (electr.) 2139
Gleichrichtung 5687
gleichseitig 4076
Gleichstrom 1909, 2468
gleichteilig 1
Gleichung 2883
gleichviel 1
gleichwertig 2889
gleichwinkelig 2884
gleichzeitig 6303
Gleichzeitigkeit 6788
Gleitbahn 1537
gleitend 3275
gleitende Werkzeugführung 6343
Gleitfeder 6338
Gleitfläche 6345
Gleitmass 1686
Gleitmittel 3519
Gleitmodul 1686
Gleitschiene 3606
Gleitreibung 6342
Gleitwinkel 451
Glied (techn.) 4316
Gliederriemen 4317
Glimmentladung 3523
Glimmer 4586
Globulus 3521
- vaginalis 5133
Glocke 851, 3520
Glockenboden 1118
Glockengut 853
Glockenmetall 853
Glockenmühle 1870
Glucosum liquidum 1995
Glühen des Stahls 470
Glühkasten 471
Glühofen 3704
Glühpunkt 472
Glühschale 5875
Glühspan 6007
Glühzustand 3870
Glukose 742
Glutarsäure 3528
Gluten 3529
Glycocoll 387
Glykokoll 387
Glyzeringelatine-Masse 3533
Glyzerinsalbe 3532
Glyzin 387
Gneis 3535
Goldchlorwasserstoffsäure 1514
Gooch-Tiegel 3539
Grabmeissel 1475
Grad 2258
Gradeinteilung 6009
Gradient 3543
Gradierwaage 578
Gradierwerk 1969
graduiert 3545
grafisch darstellen 5248
Grafit 3565
Grammol 3552
Grammolekül 154, 3552

Granat (miner.) 3435
Granne 707
Granulat 3558
granuliert 3559
Granulierung 3560
Granulometrie 3562
graphische Darstellung 3564
Graphittiegel 5251
Grat 1162, 4122
Gratifikation 1008
Graukalk 1201
graustichig 3578
Graviergerät 2862
gravimetrische Bestimmung 3569
Gravitation 3570
greifbar 6816
Greifer 3588
Greifzange 4776
Greifzirkel 4933, 6966
Gremium 2005
Grenzdichte 2322
Grenzdosis 4293
Grenze 1013
Grenzfläche 4024
grenzflächenaktiver Stoff 6759
Grenzlehre 4294
Grenzlinie 1042
Grenzmass 4300
Grenzrachenlehre 4294
Grenzschicht 1041
Grenztoleranz 4298
Grenzwert 4301
Griebe 3575
Griess 3589, 6120
Griff 3587, 3650
Griffmutter 1173, 4154
grob 1649
grober Rückstand (beim Sieben) 3600
grobes Pulver 1651
Grobheit 1654
grobkörnig 1652
grobkörniges Pulver 1653
Grobkörnigkeit 1654
grobkristallinisch 1652
Grösse 4431, 6319
Grössenordnung 4906
Grössenverhältnis 5500
Grosspackung 3785
Grossproduktion 808
grösste Mutmasslichkeit 4514
grün 3576
Grund 3595
Grundfarbe 3596
Grundfläche 787
Grundgestell 788
Grundierlack 3115
Grundierungsfarbe 3596
Grundlage 2949
grundlegende Angaben 791
Gründlichkeit 6976
Grundmasse 3597
Grundstoff 790
Grundsubstanz 790
Grundtoleranz 797
grünes Glas 1023
Grünspan 247
Gruppenproduktion 808

Gruppierung 3598
Guajakharz 3602
guajakolsulfosaures Kalium 5326
Guanidoessigsäure 3534
Guarharz 786
gültig 698
Gültigkeit 7268
Gültigkeitserklärung 7267
Gummi 1269, 3613, 5932
- acacium 65
- arabicum 65
- mastix 3615
Gummiband 5933
Gummidruck 4852
Gummiharz 3616
Gummi-Kneter 771
Gummilack 5942
Gummimuffe 5939
Gummipfropfen 5940
Gummiring 5937
Gummisackverfahren 738
Gummischeibe (Unterlegscheibe) 5937
Gummischlauch 5941
Gummistempelverfahren 3239
Gummistopfen 5934, 5940
Gummituchverfahren 927
Gummiwalze 5936
Gurgellösung 3434
Gurgelwasser 3434
Gurjunbalsam 765
Gürtelschnalle 1127
Gurtförderer 775
Guss 1341, 5362
Gusseisen 1341
Gussfehler 1347
Gussform 4652
Gussgehäuse 1352
Gussglas 1340
Gusskanal 5363
Gusslöffel 1348
Gussnaht 1162, 4122
Gussnarbe 1347
Gussspannung 1351
Gusspfanne 1348
Gusstahl 2100
Gusstein 3622
Gussstück 1338
Gutachterausschuss 1785
Güte 5570
gute Fliessfähigkeit 6400
Güteminderung 5572
Güter 3540
Gut-Schlecht-Lehre 3538
Guttae odontalgicae 4847
Guttapercha 3621

Haarhygrometer 3627
Haarriss 3628
Haarrissbildung 2059
Haarröhrchenanziehung 1276
Haarwasser 3629
Hackbeil 1524
Hackemesser 4603
Hacken 1525
Hackmaschine 1524, 3611
Haematokritwert 3718
Haferstärke 4830
Haftfähigkeit 196

Haftfläche 577
Haftkraft 190
Haftspannung 195
Haftung 190
Haftvermögen 191
Hahn 1672
Hahnkegel 1673
Hahnhücken 1673
Hahnwirbel 1673
Haken 3779
halb erkaltet 3622
Halbachse 6109
halbautomatisch 6107
halbautomatischer Presszyklus 6108
halbdurchlässig 6114
halbdurchlässige Membran 6115
halbdurchsichtig 6113
Halberzeugnis 3633
Halbfabrikat 3633
halbfest 6118
halbfett 6111
Halbleben 3634
Halbleiter 6110
Halbmesser (math.) 5608
Halbmond 2079
halbstarr 6117
Halbwertzeit 3634
Halbzeit 3634
Haldenabfall 257
Halit 1787
Halluzinogen 3637
Halogen 3638
Halogenid 3635
Halogenür 3635
Halometrie 3640
Hals 1724, 1912, 4757
Halslager 1726
haltbar 2684, 6543
Haltbarkeit 2683
Haltbarkeitsdauer 6226
Haltbarkeitsprüfung 6541
Haltefeder 6520
Haltekerbe 3763
Haltenute 3763
Halteplatte 1384, 4205
Halter 3650
Haltering 175
Haltestift 1318
Haltewalzen 4775
Haltezeit 2699, 5797
Haltpunkt 595
Hammeltalg 4743
Hämmer 3641
hämmerbar 2677
Hammerbär 5616
Hämmerbarkeit 4449
Hammermühle 3642
Hämolyse 3720
Hämostatikum 3721
Hämostyptikum 3721
Hamster 3643
Handaufbauverfahren 3644
Handbetrieb 4467
Handelsform 1779
Handelsmarke 1057
Handelsname 1780, 7087
Handelsorganisation 4482
Handelstaktik 4482
handelsüblich 1778
Handelsware 1781

Handeltaktik 4482
Handform (plast.) 3646
Handgriff 3587, 3650
handhaben 4885
Handhabung 3651, 4453
Handkurbel 3650
handlich 4452
Handmühle 3645
Handpresse 3647
Handrad 3652
Handrahmen 2614
Handverkaufsarzneimittel 4798
Handvoll, eine 4451
Handwaage 3648
Handwerkzeug 3465
Hanf 3722
Hanffaser 3723
Hängetrockner 3090
harmlos 3669
Harnausscheidung 7240
Harn-Indikan 3942
Harnkonzentration 7241
Harnsäure 7239
harnsaures Salz 7237
Harnstoff 1292
Harnstoff-Formaldehyd-Kunstharz 7238
Harnstoffkohlensäure 345
harntreibendes Mittel 2544
hart 3654, 5862
härtbare Harze 3665
Härte 3666, 7071
harte Kapsel 3655
Härtebad 5581
Härtegrad 2269
Härtekessel 3664
Härtemittel 3663
härten 3361
Härteprobe 3667
Härteprüfer 2688
Härteprüfung 3667
Härter 3663
harter Fluss 3657
hartes Wasser 3660
Härtetemperatur 2135
Härtezeit 2136, 6172
Härtezyklus 2134
Hartfett 3656
Hartglas 3658
Hartgummi 2713
Hartguss 1496, 1497
Hartharz 3662
Hartpapier 4184
Hartparaffin 3659
Härtungsperiode 2134
Härtungszeit 2136
Harz 3613, 5771
harzähnlich 5777
harzartig 5777
Harzbaum 5203
Harzbrei 5773
Harzcerat 5772
Harzessenz 5183
Harzesterlack 3614
Harzfluss 4874
harzflüssig 3619
harzfrei 4799
Harzgeist 5183
Harzgeruch 5779
Harzkiefer 5203

Harzkitt 5778
Harzkohle 915
Harznest 5774
Harzöl 1677
Harzsäure 6
harzsaures Salz 5776
Harzseife 5775
Harzstoff 5780
Harztasche 5774
Haselnussöl 3674
Haspe 6573
Haspel 5703
Haube 1270, 2561
hauchdünn 2285
Haufen 3681, 6545
Häufigkeit 3383
hauptamtliche Beschäftigung 3409
Hauptanteil 1494
Hauptbalken 1493
Hauptbestandteil 1494
Hauptleitung 4433
Hauptphase 4436
hauptsächlich 1492
Hauptstromkreis 4434
Hauptwelle 4438
Hautabrasionstest 6684
Hautdosis 6324
Häutchen 2151, 3133
Hautpflegemittel 2018
Hautreaktion 2152
Hebedaumen 1246
Hebel 4253
Hebelarm 583
Hebelfeder 1641
Hebelpresse 4256
Hebelpunkt 3406
Hebelschaltung 4255
Hebemaschine 4271
Hebeplatte 4270
Heber 6318, 6791
Heberrohr 6791
Hebevorrichtung 4271
Hebewerk 4271
Hebezeug 3762, 4271
Hebungsfläche 880
Hechelmaschine 1764
Hechelung 3625
Hefe 7496
heftig 7302
Heftklammer 1616, 6573
Heftpflaster 194, 2833
Heftschweissen 6626
Heftung 6575
Heftzapfen 3044
Heideflechte 3868
Heidelberger Kapsel 5605
Heildosis 2126
heilend 2125
Heilmittel 2650
Heilsamkeit 3680
Heilschatz 6935
Heilung 2132, 5681
Heilwasser 4606
heimlich 6761
heiss 3786
heisse Jahreszeit 3789
heisses Wasser 554
Heissformfehler 5176
Heissgasschweissen 3788
Heisskühlung 2925

Heissiegeln 3694
Heisslaufen 5952
Heissluftapparat 3790
Heisslufterhitzer 3790
Heissluftofen 3791
Heizbacke 3706
Heizelement 3708
Heizelementschweissen 3699
Heizkanal 3702
Heizkeilschweissen 3700
Heizrohr 993
Heizschlange 3703
Heizspirale 3707
Heizungsanlage 3705
Heizwert 1243
Helm 2561
Hemicresis 3719
Hemmfaktor 3968
Hemmung 3966
Hemmungsstoff 3968
Hemmzone 3967
Henkel 4391
Hepar sulfuris 4255
herabtransformieren 6606
Herannahen 545
Herausforderung 1443
herb (Geschmack) 103
Herkunft 4912
hermetisch 311, 3726
Hersteller 4469, 5472
Herstellung 4470, 5476
Herstellungsbedingungen 1861
Herstellungsdauer 5480
Herstellungskosten 4472, 5473
Herstellungsverfahren 4473
Herstellungsweise 4473
herunterbringen 2349
herunterfahren 2349
hervorgerufener Potential 2931
Herzbeschleunigung 1310
Herz-Lungen-Präparat 4399
Herzminutenvolumen 1309
Hessian 1156
Heterogenität 3727
heutig 7236
Hexaeder 2116
Hexandisäure 197
hexavalent 3728
Hexenkraut 1637
n-Hexylsäure 1178
Hexylschwefelsäure 3729
Hilfsmittel 211
Hilfsmotor 6167
Hilfsstoff 83
Hindernis 3756
Hinderung 3756
hintere Fläche 720
Hintereinanderschaltung 6153
hinterer Aufspannkörper 1035
Hintergrund 728
Hinterschneidung 7204
Hinzufügung 181
Hinzukommen 81
hinzukommend 232
Hirnring 1733
Hitze 3683
hitzebeständig 3709, 6958
hitzeempfindlich 6125
hitzehärtbar 6957
Hitzemesser 5565

Hitzesterilisation 3695
Hobelspäne 7172
hoch 3730
Hochdruck 3738, 3741
Hochdruckarmatur 3751
Hochdruckbrenner 3750
Hochdruckgebläse 3748
Hochdruckkessel 3749
Hochdruckluftkompressor 3747
Hochdruckpumpmaschine 3753
Hochdruckpolyäthylen 3731, 3752
Hochdrucksterilisation 3754
hochfein 3187
Hochfrequenz 3734
Hochfrequenzschweissen 3735
Hochglanz 1088, 1090
hochglanzpoliert 1158
Hochglanzpolitur 1090
hochkant 2724
hochkonzentrierte Säure 3745
Hochleistungsmaschine 3713
hochmolekulare Verbindung 3746
Hochofen 933
Hochofengicht 3420
Hochpolymer 3737
Hochspannung 3741
Höchstbeanspruchung 3743, 4517
Höchstbelastung 4515
Höchstbetrag 4518
Höchstdosis 4511
höchste Wahrscheinlichkeit 4514
Höchsteffekt 5063
Höchstwert 4518, 5062
Hochvakuum 3742
Hochsterilisierung 7191
Hocker 3331
Höhe 3714
- der Tablettenkappe 3716
hohe Dosis 3732
hohes Fliessvermögen 3733
hohl 1844, 3767
Hohlform 4652
Hohlkehle 5669
Hohlkörper 3769
Hohlnadel 1267
Hohlraumbildung 1380
Hohlsog 1380
Hohlstopfen 1273
Höhlung 1381
Höllenstein 6294
Holz 7470
Holzalkohol 4580
Holzäther 4582
Holzessig 5563
Holzfaser 7472
Holzfuss 7473
Holzgummi 7494
holzig 4288
Holzkohle 1459
Holzmehl 6005
Holzmörser 7475
Holzsäure 5563
Holzstoff 7471
Holzteer 6632
Holzwolle 7472
Holzzellstoff 7471
Holzzucker 7474
Homogenat 3772

Homogenisierung 3773
homöopathische Dosis 3771
Honig 3774
Honigsteinsäure 4545
Hogigwabenspule 3776
Honigwabenstruktur 3777
Horde 2670, 3798
Horn 3780
Hornblende 420
hornig 1997
Hornsilber 6291
Hornspatel 3781
Hosenrohr 7495
Hubraum 2171
Hubvolumen 2171
Hügel 3681
Hühneraugenpflaster 2832
Hülle 1334
Hülse 1166, 3799
Hülsenfrüchte 5529
Hülsenhals 1328
Humanfaktor 3795
Hund 2557
Hundertsatz 5093
Hunger 3797
Hungern 3052
Hustenmittel 522
Hutzucker 4345
Hydrargium sulfuratum rubrum 1544
hydraulische Kupplung 3802
- Presse 3804
Hydrazingelb 3805
Hydrocarbonsäure 3354
Hydrogenium peroxydatum 3816
Hydrogenolyse 3819
Hydrogenperoxyd 3816
Hydrolatum 591
Hydrolysat 3820
Hydrolyse 3821
Hydromel 3822
Hydrometrie 3823
hydrophile Baumwolle 41
- Salbe 3827
- Salbengrundlage 3825
hydrophiles Kolloid 3826
- lipophiles Gleichgewicht 3824
Hydrophilie 3828
hydrophob 7405
hydrophobe Salbengrundlage 3829
hydrophobes Kolloid 3830
Hydroxylzahl 3837
Hydrozimtsäure 3811
Hygrometer 3838
Hygroskop 3839
Hygroskopizität 3840
Hyperenergie 3841
Hypermangansäure 5117
Hyperoxyd 5126
hypertonische Lösung 3842
hypodermische Einspritzung 3847
- Injektion 3847
Hypodermoklyse 3849
Hypophysenhemmer 5206
hypotonische Lösung 3857
Hypoxie 3858
Hysterese 3861

Hysteresis 3861
Hysteresismessapparat 3866
Hysteresismesser 3866
Hysteresisschleife 3864
Hysteresisstrom 3863
Hysteresisverlust 3865
Hysteresiswinkel 3862

Identifizierungsreaktion 3869
I.E. 521
Illumination 3873
Illustrationsdruck 5463
Imbibition 6366
Immunitätseinheit 521
Impedanz 531
Impedanzwinkel 3887
Impfkristall 6079
Impfstoff 7249
Implantationstablette 3848
Implosion 3893
Importation 3894
importiert 3876
imprägnieren 3897, 7289
Imprägniermaschine 3902
Imprägniermittel 3896
Imprägnierstoff 3896
imprägniert 3898
imprägnierte Bahn 7291
Impuls 3906
Impulsbüchse 2828
Impulsion 3906
Inanspruchnahme 6655
Inbusschraube 6369
Indanthrenblau RS 484
Indigoblauschwefelsäure 3937
Indigo-karmin 3938
Indigotin I 3938
Indikation 3935
Indikator 3936
indirekter Beweis 1562
indischer Rohzucker 1337
- Tragant 4126
indisches Geraniumöl 5001
Indizienbeweis 1562
Indol-Buttersäure 3941
Indolylessigsäure 3940
Indoxylschwefelsäure 3942
Induktanz 3945
Induktionsrolle 3947
Induktionsspule 3947
Induktivität 3945, 6094
induzierender Strom 5458
induzierter Strom 3944
Ineinandergreifen 4028
Infrarot 3959
Infrarotstrahlen 3960
Infusa 3963
- frigida parata 4409
Infusion 3962
Infusorienerde 877
Infusum 3962
Ingenieurwesen 2861
Ingrediens 3964
Inhalation 3965
Inhalt 1275
Inhaltsangabe 6731
Inhibition 3966
Inhibitor 3968
Initialphase 3973
Initiator 3977

Injektion 3979
Injektionspritze 6792
Injole Ⓡ 1325
Inklinationswinkel 448
Inkohlung 1300
Inkrafttreten 5558
Innemischer mit Stempel 771
Innendurchmesser 4002
Innenfläche 4040
Innengewinde 3081
Innengewinde-Schneiden 6840
Innenlehre 3079
Innenschicht 1986
Innensechskantschraube 341
innere Fläche 3993
- Reibung 4037
- Verschmelzung 4039
innerer Durchmesser 4002
inorganisch 3995
Inserat 234
Instandhaltung 4439
Instillation 4011
Instruktion 4012
Instrument 3892, 7048
Integraldosis 4021
Interferenz 4025
Interferenzmesser 4026
Interimschein 4027
intermittierend 4035
intermittierende Lichtstimulation 4036
Intervall 4043
Intervallbehandlung 4044
Intoxikation 4045
intraarterielle Injektion 4046
intradermale Einspritzung 4047
- Injektion 4047
intraglutäale Injektion 4048
intramuskulare Einspritzung 4048
intraperitoneale Injektion 4049
intraspinale Einspritzung 4050
- Injektion 4050
intravenöse Injektion 4051
Inventar 4057
Inventur 4057
Inverkehrbringen 1783
Inversion 4058
Invertzucker 4062
Investierung 4063
Inzidenzwinkel 445
Iodzahl 4068
Ionenaustrauschchromatographie 4071
Ionenaustauscher 2947, 4072
Ionenbindung 4073
ionisierende Strahlung 4074
- Substanz 4075
Ipser Tiegel 5251
Irisblende 4077
irländisches Moos 1316
Irrgarten 4168
Irrtum 2893
Isäthionsäure 3836
isländische Flechte 3868
isländisches Moos 3868
Isoamylazetat 429
Isoamylessigsäure 4083
Isoamylschwefelsäure 4084

Isobernsteinsäure 4087
Isobuttersäure 4085
Isolationswiderstand 4019
Isolator 2417
isolierend 4014
Isolierfolie 4016
Isolierlack 4017
Isolierschicht 4015
Isolierung 4018
isotonische Lösung 4088
Isotonizität 4089
Isotopenindikator 7080
Isozitronensäure 4086
Istmass 158
Istwert 160

jäh 25
japanischer Fischleim 259
Japanlack 4095
je Kopf 5086
jedes Auge 2707
Jenaer Glas 4101
Joch einer Presse 7110
Jod 4066
Jodammonium 406
Jodessigsäure 4069
Jodkali 5331
Jodkalzium 1215
Jodquecksilber 4559
Jodsäure 4065
jodsaures Kalium 5330
- Kalzium 1214
Jodstärke 4067
Jodwasserstoffsäure 3807
Jodzimtsäure 4070
Jurisprudenz 4125
Jurist 4124
justierbar 204
justieren 171
Justierschraube 209
Justierung 210
Justierwaage 638
Juteleinen 1156

Kabel 1191
Kabelklemme 1192
Kabine 1189
Kachel 2696
Käfig 1195
Kakaobutter 1193
Kalander 1229
Kalanderauftrag 1232
Kalanderwalze 1230, 1233
kalandrierte Folie 1235
Kalialaun 358
Kaliber 1241
Kaliberwalze 782
Kaliberzylinder 782
kalibrieren 1237, 6564
Kalibrieren 1239
Kalibrierwalzen 3427
Kalihydrat 1375
Kalii bromidum 5315
Kaliko 1240
Kalilauge 1374
Kalisalpeter 4778
Kalium 5303
- aceticum 5304
- arsenicosum 5306
- bicarbonatum 5307

Kalium bioxalicum 5309
- bitartaricum 2067
- bromicum 5314
- carbonicum 5302
- chloratum 5317
- chloricum 5316
- chlorid 5317
- citricum 5320
- cyanatum 5321
- ferrocyanatum 5323
- fluoratum 5324
- glycerinophosphoricum 5327
- hypophosphorosum 5329
- iodatum 5331
- metabisulfurosum 5333
- nitricum 4778
- nitrosum 5334
- oxalicum 5335
- percarbonicum 5336
- perchloricum 5337
- permanganicum 5328
- persulfuricum 483
- phosphoricum 5340
- phosphoricum neutrale 5341
- rhodanatum 5346
- silicicum 5343
- sulfocarbonicum 5348
- sulfocyanicum 5346
- sulfuratum 4255
- sulfuricum 5345
- tartaricum 5347
Kaliumalaun 358
Kaliumarsenit 5306
Kaliumazetat 5304
Kaliumbicarbonat 5307
Kaliumbichromat 5308
Kaliumbisulfat 5311
Kaliumborat 5312
Kaliumbromat 5314
Kaliumbromid 5315
Kaliumchlorat 5316
Kaliumchloroplatinat 5318
Kaliumchromat 5319
Kaliumcyanat 5346
Kaliumferrizyanid 5322
Kaliumfluorid 5324
Kaliumfluorotantalat 5325
Kalkumhydrogensulfat 5311
Kaliumhydroxyd (trockenes) 1375
Kaliumhypophosphit 5329
Kaliumiodid 5331
Kaliumjodat 5330
Kaliumjodoplatinat 5332
Kaliumkarbonat 5302
Kaliumkobaltnitrit 1665
Kaliumnitrat 4778
Kaliumnitrit 5334
Kaliumoxalat 5335
Kaliumperchlorat 5337
Kaliumperjodat 5338
Kaliumperkarbonat 5336
Kaliumpermanganat 5328
Kaliumphenolsulfonat 5339
Kaliumphthalat 5305
Kaliumpyrochromat 5308
Kaliumpyrosulfit 5333
Kaliumrhodanat 5346
Kaliumrhodanid 5346
Kaliumsalicylat 5342

Kaliumschwefelleber 4255
Kaliumsilikat 5343
Kaliumstearat 5344
Kaliumsulfat 5345
Kaliumsulfocyanid 5346
Kaliumsulfozyanat 5346
Kaliumtartrat 2067, 5347
Kaliumthiocarbonat 5348
Kaliumwasserglas 5343
Kaliumzitrat 5320
Kaliumzyanid 5321
Kalk 4290
Kalken 4292
Kalkhydrat 1212
Kalkmilch 4598
Kalkplatte 6327
Kalksalpeter 1217, 4780
Kalkstickstoff 1209
Kalkulation 1227
Kalkwasser 555
Kalomel 4553
Kalorimeter 1245
Kalotte 1271
Kalottenhöhe 3716
kalt 1699
Kaltbiegeprobe 1716
Kälte 1700
kalte Aufgüsse 4409
Kältefestigkeit 1710
Kälteisoliermittel 1708
Kältelagerung 1712
Kältemischung 3376
Kältemittel 5718
kalter Stopfen 1711
Kälteschutzmittel 1708
Kaltfluss 1706
Kaltformen 1701
Kaltfüllung (Aerosol) 1718
Kaltklimaversuch 1703
Kaltmatrize 1705
kaltpressen 1719
kaltpressen 1709
Kaltpressung 1709
Kaltprofilierung 1707
Kaltschlagverfahren 3883
Kaltschweissstelle 7432
Kaltspritzen 3882
Kaltstrecken 1715
Kaltverformung 1715
Kaltwalzen 1715
kaltziehen 1717
Kalziumarseniat 1203
Kalziumazetat 1201
Kalziumbenzoat 1204
Kalziumbiphosphat 1205
Kalziumbromid 1206
Kalziumfluorid 1211
Kalziumhydroxyd 1212
Kalziumjodat 1214
Kalziumjodid 1215
Kalziumkarbid 1202
Kalziumkarbonat 1207
Kalziumnitrat 1217
Kalziumoxalat 1218
Kalziumoxyd 4290
Kalziumphenolsulfonat 1219
Kalziumphosphat 1220
Kalziumstearat 1221
Kalziumsulfid 1222

Kalziumzitrat 1208
Kalziumzyanamid 1209
Kalziumzyanid 1210
Kamfersäure 1251
Kämmaschine 1764
Kammer 1445
Kammrad 6523
Kanadabalsam 764
kanadischer Asbest 1256
Kanal 1445
Kanalisation 6180
Kanaltrockner 7163
Kandiszucker 1263
Kanevas 1268
Kaninchen 5592
Kanister 1266
Kanne 4096, 4119
Kante 1998, 2721, 6106
Kantenpressung 2723
Kanüle 1267
kanzerogen 1305
Kaolin 1006, 1501
Kapillarhahn 1278
Kapillerität 1276
Kapillarriss 3628
Kapillarrohr 1279
Kapillarsirup 1995
Kapillar-Viscosimeter 1280
Kapillarwirkung 1277
Kappe 1270
Kappenaufsetzmaschine 1283
Kappnaht 730
Kapsel 1288, 3799
Kapselabfüllmaschine 1287
Kapselfüllmaschine 1287
Kapselmaschine 1287, 2845
Kapselpumpe 4848
Karakteristik 1457
Karamel 1110
Karapaöl 1291
Karaya-Gummi 4126
Karbamid 1292
Karbolsäure 1295
Karbolschwefelsäure 5148
Karbonsäure 1301
Karminrot 1313
Karminsäure 1313
Karnaubawachs 1314
Karniesleiste 5590
Karte 3107
Karteikarte 3107
Kartellierung 4562
Karthamin 1322
Kartoffelmehl 5349, 5350
Kartoffelstärke 5350
Karton 983
Kartusche 1324
Karussellpresse 2391
Kaschieren 2599, 4189
kaschiertes Gewebe
 (Kaschierung über dem
 Gewebe) 1657
 - Gewebe (Kaschierung unter
 dem Gewebe) 727
käseartig 1331
Kaseinkunststoff 1330
Käsen 1329
käsig 1331
Kassawamehl 1335
Kassonade 1337

Kasten 1047, 1327
Kastenband 7141
Kastoröl 1353
Kastorzucker 1354
Katalog 4334
Katalysator 1357
Katalyse 1356
Kataphorese 1358
Kataplasma 1359
Katechusäure 1361
Kategorie 5638
Katgut 1364
Kathetometer 1365
Kathodenstrahl 1367
Kathodenstrahlen 1366
Kation 1368
kationaktive Substanz 1369
Kattun 1240
Katze 3631, 7109
Kaufauftrag 1181
Kauforder 1181
Kaufpreis 1182
Kaugummi 1490
Kaumittel 4495
Kausche 1983
kaustische Soda 1376
kaustisches Kali 1375
Kautablette 1491
Kaution 6073
Kautschuk 1269
Kautschukkitt 5935
Kavitation 1380
Kegel 1867, 6834
Kegelfeder 7358
kegelförmig 1884
Kegelgetriebe 881
kegelig 1884
Kegeligkeit 2610
Kegelkupplung 1869
Kegelmischer 1871
Kegelmühle 1885
Kegelrad 881, 883
Kegelreibung 1869
Kegelschieber 1889
Kegelschnitt 1883
Kegelstumpf 1882
Kegeltrieb 881
Kehle 1912, 3541
Kehlleiste 5590
Kehlnaht 3122
Kehren 6775
Keilriemen 1868
Keim 3483
keimfrei 6610
keimfreies Tier 3484
Keimkrystall 4822
keimtötendes Mittel 3486
Kelter 5419
Kennlinie 1458
Kenntnis (technische) 4151
Kennzahl 4827
Kennzeichen 1457
Kennzeichnung 1290
Kennziffer 4827
Keramik 1421
Kerargyrit 6291
keratinüberzogene Pille 2868
Kerbe 1498, 2150, 4093, 4811,
 6023
Kermessäure 4130

Kern 1984
Kernbindemittel 1985
Kernbinder 1985
Kernbogen 1986
Kernchen 4821
Kerndurchmesser 1036
Kernenergie 656
Kernkraft 656
Kernlochstift (für Gewinde) 6042
kernmagnetischer Resonanz-
 Spektrum 4820
Kernmehl 3264
Kernseife 2130
Kernspaltungsenergie 656
Kerze 1260
Kerzenstärke 2323
Kessel 990
Kesselanlage 991
Kesselstein 992, 6007
Kesselsteinansatz 3932
Kesselsteinbildung 992
Kesselsteinverhütungsmittel
 504
Keton 4132
Ketonsäure 4131
Kette 1434
- ohne Ende 1363
Kettengang 6523
Kettenglied 1438, 4316
Kettenkasten 1435
Kettenlänge 1437
Kettenreaktion 1439
Kettenriemen 4317
Kettenschützer 1435
Kettentrieb 1436
Kiefernnadelöl 3178
Kienöl 5179
Kienruss 911
kieselartig 6284
kieselartiges Alaunerdehydrat
 344
Kieselfluorwasserstoffsäure
 3288, 3831
Kieselflussäure 3288, 3831
Kieselgalmei 1199
Kieselglas 3248
Kieselgur 877
Kieselsäure 6285
kieselsaures Kalium 5343
Kiesfilter 5943
Kilogramm 4140
kilogramm-kraft 4141
Kilopond 4141
Kimme 1498
Kinetik 1543
kinetische Energie 4142
Kippe 5876
Kippen 7004
Kipper 7026
Kipphebel 5876
Kippkessel 7006
Kippofen 7005
Kipp-Presse 3920
Kippvorrichtung 1255
Kirnen 1536
Kissen 5173
Kiste 1047
Kitt 3615
Kitte 1397
Kitten 1399

KLA-

Klammer 1572, 1616
Klappe 1584
Klappenform 3759
Klapptablette 2072
Klappventil 1584
Klaprothium 1194
Kläranlage 1588
Kläre 1571
Klären 1585
Klarheit 1589
Klärkessel 1587
Klarmachen 1585
Klärmittel 1586
Klärpanne 1587
Klärse 1571
Klarsichteinlage 6325
Klärung 1585
Klärung (einer Frage) 2805
Klärwert (Bestimmung) 1599
Klasse 5638
Klassifikation 1591
Klassifizierung 1591
klassisch 1949
Klaue 1593
Klauenfett 1123
Klauenkupplung 2558
Klauenöl 1123
Klausel 1592, 6622
Klaviatur 4135
kleben 3525
Kleben 190, 5161
klebend 192
Klebepflaster 194
Kleber 3529
Klebfähigkeit 196
Klebfolie 193
Kleblöser 6425
klebrig 192
Klebrigkeit 6802, 7112
Kleesalz 5309
Kleesäure 4965
Kleinbehälter 4607
Kleinbetrieb 6356, 6357
kleine Entwicklung 1038
kleine Zange 4776
Kleinserienproduktion 4106
Kleinstmass 4610
Klemme 1572
Klemmflansch 6745
Klemmfutter 1576
Klemmschraube 1583, 6040
Klemmung 1572
Klemmverbindung 1573
Klemmverschraubung 6746
Klemmvorrichtung 1577
Klimaanlage 286
Klimatisierung 285
Klinge 920
Klinikpackung 3785
Klinke 4204
Klinkenrad 5633
Klinkensystem 5059
Klinker 1618
Klirrfaktor 4795
Klischee 953
Klistier 1642
klonische Dosis 1624
Klöppel (text.) 4170
Kluft 3190
klüftig 1608

Klumpen 1628, 4396
klumpig 3601
Klumpung 274
Knagge 1246
Knallgas 2373
Knallsäure 3410
Knappheit 6247
Knäuel 750
Knebelgelenk 2775
Kneifzange 4776
Knetarm 4144
Kneten 4145
Kneter (Maschine) 2602
Knetkörper 920
Knetmaschine 2602
Knetmühle 2602
Knetschaufel 4144
Knetwerk 2602
Knickampulle 7418
Knickbeanspruchung 1131
Knickfestigkeit 868, 1130
Knickspannung 1131
Knickversuch 1132
Knicktube 1723
Knickung 1129
Kniegelenk 2775
Kniehebel 874, 2776
Kniehebelschalter 7035
Knierohr 5185
Kniestück 4147
Knieverbindung 2775
Kniff 2069, 3314
knitterfrei (text.) 2070
Knochenöl 465
knollenförmig 1141
Knopf 1177
Knoten 4788
Knotenfestigkeit 4150
Knotengarn 6503
Knüppel 162, 896
Koagulation 1645
Koagulum 1628
koaxial 1664
Koazervierung 1643
Kobaltgelb 1665
kochbar 989
kochbeständig 5789
Koche! 1981
kochecht 5789
Kochen 2714
kochende Gärung 995, 2737
kochendes Wasser 553
Kocher 990
Kochfett 1958
Kochkläre 1571
Kochpresse 745
Kochpunkt 997
Kochsalz 1786
Kochsalzsäure 3810
Kode 1678
Koeffizient 1679
Kohäsion 1690
Kohäsionskraft 1691
Kohäsionsvermögen 1690
Kohle 1646
Kohlendioxyd 1296
Kohlenfadenlampe 1298
Kohlenhydrat 1294
Kohlensäure 1296
kohlensäurehaltiges Wasser 243

kohlensaures Kalium 5302
Kohlenstoffdisulfid 1297
Kohlenteer 1648, 4605
Kohlenwasserstoff 3809
Kohlsaatöl 1720
Koinzidenz 1695
Kokillenguss 1495
Kokonisierung 1676
Kokosbutter 1675
Kokosmesstalgsäure 1671
Kokosnussöl 1675
Kokosstearinsäure 1671
Kokusfett 1675
Kokzionelle 1313
Kolben 4506, 5200, 5808
– mit Ansatzrohr 7154
Kolbenstrangpresse 3803
koliere! 1696
Kolieren 1698
Kolierrahmen 6659
Kollegium 981
Kollergang 1474, 4703, 5004
Kollermühle 1474, 4703, 5004
Kollimator 1735
Kollodion 1736
Kollodium 1736
kolloidale Lösung 1741
kolloidaler Zustand 1739
Kolloidallösung 1741
Kolloidchemie 1737
Kolloidmühle 1738
Kollutorium 1743
Kollyrium 1744
kölnische Erde 1745
Kolonne 1762
Kolophonium 7
Kolophoniumlack 3614
Kolophoniumsäure 6
Kolorimeter 1757
Kolorimetrie 1758
Kolumbit 6826
Kombination 1765
kombinierte Pressform 1812
Komensäure 1775
Komitee 981
kommensurable Grösse 1777
Kommissionär 3030
Kommutator 1788
kompakt 1789, 3726
kompetent 1796
kompetitiv 1799
kompetitive Dämpfung 1801
Komplementbindung 1805
Komplementdeviation 1804
Komplementfixierung 1805
Komplettierung 1808
Komplexbildner 1810
Komplexbildung 1483
Komplexometrie 1484
Komplexverbindung 1809
Komponente 1811
Kompresse 1818
Kompressibilität 1823
Kompression 1824
Kompressionsraum 1827
Kompressionsverhältnis 5642
Kompressor 284
Kondensation 1854
Kondensator 1274
Kondensatorrohr 1855

Kondensierung 4007
Kondenztopf 6597
Kondition 1857
Konduktanz 1862
Konduktometer 1864
Konfekt 1873
Konfekte 1262
kongestionsverminderndes Mittel 2233
Kongorot 1881
Köningswasser 567
Konimeter 4155
konisch 1884
konische Bohrung 6835
- Reibefläche 1887
- Rundbuchse 1888
konisches Rad 883
- Schneckengewinde 6837
- Übergangsstück 6836
Konizität 1890, 2610, 6834
Konjugation 1891
konkav 1844
Konkurrenz 1797
konkurrenzfähig 1799
konkurrenzfähiger Preis 1802
Konkurrenzpräparat 1798
Konkurrenzprüfung 1800
konnex 5738
Konnossement 895
Konservendose 1254
Konservierungsdauer im Behälter 5299
Konservierungsmittel 5415
Konsistenz 1900
Konsistenzmesser 1902
Konsole 1903
Konstante 1908
Konstanz 1905
Konsum 1914
Konsument 1913
Kontaktfläche 4195
Kontaktharz 1920
Kontaktmann 1918
Kontaktschichtstoff 1917
kontinuierlicher Betrieb 1927
- Prozess 1927
Kontrastmittel 5606
Kontrollanalyse 1478
Kontrolle 1480, 1939, 2934
Kontrolleur 2935
Kontrolltier 1940
Kontrolluhr 668
Kontrolluntersuchung 5661
Kontrollversuch 1430, 1944
Konturenschweissen 4104
Konus 1867
Konuskupplung 1869
konventionnel 1949
Konveyor 1953
Konvulsion 6088
Konvulsivschwellendosis 1957
Konzentration 1847
konzentrazionsbedingte Eigenschaften 1734
konzentriertes aromatisches Wasser 1846
Konzentrierung 1848
konzentrische Reihe 1849
Konzern 1766
Konzession 4263

Koordinationsverbindung 1809
koordinierte kovalente Verbindung 1971
Kopaivamasse 1972
Kopal 467
Kopalharz 467
Kopf 3675
Kopfsturzdosis 3676
Kopie 1980
Kopiermodell 4494
Kopplung 2047
Kopplungsfaktor 1680
Kopplungsgrad 1680
Kopplungskoeffizient 1680
Kopplungsspule 2048
Kopplungsziffer 1680
Kopraöl 1675
Korb 801
Korbflasche 1303
Korb-Zerfalltester 802
Korduansaffian 4701
Kork 1988
Korkpresse 1989
Korkpfropfen 1990
Korkquetsche 1989
Korksäure 6693
Korkstopfen 1990
Korkstöpsel 1990
Korkzapfen 1990
Korn 1991
Kornbildung 3560
Körnchen 3561
Körnchengrösse 5028
Kornealanesthäsie 1996
Körner 1403
körnig 3556
körniger Korund 2825
Körnung 3560
Körper 986
Körperschaft 2005
Korporation 2005
Korrektion 2006
Korrektur 2006
Korrelation 2007
korrodierend 2011
Korrosion 2010
Korrosionsmittel 2009
Korrosionsschutzmittel 493
korrosionsverhütend 492
Kosmetikum 2018
Kost 2420
Kosten 2020
-, Versicherung, Fracht 2021
Kostenanschlag 2908
Kostenberechnung 2025
Kostenpreis 2024
Kotflügel 6485
Kozinsäure 1671
k.p. 4141
Kp. 997
Kraft 3334
Kraftbedarf 3997
Kraftgas 5376
Kräftigungsdosis 7043
Kraftleistung 4930
Kraftlinie 4304
Kraftloserklärung 474, 1259
Kraftmaschine 2860
Kraftmesser 2704
Kragstein 1903

Kragstütze 1903
Krampe 1616, 6573
Kramperltee 3868
Krampfanfall 6088
krampferregend 1956
krampferzeugend 1956, 6442
Krampfmittel 517
Kratzeisen 6027
Kratzer 6028
Krankatze 2055, 7109
Krankenhauspackung 3785
Kranz 1092
Kraterbildung 2063
Kräusellack 7490
Kräuseln 2083
Kräuselung 2137
Kräutertee 3725
krebserregend 1305
Kredit verkaufen, auf 6100
Kreide 1441
kreidehaltig 1442
kreidig 1442
Kreis 1550
Kreisabschnitt 6082
Kreisausschnitt 6071
Kreischen 6087
Kreiselpumpe 1414
kreisend 5832, 7170
kreisförmig 1554
Kreislauf 1551, 1557
Kreisring 475
kreisrund 1554
Kreissegment 6082
Kreissehne 1526
Kreissektor 6071
Kreisumfang 1560
Kreiszylinder 5727
Krem 2066
Krepp 2062
Krepprolle 2078
Kreuzbindung 2089
Kreuzbruchkerbe 2092
Kreuzungswinkel 452
Kreuzverbindung 2089
Kreuzwinkel 452
Kriebelkorn 2892
Kriechdehnung 2074
Kriechfestigkeit 2075
Kriechgrenze 2076
Krise 2085
Kristall 2111
Kristallbindung 2114
Kristalldruse 1638
Kristallgitter 2112
Kristallglas 3248
Kristallisierschale 2115, 6819
Kristallisierung 2114
kristallisierter Grünspan 1976
Kristallkeim 6079
Kristallwasser 7401
Kristallzucker 2113
kritische Micellenkonzentration 2086
Kronenmutter 1344
kropfverhütend 502
Krug 4119
Krume 4587
krumme Fläche 2144
krümmen 1045
Krümmer 2774, 4346

Krummholzöl 3796
Krümmung 860, 2141, 5927
Kruste 97
Krustenbildung 2109
Kryolith 2110
Kryoskopie 329
Kübel 1125, 3801, 4994
Kubusmischer 2117
Kuchen 1196
Kuchenbildung 1197
Kufe 3801
Kugel 1139, 3520
- (geom.) 6464
Kugelabschnitt 6471
Kugelausschnitt 6470
Kügelchen 827, 3521
Kugeldruckprobe 755
Kugelfallviskosimeter 3039
Kugelfläche 6473
Kugelform 6469
kugelförmig 6466
Kugelgelenk 751
Kugelhaube 1271, 6467
Kugelkalotte 6467
Kugelkappe 1271
Kugelkeil 6468
Kugelkühler 1140
Kugellager 499
Kugellagerring 754
Kugelmühle 752
Kugelmutter 753
kugeln 5878
Kugeloberfläche 6473
Kugelpoliertrommel 759
Kugelring 754
Kugelschale 6467
Kugelsegment 6471
Kugelsegmentmantel 6472
Kugelsektor 6470
Kugelventil 760
Kuh-1044
Kühlbad 1962
Kühler 5602
kühler Ort 1959
Kühlflüssigkeit 1966
Kühlhalle 1713
Kühllüfter 1963
Kühlmantel 7396
Kühlraum 1702, 1713
Kühlrohr 1855
Kühlsalbe 1704
Kühlschlange 1856, 1967
Kühlschrank 1960
Kühlspirale 1856
Kühletruhe 1968
Kühlturm 1969
Kühlung 1961
Kühlventilator 1963
Kühlwassermantel 1965
Kulisse 4314
Kulturbouillon 2119
Kulturplattenmethode 260
Kulturrasen 6080
Kunde 2147
Kunst 602
Kunstdruckpapier 603
Kunstharz 610, 6790
Kunstleder 609
künstlich 608
künstliche Atmung 611

Kunstseide 612
Kunststoff 610, 5225
Kunststoffbeschichtung 5228
Kunststoffkanister 5226
Kunststoffüberzug 5228
Kunstwolle 613
Kupfer 1975
Kupferazetat 1976
Kupferdruck 1978
Kupferkessel 1228
Kupferplatte 1977
Kupfersulfat 978
kuppeln 2858
Kupplung 1593, 2047, 4505
Kupplungsfusshebel 1640
Kupplungshebel 1640
Kur 2131
kurativ 2125
Kurbel 2061
Kurkumagelb 2129
Kurkumapapier 7169
Kurkumin 2129
Kurs (comm.) 5636
Kurve 2141, 3564
- aufzeichnen, eine 5248
Kurvenantrieb 1247
Kurvenaufzeichnung 7081
Kurvenbild 1470
Kurzbericht 58
Kurzbezeichnung 3482
kurzdauernd 6239
kurzfristige Behandlung 6244
- Wirkung 6243
kurzlebiger Isotope 6249
Kurzname 3482
Kurznarkotikum 6240
Kurzschluss 6241
Kurzwelle 6245
Kutanreaktion 2152
Kutireaktion 2152

Laborant 4164
Laboratoriumtisch 859, 4165
Laboratoriumversuch 4167
Labyrinth 4168
Lac calcis 4598
lachenartig 4812
Lack 4169
- (farbiger) 1752
Lackablösung 4173
Lackabschälung 4173
Lackfarbe 1752
Lackgewebe 3899
Lackieren 7292
lackiert 3514
Lackmus 715
Lackmuspapier 4172
Lackpapier 3900
Lactose 4175
Ladebrief 895
Ladedruck 1012
Ladefähigkeit 1319, 1464, 7047
Ladegrenze 4296
Ladenfenster 6238, 7459
Ladenhüter 2652
Ladenpreis 5804
Ladeplatte 4997
Ladepritsche 4997
Laderutsche 4343
Ladeschaltung 1465

Ladeschurre 4343
Ladestromstärke 1467
Ladung 1142, 1460, 1463, 3379, 6235
Lage 5294
Lager 6649
Lager (Machinenteil) 836
Lagerdichtung 837
Lagerfähigkeit 6226
Lagerfass 6643
Lagerhaus 2337, 6649
Lagerkontrolle 6629
Lagerschale 5173
Lagerschuppen 6627
Lagertank 6644
Lagerung 845, 6631
Lagerversuch 6646
Lamelle 4178, 4179
Lamellenkupplung 4569, 4732
Laminarströmung 4180
Laminierharz 4190
laminiert 4181
Lampe 4194
Lampensockel 3765
langanhaltend 2684
Länge 4242
lange Welle 4354
Langfristbehandlung 4357
langjährige Pflanze 5098
langkettig 4352
Längsausdehnung 4305
Längsdehnung 4305
Längsspritzkopf 708
langwierig 6867
Langzeitbehandlung 4357
Langzeittherapie 4357
Lanolin 188
Lapis calaminaris 1199
Läppchenprobe 5039
Lappen 6795
Laricin 8
Lasche 1170, 4316
Laschenkette 6522
Last 4340
Lastausgleich 4341
Lastkraftwagen 4359
Lastverteilung 4341
Lastwagen 4359
Lasurfarbe 3518
Lasurlack 7103
Latenzzeit 4177
Latschenkieferöl 3796
Lattenwerk 4214
Latwerge 2789
Lauf 4895, 5947
Laufbahn 7082
Läufer 584, 7108
- (Teppich) 4497
Läufermühle 1474
Laufgewichtswaage 6011
Laufkatze 2055, 7109
Laufkette 1362
Laufrad 6211
Laufring 754
Laufschaufel 5913
Laufwalze 1946
Laufzeit 5953
Lauge 4403
laugebeständig 5788
laugefest 5788

laugenartig 337
Laune 7262
Läusemittel 4368
Läuterkessel (Zucker) 1587
Läutern 1585
Läuterung 1605
- (chem.) 5686
Lautstärkeregelung 7355
Lautstärkeregler 7355
lauwarm 4392
lauwarmes Wasser 565
Lavatio oris 4717
Lävulinsäure 4261
Lävulose 3403
Laxativum 4220
L.C 4247
Lebensbedingungen 1860
Lebensdauer 4269, 4355
Lebensfähigkeit 7320
Lebensmittel 331, 3327
Lebensmittelfarbstoff 2726, 3329
Lebensmittelzusatz 3328
Leberschranke 3724
Leck 4231
Leckage 4231, 7192
Lecken 4231
Lecksaft 2789
Lederhautanesthäsie 1996
Lederriemen 4235
Lederring 4236
leer 2836
Leergang 2204
Leergewicht 2205, 6845
Leerlauf 2204
Leertitration 926
Leerung 7193
Leerversuch 925
Legemaschine 3319
Legierung 349
Lehm 1594
Lehne 5796
Lehre 1241
Lehrling 7090
leicht 4273
leichtes Fliessen 3733
Leichtigkeit 2709
leichtlöslich 2712
Leichtmetall 4277
leichtsiedend 4373
leichtverbrennbar 2711
Leim 3526
Leimsüss 387
Leimung 3527
Leimzucker 387
Lein 3231
Leinen 4308
Leinenbatist 814
Leinengewebe 4308
Leinenstoff 4308
Leinöl 3232
Leinölfirnis 4319
Leinölsäure 4318
Leinsamenöl 3232
Leinwand 4307
Leiste 2722, 6106
Leistung 4930, 5106, 7500
- einer Pumpe 2298
Leistungsbereich 7244

Leistungsenergie (in Watt) 7406
leistungsfähig 2741
Leistungsfähigkeit 5477
Leistungsfaktor 5357
Leistungsvermögen 2740
Leistungszeiger 7407
Leitartikel 4228
Leitbacke 3323
Leiter 1865
Leitfähigkeit 1862
Leitspindelschloss 1590
Leitung 2633, 4302, 4453
- (electr.) 1551
Leitungsgeschwindigkeit 1863
Leitungsrohr 1866
Leitungsvermögen 1862
Leitungswasser 1566
Leitwalze 1946, 3610
Lemongrasöl 1565
lentikular 4244
Leseband 6428
letale Dosis 3055
- Konzentration 4247
leuchtende Flamme 4394
Leuchtgas 1647, 3872
Leuchtschirm 143
Levigation 4257
Libelle 301
Lichen islandicus 3868
Licht 4272
- geschützt, vom 6230
Lichtabsorption 52
Lichtbeständigkeit 4282
Lichtbogenschweissung 575
Lichtbündel 4274
Lichtdurchlässigkeit 4280
lichte Einbauhöhe 2197
- Öffnungsweite 2197
- Weite 1598, 4002
lichtecht 4281
lichtempfindlich 4278, 6126
lichter Durchmesser 4002
lichtfest 4281
lichtgeschützt 4287, 5209
Lichtintensität 1261
Lichtkegel 1872
Lichtleitung 4285
Lichtquelle 4279, 4395
Lichtstärke 1261, 2323
Lichtstrahl 829
Lichtstrahlbündel 829
Lichtweite 1598
Lid 2050
Liebigkühler 4268
Lieferant 3421
lieferbar 699
Lieferfrist 6895
liefern 2288
Lieferschein 894
Liefertermin 1934
Lieferung 2290, 6235
Lieferungsschein 2292
Lieferwalze 1233, 2303
Lieferzeit 6895
Lieferzylinder 1233
Liegen 5494
Lift 2795
Ligand 904
Lignin 7471

Limonen 1540
Linde 4289
Linearverhältnis 4306
Linguette 4311
Linie 4302, 5624
Linimentum 4312
linkes Auge 4239
linksdrehend 4259
linksdrehende Säure 4258
Linksdrehung 490
Linkslauf 490
Linksweinsäure 4260
Linnen 4308
Linolensäure 4318
Linolsäure 4318
Linon 3382
Linse 4243
linsenförmig 4244
Linsenstärke 4245
Lint 4320
Lipeszens 4322
Liponsäure 4324
Lippenstift 4325
Liquidationstag 6174
Liquidität 3271
Liquor Kali caustici 1374
Liste 4333
Listenpreis 4334
Literatur 4337
Litholrubin 5116
Lixiviation 4225
Lizenz 4263
Lizenzvertrag 4264
Loch 525, 3766
Lochband 5104
Lochblende 5100
Locheisen 1403, 5535
Locher 5539
löcherig 3778, 5290
Lochkarte 5536
Lochplatte 5103
Lochpresse 5537
Lochscheibe 1072, 5102
Lochscheibengranulat 6275
Lochstanze 5537
Lochstanzen 5540
Lochstempel 5535
Lochstreifen 5104
lockeres Gewebe 4358
Loden 5921
Löffel voll, ein 1667
Löffelschale 800
Lohe 6814
Lohnkosten 4163
Lokalisation 4347
Lokalisierung 4347
loose 4718
Los 806, 4366
Löschen 3000
Löschgrube 629
Löschpapier 967
Löschung 3000
lose Rolle 2184
loses Pulver 1140
lösliche Stärke 430
lösliches Salz 6421
Löslichkeit 6418
Lost 7502

LOS-

Lösung 6422
- eines Problems 479
-, hypotonische 3857
-, isotonische 4088
Lösungsgeschwindigkeit 2519
Lösungskoeffizient 6419
Lösungsmittel 2523
Lösungspotential 33
Lösungstemperatur 6423
Lösungstiter 6670
Lösungsvermittler 6420
Lösungszeit 2520
Lot 5253
Löten 6410
Lötfuge 6409
Lotio 4367
Lötlampe 932
Lötrohr 932
Lötstelle 6409
Lötung 6410
Lötzinn 6408
Lücke 3433
lückig 951
Luft 280
Luftabzug 296
Luftanfeuchtung 292
Luftanschluss 439
Luftauslass 295
Luftaustritt 295
Luftbad 312
Luftbefeuchtung 292
luftbeständiger Lack 318
Luftblase 303
Luftdämpfer 290
Luftdämpfung 291
luftdicht 311
Luftdruck 655
Luftdruckmesser 4466
luftempfindlich 6124
Luftfederung 291
Luftfeuchtigkeit 300, 654
Luftfilter 297, 314
Luftfracht 316
Luftgebläse 282
luftgekühlt 287
luftgetrocknet 315
Luftheizung 299
Luftklappe 321
Luftkühlung 288
Luftleere 7250
luftlos 298
Luftrakel 3251
Luftrakelstreichen 3252
Luftreiniger 314
Luftreinigung 319
Luftrühren 320
Luftschacht 308
Luftschleuse 302
Luftsolenoid 5260
Luftstrahl 281
Luftstrom 289
Luftströmung 289
Luftsuspensionstechnik 310
Lufttrocknung 294
Lüftung 7309
Lüftungsklappe 321
Lüftungssystem 7310
Luftventil 321
Luftverdichter 284
Luftverdrängung 293

Luftverschmutzung 304
Luftverunreinigung 304
Luftvorwärmer 305
Luftzug 289
Luke 3670
Lumen 4393
Lunker (metal) 6260
Lunkerbildung (metal.) 3351
Lunkerung 6260
Lupe 4430
Lutein 2440
Lutschpastille 7139
Lutschtablette 4384
Lycopodium clavatum 1637
Lymphdrüse 4404
lyophiles Kolloid 2841
lyophobes Kolloid 4406
Lyophyllisation 3373
Lysat 4407

Macerta 4409
mache! 3023
mache einen Aufguss! 3955
mächtig 7302
Magazin 2337
Magdaleon 4415
Magen-Darmkanal 332, 2439
magenlöslicher Überzug 3458
Magensaft 3457
Magermilch 6323
Magma 4417
Magnesia 4420
Magnesium aceticum 4418
- chloratum 4419
- hydricum 4420
- nitricum 4421
- stearinicum 4422
Magnesiumazetat 4418
Magnesiumchlorid 4419
Magnesiumhydroxyd 4420
Magnesiumnitrat 4421
Magnesiumstearat 4422
Magnet 4344
Magnetanker 586
Magnetfeld 4425
magnetische Kupplung 4424
magnetischer Widerstand 5748
Magnetrührer 4426
Magnetschalter 4427
Magnetspule 4423
Magnetventil 6411
Magnetzünderanker 586
mahlen 7134
Mahlen 2106
Mahlfeinheit 3165
Mahlfläche 3585
Mahlkörper 3583
Mahltrommel 2107
Maiapfelwurzel 4520
Maischbottich 4488
Maische 7483
maischen 4487
Maischepumpe 1559
Maisgriffel 2003
Maishaar 2003
Maisöl 1992
Maisstärke 1993
Maiswasser 1994
Maizena 1993
Majolika 4441

M.A.K. 4509
Makrolid 4414
Malariamittel 506
Malat 4445
Malleabilität 4449
Mälzen 4450
Mandelsäure 4455
Manganbraun 910
Mangandioxyd 4460
Manganhyperoxyd 4460
mangan ige Säure 4462
Manganigsäure 4462
Mangansäure 4461
Mangansuperoxyd 4460
Mangel 2242, 2246, 4171, 6247
mangelhaft 2243
Manihotstärke 5972
Maniokastärke 1335
Manipulationszuschlag 4939
Mannigfaltigkeit 7341
Mannloch 4463
Manometer 4466
Manometerdruck 3463
Manövrierventil 3649
Mantel 1334, 1655, 1952
Mantelform 5819
Mantelkühler 1714
Manteltablette 4188, 5421
Manufakturware 4468
Maquette 2359
Maranta-Arrowroot 597
Marantastärke 598
Markenartikel 5503
Markenname 1057, 7087
Markierer 4479
markiert 4158, 6804
markierte Verbindung 6805
Markt 4480
Marktanalyse 4481
Markteinführung 1783
Marktforschung 4481
Marktstudium 4481
Marmelsteinplatte 4475
Marmor 4474
marmorieren 4712
Marmorplatte 4475
Marmortisch 4475
Marokkanischleder 4701
Masche 6182, 4563
Maschengrösse 7456
Maschenweite 7456
Maschinenaggregat 4411
Maschinenarbeit 4412
Maschinenprüfung 6924
Maschinenraum 5377
Maschinensatz 4411
Maskierung 1250
Maskierungsmittel 1810
Mass 4527
Massa ad bacillos 5075
Masse 1142, 4490
Masselbett 1346
Massenanfertigung 4492
Massenartikel 4491
Massendichte 530
Massenerzeugung 1145, 4202, 4492
Massenfabrikation 4303, 4492
Massenfertigung 4303

Massengut 1143
Massenherstellung 1145, 4303, 4492
Massenmittelpunkt 1406
Massenproduktion 1145, 4303
Masstab 6009
Mastix 3615
Mastixharz 3615
Masurium 6865
Mater 2406
Material 4502
Materialfehler 2242, 3230
Materialprüfung 4503
Materialuntersuchung 4503
Materialzufuhr 1461
Matrize 1382, 2406
Matrizeneinsatz 1383
Matrizenhalteplatte 1384
Matrizenöffnung 2411
Matrizenrahmen 1472
matt 2450, 4507
- werden 6847
Matte 4496, 4497
matter Anstrich 2679
Mattfirnis 2679
Mattglas 4498
Mattieren 2680
Mattscheibe 4498
Mattschleifen 3401
Maulaffe 7453
Maus 4716
maximal erlaubte Konzentration 4512
- zulässige Konzentration 4509
Maximalbelastung 4515
Maximaldosis 4511
maximale Arbeitsplatzkonzentration 4509
- Tagesdosis 4510
Mazeration 4408
mechanische Festigkeit 4535
- Vorrichtung 4533
Medizin 2650
Meerschweinchen 3612
Meerwasser 560
Mehl 3264
mehlartig 3045
mehlig 3045
mehrbasische Säure 5273
Mehrdosenbehälter 4731
Mehrdosenflasche 4731
mehrfach ungesättigte Fettsäure 5274
Mehrfachdistillation 1692
Mehrfachentnahmeflasche 4731
Mehrfachform 1812, 4729
Mehrfachgesenk 4729
Mehrfarbendruck 4730
mehrgängige Schraube 4734
Mehrgewicht 4961
Mehrkosten 183
Mehrlängenmaschine 6177
Mehrphasenelektromotor 5276
Mehrphasenstrom 4735
Mehrscheibenkupplung 4569, 4732
Mehrschichttablette 4188
Mehrschneckenmaschine 4733

Mehrstufen-Mechanismus 4737
mehrteilige Form 6490
- Matrize 6489
mehrteiliges Gesenk 6489
Mehrwert 4959
mehrwertig 5277
mehrwertiger Alkohol 5275
Meissel 1504
Meister 3345
Mekkabalsam 766
Melasse 4650
meldepflichtige Krankheit 4815
Mellitsäure 4545
Membranengleichgewicht 2563
Membranfilter 4550
Membranpumpe 2398
Membranstopfen 2399
Membranverschluss 2399
Menge 60, 418, 1142, 2571
- (abgegrenzte) 806
Mengebestimmung 5574
Mengen 946
Mengenleistung 5477
Mengenverhältnis 5573
Mennige 4613
Menstruationsmittel 2829
Menstruum 2523
Mergel 4486
Merkmal 3061
Merkmale 6453
Merkurichlorid 2012, 4552
Merkurochlorid 4553
Merkurooxyd 4554
Merkzeichen 4477
Mesoweinsäure 4564
messbar 4526
Messen 4528
Messer 4148, 4531
Messfehler 4529
Messgerät 4531
Messgrenze 4297
Messing 1060
Messinstrument 4531
Messkluppe 1242
Messkolben 3547, 4530
Messkunst 6633
Messmikroskop 1365
Messpipette 3548
Messung 4528
Messventil 4576
Messzylinder 3546
Metabolit 4567
Metallbeschlag 4310
Metallblatt 3312
Metallfolie 3310, 3312
Metallgaze 7465
Metallkolben 4570
Metallplatte 6219
Metallseife 4571
metastabil 4573
Metazuckersäure 4572
methandisulfonsaures Kalzium 1216
Methansäure 3354
Methode 4577
- der Wahl 4579
Methylalkohol 4580

Methyläther 4582
Methylenblau 4583
Methylenum caeruleum 4583
Methylzellulose 1390
Methylzinnsäure 4584
M.H.K. 4585
Mhometer 1864
Mikrobürette 4588
Mikrocurie 4590
Mikrokristall-Ampulle 4589
Mikrometer 4591
Mikrometerlehre 4592
Mikrometerschraube 3154
mikronisiertes Pulver 3159
Mikronizer 3280
Milch 4596
Milchglas 4597
milchig 4599
Milchsäure 4174
Milchzucker 4175
Milchzuckersäure 4722
Mindestgeschwindigkeit 4611
mineralisch 3995
Mineralöl 4604
Mineralteer 4605
Mineralwasser 4606
Mininaldosis 4608
minimale Hemmungskonzentration 4585
Ministerium 4612
Minutenvolumen 1309
Mischapparat 947
mischbar 4620
Mischbarkeit 4619
mischen! 4246
Mischer 947
Mischfällung 1979
Mischharz 4624
Mischkammer 4626
Mischkneter 4146
Mischmahler 4629
Mischmetall 349
Mischmühle 4629
Mischpolymer 1974
Mischraum 4626
Mischtrommel 4628
Mischung 945
mischungsfähig 4620
Mischungsverhältnis 4631
Mischungsvorgang 4630
Mischventil 4625
Mischzylinder 4627
Missbildung 2251
Missbilligung 2475
Misserfolg 3034
mitlaufende Schneidvorrichtung 3301
Mitläuferband 719
Mitläuferfolie 719
Mitnehmer 152
Mitnehmerbolzen 152
Mitnehmerzahn 152
Mittel 269, 4543
Mitteldosis 701
mittelfeines Pulver 4639
Mittelnabe 1405
Mittelpunkt 1400
Mittelstück 987
Mitteltemperatur 703
Mittelwert 700, 4521

mittlere Dosis 4522
- Grösse 4523
- quadratische Abweichung 7286
- Überlebenszeit 4524
Mixtur 945
Mixtura agitada s. media 6187
Modell 4637
modellieren 4636
Modellsand 4675
Modellversuch 4638
moderig 4678
modern 7236
Modifikation 352
Mogadorsandarak 4123
möglich 3060
Möglichkeit 545, 2709
Mohärwolle 4640
Mohr-Westphalsche Waage 7436
Moiré 4642
Mol 3552
molar 4648
Molargewicht 4681
Molarität 154
Molbrechungsvermögen 4680
Molekel 4682
Molekül 4682
molekulare Umstellung 4679
molekularer Löschungskoeffizient 4649
Molekularformel 2831
Molekulargewicht 4681
Molekularkrankheit 2875
Molekularrefraktion 4680
Molekulumlagerung 4679
Molgewicht 3554
Molkonzentration 154
Molleton 4684
Molton 4684
Molvolumen 3553
Molybdän 4687
Molybdänblei 4686
Molybdänsäure 4688
Momentandosis 4690
Momentanwert 4010
Monobromessigsäure 4695
Monochloressigsäure 4696
Monokaliumdihydrogenphosphat 5310
monovalent 4699
Montage 640, 3193
Montierung 640
Mörser 4702
Motor 2860
motorische Endplatte 2853
Motormühle 4711
M.T.D. 4510
Muffe 1166
Muffenkelch 5197
Mühle 4600
Mühlstein 1136
Mühltrichter 1152
Mulde 3801
Mull 3464
Mullbinde 5888
Müllergaze 1004
Mundstück (der Düse) 2414
Mündung 525
Mundwasser 4717

mürbe 1094, 5871
Mürbigkeit 1095
Muskelentspannung 4739
Muskelentspannungsmittel 4738
Muskelrelaxans 4738
Musselin 4741
Muster 4637, 5985
Musternehmen 5986
Musterzug 5986
Mutation 4742
Mutter 4828
Muttergewinde 3081
Mutterkorn 2892
Mutterlauge 914, 4705
Mutterlösung 4706
Muttertinktur (Hom.) 4707
Muttersole 914
Mutterstoff 5018
Muttersubstanz 5018
Mutungsgrenze 1875
Myristikaöl 4746

Nabe 4756
nach Muster 95
Nachbehandlung 251
Nachbeobachtung 3325
Nachdruck 5763
Nachfüllventil 5708
nachgeformtes Schichtstoffteil 5297
Nachgeschmack 253
nachgiebig 5770
Nachglühen 256
Nachkalkulation 2025
Nachkühler 182
Nachkultur 6692
Nachlassen 5752
Nachlauf 257, 4203
- (destil.) 6807
Nachleuchten 256
Nachstrom 255
Nachteil 2473, 2618
Nachuntersuchung 5661
Nachweis 2368, 2930
Nachwirkung 254, 6067
Nadel 4761
Nadelansatz 4762
nadelförmig 111
Nadelholzharz 7
Nadelholzteer 6632
Nadelventil 4763
Nagel 4747
nagelneu 1058
Näherung 548
Näherungswert 549
Nähgarn 6181
Nähragar 4829
Nährboden 2120
Nahrungsfett 2421
Nahrungsmittel 331, 3327
Nahrungsmittelverpackung 3330
Naht 4109
nahtlos 6064
Nahtmaterial 6769
Nahtschweissen 6063
Name 4749
Napf 800
Naphta 2103
Naphtalinschwefelsäure 6721

Naphtalinsulfonsäure 4750
Naphtholrot 379
Naphtylessigsäure 4751
Narkotikum 178, 4752
Nasentropfen 1742
nass 7437
nasse Versprühung 7441
nässen 2178
Nass-und-Schlämmverfahren 7376
Nassverfahren 7376
Nassvermahlung 7440
Nativsubstanz 4754
Natrii chloridum 1786
Natrium 6373
- chloratum 1786
- muriaticum 1786
Natriumalaun 1845
Natriumaluminat 6374
Natriumarseniat 6376
Natriumarsenik 6377
Natriumarsenit 6377
Natriumbenzoat 6378
Natriumbichromat 6380
Natriumbisulfit 6381
Natriumchlorid 1786
Natriumchlorat 6382
Natriumfluorid 6384
Natriumhydroxyd 1376
Natriumhypochlorid 6386
Natriumhypophosphit 6387
Natriumnitrat 6388
Natriumnitrit 6389
Natriumoxyd 6390
Natriumperborat 6391
Natriumresinat 5775
Natriumstannat 6392
Natriumsulfit 6394
Natriumthiosulfat 6395
Natriumwolframat 6396
Natron 1376
Natronhydrat 1376
Natronkalk 6371
Natronlauge 6372
Natronsalpeter 6388
Natur 4755
Naturprodukt 4754
Nebel 3309
Nebenachse (cryst.) 4210
Nebenprodukt 1188
Nebenrad 3324
Nebenschluss 6263
Nebenvalenz 6068
Nebenwirkung 6268
negativer Ion 4764
Negativform 3080
nehme! 1275a
neigbare Presse 3920
Neigung 2353, 5494, 6886, 7004
Neigungsgrad 3543
Neigungswinkel 447, 1890
Nelkenöl 1636
Nenner 2318
Nenngrösse 4790
Nenninhalt 4789
Nennmass 796
Nennwert 798
Nesseltuch 4741
Netz 4766
Netzebene (crist.) 4216

netzförmig 5807
Netzmittel 7444
Netzung 2179
Netzungsmittel 4644
Netzwerk 4767
Neufüllung 5709
Neuroleptanalgesie 4768
neuro-muskuläre Blockade 4745
- Verbindung 2853
Neusilber 3485
neutrale Reaktion 4770
neutrales Kaliumphosphat 5341
- weinsaures Kalium 5347
Neutralisierung 4771
Neutron 4772
nicht hämmerbar 3874
nichtausgepresstes Formteil 6242
Nichtaushärtung 7203
nichtflüchtig 4801
Nichtigkeitserklärung 474
nichtleitend 4014
Nichtleiter 2417
nichtoxydierbar 3996
nichtrostend 3996
nichtrostend 5956
nichtrostender Stahl 6551
nichtverstopfendes Ventil 4792
nicht-wässerige Lösung 4791
Nickhautvorfall 2642
Niederdruck 2339
Niederdruckkessel 4381
Niederdruck-Pressen 4382
Niederdruckpressharz 1920
Niederfrequenz 4371
Niederfrequenzstrom 4378
Niederhalter 928
Niederschlag 2336
Niederspannung 4372
niedrig siedend 4373
niedrige Dose 4369
- Dosis 7416
niedrigmolekular 4380
Niesmittel 6612
Niet 1610, 5873
Niete 1610, 5873
nieten 1615
Nieten 1611
Nietmaschine 1617
Nietung 1611
Nietverbindung 5874
Niobium 1761
Nippel 4777
Nitrat 717
Nitrogenium 4784
Nitrometer 2918
Nitroschwefelsäure 4785
Nitrosylschwefelsäure 4786
Nitrum 4778
Niveauflasche 4351
Nivellierung 4250
Nocke 1246
Nocken 1246
Nockenscheibe 2477
Nockenwelle 1252
Nockenwellenlager 1253
Nominalwert 798
Nonius 7313
Nonne 2406

Noppengarn 6503
Nor-Bixin 917
Norm 6553
Normalalkalilauge 4804
Normalarbeitsvertrag 6554
Normalbelastung 4850
normale Beschleunigung 4803
- kovalente Bindung 4805
Normalformat 796
normalisieren 6564
Normalisierung 4810
Normalität 4808, 7031
- einer Lösung 4809
Normalkerze 6556
Normallösung 4806
Normalwert 4807
normalzäh (rheol.) 2772
Normdose 6558
Normierung 4810
notgedrungen 3341
Notstand 2823
Nuance 7023
Nuancieren 7024
Nudelgriess 6120
Nukleolus 4821
Null 7504
Null-Einstellung 3970
Nullinie 3100, 7505
Null-Linie 7505
Nullserie 5174
Nullstellung 4769
Nullversuch 925
Nullwert 7504
Numerierung 4826
Nut 3591, 4811
Nuten 4814
Nutenstanzmaschine 6351
Nutenstossmaschine 6351
Nutenziehmaschine 6351
Nuthobel 3593
Nutmaschine 3592
Nutsche 1124
Nutschefilter 1124
Nutung 6487
nutzbar 2732
Nutzeffekt 2740
Nutzen 871
Nutzfläche 7245
Nutzlast 1319, 7243
nützlich 6166
Nützlichkeit 7247
Nutzungsdauer 6163
Nutzvolumen 7246

oberer Pressentisch 7233
oberes Formteil 7058
Oberform 1973
Oberfläche 6752
oberflächenaktive Verbindung 6759
Oberflächenaktivität 6753
Oberflächenbogen 6756
Oberflächendosis 6739
Oberflächenspannung 6758
Oberflächensprühung 6757
Obergesenk 2037
Oberhaut 2876
Oberkasten 1973
Oberkolbenpresse 2608
Oberstempel 7234

Oberteil 7055
Oberwalze 7059
Objekt 4832
Oblate 428, 7364
obligatorisch 1843
Obmann 1440
Obrigkeit 680
obrigkeitliche Genehmigung 4849
Ochsengalle 4963
Ocker 4843
Octansäure 1285
Ofen 4936, 6650
Ofenkachel 2696
Ofentrocknung 4937
Ofenziegel 3180
offen 5042
offenbar 4957
offene Blase 4883
- Flamme 4748
offener (Strom) Kreis 4884
offensichtlich 4957, 5042
öffentliche Gesundheitspflege 5519
offizielle Kontrolle 677
Öffnung 525
Offsetdruck 4852
Ohmmeter 4853
Ohr 773
Okklusivverband 4842
oktogonal 2746
Okular 3022
Öl 4854
ölartig 4870
Ölbad 4855
öldicht 4859
Olefinharz 4872
Oleinsäure 4873
Ölen 4390
Oleum 3415
Oleum arachidis 571
- cacao 1193
- Carthami 1323
- Cassiae 1336
Oleum cetacei 4875
- cocos 1675
- Coryli 3674
- Geranii indicum 5001
- Gossypii 2032
- Helianthi 6733
- hydrogenatum 3818
- napi 1720
- Pini pumilionis 3796
- pinisylvestris 3178
- ricini 1353
- rosae 665
- sesami 872
- tauri pedum 1123
Ölfirnis 4319
Olibanumöl 2846
ölig 4870
Olivenöl 4876
Ölkuchen 4860
Ölpapier 4861
Ölsäure 4873
Ölseide 4862
Öltuch 4856
Ölvorlage 3262
Ölzucker 2792
O.P. 4913

Opaleszenz 4880
Opalglas 4597
Operation 4894
Optiker 4898
Optimaldosis 4899
optische Dichte 4897
orange 4902
Orange 4901
L-Orange 1 4901
L-Orange 2 6734
L-Orange 4 917
L-Orange 5 1286
orangerot 4903
Orcein 2118
Orchilla 2118
Ordinate 4907
Ordnung 4904
organschädlich 4909
orientierende Bestimmung 6032
Orientierung 6886
Originalpackung 4913
Orseille 2118
orthogonal 4916
Orthophosphat 6906
Ortung 835
Öse 773, 3018, 3021, 4391
Ösenschraube 3020
Osmose 4549
osmotischer Druck 4923
ostindisches Melissenöl 1565
Oszillation 4921
Oszilloskop 4922
oval 4935
Oxalessigsäure 4964
Oxalsäure 4965
Oxybernsteinsäure 4448
Oxybuttersäure 4974
Oxyd 4970
oxydabel 4971
Oxydation 4967
Oxydationsmittel 4969
oxydationsverhindernde Wirkung 510
oxydierbar 4966
Oxydierung 4967
Oxydul 5513
Oxymel 4980
Oxyschwefelsäure 4981
Ozokerit 1424
Ozon 4982

p.a. Präparat 437
Paar 2045
paaren 4501
Pachycurare 4984
Packleinwand 1156
Packmaschine 1150, 4993
Packring 7374
Packstoff 4986
Packtuch 1156, 4991
Packung 4110, 4986
Packungsbeilage 4987
Packungsdichte 4992
Packungsring 7374
Packungsvolumen 4988
Paket 4986
Pakfong 3485
Palette 4997
Palettenstapeln 4998

Palmarosaöl 5001
Palmbutter 4999
Palmenstärke 5972
Palmfett 4999
Palmitinsäure 1433
Palmkernfett 5000
Palmkernöl 5000
Panamarinde 5587
Panne 1067, 3035
Pantograph 5007
Pantschen 227
Papierblättchentest 5010
Papierbrei 5012, 5527
Papierbrei-Pressteil 5528
Papierchromatographie 5009
Papierelektrophorese 5011
Papierkapsel 1471
Papiermâché 5013
Papiermasse 5527
Papiertüte 5008
Pappbehälter 1306
Pappe 983
Pappkarte 983
Pappschachtel 1306
Paraffin 3659
Paraffinöl 3711, 4276, 5014
Paraffinum durum 3659
- liquidum 3711
- solidum 1424
Parallelepipedon 5015
Paramilchsäure 2387
Paraweinsäure 5594
parenterale Lösung 3979
- Präparation 5019
Parfüm 3227
Parfümabsolut 30
Parfümkonkret 1852
Parisergips 3623
Partikel 5025
Partikelform 5027
Partikelgrösse 5028
Partikelreibung 5029
Parzelle 4366
passend 5498
Passring 175
Passtift 2606
Passung 3191, 4300
Paste 5033
Pastellfarbe 5036
pastenartig 5038
Pastenfarbe 5034
Pastenharz 5035
Pastilla 7139
Pastille 4384
Patent 5041, 7086
- anmelden, ein 3109
- erteilen, ein 3555
Patentamt 5048
Patentanmeldung 539
Patenanspruch 5045
Patentbeschreibung 5050, 6452 6453
Patentblau 5044
patentfähig 5052
Patentfähigkeit 5051
Patentgesuch 539
patentiert 5053
patentierter Artikel 5503
Patentinhaber 5046
Patentrecht 5049

Patentregister 5054
Patentschrift 5050
Patentverletzung 3961, 5047
Patentverzeichnis 5054
Paternosterwerk 1126
Patrize 2037, 4446
Patrone 1324
Patschuliöl 5040
Pauschalbetrag 4397
Pauschalpreis 4397
Pauschaltarif 1147
Pause 5056
pechartig 5204
pechschwarz 5204
Pegel 4248
Pegellinie 3859
Pegelschaulinie 3859
Pegelschreiber 3860
Pegelstand 7397
Peilung 835
Pektin 5067
Pektinsäure 5068
Pektinstoff 5067
Pektinzucker 570
Penetration 5121
Penetrationsgrad 5077
Penetrationsmesser 5080
Penetrationsprüfung 5078
Penetrometer 5080
Penetrometernadel 5081
Pentosezucker 7474
Peptisation 5084
Peptisator 5083
Peptonisierung 5085
perakut 5090
Perameisensäure 5107
Perborsäure 5091
Perchlormethan 1299
Perchlorsäure 5095
Peressigsäure 5088
perfundiertes Organ 5108
Pergament 5016
Pergamentpapier 5016
Peridunalanästhesie 5109
Perillaöl 5110
Perimeter 1560
Periode 2161
Peripherie 5113
Perjodsäure 5112
Perkolation 5096
Perle 827
Perlmoos 1316
Perlmutt 4708
Perlmutter 4708
Perlmutterlack 4709
permeabel 5119
Permeabilität 5118
permeable Membran 5120
Permeationskoeffizient 5122
Permutation 2943
perorale Darreichung 4900
Peroxyd 5126
Peroxydischwefelsäure 5129
Peroxydzahl 5127, 5128
Peroxymonoschwefelsäure 1315
Peroxyverbindung 5128
Persäure 5089
Perschwefelsäure 5129
Personal 6547
Perubalsam 767

Pestizid 5134
Petrischale 5136
Petroläther 5138
Pfad 1455
Pfaff 3760
Pfanne 5002
Pfefferminzwasser 561
Pfeifenerde 3181, 5198
Pfeifenton 3181, 5198
Pfeilwarzmehl 597
Pfeilwurz 597
Pfeilwurzelmehl 598
Pferdehaarsieb 3783
Pferdeserum 3782
Pflanze 5219
Pflanzenextrakt 7299
Pflanzenfaser 7300
Pflanzenleim 3529
Pflanzenöl 7301
Pflaster 5057, 5222
Pflastermull 5223
Pflasterprobe 5039
Pflasterung 5057
Pfleiderer 6279
Pfropfen 1988, 5249
Pfund 5356
- je Quadratzoll (Druck) 5358
Pharmakopoe der Vereinigten Staaten Amerikas 7219
pharmazeutische Gesellschaft 5140
pharmazeutischer Produkt 5139
pharmazeutisches Gebiet 5141
Phasenkontrast 5142
Phasenkontrastmikroskop 5143
Phasenwinkel 388
Phenol 1295
Phenoläther 5145
Phenolformaldehydharz 5147
Phenolharz 5146
Phenol-Koeffizient 5144
Phenolschwefelsäure 5149
Phenolplast 5146
Phenylacetokohlensäure 5151
Phenylakrylsäure 1547
Phenylbuttersäure 5152
Phenylchloressigsäure 5153
Phenylessigsäure 5150
D-L-Phenylglykolsäure 4455
Phenylmilchsäure 5155
Phenylzimtsäure 5154
Phiole 5156
Phosphoreszenz 256
phosphorige Säure 5157
phosphorsaures Kalium 5340
Photo-Aktivierung 5158
Photozelle 5159
physiologische Salzlösung 5160
Pickel 5176
Pigment 4003
Pikrinsäure 1293
Pille 5167
Pillenmaschine 5171
Pillenmasse 5172
Pillenspatel 5170
Pillenstrang 4415
Pillenüberziehen 5168
Pillroller 5169
Pilz 3417

pilzhemmend 500
Pilzmittel 3416
pilztötend 500
pilztötende Wirkung 501
pilztötendes Mittel 3416
Pinakon 5177
Pininsäure 5180
Pinksalz 402
Pinzette 3343
Pipette 5199
Pipettenflasche 2648
Pisangwachs 770
Pistill 5135
Pitotrohr 5205
Pitotsches Rohr 5205
Pix liquida 6632
Planetengetriebe 5217
Planetmischer 5218
Planierpulver 4252
Planierung 4250
Planschleifmaschine 6754
Planung 2359
Plasmolyse 5221
Plastifiziermittel 5233
plastifiziert 5232
Plastifizierungsleistung 4548
Plastifizierzone 4547
Plastikfolie 5231
plastischer Werkstoff 5225
plastisches Fliessen 5229
Plastisol-Verarbeitung 6355
Plastizität 4663
Platinchlorwasserstoffsäure 1520
Platinmohr 5244
Platinschwamm 5244
Plätschern 6484
Platte 2476, 5006, 5235, 5242, 6212, 6326
Plattenaustauscher 5239
Plattenband 2487
Plattenfläche 5243
Plattenförderer 5236
Plattengummi 6220
Plattenkolonne 5237
Plattenkultur 5238
Plattenkulturmethode 260
Plattenoberfläche 5241
Plattenpresse 2198
Plattnerscher Mörser 5245
Plättwalze 4191
Platzbedarf 6755
Platzen 1165
Platzveränderung 6231
Pleuelstange 1892
Plexiglas 141
plötzliche Abweichung 5589
plötzlicher Abfall einer Kurve 2465
Plunger 5254
Plüsch 6186
plüschartig 3279
Polarverbindung 5268
Polierbock 5271
polieren 3512
Polieren 1135
Poliermaschine 5271
Poliermittel 5270
Politur 1135, 5269
Polsterung 7231

Polsterwatte 1307
Polyacrylsäureharz 5272
Polyenfettsäure 5274
Polyvinylharz 5278
Pomeranzenöl 2899
Ponceau 6R 6017
Popelin 5282
Popeline 5282
porenfrei 4797
porös 5290
Porosität 5289
Porphyrisation 4728
Porphyrplatte 5291
Porphyrwalze 5292
Porzellan 1500, 5284
Porzellanerde 1501
Porzellanfilter 5286
Porzellanfüllkörper 5288
Porzellankugelmühle 5285
Porzellanmörser 5287
positive chronotrope Wirkung 1310
Posologie 2566
Posten 2871
Postulat 646
Potassa caustica 1375
Potassii bicarbonas 5307
- carbonas 5302
- nitrus 4778
- sulfas 5345
Potentialisation 5354
Potentialschwelle 5353
Potentialunterschied 5351
Potentialvermittler 5352
Potentiometer 5355
Potenzierung 5354
Potio 2616
Prägefolie 3311
Prägeform 2406
Prägekalander 2819
Prägepresse 957, 3761
Prägestempel 3760
Praktikant 7090
Prallheit 7168
Prallmühle 3879
Prallplatte 733
Prämie (Gratifikation) 1008
Präparat mit verzögerter Wirkung 4351
Präservierungsmittel 5415
Präsident 1440
Präzipitat 2336
Präzision 100
Präzisionsregulierung 3186
Preis 2020, 5452, 5636
Preisgrenze 5453
Preiszettel 4334
Prellbock 1133
Pressdragieren 1828
Pressdruck 4674, 5428
Presse 5419
- mit geringem Hub 6250
- mit hohem Hub 4353
pressen 4651, 5418
Pressentisch 4715
Presserei 4672
Pressfehler 4669
Pressfilter 5422
Pressfläche 5491
Pressform 5423

Pressformen 1831
Pressformschieber 4662
Pressglas 5425
Pressgranulat 6353
Pressgrat 3212
Presskissen 1370
Presskraft 1842
Pressling 5426
Pressluft 1819
Pressluftleitung 1820
Pressmassen 4667
Pressplatte 1370
Pressspritzform 7096
Pressspritzkolben 5301
Pressspritzwerkzeug 7096
Presspulver 4673
Pressrückstand 2991
Pressteil 4664, 5426
Pressstempel 3337
Pressstumpfschweissen 1171
Pressverfahren 4670
Pressvorgang 4671
Presswalze 5442
Presswerk 6234
Presswerkzeug 4677, 5424
Presszeit 4676
Presszyklus 4668
Presszylinder 5442
Prestigewerbung 5445
primär 5456
primärer Stromkreis 5457
Primärstrom 5458
primitiv 5456
Priorität 5465
pro-analisi Reagens 437
Probe 637, 5985, 6908
Probebelastung 6914
Probecharge 6914
Probemischung 6915
Probenahme 5986
Probenehmerhahn 6911
Probezeit 5111
Probierglas 6913
Probierglasgestell 6921
Probierglashalter 6920
Probiertiegel 639, 2123
Probierwaage 638
Problem 5468
Produkt 5474
Produktion 4930, 5476
- in grossem Masstab 4202
- in kleinem Masstabe 6356
Produktionsabteilung 5478
Produktionscharge 4471
Produktionsfähigkeit 5477
Produktionskapazität 5477
Produktionskosten 5473
Produktionslinie 3027
Produktionsrhythmus 5479
Produktionsstrasse 3027
Produktionstrakt 3027
Produktivität 5481
Produzent 5472
produzierte Menge 7500
Profil 5484
profilieren 3348
Profilierung 5486
Profilscheibenmühle 5485
Progestativ-Präparat 3487
Prognose 5396

Programmgestalter 5488
Programmierer 5488
Programmieren 5488
Programmierung 5489
Projekt 2359
Propan 5496
prophylaktische Behandlung 5451
Prophylaxe 5449
Proportion 5637
Propylbernsteinsäure 5504
Propylenchlorhydrin 1512
Propylwasserstoff 5496
Prospekt 3317, 4987, 5505
Protein 322
Protokoll 4614
Prototyp 5512
protrahierte Freigabe 5514, 6768
Provenienz 4912
Prozedur 5469
Prozentsatz 5093
prozentuale Lösung 5092
Prüfbecherfliesszahl 2122
Prüfer 6922
Prüfhahn 6911
Prüfprotokoll 6910
Prüfsieb 6917
Prüfstand 6909
Prüftisch 6918
Prüfung 436, 637, 2934, 2976, 6908, 6923, 7311
Prüfungsattest 6910
Prüfungsbericht 6910
Prüfungsprotokoll 6910
Prüfungsstelle 1945
Prüfungszeugnis 6910
Puder 5364
Puderspatel 5370
Puffer 1134
Pufferlösung 1134
Pufferteller 5907
Pulp 5527
Pulver 5364
Pulverbett 5365
Pulverforme 5368
Pulvergut 5373
pulverig 5371, 5374
pulverisiert 5371
Pulverschachtel 5366
Pulverzucker 1354
Pulvis grossus 1651
- subtilissimus 3170
Pumpe 5533
Punkt 2576, 2871, 5261
Punktanguss 5801
Punktion 5542
Pünktlichkeit 100
Punktschweissen 6502
Punktzahl 6024
Putzban 1650
Punze 1475
Punzenarbeit 2818
Pyknometer 2320
Pyrocatechin 876
Pyrocatechol 876
pyrochromsaures Kalium 5308
Pyrogallolum 5560
Pyrogallussäure 5560
Pyrogen 5561
Pyrogenfreiheit 551

Pyrogenizität 5562
Pyrolyse 5564
Pyrometer 5565
Pyroschleimsäure 3419
Pyroschwefelsäure 2542
Pyrotraubensäure 5566
Pyroweinsäure 3528

Quader 5015
Quadratwurzel 6533
Quadratzoll 6532
Qualifikation 5569
Qualität 5570
Qualitätskontrolle 5571
Qualm 3411
Quantität 418
Quantum 418, 806, 1460, 4366
Quarz 5579
Quarzrohr 5580
Quecksilber 4555
Quecksilberausschalter 4557
Quecksilberchlorid 2012, 4552
Quecksilberchlorür 4553
Quecksilberfalle 4561
Quecksilberoxyd 4560
Quecksilberoxydul 4554
Quecksilberschalter 4557
Quecksilbersulfid (rotes) 1544
Quecksilberunterbrecher 4557
Quecksilberverbindung 4556
Quecksilberzyanid 4558
Quellfähigkeit 6780
Quellvermögen 6779
quer 4835
Querbalken 2094
Querbewegung 2098
Querfeder 7106
quergerichtet 7104
Quergurt 7105
Querhaupt 4435
- einer Presse 7110
Querkeil 2027
Querlager 5597
Querrippe 7105
Querschneider 2095
Querschnitt 2097
Querschnittfläche 2093
Querspritzkopf 2091
Querung 6209
Querverschiebung 2098
quetschbare Flasche 3236
Quetschen 1112, 6535
Quetschgrenze 1829
Quetschhahn 5178
Quetschklemme 5178, 6536
Quetschmaschine 6537
Quetschmühle 1113
Quetschtube 3242
Quetschwelle 2105
Quetschwerk 6234
Quillaja saponaria 5587
Quincunxanordnung 5588
Quotient 5591

Rabatt 348
Rad 7447
Radbürste 5904
Rädergetriebe 3466
Räderübersetzung 3469
Räderwerk 7089

Radialausdehnung 5599
Radiallager 5597
radioaktive Verseuchung 5603
radioaktiver Abfall 3038
Radioaktivitätsindikator 4692
radioindizierte Verbindung 6805
Radiowerbesendung 1097
Radius (math.) 5608
Radkranz 1092
Radnabe 3793
Radschaufel 922
Raffinade 5710
Raffinadezucker 5710
Raffinerie 5711
raffinierter Zucker 5710
Raffinierung 3172
Rahm 2066
rahmartig 2068
Rahmen 999, 5595
Rakel 1660
Rakelauftragmaschine 2554
Rakelstreichen auf Walze 4149
Rakelwalze 2555
Ramifizierung 5617
Rammbär 5616
Ramme 5616
Rammklotz 5616
Ramsayfett 7256
Rand 1013, 2721
Rändelmutter 4154
Randschicht 785
randvoll 1093
Ranzidität 5619
ranzig 5618
Ranzigwerden 5619
Rapsöl 1720
rasche Abgabe 3050
- Wirkung 5582
Raschigring 5288
Rasieren 6206
Raspel 5629
Raster 3568
Rat 981
Rate 5637
Ratte 5631
Rattern 1476
Rauch 3411
rauchend 3413
rauchende Säure 3414
- Schwefelsäure 3415
Rauchfang 1499
Rauchglas 1755
rauh 1649
Rauhigkeit 633, 5923
Rauhigkeitsspitze 633
Raumbedarf 6755
Raumbeständigkeit 1906
Raumdichte 2321
Raumentfeuchter 5897
Raumersparnis 2719
Raumgewicht 6448
Räumigkeit 5899
Rauminhalt 7354
räumliche Elastizität 2766
Raumtemperatur 383, 5898
Raupe 821, 1362
Raupenbildung 3315

Raupenkette 1362, 1363
Raupenteppich 1488
Rauschgiftsucht 2651
Rauschmittel 178, 4752
Raute 4385, 5847
rautenförmig 5848
Rayon 612
razemisch 5593
Reagens 5653
Reagenzflasche 5657
Reagenzglas 6913
Reagenzglasgestell 6921
Reagenzglashalter 7148, 6920
Reagenzglasständer 6921
Reagenzglaszange 7148
Reagenzpapier 6916
Reagenzröhrchen 6913
Reaktion 5649
Reaktionsanfang 6580
Reaktionseinleiter 3977
Reaktionseinleitung 7122
reaktionsfähig 5652
Reaktionsfähigkeit 5654
- (chem.) 705
Reaktionsgeschwindigkeit 5651
Reaktionslosigkeit 26
reaktionsträge 5281
Reaktor 5650
Rechenfehler 4618
Rechenförderer 5615
Rechenmaschine 1225
Rechenschieber 1226, 6337
Rechenstab 1226
Rechenvorrichtung 1225
Rechnung 893
Rechnungsjahr 1168
Rechnungsprüfung 677
Rechnungswesen 96
Recht 4218
rechteckig 5685
rechtes Auge 4846
Rechtsanspruch 1569
rechtsdrehend 2384, 2386
rechtsdrehende Säure 2385
Rechtsdrehung 1622
rechtsgängiges Gewinde 5860
rechtskräftig 7269
Rechtslage 4240
Rechtsprechung 4125
Rechtsweinsäure 2388
rechtwinklig 4916
Reckbelastung 6889
redistilliert 5691
Redoxpotential 4968
Reduktion 5700
- (chem.) 2329
Reduktionsgetriebe 5701
Reduktionsmittel 2328
reduzierbares Salz 5696
reduzieren 5693
Reduzierfähigkeit 5698
Reduzierstück 5695
reduziert 5694
Reduzierventil 5699
Referat 58
Reflektionswinkel 449
Reflektor 5713
Reflexgalvanometer 4616
Reflexion 2471, 5712
Regal 6225

rege 151
Regel 5946
Regelgerät 207
Regelung 210, 1939
Regelventil 1174
Regelvorrichtung 207
regelwidrig 12
Regen 5613
Regeneration 5724
regenerierter Gummi 5672
Regenwasser 563
Register 3111
Registrierapparat 5677
Registrierinstrument 5677
Registrierstreifen 5678
Registrierthermometer 5679
Registrierung 3111
Regler 5730, 5845
Reglerventil 2971
Regner 6521
Regulator 5730
Regulatorventil 2971
Regulierknopf 809
Regulierwiderstand 5845
rehbraun 1446
Reibahle 5660
Reibe 3566
Reibeisen 3566, 5629
Reibemühle 676
Reiben 3567
Reiber 5135
Reibgetriebe 3389
Reibmaschine 5920
Reibradgetriebe 3389
Reibschale 4702
Reibung 674, 3567
Reibungsbeiwert 1684
Reibungsfläche 3391
reibungsfrei 3393
Reibungskoeffizient 1684
Reibungskupplung 3388
reibungslos 3393
Reibungsminderer 498
Reibungsschweissen 3392
Reibungstriebe 3389
Reibungsverlust 675
Reibungswinkel 446
reiche Lösung 6687
reichlich 61
Reichweite 2559, 5648
reif 5871
Reif 3400, 5866
Reihe 5624, 5930, 6152
Reihenerzeugnis 6148
Reihenfolge 6142
Reihenherstellung 808
Reihenprobe 5929, 6149
Reihenschaltung 6153
Reihenuntersuchung 6149
Reimmunisierungsdosis 5732
rein 5550
reine Säure 5545
- Substanz 5546
reines Material 5546
- Wasser 564
Reinheitsgrad 5094
Reinheitsprobe 5551
Reinheitsprüfung 5551
Reinigung 1597, 5549
Reinigungsgrube 629

Reinigungshahn 2481
Reinigungsmittel 2369
Reinwasser 564
Reissfestigkeit 6862
Reisspreu 5856
Reisstärke 5857
Reissversuch 6864
Reisswalze 7053
Reisswinkel 6531
Reisszeug 2622
Reiter 5859
Reithosenanaesthesie 5962
Reizdosis 6620
Reizmittel 2950, 6618
Reizung 6619
Reklamation 1568, 1803
Reklame 234, 5495
Reklamebudget 237
Rekristillationszwilling 473
Rektalkapsel 5684
Rektalsuppositorium 6750
Rektifikation (chem.) 5686
Rektifizierboden (dist.) 2945
Rektifizierkolonne 5688
Rektifiziersäule 5688
Rektifizierung (chem.) 5686
Relais 5742
Relief 2818
Reluktanz 5748
remanent 5751
Remanenz 5750
Remission 2431
Renkverschluss 819
Rentabilität 5481
Rentabilitätsberechnung 2025
Reperkolation 2548
Reproduktion 5765
Reproduzierbarkeit 5755
Reservemaschine 6566
Resina lentisci 3615
- mastix 3615
Resinat 5776
Resinnaphta 1677
Resinöl 1677
Resinolsäure 6
Resonanz 5792
Resorptionsvermittler 5794
Rest 5749
Restgas 3446
Restgewicht 5769
Resultat 5802
resultierender Widerstand 531
Retorte 5808
Retortenvorlage 46
Retoure 5813
Revakzination 5815
reversibel 5825
Reversibilität 5823
Revisor 2935
Revolverkopf 5841, 7178
Revolverpresse 2391
Reyon 612
Rezept 5409
Rezeptor 5668
rezeptpflichtig 4877
Rezeptur 2507
reziprok 4744, 5670
Rheologie 5844
Rheostat 5845
Rhizom 5846

Rhodan 6720
Rhodanammonium 412
Rhodankalium 5346
Rhodanwasserstoffsäure 3817
rhombisch 5848
rhomboedrisch 5849
Rhombus 4385, 5847
Richtigkeit 100
Richtigstellung 5687
Richtlinien 2472
Richtpreis 5516
Richtwert 549
Riechsalz 7350
Riechstoff 3229
Ried 1764
Riemen 855
Riemenantrieb 856
Riemenscheibe 5526
Riemenschutz 857
Rieselanlage 2631
Rieselturm 6511
Riesenmolekül 3737
Riesselfähigkeit 3271
Riffelmaschine 3592
Riffeln 2017
Riffelscheibe 3292
Riffeltrichter 5850
Riffelung 2017
Riffelwalze 1018, 3295
Riffelzylinder 1018
Rille 3541, 3591, 4811
Rind.... 1044
Rinde 779
Rindertalg 846
Ring 5866
Ringchromatographie 5867
Ringdüse 7153
Ringetagentrockner 7166
ringförmig 2164
Ringschieber 4841
Ringschluss 2166
Ringverbindung 2165
Rinne 3541
Rippe 4237
Risiko 5872
Riss 1165, 1609, 2081, 3190
- (im Glas) 2056
Ritz 1609
Ritzen 6029
Rizinusöl 1353
Rizinusölsäure 5858
Rizinusölsulfosäure 1355
R-Kreuzstück 5697
Roborans 7042
Roentgenstrahlen 1366
Roggenstärke 5957
roh 2102
roher Gährungsamylalkohol 3551
- Weinstein 581
Rohling 924
Rohmaterial 5644
Rohöl 2103
Rohr 5184
Rohrabzweigung 5186
Rohrbogen 5185
Rohrbruch 5187
Röhre 5184
Röhrenbürste 6919
Röhrenerhitzer 7152

Röhrenfuss 1270
Röhrengenerator 6946
Röhrenkessel 7152
Röhrenretorte 7155
Röhrenwischer 6919
Rohrflansch 3207
Rohrhaken 5192
Rohrhalter 5191
Rohrklemme 1725
Rohrkrümmer (aus Segmenten) 4346
Rohrlänge 5195
Rohrmuffe 5197
Rohrmühle 7149
Rohrnetz 5193
Rohrnippel 5194
Rohrpresse 5189
Rohrschelle 1725
Rohrschlange 1693
Rohrschleife 2592
Rohrschlussstück 7151
Rohrschraubstock 5196
Rohrschuss 5195
Rohrsegmentbogen 4346
Rohrstück 5195
Rohrübergangsstück 6667
Rohrventil 5283
Rohrverbindung 5188, 7144
Rohrverzweigung 4464
Rohrziehform 5190
Rohrzucker 1264, 5959
Rohseide 5645
Rohsteinöl 2103
Rohstoff 5644
Rohwatte 1307
Rohwerk 952
Rohzucker 2104
Rolle 2170, 5703
rollen 5878
Rollen (von Pillen) 5891
rollende Reibung 5893
Rollenkette 5885
Rollenlager 5884
Rollenpflaster 2835
Rollenschneidmaschine 5886
Roll-Fall-Verschluss 5880
Rollfestigkeit 5895
Rollgeld 2293, 5293
Rollrand 7435
Roll-Schüttel-Verschluss 5881
Rollverschleiss 5896
römische Erde 1745
rosa 5181
Rosenessenz 665
Rosenöl 665
rosenrot 5181
rosig 5182
Rost 3579, 5955
Rösten 1200
rostfrei 5956
rostfreier Stahl 6551
Rostschutzmittel 493
Röstung 1200
rot 5690
LB-Rot I 2895
L-ext Rot I 6705
LB Rot 2 5116
L-Rot 3 379
L-Rot 4 1666
L-Rot 5 6017

L-Rot 6 890
L-Rot 7 1313
L-Rot 10 879
Rotationsachse 711
Rotationsdispersion 5917
Rotationsgiessverfahren 5915
Rotationsschleuderguss 5915
Rotationsverdampfer 5918
Rotations-Viskosimeter 5916
rotative Granuliermaschine 5919
Rötel 587
rotes Blutlaugensalz 5322
- Mercurisulfid 1544
Rotglut 5692
rotieren 5911
rotierend 5832, 7170
rotierende Lochblende 5914
- Trommel 5912
Rotkali 5322
rötlich 5182
Rotor 584
Rübenzucker 848
Rubinpigment 5116
Rüböl 1720
Rübsenöl 1720
Ruck 4102
Rückdruckkolben 5525
Rückdruckstift 5811
Rückfall 722, 5737
Rückfluss 721
Rückflusskühler 2333
Rückführleitung 5810
Rückgewinnung 5681, 5722
Rückgewinnungsanlage 5682
Rückkopplung 3062, 3072
Rücklauf 721, 5816
rückläufig 5689
Rücklaufkondensator 2333
Rücklaufverhältnis 5714
Rückleitung 5810
Rückreaktion 726
Rückschein 135
Rückschlag 722, 5664, 5827
Rückschlagklappe 725
Rückschlagventil 725, 5715
Rückstand 5749
Rückstau 724
Rückstellfeder 2038, 5745
Rückstoss 722
Rückstosstift 5811
Rückstrahlung 5712
Rückstrom 2040
Rückware 5813
rückweis 4035
Rückwirkung 5649, 5757
Rückzugfeder 2038, 5745
Rückzugquerhaupt 5812
Ruder 5944
Ruhe 5056
Ruhepotential 5798
Rührapparat 277, 6624
rühren 275
Rühren 6623
Rührer 277, 6624
Rührmaschine 844
Rührmischer 6625
Rührschweissung 7183
Rührwerk 277, 6624
Rumpf 986

rund 5924
Rundbürste 5904
Rundgewinde 4152
Rundkolben 5925
Rundläufer 5831
Rundlaufprozess 5908
Rundnaht 1561
Rundschüre 3009
Rundsichter 1001
Rundskala 2390
Rundung 3121, 5927
Runzelbildung 2077
Runzellack 7490
Rusaöl 5001
Russ 6427
Russbraun 911
Russschwarz 911, 6427
russende Flamme 4394
Rutschban 1537
Rutsche 1537
Rutschung 454
Rüttelförderer 4919
Rüttelmaschine 6188
Rütteln 4102
Rüttelsieb 4103
Rütteltisch 6195
Rütter 4103
Rüttler 6188, 7327

Saccharin 5958
Saccharose 5959
Saccharum amylaceum 742
- tostum 1110
Sachverständigenausschuss 1785
Sachverständigenbefund 6762
Sachverständiger 2978
Sack 735
Säckchen 736
Sackfilter 5960
Sackleinwand 5961
Sacktuch 5961
Saffian 4701
Saflor 250
Safloröl 1323
Saflorrot 1322
Safran 5970
Saft 4120
- (Holz) 5991
Sägemehl 6005
Sägen 6006
Sägezahnbrecher 6004
Sagostärke 5972
Sahne 2066
sahnig 2068
Salbe 4864
Salbengrundlage 4865
Salbenmühle 4867
Salbenmull 5984
Salbenreibmaschine 4868
Salbenteller 4869
Salbentopf 4866
Salizylat 5977
Salizylsäure 5978
Salmiak 401
Salmiakgeist 391
Salmiaksalz 401
Salpeter 4778
Salpeteräther 4782
Salpetergeist (obs.) 718

salpeterhaltiger Höllenstein 4622
Salpeterpapier 4779
Salpetersalzsäure 567
salpetersauer 4781
Salpetersäure 718
salpetersaure Tonerde 372
salpetersaures Kalium 4778
- Salz 717
- Silberoxyd 6294
Salpeterschwefelsäure 4785
Salpeterstoff 4784
salpetrige Säure 4787
Salpetrigsäure 4787
salpetrigsaures Kalium 5334
- Natrium 6389
- Salz 4783
Salve 2480
Salz 5981
Salzbildner 3638
Salzbildung 3636
salzfrei 5982
Salzgehaltbestimmung 3640
salzhaltig 5979
salzig 5979
Salzmutterlauge 914
Salzsäure 1505, 3810
Salzwasser 1049
Same 6078
Samenkorn 1991, 6078
Sämischleder 6197
Sammelbecken 1727
Sammelbegriff 1731
Sammelbehälter 1732
Sammelformel 2381
Sammelgefäss 1732
Sammelladung 3598
Sammelpackung 1730
Sammelrinne 3677
Sammelrohr 3677
Sammelscheibe 5907
Sammelschiff 1727
Sammelstück 3677
Sammet 7305
Sammler 1732
Samt 7305
Sand 5988
Sandarac 4123
Sandbad 762
sandige Salbe 3590
Sandstrahlgebläse 5989
Sanduhr 1612
Sandwichschichtstoff 5990
Sanitätswesen 5519
Saprophyt 5996
Satin 6287
Satinage 3173, 3517
Sattelfüllkorper 5288
Sattelschlepper-Anhänger 6119
Sättigung 6001
Sättigungsgrad 2272
Satz (typ.) 806, 4508
- (von Gegenständen) 6152
Satzteil 1592
sauber 7125
säuerfester Kitt 130
Sauerhonig 4980
Sauerkleesalz 5309
Sauermachen 129
Säuern 127

Sauerstoff 4975
Sauerstoffaufnahme 4979
Sauerstoffbehälter 4976
sauerstofflabil 4971
Sauerstofflasche 4976
Sauerstoffmangel 3858
Sauerstoffsäure 4972
Sauerstoffträger 4977
Sauerstoffverbrauch 4978
Säuerung 127
säuerwidriger Stoff 480
Saugdüse 6703
Sauger 635, 2057
Saugfähigkeit 3828
Saugfilter 1124
Saugfilterung 7254
Saugflasche 3146
Sauggebläse 635
Saugheber 6318
Saugkorb 6658
Saugkopf 6658
Saugleitung 6704
Saugpumpe 636, 6700
Saugrohr 5199
Saugstutzen 3991
Saugventil 6701
Saugverfahren 7255
Säule 1762
Säulenchromatographie 1763
Säure 112
saure Reaktion 121
Säureanteil 468
Säureballon 114, 1304
Säure-Basengleichgewicht 125
säurebeständiger Lack 131
Säurebestimmung 128
Säuredichte 6449
säurefähige Base 126
säurefester Lack 131
Säurefestigkeit 116
Säurefuchsin 117
Säuregehalt 129
Säuregehaltsbestimmung 128
Säuregelb 124
Säuregrad 123, 2260
Säurehydrolyse 118
Säurekitt 130
Säurenanhydrid 113
Säurepumpe 119
Säureradikal 120
Säurerest 120
saures Kaliumoxalat 5309
- Kaliumphosphat 5310
Säureschlamm 122
Säurezahl 123
Schabeisen 6027
schaben 6026
Schaben 5630, 6206
Schalenguss 1495
Schaber 6027
Schablone 4494, 4637
Schabmesser 6027
Schachtel 1047
- mit Randleiste 6254
Schädigung 2177
schädlich 2284
Schädlingsmittel 5134
Schädlingsvertilgungsmittel 5134
Schaffung 2073

Schafstalg 189
Schäftung 6016
Schafwollfett 187
Schäkel 4316, 6182
Schale 2121, 2493
Schalengiessform 6227
Schälfolie 6333
Schalldämpfer 2958
Schalldämpfplatte 6431
Schallschirm 733
Schallsignal 138
Schallwand 733
Schälmaschine 3800
Schälmühle 3800
Schaltbrett 4891
schalten 2858
Schalter 1070
Schaltgetriebe 3468
Schaltklinke 1360
Schaltkupplung 1593
Schaltrad 3652
Schaltschema 7469
Schalttafel 2193, 4891, 6785
Schaltung (electr.) 1551
Schaltzwalze 1943
Schamotte 1447
Schamottestein 3180
scharf 7125
Schärfe 165
scharfe Kante 166
scharfer Winkel 6203
Scharlachrot 890
Scharnier 3757
Scharnierpresse 3920
Scharniertür 3758
Scharnierventil 1584
Scharpie 4320
Schatten 6183
schattiert 6184
Schätzung 541, 543, 1227, 7270
Schätzungswert 542
Schaubild 1470
Schaufel (eines Rührers) 922
Schaufel 921, 6255
Schaufelblatt 2194
Schaufelrad 923
Schaufelradmischer 7165
Schaufelrührer 7165
Schaufenster 6238
Schaufensterauslage 7459
Schauglas 6278
Schaukelbewegung 5877
Schauloch 4006, 5071, 6278
Schaum 3302
Schaumbildung 3303
Schaumgärung 2737
Schaumhemmungsmittel 497
Schaumkraft 3304
Schaumstoff 2964, 5230
Schaumverfahren 3305
Schaumvermögen 3304
Schaumwein 6441
Schauöffnung 5071
Schaustellung 2515
Scheelit 1223
Scheelsäure 7162
Scheibe 2476, 5235, 6332
Scheibenelektrophorese 2502
Scheibenglas 7460
Scheibenkurve 2477

Scheibenventil 2503
Scheide 6210
Scheideanlage 6133
Scheidebehälter 2217
Scheidebürette 6130
Scheideflüssigkeit 6132
Scheidekapelle 2123
scheiden 6127
Scheidenzäpfchen 5133
Scheider 6139
Scheidetrichter 6141
Scheidetrommel 6131
Scheidewand 2396
Scheidung 2241
scheinbare Dichte 530
scheinbarer Widerstand 531
Scheinleitwert 217
Scheinlöslichkeit 532
Scheintablette 2681
Scheinwerfer 5713
Spitze 526, 7315
Scheitel 7315
Schenker 2562
Scherbeanspruchung 6208
Schere 6021
Scherenblatt 6207
Scherfestigkeit 2158
Scherkraft 6209
Scherung 6209
Scherungselastizität 2770
Scheuern 7158
Scheuerwirking 19
Schicht 1655, 4179, 4221
- (Arbeiter) 6232
Schichtarbeit 6232
schichten 6661
Schichten 6546
Schichtfestigkeit 4029
Schichtfolie 4193
Schichtleistung 4931
Schichtplatte 4187
Schichtpresstoff 4185
Schichtprofil 4186
Schichtspaltung 1606
Schichtstoff 4185
Schichtstoffformstück 4183
Schichttablette 4188
Schichttafel 4187
Schichtung 4222
Schiebeboden 6340
Schiebedüse 3253
Schieberform 6339
Schieberpumpe 4848
Schieberventil 3462
Schiebestempel 6344
Schieblehre 6341
Schiebung 454
Schiebungselastizität 2770
schief 4835
Schiefagar 261
Schiefe 880, 4836
Schiefer 6328
schieferig 3202
Schiefheit 4836
Schiene 778, 5611
Schienenschraube 1644
Schiffchen 6265
Schikane 733
Schildpatt 7069

Schimmel 4595
schimmelig 4678
Schimmelpilz 4595
Schippe 921, 6255
Schirting 5223
Schlachthaus 6329
Schlacke 1539, 1619
beim Schlafengehen 649
Schlafentzug 6331
Schlafmittel 3843, 3844
Schlag 838, 3877, 6685
Schlagbiegeprobe 3878
Schlagbiegeversuch 3878
Schlagemühle 849
Schläger 843
Schlagexzenter 5162
Schlagfestigkeit 3884, 5786
Schlagfrequenz 839
Schlaghammer 6781
Schlagknickversuch 3880
Schlagmaschine 843, 844
Schlagpressen 3883
Schlagprobe 3885
Schlagsatz 6348
Schlagscheibe 5162
Schlagversuch 3885
Schlagwerk 6771
Schlagwiderstand 5786
Schlagwort 2871, 6348
Schlamm 4726
Schlämmen 2810
Schlämm 2809
Schlammgrube 6311
Schlämmtrichter 2808
Schlämmung 2810
Schlängelbildung 2137
Schlangenbohrer 678
Schlangenkühler 1856
Schlangenrohr 6156
Schlauch 3238, 5184
Schlauchbinder 3784
Schlauchfolie 973
Schlauchspritzkopf 3014
Schlauchspritzverfahren 7145
Schleiertuch 3382
Schleifband 20
Schleifbock 5271
Schleifen 2106
Schleifmaschine 3584
Schleifmaterial 17
Schleifmittel 17
Schleifpapier 23
Schleifscheibe 21, 3586
Schleifscheibe 3586
Schleifstein 3586
Schleim 4723
schleimartig 4725
Schleimharz 3616
Schleimhaut 4724
schleimig 4725
Schleimsäure 4722
Schleuder 1412
Schleuderbeschleunigung 1407
Schleudergebläse 1408
Schleuderguss 1409
- (für Pasten) 5915
Schleuderkraft 1411
Schleudermischapparat 1413
Schleudermühle 2500
Schleudern 1415

Schleuderstaubfänger 2168
Schleusenfall 4349
Schleusenkammer 4349
Schlichtung 3527
Schliere 6663
Schlierenoptik 6018
Schliessbewegung 1627
Schliessdruck 1581
Schliesseite 3339
Schliessen durch Schwerkraft 3571
Schliesser 2050
Schliesszeitbestimmung 2122
Schliffstopfen 3506
Schlitten 1317, 6336
Schlittenform 6339
Schlitter 4437
Schlitz 4129, 4811
Schlitzbrenner 804
Schlitzdüse 3220
Schlitzelung 6334
Schlitzgiesser 3067
Schlitzpressen 6350
Schlossmutter 1590
Schlucksender 5605
schlüpfrig 6346
Schluss (text.) 987
Schlüssel 4133
Schmälzen (text.) 4863
schmelzbar 3423
Schmelzbarkeit 3422
Schmelze 4546
schmelzen 4328
Schmelzen 3425
Schmelzfarbe 2843
Schmelzharz 1350
Schmelzmittel 3424
Schmelzpunkt 3426
Schmelztiegel 2099
Schmelzverfahren 6359
Schmelzzone (Polyamide) 4547
Schmelzzusatz 3298
schmerzlinderndes Mittel 433
schmiedbar 2677
Schmiedehammer 6330
Schmierbarkeitsgrad 2267
Schmiere 4386
Schmieren 4390
Schmierfett 4388
Schmierflüssigkeit 4389
Schmierigkeit 3573
Schmierkopf 6516
Schmiermittel 4386
Schmiermittel-Ausschwitzen 4387
Schminken 4443
Schmirgel 2825
Schmirgelmaschine 22
Schmirgelmaterial 378
Schmirgelpapier 23
Schmirgelscheibe 21
schmoren 6613
schmutzig 3908
Schmutzwasser 6179
Schnalle 1127
Schnappdeckel 6365
Schnaps 1059
Schnarchventil 971
Schnarchventil 971
Schnauze eines Topfes 2486

Schnecke 2852
- mit abnehmender Steigung 2236
Schneckenachse 7482
Schneckenantrieb 7481
Schneckenbrecher 7480
Schneckenfeder 7358
Schneckenförderer 574
Schneckengetriebe 3717
Schneckenkerndurchmesser 5901
Schneckenpresse 6044
Schneckenpresseauftragung 3012
Schneckenpressebeschichtung 3012
Schneckenräderbrecher 7480
Schneckenspritzguss 3985
Schneckenspritzmaschine 6044
Schneckenstrangpresse 6044
Schneewasser 562
Schneide 2157, 4148
Schneidebrenner 7433
Schneidekante 2157
Schneidemaschine 2155
schneiden 2149, 6335, 6347
Schneiden 1326, 2156
Schneidriefen 6222
Schnellabkühlung 5585
Schnellagerungsversuch 67
Schnellalterungsversuch 67
Schnellauf 3739
Schnelläufer 3740
Schnellfilter 5584
Schnellfilterung 68
Schnellgärung 5583
Schnelligkeit 5635, 6461
Schnellpresse 3755
Schnellverfahren 5625
Schnellverkehr 5626
Schnitt 1326, 2150, 6070
Schnittbrenner 804
Schnitte 6332
Schnittmatrize 930
Schnittpunkt 4042, 5263
Schnurleiste 821
Schockauslösung 3948
Scholle 4396
Schönheitsmittel 2018
Schönung 1585
Schöpfkelle 4176
Schöpflöffel 4176
Schornstein 1499
Schote 3799
Schotmühle 1113
Schotter 756
schräg 4835
Schräge 880, 4836, 5494
schräge Bohrung 2389
schräger Z-Kalander 3921
Schrägspritzkopf 441
Schramme 6028
Schranke 784
Schrapper 6028
Schraubdeckel 6039
Schraube mit Mutter 1000
- ohne Mutter 6037
Schraubenbolzen 6046
Schraubenfeder 1621
Schraubenförderer 574
Schrauben 6045

SCH-

Schraubengetriebe 6482
Schraubenkappe 6039
Schraubenmutter 4828
Schraubenpresse 3300
Schraubenrad 6482
Schraubenradgetriebe 3717
Schraubenverbindung 6041
Schraubenzieher 6043
Schraubflasche 6047
Schraubglas 1272
Schraubmaschine 6052
Schraubmuffe 6048, 6049, 6050
Schraubzwinge 7488
Schreiber 5677
Schreibgerät 5677
Schrifteinsatz 4485
Schriftstift 4484
Schrittmacher 4983
Schrittschalter 6609
Schrittwahl 6608
schröde 1094
schroff 25
Schröpfglas 2124
Schrot 1196
Schroten 1525
Schrumpfen 6257
Schrumpflack 7490
Schrumpfmuffe 6262
Schrumpfspannung 6259
Schrumpfüberschuss 1935
Schrumpfvorrichtung 1964
Schruppen 5922
Schub 806, 6209
Schubbeanspruchung 6208, 7107
Schubelastizität 2770
Schubelastizitätsmass 1686
Schubelastizitätsmodul 1686
Schubfach 2619
Schubfestigkeit 2158
Schubkraft 6209, 7107
Schublade 2619
Schubmodul 1686
Schubspannung 7107
schubweise Arbeit 807
Schulter 6253
Schuppe 6007
schuppig 3202
Schurre 2486
Schürze 550
Schüssel 800, 2493
Schussgewicht 4519
Schüttdichte 530, 5367
Schüttelapparat 6188
Schüttelautoklav 6189
Schüttelbewegung 6193
Schüttelfestigkeit 7326
Schüttelgeschwindigkeit 6194
Schüttelkäfig 6266
Schüttelkasten 6190
Schüttelmaschine 4534
Schüttelmischer 6192
Schüttelmixtur 2840, 6187
schütteln 275
Schütteln 276
Schüttelrätter 4103
Schüttelrinne 6191, 6196
Schüttelrutsche 6191
Schüttelsieb 4103
Schüttelzuführer 7328
Schüttgut 1143

Schüttkoeffizient 1144
Schüttrichter 2482
Schüttrinne 2294, 2486
Schüttvolumen 1148
Schüttwinkel 450
Schütz 5742
Schutzanstrich 6056
Schutzblech 3605, 6485
Schutzbrille 3537
Schutzdosis 5450
Schutzeffekt 5508
Schützenkasten 6266
Schutzgitter 5506
Schutzglocke 852
Schutzkolloide 5510
Schutzmarke 1057
Schutzmittel 5415
Schutzplatte 3605
Schutzrecht 5049
Schutzschicht 5511
Schutzstoff 487
Schützung 5507
Schutzwirkung 5508
schwache Dosis 7416
- Lösung 2448
schwache Säure 7415
Schwachgas 7417
Schwalbenschwanzverbindung 2605
Schwamm 6495
schwammartig 6496
schwammig 6496
Schwangerstutenserum 5258
Schwanken 7284
Schwankung 3278
schwarz 918
L-Schwarz 1089
Schwarzblech 919, 4080
Schwebekörper 3249
Schwebemethode 6767
Schwebeplatte 3254
Schwebestoff 3249, 6763
Schwebetisch 3254
Schwefel 6722
Schwefeläther 2915
Schwefelblumen 3273
Schwefelblüte 3273
Schwefelcyankalium 5346
Schwefelcyanwasserstoffsäure 3817
Schwefelkalium 4255
Schwefelkalzium 1222
Schwefelkohlenstoff 1297
Schwefelleber 4255
Schwefelnatrium 6393
Schwefelquecksilber 1544
schwefelsauer 6726
Schwefelsäure 4858
schwefelsaure Tonerde 377
Schwefelsäureanhydrid 6727
schwefelsaures Kalium 5345
- Kupfer 978
- Salz 6713
Schwefelsilber 580
Schwefelträger 6714
Schwefeltrioxyd 6727
Schwefelwasser 6730
Schwefelwasserstoffsäure 3835
Schwefelwasserstoffwasser 6723
Schwefelzyan 6720

672

schweflig 6728
schweflige Säure 6729
Schwefligsäure 6729
schwefligsaures Natrium 6394
- Salz 6716
Schweinefett 186
Schweineschmalz 186
Schweineschmier 186
Schweissbrenner 7433
Schweissdraht 3119
Schweissen 6410
Schweisslinie 7432
Schweissmittel 512, 2395
Schweissnaht 3268
Schweisspistole 7434
Schweisstrang 3119
schweisstreibendes Mittel 2395
Schwelle 6991
Schwellendose 4291
Schwellenhebel 1248
Schwellenschraube 1644
Schwellung 6778
Schwemmkanalisation 6180
Schwemmverfahren 3263
Schwenkhebel 6786
schwer 3710
schwerer Wasserstoff 2375
Schwerkraft 3570
Schwermetall 3712
Schwerpunkt 1406
Schwimmaufbereitung 3263
Schwimmfähigkeit 1154
Schwindmass 4661
Schwindspannung 6259
Schwindung 4661
Schwingen des Getreides 309
Schwingförderer 4919
Schwinggranulator 4920
Schwinghebel 5876, 7365
Schwingkreis 4918
Schwingmühle 7325
Schwingrührwerk 4917
Schwingung 4921
Schwingungsdämpfer 2192
Schwingungsfestigkeit 5787
Schwingungsmesser 7324
Schwitzen 6774
Schwundzuschlag 4939
Schwungkraft 1411
Schwungrad 3299
Scleroticum clavus 2892
Sebazinsäure 2211
Sebum ovillum 189
Secale cornutum 2892
sechwertig 3728
Sedierungsschwelle 6074
Sediment 2336
Sedimentation 6077
Seefrachtbrief 895
Seehundsöl 6055
Seele 1014
Segeltuch 1268
Sehne (geom.) 1526
sehr grobes Pulver 7317
Sehschärfe 7343
Sehschlitz 4838
Seide 6286
seidenartig 6150
Seidenatlas 6287
Seidenbast 6151

Seidenleim 6151
Seidenpapier 7030
Seidenraupe 6288
Seidenwurm 6288
Seidenwurmdarm 6289
seidig 6150
Seife 6367
Seifenbaum 5587
Seifensieder 6386
Seigerung 4326
Seihe 1697
Seil 1190, 1982
Seilkausche 1983
Seilscheibe 6211
Seismograf 6084
Seitenband 6273
Seitenkette 4211
Seitenradikal 6269
Seitenreibung 4212
Seitenriss 5484
Seitenstrom 6270
Seitenteil 1482
Seitenwanddruck 6272
seitlich 4208
seitlicher Ansatz 6271
Seitzfilter 6085
sekundäre Antwort 2931
- Beantwortung 2931
sekundärer Stromkreis 3949
Sekundärkultur 6692
Sekundärstrom 3944
Sekundenuhr 1534
Sekundenzähler 1534
Selbstabstellung 693
selbsttätige Zuleitung 692
Selbstausschaltung 693
Selbstentladung 6093
Selbsthemmung 693
Selbstinduktionsspule 3946
Selbstinduktivität 6094
Selbstkostenpreis 2024, 2026
selbstschaltender Kontakt 6096
Selbstschmierung 685
selbstsperrendes Getriebe 6095
Selbstsperrung 693
selbsttätig 687
Selbstverdauung 686
Selektion 6090
Selektivität 6091
selenige Säure 6992
seltene Erden 5627
semipermeable Membran 6115
semi-positive Form 6116
Sender 2828
Sendung 6235
- (Radio) 1096
Senfgas 7502
Senkblei 5253
Senkgrube 6311
senkrecht 5130
Senkung 4377
Senkwaage 578
Sensibilisierungsdosis 6122
Separanda 6129
Separatdruck 6128
Separator 6139
Separatum 6128
separieren 6127
Serge 6146

Serie 6152
Serienartikel 4491
Serienfabrikation 808
Serienherstellung 808
Serienschaltung 6153
Serigraphie 6155
Serizin 6151
Serum 6158
Serumampulle 6159
Serumkonserve 6648
Servierbrett 7111
Servomotor 6167
Sesamöl 872
Setzbett 1915
Setzkasten 6175, 6176
Setzkasten 6175
Seufpflaster 949
Shellack 6229
Sicherheit 5963, 6072, 6751
Sicherheitsbereich 5968
Sicherheitsglas 3658
Sicherheitsgrad 2271
Sicherheitsmassnahme 5969
Sicherheitsprüfung 5965
Sicherheitsventil 2824
Sicherheitsverschluss 5967
Sicherheitsvorrichtung 5964
Sicherheitsvorschriften 5966
Sicherstellung 6073
Sicherung (elect.) 2154
Sicht 7342
Sichtbarmachen 7344
Sichtigkeit 7342
Sichtpackung 1570
Sichtungsanlage 6133
Sicke 821
Sickergrube 6311
Sickerung 6081
Sieb 6030
Siebanalyse 3562, 6031
Siebboden 5101
Siebdruck 6155
Siebdurchlauf 6997
Sieben 1002
Siebgut 6036
Siebkorb 6658
Siebkörbchen 6658
Siebplatte 1469, 5101, 6277
Siebrückstand 5805, 6276
Siebtrommel 5838, 6034
Siebtuch 1004
Siebung 3145, 4105
Siebwalze 2185
Siebweite 4563
Siebzeug 1001
Siedebeginn 3971
Siedeende 3059
Siedegrenze 996
Siedekessel 990
Siedelinie 1120
Sieden 2714
Siedepunkt 997
Siederei 5711
Siederohr 993, 2534
Siedeschwanz 6806
Siedestein 994
Siedeverzug 5806
Siegelbacke 6060
Siegellack 6062
Siegelung 6057

Sieke 821
Siena 6274
Sienaerde 6274
Sigma-Kneter 743, 6279
Signal 6280
signieren 4156
Signierung 4159
signifikativ 6281
Sikkativ 2355
Silber 6290
silberartig 6299
Silberbelegung 6292
Silberblättchen (dünne) 6295
Silberbromid 579
Silberfolie 6298
Silberglanz 580
Silberhornerz 6291
Silberkerat 6291
Silbernitrat 6294
Silberschabsel 6295
Silberüberziehen 6292
Silberzyanid 6293
Siliciumfluorwasserstoffsäure 3288
Silieren 6282
Silikagel 6283
Silkgut 6289
Sinapismus 949
Sinnenprüfung 4910
Sinterglasfilter 6314
Sintermaschine 6316
Sintermetall 5369, 6315
sintern 6312
Sintern 6317
Sinterprozess 6317
Sinterung 6317
Sirup 6793
Sitz 3191
Skala 6009
Skalenteilung 3542
Skelettmuskel 6320
Skizze 2359
Smaragdgrün 2821
smaragdgrünes Glas 2822
Sockel 788, 1270
Soda 6370
Sodastannat 6392
Sodii chloridum 1786
Sofortbehandlung 167
Sol 1741
solche Mengen sollen gegeben werden 2326
Sole 1049
Sollbestand 5447
Sollwert 798
Solubilität 6418
Solvatation 6424
Solvatisierung 6424
Solvolyse 4405
Solwasser 1049
Sommer 3789
Sonderabdruck 4851, 6128
Sonderbesitz 6178
Sonderweckmaschine 6310
Sonnenblumenöl 6733
Sorgfalt 1311
Sorgsamkeit 1311
Sorte 5570
Sortiermaschine 6035
Sortiersieb 644

Sortiertisch 6429
Sortiment 645
Spachtel 6443
spalten 1456
-, sich 1456, 1607
Spalten 1606, 4129
Spaltfestigkeit 1007, 4029
Spaltkeil 7425
Spaltung 1606, 2497, 3188
Spaltungsgeschwindigkeit 6020
Spaltungsprodukt 3189
Span 1502
Spannbalken 1493
Spanne 6439
Spannfutter 1576
Spannhebel 6893
Spannkraft 6675
Spannpatrone 1733
Spannplatte 1580
Spannriegel 1493
Spannring 1582
Spannrolle 5523
Spannscheibe 5523
Spannseil 2623
Spannung 6892
Spannung (Elekt.) 7352
- erhöhen, die 4960
Spannungsbegrenzer 1553
Spannungsdifferenz 5351
Spannungserhöher 1011
Spannungsgefälle 5351
Spannungsmesser 7353
Spannungsrisse 6673
Spannungsschutz 1553
Spannungswaage 32
Spannvorrichtung 7001
Spannwalze 5523
Spannweite 6439, 6513
Sparen 6002
sparsam 2718
Sparventil 2428
Spasmolytikum 517
Spatel 6443
Späterfolg 2282, 4356
Spätwirkung 254
Species 3725
Speiche 582
Speichel 5980
Speicher 2337, 6649
Speichertrommel 4551
Speicherung 6631
Speisefett 2727
Speiseöl 2728
Speiser 3073
- mit Brecher 1071
Speisung 3074
Spektralanalyse 6458
spektrale Reflexion 6456
Spektrogramm 6455
Spektrophotometer 6457
Spektrophotoskopie 6459
Spektroskopie 6459
Spektrum 6460
Spender 2562
Spermazet 1432
Spermöl 4875
Sperrad 5633
sperren 4348
Sperrfeder 1613
Sperrglied 4206

Sperrgut 1143
Sperrkegel 1360
Sperrklinke 1360, 5632
Sperrklinkeneinrichtung 5632
Sperrpunkt 2153
Sperrschicht 785
Sperrvorrichtung 956, 5058, 5632
Spesen 1462, 2974
Spezialist 6322
Spezialität 5502, 6444
Spezifikation 6453
Spezifikum 6446
spezifische Leitfähigkeit 6447
- Oberfläche 6451
spezifischer Wärmeinhalt 2870
- Widerstand 5790
spezifisches Gewicht 6448
S.P.F.-Tier 3484
sphärisch 6466
Spiegel 4248, 4615
Spiegelgalvanometer 4616
Spiegelglas 4617
Spiel 1601, 5246
Spielart 7288
Spielraum 347, 1601, 1604, 5246
Spiessglanzbutter 509
Spindel 712
Spindelbohrer 6479
Spindelbremse 6038
Spindelpresse 3300
Spinndüse 6480
Spirale 6481
Spiralfeder 1621, 3630
Spirallinie 6481
Spiritus 2911
- fumans Libavii 6569
Spirituslack 6483
Spirsäure 5978
Spitz 5264
Spitze 526, 7025
- (einer Kurve) 5061
Spitzenklöppel 4170
Spitzenlast 4515
Spitzenleistung 4516, 5065
spitzer Winkel 6203
Spitzflasche 7372
Spitzrand-Facette 882
Spleisse 4112, 6486
Spleissstelle 4112
Spleissung 4112, 6486
Splint 323
Splintholz 323
splitterfrei 6205
spontan 6497
Spreitbarkeit 6514
Spreitung 6517
Spreizdorn 2966
Sprengmittel 2496
Sprengung 1165
Sprengwirkung 2986
Spritzampulle 1325
Spritzbefilmen 3012
Spritzbrett 518
Spritzdorn 3015
Spritzdüse 3405
Spritze 3979, 6792
spritzen 3006, 3978
Spritzen 5255, 6484
Spritzform 3013
spritzgiessen 3978

Spritzgiessung 2410
Spritzguss 2410
Spritzgussform 3982
Spritzgusskolben 3986
Spritzgussmaschine 3984
Spritzgussteil 3983
Spritzgusswerkzeug 3982
Spritzkolben 3986, 5301
Spritzkolbeneinsatzfutter 7098
Spritzkolbenplatte 7098
Spritzkopf 3010
Spritzling 3983
Spritzmaschine 3984
Spritzpistole 6508
Spritzpresse 5256
Spritzpressen 5255
Spritzpresswerkzeug 7096
Spritzseite 1385
Spritzteil 3983
Spritztopf 7094
Spritzung 3989
Spritzvolumen 4519
- (plast) 3980
Spritzzylinder 3981
Sprödigkeit 1095
Sprossung 5492
Sprudeln 1122
Sprühdose 3171
sprühen 6504
Sprühkopf (bei Zerstäuberflaschen) 809
Sprühkopf 164, 660
Sprühnebel 2638, 6505
Sprühregen 2638
Sprühtest 6510
Sprühtrocknen 6507
Sprühtrocknung 6507
Sprühung 6505
Sprung 1609, 2081
- (im Glas) 2056
Sprungfeder 6518
Spülapparat 5869
Spule 5703
- (elec.) 1694
Spulenarm 6498
Spulenschaft 6499
Spulenspindel 6499
Spulenstab 6499
Spüler 5869
Spülmaschine 6500
Spülung 3290, 5870
Spur 7078
Spurenelement 7079
Spurzapfen 5208
Stab 778, 5610
- (fig.) 6547
stabil 6543
stabiles Gleichgewicht 6544
Stabilisator 6542
Stabilisierung 6539
Stabilität 6540
Stachel 5454
Stachelwalze 7053
stachlig 5455
Staffeltarif 2427
Stahl 6601
Stahlband 6605
Stahlblech 4080, 6604
Stahlflasche 6603
Stahlguss 1343

stahlhaltig 1444
Stahllegierung 6602
Stahlwalzenmühle 4079
Stahlwaren 3668
Stamm (Bact.) 6656
Stammfirma 5017
Stammform 6559
Stammhaus 5017
Stammlösung 4706
Stammsubstanz 5018
stammverwandt 1688
Stampfen 1790, 5357, 6811
Stampfer 1113, 5616
Stand 1858, 4248, 5294
- (einer Angelegenheit) 6583
Standard 6553
Standardabweichung 6557
Standarddose 6558
Standardeinheit 6562
Standardisierung 4810
Standardlösung 5706
Ständer 5595
Standfestigkeit 1130
Standflasche 6256
Standgefäss 6256
ständig 1907
Standzeit 6163
Stange 778
Stannat 6567
Stannichlorid 6569
Stanniol 7020
Stannioxyd 6570
Stannochlorid 6572
Stannum raspatum 7016
Stanzauflage 7056
Stanze 5537, 6771
stanzen 5534
Stanzen 5540
Stanzer 5539
Stanzunterlage 1034
Stapel 6545
Stapelartikel 6574
Stapelkarren 3347
Stapeln 4998, 6546
Stapelware 6574
Stapler 3347
Stärke 3334, 6576
starke Dosis 3732
- Lösung 6687
Stärkeabbau 5085
Stärkegel(elektrophorese) 6578
Stärkegummi 2383
stärkehaltig 427
Stärkeklebstoff 2383
Stärkekleister 6577
Stärkemehl 6576
stärkemehlartig 427
Stärkemehlkapsel 428
Stärkesirup 1995
starkkonzentrierte Säure 3745
Stärkung 5735
Stärkungsmittel 6618, 7042
starkwändig 6961
starr 5295, 5862
starre Form 5864
- Formen 4499
starrer Körper 5863
- Kunststoff 5865
Start 6579
Starterlinie 6581

stationäre Phase 6587
statische Ladung 6585
- Prüfung 6586
Stativ 5796, 6552, 7131
Status 1858
Staub 2689, 5364
staubdicht 2695
staubfeines Pulver 2694
staubfrei 2692
Staubmesser 4155
Staubsauger 7251
Staudruck 724
Staudüse 5205
Stauflansch 4911
Stauring 4911
Staurohr 5205
Stauscheibe 734, 1072
Staustelle 2415
Stearat 6599
Stearinsäure 6600
stearinsaures Magnesium 4422
- Salz 6599
Stechuhr 668
Steckdose (elect.) 176
Stecker 5250
Steckkontakt 5250
Steckmuffe 4001
Stegbreite der Schnecke 4196
stehen lassen 346
stehender Kessel 7316
Stehkolben 1886
Steife 3526, 6615
Steifheit 6616
Steifigkeit 6616
steigende Dosen 3930
- Dosis 5490
Steigerung 3929, 5614
Steigrohr 627, 2462
Steig-Schmelzpunkt 623
Steigung 624, 7230
steil 25
Steinbruch 5576
steinerner Wandtisch 6634
Steinflachs 615
Steingeschirr 2087
Steingut 2087
Steingutschale 7426
Steinkohlengas 1647
Steinkohlenteer 1648
Steinnuss 2004
Steinsalz 1787
Stellbottich 3085
Stellkeil 7425
Stellmutter 208
Stellscheibe 5728
Stellschraube 209, 6040
Stellung 5294
Stellungnahme 545
Stellvertretung 268
Stellvorrichtung 207
Stemmaschine 4704
Stemmeisen 1504
Stempel 5535
- mit Abquetschfläche 4197
Stempelmaschine 957
Stempelmischer 771
Stengel 712
steril 6610
Sterilisation 6611
Sterilisierung 6611

Sterkuliengummi 4126
Sternmotor 5598
stetiger Betrieb 1927
Stetigkeit 5115
Steuer 2697, 5634
Steuerkabel 1942
Steuerknüppel 162
Steuerruder 5944
Steuerschalter 1947
Steuerseil 1942
Steuerung 1939
Stibium chloratum 509
Stichloch 6832
Stichprobe 5621, 5622
Stichprobe (zufällige) 5621
Stichprobenkontrolle 75
Stichtag 6174
Stickgas 4784
Stickstoff 4784
Stickstoffgas 4784
Stickstoffwasserstoffsäure 3806
Stiel 712, 5069
Stift 2064, 3607, 4747
- (mec.) 5072
Stiftmischer 5073
Stiftschraube 6689
stillegen 6635
Stillegung 6264
Stillsetzung 6264
Stillstand 6636
- bringen, in 2698
Stillstandzeit 5797
stimmungsaufhellend 2920
stimmungshebend 2920
Stimulans 6618
Stimulation 6619
stinkend 3091
Stöchiometrie 6633
Stocklösung 6630
Stockpunkt 6171
Stockung 4839
Stoff 1629, 3024
Stoffabflussnute 3213
Stoffwechsel 4566
Stoffwechselprodukt 4567
Stoffwechselschicksal 4565
stoffwechselsteigernd 1244
Stopfbüchse 4990
Stopfdichte 530
stopfen 1988, 5249
stopfendes Mittel 225
"Stop-flow" 6638
stoppen 6635
Stopplicht 6639
Stoppuhr 6637
Stöpselflasche 6642
Stöpselmaschine 6641
Storchschnabel 5007
Störung 3035, 4025
Störwirkung 7229
Stoss 3877, 4102, 6685
Stossdämpfer 2192
Stossdämpfung 6237
Stossdosis 5460
Stössel 4437, 5135
Stösser 1113
Stosserregung 3881
Stosskante 2722
Stosslasche 1170

Strahl 5646, 6664
Strahlenbündel 4274
strahlenförmig 5647
Strahlenmesser 144, 998
Strahlenschutzstoff 5607
Strahlenschutzmittel 5607
Strähler 1473
strahlig 5647
Strahlmühle 3280
Strahlpunkt 5600
Strahlung 5601
Strahlungspunkt 5600
Strähn 3653
Strang 3653
stranggepresst 3007
Strangpresse 2621, 6044
- (diskontinuierliche) 3803
Strangpressen 3011
Strangpressform 3013
Strangpresskolben 3016
Strangpresskopf 3010
Strassenfähigkeit 2206
Strassenpflaster 5057
Strassenverkäufer 6668
Stratum 4221
Strauch 6261
Streben 6886
Strebepfeiler 63
Streckbarkeit 2443
Streckformen 2615
Streckgrenze 7501
Streckmittel 2445, 6970
Streckwalze 4191
Streckwerk 4191
Streckzylinder 1018
Strehler 1473
Streichen mit Bürste 1115
Streichfähigkeit 6514
Streichgarn 1308
Streichmesser 1660, 5020
Streifen 6677
- (aus Holz oder Metall) 6487
Streifenbandpackung 6678
Streifenschere 6679
streifig 1634
Streubreite 2510, 2559
Streupulver 1904
Streupulversamen 1637
Streuung 2510, 7286
Streuzucker 1354
Strich 6023
Strichmarke 2551
Strichkulturmethode 262
Strichpunktmuster 2577
Stripper 6680
strohgelb 6662
Strom 6664
Stromaufnahme 2138
Strombedarf 2138
strömender Wasserdampf 3277
Stromintensität 419
Stromkreis (elektrisch) 1552
Stromlinie 6666
Stromlinienform 6666
Strommesser 390
Stromquelle 6432
Stromrichter 1951
Stromstärke 419
Strömungseigenschaften 3266
Strömungsmanometer 3274

Strömungsmesser 3274
Stromventil 6665
Stromverbrauch 2138
Stromwender 1788
Stromzuführung 3074
Strudel 6784
Struktur 6688
Strukturformel 1911
Stückarbeit 5164
Stückgut 5163
Stückgüter 5163
Stückzucker 4398
Stufe 6548
Stufenkolben 2425
stufenlos 1926
Stufentariff 2427
stufenweise 1184
- Destillation 3366
- Dosierung 2896
Stufenwirkung 6607
Stumpfschweissen 1171
Stumpfstoss 1169
Stundendurchsatz 3792
Studenleistung 3792
stürmische Gärung 995, 2737
Sturz 2640
Stütze 834, 836, 5796
Stutzen 1166
Stützfläche 6748
Stützgewebe 6686
Stützpunkt 6747
Stylus 1040, 2064
- causticus 1378
Stypticum 3721
Suberinsäure 6693
Sublimat 2012, 4552
Sublimation 6694
Sublimierung 6694
Substanzformel 2831
Substanzverlust 4362
substituiert 6697
Substitution 5759
Succinsäure 6699
Succinum 7498
Sucht 2651
Süchtigkeit 7077
Sud 2227
Sudanrot 6705 *
Sulfat 6713
Sulfit 6715, 6716
Sulfoessigsäure 6717
Sulfokarbonsäure 6718
Sulfokohlensäure 6718
Sulfozimtsäure 6719
Sulfur 6722
Summe 181
Summer (elect.) 1183
Summierung 6732
Superdividende 1008
Superoxyd 5126
Suppositorium 6750
Surrogat 5760
Suspendierbarkeit 6765
Suspendierung 6764
Suspension 6766
Suspensionsmittel 515
Süssigkeiten 1262
Süssmittel 2730
Süssstoff 6776
- (raffinierter) 5958

Süsswasser 3385
symmetrisch 6787
Synärese 6789
Synäresis 6789
Synchronismus 6788
Synergie 5296
Synergismus 5296
Synthese 1137
Szintillogramm 6019

Tabelle 6796
Tablett 7111
Tablette 6797
- mit Bruchkerbe 6025
- mit gestufter Abgabe 6352
Tablettenaussto&sser 6798
Tablettenejektor 6798
Tablettenkomprimiermaschine 1822
Tablettenmaschine 1822
Tablettenmasse 6801
Tablettenpresse 1822
Tablettieren 6799
Tablettier-Linie 6800
Tablettiermaschine 1822
Tachymeter 5829
Tafel 5235
Täfelchen 7139
Taffet 4401
Taft 4401
Tagebuch 4116
Tagesdosis 2176
Tageslicht 2196
Tagesschwankung 1549
Talg 189, 6706
Talgöl 6810
Talgsäure 2211, 6600
Talk 6809
Tallöl 133
Tangente 1916
Tangentialdruck 6815
Tankwagen 5612
Tannat 6821
Tannin 6822
Tantal 6827
Tantalat 6825
Tantalchlorid 6829
Tantalit 6826
Tantalkarbid 6828
Tantalpentachlorid 6829
Tantalpentoxyd 6830
Tantalum 6827
Tapiokastärke 1335
tarieren 2039
Tarieren 6846
Tarnung 1250
Tarnungseffekt 4489
Tartarus depuratus 2067
- tartarisatus 5347
Tartrat 6850
Tartrazin 3805
Tartschenflechte 1316
Tasche 736
Tasse 2121
- (Österreich) 7111
Tastatur 4135
Taste 4134
Tastenknopf 4134
Taster 1241, 4933
tätig 151

Tätigkeit 156
tatsächliche Betriebsdauer 161
tatsächlicher Wert 2734
Tau 1982
Tauchauftragen 2458
Tauchbad 2464
Tauchdragierung 2458
Tauchen 2459, 2464
Taucher 2546
Tauchbehälter 2461
Tauchkolben 5254
Tauchlack 2467
Tauchlackierung 2458
Tauchlösung 2460
Tauchtank 2461
Tauchüberzug 2458
Taumelmischer 7157
Taupunkt 2380
Taurin 389
Taurocholsäure 1522
Tausch 2943
tautomere Umwandlung 6855
- Verbindung 6854
Taxe 2697, 5634, 5636
Technetium 6865
technische Darstellung 1782
technische Herstellung 1782
- Redeweise 6866
technisches Heptan 6321
Technologie 2861
Teegemisch 3725
Teelöffel voll, ein 1670
Teer 6843
Teerpech 6844
teigartig 2604, 5038
teigig 2604, 5038
teigige Masse 2603
Teil 5021
Teilchen 5025
Teilchenbeschleuniger 5026
Teilchenform 5027
Teilchengrösse 5028
Teildosis 1099, 5022
teile! 2545
Teiler 2552
Teilgabe 1099
Teilhaber 642
Teilkerbe 1064
Teilnahme 5024
Teilstrich 3550, 6012
Teilung 6202
Teilungszyklus 2550
Teilzahl 5591
Tela impregnata 4540
- medicata 4540
- vaselinata 5137
Teller 5235
Tellertrockner 2501
Tellerventil 2503, 5283
Tellur 6869
tellurige Säure 6870
Tellursäure 6868
Telomer 6871
Temperatur 6874
Temperaturabfall 6876
Temperaturausgleich 6877
Temperaturbereich 6878
Temperaturerhöhung 6881
Temperaturgefälle 6876
Temperaturregelung 6875

Temperaturregistrierapparat 6879
Temperaturregler 6880
Temperaturregulierung 6875
Temperaturskala 6954
Temperatursprung 6233
Temperaturzunahme 6881
Temperkohle 6872
Tenakel 6659
Tendenz 6886
Tensid 6759
Terbium 6894
terminal 3148
ternär 6903
ternäres Gemisch 6899
Terpen 6900
Terpentin 3617
Terpentinfirnis 7177
Terpentinharz 7
Terpentinlack 7177
Terpentinöl 7176
Terpineol 6901
Terpinolen 6902
Terra silicea 877
- umbrica 1161
tertiär 6903
tertiäre Base 6905
tertiärer Alkohol 6904
Tertiärsäure 6898
Test 6908
Testmischung 6915
"Tetra" 1299
Tetraäthylblei 6927
Tetraäthylzinn 6928
tetrabasisch 6925
Tetrachlorkohlenstoff 1299
Tetrachlormethan 1299
tetragonales Kristallsystem 6929
Tetramethyläthylenglykol 5177
Tetramethylthioninchlorid 4583
Tetranitromethylanilin 6930
tetravalent 6926
Tetryl 6930
Textillupe 4309
Thallium 6931
theoretische Ausbeute 6934
therapeutische Dosis 6936
therapeutischer Index 2127, 6937
therapeutisches Armamentarium 6935
Theriak 6938
thermische Spannung 6882
- Zersetzung 5564
thermoelektrisches Element 6947
Thermoelement 6947
Thermograph 6950
thermolabil 6951
Thermometer 6952
Thermometerfaden 6981
Thermometerkugel 6953
Thermometersäule 6981
Thermoplast 6955
thermoplastischer Presstoff 6956
Thermospannung 6948
thermostabil 6958
Thermostat 6880

thermostatische Kammer 6959
Thermoverformung 6949
Thiocyansäure 3817
Thiokohlensäure 6718
Thiokol ⓇR 5326
Thioktsäure 4324
Thioschwefelsäure 2543, 3856
Thiominsäure 6974
Thiozyan 6720
Thixotropie 6975
Tiefdruck 1978, 2339
Tiefe 2341
Tiefkühlung 2239, 3375, 5585
Tiefprober 5987
tiefsiedend 4373
tiefspinale Katze 4383
Tiefziehen 2238
Tiegel 2099, 5242
Tiegelgusstahl 2100
Tiegelstahl 2100
Tiegelzange 2101
Tierbehälter 464
tierische Kohle 461
tierisches Fett 462
- Öl 465
Tierkäfig 460
Tierkohle 461
Tierschwarz 461
Tilgung 417
Tinctura ex herba recente 327
- odontalgica 4847
Tinktur 7019
Tinte 3990
Tisch 6796
Titer 7031
- einer Lösung 4809, 6670
Titerlösung 7032
Titrierflüssigkeit 7032
Titrierkolben 7033
T-Nute 7143
Tochterkultur 6692
tödliche Dosis 3055
Toleranz 347
- (einer Arznei) 7036
Toleranzdosis 7037
Toleranzlehre 4294
Tolomanstärke 7038
Tolubalsam 768
Ton 6430, 7039
- (Mineral) 1594
Tonbad 7046
Tönen 7045
Tonerde 359, 373, 1594
Tonerdehydrat 370
Tonerdekalk-Alkaliglas 1023
Tonerdenatron 6374
Tonhöhe 5202
Tonikum 7042
tonische Dosis 7043
Tonizität einer Lösung 7044
Tonkern 1595
Tonkorrektur 7024
Tönnchen 4128
Tonne 781
Tonnengehalt 7047
Tonplatte 7003
Tonteller 1596
Tönung 7045
Tonwaren 2087

Topf 4096
Töpfererde 5227
Töpferwaren 2087
Topfmühle 5300
Torpedo 6140, 6516
Torsionselastizität 2771
Torsionsfeder 5855
Torsionsfestigkeit 7066
Torsionskraft 3335
Torsionsmesser 7068
Torsionsspannung 7067
Torsionsstab 7064
Torsionsversuch 7065
Torsionswaage 7063
Totaldosis 4021
toter Raum 2202
Totgewicht 2205
Totlast 2201
Totpunkt 2200
Totraum 1600
Tötung eines Tieres 4137
Totzeit 2203
Toulucunaöl 1291
Tourenzahl 4825
Tourenzähler 5829
Toxicum 5266
toxisch 7073
toxische Dosis 7074
Toxizität 7076
T-Rohr 6858
Tragant 3536
Tragantgummi 3536
Tragantha 3536
Tragefähigkeit 1464
Trageisen 6672
Träger 830, 2949, 3764, 7298
trägerlose Folie 7228
Tragfähigkeit 1319, 4296, 7047
Trägheitsmoment 4689
Tragstab 6672
Tragstange 6672
Tragvermögen 1319
Tragzapfen 4758
Trajekt 5055
Träne 6861
tränken 3897
Tränkstoff 3896
Tränkungsflüssigkeit 3901
Tränkungsmittel 3901
Tranöl 976
Tranquillisant 7091
Transferkolben 5301
Transferpressen 5255
Transferpresswerkzeug 7096
Transformation 7100
Transmission 6185
Transmissionswelle 1893
Transparenz 4280
Transportband 775
Transportkosten 2023
transversal 7104
Traubenkernöl 3563
Traubensäure 5594
Traubenzucker 742
Träufeln 6081
Traverse 7110
Treber 2991
Treibgas 5376
Treibkette 2635

Treibmittel 5497
Treibriemen 2634
trennen 6127
Trennen 4018
Trenner 6139
Trennfuge 4659
Trennlinie 1784
Trennmethode 6138
Trennmittel 4656
Trennöl 4658
Trennschalter 6134
Trennschärfe 6091
- der Rektifizierkolonne 6136
Trennung 59, 2497, 6135
Trennungsflüssigkeit 6132
Trennungslinie 6137
Trennwirkung der Rektifizierkolonne 6136
Trester 2991
Treue 3099
Trichlorbuttersäure 7119
Trichloressigsäure 7118
Trichter 3418
Trichtermühle 1870
Trieb 2633
Triebkraft 4691
Triebwerkswelle 1893
Trifluoressigsäure 7120
Trikaliumphosphat 5341
Trimenon 5577
Trimethylessigsäure 5207
Trimmer 7126
trimolekulare Reaktion 6896
Trinitroessigsäure 7129
Trinitrophenol 1293
Trinitrophenylmetrylnitramin 6930
Trinkampulle 426
trinkbar 2628
Trinkwasser 566
Trioxybenzoesäure 3429
tritiummarkiert 7132
Tritiumwasser 7133
Trituration 7135
- (hom.) 7136
Tritzin 3529
trivalent 6907
Trivialname 7138
Trochiscus 7139
trocken aufbewahren! 4127
Trockenapparat 2668
Trockenauszug 2660
trockendragiert 5392
trockene Versprühung 2664
- Wärme 2663
trockener Extrakt 2660
Trockenfestigkeit 2665
Trockenfirnis 6267
Trockengewicht 2666
Trockengranulation 2583
Trockengranulierer 2661
Trockenheit 2675
Trockenheitsgrad 2264
Trockenhorde 2670
Trockenmittel 2355
Trockenmittelsäckchen 2274
Trockenofen 2673
Trockenschrank 2671
Trockensprühung 2664
Trockenstube 2672

Trockentunnel 2674, 7163
Trockenüberziehung 1828
Trockenvermahlung 2662
Trockenvorrichtung 2668
Trocknen 2669
Trockner 2668, 2672
Trocknungsmittel 2355
Trog 1125, 3801
Trommel 2170
Trommelfilter 5835
trommellackieren 7156
Trommelmischer 2658
Trommeln 7158
- zum Einfärben 2656
- zum Polieren 783
Trommelschreiber 2655
Trommelsieb 2052
Trommeltest 2659
Tropäolin 5793
tropenbeständig 7140
tropenfest 7140
tropengeschützt 7140
Tröpfchenreaktion 2641
Tropfdüse 2629
Tropfen 2639
Tropfenprobe 2644
tropfenweise 1185
Tropfenzähler 2646
Tropfenzuleiter 2626
Tropffilter 2649
Tropfflasche 2647
Tropfpunkt 2632, 6933
Tropfschale 2630
Tropftrichter 2649, 6831
tropikalisiert 7140
trübe 1635, 4727
Trübung 1632, 3673
Trübungsanalyse 7164
Trübungspunkt 1631
Trust 1766
Trypanblau 1880
T-Stück 6858, 7034
Tube 5184
Tubenfüllmaschine 7147
Tubenfüllung 7146
Tubenkranz 7150
Tubette ® 1325
Tuch 1629
Tüll 4766
Tungstat 7159
Tüpfelanalyse 2641
Tüpfelchen 2576
Tüpfelprobe 2644, 6501
Tüpfelreaktion 2641
Turborührer 7165
Turbozerstäuber 3879
turbulente Strömung 2720
Türdrücker 4204
Turgeszens 7168
Turgor 7168
Turm 7072
Tute 639
Tüte 5008
Twist 7182
Tyndallisation 3367
Typ 4637
Typus 4637

Überausdehnung 4951
Überborsäure 5091

überborsaures Natrium 6391
Überchlorsäure 5095
überchlorsaures Kalium 5337
Überdeckung 4955
überdosiert 4948
Überdosierung 4947
überdruck 2941
Übereinandergreifen 4955
Übereinkommen 93
Übereinstimmung 94
Überempfindlichkeit 3841
überfettete Seife 6738
Überfluss 60
Überform 6228
Überführung 1453, 7093
Überfülle 2938
Übergabeband 2295
Übergang 7102
Übergangsbestimmung 5517
Übergangsstück 5695
- (konisches) 6834
Übergewicht 4961
Übergiessung 2820
Übergoldung 3490
übergreifen 4955
Überhärtung 4946
Überheizung 4954
Überhitzer 6740
Überjodsäure 5112
Überkältung 4944
überkohlensaures Kalium 5336
Überkorrektur 4945
Überkühlung 4944
Überlagerung 4025
Überlappschweissen 4200
Überlappung 4955
Überlastung 4943
Überlauf 4952
überlaufen 5949
Überlaufgefäss 2970, 3262
Überlaufventil 2824
Überleitungsrohr 2308
Übermangansäure 5117
übermangansaures Kali 5328
übermässig 2942
Überprüfung 1480
Übersalpetersäure 5125
Übersättigung 4956
Übersäuerung 4938
Überschätzung 4950
Überschlagbruch 1067
überschreiten 2937
überschreitung 2937
- (einer Vorschrift) 3958
Überschrift 3998
Überschubring 1724
Überschuss 2938
überschüssiges Material 2939
Überschwefelsäure 1315, 5129
überschwefelsaures Ammonium 409
- Kalium 483
Übersetzung (mec.) 3467
Übersetzungsgetriebe 3472
Übersetzungsverhältnis 3471
überspannen (electr.) 4960
Überspannung 6760
Überstunden 252, 4958
Übertragbarkeit 7099
Übertragung 6185, 7093

Übertragungswelle 1893
Übertreibkühler 2743
Übertretung 3958
Übertrocknung 4949
Überverdichter 6736
Überwachung 4953
Überwachung 1480, 4693
Überwachungseinrichtung 4692
Überwachungszeichen 1430
Überziehen (bei Dragieren) 6712
- (von Pillen) 1658
- mit Gold (Pillen) 3490
- mit Silber 6292
überzogene Tablette 6710
Überzuckern 6711
Überzug 1658, 3133
Überzuglösung 1663
Überzugslack 3176
üblich 1949
übliches Verfahren 2146
Uhr 1620
Uhrfeder 1621, 3630
Uhrglas 7380
Uhrzeigersinn, im 1622
U.K.W. 7198
Ultrabeschallen 6426
Ultrafiltration 7195
Ultrakurz 7197
Ultrakurzwelle 7198
Ultramarin 3381
Ultramikroskop 2190
Ultraniederdruckverpackung 7196
Ultraschall 6741, 7199
Ultraschallwellen 6741
Umber 1745
Umbererde 1745
Umbra 1745
Umdrehung 5828
Umdrehungszahl 4825
Umdrehungszähler 5829
Umfang 424, 1560, 2559, 4431, 7354
umfassend 1817
Umformung 1453
Umgang 1551
umgebaut 1950
Umgebung 2872
Umgebungstemperatur 383
Umgehung 1186
umgekehrte Form 4060
Umgestaltung 7100
umgiessen 6477
Umgruppierung 5663
Umhergestreutes 6478
Umherstreuen 2510
Umhüllung 1334, 2053
umkehrbar 5824
umkehrbare Reaktion 5825
Umkehrbarkeit 5823
Umkehrpunkt 5817
Umkehrung 4058, 5816, 5827
Umkehrwalzenbeschichter 5821
Umkreis 1560
Umkristallisierung 5683
Umlagerung 5663
Umlauf 1557
umlaufen 5830, 5911

umlaufen (in weitem Abstand von der Achse) 5830
umlaufend 5832, 7170
Umlaufgetriebe 5217
Umlaufpumpe 1558
Umlaufzahl 4825
Umlenkblech 733
Umluft 313
Umluftschrank 283
Ummantelung 1658
Umrechnung 1453
Umriss 4929
Umrissschweissen 4104
Umsatz 4566
- (com.) 7174
- (metabolischer) 7173
Umsatzsteuer 6857
Umsatzzeit 7175
Umschalter 1788
Umschaltung 1454
Umschlag 821, 1359, 3326
Umschlagepunkt 2848
Umschlagsaum 730
Umsetzung 1453
Umspritzdragierung 3012
Umspritzüberziehen 3012
Umsteuerungsknaggen 5809
Umsteuerzeit 5818
Umstimmungsmittel 353
Umstülpung 5816
Umwälzpumpe 1558
Umwandlung 1453, 7100
Umwandlungspunkt 595
Umwelt-Radioaktivität 2873
Umwindung 7062
unangenehm 2527, 7221
unanwendbar 4082
Unaufmerksamkeit 3913
unausgeglichen 7201
unausgespritzter Förmling 6242
Unbalanz 7200
unbearbeitet 2102
Unberechenbarkeit 7262
Unbeständigkeit 4008
unbestimmt 7264
unbiegsam 5862
unbrauchbar 7226
unbrennbar 7182
undeutlich 7264
undicht 4233
undichter Filter 4234
Undichtigkeit 4231
undruchdringlich 3890
undurchlässig 3726, 3890
undurchlässige Schicht 3888
Undurchlässigkeit 7002
undurchsichtig 4881
Undurchsichtigkeit 4879
uneben 5609
Unebenheit 5923
unempfindlich 3999
unentzündbar 3182
Unfallversicherung 84
ungebleichtes Wachs 1420
ungefähr 16
ungehemmter Fluss 7222
ungeleimtes Papier 7227
ungelöschter Kalk 458
ungeniessbares Fett 3953
ungenügende Zuführung 7205

ungesättigt 4800, 7224
ungesättigte Säure 7225
ungestüm 7302
ungewalkter Wollstoff 5921
ungewebte Matte 4802
ungewöhnlich 12
Ungleichartigkeit 3727
Ungleichheit 2492
ungleichmässige Steigung (Schnecke) 4793
Unguentum 4864
- extensum 5984
- glycerini 3532
- leniens 1704
Ungültigkeit 4823
unhämmerbar 387
unipolar 7211
Universalmaschine 351
Unklarheit 3673
Unkosten 1462, 2974
unlöslicher Farbstoff 4003
Unlöslichkeit 4004
unmischbar 3875
unmittelbare Analyse 5518
unpassend 7491
Unregelmässigkeit 4081
unrein 3908
Unreinheit 3909
unschädlich 3669
unscharf 980
Unschwierigkeit 2709
Unschlitt 6706
Unstabilität 4008
Unstetigkeit 4008
unsymmetrisch 648
unteilbar 3939
Unterbalken 1493
Unterbewertung 7207
Unterbilanz 233
unterbrechen 2490
Unterbrecher 1070, 1553
Unterbrechung 2489
unterbrochene Diuresis 6638
unterbromige Säure 3845
unterchlorige Säure 3846
Unterchlorigsäure 3846
unterchlorigsaures Natrium 6386
Unterdruck 2339
Unterdruckanzeiger 7258
Unterdruckmesser 7258
Unterdruckpresse 1039
unterer Pressentisch 4375
unteres Formteil 1037
Untergesenk 2406, 4374
Untergestell 788
Untergewicht 6246
Unterhalt 4339
Unterhaltung 6160
Unterhaltungsabteilung 4094
Unterhautzellgewebe 199
Unterjodigsäure 3850
Unterkolbenpresse 1039
Unterkorn 6997
Unterkühlung 6737
Unterlage 2556, 4337
Unterlagscheibe 7374
Unterlegstück 6436
Unternehmen 3184
Unternehmungsforschung 4896

Unterphosphorigsäure 3854
unterphosphorigsaures Kalium 5329
- Kalzium 1213
- Natrium 6387
Unterphosphorsäure 3853
Untersalpetersäure 3851
Untersalpetrigsäure 3852
untersättigt 7206
Unterschneidung 7204
Unterschützung 7207
Unterschwefelsäure 2543
unterschwellige Dosis 6695
Untersetzungsgetriebe 5701
Unterstempel 4376
unterstützen 1010
Unterstützungsbehandlung 6749
Unterstützungstherapie 6749
Untersuchung 436
Unterteil des Gesenks 4374
Unterzug 834
ununterbrochene Zufuhr 1931
unverbrennbar 3182
Unvereinbarkeit 3926
unverestert 4794
unverkäuflicher Artikel 2652
unvermischbar 3875
unverpackt 3910
unverseifbar 7223
Unverträglichkeit 3926
unverwendbar 7226
unvorbereitet 2995
Unze 4924
unzerbrechlich 7202
Unzulänglichkeit 2246, 6248
unzulässig 3912
Unzuträglichkeit 3926
Uperisation 7191
U.p.M 4825
U-Profil 4182
uransaures Natrium 6397
Urea 1292
Urkunde 5676
Urlösung 4914
U-Rohr 7232
Ursprungszeugnis 1429
Urteil 4118
Urtiter 4915
Urtyp 5512

Vaginalgelee 7263
Vaginalkugel 5133
Vaginalzäpfchen 5133
Vakuum 7250
Vakuumfett 7256
Vakuumfilterung 7254
Vakuumkolben 3146
Vakuumleitung 7257
Vakuummesser 7258
Vakuummeter 7258
Vakuumpumpe 7260
Vakuumröhre 3474
Vakuumschlauch 5444
Vakuumtrocknung 7252
Vakuumverdampfung 7253
Vakuumverformung 7255
Vakzine 7249
Valenz 7265
Van Dyck Rot 4432

"vanishing cream" 7280
Varianz 7286
Variation 7287
Vaseline 381
Vaselingaze 5137
Vaselinmull 5137
Vaselinöl 4276
Vaselinum album 2019
Vasodilatator 7296
Vasokonstriktor 7295
Vasopressor 7297
Veegum ® 1740
Vehikel 2949
Vektor 7298
Vena cefalica 1417
- saphena 5992
Venena (pharm.) 7075
Veneninfusion 7307
Venenpunktion 7306
Ventil 7272
Ventilator 972
Ventilschaft 7278
Ventilschwinghebel 7276
Ventilsitz (im Zylinderkopf) 7277
Ventilspindel 7278
Ventilstössel 7279
Ventilteller 7275
Ventilträger 7274
Ventilverschraubung 7273
Venturi 5205
Venturidüse 5205
Verabänderung 352
Verabfolgungsweise 4578
Verabreichung 212
Verabreichungsweise 4578
Veraltern 266
veraltet 6735
veränderlich 7285
Veränderlichkeit 7284
Veränderung 352, 1449
verantwortlich 4262
verarbeiten 3025
Verarbeiter von Halbzeugen 3028
Verarbeitung 5470
Verarmung 2335
Verästelung 5617
Verband 2624
Verbandwatte 41
Verbesserung 3905
verbinden (sich) 7218
verbindlich 1843
- festgelegter Preis 4478
Verbindung 662, 1765, 1895, 4107, 4111
- (chem.) 903, 4315
- (Produkt) 1814
Verbindungsrohr 1894, 4114
Verbindungsverhältnis 1768
Verblutung 2994
Verbolzung 1003
Verbrauch 1914
Verbraucher 1913
verbreiten 1010
Verbreiterung 7454
Verbreitung 6513
Verbrennung 1771
Verbrennungslöffel 2247
Verbrennungsprodukt 5475
Verbrennungsrückstand 1774

Verbrennungschiffchen 1772
Verbrennungswärme 3690
Verchlorung 1508
verdampfen 2922
Verdampfer 2927
Verdampfung 2924
Verdampfungskühlung 2925
Verdampfungspunkt 7282
Verdauung 2437
Verdauungsmittel 2438
Verdauungstrakt 2439
Verderb 6494
verderben 6493
Verderben 2370
verderbliche Waren 5114
Verdichtbarkeit 1823
Verdichtung 1790, 1824, 1854, 4007
Verdichtungsfaktor 1833
Verdichtungsraum 1827
Verdicker 6963
verdickt 1901
Verdickungsmittel 6963
Verdoppelung 2600
Verdorbenheit 2370
Verdrängung 2513
Verdrängungsfaktor (Büchi) (Suppositorien) 2514
Verdrehfestigkeit 7066
Verdrehspannung 7067
Verdrehung 7062
Verdrehungsbeanspruchung 3335
Verdrehungskraft 3335
Verdrehungsmoment 7061
Verdrehungsprobe 7065
Verdunkelung 2189
verdünne 2441
verdünnt 2446, 5628
verdünnte Säure 2447
Verdünnung 2449, 6972
Verdünnungsgrad 2263
Verdünnungsmittel 2445, 6970
verdunsten 2922
Verdunstung 2924
Verdunstungsverlust 2926
Verein 643
Vereinbarung 93
Vereinfachung 6302
vereinigen (sich) 7218
Vereinigung 4562
Vereisungsgegenmittel 488
Verengung 1912
verestern 2906
Verfahren 4577, 4894, 5469
Verfahrenstechnik 1485
Verfall 2219, 2979
Verfallsdatum 2980
Verfälschung 227, 3041
Verfärbung 1451, 1748, 3033
Verfettung 3058
verflüssigen 4328
Verflüssigung 1854, 4327
Verflüssigungsleistung 5234
verformen 2250
- (techn.) 3348
Verformung 2251
Verformungs-Widerstand 5785
verfügbar 697
Verfügbarkeit 696
vergällt 2316

Vergällung 2315
Vergällungsmittel 2317
Vergasen 3453
Vergasung 3453
Vergelbung 7499
vergiessen 6477
Vergiftung 4045
Vergleich 1793
vergleichbare Grösse 1777
Vergleichbarkeit 1791
vergleichen 5248
Vergleichslösung 5706
Vergleichsversuch 1792
Vergleichung 1793, 4500
Vergoldung 3490
Vergrösserung 2864, 3929
-- (microsc.) 4428
- (opt) 4429
Vergussmasse 5361
Vergüteofen 6884
Vergütung 5842
Verhalten 850
Verhältnis 5637, 5641, 5739
Verhältnisformel 2831
Verharzung 3618
Verhinderung 3756
Verhungern 3797
Verhütung 5414, 5449
verjährt 6735
verjüngt 1884
Verkäsung 1329
Verkauf 5973
verkaufen 6098
Verkäufer 6101
Verkaufsanalyse 5975
Verkaufsbewilligung 5974
Verkaufsbedingungen 6104
Verkaufskontrolle 5976
Verkaufspreis 6102
Verkehrstaugigkeit 7088
Verkehrstüchtigkeit 7088
Verkehrswert 6105
Verkehrtpressen 4061
Verkettung 4028
- (chem.) 903
Verklebung 273, 5161
Verkleidung 1334
verklüftet 1608
Verknüpfung (chem.) 4315
Verkohlung 1300
Verlängerung 2802, 2996, 5493
Verlängerungsstück 173, 343, 2997
verlassen 2
verlorene Packung 6999
Verlust 4360
Verlust verkaufen, mit 6099
Verlustpackung 4365, 6999
Verlustquote 4364
Verlustwinkel 4361
Vermehrung 3929
Vermeidung 706
vermengen 944
Vermillon 1544
Verminderung 2234, 5700
vermischen 944
Vermittler 4032
Vermutung 646
vernachlässigbar 4765
vernetzt 5807

Vernetzung 4767
Vernier 7313
Veröffentlichung 5520
verordnen 5408
Verordnung 4905, 5409
Verpachtung 3046
Verpackung 4986, 7487
Verpackungsgewicht 6845
verpflichtend 4834
Verpressung 1824
Verpuffung 2984
verreibbar 3581
Verreiben 7137
Verreibung 7135
verriegeln 4348
Verriegelung 4031
Verringerung 2234
Verrottung 2010
Versagen 3034
Versammlung 4544
Versand 2504
Versandfass 6236
Versandpackung 2505
Verschaffung 5471
Verschiebestempel 6344
Verschiebung 2513, 6231
Verschiedenheit 2492, 2547
Verschlechterung 2370, 3886
Verschleiss 3386, 7421
Verschleissfestigkeit 5783, 7422
Verschleisshärte 5783
Verschleisswiderstand 7422
Verschliess 6057
Verschliessmaschine 1281
verschluckbar 6772
verschluckt 6773
Verschluss 1626
Verschlusschraube 6039
Verschlussring 4841
Verschmutzung 1623
Verschollenerklärung 2225
verschossene Ware 3032
Verschrauben 6051
Verschraubmaschine 6052
verschraubter Überzieher 6049
Verschraubung 6041, 6982
Verschraubung 6041
verschreibungspflichtig 4877
verschütten 6477
Verschweissung 6410
verschwommen 980
Verschwund 2471
Verseifung 5993
Verseifungskolben 5994
Verseifungszahl 5995
Versenkung 2464
Versetzung 2513
Versicherung 4020
Versiegelung 6057
versilbert 6297
Versilberung 6296
Verspätung 2279, 4207
Versprengung 2510
verstärken 1010
Verstärker 423
Verstärkersäule 2867
verstärkt 5733
verstärkter Kunststoff 5734
- Rand 822

VER-

Verstärkung 422, 2863, 5354, 5735
Verstärkungssäule 2867
Verstellung 6231
Verstiftung 1003
Verstopfung 1623, 4839
- (mec.) 1521
- eines Siebes 948
Versuch 2975, 2976, 6908
Versuchsanlage 2977, 6912
Versuchsanordung 6908
Versuchsdauer 2686
Versuchsproduktion 5175
Versuchsreihe 6154
Versuchszeit 2686, 5111
Versüssung 6777
Versüssungsmittel 6776
Vertagung 201
Verteiler 2506, 2540, 6516
Verteilerkopf 6140
verteilt 6201
Verteilung 2537
Verteilungschromatographie 5030
Verteilungskoeffizient 5031
Verteilungsvolumen 2539
Verteilungsweg (com) 2538
Vertiefung 3591, 3768, 5669
vertikal 5130
Vertrag 93
Verträglichkeit 1794, 7036
Vertragsbruch 1062
Vertrauen 1874
Vertrauensbereich 1875
Vertrauensbruch 62
Vertrauensgrenze 1875
Vertrauensmissbrauch 62
Vertreter (com.) 3030
Vertretung 268, 5762
Vertrieb 5973
Verunreinigung 3909
Verwaltungsrat 984
Verwaltungsunkosten 213
verwandt 5738
Verwandtschaft 249
Verweildauer 5131
Verweilzeit 6407
Verwendbarkeit 696
Verwendung 537, 7242
Verwerfung 7371
Verwertung 2982
Verwesung 2219, 2229
Verwickelung 4052
Verwicklung 6817
Verwindung 6538
Verwindungsprobe 7065
Verwirklichung 5658
verzahnt 3933
Verzahnung 3934
Verzeichnis 4333
Verzerrung 2536
verziehen 2535
verzinnt 7021
verzinntes Eisenblech 6221
Verzinnung 7017, 7022
verzögerte Antwort 2281
- Wirkung 2280
Verzögerung 2279, 2283, 4207
Verzögerungszeit 4177
Verzufälligen 5623

verzweigte Kette 1055
Verzweigung 1056, 5617
Vestalium 1194
V-förmiger Doppelzylindermischer 7361
Vibration 7321
Vibrationsfestigkeit 7326
Vibrationskondensator 7322
Vibrationssieb 4103
Vibrator 7327
Viehfutter 463
Vielfarbendruck 4730
Vielseitigkeit 7314
Vielzwecke-Elektromotor 4736
viermal am Tage 3362
viermal im Tage 3362
Viereck 6530
viereckig 5567, 6529
vierfach 3363
Vierteilung 5578
Vierteljahr 5577
Vierwalzen-kalander 3361
vierwertig 6926
Vierwertigkeit 5568
Vinylessigsäure 7333
Vinylharz 7332
Vinylkunstharz 7332
Violamin 7334
violett 7335
L-Ext. Violett 2 7334
virustötendes Mittel 7336
Visiervorrichtung 1735
viskös 1901
Viskosekunstseide 7339
visköser Widerstand 7341
Viskoseseide 7339
Viskosimeter 7338
Viskosität 7340
Viskositätsmesser 7338
Vlies 3233
Vogesensäure 5594
Vollbeschäftigung 3409
volle Dosis 3407
- Geschwindigkeit 3736
Vollendung 109, 1808
voller Fahrt, in 650
vollkommene Verbrennung 1806
vollnarkotische Dosis 3408
Vollpipette 1238, 7097
Vollständigkeit 6976
Vollziehung 109
Voltmeter 7353
Volumen 1142, 7354
- ergänzen, zu einem 4442
Volumetrie 7356
volumetrische Analyse 7356
- Lösung 7357
- Titriermethode 7356
Volumprozent 5087
vor dem Essen 64
Voranschlag 2908
Vorarbeiter 3345
Vorausbestimmung 5396
Voraussage 5396
Vorausschätzung 5383
Voraussetzung 646, 4760
Vorbehalt 1592
Vorbehandlung 5405
Vorbelüftung 5380
Vorbereitung 5407

Vorbeugung 5449
Vorbild 5512
Vorbildung 5569
Vorbrecher 1069
vordere Fläche 3398
Voreinstellung 5381
Vorformling 5400
Vorführung 2312
Vorgemisch 4493
vorgeschoben 229
vorgeschriebene Belastung 6621
vorgesehen 2909
vorgestanzter Rohling 5395
vorgestreckte Folie 5446
vorher festsetzen 5416
Vorherrschen 5448
Vorkalkulation 5383
Vorkühlung 5393
Vorlage 758, 4504, 4637
- (dist.) 46
Vorläufer 5394
vorläufig 5404
vorläufiges Patent 5515
Vormischung 4493
Vorpressen 2583, 5401
Vorquellen 5417
Vorrang 5465
Vorratsbehälter 6644
Vorratsflasche 5657, 5768, 6628
Vorratsgefässe 5768
Vorratslösung 6630
Vorratstank 6644
Vorratszeichen 5767
Vorrichtung 535, 2378, 2888
Vorrichtungen 3029
Vorrutscheibe 5907
Vorsatzgerät 173
Vorschleifen 5922
vorschreiben 5408
Vorschrift 4012, 4905, 5946
- (jur.) 5410
Vorschub 228
Vorschubgetriebe 3071
Vorschubrad 3071
Vorsicht 1379
Vorsichtsmassnahme 5384, 5969
Vorsitzender 1440
Vorsprung 4237
Vorstoss 173
Vorstufe 5394, 5459
Vorteil 230
vorteilhaft 231
Vorverdauung 5397
Vorverdichter 6736
Vorverstärker 5382
Vorwahl 5411
Vorwählung 5411
Vorwärmen 5403
Vorwärmer 5402
Vorwärtsbewegung 228
Vulkanfiber 7362
vulkanisiertes Gummi 7363
Vulkanit 2713

Waage 746
Waagebalken 832
Waageschale 5005, 6008
Waageschneide 747

wabenartig 3778
Wabenmuster 3775
Wachholderharz 4123
Wachs 1419
wachsartig 7412
wachsig 7412
Wachsleinwand 4856
Wachssalbe 1422
Wachstuch 4856
Waffel 7364
Waffelnest 3775
wägbar 5279
Wägebürette 7428
Wagen 1317
Wagenladung 1289
Waggonladung 1289
Wahlvorschlag 356
Wahrscheinlichkeit 5467
Walöl 976
Walrat 1432
Walratöl 4875
Waltran 976
Walzblei 6218
Walze 2170
walzen 5878
Walzen 5892
- aufbringen, mit 5879
Walzenauftrag 1232
Walzenbeschichter 1231
Walzenbrecher 2108, 2172
Walzenbürste 5833
wälzende Reibung 5893
Walzenkalander 1046
Walzenmischer 4632
Walzenmühle 2172
Walzen-Reibmaschine 2175
Walzensalbenmühle 5889
Walzenstuhl 5887
Walzentrockner 2657
Walzfell 5894
Walzfolie 1235
walzlackiert 5890
Wälzlager 499
Walzmischer 5882
Walznaht 1162
Walzrührmischer 2173
Walzwerk 1236
Wand 7366
Wandbelag 3932
Wandern 4593
Wanderung 4593, 6231, 7369
Wanderungsgeschwindigkeit 7304
Wanderungslösungsmittel 4594
Wandfläche 7367
Wandler 7092
Wandscheibe 723
Wandstärke 7368
Wandtisch 6634
Wanduhr 1620
Wandung 7366
Wange 1482
Wanneofen 6820
Ware 3540, 5474
(Waren)-Einfuhr 3894
Warenhaus 6649
Warenlager 6627, 6649
Warenverzollung 1603
Warenzeichen 1057
warm 7370
Warmbad 3787

Warmdehnung 2074
Wärme 3683
Wärmeabsorption 3684
Wärmeausdehnung 3688
Wärmeaustauscher 3687
wärmebeständig 6958
Wärmebeständigkeit 3693
Wärmedehnung 3688
Wärmedurchgang 3696
Wärmeeffekt 3686
Wärmeeinheit 6945
Wärmeenergie 6941
wärmeerzeugend 1244
Wärmefestigkeit 3693
Wärmeimpulsschweissen 6942
Wärmeinhalt 3685
Wärmeisolierplatte 6943
Wärmekapazität 3685
Wärmeleitfähigkeit 3697
Wärmeleitung 6940
Wärmeleitungsvermögen 3697
Wärmemesser 1245, 6952
Wärmeregler 6880
Wärmeschreiber 6950
Wärmespannung 6882
Wärmestrahl 3692
Wärmeübergang 3696
wärmeunbeständig 6951
Wärmeverlust 3689
Wärmeverstärker 6939
Wärmewiderstandsfähigkeit 6944
Warmlaufen 5952
Wartung 6160
Waschbarkeit 7373
Wascher 5869
Waschflasche 1121, 7372
Waschleder 6197
Waschmaschine 7375
Waschmittel 2369
Waschung 4367
Wasser 7381
Wasserabfluss 7387
Wasserablauf 7387
Wasserabscheider 6597
wasserabstossend 7405
wasserabweisend 7405
Wasserabzug 7387
Wasserauftrieb 3834
Wasserbad 7383
Wasserdampf 6589
wasserdicht 7404
Wasserdruck 3834
Wassereimer 1125, 4994
Wasserelektrolyse 7390
Wasserenthärtung 7402
Wasserenthärtungsmittel 6404
Wasserextraktion 7389
wasserfrei 456
wasserfreie Säure 457
wasserfreier Alkohol 31
Wassergasschweissung 684
wasserhaltiges Wollfett 188
Wasserhärte 7394
wässerig 568
Wasserindex 7400
Wasser-in-Öl Emulsion 7395
Wasserkanal 7384
Wasserkühlmantel 1714
Wasserleitung 7398
wasserlos 456

wasserlöslich 3832
Wasserlösung 569
Wassermantel 1965, 7396
Wassermessung 3823
Wassermischbarkeit 7399
Wassersäule 7386
Wasserspülung 3289
Wasserstandanzeiger 7393
Wasserstoff 3814
Wasserstoffionenkonzentration 3815
Wasserstoffsulfid 6724
Wasserstoffsuperoxyd 3816
Wasserstrahlpumpe 306, 3143
Wasserstrahlrührwerk 1121
Wasserturbine 7403
Wasseruhr 1612
Wasserumlauf 7385
Wasserversorgung 7388, 7391
Wasserwaage 301, 3833
Wasserzufluss 7391
Wasserzulauf 7391
Watte 2028
Wattenbausch 2030
Wattmeter 7407
Wattstundenzähler 2856
Webekante 4336
Weben 7423
Weberei 7423
Weberschiff 6265
Wechsel 354
Wechselbeziehung 2007, 4041
Wechselgetriebe 3468
wechseln 1449
Wechseln 2943
wechselnd 355, 7285
Wechselrädergetriebe 1450
wechselseitig 4744, 5670
Wechselseitigkeit 5671
Wechselstrom 357
Wechselwirkung 4022
Weckeffekt 593
Weg 1455, 7413
wegschaffen 2478, 5754
Wegwerfpackung 4365
Wehenmittel 2715
weich 5232, 6398
weiche Kapsel 6399
- Massen 2773
Weichenbock 4254
weiches Wasser 6403
Weichfolie 3241
Weichgummi 6401
Weichharz 4874
Weichheitsgrad 2267
Weichheitszahl 6406
Weichkopal 466
Weichlöten 6402
Weichmacher 2830, 5233
Weichmachungsmittel 2830
Weihrauchöl 2846
Weinbrand 1059
Weinessig 7463
Weingeist 2911
Weingeistthermometer 325
weinrot 7462
Weinsäure 2456
d-l-Weinsäure 5594
weinsaures Kalium 2067
- Salz 6850

Weinkernöl 3563
Weinstein 2067, 6849
Weinsteinsäure 2456
Weise 4465
Weiser 5265
weiss 7449
Weissblech 6221
weisse Vaseline 2019
weisser Ton 1006
weisses Bienenwachs 935
weisses Vitriol 7451
weit 1817
Weite 7455
Weithalsflasche 7453
Weizenstärke 7446
Wellblech 2016
Welle 712, 7408
Wellenberg 5064
Wellenbildung 2017
Wellenlänge 7409
wellig 2013, 7410
Wellkartonfach 2015
Wellkartonschachtel 2015
Wellpapier 2084
Wellpappe 2014, 3294
Welschkornstärke 1993
Wendegetriebe 5826
Wendeschaufeln 7171
wenn es nötig ist 5466
Werbeabteilung 240
Werbebeilage 4987
Werbeblatt 3317
Werbebudget 237
Werbefeldzug 238
Werbegesichtswinkel 236
Werbeplan 242
Werbespesen 237, 239
Werbezeichnung 241
Werbung 235, 5495
Werdegang 4473
werfen, sich 2535
Werg 4831
Werk 2900
Werkbank 4165
Werknummer 6147
Werkstatt 2900, 7479
Werkstelle 7479
Werkstoff 4502
Werkstoffprüfung 4503
Werkstoffuntersuchung 4503
Werktisch 858
Werkzeug 3892, 7048
Werkzeugaufspannplatte 174
Werkzeugfutter 1576
Werkzeughalter 2409
Werkzeugsatz 4143
Werkzeugteile (Pressform) 6492
Werkzeugträger 2413
Werkzeugzuhaltung 1575
Wert 7271
Wertbestimmung 544, 7270
Werteinheit 7215
Wertigkeit 7265
Wertminderung 2338
Wertschätzung 544
Wertskala 6013
Wertverlust 2338
wertvoll 7269
Wettbewerb 1797

Wetterzug 289
Wettexamen 1800
Wichte 6448
wichtig 6281
wickeln 7458
Wickelrolle 5843
Wickelwalze 5843
Wickelwatte 1307
Widerhall 5792
Widerruf 1259
widerrufen 1258
Widerspruch 1925
Widerstand 5781
Widerstandsfähigkeit 5790
Widerstandskoeffizient 1685
Widerstandskörper 5782
Widerstandsmesser 4853
Wiederaufarbeiten 5764
Wiederbewertung 5661
wiedererhitzen 5731
Wiedergabe 5765
wiedergewinnen 5680, 5723
Wiedergewinnung 5681, 5722
wiederholend 5758
wiederholt 5756
Wiederimpfung 5815
wiederkehrend 5689
Wiederkontrollieren 5674
Wiedersuspendierung 5803
wiederverwendbares Ventil 5814
Wiege 2060
Wiegemesser 4603
wilder Safran 250
Winde 7457
Windsack 7461
Windsichte 307
Windsortierer 307
Windwerk 7457
Winkel 440, 1998
Winkeländerung 454
Winkeleinsatz 2143
Winkelhebel 874
Winkelrad 883
winkelrecht 4916
Winkelrutsche 1999
Winkelstück 2774
Winkelventil 2001
Winkelveränderung 454
Winklerschicht 3283
winklich 453
Wipper 7026
Wirbelbett 3283, 7448
Wirbelbett-Technik (der Dragierung) 310
Wirbelkammer 6782
Wirbelmischmaschine 7359
Wirbeln 6783
Wirbelschicht 3283
Wirbelschichtverfahren 3281
Wirbelsichter 7360
Wirbelsintern 3282
Wirbelstrom 6784
Wirbelströmung 2720, 7167
Wirbler 2168
wirkend 2732
wirklich 2732
Wirkort 5262
wirksam 2732
Wirksamkeit 156, 2735

Wirkstoff 155
Wirkung 145, 2731
Wirkungsdosis 2733
Wirkungsgrad 2740
- der Rektifizierkolonne 2265
Wirkungskreis 6465
Wirkungsmekanismus 4536
Wirkungsort 5262
Wirkungsspektrum 157
Wurmstich 6252
Wirkungsverzögerung 2653
wirtschaftlich 2718
Witterungsfestigkeit 5784
Wochenbinde 4504
Wohlgeruch 3369
Wohlgeschmack 3228
Wölbungsradius 867, 2140
Wolfram 7160
Wolframat 7159
Wolframsalz 7159
Wolframsäure 7162
wolframsaures Natrium 6396
Wolframstahl 7161
wolkig 1635
Wolle 7476
Wollfett 187
wollig 3279
Wollseide 5282
WS 7386
Wucherung 4953, 5492
Wulst 822
Wundheilung 7484
Würfel 2116
Würfelzucker 4398
Wurmmittel 482
Wurzel 5900
Wurzelabstand 5902
Wurzelspalt 5902
Wurzelstock 5846
würzig 588, 5543
Würzstoff 6066

Xanthenfarbe 7492
Xanthophyll 2440
Xanthydrol 7493
X-Naht 2598
X-Strahlen 1366
Xylan 7494
d-Xylose 7474

Ylang-Ylangöl 1257
Yperit 7502

Zackenschnitt 6014
zackig 3933
zähe 6614
zähflüssig 1901
Zähigkeit 7071, 7340
Zahl 4824
Zähler 2034
Zählrohr 3473
Zahlungsbedingungen 6897
Zahn 7049
Zahnpaste 2325
Zahnpulpa 2324
Zahnpulver 7051
Zahnrad 1689
Zahnräderwerk 3466
Zahnradgetriebe 3466, 7054
Zahnscheibenmischer 7050

Zahnscheibenmühle 7052
Zahntropfen 4847
Zahnung 3934
Zahnwasser 4717
Zängchen 3343
Zange 3343, 4776
Zäpfchen 6750
Zapfen 3607, 4117, 5208, 6476
- (Verschluss) 5249
Zapfenlochmaschine 4704
Zarge 1498
Zehnteller 2222
Zehntelnormallösung 2224
Zeichen 4477
Zeichnung 2359, 2620
Zeiger 5265
Zeile 4302
Zein 7503
Zeit verkaufen, auf 6100
Zeitaufwand 4363
Zeitersparnis 6003
zeitgemäss 7236
Zeitigung 6065
Zeitintervall 2161
Zeitkonstante 7007
Zeitmessung 7010
Zeitraum 4199, 6434
Zeitschalter 7009
Zeitungswerbung 4773
Zeitverlust 4363
Zelle 1388
zellfrei 1389
Zellstoff 1391
Zelluloseazetat 1392
Zellulose-Azetophtallat 1393
Zelluloseemail 1394
Zelluloselack 1395
Zellulosepapier 1396
Zellwolle 613
Zement 1397
Zementmörtel 1398
Zentrifugalbeschleunigung 1407
Zentrifugalgebläse 1408
Zentrifugalkraft 1411
Zentrifugalpumpe 1414
Zentrifugalventilator 1408
Zentrifuge 1412, 1416
Zentrifugieren 1415
Zentimeterpond 2705
Zentipoise 1404
Zentrieren 1402
Zentrierung 330, 1402
Zentrierungseinrichtung 7126
Zentripetalkraft 1416
Zentrum 1400
Zerat 1422
zerbrechlich 1065
Zerbrechlichkeit 1095
Zeresin 1424
Zerfall 2219, 2229, 2497, 2516
Zerfallfestigkeit 2498
Zerfallzeit 2499
Zerfliessbarkeit 2286
Zerfliessen 2286
zerfliessendes Salz 2287
Zerkleinerer 2500
Zerkleinern 5357
Zerkleinerungsmaschine 1069
Zerlegung 436
zerreibar 3581

zerreiben 7134
Zerreibung 7135
Zerreissfestigkeit 6676, 6885
Zerreissversuch 6891
zersaust 2442
Zerschneiden 2156
Zersetzung 2229
Zersetzungsprodukt 2231
Zersetzungspunkt 2230
Zersplitterung 1112
Zerstäuber 660, 6505, 7283
zerstäubt 5371
Zerstäubung 661, 6505
Zerstäubungsdüse 6509
Zerstäubungsmittel 6505
Zerstäubungssystem 5530
Zerstäubungstrocknung 6507
Zerstörung 2364
Zerstossen 2106
zerstossen 7134
Zerstreuung 2510, 6513
Zerstückelung 1112, 6438
Zertifikat 1427
zertrennen 6127
Zertrümmerung 2364
Zeta-Potential 2785
Zeug 1629
Zeugnis 1427
Ziegelstein 1082
ziehen 2613
Ziehpresse 2621
Ziel 279,
  6022
Ziffer 3106
Zifferblatt 2390
Zigarette 1538
Zimtaldehyd 1545
Zimtöl 1548
Zimtsäure 1547
Zink 7506
Zinkplatte 7507
Zinksulfat 7451
Zinkvitriol 7451
Zinn 7011
Zinnablösung 2372
Zinnammoniumchlorid 402
Zinnasche 6570
Zinnblech 6221
Zinnbromwasserstoffsäure 1105
Zinnbutter 1172, 6569
Zinnchlorammonium 402
Zinnchlorid 6569
Zinnchlorür 6572
Zinnchlorwasserstoffsäure 1518
Zinnfeilicht 7016
Zinnfeilspäne 7016
Zinnfolie 7020
Zinngehalt 7014
zinnhaltig 6571
Zinnkalk 6570
Zinnkapsel 7013
Zinnober 1544
Zinnoberrot 7312
Zinnoxyd 6570
Zinnplatte 6221
Zinnsalmiak 402
Zinnsalz 6572
Zinnsäure 6568
zinnsaures Natrium 6392
- Salz 6567

Zinnschale 7015
Zinntube 7018
zirka 16
Zirkulation 1557
Zirkulationszeit 1556
Zirkulator 1559
Zischhahn 1838
Zisterne 1563, 5768
Zisternenwagen 5612
Zitronensäure 1564
zitronensaures Natrium 6383
Zoll 2148
- (Mass) 3916
Zollgebührabzug 2618
Zollgebührzurückzahlung 2618
Zollhaus 2148
Zollschein 2145
Zubehaltedruck 1581
Zubehörteile 82
Zubereitung 5406
Zubereitungskosten 4472
Zubringer 3076
Zubringerlinie 3076
Zucker 6708
- überzogene Pille, mit 6709
Zuckerdicksaft 4650
Zuckerdragée 6710
Zuckerkouleur 1110
Zuckersäure 3524
Zuckersäure (obs.) 4965
Zuckung 7184
zufällig 85, 232,
  3359
zufällige Entdeckung 6145
zufälliger Fehler 86
- Verlust 87
Zufallsauslese 5623
Zufallszahlen 5620
Zufluss 297
Zufuhrdruck 1012
Zuführer 3073
Zuführungskabel 1896
Zuführungsschnecke 1468
Zuführzylinder 3065
Zug (mechanischer) 7083
Zugabe 181, 6742
Zugänglichkeit 80
Zugangskanal 546
Zugbeanspruchung 6889
Zugdehnung 6890
Zugdruck 1841
zugelassen 218, 1796
Zugelastizität 2768
Zugfestigkeit 6676, 7084
Zugkontakt 5522
Zugkraft 6888
Zugseil 2623
Zug- und Druckfestigkeit 7085
Zugversuch 6891
zulässige Beanspruchung 5124
- Dosis 5123
- Massabweichung 347
Zulassung 214
Zulassungsnummer 4265
Zuleitung 3073, 4433
Zuleitungsrohr 3992
Zuleitungsstromkreis 6744
Zunahme 3929, 3931
Zündspule 3947
Zündung 3870

Zunge 7040
Zünglein der Waage 7041
zurückbleibend 5751
zurückgebogen 5761
zurückgewinnen 5680
Zurückprallen 5757
Zurückschnellen 5665
Zurückstellung 5719
Zurückstrahlen 5712
Zusammenarbeit 1970, 6860
Zusammenbacken 1198
Zusammenballen 273
Zusammenballung 272
Zusammenbau 640
Zusammenbruch 1067
Zusammendrückbarkeit 1823
Zusammenfassung 1854, 6731
Zusammenfrieren 1879
zusammengesetzter Körper 1815
- Lösung 1816
zusammengesetztes Werkzeug 6490
Zusammenhang 5740
zusammenklapbar 1721
Zusammenkleben 5161
zusammenlegbar 1721
Zusammenpressen 1790
Zusammensetzung 1765, 1813
Zusammenstoss 3877, 3891
Zusammentreffen 1695
Zusammenwirken 1970
Zusammenzinken 2605
Zusatz 203, 343, 534, 6742
Zusatzdosis 184
Zusatzdraht 3119
Zusatzeinrichtung 662, 695
Zusatzgerät 662
zusätzlich 202, 232
zusätzliche Vorrichtung 695
Zusatzmittel 2445

Zuschlag 3424
Zuschnitt 924
Zusetzung 6743
zuspalten 1607
Zustand 1858, 6583
zuständig 1796
Zustandsänderung (phys) 1453
Zustellgebühr 2293
Zustimmung 93
Zuströmen 3297
zuteilen 2570
Zutritt 79
zuverlässig 5747
Zuwachs 3931
zuwider 2527
Zwangsumlauf 3342
Zweck 279
Zweckdienlich 2741
zweckmässig 6166
zweibasig 886
zweibasisch 886
zweibasische Säure 2400
zweidimensional 888
Zweidimensional-Chromatographie 889
zweidimensionale Chromatographie 7187
zweifarbig 7179
Zweighahn 6161
Zweigkreis 1053
Zweigstrom 1054
Zweigstromkreis 1053
zweihalsige Flasche 7186
Zweikolbenspritzen 2682
zweimal am Tage 887
Zwei-Phasen-Öffnung 942
Zweiphasensystem 7189
zweiphasig 7188
Zweischichttablette 7185
zweiseitig 891

Zweispitzenampulle 2595
zweistufige Reaktion 2591
zweiter Qualität 4379
Zweiweghahn 7190
zweiwertig 916
Zwerchfellpräparat 2397
Zwiespalt 2492
Zwillingsantrieb 7180
Zwillingskristall 4413
Zwillingsmaschine 7181
Zwinge 1733, 3086, 6967
Zwirn 7182
Zwirndrehung 6538
Zwirnung 6538
Zwischenfläche 4024
Zwischenplatte 729
Zwischenraum 2524, 3433
Zwischenschein 4027
Zwischenschicht 4030
Zwischenstoffwechsel 4033
Zwischenzeit 4043
Zwitterion 421
Zyankalieisen 5323
Zyankalium 5321
Zyansilber 6293
Zyanwasserstoffsäure 3812
Zyklisation 2166
zyklisch 2164
zyklische Verbindung 2165
Zyklon 2168
Zyklonstaubsammler 1410
Zylinder 2169
Zylinderampulle 1325
Zylinderbank 5883
Zylinderbaum 5883
Zylindermantel 4209
Zylindermischer 2173
Zylinderrad 2174
Zylinderstichmass 1242
Zylindervolumen 2171